国家执业药师资格考试辅导用书

药学综合知识与技能

YAOXUE ZONGHE ZHISHI YU JINENG

主编　费小凡

U0341023

中国科学技术出版社
·北京·

图书在版编目(CIP)数据

药学综合知识与技能 / 费小凡主编. --北京:中国科学技术出版社,2021.3
ISBN 978 - 7 - 5046 - 8713 - 5

Ⅰ.①药… Ⅱ.①费… Ⅲ.①药物学—资格考试—自学参考资料 Ⅳ.①R9

中国版本图书馆 CIP 数据核字(2020)第 111949 号

策划编辑	张　晶　崔晓荣
责任编辑	张晶晶
装帧设计	创意弘图
责任校对	邓雪梅
责任印制	马宇晨

出　　版	中国科学技术出版社
发　　行	中国科学技术出版社有限公司发行部
地　　址	北京市海淀区中关村南大街 16 号
邮　　编	100081
发行电话	010 - 62173865
传　　真	010 - 62173081
网　　址	http://www.cspbooks.com.cn

开　　本	787mm×1092mm　1/16
字　　数	820 千字
印　　张	31
版　　次	2021 年 3 月第 1 版
印　　次	2021 年 3 月第 1 次印刷
印　　刷	北京荣泰印刷有限公司
书　　号	ISBN 978 - 7 - 5046 - 8713 - 5/R · 2580
定　　价	109.00 元

编著者名单

主　编　费小凡

副主编　宋　毅　金朝辉

编　者　（以姓氏笔画排序）

尹　茜　占　美　田方圆　刘　颖

刘可欣　孙闻续　苏　娜　肖桂荣

吴逢波　邹　丹　张　莹　张　婷

陈昭阳　罗　敏　费皓天　徐家玥

黄　媛　蒋艾豆　魏春燕

内容提要

本书是国家执业药师资格考试药学综合知识与技能的复习参考用书，由具有丰富考试辅导经验的专家依据最新考试大纲的要求，在深度分析历年考试的命题规律后编写而成。本书在编写结构上分为复习指导与正文两部分，复习指导是对该部分内容包含知识点的分析，提示考生应该掌握的重要内容。正文部分按照考试大纲的要求顺序展开编写，既考虑到知识点的全面性，又重点突出，对常考或可能会考的重要知识以波浪线的形式加以标注，关键词以黑体字的形式加以强调。每一部分内容后附有同步练习题，可帮助考生掌握本部分的重点内容，熟悉相关考点。本书知识点全面，重点突出，能有效体现考试的出题思路及方向，是执业药师资格考试的必备参考用书。

前　言

　　本套考试辅导丛书包括了国家执业药师资格考试的所有科目，分为药学和中药学两类，除了"药事管理与法规"是药学和中药学类的共同考试科目外，药学类还包括"药学专业知识（一）""药学专业知识（二）""药学综合知识与技能"3个科目，中药学类还包括"中药学专业知识（一）""中药学专业知识（二）""中药学综合知识与技能"3个科目，因此共7个分册。

　　为了帮助广大参加执业药师资格考试的人员准确、全面地理解和掌握应试内容，顺利通过考试，本套丛书的内容紧扣考试大纲，对教材内容进行了高度概括、浓缩，重点突出考试内容，帮助考生减少复习的盲目性。在复习章节内容的基础上，辅以针对性的同步练习，可以帮助考生掌握考点，加深记忆。每个科目另有相应的模拟试卷作为实战训练，使考生能熟悉考试题型、明确要点和考点，适用于临考前的实战训练。

　　本年度除共同考试科目"药事管理与法规"外，其他科目考试仍然继续使用2015年国家食品药品监督管理总局制定的《国家执业药师资格考试大纲》。2019年，"药事管理与法规"科目由国家药品监督管理局执业药师资格认证中心根据《国家执业药师资格考试大纲（第七版）》（以下简称《大纲》）相关规定及国家新印发或修订的药事管理法律法规进行相应的调整。其中在第一章第一小单元中增加第五细目"执业药师执业活动的监督管理"及要点"监督检查的内容""违法违规参加资格考试，不按规定配备、注册及'挂证'行为的处理"。在第二章第一小单元中增加第五细目"改革完善仿制药的供应保障及使用政策"及要点"《改革完善仿制药供应保障及使用政策的意见》的主要内容"。在第三章第一小单元第二细目对应要点中，将"卫生计生部门职责"变更为"卫生健康部门职责"，"工商行政管理部门职责"变更为"市场监管部门职责"，增加"医疗保障部门的职责"。在第五章第二小单元中增加要点"药物临床应用管理"。在第六章第四小单元中增加细目"古代经典名方中药复方制剂的管理"和要点"古代经典名方目录""古代经典名方的中药复方制剂的管理要求"。

　　希望本套辅导丛书能帮助参加执业药师考试的应试者节省复习时间，提高考试通过率。若有疏漏或不当之处，敬请广大读者予以斧正。

四川大学华西医院　费小凡

出版说明

我国执业药师资格考试工作实行全国统一大纲、统一考试、统一注册、统一管理、分类执业。为帮助广大考生在繁忙的工作之余做好考前复习，我们组织了四川大学华西医院的药学专家对近年考试的命题规律及考试特点进行了精心分析及研究，并按照最新的考试大纲及科学、严谨的命题要求编写了这套《国家执业药师资格考试辅导用书》。本辅导丛书包括两个系列：应试指导系列和模拟试卷系列。

应试指导系列共7个分册，即《药事管理与法规》《药学专业知识（一）》《药学专业知识（二）》《药学综合知识与技能》《中药学专业知识（一）》《中药学专业知识（二）》《中药学综合知识与技能》。均根据应试需求，由权威药学专家倾力打造，紧扣新大纲和考点，内容精练，重点突出，对重要的知识点及考点予以提示并加以强调，是一套契合大纲、真题的考试辅导用书，便于考生在有限的时间内进行有针对性的复习。

模拟试卷系列共7个分册，每个分册共包含5套试卷，即《药事管理与法规模拟试卷》《药学专业知识（一）模拟试卷》《药学专业知识（二）模拟试卷》《药学综合知识与技能模拟试卷》《中药学专业知识（一）模拟试卷》《中药学专业知识（二）模拟试卷》《中药学综合知识与技能模拟试卷》。这个系列的突出特点是贴近真实考试的出题思路及出题方向，试题质量高，题型全面，题量丰富。题后附有答案及解析，可使考生通过做题强化对重要知识点的理解及记忆。

本套考试辅导用书对考点的把握准确，试题的仿真度非常高。在编写过程中，编者进行了大量的研究和总结工作，并广泛查阅文献资料，付出了大量心血和努力，感谢专家们的辛勤工作！由于编写及出版的时间紧、任务重，书中的不足之处，请读者批评指正。

中国科学技术出版社

目　录

第1章　执业药师与药学服务

药学服务的发展主要经历了三个阶段：①以保障药品供应为中心，以药品供应、调配为主的阶段；②参与临床用药实践，促进合理用药为主的临床药学阶段；③以患者为中心，以改善患者生命质量为目标的阶段。药学服务以患者为中心体现了"以人为本"的宗旨，符合现代医药学服务模式和健康的新理念。药学服务的产生反映了人们对安全、合理用药要求的提高，享受药学服务是所有药物使用者的权利，实施全程化的药学服务是社会发展的必然趋势。药师是药学服务的主体，是**负责提供药物知识及药事服务的专业人员**。

一、药学服务的基本要求

【复习指导】本部分内容较简单，历年偶考。

（一）药学服务的内涵

美国学者 Hepler 和 Strand 等在 1987 年提出药学服务的概念。其含义为药师应用药学专业知识、技能和工具，向公众（医护人员、患者及家属、其他关注用药的群体等）提供直接的、负责任的、与药物使用有关的各类服务。其宗旨为提高药物治疗的安全性、有效性、经济性和适宜性，改善和提高人类的健康水平和生活质量。

传统的药师主要从事药品的采购、配置、发放等工作，以保障药品的安全。而药学服务对药师的工作内容进行了重新定义，赋予药学服务与传统药师服务不同的内涵，药学服务更强调以患者为中心，提供全程化的药学相关服务，而且药师对药物治疗结果负有主要社会责任等。

药学服务的形式，不仅包括为服务对象提供实物形式的服务，还包括以药物相关信息或知识的形式提供服务，以便保障患者用药的安全性、有效性、经济性和适宜性。药学服务承载的是药师对患者的责任与关怀，具有社会属性，应当涉及所有用药患者（住院、门诊、社区及家庭）。药学服务不仅应当关注治疗性用药，还应关注预防性用药和保健用药。

药学服务的全程化体现在药师在完成传统的处方调剂、药品检验和药品供应外，还应当在患者用药的全程中实施药学服务，为其提供用药指导。

（二）药学服务的服务对象

药学服务的对象是广大公众，包括患者及家属、医护人员、卫生工作者、药品消费者及健康人群，但其服务中心是患者，是一种以患者为中心的主动服务。药学服务要注重关心或关怀，要求药师在药物治疗过程中，关心患者的心理、行为、环境、经济、生活方式、职业等影响药物治疗效果的自身和社会因素。

1. **药学服务的重要人群**　药学服务中尤其重要的是患有慢性疾病、多种疾病的特殊人群。具体包括以下几类：

（1）用药周期长或终身用药的慢性疾病患者。

（2）患有多种疾病或用药种类多的患者。

（3）特殊人群，包括特殊体质、肝肾功能不全、血液透析、老年人、小儿、妊娠及哺乳期妇女等。

（4）出现用药效果不佳，需重新选择药品或调整用药方案及剂量者。

（5）使用药物后易出现不良反应的患者，如使用降血糖药后易出现低血糖反应。

（6）服用特殊剂型、采用特殊给药途径、药物治疗安全范围窄，需做治疗监测者。

（7）为医师、护士提供用药相关的咨询服务，如医师用药时的药物禁忌证、药物配伍等；护士输注药物时的溶媒选择及用量、溶解和稀释浓度、静脉给药速度、药动学、药效学等问题。

2. 执业药师与药学服务的关系　执业药师是指经全国统一考试合格，取得"执业药师资格证书"并经注册登记，在药品生产、经营、使用单位中执业的药学技术人员。

执业药师的职责：药师应通过药学服务进行处方审核、合理用药指导、用药交代和用药咨询，减少医疗差错的发生，保障患者用药质量。

在药品零售企业中，执业药师是直接面对消费者提供药品和用药服务的药品流通终端环节。由于地理和身份的原因，社会药店的药师对社区周围居民的生活方式和就医用药情况更加了解。药师应当积极走进社区，为社区群众整理药柜，建立健康档案和药历，为提高社区居民的整体健康水平提供更有效的服务。在药品生产、批发企业中，执业药师也应当以消费者为中心，生产和销售安全、有效的药品。

在医院药房中，药师可以参与到所有与用药相关的工作中，如制定急性、危重症、疑难杂症患者治疗方案，以及老年病、慢性疾病长期照护方案；审核处方，判断用药适宜性，审查药物配伍禁忌是否合理；为医护人员提供用药相关咨询；负责肠外营养液和化疗药物的配制；指导肝肾功能不全患者用药方案和剂量调整等。

药学服务是一个系统的持续性工作，各领域的执业药师都应当坚持以消费者为中心的理念，积极参与药学服务工作，保障公众用药的正确性、安全性、有效性、合理性，提供优质的药学服务。

二、药学服务的开展

【复习指导】本部分内容较简单，历年偶考。

（一）药学服务的能力要求

药学服务是一个高度专业化的服务过程，要求执业药师能够很好地履行和胜任药学服务的使命，坚持以消费者为中心，合理用药为工作核心，努力为提高消费者的生命质量为目的。这就对执业药师的能力提出了很高的要求，以保障药学服务的有效开展。

执业药师应当具备高尚的职业道德，具有药学专业背景，掌握扎实的药学专业知识（了解中药学专业知识）、临床医学基础知识，还应掌握开展药学服务相关的药事管理法规知识、人文知识，具有药学服务相关实践经验和能力。

1. 职业道德　全体执业药师应共同遵守以下5条职业道德准则（摘自《中国执业药师道德准则》）。

（1）救死扶伤，不辱使命。执业药师应当将患者及公众的身体健康和生命安全放在首位，以自己的专业知识、技能和良知，尽心尽职尽责地为患者及公众提供药品和药学服务。

（2）尊重患者，一视同仁。执业药师应当尊重患者或者消费者的价值观、知情权、自主权、隐私权，对待患者或者消费者应不分年龄、性别、民族、信仰、职业、地位、贫富，一律平等相待。

（3）依法执业，质量第一。执业药师应当遵守药品管理法律、法规，恪守职业道德，依法独立执业，确保药品质量和药学服务质量，科学指导用药，保证公众用药安全、有效、经济、合理。

（4）进德修业，珍视声誉。执业药师应当不断学习新知识、新技术，加强道德修养，提高专业水平和执业能力；知荣明耻，正直清廉，自觉抵制不道德行为和违法行为，努力维护职业声誉。

（5）尊重同仁，密切协作。执业药师应当与同仁和医护人员相互理解，相互信任，以诚相待，密切配合，建立和谐的工作关系，共同为药学事业的发展和人类的健康贡献力量。

2. 专业知识　药学专业知识和医学专业知识。

药学专业知识包括药事管理学、药剂学、药理学、药物分析、药物化学和药物治疗学等理论基础知识。药学专业知识是药学服务人员最重要的本领，也是其相较于医护人员的优势。提供药学服务的人员必须具有药学专业背景，掌握扎实的药学专业知识。药师还应当熟练掌握所从事岗位相关的专业知识。

医学专业知识包括基础医学知识和临床医学知识，对于药师同样重要。药师只有多学习相关医学知识，拓宽并充实自己的知识面，才能更好地理解临床医生的治疗、提升临床用药思维和实践能力，也便于更好地与患者沟通，对患者进行用药指导，提高患者用药的依从性。药师可以利用平时与医护人员接触的一切机会，通过与他们沟通来学习临床医学专业知识，也可以利用平时接触的一些具体案例或者专业书籍材料学习。

3. 专业技能　药师的基本工作技能主要是开展合理用药和优化药物治疗方案，包括处方审核、处方调配、药物发放与用药教育、药品管理、药物咨询、不良反应监测，以及药物治疗方案优化等。

（1）调剂技能：调剂（通常包括收审方、调配处方、指导用药和发药）是药师的基本工作，是指药师根据医师的处方或医嘱，调配并进行用药交代，回答用药咨询，发放药品的服务过程。这也是药师最基本的技能。药师应当对处方的用药适宜性进行审核。在社会药店，执业药师可根据患者的不同病情，在考虑用药安全及不违反法律法规的情况下，向患者提供同类药的不同品种的特点和功效介绍，特别是在患者购买非处方药时，为其提供专业的用药指导，或者提出寻求医师的治疗建议。

（2）用药咨询与用药教育技能：对患者的用药咨询和用药教育是药师重要的药学服务项目之一。患者取药后会产生如何用药的疑惑，或者服药后发生疑似药品不良反应时，会产生药品安全性的疑惑，从而影响患者用药的顺应性，所以，药师需要具备熟练的用药咨询与用药教育技能。药师应当掌握扎实的药学专业知识，包括药事管理学、药剂学、药理学、药物分析、药物化学和药物治疗学等理论基础知识，为患者、医师、护士和公众提供关于药物治疗和合理用药的咨询服务。用药咨询的方式有多种，包括当面咨询、书信咨询、电话咨询、传真咨询、邮件和网络咨询等多种形式，药师可以通过多种形式对公众进行用药指导，以促进用药安全。咨询的流程一般是首先要了解问询人的一般资料和问询问题的背景信息，然后对问题进行确定并整理，确定检索方法和搜索资料文献，对文献进行评价、分析和整理，形成答案并以文字或口头形式提供给问询者，随访并建立档案。通过随访，可以了解自己的工作效果。

在进行用药教育时，要尽量用患者能听得懂并愿意转化为行动的语言来进行解释，以便于提高患者用药的遵从性。为提高指导效果，在进行用药教育时，除口头讲解外，还可利用辅助工具进行增进沟通与了解。如讲解胰岛素笔、吸入装置、滴眼剂等给药装置后，必要时可以请患者实际操作，通过观察和反馈操作效果，了解讲解的效果；对于复杂难以记住的信息，可以利用图示及文字做成宣传资料交给患者。

（3）药品管理技能：只有符合质量标准的合格的药品才能用于临床和保证疗效。药品作为特殊商品，直接作用于人体，直接关系到人的生命安全，所以需要对其进行严格的管理。药品的验收、入库、存放、发放都需要进行严格的管理，以保证贮存和发放的药品质量合格。对于特殊药品，包括麻醉药品、精神药品、毒性药品和放射性药品，应当按照《药品管理法》的相关规定实行特殊管理。

（4）药物警戒技能：药品的风险可来自不良事件、药品质量缺陷和用药错误。药品不良反应是指合格药品在正常用法用量下出现的与用药目的无关的有害反应。不良事件是指合格药品在临床使用中出现的可以避免的用药不当。药品质量缺陷是指药品质量不符合国家标准而对患者造成的损害。药师应当主动收集药品不良反应，对不良反应进行详细记录、分析、及时处理和报告。此外，发生不良事件和药品质量缺陷时都需要采取药物警戒措施。

（5）沟通技能：沟通技能是当今药师开展药学服务的基本技能，是建立、维持并增进药师与患者专业性关系的重要途径。药师需要应用以患者为中心的有效沟通技巧，实现药师的执业价值。药师与患者的沟通能起到双向交流的作用。通过沟通，药师科学、专业、严谨、耐心的回答可使患者获得有效、正确的用药指导，有利于疾病的治疗。与此同时，药师也能够从沟通过程中获取患者的用药感受、问题及用药规律。药师与患者之间的良好沟通是建立并保持药患关系、审核药物相关问题、执行治疗方案、监测药物疗效和开展患者健康教育的基础。在沟通交流过程中，药师应当认真聆听，尽量使用通俗易懂的语言，尽量避免使用专业术语。谈话时要注意对方的表情变化，应采用开放式的提问方式，而非封闭式的提问，这有利于药师从患者处获得更多信息。谈话时间不要过长，提供的信息不要太多，提前准备一些宣传材料发放给患者，可以提高沟通效果。

在沟通交流中要关注婴幼儿、老年人等特殊人群，需要反复地、特别详细地提示用药方法，以确保患者正确理解和领会，防止重复用药等错误用药情况发生。

（6）药历书写技能：药历是药师为参与药物治疗和实施药学服务而为患者建立的用药档案。药历由药师填写，用于对患者的用药情况进行动态、连续、客观、全程的掌握与记录。药历来源于病历，但又与病历不同，其内容包括药师监护患者在用药过程中的用药方案与经过、药学监护计划、药效表现、不良反应、治疗药物监测、各种实验室检查数据，以及药师对患者的健康教育忠告、药物治疗的建设性意见等内容。

药历的书写有利于更好地保证患者用药的安全性、有效性和经济性，使药师能更好地开展药学服务。药历的书写要求客观真实，记录的是药师实际所做的具体内容、咨询的重点及相关因素，还应注意药历的内容应该完整、清晰、易懂，不使用判断性的语句等。

国外有一些标准模式，如 SOAP 药历模式、TTRS 模式。但国内对药历的具体内容、格式及其法律地位仅有学会的推荐模式。

中国药学会医院药学专业委员会推荐的药历模式包括：①基本情况，包括患者姓名、性别、年龄、体重或体重指数、职业、出生年月、病案号或住院病区病床号、医保情况和费用支付情况、生活习惯和联系方式；②病历摘要，包括既往病史、体格检查、临床诊断、非药物治疗情况、既往用药史、药物过敏史、主要实验室检查数据、出院或转归；③用药记录，包括药品名称、规格、剂量、给药途径、起始时间、停药时间、联合用药、药品不良反应与解救措施、药品短缺品种记录；④用药评价，包括用药问题与指导、药学干预内容、药学监护计划、药物监测数据、药物治疗建设性意见、结果评价等。

此外，国家卫生行政部门进行的临床药师培训工作中使用的教学药历格式包括：①患者基本信息；②主诉和现病史、一般情况、常规检查、特殊检查；③既往病史、既往用药史、家族史、伴发疾病与用药情况；④临床诊断要点；⑤药物治疗日志（包括首次病程记录、患者病情变化与用药变更的情况记录、对变更后的药物治疗方案的评价分析意见与药物治疗监护计划、用药监护计划的执行情况与结果、会诊记录、药师个人情况与效果等）；⑥药学带教老师和临床带教老师对日志的批改、点评意见，学员所进行的药物治疗总结等。

（7）投诉应对能力：药学服务的整个过程中，药学服务人员接待和处理患者投诉的情况不可避免。药学服务人员应当及时处理患者的投诉，正确妥善地处理有助于提高患者对药师工作的信任度和改善药师的药学服务质量。

投诉通常有四大类，包括用药后的严重不良反应、药品数量与质量异常、药学服务的态度和质量不佳、价格异议。

患者投诉的处理也应当讲究技巧。①处理地点应合适：对于即时发生的投诉，为缓和患者情绪和减少影响，通常应当首先将患者带离现场。②处理人员应合适：处理投诉的接待人员不应是当事人。接待投诉的人应善于沟通，亲和力佳，且处理事情经验丰富。对于一般的不严重投诉，由当事人的主管或同事接待即可；对于比较复杂或严重的问题，则应由科主任、经理或店长接待。③处理投诉时的行为举止要注意始终对患者保持尊重和微笑。④处理方式和语言要点：换位思考是处理这类投诉时的关键。用合适的语言使患者站在医院、药店或医师的立场上来对待问题、解决问题，才能使其理解、体谅对方，达成谅解。⑤应有确凿证据（特别是有形证据）：在工作中应当注重证据（特别是有形证据）的收集与保存，包括处方、清单、电子信息等，以便于处理患者投诉时能拿出确凿的证据。

（8）自主学习的能力：药师在执业后的继续教育很重要，药师应当具有获取药品资讯的能力，要善于利用各种提供药物资讯的书籍、文献、数据库及网络工具，并善于向同行、医疗团队其他成员学习。

（二）药学服务的内容

1. **主要工作内容**　药学服务内容丰富，涉及用药的全过程，涵盖的场所也从医院拓展到家庭、社区及社会药店，内容也由单纯的治疗发展到预防、保健、康复等。药学服务与药物治疗有关，服务具有主动性，目标明确，关注生命质量，同时也承担着相应的责任。因服务场所和对象的不同，不同情况下的药学服务内容也有一定的区别和侧重，主要包含以下几个方面。

（1）处方审核：药师在调剂处方前，首先要对处方的合法性、完整性、用药适宜性及合理性进行审核。其中完整性指处方应包括前记、正文、后记，用药合理性包括剂量、疗程、给药途径等方面。处方审核是法律法规的需要，是患者安全的需要，是医疗质量管理的需要，也是医护人员的需要。

（2）处方调剂：处方调剂是指药师按医师处方的要求进行调配、发药的过程。处方调剂是药学工作者面向患者，为患者提供正确的处方审核、调配、复核和发药，并给予用药指导，这是获得药物治疗效果的基本保证，是联系和沟通医师、药物与患者的重要纽带。调剂的处方包括中药、西药处方，以及门诊、急诊和住院处方。随着医疗改革的推进和医药科技的发展，医院药学已从处方调剂为主向以临床服务为主转移。

（3）静脉药物配置：静脉药物配置（PIVAS）是指在符合国际标准并依据药物特性设计的操作环境条件下，经过药师审核的处方由受过专门培训的药技人员严格按照标准操作程序进行全静脉营养、细胞毒性药物和抗生素等静脉药物的配置，为临床提供优质的药品和药学服务。静脉药物配置中心将原来分散在病区治疗室开放环境下进行配置的静脉用药，集中由专职的技术人员在万级洁净、密闭环境下，局部百万级洁净的操作台上进行配置，从患者安全、环境污染和医务人员职业暴露多角度降低风险。这也是发展临床药学，推广合理用药的契机。

（4）参与临床药物治疗：药学服务要求药师在药物治疗全过程中为患者争取最好的治疗效果。这要求药师深入到临床第一线，参与查房、会诊、病案讨论等，努力提供全程化的药学服务。药师运用其专业特长，获取最新的药物信息和药物检测手段，参与用药决策，指导合理用药，提供用药咨询。药物治疗的对象是患者，药师应当与临床医护人员有机地结合，服务中坚持以患者为中心，为不同患者制定和实施个体化的合理性的用药方案，让患者获得最佳的治疗效果的同时将治疗风险降至最低。

（5）治疗药物监测（TDM）：治疗药物监测是指在药动学和药效学原理指导下，应用现代灵敏快速的药物监测、药物基因组学等先进分析技术，检测血液或其他体液中的药物浓度，为制定和调整给药方案提供依据，保证临床用药的合理性。治疗药物监测是药物治疗发展的必然趋势，也是药师参与临床药物治疗，提供药学服务的重要方式和途径。

（6）药物利用研究和评价：从经济学角度出发，综合考虑医疗过程中的各种药物和非药物因素，针对具有某一类或某些特性的药物，或某一疾病的药物治疗方案进行对照比较和评价，探讨其使用的合理性。不仅要从医疗方面评价药物的疗效，还要从社会、经济等方面评价其合理性，从而使获得的药物治疗效益最大化。药物利用研究和评价是保证药学服务的指南，是开展药学服务、保证合理用药的基础和依据，药师在进行药物利用与药物评价研究时应当结合临床药物治疗需要进行，其方法分为定量研究和定性研究两种。

（7）药物不良反应监测与报告：医疗机构是药学工作者开展药品不良反应监测的重要场所。药物不良反应监测和报告工作是将分散的不良反应病例资料汇集，并进行因果关系的分析和评价，及时上报。其目的是及时发现、正确分析和认识不良反应，减少药源性疾病的发生，以及保证不良反应信息流通渠道畅通和准确，是科学决策的依据，应积极发挥药物不良反应监测工作的"预警"作用。

（8）药学信息服务：随着医务人员对药学信息的需求不断增长，药学人员对药学信息的依赖增加，药品消费者成为药学信息利用的主流，药师提供药学服务应当经常收集和整理国内外药物治疗方面的研究进展和经验总结等药学信息，以及各类药物的不良反应、合理用药、药物相互作用、药物疗效、药物研究和评价信息，以便针对药物治疗工作中的问题，提供药学信息服务，并且为其他药师、药学生及基层进修药师提供药学信息技术培训等。药学信息服务的主要目标是解决患者用药问题，使患者用药更安全、有效、合理，同时收集、整理、编写医药学资料，进行药学相关的学术交流，提升整体专业水平。

（9）健康教育：健康教育是医务人员通过有计划、有组织、有目的的社会教育活动，主动向人们介绍健康知识，进行健康指导，促使广大群众自觉地采纳建议，做有益于健康的行为和生活方式，消除或减轻影响健康的危险因素，预防疾病、促进健康，提高生命质量。对公众进行健康教育是药学服务工作的一项重要内容。药师开展药学服务，在为患者的疾病提供药物治疗的同时，还要为患者及社区居民的健康提供服务。通过开展健康知识讲座、提供科普教育资料及提供药学咨询等方式，讲授相应的自我保健知识。重点要宣传合理用药的基本常识，目的是普及合理用药的理念和基本知识，提高用药依从性。

2. 药学服务新进展 随着药学服务的深入,药师会越来越多地参与到药物治疗过程中去,在提升自身技能的同时,在医疗团队中发挥药师的互补作用,同时也使公众对药师这一职业逐渐加深认识并依赖。根据国际交流和国内实践经验,还可以进一步开展的工作如下。

(1) 药学服务:药学服务就是以患者为中心,药师在参与药物治疗中,处理好患者与用药相关的各种需求并为之承担责任。药学服务的对象是广大公众,包括患者和患者家属、医护人员和卫生工作者、药品消费者和健康人群。其中需要重点关注的人群包括用药周期长的慢性疾病患者,或需长期甚至终身用药的患者;患有多种疾病、病情和用药复杂,需同时合并使用多种药物者;特殊人群,如特殊体质者、肝肾功能不全者、血液透析者、过敏体质者、小儿、老年人、妊娠及哺乳期妇女等;用药效果不理想,需要重新选择药物或调整用药方案、剂量、方法者;用药后易出现明显的不良反应者;使用特殊剂型、特殊给药途径、药物治疗窗口窄需做监测者。

(2) 药学干预:药学干预是对医师处方的规范性和适宜性进行监测,依据 2007 年 5 月卫生部颁布施行的《处方管理办法》,对处方的规范性(前记、正文、后记的完整性)逐项检查;同时对处方用药的适宜性进行审查和抽样评价。依据《中国国家处方集》《中华人民共和国药典临床用药须知》《临床诊疗指南》和治疗路径等,对长期药物治疗方案的合理性进行干预,对处方的适宜性(诊断与用药)、安全性、经济性进行干预,对药品用量、用法、疗程、不良反应、禁忌证、有害的药物相互作用和配伍禁忌等进行监控。发现问题后与医师及时沟通,调整用药方案。

(3) 药物重整:药物重整是指在患者入院、转科和出院时,药师通过核对新开的医嘱和已有的医嘱,比较患者目前的整体用药情况(包括处方药、非处方药、营养补充药等)与医嘱是否一致,以实现保证患者用药安全的过程。

(4) 药物治疗管理:指具有药学专业技术优势的药师对患者提供用药教育、咨询指导等一系列专业化服务,从而提高用药依从性、预防患者用药差错,最终培训患者进行自我的用药管理,以提高疗效。其核心要素包括药物治疗回顾、个人药物记录、药物相关活动计划、干预和(或)提出参考意见及文档记录和随访。近年来药师们利用丰富且专业的药学知识来改善患者的意愿,而使服务目标人群受益日渐增加,特别是患有慢性疾病,如高血压、高脂血症、糖尿病、哮喘、充血性心力衰竭的患者。

药学服务的效果体现在提高药物治疗的安全性、有效性、依从性和经济性。药学服务的宗旨是不断提高患者的生命质量和生活质量,不能单纯针对疾病症状用药,还需要综合考虑患者的年龄、职业、既往史、遗传和基因组学、家族史、经济状况等,既要治疗病症,同时又要从预防疾病发生和避免用药不良反应等多方面来综合选择治疗方案。

【同步练习】

一、A 型题(最佳选择题)

1. 药学服务的对象是( )

A. 患者　　　　　　　B. 患者家属　　　　　　C. 广大公众　　　　　　D. 医护人员

E. 护理人员

本题考点:药学服务的对象是广大公众,但其服务中心是患者。

2. 从事药学服务的药师应该具备多种专业技能,其中必须具备的专业技能是( )

A. 沟通技能　　　　　B. 调剂技能　　　　　　C. 药历书写技能　　　　D. 药物警戒技能

E. 咨询与用药教育技能

本题考点： 从事药学服务的药师应该具备多种专业技能，其中必须具备的是调剂技能。

二、B 型题（配伍选择题）

[3～5 题共用备选答案]

A. 处方审核   B. 处方点评

C. 静脉药物配置   D. 治疗药物监测

E. 药物应用研究与评价

3. 审核处方的合法性、规范性和用药适宜性，属于（   ）

4. 当发现处方存在或有潜在问题时，制定并实施干预和改进措施，属于（   ）

5. 研究药物所致医药的、社会的和经济的后果，属于（   ）

本题考点： 药学服务的具体内容及其概念。

三、X 型题（多项选择题）

6. 下列药学服务的对象中，重要人群包括（   ）

A. 过敏体质者

B. 消化不良者

C. 需同时合并应用多种药品者

D. 用药后容易出现明显药品不良反应者

E. 用药效果不佳、需要重新选择药品者

本题考点： 药学服务对象中的重要人群。本题中过敏体质者（A）是特殊人群，归属于重要人群，而一般消化不良患者（B）不属于重要人群范畴。

参考答案： 1. C   2. B   3. A   4. B   5. E   6. ACDE

第 2 章　药品调剂和药品管理

一、处方

【复习指导】本部分内容历年常考，应重点复习，特别是处方的分类和处方书写要求。

根据《处方管理办法》（2007 年版）第二条规定：处方是指由注册的执业医师和执业助理医师（以下简称医师）在诊疗活动中为患者开具的，由取得药学专业技术职务任职资格的药学专业技术人员（以下简称药师）审核、调配、核对，并作为患者用药凭证的医疗文书。处方包括医疗机构病区用药医嘱单。处方是医师为预防和治疗疾病而给患者开具的书面文书与凭证，是药剂人员为患者调配药品的依据，同时也是患者进行药物治疗、药物流向和经济核算的依据。

处方具有**法律性、技术性和经济性**。

法律性：①医师具有诊断权和开具处方权；②药师具有审核、调配处方权；③正确开具、调配处方是医师、药师的法定义务，因开具或调配处方造成的医疗差错或事故，医师和药师应当承担相应的法律责任。

技术性：药品是特殊商品，具备严密的科学和高技术性质。①只有经过医药学院校的系统专业学习，并经获得医药专业技术人员资格认定者才具有开具处方或调配处方的资质；②医师对患者作出明确的诊断后开具处方，要始终遵循安全、有效、经济的原则；③药师按照处方审核原则与要求对处方进行严格审核后，对符合规定的处方进行调配，将药品发给患者使用。

经济性：处方具备财务凭证的作用，是药品购销、医疗费用报销的原始依据，处方费用直接影响卫生费用的总量。

（一）处方的结构和种类

1. 处方结构　处方的结构由**前记、正文、后记**三部分构成。

前记：包括医疗（包含预防、保健、康复、护理、疗养）机构名称、费别（费用报销支付类别）、患者姓名、性别、年龄、病历号（包括门诊和住院）、科别或病区和病床号、临床诊断、开具日期等，另外可添加特殊要求的项目。按规定，麻醉药品和第一类精神药品处方还应当包括患者身份证明编号、代办人姓名、代办人身份证明编号。

正文：以 Rp 或 R（拉丁文 Recipe）标示，表示"请取"，分别列入药品名称、规格、剂型、数量、用法用量。

后记：包括医师签名和（或）加盖专用签章，药品金额及审核、调配、核对、发药的药师签名。

2. 处方的种类　处方的分类有两种方法。

按性质分为法定处方、医师处方和协定处方。法定处方是指国家药品标准、制剂规范中收载的处方，是有关药品所含原料、辅料的品种、规格、用量的技术规定。按法定处方配制的制剂称为法定制剂。据《处方管理办法》第二条定义，医师处方是"由注册的执业医师和执业助理医师在诊疗活动中为患者开具的、由取得药学专业技术职务任职资格的药学专业技术人员审核、调配、核对，并作为患者用药凭证的医疗文书。处方包括医疗机构病区用药医嘱单"。协定处方是指医院药剂科与临床医师根据医院日常医疗用药的需要，共同协商制定的处方。协定处方适合大量配置和储备，这样有助于控制药品的品种和质量，提高工作效率。每个医院的协定处方仅限于本单位使用。

按部门和药物的不同，处方可分为普通处方、急诊处方、儿科处方、麻醉药品和第一类精神药品处方、第二类精神药品处方。按规定用不同颜色的纸张印刷，并在处方右上角以文字注明，分别为：**普通处方**由**白色**纸质印刷；急诊处方由黄色纸质印刷，右上角标注"急诊"；**儿科**处方由**黄绿色**纸质印刷，右上角标注"儿科"；**麻醉药品和第一类精神药品处方**由**淡红色**纸质印刷，右上角标注"麻、精一"，**第二类精神药品处方**由白色纸质印刷，右上角标注"精二"。

（二）处方调剂操作规程

药师在处方调配过程中，应当按照《处方管理办法》要求的操作规范进行药品的调剂处方，同时认真审查处方，正确调配处方，严格防范差错。处方调配的一般程序与具体要求如下。

1. 收方　态度应和蔼。

2. 审核处方　认真审核，包括处方规范性审核和用药适宜性审核。如果发现药名书写不清、用药重复，或有配伍禁忌等情况，应当经处方医师更正或重新签章后才能调配，否则不予调剂。

3. 调配处方　药师按照所列药品名称、剂型、规格、数量逐一调配药品。

4. 核对检查　调配后的处方应再次进行检查核对，确认无误后，调配人员在处方上签章，然后交给处方审核员核查，确认无误后，审查员签字后才可发药。

5. 发药和指导用药　在药品发放给患者之前，药师应当仔细向患者或家属交代用药方法，并在标签或者药袋上注明药品的用法、用量、服用时间等信息。向患者发放处方药品时，须按照说明书或处方的用法，进行用药交代和指导，包括每种药的用法、用量、注意事项等。

二、处方审核

【复习指导】本部分内容历年常考，应重点复习，掌握常用处方缩写词，处方规则，处方适宜性审核，以及审核结果的判定。

处方审核是处方调配中非常重要的环节，药品调配前药师应当首先确定处方内容正确无误。处方具体审核内容包括以下三方面。

（一）处方合法性审核

1. 处方应符合处方规则，药学专业技术人员应当认真逐项检查，确认处方是否完整、确定典型处方的内容正确性，能够从处方提供的信息里发现不足。处方书写的基本要求有以下几方面。

（1）处方要求由具有处方资格的医师开具，一般项目完整，确定处方是由本医疗机构授权的医师开具，其次要确定所开药品是否超过该医师的处方权限。执业药师或具有药师以上专业技术职务任职资格的人员负责处方审核、评估、核对、发药和安全用药指导；未取得相应资格者应在药师指导下从事处方调配方面的工作。

（2）有关患者的一般情况，如姓名、性别、临床诊断应当填写清晰、完整，并且与病历记载相一致。

（3）每张处方仅限于一名患者的用药。

（4）字迹应当清晰，不得涂改。若确有修改之处均需医师在修改处签名并注明修改日期。

（5）患者年龄必须写实足年龄，新生儿、婴幼儿写日、月龄。必要时注明体重。

（6）化学药和中成药可分别开具处方，也可开具一张处方，一起开具时每种药品须另起一行。每张处方不得开具超过 **5 种**药品。

（7）中药饮片应当按照"君臣佐使"的顺序排列，注明调剂、煎煮、炮制、产地的特殊要求。

（8）药品用量应当按照药品说明书规定的常规使用，特殊情况需超剂量使用时，应注明原因并再次签名。

药品剂量与数量一律用阿拉伯数字书写。剂量应当使用公制单位：重量以克（g）、毫克（mg）、微克（μg）、纳克（ng）为单位；容量以升（L）、毫升（ml）为单位；国际单位（IU）、单位（U）计算；中药饮片以克（g）为单位计算。片剂、丸剂、胶囊剂、颗粒剂分别以片、丸、粒、袋为单位；溶液剂以支、瓶为单位；软膏及霜剂以支、盒为单位；注射剂以支、瓶为单位，应注明含量；中药饮片以剂或服为单位。

（9）处方一般不得超过 **7 日**用量；急诊处方一般不得超过 **3 日**用量；对于某些慢性疾病、老年病或特殊情况，处方用量可适当延长，但医师必须注明理由。医疗用毒性药品每次处方量不超过**2 日极量**。处方为开具**当日有效**，若确有特殊情况需要延长效期的，由开具处方的医师注明有效期限，但最长不得超过 **3 日**。

（10）除特殊情况外，应当注明临床诊断。对暂不能确诊的病例可用某某症状待查。

（11）开具处方后的空白处应画一斜线，以示处方完毕。

2. **药品通用名**　《处方管理办法》规定医师为患者开处方必须使用药品通用名，药品通用名就是中国药品通用名称（China Approved Drug Names，CADN），是由国家药典委员会按照《药品通用名称命名原则》组织制定并报"国家卫生健康委员会"的药品法定名称。药品通用名具有强制性和约束性。每一种药品只有一个通用名，因此，使用通用名可避免重复用药的情况。

3. **药物分类**　为了便于药品的研究、流通、使用和管理，药品按照不同的分类方式进行分类。常用的分类方式有以下几种。

（1）按药理作用分类：神经系统用药、心血管系统用药、呼吸系统用药、消化系统用药、泌尿系统用药、血液病系统用药、内分泌系统用药、抗风湿用药、抗炎抗免疫用药、抗肿瘤药、抗菌及抗寄生虫药、抗病毒药、计划生育及妇产科药物、抗辐射及解毒药等。

（2）按剂型分类：片剂、丸剂、乳剂、胶囊剂、注射剂、合剂、糖浆剂、软膏剂、眼膏、颗粒剂、栓剂、酊剂、滴眼剂、滴耳剂、滴鼻剂、吸入剂、缓释制剂、控释制剂等。

（3）按管理要求分类：①处方药与非处方药。根据药品品种、规格、适应证、剂量及给药途径不同，我国对药品分别按处方药与非处方药进行管理。根据药品的安全性，非处方药分为甲、乙两类；②国家基本药物。临床应用的各类药品中经过科学评价而遴选出的在同类药品中具有代表性的药品。其特点是：临床必需、安全有效、质量稳定、价格合理、使用方便、中西药并重；③基本医疗保险药品。列入国家基本医疗保险用药范围的药品，纳入标准为临床必需、安全有效、质量稳定、价格合理、使用方便、市场能保证供应的药品。

（4）按药品来源分类：①植物来源，如小檗碱、长春碱、贝母等；②动物来源，如鹿茸、阿胶等；③矿物来源，如雄黄、朱砂、芒硝等；④生物来源，如抗体、细胞因子、酶等；⑤合成或半合成来源，如阿莫西林、阿司匹林、磺胺类药等。

（5）中药可以按药物功能分类：如解表药、清热药、理气药、理血药等。

4. 通用的药名词干　药名词干有助于识别英文药品名称，常见的通用药名词干见表 2 - 1。

表 2 - 1　通用药名词干

一、抗微生物药			
- bactam	- 巴坦	例：	舒巴坦 sulbactam
cef -	头孢 -	例：	头孢哌酮 cefoperazone
- cillin	- 西林	例：	哌拉西林 pipercillin
- cycline	- 环素	例：	米诺环素 minocycline
- kacin	- 卡星	例：	阿米卡星 amikacin
- micin	- 米星	例：	依替米星 etimicin
- mycin	- 霉素	例：	红霉素 erythromycin
- oxef	- 氧头孢	例：	拉氧头孢 latamoxef
- penem	- 培南	例：	亚胺培南 imipenem
rifa -	利福 -	例：	利福平 rifampicin
- rubicin	- （柔）比星	例：	表柔比星 epirubicin
- tricin	- 曲星	例：	美帕曲星 mepartricin
抗真菌药			
- conazole	- 康唑	例：	氟康唑 fluconazole
- fungin	- 芬净	例：	卡泊芬净 caspofungin
合成抗菌药			
- oxacin	- 沙星	例：	环丙沙星 ciprofloxacin
sulfa - （ - sulfa - ）	磺胺 -	例：	磺胺嘧啶 sulfadiazine
抗病毒药			
- vir	- 韦	例：	阿昔洛韦 acyclovir
二、抗寄生虫药			
- a（n）tel	- 太尔	例：	硝呋太尔 nifuratel
- bendazole	- 苯达唑	例：	阿苯达唑 albendazole
- nidazole	- 硝唑	例：	甲硝唑 metronidazole
三、神经系统用药			
麻醉药			
- caine	- 卡因	例：	利多卡因 lidocaine
- curium	- 库铵	例：	阿曲库铵 atracurium
- flurane	- 氟烷	例：	异氟烷 isoflurane
镇痛药			

续表

- lidine	- 利定	例:	苯环利定 phencyclidine
- fenine	- 非宁	例:	尼卡非宁 nicafenine
- fentanil	- 芬太尼	例:	曲芬太尼 trefentanil
- orph -	- 啡	例:	布托啡诺 butorphanol
- orphan	- 啡烷	例:	右啡烷 dextrorphan
抗炎镇痛药			
- ac	- 酸	例:	舒林酸 sulindac
- arit	- (扎)利	例:	氯苯扎利 lobenzarit
- bufen	- 布芬	例:	芬布芬 fenbufen
- fenamic acid	- 芬那酸	例:	甲氨芬那酸 meclofenamic acid
- met(h)acin	- 美辛	例:	吲哚美辛 indomethacin
- oxicam	- 昔康	例:	美洛昔康 meloxicam
- profen	- 洛芬	例:	布洛芬 ibuprofen
抗精神病药			
- giline	- 吉兰	例:	司来吉兰 selegiline
- oxepin(e)	- 塞平	例:	多塞平 doxepin
- oxetine	- 西汀	例:	氟西汀 fluoxetine
- pramine	- 帕明	例:	氯米帕明 clomipramine
- piride	- 必利	例:	舒必利 supiride
- tepine	- 替平	例:	佐替平 zotepine
- triptyline	- 替林	例:	阿米替林 amitriptyline
- azepam	- 西泮	例:	地西泮 diazepam
- barbital	- 巴比妥	例:	苯巴比妥 phenobarbital
- zolam	- 唑仑	例:	三唑仑 triazolam
抗癫痫药			
- toin	- 妥英	例:	苯妥英 phenytoin
- zepine	- 西平	例:	卡马西平 carbamazepine
促进脑代谢药			
- racetam	- (拉)西坦	例:	奥拉西坦 oxiracetam
抗震颤麻痹药			
- dopa	- 多巴	例:	左旋多巴 levodopa
苯二氮䓬类受体拮抗药			
- azenil	- 西尼	例:	氟马西尼 flumazenil
四、心血管系统用药			

抗高血压药			
– azosin	– 唑嗪	例：	哌唑嗪 prazosin
guan –	胍 –	例：	胍乙啶 guanethidine
– pril	– 普利	例：	福辛普利 fosinopril
– prilat	– 普利拉	例：	依那普利拉 enalaprilat
– serpine	– 舍平	例：	利舍平 reserpine
血管扩张药/抗心绞痛药			
– dil	– 地尔	例：	前列地尔 alprostadil
– dipine	– 地平	例：	硝苯地平 nifedipine
– pamil	– 帕米	例：	维拉帕米 verapamil
– tiazem	– 硫䓬	例：	地尔硫䓬 diltiazem
β 受体阻滞药			
– dilol	– 地洛	例：	卡维地洛 carvedilol
– olol	– 洛尔	例：	美托洛尔 metoprolol
调血脂药			
– fibrate	– 贝特	例：	非诺贝特 fenofibrate
– vastatin	– 伐他汀	例：	辛伐他汀 simvastatin
五、血液及造血系统用药			
– grel （ – grel – ）	– 格雷	例：	氯吡格雷 clopidogrel
– parin	– 肝素	例：	肝素 heparin
六、消化系统用药			
– alfate	– 铝	例：	硫糖铝 sucralfate
– prazole	– 拉唑	例：	奥美拉唑 omeprazole
– tidine	– 替丁	例：	西咪替 J cimetidine
七、呼吸系统用药			
– ast	– 司特	例：	孟鲁司特 montelukast
– exine	– 己新	例：	溴己新 bromhexine
– phylline	– 茶碱	例：	氨茶碱 aminophylline
– steine	– 司坦	例：	羧甲司坦 carbocisteine
– terol	– 特罗	例：	克仑特罗 clenbuterol
八、利尿药			
– semide	– 塞米	例：	呋塞米 furosemide
– tizide （ – thiazide ）	– 噻嗪	例：	氢氯噻嗪 hydrochlorothiazide
九、抗肿瘤药			

续表

| – citabine | – (西) 他滨 | 例： | 卡培他滨 capecitabine |
| – platin | – 铂 | 例： | 卡铂 carboplatin |

十、激素类药

– met (h) asone	– 米松	例：	地塞米松 dexamethasone
– olone	– 龙	例：	甲泼尼龙 methylprednisolone
– onide	– 奈德	例：	布地奈德 budesonide
– predni	泼尼 –	例：	泼尼松 prednisone

十一、降血糖药

| gli – (– gli –) | 格列 – | 例： | 格列吡嗪 glipizide |

十二、抗变态反应药

| – astine | – 司汀 | 例： | 左卡巴司汀 levocabastine |

十三、酶类药及其抑制药

| – ase | – 酶 | 例： | 尿激酶 urokinase |

5. 处方缩写词　医师在书写处方正文时，有时会采用英文或拉丁文缩写来表示药物的使用方法等内容。药师应当熟练掌握处方中常用的外文缩写，理解缩写词含义。处方中常见的外文缩写及其含义见表 2-2。

表 2-2　处方中常见的外文缩写及其含义

外文缩写	含义	外文缩写	含义	外文缩写	含义
Aa.	各个、各	b. i. d.	每日 2 次	i. v.	静脉注射
Ac.	餐前	t. i. d.	每日 3 次	i. v. gtt.	静脉滴注
pc.	餐后	St.	立即	Add.	加至
am.	上午	hs.	临睡时	Ad.	加
pm.	下午	O. D.	右眼	po.	口服
qd.	每日	O. S.	左眼	gtt.	滴、滴剂
qn.	每晚	O. L	左眼	i. h.	皮下的
qh.	每小时	OU.	双眼	i. m.	肌内注射
q4h.	每 4 小时	OTC	非处方药	Co.	复方的

（二）用药适宜性审核

药师应当对处方用药适宜性进行审核，内容包括以下几方面。

1. 处方用药与临床诊断的相符性　即药师应当判断患者疾病与药品说明书中的适应证是否一致，否则即为用药不适宜或用药不合理。常见的不适宜用药有以下几种。

（1）超适应证用药：药物的使用超过规定的药品适应证范围，既有盲目性，又易引起不良反应，同时也无法律保护，因此临床应尽量避免超适应证用药。如纳洛酮用于脑卒中引起的昏迷虽然文献报道有效，但是并没有纳入其法定的适应证中，如果对此疾病处方使用纳洛酮就属于超适应证用药，是不适宜的。

（2）无适应证用药：是指对患者诊断结论的疾病与药品的适应证不相符。如普通感冒使用抗菌药、Ⅰ类手术切口应用第三代头孢菌素（甲状腺肿物切除术使用头孢他啶来预防感染等）。

（3）不合理联合用药（无指征、不适宜）：指违反联合用药原则使用多种药品。包括：①病因尚未查明就使用两种以上药品；②单一抗菌药已能控制的感染而应用2～3种抗菌药，革兰阳性菌感染使用头孢菌素联合氨基糖苷类；③大处方，盲目而无效地应用肿瘤辅助治疗药；④因一种通用名的药物活性成分具有多种不同商品名（一药多名），导致重复用药；⑤联合应用毒性较大药物，药量未经酌减，导致不良反应的发生率增加。

（4）禁忌证用药：指开具禁止使用的药品。具体表现为忽略药品说明书的提示，未考虑到患者的具体病情和基础疾病。如对罗红霉素过敏者用阿奇霉素；对伴有青光眼或良性前列腺增生症患者使用抗胆碱药和抗过敏药，导致尿潴留；对确诊急性肾小管坏死的无尿患者使用甘露醇，因其可引起血容量增加，加重心脏负担；对严重高血压患者使用伪麻黄碱，可导致高血压危象；脂肪乳用于急性肝损伤、急性胰腺炎、脂质肾病、脑卒中、高脂血症患者，容易出现脂质紊乱；对伴有前列腺增生、尿潴留的抑郁症患者使用司来吉兰，可加重尿潴留等症状。

（5）过度治疗用药：轻症用药、疗效过长、剂量过大等都属于过度用药。具体表现在：①滥用糖皮质激素、二磷酸果糖、人血白蛋白、抗菌药及肿瘤辅助治疗药物等；②在无治疗指征的条件下盲目补钙，过多的钙剂可引起高钙血症，同时可能导致尿路结石、便秘、胃肠道不适等。如轻度细菌感染使用头孢吡肟；细菌感染使用糖皮质激素；使用阿奇霉素超过7天；对食管癌患者给予顺铂、氟尿嘧啶、表柔比星、依托泊苷治疗，增加毒性。

2. **药物剂量、用法和疗程的正确性**　药品使用的剂量、用法应当遵守《中国药典临床用药须知》的规定，同时与药品说明书推荐的用法用量相一致。药师应正确审核处方，特别注意儿童、老年人、肝肾功能低下的患者用药剂量是否符合要求。如儿童用药剂量应按药品说明书推荐的儿童剂量，根据儿童体重或体表面积计算，7岁以下儿童用药剂量仅为成人的$1/18～2/5$，若药品说明书无儿童剂量，应根据儿童的体重、年龄和体表面积计算剂量；60～80岁老年人用药剂量可为成人的$3/4$以下，80岁以上的老年人用药剂量约为成人的$1/2$。

不同的疾病用药疗程不同，不同的药品使用的疗程也有不同，药师应掌握疾病治疗疗程，正确判断处方合理性。

3. **选用剂型与给药途径的合理性**

（1）适宜剂型：首先要审核医师开具的药品适应证和药物剂型是否适宜，因为不同剂型处方组成及制备工艺不同，导致其生物利用度，作用快慢强弱，药效及副作用都会不同。如甘露醇注射液静脉滴注可以用于治疗青光眼、脑水肿和颅内高压，但甘露醇冲洗剂，则应用于经尿道前列腺切除术；吲哚美辛胶囊剂用于抗炎镇痛时，其剂量显著低于吲哚美辛片，副作用更少。

对于同药物相同剂型，其药效也可表现不同。如1968—1969年澳大利亚曾发生癫痫患者服用苯妥英钠后广泛中毒的事件，追查原因发现是因为生产中将苯妥英钠胶囊的稀释剂由硫酸钙换成了乳糖，导致了苯妥英钠吸收的增加。

（2）适宜给药途径：药师还要审核处方医师开具的药品给药途径是否适宜，因为正确的给药途径是保证药品发挥疗效的重要前提之一。不同途径给药，可使同一药物产生迥异的效果。如硫酸镁溶液，外用湿敷可以消除水肿，口服可导泻或解除胆管痉挛，肌内注射可治疗子痫、降压和抗惊厥。

　　药师应当熟悉各种药物的剂型与给药途径，以便在需要时能够根据具体病情和药物性质作出恰当的选择。按照药品说明书规定的给药途径使用药品，避免超说明书用药。

　　4. 是否有重复用药现象　重复用药是指含同种化学单体的药物，同时或序贯使用，致使剂量和作用的重复，很容易出现用药过量。造成重复用药的原因有以下几种情况。

　　（1）一药多名：我国药品一药多名的现象比较严重，如头孢呋辛有 60 多个商品名，头孢哌酮、头孢他啶、阿奇霉素有 80 多个商品名。公众可能将含有同一成分而商品名不同的药品当作不同的药物，易致重复用药、过量或中毒，因此在临床用药上存在较大安全隐患。处方中容易混淆的中文药名对照表见表 2-3。

表 2-3　处方中容易混淆的中文药名对照表

药品	易与之混淆的药名
阿司咪唑（抗过敏药）	阿苯达唑（驱虫药）
阿拉明（间羟胺，抗休克血管活性药）	可拉明（尼可刹米）
消心痛（硝酸异山梨酯，抗心绞痛药）	消炎痛（吲哚美辛，非甾体抗炎药）
普鲁卡因（局部麻醉药）	普鲁卡因胺（抗心律失常药）
异丙嗪（抗组胺药）	氯丙嗪（抗精神病药）
泰能（亚胺培南/西司他丁，广谱抗生素）	泰宁（卡比多巴/左旋多巴，抗帕金森病药）
乙酰胺（氟乙酰胺中毒解救药）	乙琥胺（抗癫痫药）
特美肤（氯倍他索，糖皮质激素）	特美汀（替卡西林/特拉维酸钾，抗生素）
阿糖腺苷（抗病毒药）	阿糖胞苷（抗肿瘤药）
安定（地西泮，抗焦虑药）	安坦（苯海索，抗帕金森病药）
氟尿嘧啶（抗肿瘤药）	氟胞嘧啶（抗真菌药）
舒必利（抗精神病药）	硫必利（用于舞蹈症、抽动秽语综合征及老年性精神病）
山莨菪碱（解除平滑肌痉挛，拟胆碱药）	东莨菪碱（用于麻醉前给药、帕金森病、晕动病、躁狂性精神病，缓解平滑肌痉挛，抗胆碱药）
利福平（抗感染药）	利舍平（抗高血压药）
右旋糖酐（扩容药物）	右旋糖酐铁（补铁药物）
克拉霉素（大环内酯类抗感染药）	克林霉素（林可霉素类抗感染药）
磷霉素（抑制细胞壁合成的抗菌药）	链霉素（氨基糖苷类抗菌药）
布桂嗪（镇痛药）	布噻嗪（利尿药）
氯吡格雷（预防动脉粥样硬化血栓形成）	奥扎格雷（用于治疗急性血栓性脑梗死和脑梗死所伴随的运动障碍）
柔红霉素（抗肿瘤药）	罗红霉素、地红霉素（抗感染药）
芦丁片复方芦丁片（主要用于脆性增加的毛细血管出血症）	曲克芦丁片（用于闭塞性脑血管疾病中心性视网膜炎、梗死前综合征等）
特利加压素（用于胃肠道和泌尿生殖系统的出血）	去氨加压素（治疗中枢性尿崩症）
氟西汀（抗抑郁药）	长春西汀（周围血管扩张药）
左旋多巴（抗震颤麻痹药）	多巴胺（抗休克的血管活性药物）

（2）中成药中含有化学药成分：在我国批准注册的中成药中，其中中西药复方制剂（含有化学药的中成药）有 200 多种。若不注意其处方成分，很可能会出现重复用药。

伴随着中药、化学药联合应用和复方制剂的出现，合并使用 2 种或多种药物的现象很多。若不注意其处方成分会导致重复用药。如为了增强药效，有些中成药中含有利尿药（氢氯噻嗪）、平喘药（麻黄碱）、抗病毒药（金刚烷胺）、中枢镇静药（异戊巴比妥、苯巴比妥）、中枢兴奋药（咖啡因）、降血糖药（格列本脲）、解热镇痛药（对乙酰氨基酚、吲哚美辛、阿司匹林）等。在这些中成药与化学药联合应用时，首先要搞清成分，以避免滥用和与化学药累加应用，以防出现严重不良反应与伤害。常用含有化学药成分的中成药品种见表 2 - 4。

表 2 - 4　常用含有化学药成分的中成药品种

中成药名	所含西药成分
强力感冒片（强效片）、抗感灵片、临江风药、复方小儿退热栓	对乙酰氨基酚
贯黄感冒颗粒、鼻舒适片、鼻炎康片、康乐鼻炎片、苍鹅鼻炎片、咳特灵片（胶囊）	马来酸氯苯那敏
菊蓝抗流感片	乙酰水杨酸
金羚感冒片、速克感冒片（胶囊）	乙酰水杨酸、马来酸氯苯那敏、维生素 C
重感冒灵片	安乃近、马来酸氯苯那敏
新复方大青叶片	对乙酰氨基酚、维生素 C、咖啡因、异戊巴比妥
扑感片、贯防感冒片、速感宁胶囊、银菊清解片	对乙酰氨基酚、马来酸氯苯那敏
维 C 银翘片、速感康胶囊	维生素 C、对乙酰氨基酚、马来酸氯苯那敏
感冒宁胶囊（冲剂）、感特灵胶囊、复方感冒片	马来酸氯苯那敏、对乙酰氨基酚、咖啡因
痰咳净散	咖啡因
感冒清片、治感佳片	对乙酰氨基酚、马来酸氯苯那敏、盐酸吗啉胍
舒咳枇杷糖浆	氯化铵
消痰咳片	盐酸依普拉酮、甲氧苄啶、磺胺林
镇咳宁糖浆	盐酸麻黄碱、酒石酸锑钾
消咳宁片	盐酸麻黄碱、碳酸钙
消咳散	盐酸溴己新
芒果止咳片	盐酸氯苯那敏
海珠喘息定片	盐酸氯苯那敏、盐酸去氯羟嗪
咳喘膏、化痰平喘片	盐酸异丙嗪
安嗽糖浆、苏菲咳糖浆、舒肺咳糖浆、散痰宁糖浆、天一止咳糖浆、咳痰清片	盐酸麻黄碱、氧化铵
小儿止咳糖浆	氯化铵
新癀片	吲哚美辛

续表

中成药名	所含西药成分
降压避风片、脉君安片	氢氯噻嗪
珍菊降压片	盐酸可乐定、氢氯噻嗪
脂降宁片	维生素 C、氧贝酸铝
冠通片	维生素 C、异去氧胆酸
脉络通颗粒	维生素 C、碳酸氢钠
消渴丸、消糖灵胶囊	格列本脲
复方田七胃痛片（胶囊）	碳酸氢钠、氧化镁
神曲胃痛片（胶囊）	碳酸铵、氧氧化铝
复方陈香胃片	碳酸氢钠、氢氧化铝、重质碳酸镁
活胃胶囊（散）	碳酸氢钠、碳酸镁
陈香露白露片	碳酸氢钠、碳酸镁、氧化镁、次硝酸铋
胃宁散（心痛口服液）	碳酸氢钠、硅酸镁
正胃片	氢氧化铝、氧化镁、次硝酸铋
复方猴头冲剂	硫酸铝、次硝酸铋、三硅酸镁
珍黄胃片	碳酸钙
痢特敏片、消炎止痢灵片	甲氧苄氨嘧啶
谷海生片	呋喃唑酮、甘珀酸钠、盐酸小檗碱
溃疡宁片	维生素 U、硫酸阿托品、氢氟噻嗪、盐酸普鲁卡因
胆益宁（肝胆用药）	胆酸钠
复方五仁醇胶囊（肝胆用药）、妇科十味片（理气、理血药）	碳酸钙
心血宝胶囊（理气、理血药）	硫酸亚铁
健脾生血颗粒、维血康糖浆	硫酸亚铁
力加寿片、参芪力得康片、抗脑衰胶囊	维生素 E
益康胶囊	维生素 E、维生素 A
脑力宝丸	维生素 E、维生素 B_1
维尔康胶囊	维生素 E、维生素 A、维生素 B_1、维生素 C
玉金方胶囊（片）	维生素 E、维生素 B_1、维生素 C、盐酸普鲁卡因、苯甲酸、亚硫酸钾、磷酸二钙
更年舒片	谷维素、维生素 B_6
更年灵胶囊	谷维素、维生素 B_6、维生素 B_1
复方酸枣仁胶囊	左旋延胡索乙素
龙牡壮骨颗粒	维生素 D_2、葡萄糖酸钙
麝香活血化瘀膏	苯海拉明、普鲁卡因
障翳散	小檗碱、核黄素

5. 对规定必须做皮试的药品，处方医师是否注明过敏试验及结果的判定 《中华人民共和国药典临床用药须知》规定必须做皮试的药物包括抗菌药中β-内酰胺类的青霉素类抗菌药（注射和口服剂型）、抗毒素、类毒素及免疫血清、门冬酰胺酶、细胞色素C、有机碘造影剂等。对于这些必须进行皮肤敏感试验的药物，处方上必须注明皮试结果为阴性，药师才能调配药品，否则应拒绝调配。未经皮肤敏感试验的患者用药后可能发生过敏反应，甚至出现过敏性休克。

具体药物是否需要做药物皮试，应参照药品说明书和官方的药物治疗指南。《中华人民共和国药典临床用药须知》中规定必须做皮肤敏感试验的常用药物药液浓度与给药方法见表2-5。

表2-5 《中华人民共和国药典临床用药须知》中规定必须做皮肤敏感试验的常用药物药液浓度与给药方法

药物名称	皮试药液浓度/（ml）	给药方法与剂量
降纤酶注射剂	0.1BU	皮内注射0.1ml
细胞色素C注射剂	0.03mg（皮内），5mg（滴眼）	皮内注射0.03～0.05ml；划痕1滴；滴眼1滴
门冬酰胺酶注射剂	20U	皮内注射0.02ml
青霉素钾注射剂	500U	皮内注射0.1ml
青霉素钠注射剂	500U	皮内注射0.1ml
青霉素V钾片	500U	皮内注射0.1ml
普鲁卡因青霉素注射剂-青霉素	500U	皮内注射0.1ml
普鲁卡因青霉素注射剂-普鲁卡因	2.5mg	皮内注射0.1ml
苄星青霉素注射剂	500U	皮内注射0.1ml
抑肽酶注射剂	2500KU	静脉注射1ml
胸腺素注射剂	25μg	皮内注射0.1ml
白喉抗毒素注射剂	50～400U（稀释20倍）	皮内注射0.1ml
破伤风抗毒素注射剂	75U（稀释20倍）	皮内注射0.1ml
多价气性坏疽抗毒素注射剂	250U（稀释20倍）	皮内注射0.1ml
抗炭疽血清注射剂	稀释20倍	皮内注射0.1ml
抗狂犬病毒血清注射剂	20U（稀释20倍）	皮内注射0.1ml
抗蛇毒血清注射剂	50～200U（稀释20倍）	皮内注射0.1ml
玻璃酸酶注射剂	150U	皮内注射0.02ml
肉毒抗毒素注射剂	稀释10倍	皮内注射0.05ml
α-糜蛋白酶注射剂	500μg	皮内注射0.1ml
鱼肝油酸钠注射剂	1mg	皮内注射0.1～0.2ml

注：苯唑西林钠、氯唑西林钠、氨苄西林钠、阿莫西林、羧苄西林钠、哌拉西林钠、舒他西林、替卡西林-克拉维酸、哌拉西林-三唑巴坦、磺苄西林钠注射剂和青霉胺片剂等皮试药液浓度和剂量同青霉素

6. 是否有潜在临床意义的相互作用和配伍禁忌 药物相互作用是指同时或相继使用两种或两种以上药物时，由于药物之间的相互影响而导致其中一种或几种药物作用的强弱、持续时间甚至性质发生不同程度改变的现象。即一种药受另一种药的影响，或由于其与人体的作用，改变了药品原有的性质、体内过程和组织对药品的敏感性，改变了药品的效应和毒性。

药物相互作用是双向的，可能产生有益的或者有害的结果。药物相互作用包括体内的药效学、药动学方面的作用，以及体外的配伍变化和药理配伍禁忌等。

（1）药物相互作用对药效学的影响

①作用相加或增加疗效：指作用于不同的靶位，产生协同作用。磺胺甲噁唑（SMZ）与甲氧苄啶（TMP）有协同抑菌或杀菌作用，磺胺药和甲氧苄啶分别作用于<u>二氢叶酸合成酶和二氢叶酸还原酶</u>，使细菌的叶酸代谢受到双重阻断。硫酸阿托品与胆碱酯酶复活药（解磷定、氯磷定）联用，产生互补作用，可减少阿托品用量和不良反应，提高治疗有机磷中毒的疗效。普萘洛尔与美西律联用，对室性期前收缩及室性心动过速有协同作用，但联用时应酌减用量。

保护药品免受破坏，从而增加疗效。亚胺培南可在肾中被肾肽酶破坏，制剂中加入西司他丁钠，后者为肾肽酶抑制药，保护亚胺培南在肾中不受破坏，阻断前者在肾的代谢，保证药物的有效性。在 β - 内酰胺酶抑制药与 β - 内酰胺类抗生素复方制剂中，β - 内酰胺酶抑制药可竞争性和非竞争性抑制<u>β - 内酰胺酶</u>，使青霉素、头孢菌素免受开环破坏，增强药效，如<u>阿莫西林 - 克氨苄西拉维酸钾、替卡西林 - 克拉维酸钾、氨苄西林 - 舒巴坦、头孢哌酮 - 舒巴坦</u>。苄丝肼或卡比多巴为**芳香氨基酸类脱羧酶抑制药**，可抑制外周左旋多巴脱羧转化为多巴胺的过程，使循环中左旋多巴含量增高 5～10 倍，进入脑中的多巴胺也随之增多。所以<u>苄丝肼或卡比多巴与左旋多巴合用时可以增强药效，同时减少不良反应</u>。

促进吸收，增加疗效。如**铁剂与维生素 C** 联合应用，维生素 C 作为还原剂可促使铁转化为二价铁剂，从而促进铁被人体吸收。

延缓或降低抗药性，以增加疗效。抗疟药青蒿素可诱发抗药性，与乙胺嘧啶、磺胺多辛联合应用可延缓抗药性的产生。磷霉素与 β - 内酰胺类、氨基糖苷类、大环内酯类、氟喹诺酮类抗菌药联合应用具有相加或协同作用，并减少耐药菌株的产生。

②减少药品不良反应：**阿托品与吗啡**合用，可减轻后者所引起的平滑肌痉挛而加强镇痛作用。**普萘洛尔与硝酸酯类**产生抗心绞痛的协同作用，并抵消或减少各自的不良反应。**普萘洛尔与硝苯地平**联用，可提高抗高血压疗效，并对劳力型和不稳定型心绞痛有较好疗效；**普萘洛尔与阿托品**合用，阿托品可消除普萘洛尔所致心动过缓，普萘洛尔也可消除阿托品所致心动过速。

③敏感化作用：一种药物可使组织或受体对另一种药物的敏感性增强，即为敏感化现象。如排钾利尿药可使血浆钾离子浓度降低，从而使心脏对强心苷类药敏感化，容易发生心律失常。应用利舍平或胍乙啶后能导致肾上腺素受体发生类似去神经性超敏感现象，从而使具有直接作用的拟肾上腺素药的升压作用增强。

④拮抗作用：两种药物在同一或不同作用部位或受体上发生拮抗即为拮抗作用，可分为竞争性、非竞争性拮抗作用。<u>竞争性拮抗作用发生在同一部位或受体</u>，如甲苯磺丁脲的降血糖作用是促进胰岛 B 细胞释放胰岛素的结果，可被氢氯噻嗪类药的作用所拮抗；吗啡拮抗药纳洛酮、纳屈酮可拮抗阿片类药的作用，主要在阿片 μ 受体产生特异性结合，亲和力大于吗啡等阿片类药，可用于吗啡中毒的解救等。而<u>非竞争性拮抗发生在不同作用部位或受体，且拮抗现象不被药物的剂量加大所影响</u>。

⑤增加毒性或药品不良反应：<u>肝素与阿司匹林等非甾体抗炎药、右旋糖酐、双嘧达莫合用，有增加出血的危险</u>。氢溴酸山莨菪碱与哌替啶合用时可增加毒性；甲氧氯普胺与吩噻嗪类抗精神病药合用可加重锥体外系反应；氨基糖苷类抗生素与依他尼酸、呋塞米或万古霉素合用，可增加耳毒性和肾毒性，且停药后仍可能发展至耳聋。

（2）药物相互作用对药动学的影响

①影响吸收：抗酸药复方制剂组分中通常含有 Ca^{2+}、Mg^{2+}、Al^{3+}、Bi^{3+}，与四环素类同服，可形成难溶性的配位化合物（络合物）而不利于吸收，影响疗效；改变胃排空或肠蠕动速度的药物，如阿托品、颠茄、溴丙胺太林等可延缓胃排空，增加药物的吸收；而甲氧氯普胺、多潘立酮等可增加肠蠕动，从而减少了药物在肠道中滞留时间，影响药物吸收。如以上药物同时在处方中应用，结果会影响疗效，应建议医师修改处方。

②影响分布：药物与血浆蛋白结合率的大小是影响药物在体内分布的重要因素。与药物结合的血浆蛋白以白蛋白为主，也有少量 α 球蛋白和 β 球蛋白。只有游离型药物才具有药理活性，能自由地在体内组织分布、转运并发挥药理作用。药物由于相对分子质量增大，不能跨膜转运，也不能被代谢和排泄，仅暂时储存于血液中。这种结合是可逆的，结合与解离处于动态平衡。当游离型药物被分布、代谢或排泄，血中游离型药物浓度变稀释时，结合型药物能够随时释放出游离型药物，维持一个新的动态平衡。蛋白结合率高的药物，在体内消除较慢，作用维持时间较长。血浆蛋白与药物的结合率具有饱和性。当药物与血浆蛋白结合达到饱和时，若再增加给药剂量，游离药物浓度骤增，可出现药效增强，甚至出现毒性反应；当合并用药时，可产生药物与血浆蛋白结合置换作用，血浆蛋白结合力高的药物置换结合力低的药物，使血浆蛋白结合力低的药物的游离型增多，这些情况下产生剂量相关的作用增强和毒性反应增强。如阿司匹林、依他尼酸、水合氯醛等均具有较强的血浆蛋白结合力，与口服磺酰脲类降血糖药、抗凝药、抗肿瘤药等合用，可使后三者的游离型药物增加，血药物浓度升高。

③影响代谢：药物代谢相互作用主要包括酶诱导相互作用和酶抑制相互作用。因为药物的代谢是依赖于酶催化作用实现的，其中一类代谢酶为专一性药酶，如胆碱酯酶、单胺氧化酶，它们只代谢乙酰胆碱和单胺类药物。而另一类为非专一性酶，一般指肝微粒体混合功能氧化酶系统，这些酶系统能代谢数百种药品，其主要存在于肝细胞的内质网中，所以称为肝药酶或药酶，肝药酶主要指细胞色素 P450 酶系（cytochrome P450，CYP）。凡能增强肝药酶活性的药物，称为肝药酶诱导药；凡能抑制或减弱肝药酶活性的药物称为肝药酶抑制药。由肝药酶代谢的药物与肝药酶诱导药如苯巴比妥、苯妥英钠、利福平等合用时，前者代谢加快，因此剂量应适当增加。反之，若与肝药酶抑制药，如咪唑类抗真菌药、大环内酯类抗生素、异烟肼、西咪替丁等合用时，剂量应酌情减少。

肝脏细胞色素同工酶与药物相互作用见表 2-6。

表 2-6　常见肝药酶抑制剂、诱导剂和主要被其代谢的药品表

肝药酶	抑制药	诱导药	主要代谢药品
CYP1A2	阿昔洛韦、胺碘酮、阿扎那韦、咖啡因、西咪替丁、环丙沙星、依诺沙星、法莫替丁、氟他胺、氟伏沙明、利多卡因、洛美沙星、美西律、吗氯贝胺、诺氟沙星、氧氟沙星、奋乃静、普罗帕酮、罗匹尼罗、他克林、噻氯匹定、妥卡尼、维拉帕米	卡马西平、埃索美拉唑、灰黄霉素、胰岛素、兰索拉唑、莫雷西嗪、奥美拉唑、利福平、利托那韦	阿米替林、氯丙嗪、氯米帕明、氧氮平、度洛西汀、氟奋乃静、氟伏沙明、丙米嗪、奋乃静、普罗帕酮、雷美替胺、硫利达嗪、替沃噻吨、三氟拉嗪、咖啡因、环苯扎林、达卡巴嗪、厄洛替尼、氟他胺、利多卡因、美西律、萘普生、昂丹司琼、R-华法林、普萘洛尔、罗哌卡因、他克林、茶碱、替扎尼定、佐米曲普坦、奥氮平

续表

肝药酶	抑制药	诱导药	主要代谢药品
CYP3A4	胺碘酮、安普那韦、阿瑞匹坦、阿托那韦、西咪替丁、环丙沙星、克拉霉素、地尔硫革、多西环素、依诺沙星、红霉素、氟康唑、氟伏沙明、伊马替尼、茚地那韦、伊曲康唑、酮康唑、咪康唑、奈法唑酮、利托那韦、沙奎那韦、泰利霉素、维拉帕米、伏立康唑	阿瑞匹坦（长期）、巴比妥类、波生坦、卡马西平、依法韦仑、非尔氨酯、糖皮质激素、莫达非尼、奈韦拉平、奥卡西平、苯妥英钠、苯巴比妥、扑米酮、依曲韦林、利福平、圣·约翰草、吡格列酮、托吡酯（＞200mg/d）	阿普唑仑、阿米替林、阿立哌唑、丁螺环酮、卡马西平、西酞普兰、氯米帕明、氯氮平、地西泮、艾司唑仑、佐匹克隆、氟西汀、氟哌啶醇、咪达唑仑、萘法唑酮、匹莫齐特、喹硫平、利培酮、舍曲林、曲唑酮、扎来普隆、苄普地尔、齐拉西酮、唑吡坦、丁丙诺非、可卡因、芬太尼、氯胺酮、美沙酮、羟考酮、苯环利定、红霉素、罗红霉素、地红霉素、交沙霉素、克拉霉素、托特罗定、辛伐他汀、普伐他汀、阿托伐他汀、西地那非、奎尼丁、吡格列酮、奥美拉唑、那格列奈、格拉司琼、伊立替康、埃索美拉唑、阿瑞匹坦、长春新碱、孕激素、炔雌醇、去氧孕烯、皮质激素类、依拉地平、乐卡地平、拉西地平、左氨氯地平、氨氯地平、非洛地平、尼莫地平、尼群地平、硝苯地平、沙美特罗、氟替卡松、氯雷他定、非索非那定、地洛他定、唑尼沙胺、噻加宾、乙琥胺、卡马西平、伊曲康唑、咪康唑、氟康唑、酮康唑、泰利霉素
CYP2B6	氯吡格雷、依法韦仑、氟西汀、氟伏沙明、酮康唑、美金刚、奈非那韦、避孕药、帕罗西汀、利托那韦、噻哌、噻氯匹定	洛匹那韦、利托那韦、苯巴比妥、苯妥英钠、利福平	安非他酮、环磷酰胺、依法韦仑、异环磷酰胺、氯胺酮、哌替啶、美沙酮、丙泊酚、舍曲林、司来吉兰、他莫昔芬、甲睾酮
CYP2C9	胺碘酮、阿那曲唑、西咪替丁、地韦啶、依法韦仑、非诺贝特、氟康唑、氟西汀、氟伏沙明、氟伐他汀、异烟肼、酮康唑、来氟米特、莫达非尼、舍曲林、磺胺甲噁唑、他莫昔芬、尼泊苷、帕罗西汀、硝苯地平、尼卡地平、丙戊酸钠、伏立康唑、氟尿嘧啶、扎鲁司特	阿瑞匹坦（长期）、巴比妥类、波生坦、卡马西平、利福平、地塞米松、利托那韦、圣·约翰草（长期）	氟西汀、舍曲林、丙戊酸钠、塞来昔布、双氯芬酸、氟比洛芬、布洛芬、吲哚美辛、氯诺昔康、萘普生、吡罗昔康、舒洛芬、替诺昔康、氯磺丙脲、格列吡嗪、格列美脲、格列本脲、那格列奈、罗格列酮、甲苯磺丁脲、波生坦、坎地沙坦、氟伐他汀、厄贝沙坦、氯沙坦、苯巴比妥、苯妥英钠、他莫昔芬、S-华法林、托拉塞米

续表

肝药酶	抑制药	诱导药	主要代谢药品
CYP2C19	青蒿素、氯霉素、地拉韦啶、依法维仑、埃索美拉唑、非尔氨酯、氟康唑、氟西汀、氟伏沙明、吲哚美辛、莫达非尼、奥美拉唑、口服避孕药、奥西平、噻氯匹定、伏立康唑、氟伐汀、洛伐他汀、尼卡地平、扎鲁司特、丙戊酸钠、异烟肼、胺碘酮	银杏叶制剂、利福平、圣·约翰草、利托那韦、依法韦仑、地塞米松	阿米替林、西酞普兰、氯米帕明、地西泮、艾司西酞普兰、氟硝西泮、丙米嗪、氟西汀、吗氯贝胺、舍曲林、曲米帕明、美芬妥英、埃索美拉唑、兰索拉唑、奥美拉唑、他莫昔芬、雷尼替丁、奋乃静、美沙酮、多塞平、苯妥英钠、伊曲韦林、伏立康唑、甲苯磺丁脲、普萘洛尔、R-华法林、奈非那韦、异环磷酰胺、环磷酰胺、卡立普多、雷贝拉唑、泮托拉唑
CYP2D6	胺碘酮、阿米替林、安非他酮、塞来昔布、氯苯那敏、氯丙嗪、西咪替丁、西酞普兰、氯米帕明、地昔帕明、苯海拉明、多塞平、度洛西汀、氟哌啶醇、羟嗪、丙米嗪、美沙酮、甲氧氯普胺、吗氯贝胺、帕罗西汀、普罗帕酮、奎尼丁、奎宁、利托那韦、舍曲林、特比萘芬、硫利达嗪、噻氯匹定	利福平、苯妥英钠、苯巴比妥、卡马西平	丙胺、阿米替林、阿立哌唑、托莫西汀、苯扎托品、氯丙嗪、氯米帕明、地昔帕明、文拉法辛、右美沙芬、珠氯噻醇、托特罗定、他莫昔芬、雷尼替丁、普罗帕酮、美西律、甲氧氯普胺、恩卡尼、多柔比星、多拉司琼、曲马多、可待因、普萘洛尔、美托洛尔、卡维地洛、氟苯那敏、文拉法辛、硫利达嗪、舍曲林、利培酮、奋乃静、帕罗西汀、去甲替林、丙米嗪、氟哌啶醇、氟伏沙明、氟西汀、多塞平

④影响排泄：通过竞争性抑制肾小管的排泄、分泌和重吸收等功能，增加或减缓药品的排泄。如**丙磺舒、阿司匹林、吲哚美辛、磺胺类药**可减少**青霉素**自肾小管的排泄，使青霉素的血浆药物浓度增高，血浆半衰期延长。

（3）药物理化配伍禁忌：药物理化配伍禁忌主要表现在静脉注射、静脉滴注及肠外营养液等溶液的配伍方面。药物理化配伍禁忌指由于液体 pH、离子电荷等条件的改变而引起包括药液的浑浊、沉淀、变色和活性降低等变化。如青霉素与苯妥英钠、苯巴比妥钠、硫喷妥钠、阿托品、氨力农、普鲁卡因胺、拉贝洛尔、缩宫素、酚妥拉明、罂粟碱、精氨酸、麦角新碱、鱼精蛋白、促肾上腺皮质激素、氢化可的松、甲泼尼龙琥珀酸钠、苯海拉明、麻黄素、氨茶碱、维生素 B_1、维生素 B_6、维生素 K_1、维生素 C、异丙嗪、阿糖胞苷、辅酶 A、博来霉素等药物配伍可出现浑浊、沉淀、变色和活性降低；与碳酸氢钠、氢化可的松混合可发生透明度不改变而效价降低的潜在性变化。

（4）药理学配伍禁忌：药理学配伍禁忌是指配伍中出现不良反应增加、毒性增强的反应，是发生在患者体内的变化。如阿昔洛韦与齐多夫定注射液配伍可引起神经、肾毒性增加，亚胺培南与更昔洛韦配伍可引起癫痫发作等。

药师在审查处方时应严格审查药品的相互作用和配伍禁忌，对有益的相互作用宜给予支持；对有害的药物相互作用，应对处方医师提出建议或拒绝调配；对目前尚有争议的相互作用，宜提示医师注意，或在监护条件下用药。

（5）化学药与中药的联合应用：中药和化学药虽属于不同体系，但其治病的目的是同样的。一种疾病常非一药可治，随着中西医结合工作的开展，中医用化学药、西医用中成药，乃至中药、化学药联合应用的情况呈上升趋势。如果联用得当、合理，可相互为用，取长补短，但联用不当会产生种种问题。

①化学药与中药联用的特点：许多中药与化学药物联用后，能使疗效提高，有时呈现很显著的协同作用。如黄连、黄檗与四环素、呋喃唑酮、磺胺甲噁唑合用治疗痢疾、细菌性腹泻有协同作用，常使疗效成倍提高。此外还可能降低药品的不良反应，以及减少剂量，缩短疗程。

②中药、化学药合用的基本原则：中药是含有多种有效成分的天然药物，其汤剂的成分更复杂，它和化学药一样具有疗效和毒性的两面性，当众多中药、化学药共同应用于同一机体，其药理作用非常复杂。因此中药与化学药联合应用的基本原则是辨证与辨病用药相结合，中医的整体观念和辨证施治结合西医的辨病，在临床常能达到标本兼顾、相辅相成的作用；用中医和西医各自的理论指导，以求协同增效、优势互补、减毒、降低不良反应；合理使用中药与化学药物，减轻不良反应或弥补药效不足，可减轻患者痛苦。

③规避药物配伍禁忌：任何事物均有双重性，中药与化学药同服也会发生相互作用而引起不良反应，导致严重后果，应权衡利弊，避免盲目同服。如舒肝丸不宜与甲氧氯普胺合用，因舒肝丸中含有芍药，有解痉、镇痛作用，而甲氧氯普胺则能加强胃肠收缩，两者合用作用相反，会相互降低药效；金银花、连翘、黄芩、鱼腥草等及其中成药，不宜与乳酶生、培菲康等菌类制剂联用，因前者可降低后者的制剂活性；蜂蜜、饴糖等含糖较多的中药及其制剂，不可与胰岛素、格列苯脲等降血糖药同用，以免影响药效。

（三）审核结果

1. 对审核结果的判读　处方审核结果分为合理处方和不合理处方。前者是指符合《处方管理办法》规定的处方，后者包括不规范处方、用药不适宜处方及超常处方，分别见表 2-7～表 2-9。

表 2-7　不规范处方

序号	不规范处方的要点
1	处方的前记、正文、后记内容缺项，书写不规范或者字迹难以辨认
2	医师签名、签章不规范，或者与签名、签章的留样不一致
3	药师未对处方进行适宜性审核（处方后记的审核、调配、核对、发药栏目无审核调配药师及核对发药药师签名，或者单人值班调剂未执行双签名规定）
4	早产儿、新生儿、婴幼儿处方未写明体重或日、月龄
5	化学药、中成药与中药饮片未分别开具处方
6	未使用药品规范名称开具处方
7	药品的剂量、规格、数量、单位等书写不规范或不清楚
8	用法、用量使用"遵医嘱""自用"等含糊不清字句
9	处方修改未签名并注明修改日期，或药品超剂量使用未注明原因及未再次签名确认
10	开具处方未写明临床诊断或临床诊断书写不全
11	单张门、急诊处方超过 5 种药品

续表

序号	不规范处方的要点
12	无特殊情况下，门诊处方超过 7 日用量，急诊处方超过 3 日用量，慢性疾病、老年病或特殊情况下需要适当延长处方用量未注明理由
13	开具麻醉药品、精神药品及医疗用毒性药品、放射性药品等特殊管理药品处方未执行国家有关规定（包括处方用纸颜色、用量、证明文件等）
14	医师未按照抗菌药物临床应用管理规定开具抗菌药物处方
15	中药饮片处方药物未按照"君、臣、佐、使"的顺序排列，或未按要求标注药物调剂、煎煮等特殊要求

表 2 – 8　用药不适宜处方

序号	用药不适宜处方的要点
1	适应证不适宜的
2	遴选的药品不适宜的
3	药品剂型或给药途径不适宜的
4	无正当理由不首选国家基本药物的
5	用法、用量不适宜的
6	联合用药不适宜的
7	重复给药的
8	有配伍禁忌或者不良相互作用的
9	其他用药不适宜情况的

表 2 – 9　超常处方

序号	超常处方的要点
1	无适应证用药
2	无正当理由开具高价药
3	无正当理由超说明书用药
4	无正当理由为同一患者同时开具两种以上药理作用、机制相同的药物

2. 对审核结果的处理　药师经处方审核后，认为存在用药不适宜时，应当告知处方医师，请其确认或者重新开具处方。药师发现严重不合理用药或者用药错误，应当拒绝调剂，及时告知处方医师，并应当记录，按照有关规定报告。

三、处方调配

【复习指导】本部分内容历年常考，应重点复习，重点掌握处方调配四查十对及注意事项。

（一）能按照处方的记载正确准备药品

处方经药师审核后方可调配；药师应按照处方的记载正确调配药品，对处方所列药品不得擅自更改或者代用，调配处方后经过核对方可发药；处方审核、调配、核对人员应当在处方上签字或者盖章，并按照有关规定保存处方或其复印件；销售近效期药品应当向顾客告知有效期。

如果根据患者个体化用药的需要做特殊调配，药师应在药房中进行特殊剂型或剂量的临时调配，如稀释液体、研碎药片并分包、分装胶囊、制备临时合剂、调配软膏剂等，注意应在清洁环境中操作，并作记录。

1. 门诊处方调配　药师调剂处方时必须做到"**四查十对**"：查处方，对科别、姓名、年龄；查药品，对药名、剂型、规格、数量；查配伍禁忌，对药品性状、用法用量；查用药合理性，对临床诊断。具体包括以下几方面。

（1）核对后签名或盖署名章。

（2）对贵重药品及麻醉药品等分别登记账、卡。

（3）仔细阅读处方，按照药品顺序逐一调配。

（4）调配好一张处方的所有药品后再调配下一张处方，以免发生差错。

（5）药品配齐后，与处方逐条核对药名、剂型、规格、数量和用法，准确规范地书写标签。

（6）在每种药品外包装上分别贴上用法、用量、贮存条件等的标签。

（7）对需要特殊保存的药品加贴醒目的标签提示患者注意，如"置2～8℃保存"。

（8）注意法律、法规、医保、制度等有关规定的执行。

2. 住院医嘱调配

（1）医嘱的调配：①一般采取每日调配的方式发放长期医嘱药品，临时医嘱需要急配急发；②住院患者口服药按每次用药包装，包装上应注明患者姓名和服药时间；③需提示特殊用法和注意事项的药品，应由药师加注提示标签或向护士特别说明。

（2）出院带药的处方调配：①审核出院带药处方，包括患者姓名、病案号、药名、剂量、用法用量、疗程、重复用药、配伍禁忌等。②加注服药指导标签。逐步开展出院患者用药教育，提供书面或面对面的用药指导。③在药品外包装袋上应提示患者：当疗效不佳或出现不良反应时，及时咨询医师或药师。告知患者医院及药房电话号码。

（二）正确辨别药品名称

药品名称的表述方式有通用名、商品名，也曾有过别名、商标名，但每一种药品只有一个通用名，可以有多个商品名，调配药品时应加以区分以防止调配错误。根据处方信息确定应该调配哪种药品。药品通用名已在本章第二部分介绍，下面介绍药品商品名、商标名及别名。

1. 药品商品名及商标名　药品的商品名是指经国家药品相关管理部门审核批准的特定企业使用的该药品专用的商品名称，一种药品常有多个厂家生产，因此，一个药品可以有多个商品名。如阿卡波糖片商品名有拜糖平和卡博平。

药品的商标名（也称品牌名）常常被患者使用，品牌名常来源于药品的商品名称或注册商标，如双鱼牌的去痛片。药品注册商标属于商标范畴，需要在国家工商部门的商标局核准注册。

2. 药品别名　药品的别名多为习用的俗称，为除通用名、商品名以外的常使用的名称。

如马来酸氯苯那敏别名为扑尔敏。常用药品通用名与别名见表2-10。

表2-10 常用药品通用名与别名

通用名	别名
普萘洛尔	心得安
沙丁胺醇	舒喘灵
甲硝唑	灭滴灵
消旋山莨菪碱	654-2
吲哚美辛	消炎痛
异烟肼	雷米封
泼尼松龙	强的松龙
泼尼松	强的松

（三）识别合适的包装和贮存要求

1. 识别合适的药品包装 药品的包装分内包装与外包装。内包装系指直接与药品接触的包装（如安瓿、注射剂瓶、铝箔等）。内包装应能保证药品在生产、运输、贮藏及使用过程中的质量，并便于医疗使用。外包装系指内包装以外的包装，由里向外分为中包装和大包装。外包装应根据药品的特性选用不易破损的包装，以保证药品在运输、贮藏、使用过程中的质量。

药品最小包装常指最小销售单元的包装，如片剂或胶囊剂的"盒"，颗粒剂的"袋"。不同的药品或同一种药品包装中的数量可以相同也可不同，应根据外包装上的包装数量识别，如包装上包装数量标示为25mg×12片/盒×10×30，则表示最小包装的药品规格和数量是25mg×12片/盒，中包装内有10小盒，大包装中有30中盒。

2. 合适的药品贮存要求 药品贮存温度、光照及湿度是影响药品质量的重要因素。因此，应严格按照药品贮存要求贮存药品。一般药品贮存于室温（10～30℃）即可。如标明"阴凉处"贮存，则应贮存在不超过20℃的环境中；如标明在"凉暗处"贮存，则贮存温度不超过20℃并遮光保存；如标明在冷处贮存，则应贮存在2～10℃环境中。有些药品有特殊的贮存温度要求，应按照说明书要求贮存药品。一般情况下，对多数药品贮存温度在2℃以上时，温度越低，对保管越有利。

需要避光或遮光贮存的药品在贮存中应避免光线照射；需要避免潮湿的药品贮存时应密闭，防止与空气接触。

（四）单剂量调配

单剂量调配是指住院患者所需药品经药师调配成分次独立剂量，分装于单剂量药盒或药袋后给予患者服用。

单剂量调配的流程是：医嘱单经医师审核后转入护士站再次审核，下达到住院部药房（摆药室），药师经过审核，确认医嘱合理后，打印医嘱单，药师按照医嘱将药品摆放入患者的服药杯或用单剂量包药机包装。调配好的药品由药师与科室领药护士核对交接，签字交于领药人员。领至科室的药品由科室护士核对无误后按时发放给患者。

单剂量配方系统又称单元调剂或单剂量配发药品（UDDS）。所谓UDDS，就是调剂人员把患者所需服用的各种固体制剂，按一次剂量借助分包机用铝箔或塑料袋热合后单独包装。上面标有药名、剂量等，便于药师、护士及患者自己进行核对，也方便了患者服用，防止服错药或重复用药，由于重新包装也提高了制剂的稳定性，保证药品使用的正确和安全。当前我国部分医院的住院药房已经实行 UDDS。

（五）用法用量签及特别提示的准备和粘贴

调配药品时应根据患者情况加贴个体化用药方法的标签，不能只依赖药品说明书。应尽量在每种药品上分别贴上用法、用量、贮存条件等标签，并正确书写药袋或粘贴标签。特别注意标识以下几点：①药品通用名或商品名、剂型、规格和数量；②用法用量；③患者姓名；④调剂日期；⑤贮存方法和有效期；⑥有关服用注意事项（如餐前、餐后、睡前、冷藏、驾车司机不宜服用、需振荡混合后服用等）；⑦调剂药房的名称、地址和电话。

服药标签用通俗易懂的语言写明用法用量，如"每日 3 次，每次 2 片"，不应写成"每日 2～3 次，每次 25mg"。

对需特殊保存条件的药品可加贴醒目标签，以提示患者注意，如 2～10℃ 冷处保存、避光保存等。

还可加贴特殊提示的标签，如"每日不超过 6 片""服药后不宜驾驶机动车、船"等。

有条件者，可利用电脑系统为患者打印更为详尽的用药指导标签，包括患者姓名、药名（通用名）、规格、数量、用法、用量、疗程、注意事项、保存条件、有效期、药房咨询电话等。

（六）核查与发药

1. 核查　处方药品调配完成后由另一名药师进行核查。核查的内容包括以下几方面。

（1）再次全面认真地审核一遍处方内容。

（2）逐个核对处方与调配的药品、规格、剂量、用法、用量是否一致。

（3）逐个检查药品的外观、质量（包括形状、色泽、气味和澄明度）是否合格。

（4）有效期等均应确认无误。

（5）检查人员在处方上签字。

2. 发药　发药是调剂工作的最后环节，要使差错不出门，必须把好这一关。

（1）核对患者姓名，宜采用两种方式核对患者身份，如姓名、年龄，最好询问患者所就诊的科室，以确认患者。

（2）逐一核对药品与处方的相符性，检查药品剂型、规格、剂量、数量、包装。

（3）发现处方调配有错误时，应将处方和药品退回调配处方者，并及时更正。

（4）发药时向患者交代每种药品的使用方法和特殊注意事项，同一种药品有 2 盒以上时，需要特别交代。向患者交付处方药品时，应当对患者进行用药指导。

（5）发药时应注意尊重患者隐私。

（6）如患者有问题咨询，应尽量解答，对较复杂的问题可建议到用药咨询窗口咨询。

（7）发药结束时，应提醒患者"您的药齐了，请拿好"，并在处方上确认签字或盖章。

对于非处方药，在药店，不需要凭医师处方即可自行判断购买和使用。药师在调剂的同时可以给予适当的解释和用药指导。

【同步练习】

一、A 型题（最佳选择题）

1. 处方的组成包括（　　）

A. 医院名称、患者姓名、药品名、剂型、规格、数量、用法

B. 患者姓名、性别、年龄、科别、病历号

C. 处方前记、处方正文、处方后记

D. 患者姓名、药品名、医师和药师签名

E. 医院名称、患者姓名、药品名、处方医师签字

本题考点： 处方结构由三部分组成：前记、正文、后记。

2. 下列医药卫生技术人员中，不具备处方审核资质的是（　　）

A. 药士　　　　　　　B. 药师　　　　　　　C. 执业药师　　　　　　　D. 主管药师

E. 主任药师

本题考点： 处方资质审核。执业药师或具有药师以上专业技术职务任职资格的人员负责处方审核、评估、核对、发药及安全用药指导，未取得相应资格者应在药师指导下从事处方调配工作。

3. 调剂处方时必须做到"四查十对"，其中"四查"是指（　　）

A. 查处方、查药品、查剂量、查配伍禁忌

B. 查处方、查药品、查数量、查配伍禁忌

C. 查处方、查药品、查配伍禁忌、查用药合理性

D. 查处方、查药品、查药价、查剂型

E. 查处方、查药品、查药品包装、查药品性状

本题考点： 药师调剂处方时必须做到"四查十对"：查处方，对科别、姓名、年龄；查药品，对药名、剂型、规格、数量；查配伍禁忌，对药品性状、用法用量；查用药合理性，对临床诊断。

二、B 型题（配伍选择题）

[4～8 题共用备选答案]

A. Ac.　　　　　　　B. q. o. d.　　　　　　　C. iv gtt.　　　　　　　D. Aa.

E. Aq.

4. 餐前的外文缩写为（　　）

5. 静脉滴注的外文缩写为（　　）

6. 隔日 1 次的外文缩写为（　　）

7. 水和水剂的外文缩写为（　　）

8. 各个的外文缩写为（　　）

本题考点： 处方中常见的外文缩写词含义。

[9～12 题共用备选答案]

A. 非适应证用药　　　　　　　B. 超适应证用药

C. 过度治疗用药　　　　　　　D. 盲目联合用药

E. 非规范用药

9. 二甲双胍用于非糖尿病患者的减肥属于（　　）

10. 流感病毒感染使用抗菌药属于（　　）

11. 无治疗指征的补钙属于（　　）

12. 小檗碱用于降低血糖属于（　　）

本题考点：考查处方用药适宜性审核中处方用药与病症诊断的相符性。

三、X 型题（多项选择题）

13. 关于处方书写基本要求的叙述正确的是（　　　）

A. 每张处方只限 1 名患者

B. 医师开具处方可以使用药品的通用名、商品名和别名

C. 处方字迹应清晰，不得涂改，如有修改，必须在修改处签名并注明修改日期

D. 开具处方后应在空白处画一斜线，以示处方完毕

E. 处方一般不超过 7 日用量，急诊处方一般不得超过 3 日用量

本题考点：考查处方书写的基本要求。医师开具处方应当使用国务院食品药品监督管理部门批准并公布的药品通用名称、复方制剂药品名称。

14. 处方药品调配完成后进行核查的项目有（　　　）

A. 核对处方与调配的药品、规格、剂量是否一致

B. 逐个检查药品的外观质量是否合格

C. 确认有效期准确无误

D. 核对处方与调配的药品用法、用量是否一致

E. 检查人员签字

本题考点：处方药品调配完成后由另一名药师进行核查，本题考查核查内容。

参考答案：1. C　2. A　3. C　4. A　5. C　6. B　7. E　8. D　9. B　10. A　11. C　12. B　13. ACDE　14. ABCDE

四、药品管理和供应

【复习指导】本部分内容较多，需要记忆的也多，历年常考。其中，重点考查影响药品质量的因素、药品贮存与保管，精神药品、高危药品、麻醉药品、兴奋药的管理。

（一）药品管理

影响药品的质量涉及方方面面，无论是在研发、生产、流通中，还是在贮存、经营、使用过程中，都可能出现质量问题，最终关系到患者的生命安全。所以在各个环节中必须严格地管控，确保药品的质量安全，严格按照《中华人民共和国药品管理法》的要求，制定药品贮存管理制度并严格执行，药品的验收、入库、出库必须按照检查制度依次地执行，贮存需保证必要的防潮、防冻、防火、防虫、防鼠、防震、冷藏、避光、通风等，从而保证药品的质量，供应合格药品。

1. **影响药品质量的因素**　影响药品质量的因素有许多，主要包括环境因素、人为因素、药品因素。

（1）环境因素：影响药品质量的环境因素包括光照、空气、温度、湿度、时间及微生物等。这些因素不是单一的影响，而是多种因素综合的作用，相互促进，相互影响，如贮存环境的湿度、温度往往影响药物的风化或吸湿过程。所以在贮存药品时，必须要综合考虑药品的特点，应该放置于什么样的环境，才能防止药品变质或延缓其变质的速度，保证药品质量合格。

①光照：日光中含有紫外线，紫外线能量很大，会催化药品发生化学反应，促使药品变质。长时间的日光照射能直接引起或促进药品发生氧化、还原、分解、聚合等化学反应。对

光照十分敏感的药品，在贮存过程中，需要避光。所有的药品都应该避免被阳光直接照射。

②空气：空气中含有许多不同的气体，主要成分是氧气、氮气、二氧化碳及其他惰性气体，并且还含有少量固体杂质、微生物及水蒸气，偶尔还会混有氯、三氧化硫、氯化氢等气体。其中的氧气和二氧化碳对药品质量影响较大。氧气约占空气中 1/5 的体积，氧气性质活泼，容易使某些药物发生氧化反应而变质。如亚铁盐类氧化成铁盐、亚汞盐氧化成汞盐、醇类氧化成醛、醛氧化成酸、油脂及含油脂软膏因氧化而酸败；挥发油氧化后产生臭味、沉淀或颜色变深；酚类（如苯酚）及含有酚羟基的水杨酸盐可被氧化生成颜色较深的醌式有色物；油脂及含油脂软膏可因氧化而酸败；维生素 C 氧化生成去氢维生素 C。药品吸收空气中二氧化碳发生变质的现象，叫碳酸化。固体药物在干燥状态时不易吸收二氧化碳，只有少数药物在吸收二氧化碳后会发生碳酸化，如某些氢氧化物吸收二氧化碳而成为碳酸盐，氨茶碱遇二氧化碳析出茶碱等。

③温度：温度对药品贮存的影响很大，温度过高或过低都能使药品变质。温度过高会影响药品的挥发程度、形态，加速药物的挥发、风化等物理变化使其变质；会引起药品发生氧化、水解等化学反应；还会促进微生物的寄生、生长。如脊髓灰质炎疫苗、牛痘菌苗放置处如果温度过高，就会立刻失效。有些药品在温度过低状态下，容易发生沉淀、冻结、凝固，甚至变质、失效等现象。如生物制品可因冻结而失去活性；乳剂可因温度过低而产生油水分离或分层；注射剂、口服液等液体制剂等在 −5℃ 时极易冻裂。

④湿度：指空气中水蒸气的含量。湿度过大容易使药品潮解、液化、变质或发霉。如浓硫酸、无水醇等吸湿会被稀释；胃蛋白酶、淀粉酶等因吸湿而发霉；胶囊、丸剂、片剂因吸湿而崩解、破裂，其中糖衣片还会因为吸湿而融化粘连。湿度太小，也容易使某些药品风化，风化后的药品，其化学性质一般并未改变，但在使用时剂量难以掌握，特别是剧毒药品，可能因超过用量而造成不良事件。如硫酸阿托品、硫酸可待因、硫酸镁及明矾等在湿度过低的条件下容易发生风化。

⑤时间：有些药品虽然贮存条件适宜，但是因为性质或效价不稳定，存放时间过久也会逐渐发生变质而失效。因此，各国的药典均规定了药品的有效期。过期的药品，大多数外观、性状会出现异常，如注射剂贮存时间过久会产生浑浊或析出沉淀，不但药物的疗效降低，而且可能因为分解会产生其他物质，使用后对人体造成严重危害。

⑥微生物：许多药品剂型（水剂、糖浆剂、片剂及某些中药类药品等）都含有淀粉、油质、蛋白质、糖类等，这些物质往往是微生物的良好培养基和昆虫的饵料。细菌、霉菌、酵母菌和昆虫、螨等极易混入包装不严密的药品内，在空气温度、湿度适宜的条件下，微生物及昆虫便迅速在药品中生长繁殖，使药物腐败、发酵或霉变、虫蛀。如果药品发生霉变、虫蛀，如注射剂受微生物污染，口服药品染上细菌、螨虫，外用药品染上金黄色葡萄球菌等都按不合格药品处理，不能再使用。

⑦震荡：人促红细胞生成素若不慎震荡，可能会发生人促红细胞生成素二级结构的变化，导致原来隐藏的抗原决定簇暴露或生成具有免疫原性的结构，使人促红细胞生成素具有抗原性，其中一些人促红细胞生成素制剂易刺激人体产生抗体，导致纯红细胞再生障碍性贫血，所以在流通、贮存和使用的过程中应注意避免震动。

（2）人为因素：和其他因素相比，人为因素也是非常重要的，药学从业人员的素质会影响药品的质量，这些专业人员对药品质量的控制起着关键作用。其中包括：①专业人员的配备，工作安排；②药品质量监督管理规章制度的建立、实施及监督管理状况；③药品保管、养护技能；④对药品质量的重视程度、责任心的强弱；⑤身体健康情况、精神状态的好坏等。

（3）药品因素：药物自身可能发生降解、氧化还原反应，药品包装材料等也会影响药品质量。药物降解的主要途径是水解，会发生水解的药物主要有酯类（包括内酯）、酰胺类。如β-内酰胺类抗菌药（青霉素、头孢菌素类等），因为β-内酰胺环不稳定，在酸性或碱性环境下，β-内酰胺环很容易发生开环失效。氧化还原反应也是影响药物质量的常见化学反应。具有烯醇类（如维生素C）、吡唑酮类（如氨基比林、安乃近）、芳胺类（如磺胺嘧啶）、噻嗪类（如盐酸氯丙嗪、盐酸异丙嗪）、酚类（如肾上腺素、左旋多巴、吗啡、阿扑吗啡、水杨酸钠等）结构的药物较易发生氧化还原反应。药物被氧化后，效价会降低，而且还可能出现变色、生成沉淀等情况。容易发生氧化的药品要特别注意光照、空气、金属离子的影响。此外，药品质量还会受药品的包装材料的影响。药品包装材料与其所包装药品有可能发生相互影响，如包装材料将药品中的有效成分吸收而使其疗效降低，也可释放出一些有害物质进入药品而影响药品质量，甚至危害身体的健康。

2. **药品质量验收**　药品进入库房贮存前必须要经过检查验收。《中华人民共和国药品管理法》要求购进药品必须建立并执行进货检查验收制度，需要验明药品的合格证明和其他标识，对于不符合规定要求的药品，不得入库和使用。入库前验收是为了保证入库药品数量、质量与采购单上的内容一致，确保入库药品的质量符合要求。药品质量验收的主要内容包括：药品内外包装、说明书、标签、特定标识的检查、药品外观的性状检查。

（1）药品包装：药品外包装应清晰标明药品的名称、生产批号、批准文号、生产日期、有效期、包装规格、贮存条件、运输注意事项及其他标识，其他标识指非处方药专有标志、外用药专有标志及麻醉药品、精神药品、医疗用毒性药品、放射性药品专有标志；小心轻放、向上、请勿倒置、防潮、防热、防冻等储运图示标志；危险药品包装标志等。内包装应清洁、无污染、干燥，封口应严密、无渗漏、破损、污迹。最小包装必须附上药品说明书。

（2）药品标签、说明书：药品的包装上必须印上或者贴上标签并附说明书。标签及所附说明书上要有药品生产企业的名称、地址，有药品的通用名称、规格、批准文号、产品批号、生产日期、有效期等；标签或说明书上还应有药品的成分、适应证、功能主治、用法、用量、禁忌证、不良反应、注意事项及贮存条件等。

（3）药品合格证：每个整件包装中要有产品合格证，合格证的内容一般包括药品通用名称、规格（含量及包装）、生产批号、生产企业、检验单号、检验依据、检验部门和检验人员签字盖章、包装人、出厂日期。

（4）药品外观检查：许多药品的质量异常可在外观性状上反映出来，因此，入库前，需要对药品进行外观性状检查，通过外观检查判断药品质量。

①检查方法：利用视觉、听觉、嗅觉、触觉等感觉器官，对药品的外观性状进行检查。检查时打开包装容器，对剂型、颜色、味道、形状、重量等逐一进行重点检查。

②判断标准：药品外观质量的判断依据药品质量标准、药剂学、药物分析学及药品说明书的相关内容进行；药品的内在质量需要药品检验机构依据药品质量标准检验后判断。确认药品变质应按照假药处理，不得再使用。

③不同剂型药品的外观检查内容如下。

片剂：形状相同，颜色均匀，片面光滑，无色斑、无粗糙起孔现象；无附着粉尘、颗粒、杂质、污垢；硬度适中，无磨损、粉化、碎片；片剂的气味、味感正常等。

胶囊剂：大小相同，性状一致，无瘪粒、变形、膨胀等现象；硬胶囊壳无脆化、软化，软胶囊无破裂漏油现象。胶囊剂的颜色均匀，无色斑，胶囊壳内不得有杂质。

颗粒剂：形状、大小、气味符合标准，不得有潮解、结块、发霉、生虫等现象。

散剂：无潮解、结块、发霉、生虫等现象。

丸剂：无潮解、霉变、粘连、裂缝等现象。

栓剂：包装是否严密，外形应大小相同，不得有瘪粒、变形、膨胀、软化、霉变、异味等现象。

口服液：包装要严密，无爆瓶、外凸、漏液、霉变等现象，药液的颜色、气味、黏度要符合该药品的基本物理性状。

注射剂：包装要严密，药液澄清度要好；注射剂的颜色要均匀，不得出现变色、沉淀、结晶、霉变等现象。

软膏剂、乳膏剂、糊剂：外观良好，且均匀、细腻，无异味、干缩、变色、酸败、变硬、油水分离或分层现象。

生物制品：液体制剂检查有无变色、异味、结块、沉淀、霉变；冻干生物制品应为白色或有色疏松固体，无融化迹象。

喷雾剂、酊剂、醑剂、糖浆剂、滴鼻剂、滴耳剂、合剂：无结晶、浑浊、沉淀、异味、霉变、破漏、酸败等现象。

（5）药品有效期：有效期是直接反映稳定药品的内在质量的一个重要指标，必须严格遵守药品特定的贮存条件，又要在规定的期限内使用，才能确保药品的有效性和安全性，并且两者都非常重要。《中华人民共和国药品管理法》规定，超过有效期的药品按照劣药论处。2006 年，国家食品药品监督管理局发布的《药品说明书和标签的管理规定》中规定了药品有效期应当按照年月日的顺序标注，年份用四位数字表示，月、日用两位数字表示。其具体标注格式为"有效期至×××年××月"，或者"有效期至×××年××月××日"；也可用数字和其他符号表示为"有效期至××××.××."或者"××××/××/××"等。有效期若标注到日，应当为起算日期对应年月日的前一日；若标注到月，应当为起算月份对应年月的前一月。

3. 药品的贮存与保管　入库后的药品进行贮存时不但要考虑药品不同的贮存特点，而且要结合库房的具体条件，采用科学的管理办法。做到一般管理药品和特殊管理药品分开存放，外用药品与内用药品分开存放，处方药品和非处方药品分开存放，合格药品与退货药品、变质药品等不合格药品分开存放；化学药品、生物制品、中成药和中药饮片应该分别贮存，分类定位存放。易燃、易爆、强腐蚀性等危险性药品需要单独的仓库存放。

（1）易受光线影响而变质的药品：很多药品容易因为光线的照射而发生化学变化，使药品变质。因此，这类药品贮存时需要避光，放置在没有阳光直射的地方，也可在门窗上悬挂遮光用的黑布帘子、黑纸，也可采用棕色瓶子或黑色纸包裹的容器盛放，以防止紫外线的透入。常见药品包括以下几种。

①生物制品：核糖核酸、肝素、抑肽酶注射剂等。

②维生素：维生素 B、维生素 C、维生素 E、维生素 K 及复方水溶性维生素。

③糖皮质激素：氢化可的松、醋酸可的松、醋酸泼尼松、醋酸泼尼松龙及地塞米松注射液。

④心血管系统药物：硝普钠、硝酸甘油、单硝酸异山梨酯、胺碘酮、尼莫地平、奥扎格

雷注射液。

⑤平喘药：沙丁胺醇、特布他林、茶碱、氨茶碱、多索茶碱。

⑥抗结核药：利福平、利福喷汀、吡嗪酰胺、乙胺丁醇、对氨基水盐酸钠、异烟肼。

⑦止血药：卡络磺钠注射液、氨甲环酸、酚磺乙胺、卡巴克络注射液。

⑧抗休克药：多巴胺、多巴酚丁胺、肾上腺素、去甲肾上腺素、异丙肾上腺素。

⑨抗贫血药：硫酸亚铁片、甲钴胺。

⑩利尿药：呋塞米、氢氯噻嗪、吲达帕胺、布美他尼。

⑪镇痛药：哌替啶、布洛芬胶囊、吗啡、芬太尼注射液、复方氨基比林片、布桂嗪注射液等。

⑫抗肿瘤药：盐酸表柔比星、顺铂、卡铂、注射用达卡巴嗪、氨甲蝶呤、注射用硫酸长春新碱、紫杉醇注射液等。

⑬外用消毒防腐药：过氧化氢溶液（双氧水）、呋喃西林、聚维酮碘溶液、依沙吖啶溶液、磺胺嘧啶银乳膏等。

⑭滴眼剂：普罗碘胺、毛果芸香碱、利巴韦林、硫酸阿托品、丁卡因、水杨酸毒扁豆碱等。

⑮抗菌药：伊曲康唑注射液、注射用米卡芬净、头孢美唑、氧氟沙星、氟罗沙星、依诺沙星。

⑯其他药物：硫辛酸注射液、脂肪乳注射液、氨基酸注射液。

（2）易受湿度影响的药品：许多药品在较高湿度的情况下，会吸收空气中的水蒸气而引湿，药品将发生稀释、潮解、变形、发霉、酸败等现象，所以在保存时需要控制库房内的湿度，湿度维持在35%～75%，可配置除湿机、排风扇或通风器，也可辅用吸湿剂（如石灰、木炭）。另外，药库的贮存条件还要根据天气情况来进行调整，当天气晴朗干燥时，可以打开门窗，加强自然通风；在雾天、雨天或室外湿度高于室内时，应紧闭门窗，以防室外湿气侵入。常用药品包括以下几种。

①抗生素：氨苄西林胶囊、注射用普鲁卡因青霉素、注射用阿洛西林钠、琥乙红霉素、罗红霉素片及胶囊、制霉素片等。

②维生素：维生素 B_1 片、维生素 B_6 片、复合维生素 B、维生素 C、多种微量元素。

③电解质补充药：氯化钾片、氯化铵片、碘化钾片、复方碳酸钙片、碳酸氢钠片、口服补液盐。

④消化系统药：胃蛋白酶片及散剂、胰酶片、淀粉酶片、多酶片、酵母片、硫糖铝片、蒙脱石散、颠茄片、聚乙二醇电解质散剂。

⑤镇咳祛痰平喘药：复方甘草片、苯丙哌林片、福尔可定片、氨茶碱片、多索茶碱片。

⑥消毒防腐药：含碘喉片、西地碘片、氯己定片。

此外，有些药物含有结晶水，因为暴露在干燥的空气中，逐渐失去其所含结晶水，以致本身变成不透明的结晶体或粉末，即发生风化。风化后的药品，其化学性质一般并未改变，但在使用时剂量难以掌握，特别是剧毒药品，可能因超过用量而造成不良事件。如硫酸阿托品、硫酸可待因、硫酸镁及明矾等在湿度过低的条件下容易发生风化。

（3）易受温度影响的药品：不同的药品，其贮存的温、湿度条件不一样，应该根据其贮存要求，分别贮存于冷库、阴凉库、常温库内。其中阴凉处是指不超过20℃，凉暗处是指避光并且温度不超过20℃，冷处是指 2～10℃，常温是指 10～30℃。

需要在冷处贮存的常用药品：胰岛素制剂、胎盘球蛋白、人血丙种球蛋白、乙型肝炎免疫球蛋白、破伤风免疫球蛋白、人纤维蛋白原注射液、促红细胞生成素、重组人干扰素 α-2b 制剂、鲑鱼降钙素注射液（鼻喷雾剂）、垂体后叶素注射液、奥曲肽注射液、生长抑素、尿激酶、凝血酶、链激酶、双歧杆菌乳杆菌三联活菌片。前列地尔注射液需要置于 0～5℃ 保存。

（4）中药饮片和中成药的贮存和保管

①中药饮片的保管：中药饮片的种类特别多，性质差异很大，在贮存和保管过程中容易受外界因素的影响，直接或间接引起药物质量变差，而影响临床的疗效，所以应根据其特性加以保管。保管中要做到防霉、防虫蛀、防鼠、防变色。

防霉：严格控制贮存场所的温度、湿度，避免日光和空气的影响，阻止菌群的生长繁殖。容易霉变的中药材应该在堆放时保证堆垛离地较高，垛底可垫入芦席或油毛毡等防潮。

防虫蛀：在中药材进库前，需要将仓库进行彻底清理，用适量的杀虫剂对墙体四壁、地板、垫木及一切缝隙进行喷洒杀虫，以杜绝虫源。

防鼠：由于中药材中含有糖、淀粉、脂肪等有机物质，容易遭鼠害，所以库房中需要配置防鼠设备。

②中成药的保管：中成药片剂、胶囊剂、丸剂、颗粒剂、糖浆剂、口服液等制剂均应按照说明书的贮存条件进行贮存。其中散剂、颗粒剂在潮湿环境中容易发生潮解、结块、药效减低及微生物滋生等变化，所以应避免受潮。

（二）需要特殊注意的药品的管理和使用

1. 高危药品管理　高危药品，又名高危药物或高警讯药物，是指药理作用显著且迅速，一旦使用不当可对人体造成严重伤害，甚至导致死亡的药品。2012 年，中国药学会医院药学专业委员会用药安全专家组发布了《高危药品分级管理策略及推荐目录》，为各医疗机构高危药品的遴选和管理提供参考，对于促进用药安全起到了积极的作用。2015 年又发布了《我国高警示药品推荐目录 2015 版》，见表 2-11。

表 2-11　我国高警示药品推荐目录 2015 版（按汉语拼音字母排序）

编号	药品种类（未加备注的系美国 ISMP 高警示药品目录）	备注
1	100ml 或更大体积的灭菌注射用水（供注射、吸入或冲洗用）	
2	茶碱类药物，静脉途径	新遴选列入
3	肠外营养制剂	
4	对育龄人群有生殖毒性的药品，如阿维 A 胶囊、异维 A 酸片等	新遴选列入
5	非肠道和口服化疗药	
6	腹膜和血液透析液	
7	高渗葡萄糖注射液（20% 或以上）	
8	抗心律失常药，静脉注射（如胺碘酮、利多卡因）	
9	抗血栓药（包括抗凝药物、Xa 因子拮抗药、直接凝血酶抑制药和糖蛋白 Ⅱb/Ⅲa 抑制药）	
10	口服降血糖药	
11	氯化钠注射液（高渗，浓度＞0.9%）	
12	麻醉药，普通、吸入或静脉用（如丙泊酚）	

续表

编号	药品种类（未加备注的系美国 ISMP 高警示药品目录）	备注
13	强心药，静脉注射（如米力农）	
14	神经肌肉阻滞药（如琥珀酰胆碱、罗库溴铵、维库溴铵）	
15	肾上腺素受体激动药，静脉注射（如肾上腺素）	
16	肾上腺素受体阻滞药，静脉注射（如普萘洛尔）	
17	小儿用口服的中度镇静药（如水合氯醛）	
18	心脏停搏液	
19	胰岛素，皮下或静脉注射	
20	硬膜外或鞘内注射药	
21	造影剂，静脉注射	
22	镇痛药/阿片类药物，静脉注射，经皮及口服（包括液体浓缩物，速释和缓释制剂）	
23	脂质体的药物（如两性霉素 B 脂质体）和传统的同类药物（如两性霉素 B 去氧胆酸盐）	
24	中度镇静药，静脉注射（如咪达唑仑）	

编号	名称（未加备注的系美国 ISMP 高警示药品目录）	备注
1	阿片酊	
2	阿托品注射液（规格 5mg/ml）	新遴选列入
3	氨甲蝶呤（口服，非肿瘤用途）	
4	高锰酸钾外用制剂	新遴选列入
5	加压素，静脉注射或肌注	
6	硫酸镁注射液	
7	浓氯化钾注射液	
8	凝血酶冻干粉	新遴选列入
9	肾上腺素，皮下注射	
10	缩宫素，静脉注射	
11	硝普钠注射液	
12	依前列醇，静脉注射	
13	异丙嗪，静脉注射	
14	注射用三氧化二砷	新遴选列入

注：1. 基于遵从英文原文（High – Alert Medications）语义、切合管理文化及方便对患者进行用药交代、避免歧义等多方面考虑，对于在我国近年沿用的"高危药品"，更名为"高警示药品"；

2. 通过由全国 23 家医疗机构医务人员参与的"高警示药品目录遴选调研项目"，借鉴美国用药安全研究所（ISMP）高警示药品目录，同时结合我国国情，增加了对育龄人群有生殖毒性的药品（如阿维 A 等）、静脉途径给药的茶碱类两类及阿托品注射液（5mg/ml）、高锰酸钾外用制剂、凝血酶冻干粉和注射用三氧化二砷四种药品；

3. 中国药学会医院药学专业委员会用药安全专家组正在研究拟定高警示药品分级管理目录以及管理 SOP，相关结果将会适时发布；

4. 关于中药饮片和中成药的高警示目录，相关学会正在组织研究中

2. 麻醉药品和精神药品管理

（1）麻醉药品、第一类精神药品的管理：《麻醉药品和精神药品管理条例》中规定麻醉药品和第一类精神药品不得零售。

①"印鉴卡"的管理：医疗机构需要使用麻醉药品和第一类精神药品，须经所在地设区的市级卫生行政部门批准后，取得《麻醉药品、第一类精神药品购用印鉴卡》。医疗机构凭"印鉴卡"向本省行政区域内的定点批发企业购买麻醉药品和第一类精神药品。"印鉴卡"有效期为 3 年，有效期满前 3 个月，医疗机构应当向市级卫生行政部门重新提出申请。

②专用保险柜：库房及各调剂部门在贮存麻醉药品、第一类精神药品时必须使用专用保险柜，并且由专人负责。

③基数卡的管理：药库与各调剂部门，各调剂部门与临床科室实行基数管理，基数卡注明所用药品名称、规格、数量，由双方麻醉药品管理人员及负责人签字，人员变动时，须办理变更手续。

④药品采购和验收：特殊药品管理人员根据药品用量及药库库存情况提出采购计划，药品采购员向指定的麻精药品经营单位进行采购。药品送达库房后，由采购员和库管员共同检查验收，验收时须到最小包装，核验未查见问题方可办理入库。

⑤药品的贮存和保管：医疗机构存放麻醉、精神药品的库房必须配备专用的保险柜，并且由专人来负责，门、窗需要安装防盗监控设备。

⑥药品的领发：各调剂部门指定专人凭处方、专册登记表、领药本到库房领取麻醉药品、第一类精神药品，数量不得超过"基数卡"设定数量。

⑦调剂部门的药品使用管理：实行五专管理，即专用处方、专用账册、专册登记、专柜加锁、专人负责。负责管理的人要做到"日清日结"，发药窗口要固定，调剂人员要严格按照麻醉药品、精神药品处方管理办法规定进行处方审核、调剂药品。

（2）第二类精神药品的管理：除医疗机构以外，只有经各省、自治区、直辖市食品药品监督管理局（药品监督管理局）认定的第二类精神药品制剂经营企业才可以经营该类制剂。其他药品经营企业一律不得从事第二类精神药品经营活动。

①采购：采购第二类精神药品，应从药品监督管理部门批准的具有第二类精神药品经营资质的企业那里购买。

②验收：购买回来的第二类精神药品实行双人验收，查验购药凭证，清点药品的数量，检查药品的质量，并且将相关信息进行详细记录。

③贮存和保管：选取相对固定的位置进行存放，并且配备相应的防盗措施。

④账目管理：药品的出账、入账要凭购（领）药或处方使用凭据，做到购（领）入、发出、结存数量平衡。调剂部门的药品存量也要做到账物相符。

⑤处方调剂管理：第二类精神药品单张处方的量不超过 7 日常用量。处方要保存 2 年备查。第二类精神药品零售企业必须按规定剂量凭加盖公章的处方销售该类精神药品，禁止超剂量销售、无处方销售。

3. 兴奋剂管理　兴奋剂指运动员参加比赛时禁用的药物，这类药物能增强或辅助增强自身体能或控制能力，帮助提高比赛成绩。兴奋剂品种较多，世界反兴奋机构每年会调查并公布当年兴奋剂目录，一般包括肽类激素、蛋白同化激素、麻醉药品、精神刺激剂、医疗用毒性药品、药品类易制毒化学品及其他类。

（1）兴奋剂的分类：见表 2－12。

表 2 – 12　兴奋剂的分类

类别	代表药品	作用效果	危害
蛋白同化制剂	甲睾酮、双氢睾酮、羟甲烯龙、苯丙酸诺龙	促进细胞的生长与分化，使肌肉扩增，体格强壮、增加爆发力，并缩短体力恢复时间	男性阳痿、睾丸萎缩、精子生成减少甚至无精子，影响生育女性月经紊乱甚至闭经、不孕、出现男性化症状
肽类激素	人生长激素、人促红细胞生成素、促性腺激素	生长激素刺激骨骼、肌肉和组织的生长发育；促红细胞生成素刺激血红细胞的生长，提高血中携氧量	组织及器官发育异常；肝功能和心脏功能衰竭；性激素分泌异常等
麻醉药品	大麻制品、可卡因、美沙酮、吗啡	镇痛，使运动员长时间忍受肌肉疼痛	伤口进一步恶化、呼吸困难、药物依赖
刺激剂（含精神药品）	苯丙胺、丁丙诺啡、去甲伪麻黄碱、肾上腺素	导致运动员情绪高涨、斗志昂扬，还能产生欣快感，提高攻击力	出现中毒症状，呼吸快而浅、血压上升、情绪失常等
药品类易制毒化学品	麻黄碱、甲基麻黄碱、伪麻黄碱	提高运动员的呼吸功能，改善循环，增加供氧能力，并能振奋精神	出现头痛、心悸、焦虑、失眠、耳鸣、颤抖等不适，严重时可出现心力衰竭和呼吸衰竭
医疗用毒性药品	士的宁	具有选择性兴奋作用，可提高骨骼肌的紧张度，对大脑皮质亦有一定的兴奋作用，提高精神、情绪高涨	安全范围小，过量易产生惊厥，抑制心肌，会因强直性惊厥发作而致呼吸停止和窒息
其他类	β受体阻滞药、利尿药、糖皮质激素等	β受体阻滞药能降低血压、减慢心率、减少心肌耗氧量，增加运动耐力，减少赛前的紧张心理等；利尿药能在短时间内降低体重	β受体阻滞药引起头晕、失眠、抑郁、心动过缓；利尿药易造成严重脱水，影响肾功能

　　（2）兴奋剂的管理：药品批发企业在经营蛋白同化制剂、肽类激素时必须要安排专人管理；建立专储仓库或药柜；制定专门的出入库、验收、检查、保管、销售制度。医疗机构应凭医生处方发给蛋白制剂、肽类激素，处方应当保存 2 年备查。

　　4. 生物制品管理　生物制品是应用普通的或以基因工程、细胞工程、蛋白质工程、发酵工程等生物技术获得的微生物、细胞及各种动物和人源的组织和体液等生物材料制备的，用于人类疾病的预防、治疗和诊断的药品。由于其特殊性，所以在流通、贮存、使用过程中都要制定严格的管理制度，确保生物制品的质量。首先是药品的运输过程中，要采用快速的运输方式，缩短运输时间，一般应用冷链方法运输；其次，贮存库温度通常为 2～8℃，并且每日对贮存库的温度、湿度等进行检查；最后是使用时，须凭医师开具的处方或医嘱，待药师审核合格后进行调配。

　　5. 血液制品管理　血液制品属于生物制品范畴，主要指取健康人血液作为原料，采用生物学方法或分离纯化技术制备的具有生物活性制剂。为了预防和控制疾病经血液途径传播，确保血液制品的质量，我国对血液制品实行特殊管理。

（1）原料血浆的管理：国家对单采血浆站实行统一规划、配制的制度。单采血浆站由血液制品生产单位或县级人民政府卫生行政部门来设置，该机构只负责采血浆。一个单采血浆站只能与一个血液制品生产单位签约，后者对其进行行业业务技术指导和质量监督。

（2）血液制品的贮存管理：入库时仔细核查血液制品的检验报告书，进口血液制品还需核查进口药品注册证、血液制品批准签发报告书。药品入库后，按照说明书中的贮存要求进行存放。

（3）血液制品的使用管理：医务人员要掌握血液制品的适应证、禁忌证、不良反应等，一定要严格按照适应证来使用，使用过程中若出现不良反应，立即上报。

6. 医院制剂管理与使用　医院制剂，是指医疗机构根据本单位临床需要经批准而配制、自用的固定处方制剂。医院制剂也必须按照规定和制剂标准进行质量检验，检验不合格的药品，不得使用。只有检验合格，才发放批准文号，方可使用。

（1）医院制剂申请的流程：首先要开展临床前研究，然后按照要求填写申报资料，报送的资料要真实、完整、规范；其次是开展临床研究，按照《药物临床试验质量管理规范》的要求实施，受试例数不得少于 60 例；最后是《医疗机构制剂注册批件》及制剂批准文号的获批，省、自治区、直辖市药品监督管理局在收到全部申报资料后 40 日内组织完成技术评审，对评审合格的，应当自做出许可之日起 10 日内向申请人核发《医疗机构制剂注册批件》及批准文号。批准文号的格式为：X 药制字 H（Z）+4 位年号 +4 位流水号。X 为省、自治区、直辖市简称，H 为化学制剂，Z 为中药制剂。

（2）医院制剂的使用管理：医疗机构制剂只能在本医院内凭执业医师或执业助理医师的处方使用，不得在市场销售或变相销售，不得发布医疗机构制剂广告。遇到灾情、疫情、突发事件或临床急需而市场没有供应时，需要调剂使用的需提交申请。经过国务院或省、自治区、直辖市人民政府的药品监督管理部门批准后，医疗机构配制的制剂才可以在指定的医疗机构之间调剂使用。医疗机构制剂调剂使用，不得超过规定期限、数量、范围。

（3）不良反应：医院自制制剂在使用过程中要注意观察不良反应，一旦出现后须妥善处理，并且上报不良反应。

【同步练习】

一、A 型题（最佳选择题）

1. 药库验收了一批药品，其中需要冷藏的药物是（　　　）

A. 盐酸二甲双胍片　　　　　　　　　　B. 肾上腺素注射液

C. 注射用头孢西丁　　　　　　　　　　D. 阿司匹林肠溶片

E. 胰岛素注射液

本题考点：本题主要考查需要在冷处贮存的常用药品。包括胰岛素制剂、胎盘球蛋白、人血丙种球蛋白、乙型肝炎免疫球蛋白、破伤风免疫球蛋白、人纤维蛋白原注射液、促红细胞生成素、重组人干扰素 α–2b 制剂、鲑鱼降钙素注射液（鼻喷雾剂）、垂体后叶素注射液、奥曲肽注射液、生长抑素、尿激酶、凝血酶、链激酶、双歧杆菌乳杆菌三联活菌片。

2. 麻醉药品、第一类精神药品购用"印鉴卡"的有效期是（　　　）

A. 1 年　　　　　B. 2 年　　　　　C. 3 年　　　　　D. 4 年

E. 5 年

本题考点：本题考查"印鉴卡"的有效期。有效期为 3 年，有效期满前 3 个月，医疗机构应当向市级卫生行政部门重新提出申请。

3. 根据药品贮存温、湿度要求，贮存库分为冷库、阴凉库、常温库，其中冷库温度是
（　　）

A. -5℃　　　　　　　B. 0℃　　　　　　C. 1～5℃　　　　　D. 2～10℃

E. 10～20℃

本题考点：本题考查各种贮存库的温度范围。不同的药品，其贮存的温、湿度条件不一样，应该根据其贮存要求，分别贮存于冷库、阴凉库、常温库内。其中阴凉处是指不超过20℃，凉暗处是指避光并且温度不超过20℃，冷处是指2～10℃，常温是指10～30℃。

4. 因可以提高血液携氧量，被长跑运动员用于提高成绩，从而被列为兴奋剂管理的药物
是（　　）

A. 睾酮　　　　　　　　　　　　　B. 吗啡

C. 人促红细胞生成素　　　　　　　D. 肾上腺素

E. 麻黄碱

本题考点：常见兴奋剂的分类及其特点。兴奋剂指运动员参加比赛时禁用的药物，这类药物能增强或辅助增强自身体能或控制能力，帮助提高比赛成绩。人促红细胞生成素可刺激血红细胞的生长，提高携氧量。

二、B 型题（配伍选择题）

[5～8 题共用备选答案]

A. 口服补液盐　　　B. 硝普钠　　　　C. 奥曲肽注射液　　　D. 泮托拉唑

E. 丹参饮片

5. 易受光线影响的药品是（　　　）

6. 易受湿度影响的药品是（　　　）

7. 易受温度影响，需要在冷处贮存的药品是（　　　）

8. 需要特别注意防鼠、防虫的药品是（　　　）

本题考点：本题主要考查易受光线、湿度、温度影响而变质的药品。

三、X 型题（多项选择题）

9. 下列药物中，易受光线影响而变质，需要避光保存的药物是（　　　）

A. 碳酸钙　　　　B. 肾上腺素　　　　C. 维生素 K_1　　　　D. 维生素 B_{12}

E. 甲钴胺

本题考点：本题考查易受光线影响而变质的药品。肾上腺素、维生素 K_1、维生素 B_{12}、甲钴胺容易受光线的照射而发生化学变化，使药品变质。

10. 影响药品质量的主要因素有（　　　）

A. 阳光　　　　　B. 人为因素　　　　C. 药品因素　　　　D. 空气

E. 温度

本题考点：本题主要考查影响药品质量的因素。影响药品质量的因素有很多，主要包括环境因素、人为因素、药品因素。而环境因素包括光照、空气、温度、湿度、时间及微生物等。

参考答案：1. E　2. C　3. D　4. C　5. B　6. A　7. C　8. E　9. BCDE　10. ABCDE

五、药学计算

【复习指导】本部分内容历年常考，应重点复习，特别是等渗浓度、肠外营养的能量配比的计算。

（一）给药剂量的计算

1. 药品规格与剂量单位换算

（1）重量单位有 5 级：$1kg = 1000g$，$1g = 1000mg$，$1mg = 1000\mu g$，$1\mu g = 1000ng$。

（2）容量单位有 3 级：$1L = 1000ml$，$1ml = 1000\mu l$。

所以，在用药前应教会患者如何进行剂量换算。如盐酸二甲双胍片每次 250mg，每日 2 次，患者服用的盐酸二甲双胍片的规格为每片 500mg，所以患者每次就要服用半片；10% 氯化钾口服溶液（每瓶 120ml）医嘱显示 1g tid，转换成容量后就是每次 10ml，每日 3 次。

除此之外，在药学工作中常常会遇到如下计算：已知一种药物的总量，求其中某一成分的含量；将两种具有相同有效成分的药物进行剂量换算。

例 1：计算 1000ml 0.9% 的氯化钠溶液中含 Na^+ 多少克？

解析：含氯化钠的量 $= 0.9\% \times 1000ml = 9g$，氯化钠的相对分子量为 58.45，钠的相对原子质量为 23，所以 Na^+ 的含量 $= 9g \times 23/58.45 = 3.54g$

例 2：10mg 的去甲肾上腺素相当于多少毫克的重酒石酸去甲肾上腺素？

解析：去甲肾上腺素的相对分子量为 169.18，重酒石酸去甲肾上腺素的相对分子质量为 337.28，所以重酒石酸去甲肾上腺素的量 $= 10mg \times 337.28/169.18 = 19.94mg$。

2. 滴速的计算　滴系数：每毫升溶液所需要的滴数，一般记录在输液器的外包装上。常用的输液器滴系数有 10、15、20 三种型号。

$$输液时间（min） = \frac{要输入的液体总量 \times 滴系数}{每分钟的滴数}$$

（二）浓度的计算

1. 百分浓度计算　百分浓度分为：质量比质量的百分浓度，系指 100g 溶液中所含溶质的克数，以符号 %（g/g）表示；质量比体积的百分浓度，系指 100ml 溶液中所含溶质的克数，以符号 %（g/ml）表示；体积比体积的百分浓度，系指 100ml 溶液中所含溶液的毫升数，以符号 %（ml/ml）表示。

2. 高浓度向低浓度稀释

$$C_浓 V_浓 = C_稀 V_稀$$

$$需用高浓度液体的体积 = \frac{所需稀释低浓度 \times 所需要稀释的体积}{高浓度液体的浓度}$$

3. 两种浓度混合的换算　采用"方程法"计算较简单。

$$C_1 V_1 + C_2（V_总 - V_1） = C_终 V_总$$

C_1 为浓溶液浓度，V_1 为需要的浓溶液体积，C_2 为稀溶液浓度，$C_终$ 为混合后的溶液浓度，$V_总$ 为所需配制溶液的体积。

例：在仅有 20% 和 5% 浓度的葡萄糖注射液情况下，问如何配制出 15% 葡萄糖注射液 1500ml？

解析：设需取 20% 葡萄糖注射液 Xml，取 5% 葡萄糖注射液（$1500 - X$）ml，所以得到：$20\% X + 5\%（1500 - X） = 1500 \times 15\%$，所以需要 20% 葡萄糖注射液 1000ml，5% 葡萄糖注射液 500ml。

4. 摩尔浓度的换算

（1）质量比重量浓度和质量比体积浓度的转换

$$W_{溶质}/W_{溶液} = W_{溶质}/V_{溶液} \times d_{溶液}$$

（2）质量比体积百分浓度与摩尔浓度的转换

$$摩尔浓度（mol/L）= \frac{溶质质量/溶质摩尔质量}{溶液体积（L）}$$

5. 等渗浓度的换算　渗透压，两种不同浓度的溶液被一种理想的半透膜隔开，该膜只能透过溶剂而不能透过溶质，溶剂从低浓度溶液向高浓度溶液转移，促使其转移的力即渗透压。根据血浆成分可计算出正常人血浆总渗透浓度为298mmol/L。所以临床上规定：渗透浓度在280～310mmol/L 的溶液为等渗溶液；渗透浓度小于280mmol/L 的溶液为低渗溶液；渗透浓度大于310mmol/L 的溶液为高渗溶液。

调节等渗溶液的方法主要有两种。

（1）冰点降低法：血浆的冰点是 $-0.52℃$，因此任何溶液，只要其冰点降低为 $-0.52℃$，即与血浆等渗。当某药的 1% 溶液的冰点下降度已知时，配制等渗溶液所需药量可按下式计算：

$$W = \frac{0.52V}{100b}$$

V 为需配制等渗溶液的体积，b 为该药的冰点下降值，W 为所需加入的药量。

例：用氯化钠配制 100ml 等渗溶液，问需要多少克的氯化钠？

解析：查表，得 $b = 0.58$，$V = 100$，所以 $W = 0.52 \times 100/100 \times 0.58 = 0.9$，即配制 100ml 氯化钠等渗溶液需要加入氯化钠 0.9g。

当某药溶液是低渗时，需要加入其他药物调节等渗，可按下式计算：

$$W = \frac{(0.52 - bc)\ V}{100b'}$$

其中 W 为需添加的其他药物的量，b 为主药的 1% 冰点下降值，c 为主药百分浓度，V 为所配制溶液的体积，b' 为所添加药物的 1% 冰点下降度。常见药物的 1% 冰点下降度可以查阅"药物水溶液的冰点降低值与氯化钠等渗当量表"。

例：配制 2% 盐酸普鲁卡因注射液 100ml 等渗溶液，需加氯化钠多少克？

解析：查表，得盐酸普鲁卡因的冰点下降值为 0.12，1% 氯化钠溶液的冰点下降值为 0.58。配制 100ml 盐酸普鲁卡因等渗溶液，需要加入氯化钠的量为 $W = (0.52 - 0.12 \times 2)100/0.58 \times 100 = 0.483g$。即加入 0.478g 氯化钠，可使 100ml 2% 的盐酸普鲁卡因溶液成等渗溶液。

（2）等渗当量法：指与 1g 的药物成等渗效应的氯化钠的量。如硼酸的氯化钠等渗当量为 0.47，即 1g 硼酸与 0.47g 氯化钠可产生相等的渗透压。

配制等渗溶液所需的药物可按下式计算：$W = 0.9\% \times V/E$。其中，W 为配制等渗溶液所需加入的药量，V 为所配制溶液的体积，E 为 1g 药物的氯化钠等渗当量。

等渗调节剂的用量可用下式计算：$W = (0.9 - CE) V/100$。其中 W 为配制等渗溶液需加入的氯化钠的量（g），V 为溶液的体积（ml），E 为 1g 药物的氯化钠等渗当量，C 为溶液中药物的百分浓度（若浓度为1%，则带入 $C = 1$ 即可）。

常用药物的氯化钠等渗当量值可查阅相关表格。

例：现有 2% 盐酸普鲁卡因 300ml，配制成等渗溶液需要氯化钠多少克？

解析：查表得盐酸普鲁卡因的氯化钠等渗当量为 0.21。配成盐酸普鲁卡因所需加入氯化钠的量为 $W = (0.9 - C \times E) \times V/100 = (0.9 - 2 \times 0.21) \times 300/100 = 1.44g$。即需要加入氯化钠 1.44g。

（三）抗生素及维生素剂量单位的换算

1. 抗生素效价与质量的换算 抗生素是由细菌、真菌、放线菌属等微生物产生的物质，可以杀灭或抑制其他微生物。抗生素可分为天然抗生素和人工半合成抗生素，前者由微生物产生，后者是对天然抗生素进行结构改造获得的半合成产品。抗生素的剂量常用质量（重量）和效价来表示，化学合成和半合成的抗生素都以质量表示，天然的抗生素用效价表示，并同时标明和效价相对应的质量。效价是以抗菌效能（活性部分）作为衡量的标准，效价的高低是衡量抗生素质量的相对标准。效价以"单位"来表示。质量与效价之间存在一定换算比例。

理论效价是指抗生素纯品的效价单位与重量（一般是 mg）的折算比率。一般规定以抗生素有效部分的 $1\mu g$ 作为 1U（国际单位），如土霉素、红霉素等以纯游离碱 $1\mu g$ 作为 1U。少数的抗生素是以其某一种盐 $1\mu g$ 作为 1U，如盐酸四环素、盐酸金霉素以 $1\mu g$ 作为 1U。

原料含量的标示：实际生产出来的抗生素原料都含有一些质量标准许可存在的杂质，因此生产出来的抗生素不可能是纯品。如硫酸链霉素的理论效价是 1mg 为 798U，但《中华人民共和国药典》规定 1mg 效价不得少于 720U，所以产品的效价在 720～798U，具体的效价要在标签上写明，在调配中需要进行换算。

2. 维生素类药常用单位与质量的换算 维生素 A 是一种较复杂的不饱和一元醇，包括维生素 A_1（视黄醇）和 A_2（3 - 脱氧视黄醇）。维生素 A 的计量通常用视黄醇当量（RE）表示，WHO 于 1960 年规定，每 1U 维生素 A 相当于 RE $0.344\mu g$。《中华人民共和国药典临床用药须知》（2015 年版）规定，食物中的维生素含量用视黄醇当量（RE）表示，1U 的维生素 A = $0.3\mu g$ 维生素 A = 0.3RE。

维生素 D 每 $1\mu g$ = 40U，即每 1U 维生素 D = $0.025\mu g$。

维生素 E 的计量常以生育酚当量表示，每 3～6mg 相当于生育酚当量 5～10U。《中华人民共和国药典临床用药须知》（2015 年版）规定，维生素 E 活性现以 α - 生育酚当量（α - TE）来替代以往用的维生素 E 单位（U），维生素 E 1U 相当于 1mg DL - α - 生育酚酰醋酸，相当于 0.7mg DL - α - 生育酚，相当于 0.8mg D - α - 生育酚酰醋酸。

（四）肠外营养的能量配比计算

肠外营养是指经静脉途径输注以满足患者所需要的营养要素，包括热量（碳水化合物、脂肪乳剂）、必需和非必需氨基酸、维生素、电解质及微量元素，以抑制分解代谢、促进合成代谢并维持结构蛋白的功能，达到营养治疗目的的一种方法。作为手术前、后及危重患者的营养支持，肠外营养的静脉滴注途径有周围静脉营养和中心静脉营养。肠外营养的需求量是根据患者及疾病状态来制定的，一般成人的热量需求为 24～32kcal/（kg·d），所以还要根据患者的体重来计算肠外营养的配方。

1. 葡萄糖、脂肪、氨基酸的热量换算 1g 葡萄糖能提供 3.4kcal 热量，1g 脂肪能提供 9kcal 热量，1g 氮能提供 4kcal 热量，但是氨基酸转化成蛋白质时不提供能量。

2. 糖、脂肪、氨基酸配伍比 充足的非蛋白热量，即肠外营养中葡萄糖、脂肪所提供的热量，根据患者体重可估算非蛋白热量的供给量，推荐成人每日葡萄糖供给量 < 7g/kg、脂肪供给量 < 2.5g/kg。非蛋白热量对蛋白质的充分利用非常重要。蛋白质（氨基酸）不是主

要的供能物质，而是人体合成蛋白质及其他生物活性物质（抗体、激素、酶类）的重要底物，在人体内有特殊的生理功能，是维持生命的基本物质。

（1）热氮比：氮和热量的比一般为 1g：150kcal。当存在严重创伤、应激时，需要增加氮的供给量，可将热氮比调整为 1g：100kcal，来满足代谢的需要。

（2）糖脂比：葡萄糖和脂肪是肠外营养中最主要的两种能量底物。一般情况下，50% ～ 70% 的非蛋白热量由葡萄糖提供，而 30% ～ 50% 的非蛋白热量由脂肪乳提供，可根据患者的耐受情况调整糖脂比，但脂肪占比一般不超过 60%。当存在应激时，体内的血糖浓度增高，机体对糖的利用下降，而脂肪廓清加快，因此，可适当增加脂肪乳的供给量而相对减少葡萄糖的量，这时糖和脂肪提供的能量可以各占 50%。

【同步练习】

一、A 型题（最佳选择题）

1. 预备用 95% 乙醇和蒸馏水配制 75% 的乙醇 1500ml，所取 95% 乙醇体积约是（　　）

A. 700ml　　　　　　B. 850ml　　　　　　C. 990ml　　　　　　D. 1184ml

E. 1200ml

本题考点： 本题主要考查浓度计算百分浓度的基本算法。根据浓度计算公式：高浓度向低浓度稀释，$C_{浓}V_{浓} = C_{稀}V_{稀}$。代入可得 75% × 1500/95% = 1184ml。

2. 治疗需用 15% 葡萄糖注射液 1500ml，现仅有 20% 和 5% 浓度的葡萄糖注射液，应各取（　　）

A. 20% 葡萄糖注射液 1000ml，5% 葡萄糖注射液 500ml

B. 20% 葡萄糖注射液 1500ml，5% 葡萄糖注射液 500ml

C. 20% 葡萄糖注射液 1000ml，5% 葡萄糖注射液 700ml

D. 20% 葡萄糖注射液 1500ml，5% 葡萄糖注射液 700ml

E. 20% 葡萄糖注射液 2000ml，5% 葡萄糖注射液 100ml

本题考点： 本题主要考查混合溶液的浓度基本算法。根据浓度计算公式：$C_{高}V_{高} + C_{低}(V_{总} - V_{低}) = C_{混}V_{总}$，设需取 20% 葡萄糖注射液 x ml，取 5% 葡萄糖注射液（1500 − x）ml，所以得到：20% x + 5%（1500 − x）= 1500 × 15%，所以需要 20% 葡萄糖注射液 1000ml，5% 葡萄糖注射液 500ml。

3. 头孢唑林 0.5g 加入 0.9% 的氯化钠注射液 100ml 中静脉滴注，要求滴注时间不少于 1h。已知每毫升 15 滴，每分钟最多可滴注的滴数约是（　　）

A. 7 滴　　　　　　B. 15 滴　　　　　　C. 25 滴　　　　　　D. 50 滴

E. 60 滴

本题考点： 本题考查滴速的计算。液体药物滴速公式为滴注时间（分钟）= 要输入的液体总量×滴系数/每分钟的滴速。假设滴速为 a，代入相关数据可得 100ml × 15/a = 60 分钟，a = 25 滴。

二、B 型题（配伍选择题）

[4～7 题共用备选答案]

A. 24 ～ 32kcal/（kg·d）　　　　　　B. 23 ～ 30kcal/（kg·d）

C. 4kcal　　　　　　D. 9kcal

E. 3.4kcal

4. 一般成年人热量需求为（　　　）

5. 1g 葡萄糖提供（　　　）热量

6. 1g 脂肪提供（　　　）热量

7. 1g 氮提供（　　　）热量

本题考点：本题主要考查肠外营养中药物供能的能量换算。一般成人热量需求为24～32kcal/（kg·d），1g 葡萄糖能提供3.4kcal 热量，1g 脂肪能提供9kcal 热量，1g 氮能提供4kcal 热量。

三、X 型题（多项选择题）

8. 下列关于维生素常用单位的换算说法正确的是（　　　）

A. 维生素 A 的计量通常用视黄醇当量（RE）表示

B. 维生素 E 的计量常以生育酚当量表示

C. 维生素 E 每3～6mg 相当于生育酚当量5～10U

D. 维生素 D 每40000U＝1mg

E. 维生素 D 每40000U＝10mg

本题考点：本题考查维生素类药物常用单位与质量的换算。维生素 A 的计量通常用视黄醇当量（RE）表示，维生素 D 每1μg＝40U，即每40000U＝1mg，维生素 E 的计量常以生育酚当量表示，维生素 E 每3～6mg 相当于生育酚当量5～10U。

参考答案： 1. D　2. A　3. C　4. A　5. E　6. D　7. C　8. ABCD

第3章　用药教育与咨询

一、药物信息咨询服务

【复习指导】 本部分内容较为重要，历年常考。其中重点掌握信息的分级及用药咨询的内容。

药学服务是指药师应用药学专业知识向公众提供直接的、负责任的以及与药物使用有关的服务。其中药物信息咨询服务是药学服务中的一项重要内容，也是药师在工作中必备的基本技能。药师可以对一个患者或一类患者的用药治疗提供信息服务，前者为个体化治疗，后者如标准治疗指南和医院处方集的制定。药物信息咨询服务的核心是以循证药学的理念为基础，向临床提供高效优质的用药信息，协助医师团队解决患者的问题。

信息是物质世界的运动状态与转换方式，是物质的本质属性。其泛指人类社会传播的一切内容，通常以文字、图形、图像、声音、影视和动画等形式存在。随着计算机的普及和互联网的发展，使得信息的储存、分析和获取更加快速便捷。药物信息是指在使用领域中与合理用药相关的各种药学信息，如药物作用机制、药动学、不良反应、药物相互作用、禁忌证、妊娠用药危险度及耐药性等。药物信息的来源丰富多样，按照其最初来源分为三级：①一级信息，以期刊发表的原创性论著为主，包括病例报道、实验研究结果、描述性或评价性的研究结果，主要出现在专业期刊和学术会议论文上；②二级信息，以引文和摘要服务为主，主要用于检索一级文献，常用的资源如全文数据库和文摘数据库对原始文献、资料进行初步汇总和分类，可提供摘要、索引、目录及引文；③三级信息，以数据库和参考书为主，主要对从一级信息中提取的数据进行评估、合并而发表的结果，如教科书、专著、工具书等医药图书、临床指南、药品标准、系统评价或综述、药学相关应用软件、光盘及在线数据库等。有效地掌握和利用以上药物信息成为医药工作者把握、判断客观事物和事件，并做出正确决定的重要基础和能力。

（一）信息咨询服务的开展

1. 临床常用信息服务的资料

（1）**药品说明书**：药品说明书是指包含药品有效性、安全性的重要科学数据、信息和结论，用以指导安全、合理使用药品的技术性资料。药品说明书是载明药品重要信息的法定文件，具有重要的技术意义和法律意义，可作为药品管理领域中判定假药、劣药、缺陷药品、虚假药品广告和药品召回对象等的认定依据。根据《药品管理法》第五十四条的规定，药品必须附有说明书。药品说明书应该包含最新的药物有效性、不良反应信息，同时详细注明药品不良反应，其修改日期和核准日期应当醒目标出。由于药品在上市前的安全性研究中存在病例少、研究时间短、受试者年龄范围窄等客观的局限性，因此药品不良反应的发现存在时滞现象，这也就决定了药品说明书的修改是动态的、不断完善的。《药品说明书和标签管理规定》中明确指出，药品生产企业应当主动跟踪药品上市后的安全性、有效性情况，需要对药品说明书进行修改的，应当及时提出申请。同时国家药品监督管理部门也可以根据药品不良反应监测、药品再评价结果等信息要求药品生产企业修改药品说明书。

药品说明书是医师、药师、护士和患者治疗用药时的科学依据。《药品说明书和标签管理规定》中要求，药品说明书应当列出全部活性成分或者组方中的全部中药药味，注射剂和非处方药还应当列出所用的全部辅料名称；药品处方中含有可能引起严重不良反应的成分或者辅料的，应当予以说明。药品说明书的内容包括药品名称、成分、形状、处方组成、药动学、药理毒理、功能主治或适应证、用法用量、不良反应、特殊人群用药、药物相互作用、禁忌证、注意事项、药物过量、规格、包装、有效期、贮藏、生产企业以及批准文号等。此外，还有一些甚至会有警示语。

药品说明书是指由药品生产企业印制提供，并附在药品包装内，包含药动学、药效学、药理学、医学等药品有效性、安全性的重要数据和结论，具有法律性和技术性，用以指导临床安全合理用药。内容包括药品名称、规格、成分、适应证或功能主治、用法用量、不良反应、禁忌、注意事项、特殊人群用药（儿童、孕妇和老人）、药物相互作用、药代动力学、药理毒理及其他（包装、有效期、储藏、生产企业以及批准文号）等。不同类型的药品说明书也略有不同，比如西药说明书比中药说明书详细，中药制剂还包括成分的性状等。药品说明书是药品信息重要的来源之一，也是临床用药的科学依据。

目前，国家先后发布实施了一系列关于药品说明书的法律规定，如《药品管理法》《药品管理法实施条例》《药品说明书和标签管理规定》《化学药品非处方药说明书细则》等。其中《药品说明书和标签管理规定》第二章共7条规定，分别对药品说明书的定义、表述、成分、监测、修改、不良反应及日期等作了相关规定，其中第11条规定药品说明书应当列出全部活性成分或者组方中的全部中药药味，注射剂和非处方药还应当列出所用的全部辅料名称；第14～15条规定，药品说明书应当充分包含药品不良反应信息，详细注明药品不良反应；其核准日期和修改日期应当在说明书中醒目标示。由于药品在上市前的研究中存在限数量、限时间、限年龄等局限性，药品不良反应的发现存在时滞现象，因此药品说明书应当包含最新的药物有效性和不良反应信息，这也就决定了药品说明书的修改是动态的、不断完善的。

（2）常见中外文药学专著及期刊

1）药物综合信息

①《中国国家处方集》（化学药品与生物制品卷）：根据《国家基本医疗保险、工伤保险和生育保险药品目录》《国家基本药物目录》《WHO示范处方集》《临床诊疗指南》等编写而成，是国家规范处方行为和指导合理用药的专业性和法规性文件。参照《英国处方集》模式，该《处方集》结构分为4个部分，分别为总论、各论、附录及索引；并内设有版权页、前言、序、编写委员会名单以及目录等内容。其中充分将中国国情和国际经验相结合，依据临床医学分支系统和学科分为20章，采取"以病带药"的方式，共收录药物1336种，涵盖《国家基本医疗保险、工伤保险和生育保险药品目录》1164种、《国家基本药物目录》205种。以优先使用基本药物为选用原则，针对临床上20个医学系统的199种常见、多发疾病的药物治疗方案，重点提出了药物治疗选择（首选、次选和备选）、用药适宜性（诊断、适应证、禁忌证）、重要提示（注意事项、不良反应）及合理用药原则（给药途径、剂型、用法与用量等）。

②《国家基本药物处方集》：2018年版《国家基本药物目录》是在2012年版的基础上进行了结构调整，更新新版基本药物目录，突出临床常见病、慢性疾病、多发病及负担重、危害大疾病和公共卫生等方面的用药需求。涵盖19大类疾病、254个病种，药物数量由520种增加为685种，包括了417种化学药品和生物制品、268种中成药，新增肿瘤用药12种、临床急需儿童用药22种等，其中涉及剂型1110余个、规格1810余个。对目录定期开展评

估，实行动态调整，周期原则上不超过 3 年。

③《中华人民共和国药典临床用药须知》：作为《中华人民共和国药典》配套丛书之一，主要分为《化学药和生物制品卷》《中药成方制剂卷》《中药饮片卷》三部分。其中《中药成方制剂卷》《中药饮片卷》两本中医药须知增加了大量的药理毒理研究内容，是历版须知最多的一次。该书收载药品品种众多，信息广博，内容科学翔实，论述严谨有序，集权威性、科学性、实用性为一体，是一部密切结合临床实际、反映药物最新研究进展的著作，具有很强的指导性。现行 2015 年版，是由国家药典委员会组织国内医药学权威专家，根据我国临床用药经验以及国内外公认的相关资料编写而成。

④《马丁代尔药物大典》：1883 年首次由英国皇家药学会出版，至今已有 130 多年的历史，因其编者 William Martindale 而得名，是世界公认最权威的药学巨著。全文容纳大量的信息，约 1500 万字，其中收载了 5930 种药物专论、16 万余种制剂、5 万余篇参考文献以及675 种疾病治疗资料。除了可查询药物的理化性质、药物的稳定性和配伍禁忌、不良反应及处置方法、注意事项、药物相互作用、用法用量、妊娠及哺乳期用药等信息外，还收录了保健药品、植物药及临时配制制剂的内容，同时还可以快速检索药品的商品名、分子式等信息。该本参考工具书 2 年更新一次，至今原文版、中文译版已出至第 37 版，其中中文版由化学工业出版社出版。此外，该书提供印刷版、CD－ROM、在线电子版 3 种形式。

⑤《美国医院处方集服务：药物信息》：该书包含 4 万多种药物、10 万多个制剂及 70 多万条参考文献，其中除了药物的适应证（包括超适应证用药范围）、不良反应、注意事项、药物相互作用、特殊人群剂量及给药方法等信息外，还记载了用药对检验结果的干扰、药理学、药动学及注射剂配伍等信息。每年更新一次，提供印刷版、网络版及 PDA 版，由美国卫生系统药师协会出版。

⑥《美国药典药物信息》：共分为三卷，第Ⅰ卷更名为《药物要点》，专供卫生专业人员使用，提供适应证、药动学、药理学、安全使用说明以及患者咨询要点等信息，可从 FDA的网站上查到该部分内容。第Ⅱ卷更名为《顾客药物信息详解》，专供患者阅读使用，语言通俗易懂，主要描述了药品的使用以及注意事项等信息。第Ⅲ卷除了涉及药物治疗的等效性外，还包括美国药典和美国国家处方集对药品说明书、包装、贮存的要求及药学相关的法律法规。从 2008 年起，只提供 PDA 软件和在线服务，每年更新一次，由美国 Thomson Healthcare公司编辑出版。

⑦《英国国家处方集》：每年 3 月和 9 月分别更新一次，由英国医学协会与皇家药学会共同发行。该书提供印刷版和电子版 2 种，主要提供临床专家的最新治疗意见，从而指导药物的安全使用。此外，还有儿童版和护士版的处方集。

⑧《医师案头参考》：是一本美国市场上常用处方药的说明书汇编，其中药物的适应证和给药剂量都是 FDA 批准的，并附有药品制剂等比例彩图。由美国 Thomson Healthcare 公司编辑出版，每年都会出新版本，但内容不一定是最新的。此外，还提供 PDA 版和在线电子精华版。

⑨《新编药物学》：该书主要介绍了国内外常用药品的基本信息，如性状、适应证及其用法、注意事项、药理作用、药动学、制剂及贮存等，不侧重疾病的诊断知识和药物治疗学理论。其中附录部分作为补充资料，在解决药学实践的问题上非常实用。现行的第 18 版由人民卫生出版社出版发行。

⑩《药物事实与比较》：囊括了 6000 多种非处方药物和 2.2 万多种处方药的最新信息，

提供印刷版和电子版。该书的特点是通过比较同类药物之间的差别，为临床选择治疗药物提供帮助，由美国 Wolter Kluwer Health 公司出版。

⑪《药物信息手册》：侧重描述了药物的临床适应证、有效性、安全性及药物的血药浓度监测等内容，同时附录部分补充提供同类药物比较的信息。该书由 Lexi‑Comp 出版。除印刷版外，还提供 CD‑ROM 和电子版。

2）药品不良反应

①《梅氏药物副作用》：该书按照药物类别编写，汇总了各国药品不良事件文献，并提供分析性评论。每4年更新一次，由 Elsevier 出版公司出版。

②《药品不良反应》：该书主要提供与药物安全性有关的内容，包括临床常用药品的不良反应及其所发生的不良事件、药源性疾病的临床表现和防治等。

3）药物相互作用

①《Stockley 药物相互作用》：主要说明了药物之间的相互作用并附有原始参考文献、引文，由英国皇家药学会出版。

②《药物相互作用的分析与处理》：该书除了提供相互作用的严重程度以及对患者的作用信息外，更重要的是阐述了已被确认有临床重要意义的药物相互作用的机制和处置等内容，由 Facts & Comparisons 公司出版。

4）配伍禁忌和稳定性

①《注射药物手册》：该书除了提供各种稳定性和药物配伍资料外，还包括药物规格、用法用量以及给药途径等信息。因其编者为 Trissel，常被称为《Trissel 注射药物手册》，由美国卫生系统药师协会出版。为了科学、有效地使用注射剂，上海科学技术出版社出版了中译本《药品注射剂使用指南》（袖珍本）。

②《最新450种中西药物注射剂配伍禁忌应用检索表》：在《最新440种中西药物注射剂配伍禁忌应用检索表》的基础上，参考《中华人民共和国药典临床用药须知》（2010年版）、国家基本药物目录、药品说明书、国内外权威性医学书籍与期刊相关配伍成果而编成，由中国医药科技出版社于2013年9月出版。其配套的第二版《中西药物注射剂使用指南》中，注射剂配伍信息、使用内容更为详细，是临床医师、药师、护士必备工具之一。

5）妊娠期和哺乳期用药：《妊娠期和哺乳期用药》包括了1000多种妊娠期和哺乳期间使用的药物，其中每个药物都进行了妊娠期危险等级的排序，并提供相关临床文献资料。由 Lippincott Williams & Wilkins 出版公司发行，中文第七版译本由人民卫生出版社出版。

6）药理学与药物治疗学

①《药物治疗学：病理生理学的方法》：按照疾病类别编写，详细论述了疾病的流行病学、病理生理学和治疗方法等内容，由美国 McGraw‑Hill 公司出版。

②《治疗学的药理学基础》：该书将药理学原理与临床实践紧密联系在一起，其中提供了很多药物的药效学和药动学内容，由 McGraw‑Hill 公司发行。

7）药品标准

①《中华人民共和国药典》（2015年版）：共分为四部。一部为中药，包括药材及饮片、植物油脂、成方制剂和单味制剂，新增633项中药显微鉴别、2494项薄层色谱鉴别；二部为化学药，包括化学药品、抗生素、生化药品、放射性药品等，共载入2603个药品，其中新增品种492个，大部分都在国家基本药物目录品种范围内，其修订幅度和新增幅度均是历年各版本最高；三部为生物制品，四部为通则和药用辅料。

②《美国药典》：国家处方集（NF）和美国药典（USP）是两个法定药品标准，由美国药典委员会编辑发行。USP 从 1820 年至 2005 年共出版 28 版，1950 年后每 5 年出一版；NF 从第 15 版起并入 USP，但仍分为 USP 和 NF 两部分。目前 2013 年 12 月份出版的是最新版本，提供印刷版、光盘及在线电子版。

③《英国药典》：提供了药用公式配药标准及合成药配方标准，是英国制药标准的重要来源，由英国药品委员会编辑出版。出版周期不定，2014 年版为最新版，共 6 卷，新增英国药典专论 40 个、修正专论 272 个。

此外，常用药典还有《日本药典》《欧洲药典》等。

8）医学

①《西塞尔内科学》：该书提供印刷版、PDA、CD - ROM 及互联网形式。

②《默克诊疗手册》：该书可在默克公司官网上免费查询，同时也有中文译本供使用。

③《实用内科学》：分为上册和下册，详细论述了各种疾病的诊断、病理生理、病因、临床表现以及治疗等内容。

④《哈里逊内科学原理》：该书起到临床医学导论的作用，由 McGraw - Hill 公司出版。

9）常用中文药学期刊：药学类中文核心期刊根据侧重方向不同收载各类型的原创文献，包括《中国新药杂志》《中国药学杂志》《中国医院药学杂志》《中国药理学报》《药物不良反应杂志》《中国药事》《中国中药杂志》，其中《中国医院药学杂志》刊发的研究侧重于医院药学和临床合理用药方面；《中国新药杂志》以我国研制的新药为重点，报道国内新药研发与应用的最新成果，追踪世界新药开发研究前沿，传播化学药、中药、生物医药领域新进展，宣传新药政策法规和审评技术。与国际学术期刊相比，我国原创文献质量有待进一步提高。

10）常用外文药学期刊：*American Journal of Health System Pharmacy*，由美国卫生系统药师协会主办，其文献内容涵盖医院药学各个方面，如药物治疗学综述、药学研究、药物利用评价、药事管理及药师继续教育等，在美国医院药学领域中有较大的影响力。

此外，常用的外刊还有 *Pharmacotherapy*，*Clinical Pharma - cokinetics*，*Clinical Pharmacology and Therapeutics*，*Annals of Pharmacotherapy*，*Journal of the American Pharmacists Association* 以及一些著名的医学杂志如 *New England Journal of Medicine*，*Lancet*，*British Medical Journal*，*Journal of the American Medical Association* 等。

（3）常用药学数据库及网站

1）光盘或在线数据库、药学应用软件

①国内常用的药学信息数据库：四川美康医药软件研究开发有限公司制作的《MCDEX 合理用药信息支持系统》《CDD 上市药品标准化基础数据库信息系统》及《PASS 合理用药信息监测系统》，能够分别提供国内外各种药品的详细信息、国内上市药品的信息查询以及实现处方自动审查和医药信息查询等相关合理用药实时监测功能。上海大通医药信息技术有限公司开发的《临床药物咨询系统》《处方审核与点评系统》《药物咨询及用药安全监测系统》《抗菌药品使用分析及控制系统》等一系列软件，极大地方便了临床医师、药师及医院管理部门的用药查询、统计及管理。

②国外常用的药学信息数据库：MICROMEDEXR 数据库属于综述型事实数据库，可直接提供给专业人士使用，主要由医药学专家对全世界 2000 余种医药学期刊文献进行分类、收集和筛选后，根据临床需求，基于证据编写的综述文献。该数据库每季度更新一次，将一

些新的药品信息和临床证据进行整合，是目前国外最常用的药学信息数据库，由美国 Truven Healthcare Analytics 公司制作。

2）医药文献数据库

①国家科技图书文献中心网络资源：该中心资源丰富，开通多个数据库，主要收藏图书、中外文期刊、学位论文、科技报告、会议文献等科技文献资源。

②万方数据资源系统：是由中国科技信息研究所和全国科技信息机构联合建设的大型综合性网上信息检索系统，包括中国学位论文、数字化期刊、学术会议论文及专利等子数据库，提供分类检索和刊物查询。其数字化期刊中有 908 种医药期刊，其中与药学相关的期刊有 63 种。

③中国医院数字图书馆：其资料来源分为报纸、期刊、博（硕）士论文、会议论文等多种数据库。

④Toxnet 毒理网数据库：包括四部分，分别是毒理学文献、毒理学数据、毒物信息及化学信息。该毒理学数据网站是由美国国立医学图书馆建立并负责维护。

⑤Pubmed/Medline 数据库：美国国立医学图书馆项下的 Medline 数据库涵盖了基础医学、临床医药学、营养卫生、医学保健等多个学科领域的内容，收载了自 1966 年以来 4500 多种生物医学期刊的文摘和题录，涉及 70 多个国家。

⑥Embase 数据库：尽管包含的杂志种类与 Medline 相似，但其涵盖更多的世界各国文献，提供超过 40% 与药学相关的内容。

3）互联网站

①公共网络资源：与专业学术机构网站相比，这些资源未经专业人士审核认证，同时网络的开放性和随意性也降低了资源的可信度。常用的资源有 Google、百度。

②医药新闻和健康网站：如中国医学论坛报、药学网、心血管网、37℃ 医学网、好医师网等。

③临床实践网站：这些网站内容与临床实践密切相关，可查询治疗指南、公式计算、药品使用等信息，如 Medscape、默克诊疗手册、全球药师等。

④专业学术机构网站：可以看到各个学科领域的研究热点、动态以及前沿等信息，国内常用网站有中国药学会、中华医学会等，国外著名网站有世界卫生组织、美国药学会及美国卫生系统药师协会等。

⑤政府网站：是获取官网权威数据信息的重要来源，如国家药品监督管理局是国务院综合监督管理药品、医疗器械、化妆品、保健食品和餐饮食品安全的直属机构，其网站主要提供相关的法律法规、监管动态、工作文件及公告等信息；中华人民共和国国家卫生健康委员会网站负责研究和制定国民健康政策、国家基本药物制度，监管公共卫生、医疗及计划生育管理工作；中国疾病预防和控制中心网站主要是提供国内外关于感染性疾病的防治和控制信息；美国食品药品监督管理局网站是美国食品药品政策和安全的保障部门等。

（4）治疗指南：临床治疗指南是一类经循证医学催生发展的三级信息资源，体现了循证医学和转化医学的精髓。其优点是通过整合临床经验与文献证据，为医师提供诊断、治疗的详细方案。指南通常是从大量的文献中收集、整理、分析、评价最佳的研究成果，最后达成共识，即形成一个详细的相对标准化的诊疗流程，以指导临床医师诊断和治疗，如 *Johns Hopkins Antibiotic Guide*，《中国 2 型糖尿病防治指南》《高血压合理用药指南》等。

2. 信息可靠性的判断和利用　在现代社会，互联网和计算机技术的飞速发展使得药物信息的收集和获取更加方便。但是由于信息来源和类型的多样化，在收集过程中，很容易出现大量重复的且质量参差不齐的信息，极大影响了药物信息的可靠性，同时也降低了工作效率。因此，作为一名合格药师，如何判断信息的可靠性是实践药学服务中必须掌握的一项技能。

（1）一级信息的特点与评价

1）一级信息的特点

①优点：与二级、三级信息相比，一级信息的内容最新；一级信息提供实验设计方法、受试者的基本信息、数据的统计分析及结果可靠性的分析等研究的具体细节；读者可以评价文献，且不受他人看法的限制。

②缺点：查阅大量的一级文献时间花费较多；单个临床试验得到的结果或结论可能有误，因此需要读者具有评价医学或药学文献的能力。

2）一级信息的评价标准：药物治疗研究的论文主要包含前沿、材料和方法、结果、讨论及结论这几个方面，因此药师需要分别对各个部分进行评价，以提供准确可靠的信息。

①前沿：研究的由来和目的是否讲清楚。

②材料与方法：分别对"研究对象""研究方法"进行评价。在研究对象上，受试者是否为志愿者，是患者还是健康人；是否清楚规定病例的类型、来源及其内、外部特征，以减少研究病例的异质性；诊断标准是金标准吗，若不是，如何限定；受试者的性别、年龄、种族及职业等基本特征以及受试者的数量是否描述清楚；是否明确规定了受试者的纳入或排除标准。对于研究方法，实验方法是否标准化，采用的是交叉设计还是平行组设计，是前瞻性研究还是回顾性研究；受试者是否使用随机分配的方法进行分组，采用哪种随机分配方法，是简单随机化、分层随机化还是区组随机化；治疗的效应是否清楚说明；是否控制变异因素对实验结果的影响；是否采用盲法减少偏倚，单盲还是双盲；受试者的来源是否明确描述，门诊或住院病房，若均不是，实验的观察环境或场所是否给予说明；药品的规格、剂型、生产厂家、次剂量和日剂量、给药次数、给药时间、给药途径、疗程、药物吸收的影响因素、依从性方法及其他药物治疗是否具体说明；实验过程中受试者的观察是否一致，观察期限是多久；是否使用客观、灵敏的试验方法评价结果，其专属性和可靠性如何。

③结果部分：所有相关的结果是否进行了充分的描述和详细的分析；是否采用合适的统计方法对收集的数据进行统计分析；图表和文字所描述的结果是否准确；临床差异是否具有统计学意义。

④讨论：是否基于所得结果进行讨论及其叙述是否合理。

⑤结论：结论与研究目的是否一致、结论是否是基于当前的试验结果得出及准确性如何。

（2）二级信息的特点与评价

1）二级信息的特点

①优点：借助索引或文摘服务使得筛选想要的一级文献的文章、数据、信息更方便。

②缺点：文章从发表到建立引文索引时间周期长，且文摘对全文的概括信息可能有误或提供的信息不够全面，需要经专业人员进行客观分析和评判；每个索引或文摘服务提供数据库中的杂志数量有限，因此需要使用多个检索工具才能获取更全面的信息；印刷版的购买费用低于电子版，但是在更新在线目录、检索时间等方面却不及电子版。

2）二级信息的评价标准：①专业种类；②收载杂志的数量；③出版或更新的频率或周

期；④服务费用的高低；⑤检索路径数量；⑥索引的完备程度。

（3）三级信息的特点与评价

1）三级信息的特点

①优点：内容丰富，使用方便；对某一具体问题提供的信息言简意赅，短小精悍；部分资料还提供疾病与药物治疗的基础知识，使读者能够充分了解更多相关的信息。

②缺点：鉴于书面排版的篇幅限制，或作者编书前资料准备不足，导致书中部分内容的阐述不够全面；作者对一级、二级文献的理解可能不透彻，理解不对或数据转录有误，需要读者对存疑地方进行参考文献查证；出版更新慢，一本书从编写到出版需要几年的时间，往往提供的知识内容不是当下最新的，因此需要从其他渠道获取更新的信息。

2）三级信息的评价标准：①作者从事该领域的资历和经验如何，是否为该领域的专家？②是否附有或提供参考文献？引用参考文献的质量如何？③信息是否有相应的引文或链接？④提供的内容是否最新？⑤信息内容的准确性和严谨性如何？是否有明显差错或偏倚？

（4）互联网信息的特点与评价：随着我国医疗技术不断发展，人民群众健康意识不断增强，使得越来越多的人借助互联网获取相关药物信息。由于没有完善、成熟的评价方法和指标，大量的信息没有经过严格分析和整理，杂乱无章，各种无用的、错误的信息充斥在网络上，使得利用网络信息资源受到了限制。因此，了解互联网信息的特点，一定程度上能够分析判断网络信息的质量。

①权威性：在网站上，是否由合格的专业药学人员提供药物信息和建议。

②归因性：网站是否注明其资料来源（如链接），网页是否清楚标明最后修改日期。

③补充性：网站上的药物信息或内容是否是在推动和促进网站访问者、患者与医师、药师之间的关系。

④新颖性：网站的内容更新周期和速度如何。

⑤合理性：临床药物疗效的研究分为两种，一种是药物与安慰剂之间的比较，另一种是药物之间直接的比较，研究的内容是否适用于你的患者，是否存在偏倚。

⑥网站人员：网站管理员的电子邮箱地址是否清楚列出；网站是否明确提供药物信息及联系地址，以供访问者获取更多的资料或支持。

⑦广告诚信性：是否清楚标明广告费来源；信息的提供者或作者是否如实公开，以及其与网站的主办方或赞助商的关系如何。

⑧赞助商信息：网站的支持者是否全部公开，如对网站提供服务、材料或资金的营利或非营利组织名称。

3. 咨询服务的方法　除了传统的药品调剂、管理工作外，药师逐渐深入临床，参与病例会诊、病案讨论及用药方案制定，更重要的是直接面向患者，提供药学服务。在这个实践过程中，药师经常需要回答患者、医师或护士提出的与药品相关的各种问题。因此，为了节省工作时间，提高效率和准确性，药师有必要掌握一套药学信息服务的系统方法。

（1）了解问询人的基本信息和问题的背景资料：在查阅资料过程中，无论是阅读书籍还是网络检索，都需要花费时间和精力。同时药品是一种特殊的商品，与人们的生命和健康息息相关，错误的信息会误导问询者，甚至可能会引起严重的后果，但是掌握所有的药物相关信息是不现实的，所以准确了解问询者的情况有利于咨询服务的顺利进行。背景信息包括：①患者的姓名、年龄、职业、工作环境、既往史、用药史及过敏史、疾病的症状、当前的用药情况等。②医务人员的专业、部门、职业、职称和职务；既往问询情况；问题指向性，是学术问题还是针对临床某一患者；患者的诊断、检测指标及用药情况；问题答复的迫切性等。

（2）确定问题并进行归类：适应证、用法用量、不良反应、禁忌证与注意事项、哺乳及妊娠期用药、药物相互作用、药品漏服或补服问题、药动学与药效学、特殊剂型用法、注射药物的配伍、血药浓度监测与剂量调整、替代疗法及药物鉴别。

（3）确定检索方法，查阅文献：为了省时、高效、准确，药师应该建立一套有效的检索方法。

（4）文献评价、分析和整理：药师应培养或具备评价、分析和整理文献的能力，在检索答案的过程中对其进行理解分析，以自己的语言回答问题，而不是简单的转运答案。

（5）形成答案，告知问询者：根据问询者的需求，以口头或者文字的形式提供答案，这是药物信息服务的重点。

（6）随访并建立档案：对问询者进行定期随访，通过他们的反馈可以了解自己的工作效果，同时建立档案以便于总结、完善和查看。

4. 药物信息的管理　药物信息的处理一般经历信息寻找、收集、整理、再生及传递 5 个周而复始的阶段。在这一过程中，重点就是鉴别信息的真伪及分析其可靠性，去粗取精、去伪存真，然后将所得有用的信息以某种方式进行归类整理，如中文资料或药品名称可按汉语拼音顺序排列，外文资料可按外文药名的字母顺序排列，建立目录，以便于随时查阅。

（1）传统的药物信息资料管理：其方式以笔录为主，往往花费大量的时间和人力，占用空间较大，且不便查用。主要有三种方式：①卡片式摘录。有 2 种类型，目录卡和资料卡。前者一般记录书名、篇名，后者用来记录摘要、提要概述等简单资料。②剪辑式摘录。即剪裁或复印报刊、图书中有用的资料，然后将其粘贴在专门的本子或卡片上，节省了笔录的时间。③笔记本式摘录。笔记本式摘录一般可以记录文章的完整提纲、一小段内容或篇幅字数较少的文章，容纳信息较多、容量比较大。在整理成册的过程中，避免把各种不同内容的信息混记在一起，应按照类别分类，做好编目，以便进行查看和补充。

（2）药物信息资料的计算机管理：随着计算机的广泛应用，电脑软件如 Word、Access、Excel 等经常用来处理文献目录或期刊目次信息，方便快捷。但是需要保存得当，否则可能会遇到需要使用时却找不到的情况。

（3）信息管理软件：文献信息管理系统除了包含排序、增删记录等一般功能外，还主要包括建立并维护个人文献资料库。使用者可以按记录中的字段（如作者、关键词、标题等）进行布尔逻辑检索获取信息。它可以帮助用户处理所汇集的工具书、各种杂志等书目信息，操作方便且耗时少。

（二）用药咨询

随着改革开放的发展，特别是医药科学的日新月异，疾病治疗日趋复杂，药物种类层出不穷，公众对了解用药知识的需求日渐增加，如何安全、有效地应用药物已受到人们的广泛关注。用药咨询是指药师应用药学专业知识和掌握的药物信息向公众提供的与药物安全、合理使用有关的服务，是药物治疗的一个部分，其目的是通过合理用药增进疗效，降低不良反应的发生，减少医疗纠纷。咨询内容主要包括药效学、药动学、商品学、药理学、毒理学、不良反应及药物相互作用等。用药咨询，是药学服务的重要环节，是指导患者安全用药的关键步骤，对确保临床合理用药有着重要的意义。药师通过咨询工作可以积累大量、丰富的用药实践经验，帮助问询者答疑解惑，促进自身业务素质提高的同时，自身的社会地位也得到了提升。根据咨询对象的不同，将其分为医师用药咨询、护士用药咨询、患者用药咨询和公众用药咨询。此外，还包括辅料、包材、用药装置及药品使用、贮存、运输、携带等的咨询服务。

1. 医师、护士的用药咨询内容和咨询服务

（1）医师的用药咨询内容和咨询服务：医师是肩负疾病诊断和药物治疗方案制定与实施的承担者，因此药师面向医师提供的用药咨询服务工作尤为重要。从我国目前开展药物咨询服务的医院资料来看，医师的咨询问题涉及药动学和药效学、药品选择和治疗方案制定、同一药品不同品牌的价效比、药物相互作用、药品不良反应、特殊人群或肝肾功能异常者的药物使用和禁用药品、替代疗法、国内外新药动态、新药临床评价、处方药和非处方药、药品与化品的中毒鉴别与解救、基因组学的应用以及 CYP450 同工酶对药物代谢的影响等信息。

1）提高药物治疗效果

①合理用药信息：随着抗菌药的广泛使用，细菌耐药性已成为全球关注的焦点。合理使用抗菌药对提高患者疗效、降低不良反应发生率及减少或延缓细菌耐药发生起着至关重要的作用。抗菌药的使用要有明确的指征，必须掌握既往的过敏史。青霉素钠注射前必须进行皮试，阳性者禁用；而无头孢菌素类药物进行皮试的规定。但是患者对头孢菌素类药物中的一个药物过敏，不代表对这类药的全盘否定。如某患者急性上呼吸道感染，咳嗽、咳痰，持续高热，既往有青霉素过敏史，痰培养结果显示对头孢曲松钠、头孢哌酮高度敏感。最先对头孢哌酮进行皮试，结果呈阳性，后改用喹诺酮类药物治疗，但症状没有得到很好地改善。然后经过药师的参与，建议试用头孢曲松钠，皮试结果为阴性，使用 3 日后，高热现象逐渐缓解。在对头孢哌酮过敏的情况下，使用其他头孢菌素类药物具有一定的风险性，但由于其他抗菌药治疗效果不佳或不敏感，在药师查阅资料中发现这两种药物的侧链结构有很大的差异，因此可进行试用。由此可见，在抗菌药方面，医师希望从询问药师中获得更多的用药信息。

②新药信息：随着国家在药物研发上的大量投入，鼓励药物创新的同时，也积极倡导仿制药，使得大量的新药及其仿制药不断涌入市场。尽管给医师和患者带来了更多的药品选择，但是也使得"一药多名"的现象更加普遍，极大增加了医师的工作负担。因此，药师作为医师的重要参谋，应该积极了解新药的动态信息，包括作用机制、作用靶位、药效学、药动学、临床评价及应用等，及时提供相关讯息，为其排除万难，指导临床合理用药。

③治疗药物监测：是通过实时监测血液药物浓度，及时调整给药方案而达到理想治疗水平的一种方法。目前，治疗药物监测范围逐渐变大，除了对地高辛、普鲁卡因胺、抗癫痫药（苯妥英钠、苯巴比妥、卡马西平）及抗菌药（庆大霉素、卡那霉素、氯霉素）等的血药浓度监测外，还扩展到环孢素、吗替麦考酚酯等免疫抑制药（用于器官移植者）的监测。通过血药浓度监测，能够有效地提高用药安全性、有效性和减少不良事件的发生，现在已经成为临床药师重要的工作内容之一。

2）降低药物治疗风险

①药品不良反应（ADR）：药品是治疗疾病的重要武器，但是在发挥作用的同时，也会影响机体正常的生理活动，特别是不良反应的发生。

a. 头孢菌素在胆汁中浓度高，可通过抑制有合成维生素 K 作用的肠道菌群使得维生素 K 缺乏，因而具有潜在的致出血作用。头孢孟多、头孢甲肟、头孢哌酮、头孢米诺、头孢美

唑和拉氧头孢等头孢菌素具有甲硫四氮唑侧链结构，可与维生素 K 竞争性结合谷氨酸－γ羟化酶，导致维生素 K 依赖性凝血因子合成障碍而致明显的出血倾向。头孢克肟、头孢甲肟等头孢菌素的化学结构中，在 7 位碳原子的取代基中有羧基，因其具有抑制血小板凝集功能而加重出血倾向。长期使用应辅以维生素 B、维生素 K，以减少出血风险。临床应用中应该严格掌握头孢菌素类药物的使用，密切观察患者的情况，药物用量的大小、疗程的长短与凝血功能障碍的发生具有直接的相关性。

b. 抗病毒药利巴韦林可使红细胞、白细胞及血红蛋白含量降低，导致溶血性贫血的发生。因其可致胎儿异常或畸形，故孕妇禁用。阿昔洛韦可诱发肾疾病，包括急性肾衰竭、肾功能异常及肾小管损害。

c. 在临床检查中，肾功能不全者应用含钆喷酸葡胺、钆贝葡胺、钆双胺等钆造影剂时可致皮肤、肾源性纤维化。替加色罗治疗肠易激综合征存在严重的心脏病、卒中、心绞痛等心血管不良事件风险。对于以上这些药品不良事件导致新药上市后被召回或撤市的药例，药师需要特别关注。

如何避免或尽可能减少药品不良反应，是药学人员应该思考的一个重要问题。药师既要及时发现、上报 ADR，又要关注国内外药物 ADR 的最新研究，收集和整理资料，以便及时告知医师。

②药物相互作用：对于儿童、老年人、肝肾功能减退等特殊人群，因药物在其体内的代谢和排泄减少，会引起血药浓度升高而易发生不良反应，所以临床用药时要特别注意药物的配伍，尽量避免联合应用容易导致严重不良反应或使治疗较难控制的药物。

a. 帕罗西汀、氟西汀等抗抑郁药与帕吉林、呋喃唑酮、吗氯贝胺、异卡波肼、异烟肼、司来吉兰等单胺氧化酶抑制药合用应至少间隔 2 周后再进行替代治疗，因这两类药物合用易引起 5－羟色胺综合征，出现高热、意识障碍、肌阵颤、高血压危象、癫痫发作，严重者可致死。

b. 他汀类药物通过竞争性抑制体内胆固醇的合成酶羟甲基戊二酰辅酶 A（HMG－CoA）还原酶，从而限制胆固醇的合成，并能增加低密度脂蛋白受体数量和活性。很多他汀类药物由 CYP3A4 进行降解，因此与 CYP3A4 抑制药物同服可导致本类药物血药浓度升高，如罗红霉素、伊曲康唑、酮康唑、环孢素、克拉霉素等；尽量避免与烟酸、吉非贝齐合用，否则会因其横纹肌溶解症和肌无力，危及生命。若需联合用药时，应从小剂量开始，并将其中的安全隐患、风险问题告知患者及其家属，提醒他们注意观察且及时报告发生相关肌无力的情况，并定期复查血清转氨酶、肌酐激酶、肌红蛋白等安全指标，以便调整剂量或更换药品。

③禁忌证：医师使用药物治疗的过程中，药师需要特别提醒医师注意和防范有用药禁忌证的患者，特别是外购的药品，以减少不必要的不良反应，避免资源浪费和减轻患者压力。

a. 普萘洛尔可阻断支气管平滑肌的 β_2 受体，使得支气管收缩，增加呼吸道阻力，从而引起哮喘发作，故哮喘患者禁用。

b. 糖尿病患者禁用加替沙星，因其可能增加糖尿病患者出现高血糖或低血糖症状的风险，并且对肾功能造成不良的影响。

c. 坦洛新可选择性阻断泌尿道平滑肌上的 α_1A 受体，主要用于治疗前列腺增生所致的异常排尿情况，如尿频、残尿和排尿困难等。需要注意的是因其无降压作用，所以不能作为抗高血压药使用，特别是女性患者。

（2）护士的用药咨询内容和咨询服务：护士的工作有别于医师和药师，主要是按照护理规范，从事与医疗有关的全项临床操作、护理活动，如遵医嘱执行口服、注射及其他途径给药治疗；采集检验标本；巡视、观察病情变化，参与重病抢救并记录及对患者、患者家属进行健康教育等。所以护士的咨询重点在于药物用法用量、给药途径，尤其是注射剂的配制和使用情况，如溶液配制、溶液浓度、稀释容积、配伍禁忌、静脉滴注速度等信息。由于大多数护士主要在住院病房工作，经常会涉及药物的静脉注射或静脉滴注，特别是对于老年人、小孩等特殊人群或急性病、突发病抢救等特殊情况中，静脉滴注往往作为首选，所以需要重点关注。

1）药物的适宜溶剂

①不宜选用葡萄糖注射液溶解的药品

a. 大部分头孢菌素属于弱酸强碱盐，与酸性的葡萄糖注射液配伍可使头孢菌素游离出来。其中如果超过溶解度的上线，为防止出现沉淀或浑浊，建议加入5%碳酸氢钠注射液或换用氯化钠注射液进行溶解。

b. 青霉素结构中的β-内酰胺环在酸、碱性环境下极易被破坏而失效。当使用酸性较强的葡萄糖注射液溶解青霉素时，其可裂解成无活性的青霉酸和青霉噻唑酸。因此，应用50～100ml氯化钠注射液溶解一次剂量，把静脉滴注时间控制在30～60分钟内，不仅可以在短时间内达到较高的浓度，促进疗效的发挥，而且能减少由药物分解引起的致敏反应。

c. 呋塞米、布美他尼不宜用葡萄糖注射液做溶媒，以防析出结晶。

d. 弱碱强酸盐磺胺嘧啶钠与酸性的葡萄糖合用，可析出磺胺嘧啶，出现浑浊或沉淀现象，应使用注射用水和氯化钠注射液。

e. 依托泊苷、替尼泊苷、奈达铂与葡萄糖注射液混合后可析出细小沉淀，故应使用氯化钠注射液或注射用水充分稀释，其中溶液浓度越低越稳定。

f. 依达拉奉与各种含糖分的注射液混合，可降低其浓度。

g. 其他：瑞替普酶、阿昔洛韦、苯妥英钠、羟喜树碱、维生素 B_{12}、多柔比星及柔红霉素等。

②不宜选用氯化钠注射液溶解的药品

a. 促肾上腺皮质激素不宜与中性及偏碱性的注射液配伍，而氯化钠注射液呈中性，两者合用可产生浑浊。

b. 洛铂、奥沙利铂不宜应用氯化钠注射液，其中奥沙利铂可与氯离子形成螯合物，而氯化钠注射液可促进洛铂降解。

c. 哌库溴铵联合使用氯化钠、氯化钙及氯化钾等，可降低其疗效。

d. 胺碘酮禁用氯化钠注射液稀释，否则可产生沉淀，应使用5%葡萄糖溶液配制。

e. 氟罗沙星应避免使用氯化钠、氯化钙等注射液溶解，可因同离子效应使得溶解度减小而产生沉淀。

f. 红霉素不宜使用氯化钠或含盐类注射液直接溶解，否则会产生沉淀或白色浑浊。应先使用6～12ml的注射用水溶解后，再在5%或10%的葡萄糖注射液中稀释。但是红霉素在酸性的葡萄糖注射液中易被破坏，所以为了提高药物稳定性，需在注射液中加入0.5ml 5%碳酸氢钠注射液调高溶液的pH（＞5）。

g. 其他：两性霉素B、地西泮、依诺沙星、甘露醇、去甲肾上腺素及普拉睾酮等。

2）药物的稀释容积：注射药品的稀释容积与药品的稳定性、疗效及不良反应密切相关，不同注射药品的稀释容积不同，同一注射药品针对的不同注射方式也不同，护士掌握特殊药品注射液的配制相当重要，所以药师需要解答相关的问询问题。

①静脉注射头孢曲松钠时，先将 1g 溶于少量的注射用水或 0.9% 氯化钠注射液中，再稀释成 10ml，然后再缓慢静脉注射，时间宜在 2～4 分钟内完成；静脉滴注时，把 1g 头孢曲松钠溶于 40～100ml 5% 葡萄糖注射液、0.9% 氯化钠或右旋糖酐注射液中，滴注时间最好控制在 24～30 分钟；肌内注射时，应先用 3.6ml 1% 利多卡因注射液或注射用水溶解 1g 头孢曲松钠后进行注射。此外，需要特别注意头孢曲松钠不宜与复方氯化钠注射液、乳酸钠林格注射液、氯化钙、葡萄糖酸钙等含钙注射液直接混合，以防两者混合反应生成白色细微浑浊或沉淀样的头孢曲松钙，增加发生胆结石、肾结石风险。

②静脉滴注 2mg 地诺前列素与 1mg 碳酸钠溶于 10ml 0.9% 氯化钠注射液中，摇匀后在 500ml 5% 葡萄糖注射液中进行稀释。地诺前列素终止妊娠主要用于中期人工流产，其适应证不同，静脉滴注速度也不同，中期引产的滴注速度是 4～8μg/min，而足月引产的滴注速度宜为 1μg/min。

③静脉滴注氢化可的松琥珀酸钠时宜将 100～500mg 先溶于 2ml 注射用水中，再用 100～500mg 5%～10% 葡萄糖注射液或 0.9% 氯化钠注射液稀释；静脉注射时将 100～500mg 溶于 10～20ml 注射用水或 0.9% 氯化钠注射液中；肌内注射时宜用 2ml 注射用水、0.9% 氯化钠注射液溶解 100mg 氢化可的松琥珀酸钠；此外，静脉滴注时间应控制在 24～120 分钟，静脉注射速度为 3～5 分钟。

④氯化钾注射液避免直接静脉注射，否则会引起剧痛和心搏骤停，宜在临用前稀释。在临床实践中，静脉滴注氯化钾时浓度一般不超过 0.2%～0.4%，但对于心律失常的患者，其可用 0.6%～0.7%。

3）药物的滴注速度：静脉滴注中常出现各种不良反应，其中静脉滴注速度不当是一个重要的因素，除了关系到患者的心脏负荷外，还关系到药物的稳定性和疗效，与血药浓度密切相关。很多药物的血药浓度是药物起效与否、是否产生不良反应或毒性反应的决定因素。静脉滴注速度过快，一方面可使患者体内循环血量突然增加，心脏负担变重，引起心力衰竭、肺水肿等，特别是小孩和老年人；另一方面还可导致药物的血药浓度升高过快，产生严重的过敏反应、毒性作用，特别是一些治疗指数窄、毒性大的药物。静脉滴注速度过慢，血药浓度达不到抢救和治疗的效果。

①万古霉素应该控制静脉滴注速度，每 1g 至少加入 200ml 液体，滴注时间宜控制在 120 分钟以上。因为万古霉素不宜直接静脉注射或肌内注射，所以宜使用静脉滴注这一途径，但如果其速度过快可以导致由组胺引起的非免疫性与剂量相关反应，出现红人综合征，同时突击性大量注射可引起严重的低血压。

②两性霉素 B 静脉滴注时间宜控制在 360 分钟以上，否则静脉滴注速度过快可能引起心室颤动，甚至心搏骤停。大环内酯类（红霉素等）、克林霉素类（克林霉素、林可霉素）、喹诺酮类（环丙沙星、氧氟沙星、左氧氟沙星、莫西沙星等）、多黏菌素类（多黏菌素 B 等）、氯霉素类（氯霉素、甲砜霉素）、抗真菌药（卡泊芬净、氟康唑）、其他（异烟肼、对氨基水杨酸钠）等药物的静脉滴注时间宜控制在 60 分钟以上。

③维生素 K 应避免过快的静脉注射速度，否则易出现出汗、面部潮红、胸闷、血压下降或虚脱等现象，故应尽可能选择肌内或皮下注射。

④静脉注射雷尼替丁速度过快可引起心动过缓。静脉注射血管松弛剂罂粟碱过快可引起房室传导阻滞、呼吸抑制、心室颤动，严重者可造成死亡，所以必须控制速度。

除了注意静脉滴注速度外，如普鲁卡因、硝酸甘油、对氨基水杨酸钠、尼莫地平、硝苯地平、硝普钠、放线菌素 D、培氟沙星、两性霉素 B 及长春新碱等药物遇光不稳定，易变色失活，所以在滴注过程中药液需要避光。

4）药物的配伍禁忌

①盐酸多巴胺显酸性，分子中的两个游离酚羟基容易被氧化成醌类，最后形成黑色聚合物，在碱性条件下特别明显。其与碱性的呋塞米注射液配伍后溶液呈碱性，使多巴胺被氧化而生成黑色聚合物。所以将 20mg 呋塞米、20mg 多巴胺及 20mg 酚妥拉明加入 250ml 5% 葡萄糖注射液的静脉滴注过程中，会出现黑色沉淀。因此，基于安全用药的原则，临床应用中多巴胺不要与呋塞米配伍使用。

②氧化剂维生素 K 类若与还原剂维生素 C 配伍，维生素 K 的醌式结构可被维生素 C 还原破坏，从而失去止血作用。

③四环素类与钙盐、铁盐、抗酸药及其他含重金属离子的药物合用，可发生络合反应，影响药物的吸收，因此避免配伍使用。

④毛花苷丙与卡巴克洛、肝素钠、硝普钠合用可使效价降低；与肾上腺素、普萘洛尔、氯化琥珀胆碱、利舍平、呋塞米、依地酸钙钠、谷氨酸钠、两性霉素 B 配伍时需要特别注意，因为合用增加发生毒性反应的风险；与氯霉素、氨茶碱、葡萄糖酸钙、水解蛋白、促肾上腺皮质激素、氢化可的松、门冬酰胺酶、辅酶 A 配伍可出现变色、浑浊、沉淀，致使活性降低。

⑤在应用强心苷时，避免合用钙注射液、肾上腺素、麻黄碱及类似药物，以防增加其毒性。

2. 患者、公众的用药咨询内容和咨询服务

（1）患者的用药咨询内容和咨询服务：患者是用药咨询的主体之一，对了解药物知识有很大的需求，特别是与自己相关的药物知识。药师应该充分利用自己的专业知识来指导患者用药，以提高患者的依从性，使药物发挥最大的疗效，保证合理用药。

1）咨询环境：①紧邻门诊、药房或药店大堂。为了使药师咨询工作顺利进行，方便患者问询，其咨询点应靠近门诊、药房或设在药店大堂处。②标志明显。咨询处的位置应该明晰且容易看到，并设有标志或指引牌，使患者能够清晰可见。③环境舒适。咨询环境应比较安静、舒适，受外界干扰少，让患者感觉舒服，减少距离感。同时应设有座位和饮水设备，方便咨询时间长、腿脚不方便或老年患者坐下进行面对面交流。④必备设备。咨询处或咨询台除了提供医药科普宣传资料外，还应准备医药学的书籍或参考资料。有条件的情况下，可以配置计算机和打印机，以便患者打印相关的资料。⑤适当隐蔽。一般说来，柜台式面对面咨询的方式适合大部分患者；但是对于特殊的患者，如妇产科、泌尿科及皮肤病等，应该为他们提供一个相对隐蔽的地方，使患者能够更加放心地咨询问题。

2）咨询方式：对药师而言，咨询方式一般分为主动咨询和被动咨询。前者是主动向患者讲解用药知识，包括药师对住院或离院的患者进行用药指导、发放与合理用药有关的宣传材料、开展安全合理用药讲座，以及通过自己工作的医院或药店线上的公众号、官网向公众宣传健康小知识等。此外，随着人们的安全用药意识逐渐增强，患者及其家属会主动地去了解，所以药师一般接到的被动咨询较多。咨询不受地点和距离的限制，除了面对面咨询外，还可借助网络、电话或信函等通信工具的咨询。在接受咨询过程中，药师应尽可能了解患者各方面的信息，以便更好地解答患者的问题。首先明确患者的问题，然后通过开放式提问的方式了解患者的一般信息，以便清楚知道患者的疾病史、用药史及用药行为等情况，从而判

断用药的正确性和合理性，然后根据情况提供正确的信息。

3）咨询内容：①药品名称。商品名、通用名、别名，特别是一药多名的情况。②适应证或功能主治。③用药方法。主要侧重于正确服用方法、服用时间和用药前的特殊提示，包括一般片剂、舌下片、含片、缓释制剂、控释制剂、靶向制剂、肠溶制剂等口服制剂，及栓剂、滴眼剂、气雾剂、喷雾剂等外用制剂。此外，还涉及一些用药行为的正确性和特殊性，比如胶囊制剂是否可以只服用壳里药物、药品是否可以掰片服用及漏服后的处理等。④用药剂量。初始剂量、维持剂量、用药次数、增加剂量的时间间隔及服药疗程等。⑤药品不良反应、相互作用、禁忌证和注意事项。⑥药品的疗效、起效时间及维持时间等。⑦替代药物或其他疗法。⑧药品的价格、品牌，以及是否在医疗保险报销目录范围内。⑨药品的鉴定辨别、贮存、携带和有效期。

4）药师应该主动提供信息的情况：①患者用药后出现不良反应，或既往有不良反应史。②患者同时服用≥2 种以上含同一成分的药品，或用药种类较多、老年人多重用药；本次所开药品与原患慢性疾病矛盾。③患者依从性不好，或患者自我感觉药效不理想或剂量不足以使症状改善。④处方用法用量与说明书不一致，或处方中药品超说明书用药。⑤患者所用药物存在明显的配伍禁忌，应告知立即联系医师更正或调整，以防严重不良反应的发生。⑥患者服用需要进行血药浓度监测的药品。⑦患者的药品中近期出现严重或罕见的不良反应。⑧近期药品适应证、用法用量、禁忌证、不良反应等说明书条目有修改。⑨使用精神药品、麻醉药品、医疗用毒性药品、放射性药品等特殊管理药品；或抗菌药、镇静催眠药、抗肿瘤药、抗精神病药、抗凝血药、双膦酸盐等，以及使用缓控释制剂、透皮制剂或吸入剂等特殊剂型的患者。⑩当某一种药品临床应用广泛，有多个适应证或用法用量复杂时。⑪易受空气、温度、光照等外界条件影响，需要特殊贮存条件的药品，或临近过期的药品。⑫药品被重新分装，但包装的标识物模糊。

5）特别关注的问题：一般情况下，患者因性别、年龄、文化背景及种族的不同而对信息内容和解释的需求也不同，所以药师在提供咨询服务的过程中，要尊重患者的个人意愿，采用恰当的方式，解决患者的疑问。

①特殊人群：老年人因衰老或疾病等因素使得记忆力、感知力、理解力及表现力下降，进而影响用药的依从性。因此，一方面，药师应以适宜的语速和音量，反复再三交代用药、饮食及生活作息等方面的要点，尽量靠近患者耳朵，直到他们听懂和接收信息；另一方面，要嘱咐患者家属或看护人员监督老年人坚持按点、按量吃药，并且及时了解他们的用药及其症状缓解情况，如出现的不良反应及不适症状等。面向女性患者时，应该特别注意询问是否处于备孕期、月经期、妊娠期及哺乳期的状态，因为这几个特殊时期对药物的选择及药物的用法用量相当讲究。此外，还要了解患者的肝肾功能是否异常，否则会影响药物的代谢和排泄。

②解释技巧：对患者解释时，应该把专业术语转化为通俗易懂的语言，同时借助身体语言以便患者更好地理解。另外可以使用书面解释与语言相结合的方式，以加深患者对术语的认识。

③及时答复：对于患者的问题，能立即解答的就不拖延回答，对于不确定或者不能答复的问题，先问清对方需要答复的时间急缓，不要立即或贸然回答，待进一步查阅文献、指南等相关资料后尽快回复，不宜拖延太久，否则可能失去该有的意义，甚至加剧医患关系的紧张度。因此，药师应该不断加强自我知识的更新，提高专业知识水平，从而储备更多的药物知识；对患者用药咨询问题进行归类，充分利用设备或资源，掌握患者的用药需求，以便更

快速、有效地解答问题。

④给特殊患者提供书面的宣传材料：特别是对依从性差、第一次使用某种药品及使用茶碱、环孢素、苯妥英、地高辛、他克莫司、华法林等治疗窗窄的药物的患者。

⑤尊重患者意愿，保护患者隐私：作为药学人员，在服务过程中，一定要遵守职业道德，不把自己的想法强加给患者，要尊重他们的意愿和选择，保护他们的隐私，不能将其疾病、用药及咨询档案信息用于商业等其他用途。

（2）公众的用药咨询内容和咨询服务：随着社会经济的发展和科技的进步，人们对医疗卫生服务及用药保健的需求不断增长，特别是我国推行的药品分级管理，提倡大病进医院，小病进药店，促使越来越多人选择自我药疗。但是由于大多数人对医疗知识的缺乏，在实际生活中容易受药品价格、广告、包装等因素的影响。因此，药师需要承担起公众用药咨询的责任，特别是对于感冒、发热、咳嗽等常见疾病的药物治疗，以及保健、补钙、减肥等方面提供安全有效的用药指导，包括用法用量、用药时间、疗程、不良反应、注意事项、禁忌证，以及贮存、携带、运输等方面的信息。通过公众更全面地了解药物使用，增强公众的健康意识，减少潜在的危险因素。

3. 药品使用、贮存、运输、携带等信息咨询与咨询服务　不管是针对医院药店，还是个人，药品的正确管理是药物发挥疗效的前提。环境因素、人为因素及药物自身因素是影响药品质量的重要因素，其中环境因素包括日光、空气、湿度、温度、时间等，这些因素贯穿药品使用、贮存、运输及携带全过程。因此，药品的管理在药物疗效中发挥着重要的作用，药师应该对药品使用行为及特殊药物的管理进行总结归纳，做好相关的用药咨询。

药房或药库一般核对药品的外观质量后，将合格药品根据先进先出原则、贮存要求进行管理和使用，注意天气变化和环境湿度，每半年检查一次有效期，做好贮存和防护工作。如维生素C、维生素K、硫酸亚铁、硝酸甘油、利福平、过氧化氢等药品遇光易变性，为避免光线对药品的影响，应采用棕色瓶或用黑色纸包裹的玻璃器包装，以防止紫外线的透入。易受温度影响而变质的药物，如头孢拉定、头孢曲松钠、硫酸奈替米星、克拉霉素、诺氟沙星、利福平、左氧氟沙星、维拉帕米等，应放置在阴凉处保存。

在药品运输过程中，遵从及时、准确、经济、安全的原则，减少运输途中停留时间、装卸搬运次数，以防运输差错。主要针对运送药品的包装条件及道路状况，采取相应措施，尤其对于冷藏药品，在搬运、装卸时应轻拿轻放。携带药品更多的是针对患者而言，老年人是慢性疾病的主体，考虑到发作时的状态及记忆力逐渐退化的原因，要求药品的包装便于携带、容易开启，不能使用塑料袋，特别是直接将药品颗粒与其接触，以防药品疗效降低或失效。

4. 辅料、包材、用药装置对药效和稳定性的影响　药用辅料、包材和用药装置是我国生物医药工业发展的重点领域和方向之一。作为药品的一部分，药物辅料、包材及特殊用药装置伴随药品研发、生产、流通、使用的全过程，它们的质量、安全性、使用性及与药物之间的相容性对增强药物疗效和生物利用度、提高主药稳定性及延长制剂的使用期限等方面有着十分重要的影响。但是并非所有材料都是惰性的，所以药物材料的选择尤为重要，不能随意更换。如"齐二药"事件，由于将辅料二甘醇代替丙二醇用于亮菌甲素注射液的生产，从而酿成多人死伤的惨剧。因此，如何减少或避免这些特殊材料引起的不良反应，药师提供的用药咨询非常关键。

丙二醇作为难溶性药物的溶媒，在外用、口服、注射液中广泛使用。一部分外用制剂中的辅料丙二醇可引起接触性皮炎，造成皮肤及黏膜损伤。依托咪酯、戊巴比妥、地西泮、硝酸甘油、地高辛、苯妥英等难溶性药物的注射液把丙二醇当作溶剂，给药剂量过大可抑制中枢，或出现乳酸中毒、溶血、血清高渗；静脉滴注速度过快可引起癫痫发作、血栓性静脉炎、呼吸衰竭以及低血压等。由于 45% 以原形从肾排出，长期大量静脉滴注可使药物蓄积而产生肾毒性。

药物注射剂包装材料与主要成分的相容性很大程度上决定了药物的疗效。如紫杉醇注射液使用塑料瓶或塑料管给药，其有效成分易被吸附在瓶壁上，使得药效降低，甚至无效，所以应使用玻璃瓶给药。随着社会生产力的发展和科技的进步，出现了新型的给药装置，如 Piggyback 式，可满足人们不同的需求。

在临床实践中，医师、护士需要了解辅料、注射包材与主药成分、药物疗效、不良反应和稳定性之间的关系，以及新型与传统型输液装置的区别等信息。但是由于工作性质的原因，他们往往不能够深入了解。因此，药师应成为医师的用药助手、护士的用药顾问，从用药安全性和有效性的角度出发，提供相关的咨询，以保证患者获得最佳的治疗效果。

【同步练习】

一、A 型题（最佳选择题）

1. 药物信息咨询服务核心是（　　）

A. 为个体化治疗提供药物信息

B. 对一个或一类患者的用药治疗提供信息服务

C. 以循证药学的理念为基础，向临床提供高效优质的用药信息，帮助解决患者的问题

D. 为制定标准治疗指南和医院处方集提供药物信息

本题考点：本题主要考查药物信息咨询服务核心。其核心是以循证药学的理念为基础，向临床提供高效优质的用药信息，帮助解决患者的问题。

2. 与二级、三级信息相比，一级信息的特点是（　　）

A. 内容最新

B. 内容准确，查询方便

C. 内容丰富，使用方便

D. 对某一具体问题提供的信息言简意赅，短小精悍

E. 查阅大量的一级文献时间花费较少

本题考点：本题主要考查一级信息与二级、三级信息相比的优点。与二级、三级信息相比，一级信息的内容最新。

3. 以下不属于患者用药咨询的内容是（　　）

A. 药品名称、适应证、给药途径

B. 药品的价格及是否属于医疗保险报销目录范围

C. 药品的疗效、起效时间及维持时间

D. 替代药物或其他疗法

E. 注射药物的稳定性和配伍变化

本题考点：本题主要考查患者用药咨询的内容。其内容包括药品名称、适应证、给药途径、药品的疗效、起效时间、维持时间、替代药物或其他疗法、药品的价格及是否属于医疗保险报销目录范围，而注射药物的稳定性和配伍变化是护理内容之一。

二、B 型题（配伍选择题）

[4～6题共用备选答案]

A. 《注射药物手册》　　　　　　　　B. 《药物流行病学》

C. 《药物治疗学》　　　　　　　　　D. 《中华人民共和国药典》

E. 《新编药物学》

4. 查询药物质量检验标准可首选的书籍是（　　）

5. 查询输液制剂的配伍禁忌可首选的书籍是（　　）

6. 查询妊娠及哺乳期用药可首选的书籍是（　　）

本题考点： 本题主要考查患者常用中外文药学专著查阅的内容。《中华人民共和国药典》是我国保证药品质量的法典，包含中药、化学药及生物制品等药品种类的质量标准；《注射药物手册》主要记载关于注射药物各方面的信息，包括溶剂、稀释溶剂、不良反应、配伍禁忌等；《药物治疗学》中涉及老年人、小孩及妊娠及哺乳期妇女等特殊人群的用药选择。

三、X 型题（多项选择题）

7. 互联网信息的特点有（　　）

A. 合理性　　　　　B. 创新性　　　　　C. 新颖性　　　　　D. 权威性

E. 归因性

本题考点： 本题主要考查互联网信息的几个特点。其特点有权威性、补充性、归因性、新颖性、合理性等。

8. 以下选项属于传统药物信息资料管理的是（　　）

A. 计算机管理　　B. 笔记本式摘录　　C. 信息管理软件　　D. 卡片式摘录

E. 剪辑式摘录

本题考点： 本题主要考查传统的药物信息资料管理的方式。卡片式摘录、剪辑式摘录和笔记本式摘录均属于传统的药物信息资料管理。

9. 下列属于医师用药咨询的内容是（　　）

A. 新药临床评价　　　　　　　　　　B. 国内外新药动态

C. 药物滴注速度　　　　　　　　　　D. 药物相互作用

E. 药物适宜溶剂

本题考点： 本题主要考查医师用药咨询的内容。医师的咨询问题涉及药物相互作用、药品不良反应、替代疗法、国内外新药动态、新药临床评价等信息，而药物的滴注速度和药物适宜溶剂属于护士用药咨询。

参考答案： 1. C　2. A　3. E　4. D　5. A　6. C　7. ABCD　8. BDE　9. ABD

二、用药指导

【复习指导】本部分内容较为重要，历年常考。其中，重点考查内容：服药时间，药物剂型的正确使用，饮水、饮酒、喝茶对药物的影响。

（一）药品的正确使用方法

药品由于其特殊性，无论是在生产、流通、贮存还是在使用的过程中都需要严格的管理和质量控制。在使用时更需要正确的服用方法，确保药物的有效利用，充分发挥治疗效果，避免因不当的给药方法引起的不良反应。而执业药师作为药学专业人员，需要熟知每一个药品，利用自己的专业知识给患者提供用药指导，进行用药教育，提高用药依从性、有效性和安全性，减少不良反应的发生率。

1. 药品服用的适宜时间　现代医学研究证实，许多药物的作用效果、不良反应等和人体的生物节律有着极其密切的关系。同一种药物在同等剂量可因不同的给药方式，而产生不同的作用和疗效。作为药学专业人员，执业药师需要通过时辰药理学的知识来为患者制定个体化的给药方案，确保药物的有效利用，提高生物利用度；降低给药剂量和节约医药资源；提高用药依从性，确保药物使用安全、有效、经济、适当。

人体的生物节律是指在人体内调控某些生化、生理和行为现象有节奏地出现的生理机制。如人体内胃酸的分泌具有昼夜规律，早晨 5 时至中午 11 时分泌较少，下午 2 时到次日凌晨 1 时分泌较多；肝合成胆固醇的时间多在夜间。因此可以根据人体的这些生物节律来选择恰当的给药时间，确保发挥最大的治疗效果，减少不良反应。人体早上 6 时到 10 时血液黏稠度较高，血压、心率水平也较高，是心脑血管事件高发时段，因此为达到预防和治疗心脑血管疾病的最佳效果，宜早上起床后服用抗高血压药和抗血小板药物（阿司匹林肠溶片）；体内的糖皮质激素也呈昼夜节律性分泌，分泌量较大时间点是在清晨 7～8 时，夜间 12 时的分泌量较低，因此，对于可的松、氢化可的松等短效糖皮质激素，可以每日给药 1 次，早晨 7～8 时，或每日给药 2 次，早晨 7～8 时、下午 2 时；由于胆固醇主要在夜间合成，夜间服药比白天的疗效更好，但是阿托伐他汀、瑞舒伐他汀这种半衰期较长的药物，一日中任何时候服药都能起到有效的治疗作用。此外，一些药物需要饭前或饭后服用，才能发挥有效的治疗作用。一般药品适宜的服药时间见表 3-1。

表 3-1　一般药品适宜的服药时间

服药时间	药品类别	具体药品	机制
清晨	抗高血压药	硝苯地平、氨氯地平、氯沙坦、福辛普利	早上 6 时至 10 时血液黏稠度较高，血压、心率水平也较高，是心脑血管事件高发时段
	抗血小板药	阿司匹林、氯吡格雷、替格瑞洛	
	甲状腺素药	左甲状腺素钠	进食会影响药物的吸收
	糖皮质激素	泼尼松、泼尼松龙、甲泼尼龙片、地塞米松	清晨 7～8 时顿服，可降低对下丘脑-垂体-肾上腺皮质系统的反馈抑制，从而避免导致肾上腺皮质功能下降
	抗抑郁药	氟西汀、帕罗西汀、氟伏沙明	抑郁、焦虑、猜忌等症状，常表现为晨重晚轻
	利尿药	氢氯噻嗪、螺内酯	避免夜间排尿次数过多，影响睡眠质量
	双膦酸盐类	阿仑膦酸钠、利塞膦酸钠	晨起空腹服用，便于吸收
	驱虫药	阿苯达唑、甲苯咪唑	减少人体对药物的吸收，增加药物与虫体的直接接触
	质子泵抑制药	奥美拉唑、泮托拉唑、兰索拉唑	避免胃内食物的干扰，有利于充分发挥疗效

续表

服药时间	药品类别	具体药品	机制
餐前	胃黏膜保护药	磷酸镁、胶体果胶铋、硫糖铝、氢氧化铝	抗酸药意在中和过多的胃酸，餐前30分钟服用，疗效较好；胃黏膜保护药（硫糖铝）可充分地附着胃壁，形成保护屏障
	胃肠促动药	多潘立酮、莫沙必利、西沙比利、甲氧氯普胺	餐前服用，促进胃肠蠕动，帮助消化
	降血糖药	格列苯脲、格列齐特、格列美脲、罗格列酮、瑞格列奈	餐前服用疗效好，可以有效控制餐后血糖
	抗菌药	头孢拉定、阿莫西林、头孢克洛、阿奇霉素、克拉霉素、利福平	进食可延缓药物的吸收
	抗病毒药	恩替卡韦	进餐可降低峰浓度和生物利用度
餐中	降血糖药	二甲双胍、阿卡波糖、米格列醇、格列美脲	减少对胃肠道刺激和不良反应
	助消化药	酵母、胰酶、淀粉酶、多酶片	发挥酶的助消化作用，并避免被胃液中的酸破坏
	胆酸制剂	熊去氧胆酸	在早、晚进餐时服用，减少胆汁、胆固醇的分泌，利于结石中胆固醇的溶解
	减肥药	奥利司他	进餐时服用，可减少脂肪的吸收率
	蛋白激酶抑制剂	伊马替尼	减少对消化道的刺激
	抗结核药	乙胺丁醇、对氨基水杨酸	进餐时服用可减少对消化道的刺激
餐后	非甾体抗炎药	吡罗昔康、阿司匹林、贝诺酯、吲哚美辛、布洛芬、双氯芬酸	减少对胃肠道的刺激
	维生素	维生素 B_1、维生素 B_2、维生素 B_{12}	随食物延缓进入小肠以利于吸收
	H_2 受体阻滞药	西咪替丁、雷尼替丁、法莫替丁	餐后服用比餐前服用效果好，餐后胃排空延迟，作用时间延长
	免疫抑制药	雷公藤总甙、硫唑嘌呤	减少对胃肠道的刺激

续表

服药时间	药品类别	具体药品	机制
睡前服用	镇静催眠药	阿普唑仑、艾司唑仑、唑吡坦、地西泮、水合氯醛、苯巴比妥	睡前服用,帮助快速入睡,保证睡眠质量,失眠者可以择时使用
	平喘药	茶碱、沙丁胺醇	哮喘多在凌晨发作,睡前服用能有效控制哮喘发作
	调血脂药	辛伐他汀、普伐他汀、洛伐他汀	肝合成胆固醇的高峰期在夜间,睡前服药疗效更好
	抗过敏药	氯苯那敏、苯海拉明、异丙嗪、特非那定、酮替芬	此类药物服用后易出现嗜睡、困乏等症状,睡前服用更安全
	钙剂	碳酸钙	以清晨和睡前服为佳,以减少食物对钙吸收的影响,若选用碳酸钙 D_3 片,则宜睡前服用,因为人血钙水平在后半夜及清晨最低,睡前服用可使钙得到更好的利用

2. **各种剂型的正确使用** 药物的不同制剂有着不同的给药方式,只有按照正确的给药途径、给药方式使用才能充分发挥药物的治疗作用。药师必须要掌握各种药物剂型的使用方式,做好患者的用药指导。

(1) 舌下片:给药时要迅速,含服时将药物置于舌下 5 分钟左右。不能将药物在嘴里移动,不能咀嚼或吞咽药物,含药时不进食其他东西,不说话。含药后 30 分钟内不宜吃东西或饮水。

(2) 滴丸:用少量温开水送服,有些滴丸可直接含在舌下,滴丸在贮存中不宜受热。

(3) 泡腾片:严禁直接服用或口含;供口服的泡腾片宜用 100 ～ 150ml 凉开水或温水浸泡,等药物完全溶解或气泡消失后再服用;不可让幼儿单独服用。

(4) 咀嚼片:在口腔内的咀嚼时间宜充分,咀嚼后可用少量温开水送服。某些药物,如酵母片,由于含有黏性物质较多,如果不充分咀嚼易在胃内形成黏性团块,会影响药物的作用。

(5) 含漱剂:含漱剂中的成分主要是消毒防腐的药物,在含漱的时候不能将药液吞下;含漱药物后不可马上饮水、进食;如果出现恶心、呕吐等不适情况,暂时停用。

(6) 滴眼剂:①首先查对药名,再查看滴眼剂必须清亮,无变色、浑浊、絮状物等,否则立即丢弃,通常眼药水打开 1 个月后就最好不要再继续使用了;②用药前,将手清洁干净,如果眼睛里有较多分泌物,需要先用生理盐水冲洗结膜囊;③滴眼时,头部平躺或往后仰,眼睛向上看,然后用手指轻轻将下眼睑拉开成一沟袋状,从眼角一侧将药液滴入眼袋内,滴入处方中要求的滴数,要在距离眼睑 1 ～ 2cm 位置滴入药液,滴管口不能触到眼睑或睫毛;④滴完后轻轻闭上眼睛,尽量不要眨眼,用一个手指轻轻按压鼻侧眼角 1 分钟或 2 分钟,避免眼药水经鼻泪管流失并引起全身副作用。

(7) 眼膏剂:①首先查对药名;②用药前,将手清洁干净,如果眼睛里有较多分泌物,需要先用生理盐水冲洗结膜囊;③滴药时,把头后仰或平躺,眼睛向上看,轻轻地把下眼睑拉起来，形成一个小窝，挤出一定量眼膏成线状，放入上面所述小囊中，注意眼膏不要触及眼睛，闭上眼睛，并转动几次使眼膏分布均匀，然后闭眼休息2分钟；④多次开管和连续使用超过一个月的眼膏不要再使用。

（8）滴耳剂：①首先清洁双手，然后用药棉清洁外耳；②将滴耳剂握在手中使药水温度接近体温，以免刺激引起眩晕、恶心、呕吐等不良反应；③身体呈侧卧姿势或头部向一侧倾斜，待用药的耳朵向上，抓住耳郭向后上方轻轻牵拉，使耳道变直；④按照医嘱滴数，滴入药水；⑤滴药后耳屏向上及向后轻摇，可以帮助药水流入耳内，保持头部侧倾2分钟，以防止药水流出；⑥避免将滴管剂接触到耳朵污染滴管。

（9）滴鼻剂：①首先清洁双手，揩净鼻腔分泌物；②坐在椅上，将头向后仰靠椅背或取平卧位，放一枕物在头颈下面，头尽可能地往后仰，头部和身体保持垂直状态，鼻孔向天；③一手拿滴管，在距离鼻1～2cm处，沿着鼻腔壁滴药液3～4滴，等待30秒后，向左、向右分别偏移30秒，然后再平卧30秒，再做一次左右偏移、平卧动作；④最后坐起或直立做低头下垂姿势，使药液与鼻黏膜充分接触；⑤滴药时，注意滴管不要碰到鼻部，避免污染药液及损伤鼻黏膜；⑥如果滴鼻液流入口腔，可将其吐出；⑦使用血管收缩药的滴剂，滴药次数不宜过多，一般每日3～4次为宜，否则会导致鼻黏膜受损，长期使用可能导致药物性鼻炎。

（10）鼻用喷雾剂：专供鼻腔使用的喷雾剂叫作鼻喷雾剂，这种制剂中带有控制阀门，使用时通过挤压阀门将药液以雾状喷射出来，供鼻腔局部使用或通过鼻腔吸收发挥治疗作用。许多鼻喷雾剂的使用方法是相同的，但是有些制剂有特殊的地方，使用前仔细阅读说明书中提供的给药方案。一般的使用方法为：①检查药品，充分振摇，使药液混匀；②深呼气，但不可对着喷嘴呼气；③头部稍向前倾斜，保持坐位；④将喷口放入鼻内，挤压喷雾器的阀门喷药，按照医嘱喷入相应揿数，同时慢慢地用鼻子吸气（有的制剂在鼻腔给药之前要先启动，即先用手揿喷雾器5～8次作为启动，直到看到均匀的喷雾，然后再鼻腔给药）；⑤喷药后将头尽量向前倾，10秒后坐直，避免药液流入咽部；⑥用完后可以使用用温水冲洗喷头。

（11）气雾剂和吸入粉雾剂：气雾剂是指采用一定的工艺将药物与适宜的抛射剂混合制成的澄明液体、混悬液、乳浊液，装进带有特制阀门系统的耐压密闭容器中，借助抛射剂的压力将内容物以雾状形态喷出的制剂，常用的气雾剂种类有硫酸沙丁胺醇吸入气雾剂、异丙托溴铵气雾剂。

吸入气雾剂的使用方法：①准备，取下药品盖子，底朝上，喷嘴朝下，充分振摇，使药物混匀；②呼气，轻轻地向外呼气，但不能对着装置的喷嘴呼气；③吸气，将装置的喷嘴放入口中，合上嘴唇含住喷嘴。然后开始缓慢地、深深地吸气，同时揿压阀门将药物释出，并继续保持深吸气；④屏息，保持屏息10～15秒，尽量屏息久一点，然后才用鼻子缓慢呼气；⑤若要再吸入1剂，应等待至少1分钟，才能重复上述操作过程；⑥气雾剂用完后，将盖子套回喷口上，然后漱口，保持口腔清洁。注意事项：装置的阀门不可损坏，药品存放时应避免阳光直接照射及40℃以上高温，避免撞击，定期用温水清洗气雾剂塑料壳，待完全干燥后再将气雾剂铝瓶放入。

吸入粉雾剂是一种不含添加物的多剂量粉末吸入器。常用的吸入粉雾剂有都保类、吸乐和碟剂，常用药物有沙美特罗替卡松粉吸入剂（舒利迭）、布地奈德福莫特罗粉吸入剂（信必可都保）、布地奈德粉吸入剂（普米克都保）、富马酸福莫特罗粉吸入剂（奥克斯都保）、噻托溴铵粉吸入剂（思力华）。

都保类吸入粉雾剂的使用方法：①准备，旋松并拔出保护瓶盖，摇晃瓶身将药物混匀，垂直竖立将旋柄放置于下方，一只手紧握瓶身，另一只手握住底座旋柄朝某一方向转到底，然后再转回到原来的位置，当听到"咔嗒"一声时，表明已经准备好一次的使用药量；②呼气，轻轻地向外呼气，呼气时应避开吸嘴，避免将气体呼入吸嘴；③吸气，呼气完毕后将吸嘴放于上下牙齿之间，双唇完全包住吸嘴，然后用力且深长地吸气；④吸气结束后移开吸入器，屏气约 5 秒，然后缓慢地呼气，若需要给予多个剂量，重复上述操作；⑤完成吸入药物后用清水漱口，注意口腔清洁，定期（每周一次）用干纸巾擦拭吸嘴。注意事项：严禁对着吸嘴呼气，严禁用水或液体擦洗吸嘴外部，每次用完后盖好盖子，由于药粉剂量很少，每次吸入时可能感觉不到药物的吸入，但只要按照上述步骤操作，就可确保已吸入所需剂量。当红色记号到达指示窗底线时，表明吸入器已空，这时候摇动吸入器所听到的声音不是来自药物，而是干燥剂摇动的声音。

碟剂的使用方法：①打开，用一只手握住外壳，另一只手的大拇指放在拇指柄上，向外推动拇指直到完全打开（指示窗一面朝上）；②推开，握住准纳器，使吸嘴对着自己，向外推滑动杆直到发出"咔嗒"声，表明准纳器已经准备好了；③呼气，轻轻地向外呼气，但不能对着准纳器呼气；④吸入，将吸嘴放入口中，深深地缓慢吸入药物；⑤吸入结束后将准纳器拿开，保持屏气约 10 秒；⑥关闭准纳器，用一只手握住准纳器外壳，另一只手的大拇指放在拇指柄上，往后拉手柄，听到"咔嗒"一声表明准纳器已关闭好，滑动杆已经自动复位，下次吸药时又可以使用；⑦吸药结束后用温开水漱口 2～3 次，保证口腔清洁。注意事项：如果要再吸入一剂药，必须先关上准纳器，等待 1 分钟后再重复上述操作过程；不要随意搬动滑动杆，避免浪费。

吸乐的使用方法：①打开防尘帽，然后再打开吸嘴；②从药盒中取出一粒胶囊（只在用前才取出），将其放入中央室中；③用力合上吸嘴直到听到一声"咔嗒"声，保持防尘帽敞开；④手持吸入器装置使吸嘴向上，将绿色刺孔按钮完全按下一次，然后松开，这样可以在胶囊上刺出许多小孔；⑤先做一次深呼吸，再完全呼气，要避免呼出气体到吸嘴中；⑥将装置吸嘴放入口中，用双唇包住吸嘴，保持头部垂直，缓缓地深吸气，吸入时的速率应满足能够听到胶囊振动的声音；⑦一次吸气结束后，尽可能长时间屏气，然后从口中拿出吸嘴，再呼气，重复步骤⑤和⑥一次，胶囊中的药物就能完全吸出；⑧打开吸嘴，倒出用过的胶囊并扔掉。关闭吸嘴，盖上防尘帽；⑨吸乐装置的清洁：每月清洁一次。打开防尘帽和吸嘴，然后向上推起刺孔按钮打开基托，用温水全面淋洗吸入器，用纸巾吸去装置上的水分，之后保持防尘帽、吸嘴和基托敞开，放置于空气中晾干。最好在刚用过之后进行清洁，这样可以保证下次使用，必要时可以用微潮的（而非湿的）纸巾清洁吸嘴的外面。

（12）软膏剂、乳膏剂：①使用前将手及待涂抹皮肤清洁干净；②如果需要涂抹的部位有破损、溃烂、渗出情况，一般不建议涂抹；③涂抹后出现烧灼、瘙痒、红肿、皮疹等不适反应，应立即停用，并用水冲洗掉局部的药物；④不能涂抹在口腔、眼结膜。

（13）栓剂：栓剂分为阴道栓、直肠栓、鼻用栓、耳用栓和尿道栓，目前应用最多的是阴道栓和直肠栓。

阴道栓的使用方法：①清洁双手，从药盒里取出栓剂，可以用清水或水溶性润滑剂涂在栓剂的尖端部，便于栓剂插入；②身体呈仰卧位躺在床上，双膝屈起并分开，可使用置入器或戴上手套，将栓剂尖端部向阴道口塞入，并轻轻推入阴道深处；③置入栓剂后立即将双腿合拢，并保持仰卧姿势约 20 分钟，在用药后的 1～2 小时内尽量不要排尿，防止影响药物疗效；④最好在入睡前给药，这样有利于药物充分吸收，并可防止栓剂遇热溶解后向外流出。注意事项：月经期间不可使用，治疗期间避免房事，如果栓剂软化，可放入冰箱或冷水中待其冷却成形后使用，不影响疗效。

直肠栓的使用方法：①清洁双手，从包装盒里取出栓剂，条件允许下，使用之前可以在栓剂的尖端蘸一点液体石蜡、凡士林或润滑油，便于栓剂插入。②身体呈侧卧位，双腿呈自然分开状态，小腿伸直，大腿向前屈曲，直达贴着腹部；小孩可以趴伏在大人的腿上。③放松肛门，将栓剂的尖端插入肛门，并用手指缓缓推进，深度距肛门口成人约 3cm，儿童约 2cm，然后合拢双腿并保持侧卧姿势 15～30 分钟，防止栓剂被压出。④在使用药物之前先排便，用药后 1～3 小时内尽量不要排便（刺激性通便药除外）。因为栓剂在直肠停留的时间越长，药物吸收就越完全。注意事项：栓剂基质的软硬度容易受温度的影响而变化，夏天温度较高，栓剂会变的松软而不宜使用，可将其放置于冰水或冰箱中 10～20 分钟，等待基质变硬后再使用；条件允许下，塞入栓剂后，可以在肛门外塞一点脱脂棉或纸巾，避免基质溶化漏出将衣物污染；药品宜存放在阴凉干燥处，防止受热变形。

（14）透皮贴剂：①用药前将待贴皮肤清洗干净；②从药品盒子里取出贴片，分离贴片上附着的薄膜，避免触及含药部位；③贴于无毛发或刮净毛发的皮肤上，然后轻轻按压使贴片与皮肤紧贴；④使用后按照说明书或医嘱交代的使用时间进行撕除。注意事项：如果皮肤有破损、溃烂、渗出、红肿，该部位不可使用透皮贴剂；不可将贴剂贴于皮肤的皱褶处、四肢下端或紧身衣服底下，选择一个不进行剧烈运动的部位，如胸部或背部。

（15）缓、控释制剂：①各家公司口服药的缓、控释剂型特性可能不一样，如果药品未标明"缓释"或"控释"字样，但若其外文药名中带有 SR、ER 时，则属于缓释或控释剂型；②除了另有要求外，应该将药物整片或整丸吞服，禁止嚼碎或击碎分次服用；③缓、控释制剂每日的服药时间须固定，每日仅用 1～2 次。

（二）服用药品的特殊提示内容

在服药的时候，有的食物或者饮水量都有要求的，这些食物可能影响药物的吸收、疗效都是要特别注意的。所以执业药师应该掌握各药品服药时的特殊提示，告知患者，确保药物的有效使用。

1. 宜多饮水的药物

（1）双膦酸盐类：该类药物宜在每日第一次进食、喝饮料或应用其他药物治疗之前的至少 30 分钟，用白开水 200ml 左右送服，其他饮料（包括矿泉水）、食物有可能会降低本品的吸收。且告知患者在用药后至少 30 分钟内和当日第一次进食前，患者应该避免躺卧，需要保持上身直立。其中帕屈膦酸钠、唑来膦酸在用于治疗高钙血症时，可能会导致水、电解质紊乱，所以需要补足液体量，使每日的尿量达到 2000ml 以上。

（2）降尿酸药：在使用降尿酸药苯溴马隆、丙磺舒、别嘌醇的过程中，需大量饮水以增加尿量（治疗前期饮水量不得少于 1500～2500ml），促进尿酸随尿液的排出，避免用药后泌尿系统尿酸浓度过高而形成结石。开始用药的前 2 周可酌情给予碳酸氢钠或枸橼酸合剂，让尿液的 pH 控制在 6.2～6.9，避免形成结石。

（3）茶碱类药物：茶碱、氨茶碱、胆茶碱等药物可提高肾血流量，发挥利尿的作用，增加身体中水分的排出，可能会导致脱水，出现多尿、口干、心悸等不适症状。而且哮喘患者常常合并低血容量，所以，用药期间要多喝白开水。

（4）蛋白酶抑制药：利托那韦、奈非那韦、安普那韦等药物，大多数会引起肾结石、尿路结石，所以在服用这些药物时要保证足够的饮水量和排尿量，防止结石的发生，每日饮水宜在 2000ml 以上。

（5）利胆药：羟甲香豆素、苯丙醇、去氢胆酸和熊去氧胆酸服用后可引起胆汁的过度分泌，出现腹泻，因此，在用药时要多喝水，防止因为过度腹泻而导致脱水。

（6）抗尿结石药：服用中成药排石汤、排石冲剂后，应该多喝水，保证每日的尿量在 2000～2500ml 以上，起到稀释尿液、冲洗尿道的作用，降低尿液中盐类的浓度，避免尿盐沉淀诱发结石的风险。

（7）电解质：如口服补液盐，每包溶于 500ml 温水中，一般每日服用 3000ml。

（8）氨基糖苷类抗生素：链霉素、庆大霉素、卡那霉素、阿米卡星的肾毒性大。多数药物由肾排泄，在肾中先要经肾小球滤过，滤过后在肾小管中的浓度较高，停留时间越长，对肾小管的损害就越大，因此要多饮水，便于稀释尿液并加快药物的排出。

（9）喹诺酮类药物：这类药物也是要经过肾排泄的，使用后宜多喝水，加速药物的排泄，避免对肾的损害。

（10）磺胺类药：这类药物主要经过肾排泄，如果尿液中的浓度过高，就会形成结晶性沉淀，容易诱发尿路梗阻和尿路刺激，出现结晶尿、排尿困难、血尿等症状。在服用磺胺嘧啶、复方磺胺甲噁唑后需要饮用大量的水，通过排尿，冲走结晶，避免对尿道造成伤害。

2. 限制饮水的药物

（1）镇咳祛痰药：如止咳化痰糖浆、复方甘草合剂等，这些药物具有黏稠性，会黏附在咽喉部而发挥抗炎、镇咳等作用，所以服药后要少喝水，避免药物被冲掉。

（2）舌下含服药：如硝酸甘油片、速效救心丸、硝苯地平等舌下含服的药物，服用时，将药物置于舌下 5 分钟左右，含药后 30 分钟内不宜饮水。

（3）治疗胃部疾病的药物：苦味健胃药是通过药物的苦味来刺激舌部的味觉感受器和末梢神经，以促进唾液和胃液分泌从而增加食欲，所以服用这类药时不用加水冲淡，也不要多喝水，服药后不漱口；硫糖铝、胶体果胶铋服用后，药物会在胃黏膜形成一层保护膜，所以服药后 1 小时内尽量不要喝水，防止把保护膜冲掉，影响疗效。

（4）抗利尿药：加压素、去氨加压素，用药期间应控制饮水量，饮水量过多会引起尿潴留，造成低钠血症及其并发症等。

3. 不宜用热水送服的药物

（1）促消化类药物：含有消化酶的药物，不宜热水送服，避免高热使消化酶变性；含活性菌类药物，这类药物若用热水送服，会使活性菌破坏，因此也不能用热水送服。

（2）维生素类：如维生素 B_1、维生素 B_2、维生素 C，它们的性质不稳定，受热后会被破坏而失效。

4. 饮酒　酒的主要成分是乙醇，服用药物的同时饮酒，药物和乙醇产生相互作用。乙醇对药物的影响包括直接和间接影响，药物之间产生相互作用，直接影响药物疗效；乙醇刺激机体产生反应，激动或抑制肝药酶，间接影响药物的代谢。总的来说，药物与酒的相互影响包括两个：一是降低药物疗效，二是增强药物不良反应的发生。

（1）降低药物的疗效：乙醇是肝药酶 P450 酶系的诱导剂，很多药物经过肝药酶 P450 代谢，如果在服药的同时饮酒，将会增强肝药酶的代谢强度，增加药物的代谢，降低药物的浓度。如在服用抗癫痫药苯妥英钠期间饮酒，会加快苯妥英钠的代谢，使药物疗效降低；服用非甾体抗炎药吲哚美辛、吡罗昔康、萘普生的时候饮酒，会增强这些药物经肝药酶的代谢，降低药物的疗效。此外，服用抗血压药利舍平、硝苯地平期间饮酒，非但不能控制血压，反而会导致血压急剧上升。

（2）增加不良反应发生率：服用甲硝唑、替硝唑、奥硝唑、头孢菌素类（头孢克洛、头孢地尼、头孢呋辛等）、氯霉素、异烟肼、水合氯醛、氯丙嗪等时饮酒，会引起"双硫仑样反应"。乙醇在体内是经过乙醇脱氢酶的作用代谢为乙醛，乙醛再经乙醛脱氢酶代谢成乙酸，最后转化为二氧化碳、水和脂肪，上述药物会抑制这些转换酶的活性，干扰乙醇的正常代谢，使血液中的乙醛浓度增高，引发"双硫仑样反应"，出现面部及全身潮红、头晕、头痛、腹痛、胃痛、恶心、呕吐、气促、嗜睡、幻觉、急性心力衰竭、急性肝损伤、惊厥，甚至死亡等症状，所以在使用这些药物时避免饮酒。乙醇是具有镇静作用的，所以可增强镇静催眠药、抗抑郁药、抗精神病药对中枢神经的抑制作用，诱发嗜睡、昏迷、幻觉等不适，所以在服用苯巴比妥、佐匹克隆、地西泮、阿普唑仑、氯丙嗪、奥氮平等药物期间禁止饮酒。乙醇可刺激胃肠道黏膜，引起胃黏膜的损伤，如果同时服用解热镇痛抗炎药或糖皮质激素这些会损害胃黏膜的药物，会加重对胃黏膜的损伤，可能引起胃、十二指肠溃疡和胃出血等胃肠道疾病。乙醇是肝药酶诱导剂，在服用含有对乙酰氨基酚的感冒药时，由于乙醇增强了肝药酶的代谢能力，所以对乙酰氨基酚经过肝药酶代谢大量的转化成毒性代谢物 N－乙酰对位苯醌亚胺，此代谢产物将肝脏的谷胱甘肽消耗尽后，就会在体内蓄积，然后和细胞大分子（蛋白质）上的亲核基团发生反应，引起肝细胞坏死，造成肝损害。

5. 吸烟　吸烟会干扰药物在体内的吸收、利用，影响药物的疗效。烟草里含有许多有害物质，如烟碱、煤焦油、尼古丁、环芳香烃、一氧化碳、有害金属（砷、汞、镉、镍）等。烟草中含有的主要生物碱是烟碱。烟碱的致死剂量极低，大约 40mg 或 1 滴纯液（相当于 2 支香烟中所含有的量）就可致死。但是，吸烟时烟碱绝大部分在燃烧中被破坏。吸烟时会形成煤焦油，煤焦油可黏附在咽喉、支气管壁、肺叶，引发刺激，并具有潜在的致癌性。烟碱与药物的相互作用如下。

（1）烟草中含有大量的多环芳香烃类化合物，这类化合物可诱导肝药酶 P450 酶系统中 CYP1A1、CYP1A2，增强这些肝药酶的活性，加快对药物的代谢，引起药物代谢相的相互作用，降低血药浓度，降低疗效。如一位长期吸烟的患者，在服用镇静催眠药地西泮、阿普唑仑时，药物的血药浓度和疗效都会降低。会存在药物代谢相相互作用的药物：中枢兴奋药，咖啡因；抗凝血药，华法林、肝素等；麻醉药：丙泊酚；H_2 受体阻滞药，西咪替丁、雷尼替丁；平喘药，茶碱；抗精神病药，氯丙嗪、氯氮平、氟哌啶醇。抗心律失常药，利多卡因、美西律。

（2）吸烟会促进机体分泌儿茶酚胺，增强周围血管的收缩，使血压升高；减少对葡萄糖的吸收，同时会促进拮抗胰岛素作用的内源性物质的释放，从而使胰岛素的作用降低，造成血糖升高。

（3）长期吸烟会降低人体对麻醉药、镇痛药、镇静催眠药的敏感性，使药物治疗效果降低，患者只能加大药物剂量来维持疗效，但使用大剂量的药物将会带来许多副作用。吸烟还会降低抗精神病药氯丙嗪的疗效，而且还会引发头晕、嗜睡、多梦、疲乏、困倦等不良反应。

（4）吸烟会降低 β 受体阻滞药的疗效，减弱降压和控制心率的作用。

（5）吸烟会增加避孕药甲地孕酮、炔诺酮、左炔诺孕酮引发的恶心、呕吐等不良反应。

6. 饮茶　中国人有喝茶的习惯，很多人都对喝茶有较大的兴趣。茶叶中含有大量的鞣酸、茶碱、儿茶酚、咖啡因。这些物质会和药物反应，影响药物的疗效。

（1）鞣酸：鞣酸可与许多药物结合，影响药物的疗效。例如：通过与胃蛋白酶、淀粉酶、胰酶、乳酶生中的蛋白质发生结合反应，减弱或抑制酶的活性，降低药物疗效；与生物碱（麻黄素、阿托品、奎宁、可待因），苷类（洋地黄、人参、黄芩）结合而生成沉淀；与四环素类（四环素、多西环素）、大环内酯类（螺旋霉素、红霉素、阿奇霉素）抗生素结合，干扰这些药物的抗菌活性。此外，药物中的一些金属离子如钙（乳酸钙、磷酸钙、葡萄糖酸钙）、钴（氯化钴、维生素 B_{12}、甲钴胺）、铁（硫酸亚铁、乳酸亚铁、葡萄糖酸亚铁、琥珀酸亚铁）、铝（氢氧化铝、硫糖铝、铝碳酸镁）、铋（枸橼酸铋钾）会和鞣酸结合而生成沉淀，从而干扰药物的吸收，降低药物的疗效。

（2）咖啡因：茶叶中的咖啡因与镇静催眠药（地西泮、硝西泮、阿普唑仑、艾司唑仑、苯巴比妥、佐匹克隆、水合氯醛等）的作用相拮抗，影响这些药物的镇静催眠作用；同理，在使用精神兴奋药（莫非达尼、匹莫林、尼可刹米等）时喝茶，可能加重药物的兴奋作用，造成恶心、呕吐、躁动不安等不适。

（3）茶碱：茶叶中的茶碱会和许多药物发生相互作用，降低药物的疗效。如茶碱可降低阿司匹林的镇痛作用。茶碱的代谢会被四环素类（米诺环素、多西环素）、大环内酯类抗生素（螺旋霉素、红霉素、罗红霉素、阿奇霉素）类抗生素抑制，造成血药浓度过高，增加发生恶心、呕吐、激动、失眠等不良反应的风险，所以，服用这些抗生素期间不可饮茶。茶碱会兴奋中枢神经，加快心率，加重心脏负担，引起失眠，影响抗心律失常药（普罗帕酮、美西律等）的疗效。此外，茶碱和咖啡因均属于黄嘌呤类化合物，有 70%～90% 由肝药酶 CYP1A2 代谢，因此如果和同样经肝药酶 CYP1A2 代谢的药物合用，会竞争代谢途径，造成这些药物的代谢减少，增加药物浓度，造成不良反应。此类药物包括：抗抑郁药（氯米帕明、丙咪嗪、氟伏沙明）、解热镇痛抗炎药（非那西丁、奈普生、对乙酰氨基酚）、抗精神病药（氯氮平、奥氮平）、昂丹司琼、华法林、罗哌卡因等。

7. 咖啡　长期饮用咖啡会影响药物的疗效。咖啡中含有的主要成分咖啡因，会提高人体的兴奋性，加快新陈代谢的速率，改变精神状态。长期饮用大量的咖啡，会导致人体过度兴奋，出现失眠、紧张、目眩、心悸、四肢颤抖等不适症状，一旦停止饮用，容易发生大脑高度抑制，表现为头痛、抑郁、狂躁、血压下降等不适；对药物的影响如上述茶叶中咖啡因的影响情况；咖啡因具有利尿的作用，还容易和人体内游离的钙结合，尿液排出的同时造成钙的流失，所以，长期大量饮用咖啡容易导致缺钙，增加发生骨质疏松的风险。

8. 食醋　醋酸是食醋的主要成分，其浓度为 3%～5%，pH 小于 4.0，如果和偏碱性的药物（碳酸氢钠、碳酸钙、胰酶、氢氧化铝、红霉素）同时服用，会发生酸碱中和反应，使药物失去活性。服用氨基糖苷类抗生素（链霉素、卡那霉素、阿米卡星、奈替米星、庆大霉素）时宜让尿液呈碱性，可以减少抗生素的解离，提升抗菌活性，同时降低对肾脏的损害。食醋不可同磺胺类药物一起服用，后者的溶解度在酸性条件会下降，容易在尿道中形成磺胺结晶，刺激尿路，出现尿闭、血尿、尿痛等不适。此外，服用痛风治疗药物时不宜摄入食醋，可服用适量的碳酸氢钠，以减少药物对胃肠的刺激，增加尿液的排泄。

9. 食盐　食盐的主要成分是氯化钠（NaCl），其对某些药物和疾病存在一定的影响。人体内的钠总量为 150g，足够维持血液的容量和渗透压，如果摄入过多食盐，会增大渗透压，使体内的血容量增加，引发充血性心力衰竭和高血压等心血管疾病，而且还会诱发高钠血症。除此以外，摄入过多食盐会造成尿量降低，降低利尿药的效果。所以，对于患有肾炎、心力衰竭、高血压病的人，要严格控制食盐的摄入量，建议每日的食盐摄入量不超过 6g。

10. 脂肪　包括动物来源的脂肪和植物来源的脂肪，脂肪对药物疗效的影响具有两面性，既能使某些药的疗效降低，也能使某些药的疗效增强。如患有缺铁性贫血的患者服用硫酸亚铁时，如果摄入大量脂肪性食物，会导致胃酸的分泌被抑制，因此铁的吸收就会减少；但是在服用灰黄霉素时，可以适当多摄入脂肪，因为灰黄霉素主要在十二指肠吸收，胃部也能吸收少量的药物，进食脂肪含量高的食物会促使胆汁分泌，延缓胃部的排空，促使灰黄霉素的吸收量明显增加；口服脂溶性维生素（维生素 A、维生素 D、维生素 E、维生素 K）或维 A 酸时，可以适当的摄入脂肪，以便药物的吸收、利用，增强疗效。进食脂肪还可以增加酮康唑、螺内酯、卡马西平、双香豆素等药物的疗效。

11. 蛋白质　蛋白质也会影响药物的疗效。如治疗帕金森病服用左旋多巴时，要少进食高蛋白食物，因为高蛋白食物会在肠道内分解，产生大量的氨基酸，阻碍左旋多巴的吸收，降低药物的疗效，但是左旋多巴与长链中性氨基酸是由同一载体送入脑内的，如果患者使用左旋多巴后，出现"开－关"现象，这时可以补充富含长链中性氨基酸的蛋白质，发挥抑制载体的作用，从而使左旋多巴的临床作用发生逆转，缓解"开－关"现象；治疗类风湿关节炎服用糖皮质激素时，可进食高蛋白食物，因为糖皮质激素会加速体内蛋白质的分解，而且还会抑制蛋白质的合成，所以适当摄入高蛋白食物，能够防止体内蛋白质的缺失，避免带来其他疾病；抗结核药异烟肼会干扰鱼肉中蛋白质的分解，造成酪胺和组胺在人体内蓄积，引起中毒，出现头痛、头晕、心悸、麻木、结膜充血、呼吸急促、皮肤潮红、面目肿胀等症状。所以，服用异烟肼时，不宜食用富含酪胺和组胺的鱼肉；服用华法林的患者，摄入高蛋白食物会降低抗凝效果。

12. 葡萄柚汁　主要通过影响肝药酶 CYP3A4 的代谢能力来干扰药物在体内的代谢。葡萄柚汁会抑制肝药酶 CYP3A4 的活性，所以，葡萄柚汁和需要经肝药酶 CYP3A4 代谢的药物同时服会引起药物浓度的增加，造成药物在体内蓄积，增加不良反应的发生风险。

（1）二氢吡啶类钙通道阻滞药：葡萄柚汁会干扰非洛地平、尼索地平、尼莫地平、硝苯地平的代谢，对尼卡地平、尼群地平的代谢也有轻微的影响，不影响氨氯地平。

（2）非二氢吡啶类钙通道阻滞药：葡萄柚汁对 S 型维拉帕米的影响显著高于 R 型。

（3）免疫抑制药：葡萄柚汁会增高环孢素口服制剂的 AUC 和 C_{max}。

（4）羟甲基戊二酸单酰辅酶 A 还原酶抑制药：洛伐他汀、辛伐他汀、氟伐他汀、阿托伐他汀是经过 CYP3A4 代谢的，因此，如果和葡萄柚汁一起服用会引起药物的 AUC 和 C_{max} 增高，增加不良反应发生的风险。

（5）镇静催眠药：葡萄柚汁和咪达唑仑、地西泮、三唑仑、唑吡坦同时服用也会增加药物的浓度，但对阿普唑仑没有影响。

（6）抗生素：克拉霉素、红霉素、阿奇霉素、利福平，这些药物是经过 CYP3A4 代谢，如果服药时食用葡萄柚汁，将会阻碍药物的代谢，使血药浓度增加，加大不良反应的发生率。

（7）其他药物：可待因、曲马多、特非那定、沙奎那韦、氯雷他定、西沙比利等和葡萄柚汁同时服用会显著影响药物的 AUC 和 C_{max}。

【同步练习】

一、A 型题（最佳选择题）

1. 药师在指导患者合理用药时，应同时关注药物、食物和膳食补充剂的相互作用。下列给药方式合理的是（ ）

A. 左甲状腺素钠与钙剂同时服用   B. 华法林与人参同服

C. 异烟肼和牛奶同时服用   D. 利福平与脂肪餐同服

E. 硫酸亚铁与维生素 C 同时服用

本题考点：主要考查饮食对药物疗效的影响。维生素 C 可以促进铁剂的吸收，所以 E 选项正确；钙剂与左甲状腺素钠同服会降低后者的吸收，导致疗效降低；华法林为口服抗凝药，与具有活血化瘀作用的中草药（人参、丹参）发生相互作用，增强华法林的药理作用，延长凝血时间，增加出血风险；异烟肼干扰蛋白质的分解，使组胺在人体内积聚，发生中毒，出现头痛等不良反应。

2. 下列药物中应该在清晨服用的是（ ）

A. 左甲状腺素钠片   B. 氨茶碱片

C. 头孢呋辛酯片   D. 胶体果胶铋胶囊

E. 布洛芬缓释片

本题考点：主要考查服用药物的适宜时间。左甲状腺素钠片应于早餐前至少 30 分钟，空腹时将一日剂量一次性用适当液体送服，进食会影响药物的吸收，所以 A 选项正确；氨茶碱应于睡前服用，哮喘多在凌晨发作，睡前服用能有效控制哮喘发作；布洛芬、吡罗昔康和头孢呋辛酯片应该于餐后服用；胶体果胶铋胶囊应于餐前服用。

3. 以下药物剂型直接吞服可能导致窒息的是（ ）

A. 滴丸剂   B. 泡腾片   C. 舌下片   D. 肠溶片

E. 咀嚼片

本题考点：主要考查用药注意事项。泡腾片是不能直接吞服的，需要用温水浸泡后再服用，直接吞服会释放气体引起患者窒息。

4. 服用药物后容易引起结晶尿，药师在指导患者用药时应告知患者多饮水的药物是（ ）

A. 罗红霉素   B. 头孢地尼   C. 二甲双胍   D. 磺胺甲噁唑

E. 布洛芬

本题考点：主要考查需要注意多饮水的药物有哪些。服用磺胺类药后易形成磺胺结石，多饮水并碱化尿液可防止结石的生成。

5. 患者，男性，45 岁，患有高血压、糖尿病和牙周炎，在服用硝苯地平控释片、二甲双胍片、阿卡波糖片、阿托伐他汀钙片和甲硝唑片。该患者近日中暑后服用藿香正气水（含有乙醇），出现面部潮红、头痛、眩晕等症状。引起该症状的药物配伍是（ ）

A. 硝苯地平和藿香正气水   B. 二甲双胍和藿香正气水

C. 阿卡波糖和藿香正气水   D. 阿托伐他汀和藿香正气水

E. 甲硝唑和藿香正气水

本题考点：主要考查乙醇对药物的影响。甲硝唑会引起乙醛在体内的蓄积，导致"双硫仑样反应"，出现面部潮红、头痛、眩晕等症状。

二、B 型题（配伍选择题）

[6～9 题共用备选答案]

A. 左旋多巴片　　　　　B. 维生素 D 片　　　　　C. 阿莫西林　　　　　D. 非洛地平片

E. 枯草杆菌肠球菌二联活菌

6. 高脂饮食可以促进其吸收的药物是（　　）

7. 和葡萄柚汁同时服用可能升高血药浓度的药物是（　　）

8. 高蛋白饮食在肠内产生氨基酸，会影响其吸收、降低疗效的药物是（　　）

9. 和抗生素同时服用后疗效会降低的药物是（　　）

本题考点：主要考查服用药物的特殊注意事项。维生素 A、维生素 D、维生素 E、维生素 K 属于脂溶性维生素，在服用时多摄入高脂饮食有利于药物的吸收；葡萄柚汁会抑制肝药酶 CYP3A4 的活性，和经 CYP3A4 代谢的药物如他汀类、镇静催眠药、钙通道阻滞药及免疫抑制药一起服用时，会减少这些药物的代谢，升高药物的血药浓度，增加不良反应的发生率；在服用左旋多巴时要注意，减少蛋白质的摄入，否则会影响其吸收，降低疗效；肠道活菌药物和抗生素联用，抗生素会抑制益生菌的活性，降低疗效，所以两药至少要间隔 2 小时服用。

三、X 型题（多项选择题）

10. 用药后不能马上饮水的情形是（　　）

A. 高血压患者服用硝苯地平控释片

B. 心绞痛患者舌下含服硝酸甘油片

C. 口腔炎患者使用复方氯己定含漱液

D. 尿崩症患者服用去氨加压素片

E. 发热患者服用对乙酰氨基酚混悬液

本题考点：主要考查饮水对药物的影响。服用舌下片后不宜马上饮水，会影响药物的疗效；含漱液多为消毒成分，使用后要限制饮水，使药物在口腔内停留，发挥治疗作用；服用去氨加压素后不宜饮水，否则会引起尿潴留，造成低钠血症及其他并发症等。

参考答案：1. E　2. A　3. B　4. D　5. E　6. B　7. D　8. A　9. E　10. BCD

三、疾病管理与健康宣教

【复习指导】本部分内容是属于低频考点，历年考查较少，但会重点考查体重指数的计算及正常范围，患者用药顺从性的宣教。

（一）帮助和促进患者的自我管理

1. 健康生活方式的教育及如何减少危险因素　疾病的预防与治疗除了依赖于药物外，健康的生活方式也是必不可少的。健康生活方式是指有益于健康的行为习惯方式，具体表现为健康的饮食、适量运动、不吸烟、不酗酒、保持心理平衡、充足的睡眠、劳逸结合、讲究日常卫生等。健康的生活方式不仅可以帮助抵御传染性疾病，还是预防和控制心脑血管疾病、消化系统疾病、恶性肿瘤、呼吸系统疾病、糖尿病等慢性非传染性疾病的基础。生活方式不健康会增加疾病的发生风险，而且还会使患有慢性疾病的患者病情加重，严重威胁身体的健康状况。

健康生活方式教育应该有针对性地对不同疾病患者进行，尤其是慢性疾病患者，因为慢性疾病患者需要长期和疾病做斗争，需要通过药物、健康的生活方式等来控制疾病，保持身体的健康。如对高血压患者要告知每日的服药时间，告知低盐饮食，避免情绪较大的波动，保持良好心态，定期测量血压并评估靶器官的损害程度。对于糖尿病患者，一定要从饮食、血糖监测上进行教育，告知患者要严格管理饮食，避免摄入升糖指数高的食物，戒烟限酒，监测血糖、血压、血脂水平，适当运动，避免糖尿病并发症的发生，并且定期筛查心脑血管等疾病。对于骨质疏松患者，告知钙剂、维生素 D 的补充，并且告知在进行抗骨质疏松治疗的同时，适当增加一些户外活动，如散步、打太极、晒太阳等，既能促进钙的吸收、沉积又能增强骨骼，但需要对患者进行防跌倒的宣传教育。

人体的健康常用参数如下。

（1）人体体重指数（BMI）＝体重（kg）／身高^2（m^2），中国人 BMI ＜ 18.5 为体重过低，BMI 18.5 ～ 23.9 为正常体重，BMI 24 ～ 27.9 为超重，BMI ≥ 28 为肥胖。

（2）肥胖的腰围标准：男性＞ 90cm，女性＞ 85cm。另外，应用腰臀比反应腹部内脏脂肪的堆积。

（3）正常血压＜ 140/90mmHg。

（4）血脂水平：低密度脂蛋白胆固醇 LDL－C ＜ 3.1mmol/L，甘油三酯＜ 150mg/dl 或 1.7mmol/L。

（5）血糖水平：空腹血糖＜ 6.1mmol/L，糖负荷后 2 小时血糖＜ 7.8mmol/L。

2. 教育患者，提高用药顺应性　顺应性也是依从性，即患者遵照医师的规定进行治疗、执行医师医嘱的安排的行为。顺应性对患者的药物治疗成功与否具有重要的意义。若患者不听从治疗安排，不按照要求服用药物，则不能达到预定的治疗目的和疗效，反而可能出现一些不良反应。患者顺应性差的原因有很多，包括患者未能完全理解医嘱交代、导致用药剂量、时间、给药方法错误；医师制定的给药方案过于复杂，治疗方案与日常工作生活发生冲突，不能完全执行；药物发挥作用的时间较慢或疗效不明显，甚至发生不良反应，导致患者自行调整药物剂量或换药、停药；此外，药品的包装质量、剂型、颜色、口味等也会影响患者的服药顺应性；还有一些患者由于经济问题而停用药物。因此，药师有责任和义务对患者进行用药教育，宣传药品知识，采取适当的措施，以提高患者的顺从性。

（1）药师和医师一起参与患者用药方案的制定，简化患者的治疗药物种类，减少不必要的药物，避免多药并用。

（2）调整患者所用药物的剂型，能口服尽量口服，能减少给药次数尽量避免一日多次服药，如使用半衰期较长的药物或缓、控释制剂，一日 1 ～ 2 次给药。

（3）针对性地选择药物，根据不同人群的生理及心理特点选用药物，如儿童及老年人避免选择过大的药片，儿童可以选择有甜味的药品。

（4）在对患者进行用法用量、注意事项、可能产生的不良反应交代时，要用通俗易懂、简洁的言语进行告知。对老年人或耳聋、记忆力差的患者更要有耐心，有监护人陪同的，一定要同时向监护人交代，并且在药袋或药盒上写清楚各项事宜，防止错服、漏服、误服。

（5）向患者强调药物治疗的重要性，对于效果不易察觉或起效慢的药物，应特别提示患者，告知应坚持服药，不可自行停药、换药。

（6）告知患者如何鉴别哪些是严重不良反应，若发生不良反应，应该采取哪些措施，如果遇到一些自己不能判断的情况时要及时与医师联系，千万不能自作主张。

（7）对于记忆力差的老年患者可使用小药盒（分药盒），或建议家属、照料者监督其服药，增强用药顺应性。

3. 小药盒的使用和用药记录　为提高患者用药的依从性，人们设计了人性化的分时小药盒，可部分解决患者漏服药物的问题。将每日或每周的药按早、中、晚顺序依次摆放至小药盒内，可直观的提示是否存在漏服的情况。而对于记忆力较差的老年人，可以选择电子药盒，设置服药提示铃声，可提高用药依从性。此外，制作用药记录列表，将所用药物全部记录在列表上，用药记录也可以提高用药顺应性，服药后在用药列表上进行标记，既可以防止重复服药，又可以方便医师或药师进行用药方案的调整。

（二）多重用药的识别及管理

老年人随着年龄的增长，机体功能的下降，常常患有多种慢性疾病，需要同时服用多种治疗药物，即多重用药。目前，多重用药的定义尚无统一的公认标准，欧洲的研究主要根据药物的种类（5 种或 5 种以上），而美国的研究则主要根据药物是否是临床需要的来判断。从理论上推测，若同时使用 2 种药物，不良药物相互作用的发生率为 13%，5 种药物为 58%，7 种或以上药物增至 82%。多重用药可能导致一系列不良结局，如增加药物不良反应发生的风险、药物间发生相互作用，影响药物疗效，甚至带来不良反应、患者用药顺应性降低、增加药物相关住院率及治疗费用和增加老年综合征的发生风险等。

老年患者普遍存在多重用药的问题，老年患者除了服用医师的处方药物，还经常自行去药店买药，包括非处方药品、保健品和中草药、民族药等。老年患者因为生理、病理等众多因素的影响，造成用药顺应性较低。此外，如果服用药品的适应证不适宜，服用药物种类和服药次数过多，会使药物间的相互作用及不良反应发生率增加，从而降低老年患者的用药顺应性，甚至增加死亡率。特别是使用华法林、利福平、地高辛、氨甲蝶呤等药物时，又在服用其他多种药物，可能会引发严重不良反应。医师及药师可以根据临床经验，参考老年人合理用药的辅助工具，如 Beers 标准、STOPP/START 标准等，从以下几个方面来尽量避免多重用药。

1. 把握疾病的主要矛盾　老年患者的一些临床情况可通过调整生活方式、饮食习惯，适当加强运动等措施来解决，而并不需要通过药物治疗。因此对于患有多种疾病，需要多种药物控制病情的老年患者来说，需要抓住诸多疾病中的主要矛盾，对于辅助治疗药物或疗效不明显的药物可以暂停使用，同时结合生活方式、饮食习惯等来辅助治疗疾病。此外，医师在给老年患者诊疗过程中，需要充分了解患者的疾病情况和用药史，抓住主要的矛盾，再作出判断，是否有必要开具新的治疗药物，权衡利弊，避免不必要的增加所用药物种数。

2. 全面考虑药物的相互作用及药物对疾病的影响　老年患者因为常常多种药物并用，药物与药物、药物－机体－药物之间都会产生相互作用，改变了药物原来的体内过程、组织对药物的感受性、药物的理化性质，产生单种药物不具备的药理作用或不良反应。药物的相互作用包括：药动学的相互作用、药效学的相互作用、药剂学的相互作用。如在服用胃黏膜保护药时服用胃肠促动药会降低其疗效，因为胃肠促动药会促进药物随胃肠道的蠕动，减少药物在胃内的停留，降低其作用时间；一些肝药酶诱导药（如苯妥英钠、利福平、卡马西平等）或抑制药（西咪替丁、甲硝唑、克拉霉素）会降低或增强药物的血药浓度，影响疗效。在药物治疗方案制定的时候需要充分考虑以上因素，避免药物之间的相互作用，防止发生严重不良反应。对于一些治疗窗口较窄，危险系数较高的药品，合并用药时要更加谨慎，如心力衰竭患者同时服用呋塞米和地高辛，老年患者由于肝肾功能降低，减缓了地高辛的代谢、排泄，从而大大增加了地高辛中毒的风险。患者自行购买的中草药、营养保健品等，在使用时要排除和已用药物之间的相互作用，最好不要一起服用。

3. 避免重复用药 重复用药是医师为老年患者开具处方时常见的问题。老年人常患有多种慢性疾病，长期用药，每当疾病有进展或出现新的症状时，若医师未能全面了解患者用药史，开具了新的类似药品，却没有调整之前的处方，便造成重复用药。重复用药不但会增加患者的经济负担，而且还会带来许多潜在的危险。由于目前市面上销售的药品种类繁多，一种药品可能有许多厂家生产，并取了不同的商品名，而不同医院选用同一药品的生产厂家往往有所不同，所以要注意通过检索通用名来对处方进行审核，避免出现重复用药。

4. 多重用药的管理策略 制定患者的用药列表，然后详细询问患者的用药情况，全面了解患者曾经及目前正在服用的药物，准确记录所服药品种类、剂量及用药时间。对用药列表进行核查，判断出哪些是治疗疾病的主要药物，哪些是次要的治疗药物，哪些是不适合老年人使用的药物，哪些是不必要的药物，哪些药物之间的相互作用存在潜在的危险性，对这些药物需要特别监测，必要时应停药。药师严格执行药物审核制度。药师从患者入院开始核查院前用药情况，入院后在治疗期间到出院带药都需要进行药物审核，从而减少不必要的多药并用。

（三）物质滥用与成瘾

在推动合理用药，对患者进行健康教育的实施过程中，应对物质滥用的危害性有更深入的宣传教育。精神活性物质滥用简称为"物质滥用"，是一个全球范围内的重大公共卫生问题。精神活性物质滥用不但会对个体造成严重的损害，而且还可能带来严重的公共卫生问题和社会问题。

影响人体精神活动的物质通常被称为精神活性物质，包括违禁物质及非违禁物质。违禁物质包括麻醉药品、精神药物等，如镇静催眠药、阿片类、含有可待因和麻黄碱的镇咳类处方药等；非违禁物质如烟草、乙醇等。人们通过各种形式使用精神活性物质，所达到的使用程度也不尽相同，有的人偶尔使用，有的人长期使用，精神活性物质的使用是造成全球疾病和伤残负担的主要因素之一。精神活性物质的使用会产生物质依赖性，物质依赖性是指一些精神活性物质（或药物）具有的特殊神经、精神毒性。使用依赖性物质不但会让人产生愉悦的精神面貌，而且会诱发人体对欣快感的强烈渴望，迫使人们无止境的渴求依赖性物质的使用，从而导致自行的、非医疗目的大量、反复的使用，导致药物成瘾及出现精神错乱和其他异常行为，即为"物质滥用"或"药物滥用"。精神物质滥用的主要危害可分为 4 类：①对身心健康的危害。滥用者产生身体、精神依赖性，对身体健康既有长远的影响，如乙醇导致肝硬化及其他慢性疾病；又有急性和短期的危害，如阿片类和乙醇过量使用导致中毒。②对家庭的危害。滥用者在自我毁灭的同时，也破坏自己的家庭，长期精神物质滥用需要大量的钱财，使家庭陷入经济困境，甚至家破人亡。③对社会生产力的巨大破坏，造成社会财富的巨大损失和浪费。④对社会稳定的危害。诱发各种违法犯罪活动，扰乱社会治安，给社会的稳定性带来巨大威胁，如不能工作或不能履行家庭义务。

青少年和青壮年是生理、心理发展的关键阶段，这一阶段容易染上药物滥用并且上瘾。每日约有 3000 名美国青少年尝试吸烟，我国部分地区调查显示 23.6% 的中小学生尝试过吸烟。一些青年人是知道药物滥用会上瘾，还会带来危害，但这些青年人仍然在滥用。主要的原因是他们低估了物质滥用带来的危害会有多么严重，而且过于自信的认为自己容易戒断。此外，个人因素、社会因素和人口学因素均会对药物的滥用产生影响。老年人由于生理、心理、慢性疾病、社会等多方面因素的影响，也容易发生物质滥用。酗酒在 50 岁以上人群的物质滥用问题中最为主要；处方药物使用错误也是老年人群中一个重要的问题；睡眠障碍及慢性疼痛是老年人常见疾病及综合征，镇静催眠药物及镇痛药物的适当使用对于提高老年人生活质量具有重要意义，但是，如果不适当使用会导致药物成瘾，药物之间产生相互作用，甚至引发严重的不良反应。

药物滥用的诊断及治疗应在正规的医疗机构进行，药师可在预防及患者教育工作中发挥作用：①对处方药物的管制。严格按照药品管理制度对麻醉药品、精神药品、镇静催眠药品进行管控，没有处方的患者一律不得发药，在调剂药品时仔细审核处方，查对开具药物是否适宜、药物的剂量是否过大、疗程是否过长；注意经常来购买此类药品的患者，查明是否有相关的诊断及用药目的，必要时和开具处方的医生进行沟通，进行确认。②对非处方药物的管制。患者在自行购买感冒药、镇咳药等时，要对患者进行教育，告知一些药物中含有麻黄素、可待因、咖啡因等精神药物，应避免长期使用，防止成瘾。③关注老年患者。许多老年人因为存在睡眠障碍，需要长期服用镇静催眠药物，对于初次诊断睡眠障碍、初次使用这类药物的患者，可建议小剂量的使用短效、成瘾性低的非苯二氮䓬类镇静催眠药物。④药物滥用宣教。对于已经发生药物滥用的患者，如长期嗜酒，服用精神、麻醉药物的人，应告知药物滥用的危害性，建议接受治疗。

（四）疾病预防和保健

随着社会的进步，国家的发展，人们的平均寿命在不断地提高，人民生活水平的不断提高，使人们对待疾病的观念也在逐渐从治疗转变为预防，通过健康的生活方式来提升身体素质，通过服用营养保健品来增强体质，预防疾病的发生。目前已有研究表明，在影响人类寿命的因素中，生活方式占 60%，遗传因素占 15%，社会因素占 10%，医疗占 8%，环境因素占 7%。可见生活方式对于健康长寿起到了关键性的作用，远超过医疗。养生保健最重要的是要有健康的生活方式，包括合理的膳食摄入、坚持不懈的运动锻炼、工作和休息相结合，积极参与家务劳动和社会活动，适当参与家庭、同事、朋友之间的娱乐活动，以及保持良好的心态，遇事不急躁，保持积极乐观态度。在健康的生活方式上再采取药物进行养生保健。

一些营养保健品、中草药制剂等在美国统称为膳食补充剂，主要包括维生素、矿物质、草药或其他植物、氨基酸及一些其他饮食中的成分，如酶类等。这些膳食补充剂可以作为日常饮食中摄取营养成分不足的补充，发挥保健及预防疾病的作用。但这些膳食补充剂也并非适合所有人，应该有针对性地挑选适合的补充剂才能发挥营养成分的最佳效果。如复合维生素一般适合于饮食不规律者、孕妇、老年人和儿童，作为对维生素、矿物质和微量元素的补充，并预防妊娠期因缺铁和叶酸所致的贫血等，而市场上复合维生素产品的各种成分含量也不尽相同，应根据需求者的实际情况进行选择补充；钙剂一般适合于儿童、孕妇、绝经后女性、骨质疏松患者及老年患者，这类人群较难从饮食中摄取足够剂量的钙，因此需要适当补充钙和维生素 D；氨基酸类、脂肪乳适合于消化功能差、创伤及手术后患者，健康人群可通过饮食摄入充足的蛋白质，不必额外补充。合理的饮食结构是获取营养成分最简单有效的途径，膳食补充剂只能起到补充作用，不可能替代新鲜的食物，更不能替代药物起到治疗疾病的作用。不建议存在多种慢性疾病且需要长期药物治疗的患者擅自添加多种膳食补充剂，尤其是老年人。老年人普遍存在肝肾功能下降，在此基础上再大量加用各种补充剂，必然会增加肝、肾对药物代谢与排泄的负担，反而对机体造成伤害。补充剂与药物之间在吸收、分布、代谢、排泄等多个环节会发生复杂的相互作用，除了影响药物的治疗效果，也容易增加药物不良反应的发生率。如左甲状腺素钠是甲状腺功能减退患者的替代治疗药物，而钙剂若与左甲状腺素钠同时服会降低后者的吸收，导致疗效降低；华法林为口服抗凝药，可能与多种具有活血化瘀作用的中草药（人参、丹参、银杏叶等）发生相互作用，这类中草药可以增强华法林的药理作用，延长凝血时间，增加出血风险。

对患者进行教育，告知患者膳食补充剂对健康有一定益处，但要适度，不可盲目听信偏方或过度夸张的媒体广告，应多咨询医师、药师，待评估后根据患者的生理、疾病状态选择适量的膳食补充剂进行补充。

【同步练习】

一、A 型题（最佳选择题）

1. 患者，女性，身高 160cm，体重 50kg，腰围 60cm，其体重指数（BMI）是（　　）

A. 19.5　　　　　B. 20.3　　　　　C. 28.2　　　　　D. 30.1

E. 32.0

本题考点：主要考查体重指数的计算，体重指数（BMI）= 体重（kg）/身高^2（m^2），即 $50/1.6^2 = 19.5$。

2. 根据 WHO 糖尿病专家委员会报告（1999），正常的空腹血糖是（　　）

A. ＜4.0mmol/L　　　　　　　　　　B. ＜5.1mmol/L

C. ＜6.1mmol/L　　　　　　　　　　D. ＜7.0mmol/L

E. ＜8.0mmol/L

本题考点：本题主要考查正常血糖值的标准。正常血糖水平：空腹血糖＜6.1mmol/L，糖负荷后 2 小时血糖＜7.8mmol/L。

3. 肥胖的腰围标准是（　　）

A. 男性＞80cm、女性＞70cm　　　　B. 男性＞85cm、女性＞80cm

C. 男性＞90cm、女性＞85cm　　　　D. 男性＞95cm、女性＞85cm

E. 男性＞100cm、女性＞90cm

本题考点：本题主要考查肥胖的腰围标准。肥胖的腰围标准：男性＞90cm，女性＞85cm。

二、B 型题（配伍选择题）

［4～7 题共用备选答案］

A. BMI＜18.5　　　　　　　　　　　B. BMI 为 18.5～23.9

C. BMI 为 23.9～27.9　　　　　　　　D. BMI 为 24.0～27.9

E. BMI≥28.0

4. 体重指数（BMI）判断为体重过低的标准是（　　）

5. 体重指数（BMI）判断为正常体重的标准是（　　）

6. 体重指数（BMI）判断为超重的标准是（　　）

7. 体重指数（BMI）判断为肥胖的标准是（　　）

本题考点：主要考查体重指数，体重指数（BMI）= 体重（kg）/身高^2（m^2）。中国人 BMI＜18.5 为体重过低，BMI 18.5～23.9 为正常体重，BMI 24～27.9 为超重，BMI≥28 为肥胖。

三、X 型题（多项选择题）

8. 容易造成"药物滥用"的药物有（　　）

A. 地西泮　　　　　B. 吗啡　　　　　C. 咖啡因　　　　　D. 麻黄碱

E. 氯沙坦

本题考点： 本题主要考查"药物滥用"的常见物质及药物。药物主要包括麻醉药品、精神药物等，如镇静催眠药、阿片类、含有可待因和麻黄碱的镇咳类处方药等；物质如烟、乙醇等。

9. 导致患者顺应性差的原因有（　　）

A. 患者未能完全理解医嘱交代

B. 医生制定的给药方案过于复杂

C. 治疗方案与日常工作生活发生冲突，不能完全执行

D. 药物发挥作用的时间较慢或疗效不明显

E. 服用药物后发生不良反应

本题考点： 本题主要考查导致患者顺应性的原因。患者顺应性差的原因有很多，如患者未能完全理解医嘱交代，导致用药剂量、时间、给药方法错误；医师制定的给药方案过于复杂，治疗方案与日常工作生活发生冲突，不能完全执行；药物发挥作用的时间较慢或疗效不明显，甚至发生不良反应，导致患者自行调整药物剂量或换药、停药；此外，药品的包装质量、剂型、颜色、口味等也会影响患者的服药顺应性；还有一些患者由于经济问题而停用药物。

参考答案： 1. A　2. C　3. C　4. A　5. B　6. D　7. E　8. ABCD　9. ABCDE

第4章 用药安全

一、药物警戒

【复习指导】本部分内容较简单,历年偶考。其中,药物警戒的重要作用、信号和工作内容需要熟练掌握。

"药物警戒"的概念最早由法国人1974年创造,第一届中国药物警戒研讨会于2007年年底召开,对我国药物警戒相关工作的开展起到积极推进的意义。

(一)药物警戒的概念

药物警戒是发现、评价、认识和预防药品不良反应或其他任何可能与药物有关问题的科学研究与活动。它贯穿于药物发展的整个过程,不仅涉及药物的不良反应,还涉及药物治疗错误、药物滥用、药物和食物的不良相互作用等其他与药物相关的问题。

1. 药物警戒的目的

(1)评估药物的效益、危害、有效性和风险,促进药物安全、合理和有效地使用。

(2)防范与用药相关的安全问题,提高患者用药及辅助医疗方面的安全性。

(3)教育患者药物相关的安全问题,增强关于用药的知识。

2. 药物警戒的意义

(1)促使完善药品监管相关的法律法规。

(2)提高公众的健康意识,促进用药安全性。

(3)评价药品使用的利弊、有效性及风险,促进合理用药。

3. 药物警戒的作用

(1)药品上市前风险评估:如"仙牛健骨颗粒"Ⅲ期临床试验过程中连续发生严重不良事件,确认后责令终止了该临床试验,避免上市后带来的安全风险。

(2)药品上市后风险评估:如"拜思亭(西立伐他汀)"和"万络(罗非昔布)"撤市事件。

(3)发现药品使用环节的问题:超适应证、超剂量、违反操作规程用药(给药间隔、给药速度、溶解顺序等)、不合理联合用药等。如2012年阿糖腺苷(抗病毒药)错误输入音似药品阿糖胞苷(抗肿瘤药)是导致严重后果的典型案例。

(4)发现和规避假、劣药品流入市场:如齐二药"亮菌甲素事件"。

(二)药物警戒的信号

1. 信号来源

(1)被动监测:采用自发报告体系(SRS)。优点:监测范围广、迅速、时间长;缺点:在未知的药物不良事件因果关系评估方面具有不确定性,漏报问题大,难以定量。

(2)主动监测:通过执行预设的方案来全面检测不良事件的整体情况。常用方法包括定点监测和处方事件监测。在对个例患者的不良事件检测中,主动监测较被动监测可获取更全面的数据信息。

(3)期刊发表的病例报道:如《中国药物警戒》等都有药品不良反应的报道。缺点:报告数量有限,时间延滞较长,在警戒信号产生中的作用受限。

(4)其他来源:病例随访、登记等。

2. 信号种类

（1）确认的信号：有明确风险，应采取必要措施降低风险。

（2）尚不确定的信号：有潜在风险，需密切监测。

（3）驳倒的信号：不存在风险，不需采取措施。

（三）药物警戒的工作内容

1. 药物警戒的主要工作内容

（1）早期发现药品未知的不良反应和相互作用。

（2）监测药品已知不良反应的增长趋势。

（3）分析药品不良反应的可能机制和风险因素。

（4）对风险/效益评价进行定量评估分析，促进药品监督管理和临床用药。

2. 药物警戒与药品不良反应监测的异同点　药物警戒和药品不良反应监测有相似之处，它们的主要目的都是为了促进临床合理用药，保障用药安全。但两者工作内容也有较大的区别。药物警戒是贯穿药物发展的始终，它包括了药物从研发到上市整个过程，而药品不良反应监测仅针对上市药品。因此从工作内容看，药物警戒的范围大于药品不良反应监测。两者的区别在于以下几方面。

（1）检测对象不同：药物警戒除了合格药品之外，还包括低于标准的药品、药物及食物的不良相互作用等；药品不良反应监测的对象仅为合格药品。

（2）工作内容不同：药物警戒包括除了药品不良反应以外的工作，如药物滥用、药物相关死亡率的评价等。

（3）工作本质不同：药物警戒是针对药物安全性评价主动开展的工作；而药品不良反应是一种相对被动的方法，是对于药物使用过程中不良信息的收集、分析等工作。药物警戒比药品不良反应更系统、更全面。

【同步练习】

一、A 型题（最佳选择题）

1. 下列不良事件中，属于假、劣药事件是（　　　）

A. 康泰克 PPA 事件

B. 万络（罗非昔布）事件

C. 亮菌甲素事件

D. 拜斯亭（西立伐他汀）事件

E. 阿糖胞苷儿科事件

本题考点： 药品警戒的重要作用。PPA 即苯丙醇胺，会增加出血性脑卒中的危险，中国国家药品监督管理局于 2000 年年底发布了《关于暂停使用和销售含苯丙醇胺药品制剂的通知》，在 15 种被暂停使用和销售的含 PPA 的药品中包含了中美史克生产的康泰克和康得两种产品。罗非昔布由于上市后风险评估发现增加患者心肌梗死的风险，导致全球撤市。亮菌甲素事件指齐齐哈尔第二制药厂用"二甘醇"代替"丙二醇"制造假亮菌甲素注射液导致患者死亡的事件。西立伐他汀上市后，美国 FDA 药物不良反应监测中心接到全美各地发来的有关西立伐他汀存在严重副作用的多起报告，共计发现 400 多例横纹肌溶解症，其中 31 人不治身亡，之后医药公司主动全球撤回。阿糖胞苷由于声似的原因引起用药错误，给患者带来严重伤害。

2. 在下列药物警戒信号来源中，对不良事件个例患者的监测数据较为全面的是（　　）

A. 主动监测　　　　B. 被动监测　　　　C. 病例报道　　　　D. 病例随访

E. 病例登记

本题考点：药物警戒信号的来源。

3. 在下列药物警戒信号来源中，采用自发报告体系，监测范围广，但漏报问题大的是（　　）

A. 主动监测　　　　B. 被动监测　　　　C. 病例报道　　　　D. 病例随访

E. 病例登记

本题考点：药物警戒信号的来源。

二、B 型题（配伍选择题）

[4～6 题共用备选答案]

A. 确认的信号　　　　B. 尚不确定的信号　　　　C. 驳倒的信号

4. 有明确的风险，有必要采取措施以降低风险的是（　　）

5. 并不存在风险，目前不需采取措施的是（　　）

6. 有潜在的风险，需要继续密切监测的是（　　）

本题考点：信号的种类。

三、X 型题（多项选择题）

7. 药物警戒的主要工作内容包括（　　）

A. 早期发现药品未知的不良反应和相互作用

B. 监测药品不良反应的动态和发生率

C. 对风险/效益评价进行定量评估分析，促进药品监督管理和临床用药

D. 分析药品不良反应的可能机制

E. 分析药品不良反应的风险因素

本题考点：药物警戒的工作内容。

参考答案：1. C　2. A　3. B　4. A　5. C　6. B　7. ABCDE

二、药品不良反应

【复习指导】本部分内容较简单，历年多以 B 型题考查。其中，药品不良反应监测的目的和意义、因果关系评价原则需要熟练掌握。

（一）药品不良反应的定义

我国《药品不良反应报告和监测管理方法》将药品不良反应（ADR）定义为合格药品在正常用法用量下出现的与用药目的无关的有害反应。将产生治疗失败、药物过量、药物滥用，不易从用药和用药差错等情况排除。

此外，药物治疗过程中发生的任何不良医学事件可称为药品不良事件（ADE）。药品不良事件包括：药品不良反应、用药失误、药物滥用、药品标准缺陷、药品质量问题等。

（二）药品不良反应的分类

1. 药品不良反应新分类　由于传统分类方法有局限性，最近提出了对于药品不良反应的新分类方法。

（1）A 类反应：又称扩大反应。最常见，可预知，呈剂量相关性，停药或减量可部分或完全改善。

（2）B 类反应：又称微生物反应或过度反应。可预测，但与 A 类反应不同之处在于药品的药理作用是针对微生物而非人。如耐碳青霉烯类肠杆菌科细菌的过度生长等。

（3）C 类反应：又称化学反应。以药物或其赋形剂引起的化学刺激为主。如药物外渗反应、静脉炎、药物接触性皮炎等。

（4）D 类反应：又称给药反应。因药物特定的给药方式引起的不良反应，若更改给药方式，不良反应即可停止，如注射液中肉眼不可见微粒引起的血管栓塞等。

（5）E 类反应：撤药反应。只发生在停止给药或者给药剂量突然减少后。如阿片类药物、苯二氮䓬类药物等常引起撤药反应。

（6）F 类反应：家族性反应。有家族聚集性，不良反应特性由家族性遗传疾病决定。如 G6PD 缺乏症。

（7）G 类反应：基因毒性反应。某些药物可能损伤基因，造成致癌、致畸等不良反应。

（8）H 类反应：又称过敏反应。较为常见且类别较多，无法预测，与剂量无关。

（9）U 类反应：又称未分类反应，指机制不明确的不良反应，如药物引起的金属味觉等。

2. 按不良反应的性质分类

（1）副作用：指药品按正常用法用量使用时出现的与用药目的无关但与药理性质相关的作用。

（2）毒性作用：由于患者个体差异等，药物的治疗量造成的器质性损害。如氨基糖苷类药物的耳毒性。

（3）后遗效应：指停药以后，血药浓度下降至有效水平以下仍存在药理效应。停药后血药浓度低于最低有效浓度时仍存在生物效应，如服用某些镇静催眠药引起的宿醉现象。

（4）首剂效应：指患者在初服某种药物时，由于机体对药物还未适应而引起的不可耐受的强烈反应，如 α_1 受体阻滞药哌唑嗪，首剂效应有直立性低血压等。

（5）继发效应：指由于药物的治疗作用所引起的不良反应，一般不发生在首次用药时。如青霉素治疗钩端螺旋体时引起的赫氏反应。

（6）变态反应：也称过敏反应。临床表现为皮疹、过敏性休克等。

（7）特异质反应：与遗传相关，大多是由于机体缺乏某种酶。如葡萄糖-6-磷酸脱氢酶（G6PD）缺乏者，服用伯氨喹、磺胺、呋喃妥因等药物可引起发绀、溶血性贫血等。

（8）依赖性：由于反复使用药物所引起的生理或心理上对药物的依赖状态，如阿片类药物。

（9）停药综合征：由于长期服用某些药物，突然停药或减量过快可能引起机体不适，出现戒断现象等，如 β 受体阻滞药突然停用可能出现心悸等症状。

（10）致癌、致畸、致突变作用：此类作用早期不易发现，发生延迟。如异维 A 酸、环磷酰胺等已证实或高度怀疑有致畸作用，在妊娠前 3 个月内应避免使用。

（三）药品不良反应发生的原因

1. 药物因素

（1）药物本身的作用：①药物选择性。如许多药物缺乏一定的靶向性，在实现治疗目的过程中，也对无关的脏器功能有一定的影响。如抗肿瘤药，不仅能杀死肿瘤细胞，也能杀伤宿主功能活跃的正常细胞。②药物的质量。同一种药物，因生产厂家不同，制剂技术差别，杂质去除率不同，从而导致其不良反应的发生率也不同。如青霉素类本身不是常见过敏原，导致患者过敏的是合成、生产青霉素过程中产生的杂质（如青霉噻唑、青霉素烯酸、青霉唑胺等高聚物）。③药物的添加剂。药物添加剂指药物在生产过程中加入的稳定剂、着色剂等，这些高分子杂质也可能引起不良反应如过敏等。

（2）药品之间不良的相互作用：如红霉素与抗凝血药华法林合用可增加华法林的作用，出血倾向增大。

2. 患者因素

（1）年龄：如老年人脏器功能衰减，药物的代谢和排泄相较于年轻人更慢，更易发生药品不良反应。

（2）性别：如男性、女性血液中某些激素的含量不同导致某些药品的不良反应发生率有性别差异；此外，女性在特殊生理期如妊娠期、哺乳期，由于药物代谢过程的改变，可能更易出现某些药品不良反应。

（3）种族差异、个体差异：药物多数经肝 CYP450 酶代谢，遗传差异可能使部分患者对某些药物的代谢能力降低，从而引起药物或其代谢产物蓄积，在常规剂量即可出现毒性反应。如伏立康唑可经 CYP2C19、CYP2C9、CYP3A4 代谢，其中 CYP2C19 在伏立康唑的代谢中有重要作用，CYP2C19 具有基因多态性，慢代谢患者的药物暴露量是快代谢患者的 4 倍。

（4）患者的病理状态。

（5）其他：患者的生活习性、饮食习惯等可能影响药物的代谢和疗效，如吸烟、嗜酒的患者。

3. 其他　如药物给药时机，有些药物对胃刺激性较大，应尽量餐后服用等。

（四）药品不良反应的预防原则

由药品不良反应发生的原因可知，药品不良反应的影响因素很多，部分问题属于无法避免的，但部分问题可通过我们的一些措施来防止发生。因此注意以下几点可预防、减少药品不良反应的发生。

1. 询问患者及其家族的食物、药物过敏史。

2. 老年人、小儿（尤其是新生儿）、孕妇、哺乳期妇女、肝肾功能不全患者等特殊人群的用药，应根据特殊人群的特点谨慎使用药物。

3. 避免不必要的重复或联合用药，据统计，合并用药≤5 个品种时，不良反应发生率约为 4%，＞5 个品种时不良反应发生率为 27.3%，因此控制用药数目，抓住主要矛盾选择治疗药物。

4. 使用新药时应掌握其相关资料，慎重使用并严密观察。

5. 定期监测器官功能：如肝肾功能、听力等。

6. 注意观察药品不良反应的早期症状，以便及时处理。

7. 注意药品的迟发反应：如致癌、致畸作用常发生于用药数月或数年后。

（五）药品不良反应的监测

1. 监测的目的和意义

（1）弥补药品上市前因研究限制而未发现的不良反应。

（2）减少药品不良反应的危害，及时发现重大药害事件。

（3）促进新药的研制开发。

（4）促进临床合理用药。

2. **常用的监测方法**

（1）病例报告和病例系列：病例报告是单个患者暴露某种药物发生药品不良反应的报告。病例系列是对曾暴露同一药物的一批患者发生的药品不良反应进行评价和描述形成的报告。它们对于药品的安全信号是有用的，但难以确定药物与不良反应间的因果关系及定量评估药品不良反应的发生率。

（2）自愿呈报：是指国家或地区建立的专门的药品不良反应登记处和药品不良反应监测中心，收集、整理自愿呈报的药品不良反应的资料，并进行反馈。

（3）病例对照研究：是一种回顾性的研究。这种方法可针对药品不良反应的多种危险因素进行研究。

（4）药物流行病学研究（队列研究、Meta 分析）：队列研究是对未暴露某药和曾暴露于某药的患者发生的一种或多种药品不良反应进行比较所作的研究。Meta 分析是系统评估临床试验资料的有用方法，虽然通常用于药物疗效的评估，但也可用于系统地研究药品不良反应。

（5）集中监测：是指在一定时间、一定范围内根据不同的研究目的，进行的病源性和药源性的监测，该监测方法一般采取重点医院监测和重点药物监测结合进行。

（6）记录链接：是指通过数据库将各种信息链接起来，可能会发现与药物有关的事件，从而发现药物的不良反应。如通过研究苯二氮䓬类药物与交通事故之间的联系，证实这类药物有嗜睡等不良反应，从而建议高空作业者、驾驶员等谨慎服用。

（7）其他。

3. **药品不良反应程度分级标准**

（1）轻度：有症状出现，但非常轻微，一般无须治疗。

（2）中度：指不良反应症状明显，重要器官或系统功能有中度损害。

（3）重度：指重要器官或系统功能有严重损害，缩短或危及生命，需要停药或紧急处理。

4. **药品不良反应因果关系评价原则** 药品不良反应因果关系评价是药物安全性监测管理中一项复杂且重要的步骤。在上报可疑的不良反应时，需要对其因果关系进行分析，以判断是否由所使用的药品或其他因素引起。因果关系主要依据：时间相关性、文献和理性、撤药结果、再次使用药物结果和其他影响因素这五点。

目前，我国推荐采用药品不良反应/药品不良事件评价方法主要为 UMC 法［属世界卫生组织（WHO）的方法］，根据其基本原理，将关联性分为 6 个级别：肯定、很可能、可能、可能无关、待评价、无法评价。涉及的评价标准共 5 条：①用药时间与不良反应出现的时间是否有合理的先后顺序？应用药在前，不良反应出现在后。②可疑的不良反应是否符合该药已知不良反应？但若不符合，也不可随意否定，可能发现新的不良反应。③停药或减量后，可疑不良反应是否减轻或消失？④再次接触可疑药品是否再次出现相同的反应？⑤所怀疑的不良反应是否与患者的合并用药、临床状态或其他疗法的影响来解释？具体关联程度级别判定方法见表 4-1。

表 4 – 1　药品不良反应关联程度级别判定

级别	评价标准				
	(1)	(2)	(3)	(4)	(5)
肯定	+	+	+	+	−
很可能	+	+	+	?	
可能	+	±	±?	?	±?
可能无关	−		±?	?	±?
待评价	需要补充材料才能评价				
无法评价	评价的必需资料无法获得				

注：+表示肯定；−表示否定；±表示难以肯定或否定；? 表示情况不明

肯定：用药和不良反应发生时间有合理的顺序性。停药后反应迅速减轻、好转或停止（受免疫状态影响，某些不良反应可能出现在停药的数日之后）；再次使用时，不良反应再次出现，且可能明显加重；同时排除基础疾病等其他因素影响；此外还有文献资料等佐证。

很可能：没有重复用药史，其余同"肯定"；或虽有合并用药，但基本可排除其导致不良反应的可能性。

可能：用药与不良反应发生时间关系密切，伴文献资料佐证。但是引发不良反应的药品有多种，或者原发疾病病情进展等其他因素不能排除。

可能无关：用药与发生不良反应时间关系不密切，表现与该药已知的不良反应不完全相同，可能与患者的原发疾病发展有类似的临床表现。

待评价：内容填写不全，需补充后再评价；或因果关系无法定论，缺少相关文献资料。

无法评价：报表缺项过多，资料无法补全，因果关系难定论。

5. 不良反应的报告范围　药品不良反应报告原则为可疑即报，报告者不需要等药品与不良反应的关系确定后才上报。

根据《药品不良反应监测管理办法》中第十三条的规定，我国的药品不良反应报告范围包括：①对上市 5 年以内的药品和列为国家重点监测的药品，应报告其引起的所有可疑的不良反应；②对于上市 5 年以上的药品，主要报告其引起的严重、罕见或新的不良反应。

其中，新的不良反应指药品说明书中未载明的不良反应。其判定标准包括说明书中未载明的不良反应，或者说明书中有相关不良反应的描述，但发生的性质、程度等与描述不一致或者更严重的反应。

严重的不良反应是指因使用药品引起以下损害情形之一的反应：①导致死亡；②危及生命；③致癌、致畸、致出生缺陷；④导致显著的或者永久的人体伤残或者器官功能的损伤；⑤导致住院或者住院时间延长；⑥导致其他重要医学事件，如不进行治疗可能出现上述所列情况的。有以上 6 种情况其中一种即可判定为严重不良反应。其中，导致住院或住院时间延长需根据临床实际需求判定。

6. 不良反应报告表填写注意事项　药品不良反应报告采用指定的统一格式。填写时需注意以下几点。

（1）《药品不良反应/事件报告表》是药品安全性监测工作的重要档案资料，必须填写字迹清楚、整洁，叙述准确、简明，内容齐全。

（2）药品不良反应/不良事件的过程描述主要是对不良反应的临床表现、体征等进行具体的描述。

（3）填写认为可能引起药品不良反应的药品（一种或几种）；药品名称应填写为通用名和商品名，准确填写生产厂家、批号、用法用量等。

（4）用药的起止时间：指可疑药品同一剂量的起止时间，格式为×月×日；剂量若发生更改需另行填写。

（5）用药的原因应具体填写。如患肺部感染合并高血压，使用硝苯地平引起不良反应，此栏应填写：高血压。

（6）合并用药填写可能与不良反应相关的合并用药。

（7）药品不良反应/不良事件的结果不是指原患疾病的结果，而是指本次药品不良反应经采取相应的医疗措施后的结果，如果患者不良反应已好转，后来又死于与不良反应无关的疾病或并发症，应填"好转"。

（8）在关联性评价中，评价结果、日期、报告人的职业、签名均应填写齐全。

【同步练习】

一、A型题（最佳选择题）

1. 患者因扁桃体炎给予头孢拉定治疗，服用4小时后，面部出现皮疹，无其他不适。停药后皮疹消失，排除其他疾病可能。该病例用药与不良反应因果关系评价结果是（　　）

A. 肯定　　　　B. 很可能　　　　C. 可能　　　　D. 可能无关

E. 无法评价

本题考点：药品不良反应的因果关系评价。

2. 因果关系评定为"很可能"的依据中，与"肯定"不同的是（　　）

A. 有文献资料佐证

B. 用药及不良反应发生时间有顺序性

C. 排除基础疾病等因素的影响

D. 停药后反应停止，再次使用再次出现

E. 无重复用药，已排除合并用药的可能性

本题考点：药品不良反应的因果关系评价。

3. 近日患者出现眼睛视物模糊，经检查排除疾病因素，药师前来询问是否因服药引起。根据患者用药情况，可能引起该患者视物模糊的药物是（　　）

A. 氨甲蝶呤片　　　　　　　　　　B. 羟氯喹片

C. 双氯芬酸钠缓释片　　　　　　　D. 氨氯地平片

E. 白芍总苷胶囊

本题考点：相关药物的不良反应。

4. 患者，女性，67岁，有高血压病史，右手抖动、行走缓慢4年，诊断为"帕金森病"。服用复方左旋多巴治疗，症状一度好转后又反复加重，随后采用加大复方左旋多巴剂量，并加用苯海索。患者同时服用氨氯地平、缬沙坦等药物控制血压，近日出现运动症状波动，伴有异动症。导致该不良反应的药物是（　　）

A. 左旋多巴　　　B. 苄丝肼　　　C. 苯海索　　　D. 氨氯地平

E. 缬沙坦

本题考点：相关药物的不良反应。

二、B 型题（配伍选择题）

[5～7 题共用备选答案]

药品不良反应（ADR）的机制和影响因素错综复杂，遇到 ADR 时，需要进行因果关系评价。

A. 肯定　　　　　　B. 很可能　　　　　　C. 可能　　　　　　D. 可能无关

E. 无法评价

5. 患者，男性，32 岁，因细菌性扁桃体炎口服阿莫西林胶囊，出现全身瘙痒。立即停药，无特殊治疗，患者症状逐渐好转，未再给阿莫西林胶囊治疗，该 ADR 的因果关系评价结果是（　　）

6. 患者，男性，45 岁，因乙型肝炎给予干扰素治疗，治疗 1 个月后，患者出现脱发，停用干扰素后，脱发症状好转，再次给予干扰素治疗，患者再次出现脱发。该 ADR 的因果关系评价结果是（　　）

7. 患者，男性，45 岁，因社区获得性肺炎入院时间，入院时间是 9 月 8 日。查血常规提示：血小板（PLT）88×10^9/L，9 月 9 日开始给予左氧氟沙星抗感染治疗，1 周后肺炎治愈，9 月 11 日查血小板（PLT）90×10^9/L，9 月 20 日查血常规提示：血小板（PLT）92×10^9/L，患者既往血常规情况不详。该患者血小板减少与氧氟沙星的因果关系评价结果是（　　）

本题考点：药品不良反应的因果关系评价。

三、X 型题（多项选择题）

8. 开展药品不良反应报告与监测的目的和意义有（　　）

A. 减少药品不良反应（ADR）的危害

B. 促进新药的研制开发

C. 促进临床合理用药

D. 为医疗事故鉴定和诉讼提供证据

E. 弥补上市前研究的不足

本题考点：药品不良反应报告与监测的目的和意义。

9. 目前常用的药品不良反应监测方法有（　　）

A. 重点医院监测系统

B. 自愿呈报系统

C. 集中监测系统

D. 药物流行病学研究方法

E. 记录链接系统

本题考点：药品不良反应监测方法。

10. 我国药品不良反应监测范围包括（　　）

A. 上市 5 年以内的药品和列为国家重点监测的药品，报告该药品引起的所有可疑不良反应

B. 上市 5 年以内的药品和列为国家重点监测的药品，主要报告该药品引起的严重、罕见或新的不良反应

C. 所有上市药品的所有不良反应

D. 上市 5 年以上的药品，报告该药品引起的所有可疑不良反应

E. 上市 5 年以上的药品，主要报告该药品引起的严重、罕见或新的不良反应

本题考点： 药品不良反应的监测范围。

参考答案： 1. B 2. D 3. B 4. B 5. A 6. A 7. E 8. ABCE 9. ABCD
10. AE

三、药源性疾病

【复习指导】本部分内容较简单，但需注意，历年均有考查。其中，引起药源性疾病的因素、常见的药源性疾病及治疗需要熟练掌握。

药源性疾病（DID）又称药物诱发的疾病，是医源性疾病的一种。具体是指在应用药物预防、治疗、诊断疾病时，或调节生理功能过程中出现的与用药有关的人体功能异常或组织损伤所引起的生理功能、代谢紊乱和组织结构发生变化等不良反应，由此产生体征和临床症状的疾病。不仅包括药物在正确用法用量情况下产生的不良反应，还包括由于超量、误服等不正确使用药物而引起的疾病（但不包括药物过量导致的中毒）。

人类对药源性疾病的认识也是经历了诸多事件的经验教训，如著名的"反应停事件"。自 20 世纪 50 年代开始，沙利度胺（反应停）在欧洲、日本、澳大利亚等广泛使用，它能够有效地阻止孕妇妊娠早期的呕吐，结果造成了超过 10000 例的海豹肢畸形婴儿的悲惨事件，引起了世界各国对药源性疾病的重视，各国的卫生管理部门纷纷建立相应的药物安全机构。

据文献报道，药源性疾病已成为主要致死性疾病之一，已成为全球的公共卫生问题，威胁着人类的健康。因此，预防药源性疾病的发生非常关键。

（一）药源性疾病及诱发因素

药源性疾病的诱发因素主要分为患者因素和药物因素，首先来看患者因素。

1. 患者因素

（1）年龄因素：不同年龄段药源性疾病的发生率不同。①新生儿、婴幼儿肾血流量仅为成人的 20%～40%，肾小球滤过和肾小管分泌功能较差，药物清除较慢，如灰婴综合征。新生儿灰婴综合征即由于新生儿肝缺乏葡萄糖醛酸转移酶，肾排泄功能较小，氯霉素在体内蓄积而致中毒，表现为循环衰竭、呼吸困难、进行性血压下降，皮肤苍白和发绀故称灰婴综合征。两岁以下幼儿由于血脑屏障还未发育完善，对吗啡等药物也特别敏感。②老年人肝、肾功能降低，合并用药过多等多种原因易发生药源性疾病。如使用普萘洛尔，因肝功能减退和血浆蛋白水平降低，使游离型药物增多，更容易诱发低血压、头痛等不良反应。

（2）性别因素：女性某些生理因素与男性不同，如女性在月经期、妊娠期，对一些刺激性强的药物敏感，有引起月经量过多、流产或早产的危险；同时药物的吸收、代谢可以受不同生理期的影响，如月经期服用常规剂量的地西泮，地西泮的药效更强。此外，女性服用的口服避孕药与其他药物（特别是抗精神失常的药物）发生相互作用，如口服避孕药可以使阿米替林的清除率下降，半衰期延长等。除特殊生理期外，由于不同性别的心理、精神等因素的差异，某些药源性疾病的发生率也不同，如药源性红斑狼疮，女性较男性更易发生。

（3）遗传因素：人类基因研究近年来进展迅速，部分个体差异可以从基因多态性等方面得到解释。①异烟肼的 N - 乙酰转移酶的代谢强弱个体差异大，慢乙酰化型黄色人种中仅占 10%～20%，而美国白色人种及黑色人种中约占 50%；慢乙酰化患者易发生药物慢性蓄积中

毒反应。②葡萄糖 – 6 – 磷酸脱氢酶（G6PD）缺陷：葡萄糖 – 6 – 磷酸脱氢酶缺乏症是较为常见的酶缺陷病之一，黑色人种、地中海沿岸等地区的人群发病率较高，我国缺乏葡萄糖 – 6 – 磷酸脱氢酶的人群分布也很广。若有此种缺陷的患者，在应用氧化性药物以后，易引起药源性的溶血性贫血。③假胆碱酶有先天遗传性缺陷者，在使用乙酰琥珀胆碱时不会及时分解琥珀胆碱，用药后机体肌肉会长时间松弛，可能导致患者呼吸暂停，持续数小时。④口服避孕药可引起少数女性的静脉血栓，而 A 型血发生率高于 O 型血。

（4）基础疾病因素：慢性肝病、肾病的患者，由于影响药物代谢、清除，可导致血药浓度升高，药物半衰期延长。①肝硬化患者使用利多卡因可能引起严重的中枢神经系统疾病；②肾功能不全患者使用降血糖药格列吡嗪时，应根据具体的肾功能情况减少药物剂量或换用另一种降血糖药物，以免导致低血糖造成严重的后果。

（5）过敏反应：是一种免疫反应，发作迅速、反应强烈，与药物的药理作用无关，与药物的剂量大小无关。皮肤和呼吸道反应是临床常见的表现，严重程度有所差别。如抗菌药、非甾体抗炎药（NSAID）等许多药物都可能引起过敏反应。

（6）不良的生活方式：吸烟、饮酒等不良习惯可能导致药源性疾病。①饮酒可加速药物代谢，降低药物疗效；②吸烟会影响药物在肝的代谢、灭活，影响胃排空时间，同样降低药效；③在使用拉氧头孢、甲硝唑、头孢哌酮等药物时饮酒可能引发双硫仑样反应，患者出现四肢无力、头痛、全身潮红，甚至出现血压下降、休克等反应。

2. 药物因素

（1）与药理作用有关的因素：副作用、药物过量、毒性反应、继发反应、后遗效应、致癌作用、致畸作用、致突变作用。

（2）药物相互作用因素：①配伍变化。如氢化可的松注射液用 50% 乙醇做溶剂，当与其他注射液混合时，由于乙醇被稀释，氢化可的松可析出肉眼不容易察觉的沉淀而引起不良反应。②药动学的相互作用。如影响吸收（影响胃排空时间）、影响分布（竞争血浆蛋白结合率）、影响代谢（影响药物代谢酶，诱导或抑制酶活性）、影响排泄（竞争肾脏的排泌作用）。③药效学的相互作用。如改变组织或受体的敏感性（排钾利尿药可降低血钾浓度，增加心脏对地高辛的敏感性，二者联用易引发心律失常）、对受体以外部位的影响（乙醇、抗抑郁药等可增加催眠药的药效）。

（3）药物制剂因素：①药物赋形剂、溶剂、稳定剂或染色剂等因素，如 2006 年我国发生的"亮菌甲素事件"是由于使用二甘醇替代丙二醇造成的；②药物副产物、分解产物所致的药源性疾病，如阿司匹林中的副产物乙酰水杨酰水杨酸和乙酰水杨酸酐能引发哮喘、荨麻疹等药源性疾病；③药物的杂质、污染物、异物所致的药源性疾病，如血液制品可能引起乙型肝炎、丙型肝炎等。

（4）药物使用不当：用药剂量过大、静脉滴注速度过快、用药途径不当、溶媒配伍不当、违反用药禁忌证等均可能引发药物性损害，如庆大霉素的神经肌肉阻滞作用和血药浓度相关，因此《中华人民共和国药典》中明确规定该药不得用于静脉注射，可用于肌内注射或静脉滴注，直接静脉注射易引起呼吸抑制。

（二）常见药源性疾病的发生原因、临床表现

1. 药源性胃肠道疾病 药源性胃肠道疾病包括恶心呕吐、消化性溃疡、胃排空异常、便秘、胰腺炎等。常见引起药源性胃肠道疾病药物如下。

（1）可引发恶心呕吐：硫酸亚铁、抗酸药、吡喹酮、丙戊酸钠、氨茶碱、抗肿瘤药（氮

芥、氟尿嘧啶、氨甲蝶呤）等。

（2）可诱发消化性溃疡及出血：非甾体抗炎药（布洛芬、吲哚美辛、萘普生、吡罗昔康、阿司匹林）、呋塞米、依他尼酸、利舍平、吡喹酮等。

（3）可引发肠蠕动减慢甚至肠麻痹：抗精神病药（氯丙嗪、氯氮平）、抗抑郁药（丙咪嗪、阿米替林）、抗组胺药（氯苯那敏）、抗胆碱药（阿托品、东莨菪碱、苯海索）等。

2. **药源性肝病**　又称药物性肝损伤（DILD），是最常见的药源性疾病之一，也是严重的药品不良反应之一，是药品审批失败、增加警示及撤市的主要原因，是欧美国家急性肝衰竭（ALF）的主要原因。它是指由各类处方或非处方的化学药物、生物制剂、传统中药、天然药物、保健品、膳食补充剂、代谢产物乃至辅料等所诱发的肝损伤。发生多不可预测，有一定的潜伏期。

基于发病病程的分型可以将药物性肝损伤分为急性药物性肝损伤和慢性药物性肝损伤，慢性药物性肝损伤定义为发生 6 个月后的肝损伤，在临床中，急性药物性肝损伤占大多数；按受损靶细胞类型分类，可以将药物性肝损伤分为肝细胞损伤型、胆汁淤积型、混合型和肝血管损伤型。

目前国际上将急性药物性肝损伤的严重程度分为 1 ～ 5 级，结合我国肝衰竭指南，《药物性肝损伤诊治指南》（2015 年版）将药物性肝损伤分级为 0 ～ 5 级。

（1）0 级（无肝损伤）：药物无肝毒性反应。

（2）1 度（轻度肝损伤）：指丙氨酸氨基转移酶（ALT）和（或）碱性磷酸酶（ALP）呈可恢复性升高，总胆红素（TBIL）< 2.5 倍正常上限，且 INR < 1.5。多数患者可适应，部分患者可能出现乏力、虚弱、恶心、食欲缺乏、右上腹痛、黄疸、瘙痒、皮疹等症状。

（3）2 级（中度肝损伤）：ALT 和（或）ALP 升高，TBIL ≥ 2.5 倍正常上限，或虽然 TBIL 没有升高但 INR ≥ 1.5，可加重。

（4）3 级（重度肝损伤）：ALT 和（或）ALP 升高，TBIL ≥ 5 倍正常上限，伴或不伴 INR ≥ 1.5。患者症状进一步加重，需要住院治疗，或住院时间延长。

（5）4 级（急性肝衰竭，ALF）：血清 ALT 和（或）ALP 水平升高，TBIL ≥ 10 倍正常上限或每日上升 ≥ 1.0mg/dl，INR ≥ 2.0 或凝血酶原活动度（PTA）< 40%，可同时出现腹水或肝性脑病或与药物性肝损伤相关的其他器官功能衰竭。

（6）5 级（致命的肝损伤）：患者因药物性肝损伤死亡，需接受肝移植才能存活。

已知全球有 1100 多种上市药物具有潜在的肝毒性，不同药物可以导致相同类型的肝损伤，同一类药物也可以导致不同类型的肝损伤。引起药源性肝病的常见药物有：①咪唑类抗真菌药物：酮康唑、氟康唑、伊曲康唑、伏立康唑等；②麻醉药：氟烷、异氟烷等；③抗结核药物：异烟肼、利福平、吡嗪酰胺等；④羟甲戊二酰辅酶 A 还原酶抑制药（他汀类降脂药）：辛伐他汀、普伐他汀、阿托伐他汀等；⑤NSAIDs：对乙酰氨基酚、吡罗昔康、双氯芬酸等；⑥抗高血压药：拉贝罗尔、氯沙坦等；⑦抗癫痫/惊厥药物：苯妥英钠、丙戊酸钠、卡马西平等；⑧其他：丙硫氧嘧啶、乙醇、奎尼丁、甲基多巴等。

3. **药源性肾病**

（1）氨基糖苷类药物：这类药物肾小球滤过率高，原型从尿中排出，在肾皮质中浓度高、半衰期长，与内脏亲和性强，可使肾小球滤过率下降。常引起非少尿型急性肾衰竭，常伴有肾性失钾失镁。氨基糖苷类药物肾毒性由大到小的顺序为：新霉素＞阿米卡星＞庆大霉素＞妥布霉素＞奈替米星＞链霉素。

（2）阿昔洛韦：高浓度药物快速静脉滴注或失水患者大剂量口服（阿昔洛韦水溶性差，浓度过高可能析出结晶，阻塞肾小管、肾小球而造成肾功能减退）。

（3）非甾体抗炎药：由于抑制肾环氧酶，从而使前列腺素的合成受阻，引起肾小球滤过率下降、急性肾衰竭等多种肾功能损害，这类药物包括布洛芬、吲哚美辛、保泰松、阿司匹林等。

（4）顺铂：由于顺铂在近端小管的 S－3 段上被浓缩，远端小管、集合管也可能受到损伤，呈剂量依赖性，但顺铂引起的肾损害一般是可逆的，因此在使用时应持续缓慢静脉滴注，并可以在静脉滴注前后 12 小时给予足量含钾的液体和呋塞米，使尿量保持在 100ml/h 以上，可减轻顺铂引起的肾小管坏死的发生率。

（5）血管收缩药：去甲肾上腺素（可因产生肾血管痉挛而致急性肾衰竭或少尿、无尿）。

（6）含马兜铃酸的中药：可引起肾间质纤维化，从而引起急、慢性肾衰竭，其中以慢性肾衰竭多见。

（7）其他：两性霉素 B、糖皮质激素、造影剂、喹诺酮类、头孢菌素类（以第一代头孢菌素最为明显）等。

4. 药源性血液系统疾病

（1）引起再生障碍性贫血的药物：氯霉素、非甾体抗炎药（保泰松、吲哚美辛、阿司匹林、对乙酰氨基酚等）、磺胺类药（复方磺胺甲噁唑等）、抗甲状腺功能亢进药（甲硫氧嘧啶、丙硫氧嘧啶、卡比马唑等）、抗肿瘤药（环磷酰胺、氨甲蝶呤）。

（2）引起溶血性贫血的药物：磺胺类药、苯妥英钠、吲哚美辛、保泰松、维生素 K、抗结核药（异烟肼、利福平等）、抗疟药（氯喹、伯氨喹等）等。

（3）引起粒细胞减少的药物：氯霉素、锑制剂、吲哚美辛、异烟肼、抗甲状腺功能亢进药物（甲硫氧嘧啶、丙硫氧嘧啶）等。

（4）引起血小板减少的药物：抗肿瘤药（阿糖胞苷、环磷酰胺、氨甲蝶呤、巯嘌呤等）、氢氯噻嗪等。

（5）引起血小板减少性紫癜的药物：利福平、阿苯达唑等。

5. 药源性神经系统疾病　影响广泛，可在不同程度上干扰神经元、神经纤维等的功能。

（1）引起锥体外系反应的药物：氯丙嗪及衍生物、利舍平、氟哌啶醇、五氟利多、甲基多巴、左旋多巴、碳酸锂、吡罗昔康、甲氧氯普胺等。药物直接或间接作用于锥体外系通路中的神经递质，打扰脑内多巴胺与胆碱能的平衡，造成机体运动不协调，导致出现肌肉震颤等锥体外系的症状。

（2）引起癫痫发作的药物：常见于引起中枢神经兴奋的药物，如哌甲酯、茶碱、咖啡因、苯丙胺、可卡因、麻黄碱、几乎所有的抗精神病药、抗抑郁药（丙米嗪等）、抗心律失常药（利多卡因等）、抗疟药（氯喹、奎宁、乙胺嘧啶等）、抗菌药（异烟肼、两性霉素 B 等）、抗肿瘤药（氨甲蝶呤等）等。

（3）可引起听神经障碍（如耳聋）的药物：氨基糖苷类（阿米卡星、庆大霉素）、奎宁、氯喹、依他尼酸等。

（4）其他：药源性颅内高压、药源性头痛伴面部潮红、恶心等。

6. 药源性心血管系统疾病

（1）药源性高血压：药源性高血压分为 I 型和 II 型两类。I 型为突然起病，除血压升高外，常伴有头痛、心绞痛等临床症状，症状可持续数分钟至数小时；II 型为逐渐起病，除血压升高外，常伴有心、脑、肾等其他器官功能的损害，严重时可并发脑卒中、心肌梗死等，症状常持续数小时至数日。

使交感、副交感神经之间的平衡紊乱，交感神经兴奋性增加，血浆儿茶酚胺浓度升高，使血压升高的药物有：①抗抑郁药：可增加交感神经兴奋药物的升压作用，同时减弱可乐定等药物的降压作用；②单胺氧化酶抑制药：使组织重酪胺聚集，血压升高；③阿片受体拮抗药（纳洛酮）：可拮抗阿片类药物的作用，兴奋交感神经，致血压升高、心率加快等；④麻醉药（如普鲁卡因、丙泊酚等）：阻断迷走神经、兴奋交感神经；⑤乙醇及含乙醇制剂（左卡尼汀口服溶液、氢化可的松注射液、藿香正气水等）；⑥咖啡因及含咖啡因的药物（如感冒药复方氨酚烷胺等）；⑦其他：哌甲酯、苯丙胺、雌激素避孕药等。

因水钠潴留而引起高血压：①含钠注射液（0.9% 氯化钠注射液、10% 氯化钠注射液、乳酸钠林格注射液等）；②含钠药物（头孢呋辛钠、碳酸氢钠等）；③其他：糖皮质激素可促进肾小管对钠重吸收、盐皮质激素可促进远端肾小管对钠的重吸收和排泄、NSAIDs可抑制环氧合酶、甘草有效成分甘草酸的代谢产物甘草次酸有醛固酮样作用均可能引起高血压。

此外，抗肿瘤药（紫杉醇、顺铂、贝伐珠单抗等）均可使一氧化氮生成减少，内皮肽 - 1系统激活，使肾素水平升高，继发性引起肾性高血压；麻黄碱、垂体后叶素等可通过收缩血管平滑肌，使血压升高；而重组人促红细胞生成素可使血液黏度增加，血容量增加，从而使血压升高。

（2）药源性低血压：药物可引起血压下降，伴有头晕、乏力等症状，常见药物有血管扩张药（硝酸甘油、硝普钠）等、抗精神病药（氯丙嗪等）、抗菌药（磺胺类药等）。

（3）药源性心力衰竭

1）强心苷类药物如洋地黄，可以增加心脏的收缩能力，但是其安全范围狭窄，治疗量与中毒量之间差距小，可引起心力衰竭，使用不当还可引起中毒。

2）拟肾上腺素类药物如多巴胺，大剂量或长期使用可导致急性左侧心力衰竭。

3）其他药物如抗精神病药、抗肿瘤药均可诱发心肌损害。

（4）药源性心律失常：药源性心律失常指由药物引起的非治疗目的的心律失常。①抗心律失常药又有致心律失常的作用；②抗病毒药金刚烷胺可引起扭转型室性心动过速，抗菌药红霉素、喹诺酮类药物可引起 Q - T 间期延长等；③三环类抗抑郁药也可引起 Q - T 间期延长和扭转型室性心动过速；④钙通道阻滞药等也可导致药源性心律失常。

（5）药源性血栓栓塞性疾病：药源性的血栓栓塞性疾病以静脉血栓常见，以口服的复方避孕药等为最常见引起静脉血栓的药物。

7. 药源性呼吸系统疾病　包括支气管及下呼吸道疾病、肺实质病变、呼吸中枢功能紊乱等。如肾上腺皮质激素类药物可能引起肺部出现继发性的炎症；巴比妥类药物、苯二氮䓬类（地西泮等）、阿片类（吗啡、芬太尼等）等用量过大可引起呼吸抑制；阿司匹林、吲哚美辛、普萘洛尔等可引起支气管哮喘；环磷酰胺等可引起间质性肺炎或间质性肺纤维化等。

8. 药源性内分泌系统疾病　许多药物对内分泌腺激素的合成和释放及其功能产生影响，引起药源性内分泌系统疾病。如药源性高血糖、低血糖（胰岛素、格列本脲等）、甲状腺功能亢进（胺碘酮）、女性男性化、溢乳等。

（三）药源性疾病的诊断方法

1. 追溯用药史　了解用药史是诊断药源性疾病的重要方法。

2. 确定用药时间、剂量和临床症状发生的关系 药源性疾病出现的时间因药不同而有所不同，如过敏性休克可在用药后几秒内出现；而药源性肝损伤可能出现在用药的数周至数月后。

3. 询问用药过敏史、家族史。

4. 排除药物以外的因素（应排除患者的营养状况、环境因素等）。

5. 致病药物的确定。

6. 必要的实验室辅助检查（如血常规、生化学检查，心电图检查等）。

7. 进行流行病学调查。

（四）药源性疾病的预防

预防药源性疾病，首先应加强认识、慎重用药；同时应加强临床药学的工作，让药师工作重心转向患者；坚持合理使用药物，根据病情和适应证，按照适当的用法用量使用药物，注意药物与药物之间、药物与食物之间的相互作用；对于治疗窗狭窄、毒性较强的药物（环孢素、万古霉素等）应进行治疗药物监测，仔细观察临床治疗效果，根据相应药物的药动学个体化地调整给药方案，使药物达到较为理想的治疗浓度；此外，应加强对大众的科普教育，利用新兴媒体，提高大众对药源性疾病的认识等，让大众不轻信广告宣传，不迷信所谓的"包治百病"的"神药"，不随意增加剂量，不随意停药等。

（五）药源性疾病的治疗

1. 停用致病药物。

2. 排除体内残余的致病药物（输液、利尿、导泻、洗胃、催吐、血液透析等）。

3. 拮抗致病药物（如鱼精蛋白可拮抗肝素的抗凝作用）。

4. 调整治疗方案（延长给药间隔、减少给药剂量等）。

5. 对症治疗（如过敏症状可使用抗过敏药物治疗）。

【同步练习】

一、A 型题（最佳选择题）

1. 患者，男性，45 岁，患有高血压，因感冒发热、咽痛、流鼻涕到药店买药，药师不应推荐其使用的药物是（　　）

A. 复方酚咖伪麻胶囊 　　　　　B. 维 C 银翘片

C. 速克感冒片 　　　　　　　　D. 速感宁胶囊

E. 对乙酰氨基酚

本题考点： 药源性高血压。

2. 治疗类风湿关节炎时，必须提醒患者每周用药 1 次，避免用药过量造成再生障碍性贫血等药源性疾病的药物是（　　）

A. 来氟米特 　　B. 泼尼松 　　C. 雷公藤总甙 　　D. 白芍总苷

E. 氨甲蝶呤

本题考点： 药源性血液疾病。

3. 通过收缩血管平滑肌导致血压升高的药品是（　　）

A. 阿司匹林 　　B. 加替沙星 　　C. 伪麻黄碱 　　D. 西洛他唑

E. 劳拉西泮

本题考点：药源性高血压。

二、B 型题（配伍选择题）

[4～6 题共用备选答案]

A. 粒细胞减少症　　　B. 消化性溃疡　　　C. 慢性肾衰竭　　　D. 溶血性贫血

E. 呼吸抑制

4. 含有马兜铃酸的中药，可引起的典型药源性疾病是（　　）

5. 甲状腺功能亢进患者服用丙硫胺嘧啶，可引起的典型药源性疾病是（　　）

6. 快速静脉注射克林霉素，可引起的典型药源性疾病是（　　）

本题考点：药源性疾病。

[7～9 题共用备选答案]

A. 胃肠道疾病　　　　　　　　　　B. 肌病

C. 神经系统疾病　　　　　　　　　D. 血液系统疾病

E. 心血管系统疾病

7. 他汀类药物引起的典型药源性疾病是（　　）

8. 非甾体抗炎药引起的典型药源性疾病是（　　）

9. 氨基糖苷类药物引起的典型药源性疾病是（　　）

本题考点：药源性疾病。

三、C 型题（综合分析选择题）

患者，女性，53 岁。冠心病史 2 年，目前服用硝酸异山梨酯、阿托伐他汀钙。近 3 个月因胃痛心境低落、有自杀倾向就诊，临床诊断为消化性溃疡、抑郁症。给予奥美拉唑肠溶片 40mg qd po，文拉法辛缓释片 150 mg Ad po，谷维素片 10 mg tid po 治疗。

10. 患者用药后出现血压升高，可能导致该患者血压升高的药物是（　　）

A. 文拉法辛缓释片　　　　　　　　B. 硝酸异山梨酯片

C. 阿托伐他汀钙片　　　　　　　　D. 奥美拉唑肠溶片

E. 谷维素片

四、X 型题（多项选择题）

11. 药源性疾病的治疗原则包括（　　）

A. 停用致病药物　　　　　　　　　B. 加快致病药物排除

C. 使用拮抗药　　　　　　　　　　D. 调整治疗方案

E. 对症治疗

本题考点：药源性疾病的治疗。

参考答案： 1. A　2. E　3. C　4. C　5. A　6. E　7. B　8. A　9. C　10. A

11. ABCDE

四、用药错误

【复习指导】本部分内容较简单，历年均有考查，且多以单项选择题为主。其中，用药错误的类型、防范措施，以及药师在发药环节针对特殊剂型或特殊药物的使用方法、用药注意事项指导需要熟练掌握。

（一）用药错误的基本知识

根据我国卫生部（原）2011 年制定的《医疗机构药事管理规定》，用药错误的定义为合格药品在临床使用全过程中出现的、任何可以防范的用药不当。根据《中国用药错误管理专家共识》（2014 年版），美国、英国等发达国家用药错误比率占医疗失误的 9.1% ～ 24.7% 。合理用药国际网络（INRUD）中国中心组自成立 2 年以来，共收到全国 5000 多例用药错误报告，绝大部分属于 B 级及以下（用药错误分级见下文）。在我国医疗机构内，用药错误可发生于处方、调剂及使用多个环节，形似、音似是引发用药错误的主要原因，占所有用药错误类型的 21% 。

用药错误和药品不良反应虽然均会给患者带来危害，但二者存在区别。用药错误属于人为失误，当事的医务人员需要承担一定的责任；而药品不良反应是药品的自然属性，医务人员对于药品不良反应无须承担相关责任，国家相关法规也明确规定不得以药品不良反应为理由提起医疗诉讼。

1. 用药错误的原因　用药错误可以发生在药品流通、使用的各个环节，详见表 4 – 2。

表 4 – 2　用药错误的常见原因

原因		主要内容
管理缺失	工作流程、环境的缺陷	如工作过于繁忙、药品摆放混乱、未执行双人核对制度、药品信息系统设计和维护不当等
	培训缺失	医师、护士、药师对新购入药品的知识缺乏，不了解其正确使用方法、注意事项和禁忌证
	患者教育缺失	医师、药师缺乏足够的时间和耐心教育患者如何用药；患者对药品的贮存条件、服用方法、不良反应的对策等没有充分了解
认知缺失	非主观意愿的诊断错误	造成误诊误治，导致用药错误
	患者记忆力缺失或患精神疾病	如老年人、精神病患者，易发生用药错误
	患者身份识别错误	错误地将患者甲的药物给了患者乙
操作失误（行为因素）	沟通失误	处方或医嘱书写字迹潦草、写错剂量或单位、使用缩写引起辨认错误或误解等，药名音似造成理解错误等
	剂量计算错误	特别是针对儿童剂量、化疗药物的给药剂量、输液泵的配制浓度和泵速等需要认真对待
	给药时间、途径等错误	如错将滴鼻剂用于滴耳等；未按规定的给药时间间隔或特定的给药时机给药
	给药顺序不当、监测不当	给药顺序不当；监测缺失等
其他因素	产品缺陷	包装相似的药品易导致药师调配错误；同种药品不同规格也常常引起用药剂量差错
	患者依从性不佳	患者因经济拮据自行中断用药；或患者自行选购药品，造成重复用药或误用假药、劣药

2. 用药错误的分级　我国目前没有官方发布的用药错误分级，根据用药错误所造成后果的严重程度，参考国际标准，可将用药错误分为 A～I 9 个等级。

A 级：是指客观环境或条件可能引发的错误（错误隐患）。如形似、音似的药品左右摆放导致错误的发生。

B 级：发生错误但未发给患者，或已经发给患者但患者未使用。

C 级：患者已经使用，但未造成伤害。

D 级：患者已经使用，需要监测差错对患者造成的后果，并根据后果判断是否需要采取措施预防和减少伤害。

E 级：错误造成患者暂时性伤害，需要采取处置措施。

F 级：错误对患者的伤害导致患者住院或延长住院时间。

G 级：错误导致患者永久性伤害。

H 级：错误导致患者生命垂危，需采取维持生命的措施（如心肺复苏、气管插管等）。

I 级：错误导致患者死亡。

根据《中国用药错误管理专家共识》（2014 年版），上述 9 个等级可以简单归纳为四个层级。第一层级：错误未发生（错误隐患），包括 A 级；第二层级：发生错误，但未给患者造成伤害，包括 B、C、D 级；第三层级：发生错误，且给患者造成伤害，包括 E、F、G、H 级；第四层级：发生错误，造成患者死亡，包括 I 级。

例 1：患者因高血压就诊，医师给患者开具复方制剂抗高血压药缬沙坦、氢氯噻嗪片抗高血压，但药房误将缬沙坦单方制剂给予患者，患者服用 1 次后发现，但无特殊不适。

解析：患者差错确实发生，患者已使用，但未给患者造成伤害。因此该例用药错误应定义为 C 级。

例 2：患者因糖尿病就诊，医师开具 8U 胰岛素注射液，但护士执行医嘱时将胰岛素注射液错误给予了 18U，导致患者低血糖发作，并导致患者发生跌倒，随后给予患者口服葡萄糖水后低血糖症状逐渐缓解。

解析：患者差错确实发生，患者已使用，且差错累及患者，因为低血糖导致了患者的意外跌倒，需要护理伤口，给患者造成了暂时性伤害。因此该例用药错误应定义为 E 级。

3. 用药错误的类型

（1）处方错误：包括药物选择（适应证、禁忌证等）、用法用量、给药途径、给药速度、相互作用（包括药物与药物之间和药物与食物之间的相互作用）等医嘱错误，或因医嘱字迹潦草导致辨认错误等。

（2）处方传递错误：在处方传递过程中出现的错误，常见于转科医嘱、口头医嘱等。

（3）调剂错误：药品品种、规格、剂型、数量等的调配与处方不符，或使用变质药品或不合格药品等。

（4）给药错误：在药品给予患者的过程中发生错误，包括患者身份识别错误，药物品种、剂量、给药间隔、给药时间、给药途径等错误。

（5）患者依从性错误：患者未按照医嘱用药。

（6）监测错误：未及时评估患者对药物的反应，未及时调整患者的用药方案。

（7）管理不当：药品贮存条件不当，导致变质失效，药品信息维护不当等。

（8）其他错误：如处方转抄，药品标签、包装未标注用法用量或书写不清，药物混合、分装中的错误等。

（二）用药错误的防范

1. 发现用药错误的方法

（1）采用用药差错和药品不良事件报告系统：自愿报告系统对于识别错误来源，如特定药品、剂量和用药途径有重要价值；对于确认重大用药差错问题并促进系统改进意义重大，但在评价用药错误和药品不良事件发生率方面有局限性；2012 年原国家卫生部成立了合理用药国际网络中国中心临床安全用药组，建立了全国临床安全用药监测网，鼓励各级医疗机构对用药错误自愿上报。

（2）病历审查：此方法需要查阅患者病历，发现可能已经发生的用药错误。病历审查是发现用药错误和药品不良事件的有效方法，但实际操作较为困难。

（3）提供自动化/信息化的设备：能早期发现患者是否存在伤害，尽早地对患者采取干预措施。

（4）直接观察法：能监测用药过程错误的真实发生率。任何患者接受药品和医师处方间的差异都被定义为用药错误，它可用于评价整个药品分发系统的准确性。相对于自愿报告，它的重要优点是不依赖于医务工作者是否意识到错误。

2. 预防用药错误的策略

（1）倡导和建立正确的用药安全文化：个人观点认为发生错误是个人原因，如注意力不集中、缺乏积极性等；系统观点认为发生错误的原因是系统的问题而非人的行为失常。因此，让医务人员认识用药错误监测与报告是保障患者用药安全、提高医疗质量、降低执业风险的一项有意义的工作。医疗机构应鼓励医务人员参与监测报告，同时应制定相关措施保护当事人、报告人和患者的信息。

（2）提供必要的自动化/信息化设备：建立合理、简明、严谨的工作流程并持续改进。对于已经发生的用药错误，经过原因分析发现属于工作流程和环境缺陷的，应及时做出改进；开发计算机管理系统，能自动监测药品使用剂量、禁忌证、相互作用等信息，最大限度地降低用药措施的发生率；使用条形码技术鉴别患者身份，防止错误地将患者甲的药物给了患者乙。

（3）规范管理：规范处方行为，防止沟通失误；规范药品购入管理，预防产品缺陷引起的用药错误；规范操作流程；使用药物评估系统。

（4）人员培训：加强医务人员岗位胜任力的专业技能培训，及时分享用药错误案例；同时，对新购入药品进行知识培训制度，防止因医务人员知识缺乏引起的用药错误。

3. 不同环节用药错误的防范措施

（1）开处方环节：如注意开具的医嘱完整不漏项，医嘱清楚准确、使用规范的缩写、精确药物剂量而不写剂型单位等。

（2）药品调配环节：如设计合理的调配区，药品摆放整齐有序，对于形似或音似药品要采用醒目标识；坚持审方、核对等系列操作规范；保证充足的人力，避免因人力不足而造成的调配差错。

（3）药师发药环节：管理层面应保证足够的人力，加强培训和考核等；技术层面应要求发药药师对患者要耐心，需及时与患者沟通并解释，交代用量、给药时间、给药途径时应采用通俗易懂的言语（表 4-3），特别是对于特殊剂型（如泡腾片、滴眼剂等）应仔细交代使用方法；此外，用药的注意事项（表 4-4）、特殊装置的药品使用、药品的特殊贮存条件（如室温存放、注意防霉防潮、避免阳光直晒；人血白蛋白等生物制剂应于冰箱 2～8℃冷藏；胰岛素未开封时应置于 2～8℃冷藏，开封后于室温存放；外用栓剂应阴凉、暗处贮存，避免软化等）等都应仔细告知患者。

表 4 - 3　用药途径、用药方法的交代

特殊药物/剂型	用药交代
第一次使用硝酸甘油片的患者	提醒患者随身携带，心绞痛急性发作时，将药片含于舌下才能迅速发挥药效
高锰酸钾片	强氧化剂，临用前应加水配制成溶液（如规格 0.1g/片的药物，取 1 片加入 500ml 水溶解后使用）
甲硝唑片	可口服给药也可以阴道给药
胰酶肠溶胶囊	不宜嚼碎，应整粒吞服，以免发生口腔溃疡
活菌制剂，如枯草杆菌 - 肠球菌二联活菌或其他三联活菌	温水送服，水温不超过 40℃
抗酸药：复方氢氧化铝、铝碳酸镁片；助消化药：乳酸菌素片、酵母片等	建议嚼碎后服用，增加药物吸收
滴眼剂、滴耳剂、鼻喷剂、气雾剂、吸入性粉剂等	指导患者掌握正确的使用方法
肠溶片、控释片等特殊剂型	不宜嚼碎，应整粒/整片吞服；某些控释片由于药物骨架不能吸收，会随粪便排出，应提前告知，以免引起患者的误解和担忧
混悬剂	使用前需摇匀
包衣片、胶囊剂	宜温水送服，不宜在口中久含
泡腾片	宜溶解于温开水中后再服用，如维生素 C 泡腾片等
粉剂	不宜直接服用，宜溶解于水后服用，以免引起呛咳
糖浆剂	服用后可以在口咽部黏膜表面形成保护膜，服用后不宜立刻饮水，以免冲淡药物，降低疗效

表 4 - 4　用药注意事项的交代

注意事项	代表药物	不良反应
服药期间避免饮酒或含乙醇的饮料	催眠药：地西泮、艾司唑仑等；抗抑郁药：帕罗西汀等	中枢神经系统抑制作用加强
	抗菌药：头孢哌酮、甲硝唑等	双硫仑样反应
服药后不宜驾车、操作机器或高空作业	卡马西平、苯妥英钠、氯苯那敏、维拉帕米、普萘洛尔	可引起眩晕、倦怠、嗜睡、视物不清等不良反应
服药后多饮水，保持尿量充足	磺胺类药	可引起尿中药物结晶，堵塞肾小管，影响肾功能

注意事项	代表药物	不良反应
服药后由卧位坐起，从低位向高位转换动作时不应突然，应缓慢进行	特拉唑嗪、多沙唑嗪	可引起直立性低血压
	吸入药物后应漱口　吸入性糖皮质激素	可引起口腔真菌感染
	ACEI 类抗高血压药	咳嗽
	铋剂	舌苔、粪便可呈灰褐色
服药期间典型不良反应或体液颜色等改变	利福平、利福布汀等	尿液、泪液等体液可呈橘红色
	吲哚美辛	粪便可呈绿色
	铁剂	粪便可呈黑色或褐色
	维生素 B_2	尿液可呈黄色

（4）给药环节：我国给药环节的工作主要是由护士和医师承担。技术防范策略包括：药学部门直接将药物提供给门、急诊患者或病房，避免药品运输、制备过程中出现的错误；规范退药管理；以单人单剂量为患者提供院内使用药品等；实施药品管理的自动化。管理防范措施包括：建立病房基数药品管理制度；加强药物知识、信息培训，加大临床药学支持力度等。给药环节是药品使用的末端环节，一旦发生错误可能对患者造成不可挽回的伤害，因此必须重视给药环节的用药错误防范工作。

4. 药师的作用　根据《处方管理办法》规定，药师应当按照操作规程调剂处方药品：认真审核处方，准确调配药品，正确书写药袋或粘贴标签，注明患者姓名和药品名称、用法、用量、包装；向患者交付药品时，按照药品说明书或处方用法，进行用药交代与指导，包括每种药品的用法、用量、注意事项等。对麻醉药品和第一类精神药品处方，药师应当按年月日逐日编制顺序号。

因此，药师在预防、发现、评估和干预用药错误工作中均可发挥作用：①审核处方/医嘱，或对患者的医嘱进行整理，若发现用药错误可进行有效干预，保障患者安全；②提供药学服务，参与患者治疗计划的制订、治疗药物的监控，评估药物相互作用，给医师、护士提供正确的药物信息等；③确保病区分发、贮存药品都符合规定，检查和知道临床药物的安全使用；④复审患者的用药情况；⑤辅助医师收集和完善患者的用药史、过敏史、潜在药物相互作用、药品不良反应；⑥为患者提供用药教育。

（三）用药错误的处理

一旦发生用药错误，应积极处理。若发生 E 级以上的错误，应迅速展开临床救治，将对患者的伤害降至最低；A ～ D 级用药错误虽未对患者造成伤害，但也应引起重视。除积极报告之外，应对错误原因进行分析总结，避免同类用药错误再次发生。

用药错误的发生率和严重程度很难预测，因此目前对于用药错误的监测方法包括自愿报告、计算机监测、直接观察、病历审查等。虽然鼓励自愿上报，但是自愿报告法获取的数据不能完全反映用药错误的实际发生率。

【同步练习】

一、A 型题（最佳选择题）

1. 患儿，女，1 岁 6 个月，因感冒发热到医院就诊，医师处方为对乙酰氨基酚滴剂，药师误发成对乙酰氨基酚片，患者家属拿到药品后不知如何使用，故询问药师，此时药师发现发错了药。针对该类型差错，有效的防范措施是（   ）

A. 采用电子处方系统 B. 双人核对

C. 使用药片通用名 D. 采用两种方式核对患者身份

E. 交代药品贮存条件

本题考点： 用药错误的防范措施。

2. 药师在工作中防范用药错误可以采取的行为不包括（   ）

A. 严格审核处方 B. 仔细核对药品

C. 进行用药指导 D. 自行修改错误处方

E. 规范操作流程

本题考点： 用药错误的防范措施。

3. 下列药物使用方法正确的是（   ）

A. 酵母片在餐后整片用水送服

B. 硝酸甘油片在心绞痛发作的紧急情况下嚼碎用水送服

C. 氧氟沙星滴眼液打开使用后，继续使用 3 个月

D. 乙酰半胱氨酸泡腾片用 100ml 温开水浸泡溶解后服用

E. 红霉素软膏涂敷于眼睑内，每晚睡前 1 次

本题考点： 药师发药环节用药错误的防范措施。

4. 药物使用后容易引起结晶尿，药师在指导用药时应告知患者多饮水的药物是（   ）

A. 红霉素 B. 头孢呋辛

C. 磺胺甲噁唑 D. 阿奇霉素

E. 阿莫西林

本题考点： 药师发药环节用药错误的防范措施。

5. 患者，男性，64 岁，身高 174cm，体重 92kg。既往有高血压、高脂血症及心肌梗死病史，今日因反复胸闷就诊，临床处方，阿司匹林肠溶片、辛伐他汀片、特拉唑嗪片、氨氯地平片、曲美他嗪片、单硝酸异山梨酯注射液进行治疗。该患者用药中，在首次用药、剂量增加或停药后重新用药时，应让患者平卧，以免发生眩晕而跌倒的药物是（   ）

A. 氨氯地平片 B. 曲美他嗪片

C. 阿司匹林肠溶片 D. 特拉唑嗪片

E. 辛伐他汀片

本题考点： 药师发药环节用药错误的防范措施。

6. 患者，女性，34 岁，因易疲劳、体重增加、反应迟钝、肌痉挛就诊，化验结果显示 TSH 增高，TT3、TT4 减低，临床诊断为甲状腺功能减退使用左甲状腺素钠 100μg qd. 治疗。药师对该患者的用药指导正确的是（   ）

A. 早餐后 30 分钟，顿服 B. 早餐前 30 分钟，顿服

C. 睡前顿服   D. 晚餐后顿服

E. 可在一日中任意时间服用

本题考点： 药师发药环节用药错误的防范措施。

7. 药库接收了一批药品，其中需要在冷处贮存的是（   ）

A. 西地碘片   B. 乳酶生片

C. 双歧三联活菌胶囊   D. 硫普罗宁片

E. 托烷司琼注射液

本题考点： 药品的贮存。

8. 直接吞服可能导致患者窒息的剂型是（   ）

A. 分散片   B. 滴丸剂   C. 肠溶片   D. 舌下片

E. 泡腾片

本题考点： 药师发药环节用药错误的防范措施。

9. 双歧三联活菌制剂说明书标明"冷处"贮存，其贮存条件是指（   ）

A. 温度不超过 20℃

B. 温度在 10～30℃

C. 温度不超过 20℃且遮光

D. 温度不超过 −5℃且避光

E. 温度在 2～10℃

本题考点： 药品的贮存。

10. 会干扰乙醇代谢过程导致双硫仑样反应，用药期间不宜饮酒的药物是（   ）

A. 对乙酰氨基酚   B. 阿奇霉素

C. 阿司匹林   D. 甲硝唑

E. 伊曲康唑

本题考点： 药师发药环节用药错误的防范措施。

二、B 型题（配伍选择题）

[11～12 题共用备选答案]

A. 维生素 A   B. 维生素 B

C. 维生素 C   D. 葡萄糖酸钙

E. 硫酸亚铁

11. 可用于治疗口腔溃疡，大剂量服用后，尿液可能呈黄色的药物是（   ）

12. 可减慢肠蠕动，引起便秘、排黑粪的药物是（   ）

本题考点： 药师发药环节用药错误的防范措施。

[13～14 题共用备选答案]

A. 对乙酰氨基酚   B. 氯苯那敏   C. 伪麻黄碱   D. 布洛芬

E. 氨溴索

13. 从事驾车、高空作业的患者不宜服用的药物是（   ）

14. 服药期间饮酒，最容易出现肝损伤的药物是（   ）

本题考点：药师发药环节用药错误的防范措施。

[15～17 题共用备选答案]

A. 清晨服用   B. 用温水调服

C. 应同时碱化尿液   D. 舌下含服

E. 睡前服用

15. 老年女性，心力衰竭，服用呋塞米及螺内酯片，正确的使用方法是（   ）

16. 婴幼儿腹泻，服用地衣芽孢杆菌活菌制剂，正确的使用方法是（   ）

17. 患者突发心前区压榨性疼痛，立即取出硝酸甘油片，正确的使用方法是（   ）

本题考点：药师发药环节用药错误的防范措施。

三、X 型题（多项选择题）

18. 药师应提供的药学服务内容包括（   ）

A. 用药咨询   B. 药保供西药

C. 药品干预   D. 药物重整

E. 药物治疗管理

本题考点：药师的作用。

参考答案： 1. B   2. D   3. D   4. C   5. D   6. B   7. C   8. E   9. E   10. D   11. B   12. E   13. B   14. A   15. A   16. B   17. D   18. ACDE

五、药品质量缺陷

【复习指导】本部分内容较简单，历年偶有考查。其中，对于药品质量缺陷问题的识别与分析及药品的召回制度需要熟练掌握。

按照《药品管理法》的要求，必须制定和执行药品保管制度。药品入库、出库和调剂时必须行检查制度。

（一）药品质量缺陷问题分类

药品质量缺陷问题能发生在药品的生产、经销、使用等各个环节，可分为以下几类。

1. 包装破损   在运输途中造成的包装盒破损等情况。

2. 药品包装质量问题   药品包装上无生产日期、批号等情况，有无瓶口松动、漏液等情况。

3. 药品变质   由于贮存条件不当造成片剂破碎等情况。

4. 不合格药品混入   注射剂中有异物等情况。

5. 其他问题   如中药注射剂的不同批次可能颜色不同，但与药品变质难以区别。

（二）药品质量缺陷问题的识别、分析与处理

1. 合格药品外观性状要求   药品的性状，包括形态、颜色、气味、溶解度等是药品外观质量检查的重要内容，能直接反映药品的内在质量，对鉴别药品质量有重要意义；药品是否具有批准文号，是否具有质量检验合格证书，药品运输过程是否符合国家药品物流管理相关规定等。

2. 药品外观检查方法   主要是通过人的视觉、触觉、听觉等感官试验，依据药品质量标准、药剂学、药品说明书的相关知识与内容进行判断。一旦判定药品变质，应按照假药处理，不得再使用。

3. 当发现或怀疑药品质量存在问题时，必须及时追踪药品在医院内的流通过程，明确问题环节，排除同批次药品再次使用而造成危害的可能。追踪流程根据药品在医院内流通的过程：采购—验收—入库—出库—调配—使用，可以从发现的问题进行反向追踪。

（三）药品质量缺陷问题的防范

药品质量缺陷问题防范主要从以下五方面展开。

1. 药品运输的规范化操作，是保证药品质量的重要环节。

2. 药品贮存管理。说明书中要求避光、低温、冷藏贮存的药品，在药品生产、经营企业和使用单位必须采用符合要求的设施进行贮存和运输。

3. 严格按照"四查十对"要求，保证发放出去的药品是合格药品。四查十对是指：查处方，对科别，对姓名，对年龄；查药品，对药名，对剂型，对规格，对数量；查配伍禁忌，对药品性状，对用法用量；查用药合理性，对临床诊断。

4. 落实药品召回制度。

5. 建立并实施跟踪国家和省市卫生、药监相关部门发布的药品质量信息，及时发现问题药品，及时采取停用等应对措施。

（四）药品召回制度

《药品召回管理办法》（局令第 29 号）（下文简称《办法》）是为加强药品安全监管，保障公众用药安全，由国家食品药品监督管理局于 2007 年 12 月 10 日发布并实施。《办法》中指出：药品召回，是指药品生产企业（包括进口药品的境外制药厂商，下同）按照规定的程序收回已上市销售的存在安全隐患的药品。本办法所称安全隐患，是指由于研发、生产等原因可能使药品具有的危及人体健康和生命安全的不合理危险。

根据药品安全隐患的严重程度，药品召回可分为三种级别：①一级召回。使用该药品可能引起严重健康危害的，要在 24 小时内通知停止销售和使用。②二级召回。使用该药品可能引起暂时的或者可逆的健康危害的，召回时间应在 48 小时内。③三级召回。使用该药品一般不会引起健康危害，但由于其他原因需要收回的，召回时间在 72 小时内实施。

根据《办法》规定，药品召回分为两大类：主动召回和责令召回。其中责令召回是指药品监督管理部门经过调查评估，认为存在安全隐患，药品生产企业应当召回药品而未主动召回的，应当责令药品生产企业召回药品。

如缬沙坦在临床主要用于治疗高血压，在 2018 年 7 月，华海药业向国家药监局报告在用于出口的缬沙坦原料药中检出微量 N－亚硝基二甲胺（NDMA）杂质的情况。在检出该杂质后，华海药业立即暂停了所有缬沙坦原料药国内外市场放行和发货，并启动了主动召回的措施。涉及使用华海药业缬沙坦原料药的制剂生产企业已停止使用该原料药。药品是一种特殊的商品，与生命息息相关，无论是药品的经营企业还是使用单位都应当协助药品生产企业履行召回义务。

其中医疗机构药品召回流程如下。

（1）当需要召回时，由药品质量安全管理小组决定召回药品的名称、规格、召回范围和级别等。

（2）质量部门负责药品召回工作的组织、协同、检查和监督。

（3）药剂科各部门负责将药品收回，统一退回药库中。

（4）药库负责接收各部门退回的药品，并进行验收，由保管人员办理入库手续，单独存放，汇总后上报药品质量安全管理小组。

【同步练习】

一、A 型题（最佳选择题）

1. 对确定"药品召回"的药品，医疗机构内负责召回药品相关事宜的部门是（　　　）

A. 药剂科
B. 医务科
C. 财务科
D. 医疗机构办公室
E. 药品质量安全管理小组

本题考点： 药品召回相关。

2. 对"药品召回"而言，使用该药品可能引起严重健康危害属于（　　　）

A. 一级召回　　　　B. 二级召回　　　　C. 三级召回　　　　D. 四级召回
E. 五级召回

本题考点： 药品召回相关。

二、B 型题（配伍选择题）

[3～5 题共用备选答案]

A. 一级召回　　　　B. 二级召回　　　　C. 三级召回　　　　D. 四级召回

3. 使用该药品可能引起严重健康危害的，要在 24 小时内通知停止销售和使用的是（　　　）

4. 使用该药品可能引起暂时的或者可逆的健康危害的，召回时间应在 48 小时内的是（　　　）

5. 使用该药品一般不会引起健康危害，但由于其他原因需要收回的，召回时间在 72 小时内实施的是（　　　）

本题考点： 药品召回相关。

三、X 型题（多项选择题）

6. 属于药品质量缺陷的情况有（　　　）

A. 夹杂空胶囊未装药
B. 腺苷钴胺糖衣片色泽不均
C. 精蛋白锌胰岛素注射液外观可见沉淀物
D. 对乙酰氨基酚片为白色
E. 维生素 C 注射液外观澄明微黄色

本题考点： 药品质量缺陷。

7. 属于药品质量缺陷的情况有（　　　）

A. 包装破损
B. 药品包装质量问题
C. 注射剂中无异物混入
D. 不合格药品混入
E. 药品变质

本题考点： 药品质量缺陷。

8. 药品质量缺陷的防范措施包括（　　　）

A. 药品贮存管理
B. 药品运输的规范化操作

C. 建立并跟踪相关部门发布的药品质量信息

D. 坚持核对制度

E. 落实药品召回制度

本题考点：药品质量缺陷的防范措施。

参考答案：1. B 2. A 3. A 4. B 5. C 6. ABC 7. ABDE 8. ABCDE

六、特殊人群用药

（一）妊娠期妇女用药

【复习指导】本部分内容属于高频考点，历年必考，应重点复习。需要熟练掌握的内容包括妊娠期药动学特点，药物妊娠毒性分级。

妊娠期间常会用到药物。然而，关于这些药物对孕妇或胎儿的已知或潜在不良反应及妊娠期和产后期所需剂量调整，相关的信息非常有限，因为在新药的安全性和有效性研究中通常不会纳入妊娠期女性。据估计，自 1980 年以来，在美国 FDA 批准的药物中，不到 10% 的药物有充分的信息可确定其相关的出生缺陷风险。

1. **妊娠期药动学特点** 妊娠后，孕妇的总体液量、体重、脂肪含量均会明显增加，白蛋白水平降低，子宫血流量增加。其次，因为孕妇体内酶的改变，影响一些药物代谢，药物不易解毒或清除，作用时间延长，导致药物吸收、分布和清除发生相应的改变；一般是药物在血液或组织内的半衰期延长，毒性增加。妊娠期体内孕激素水平增高，可抑制某些药物与葡萄糖醛酸结合，特别在孕早期妊娠剧吐时更明显，导致药物蓄积中毒风险增加。另外，胎盘组织亦可代谢某些药物，胎儿也能代谢并排泄某些药物。因此，妊娠期用药除需要考虑妊娠特殊时期母体代谢变化外还应考虑透过胎盘药物安全性，以及胎儿体内药物浓度等诸多问题。当考虑妊娠期女性用药时，必须权衡药物的潜在风险和不治疗疾病所造成的影响。

2. **药物通过胎盘的影响因素** 胎盘转运有多种机制，如溶剂拖曳、简单扩散、跨细胞转运，以及胞吞/胞吐作用。大多数药物以简单扩散通过胎盘，但也可能涉及上述胎盘转运的任何机制。质膜载体、生物转化酶和输出泵也可能发挥一定作用。影响转运的因素包括：分子量、电离程度、脂溶性、蛋白结合情况，以及胎儿及胎盘血流量。分子量小于 600D 的非解离、非蛋白结合的脂溶性药物可自由通过胎盘；高分子量的药物，如胰岛素（6000D）则不能从胎盘大量转运。此外，胎盘的成熟程度，胎盘的药物代谢，胎盘的血流量，孕妇体内的药动学亦会影响药物的转运。

3. **药物对妊娠期不同阶段胎儿的影响** 细胞增殖早期受精后 18 日左右，几乎观察不到药物的致畸作用。

器官发育期是药物致畸的敏感期，受精后 3 周至 3 个月，胎儿的心脏、神经系统、呼吸系统、四肢、性腺及外阴相继发育。此期受药物作用影响可产生形态或功能的异常而造成畸形。妊娠 3～5 周期间，中枢神经系统、心脏、消化系统、骨骼及肌肉等均处于分化期，致畸药物可在此期间影响以上器官或系统。在此期间，用药须特别慎重，能不用的药物尽量不用。

胎儿形成期为妊娠 3 个月至足月，是胎儿形成的最后阶段，但中枢神经系统或生殖系统等重要器官也开始形成，易受到药物等外界因素影响（包括外力刺激）而致畸。如妊娠 5 个月后，使用四环素可导致婴儿牙齿黄染，牙釉质发育不全及骨生长障碍等。

4. **妊娠期用药毒性分级** 妊娠期用药非常常见。为了辅助医务人员评估药物风险并对需要用药的妊娠期女性和哺乳母亲提供咨询服务，美国食品药品监督管理局（FDA）在 2015 年更改了对处方药物标签的要求。1975—2015 年，FDA 对美国可用的所有药物都划分了妊娠风险类别（A、B、C、D 和 X），这就是所谓的［五字母系统（five - letter system）］。2015 年，FDA 开始逐步废除这些既往分类，并开始要求提供可用的人类及动物研究得出的信息：①已知或潜在的母体或胎儿不良反应；②妊娠期和孕晚期所需的剂量调整。实施这种标签变革的意图是，使医务人员和患者能够在了解情况下作出有关药物风险与获益的决策。这一新规于 2015 年 6 月 30 日正式生效，并于近日确认最终规则（Pregnancy and Lactation Labeling Rule，PLLR or final rule）。

新规则要求：药品生产商需在其药品说明书中提供妊娠期、哺乳期妇女药物风险及获益的详细相关信息。新修订的说明书将删除妊娠期用药"五字母分级系统"，针对孕妇、胎儿及哺乳期婴儿提供更多的有效信息，包括药物是否泌入乳汁、是否影响婴儿等。同时，新说明书还将加入"备孕的男性与女性"条目，就药物对妊娠测试、避孕及生育的影响注明相关信息。除此之外，新说明书还将包括孕期药物暴露、药物疗效信息收集与上报登记系统，鼓励正在服用药物或生物制品的孕妇将相关信息上报参与研究。修订后的说明书将会改变原有的诊疗状况，医师能获得及时更新且归纳总结过的妊娠期、哺乳期相关药物信息。但新规则并不覆盖非处方药物（OTC），OTC 的妊娠/哺乳期用药指导暂不会改变。

由于 FDA 要求所有制药公司在说明书中删除妊娠期字母分类，并根据更新信息及时修订说明书，这项工程可能会持续数年之久。因此，老的分类系统对药物进行的分类仍是有用的，临床应用也较普遍。五字母系统将药品的安全性分为 A、B、C、D、X 五类，某些药物有两个危险度等级，一个是常用剂量的等级，另一个是超常剂量的等级。

A 级：充分严格的对照研究证明，在妊娠期前 3 个月的妇女未观察到药物对胎儿产生危害的迹象（并且也没有在其后 6 个月具有危害性的证据），该类药物对胎儿的影响甚微。分类 A 等级的药物极少，在正常范围量的维生素 A 是 A 类药物，但大剂量的维生素 A，每日剂量 2 万 U，是 X 类药物。

B 级：在动物繁殖研究中（并未进行孕妇的对照研究），未见到药物对胎儿的不良影响，或在动物繁殖性研究中发现药物有副作用，但这些副作用并未在设对照的、妊娠期前 3 个月的妇女中得到证实（也没有在其后 6 个月具有危害性的证据）。常用的抗菌药大多属于此类。如所有的青霉素族及绝大多数的头孢菌素类药物都是 B 类药物；另外，洁霉素、氯林可霉素、红霉素、呋喃妥因也是 B 类药；在心血管系统药物中洋地黄、地高辛及毛花苷丙均属 B 类药；解热镇痛药中的布洛芬、双氯芬酸均属于 B 类药。

C 级：动物实验证明药物对胎儿有危害性（致畸或胚胎死亡等），或尚无设对照的妊娠期妇女试验，或尚未对妊娠期妇女及动物进行研究。本类药物只有在权衡对孕妇的临床获益大于对胎儿的危害之后，才能使用。C 类药物的使用需谨慎。抗病毒药，大多属于 C 类，如阿昔洛韦、齐多夫定；部分抗癫痫药和镇静药如乙琥胺、巴比妥、戊巴比妥等；抗高血压药中的甲基多巴、哌唑嗪和常用的血管扩张药，如酚妥拉明、妥拉唑林、戊四硝酯均属 C 类药；利尿药中呋塞米、甘露醇属于 C 类药；在肾上腺皮质激素类药物中，倍他米松和地塞米松属于 C 类药。

D 级：本类药物有危害人类胎儿的明确证据，但孕妇用药的获益大于对胎儿危害。如母亲处于危及生命或严重疾病的情况下，且没有其他更好的替代药物时可考虑使用。抗肿瘤药几乎都是 D 类；在镇静和催眠药中地西泮、氯氮䓬属于 D 类药；利尿药中的氢氯噻嗪、依他尼酸、苄噻嗪属于 D 类，不宜在妊娠期间使用；解热镇痛药中的阿司匹林、水杨酸钠在小剂量使用时为 C 类药，但长期大剂量使用时属于 D 类药。

X 级：人体试验或动物试验证实该类药物有危害胎儿的明确证据。妊娠期妇女使用该类药物对胎儿造成的风险明显大于服药可能带来的临床获益。本类药物禁用于妊娠或即将妊娠的妇女。其中，最出名的是酞胺哌啶酮（thalidomide，反应停）。

5. 妊娠期用药原则、孕期保健与咨询 母亲饮酒、吸烟或滥用药物可能对胎儿有害，妊娠期妇女最好应完全停止使用这些物质。应严正告知患者相关风险，并推荐她们参与相关的戒断或替代项目。医师开具药物时，应尽量减少服用药物的数量，将药物的使用限制在明显利大于弊的情况下，选择安全性最好的药物，并在保证效果的情况下使用最低的剂量和最短的治疗持续时间。有良好安全记录的旧药通常比新药更可取，因为关于新药在妊娠期应用的数据通常极少或没有。

告诉患者若他们对药物有任何担忧，以及在停药或开始使用新药［处方药、非处方药或草药（替代药物）］之前都应与其医师联系。若妊娠女性在妊娠早期使用了安全性不确定的药物，可在妊娠 18～20 周时接受超声检查，以筛查胎儿有无解剖结构异常，如果怀疑有先天性心脏病，应进行胎儿超声心动图检查。

（1）解热镇痛药

①对乙酰氨基酚：对乙酰氨基酚是一种广泛用于治疗疼痛和发热的药物，没有高质量的证据显示它在人类中应用时会增加妊娠丢失、先天性畸形或神经发育迟缓的风险。流行病学研究发现，妊娠子宫内对乙酰氨基酚暴露与 7 岁和 11 岁时的类似注意缺陷/多动障碍（attention‐deficit/hyperactivity disorder，ADHD）行为风险之间存在关联。然而，该绝对风险较低，并且这些研究有多种方法学局限性，包括缺乏对暴露妊娠总体健康的评估，缺乏关于对乙酰氨基酚的剂型规格和剂量单元的信息，以及缺乏对注意力缺陷多动障碍的正式评估。

采用对乙酰氨基酚来退热可能会降低发生一些出生缺陷的风险，但还需要进一步研究。由于妊娠期女性广泛使用对乙酰氨基酚，加之已证实的不良反应较少，所以使其成为妊娠期首选的短期用镇痛药和退热药。

不过应提醒患者不要过度使用对乙酰氨基酚。成人的治疗剂量为每次 325～1000mg，通常推荐的口服速释制剂每日最高剂量约为 3g。因为限制使用其他药物，以及人们一般认为该药较安全，所以妊娠期间意外过度使用更有可能发生。有限的数据表明，在产妇过量/过度使用的情况下，胎儿结局良好，但产妇的并发症发生率可能较高［参见"成人对乙酰氨基酚（扑热息痛）中毒的病理生理、临床表现和诊断"和"成人对乙酰氨基酚（扑热息痛）中毒的治疗"，关于"妊娠期的治疗"一节］。

②非甾体抗炎药：非甾体抗炎药（nonsteroidal antiinflammatory drugs，NSAIDs）用于治疗疼痛或发热的风险与益处取决于剂量、孕龄和治疗时间。这些风险详见其他专题。有一点很重要，使用小剂量阿司匹林以外的 NSAIDs 超过 48 小时可导致早在妊娠 24 周时发生动脉导管子宫内收缩，但最常发生在妊娠 31～32 周后（参见"抗炎药和免疫抑制药在妊娠期和哺乳期风湿性疾病患者中的应用"和"抑制急性早产临产"，关于"环氧合酶抑制剂"一节）。

（2）阿片类药物：关于妊娠期间长期（≥1 个月）使用处方阿片类药物影响的信息有限。当母亲长期使用阿片类药物且分娩前 1 周还在使用，则发生新生儿戒断综合征的可能性较大（参见"新生儿戒断综合征"）。

大多数情况下，阿片类药物被用于短期镇痛，短期使用阿片类药物的安全性也不清楚。一项动物研究的数据支持妊娠期女性使用阿片类药物与后代的中枢神经系统缺陷之间的关联。3 项人类流行病学研究也报道了使用阿片类药物与神经管缺陷之间的关联，其比值为 1.7～2.9。一些报道称，妊娠期使用阿片类药物与先天性心脏缺陷、腹裂、早产、胎儿发育不良和死产也有关联。这些研究的局限性包括暴露信息由分娩后长达 1 年的产妇回忆所提供，没有获得关于药物剂量和持续时间的信息；这些药物被用于治疗多种疾病的疼痛，许多麻醉药是多药方案的一部分；没有确定妊娠丢失病例中的先天性异常，以及在进行多次比较时机会关联的可能性增加。即使在大型研究中，病例数量也很少，且存在选择偏倚。2015 年美国 FDA 的一份安全声明称，目前还需要开展进一步研究，这样我们才能确定证据的权重是否支持妊娠早期暴露于阿片类药物可导致神经管缺陷风险增加。在美国，开放神经管缺陷的绝对风险很低，大约为 3 例/10 000 活产儿。因此，如果确实存在因果关系，风险上升至 2 倍意味着开放性神经管缺陷的绝对风险也仅有小幅增加。

由于常缺乏有效的替代镇痛药，所以在获得更好的数据之前，在胚胎发育的第 1 个月（神经管发育），共同的决策需要平衡神经管缺陷发生率的微小潜在增加与缓解中度至重度疼痛的需要。

（3）抗菌药：已明确无致畸作用的抗菌药包括头孢菌素、青霉素、红霉素（依托红霉素除外）、阿奇霉素、克林霉素、阿莫西林克拉维酸钾和甲硝唑。

一项巢式病例对照研究纳入了 95 000 例多妊娠期女性，发现自然流产与妊娠早期使用大环内酯类药物（不包括红霉素）、喹诺酮类、四环素类、磺胺类药和甲硝唑之间存在关联，适应证偏倚和未测量的混杂因素可以解释这些结果。

下列抗菌药已确定或可能有致畸作用。

①氨基糖苷类药物：有胎儿（和母体）耳毒性和肾毒性的风险，但不伴有结构性出生缺陷。

②四环素：妊娠期间通常禁用四环素，因为它对孕产妇有肝毒性的风险，并且对胎儿的骨和牙齿有不良影响（如妊娠中期和晚期宫内暴露会引起乳牙永久变色，以及进入胎儿长管状骨并导致生长短暂受抑）。然而，在使用多西环素时极少发生这些事件，随后来自妊娠和儿童的研究证据支持多西环素相对于老四环素更具安全性。如在一项系统评价中，妊娠期应用多西环素与致畸作用或儿童牙齿染色之间没有相关性。

③氟喹诺酮类：妊娠期和哺乳期通常应避免氟喹诺酮类药物，因为在动物实验研究中，氟喹诺酮类药物对发育中的软骨有毒性作用。然而，尚未证实人类妊娠期应用该类药物会导致软骨不良反应和先天性畸形增加。

④甲氧苄啶：由于甲氧苄啶是一种叶酸拮抗药，它在实验动物中可引起胚胎发育异常，以及一些病例对照研究报道其与多种出生缺陷之间可能存在关联，所以在妊娠早期通常应避免使用该药。但是，尚未证实它对人类也具有致畸作用。还需要在人类妊娠中对甲氧苄啶的安全性进行额外评估。如果有另一种安全有效的药物可用，则最安全做法是避免在妊娠早期使用甲氧苄啶。如果暴露发生，我们会告知患者人群的基线出生缺陷风险，并告知其使用了甲氧苄啶后出生缺陷风险可能会有小幅（但未经证实）增加。

⑤磺胺类药、呋喃妥因：如果有另一种安全有效的药物可用，则最安全的做法是避免在妊娠早期时使用呋喃妥因或磺胺类药，但如果没有良好替代药物可用时，也可以使用这些药物（详见下文）。据报道，这两种药物都可能导致葡萄糖－6－磷酸脱氢酶缺乏症女性和有此

病风险者发生溶血，但相关文献信息并不一致。

磺胺类药可与胆红素竞争白蛋白结合位点，从理论上讲，磺胺类药在低胆红素水平下可能增加胆红素脑病的风险。因此，如果可以使用另一种抗菌药，则在临近分娩时应避免使用磺胺类药。然而，一项系统评价发现妊娠期或哺乳期母亲使用磺胺类药未造成胆红素脑病病例。一项随后的研究报道显示，母亲使用磺胺甲噁唑与新生儿黄疸之间的推定"关联"其实是早产所致，校正胎龄后，两者之间并无显著相关性。另一项研究报道称，早产儿预防性使用磺胺异噁唑时胆红素脑病的风险增加。

妊娠期间药物应用的一般原则包括：尽可能避免胎儿药物暴露，妊娠早期尤应如此，因为这是胎儿器官发生的主要时期，但胎儿在妊娠后期暴露于药物也可导致较轻微的形态学异常、功能异常和生长障碍；当需要使用某种药物时，应与患者讨论用或不用药物的风险与益处，并引用现有的最佳证据。

（二）哺乳期妇女用药

【复习指导】本部分内容是属于高频考点，历年必考，应重点复习。需要熟练掌握的内容包括哺乳期药动学特点，哺乳期用药的特点。

1. 药物的乳汁分泌　药物从母亲血液进入乳腺细胞的机制为经过毛细血管内皮细胞进入到细胞外液和细胞膜。分布到乳汁的药量主要取决于药物的理化性质、蛋白结合率、母体中的药物浓度及乳汁 pH 等。

（1）脂溶性高的药物容易分布到乳汁中：脂溶性高的药物，苯二氮䓬类镇静催眠药如硝西泮、地西泮和奥沙西泮等，可分布到乳汁中，因此，哺乳期妇女禁用。抗癫痫类药物，如卡马西平的脂溶性较高，可通过乳汁分泌，乳汁中浓度可达血药浓度的 60% 左右，故哺乳期妇女禁用。

（2）蛋白结合率高的药物不易分布到乳汁中：只有游离药物可进入乳汁，药物的血浆蛋白结合率越高，进入乳汁的量越少。因此，哺乳期妇女在选择药物时，应首选蛋白结合率高的药物。因华法林的血浆蛋白结合率高达 98%～99%，乳汁及婴儿血浆中药物浓度极低。

（3）碱性药物容易分布到乳汁中，酸性药物则不易进入乳汁中：哺乳期妇女的乳汁 pH 平均为 7.09，相比血浆 pH（7.4）较低。酸性药物，如青霉素类抗菌药，在相对碱性的血浆中更易电离，因此，仅极少量进入乳汁；碱性药物，如大环内酯类抗菌药，包括红霉素、克拉霉素，以及四环素类药物米诺环素、多西环素等，容易分布到乳汁中。

2. 哺乳期的特点和用药对策　哺乳期妇女因为患病而需服用某种药物的情况非常常见，但几乎所有的药物均可进入乳汁，因此产后哺乳期妇女使用药物必须权衡两方面的风险，即其对婴儿可能有害的药物效应的风险，以及不治疗母体疾病引起母/儿后遗症的风险。

婴儿通过母乳而暴露于药物的潜在风险：大多数（但并非所有）的治疗性药物都可在母乳喂养期间使用。药物一般通过其在乳汁与母亲血清中的浓度梯度，扩散进入和离开乳汁。美国儿科学会药物委员会提供了数百种常用处方的可能进入乳汁的药物及其他物质的信息。分为：细胞毒性药物、有不良反应的滥用药物、放射活性化合物、作用不明但"可能值得注意"的药物、应"谨慎"使用的药物、通常"允许母乳喂养时使用"的药物。

2013 年美国儿科学会的临床报告重申，需权衡母乳喂养对母婴的益处与婴儿药物暴露的潜在风险。以下注意事项有助于指导决策：①可直接给婴儿使用的药物通常是安全的，因为经母乳进入婴儿体内的药物剂量比治疗剂量要低得多；②早产儿和患病婴儿的药物中毒风险更高，而 6 月龄以上的婴儿很少出现药物中毒；③可通过在母乳喂养后给药和婴儿长时间睡眠前给药而尽可能减少婴儿的药物暴露；④与蛋白高度结合的药物、脂溶性低的药物或大分子量药物不会大量进入乳汁；⑤口服生物利用度较低的药物（如胰岛素或肝素）一般不会影响母乳喂养的婴儿；⑥应用碘化或钆造影剂时，不需要中断母乳喂养；⑦应避免使用放射性药物。

较常用的评估风险的方法之一是确定药物的婴儿相关剂量。婴儿相关剂量 = 婴儿通过乳汁摄入的药量［mg/（kg·d）］/母体的用药量［mg/（kg·d）］。但很多人计算婴儿相关剂量时，未将母亲和婴儿的体重标准化，因此需谨慎使用。

哺乳期用药的关键点包括：①避免使用中药、大剂量维生素、特殊的补充品等非必需药品。②若婴儿相关剂量 < 10%，大多数药物可安全使用。绝大多数药物的婴儿相关剂量都 < 1%。③应评估婴儿用药风险，尤其是早产儿和新生儿。④若女性患精神病，则其不应进行母乳喂养，也不应让其与婴儿独处。一般来说，由于缺乏安全性信息，通常建议使用抗精神病药的女性不要行母乳喂养。然而，部分女性可能依然选择在用药过程中哺乳。此种情况下，最好避免多药治疗，使用最低有效剂量（与往常一样），如果可行，使用标准化发育筛查工具密切监测婴儿。⑤尽可能选择半衰期短、蛋白结合率高、口服生物利用度低或则分子量大的药物。

哺乳期的抗细菌感染治疗需合理使用抗菌药。除第四代头孢菌素类药物，包括头孢匹罗和头孢吡肟外，青霉素类、头孢菌素类、碳青霉烯类（如亚胺培南西司他丁）进入乳汁中的量很小，不会对乳儿产生严重危害，哺乳期可使用。大环内酯类抗菌药，半衰期较长，可分布到乳汁中，哺乳期妇女应尽量避免使用；尚不清楚氨基糖苷类抗菌药是否分布到乳汁中，考虑其肾毒性和神经毒性，哺乳期妇女不宜使用；四环素类抗菌药，如四环素、米诺环素等，可分布到乳汁中，并沉积于婴儿的骨骼中，造成骨骼发育迟缓，哺乳期妇女应尽量避免使用；喹诺酮类抗菌药，如左氧氟沙星等，可通过乳汁分泌，可能可造成软骨发育不良，故哺乳期妇女不宜使用；氯霉素因有明显的骨髓抑制作用，可引起灰婴综合征，哺乳期妇女禁用；磺胺类药，如复方新诺明等，乳汁中的药物浓度与母体中的血药浓度相当，药物进入婴儿体内后与胆红素竞争结合蛋白，从而造成婴儿血中的胆红素升高，因此哺乳期妇女禁用。

（三）新生儿用药

【复习指导】本部分内容是属于高频考点，历年必考，应重点复习。需要熟练掌握的内容包括新生儿药动学特点，新生儿用药的特点。

1. 新生儿药动学和用药特点　新生儿的身体和器官功能与成年人有明显差异。新生儿用药后药物在体内的吸收、分布、代谢和排泄方面也有一定的特点。

（1）药物的吸收：新生儿的胃内 pH 比成人高，相比之下略呈碱性，且胃肠的排空速度较慢。一些在酸性环境下不稳定的药物如青霉素 G、红霉素等，新生儿口服有较好的吸收效果；而在酸性环境下易被吸收或本来具有活性的药物，如胃蛋白酶、乳酶生、铁剂等，新生儿口服这类药物，疗效会下降。

（2）药物的体内分布：药物在新生儿体内的分布受机体脂肪含量和水分、血浆白蛋白水平和血脑屏障的影响。

新生儿的脂肪含量较少，其含量随月龄的增长而增加。新生儿机体内水分含量最高，可高达 77%，细胞外液约为 45%。新生儿体内水分和脂肪含量的变化将直接影响水溶性高的药物的分布。无机盐类、头孢类、青霉素类和维生素 C 等水溶性高的药物，在新生儿体液中的分布相对较多，而在组织器官中的分布相对较少。一些脂溶性高的药物如脂溶性维生素等，因为新生儿的脂肪量较少，其生物半衰期缩短。新生儿体内的细胞外液中水分含量较大，可导致菊淀粉、硫代硫酸盐、蔗糖和溴化物等药物向细胞外液流动，但当新生儿脱水时，药物分布会过多的转向细胞内液。

新生儿血浆中的白蛋白相对较低，血中结合型的药物相对减少，而游离型的药物相对增多。一些药物，如青霉素类、磺胺类、水杨酸类、维生素 C 等，由于机体提供可结合的白蛋白较少，可相对地增加游离型药物的浓度，更容易引起过量药物的反应。

新生儿的血脑屏障尚未发育完善，导致药物容易通过。成人的血脑屏障只允许未解离的脂溶性大的药物通过，而新生儿的血脑屏障允许一些水溶性大的药物如大环内酯类、青霉素类，巴比妥类、水杨酸类药物等通过。

（3）药物的代谢：药物代谢能力由肝大小和肝微粒体酶系代谢能力所决定。新生儿的肝占体重的比值最大，但新生儿肝内微粒体酶系尚不成熟，药物代谢能力相对较弱。到幼儿期，由于肝内微粒体酶系的迅速成熟，且肝占体重的比值仍然较大，药物代谢的功能则较强。新生儿体内的葡萄糖醛酸转移酶活性低，且肝微粒体酶活性也低，故使用氯霉素，易引起灰婴综合征。

（4）药物的排泄：新生儿的肾排泄力弱。新生儿的肾尚处于发育阶段，药物排泄能力较弱，同时由于新生儿的药物代谢能力较弱，导致大部分药物以原型排出，容易造成蓄积。如不能调整剂量和给药次数，就容易产生毒性反应。以头孢呋辛为例，新生儿，静脉滴注头孢呋辛，其药物半衰期延长至（3.70±0.37）小时，成人的半衰期为 1.16～1.50 小时，有效血药浓度维持时间则延长了 3 倍。

新生儿是一组特殊的用药人群，对药物的反应与儿童和成人相比，有差异，且新生儿之间亦有很大的个体差异。对新生儿用药应加强用药监测，有条件的可进行治疗血药浓度监测。

2. 药物对新生儿的不良反应　新生儿是特殊的儿童群体，其药动学和药效学与年长儿和成人有显著差异，既往将年长儿或成人用药经验用于新生儿群体疾病治疗，曾造成严重后果。据 2006 年国家不良反应监测的儿童医院报告的相关资料显示，儿童不良反应发生率达12.9%；新生儿为 24.4%。中国药学会儿科药学组调查结果显示，北京、上海、重庆等地聋哑学校中，70% 的儿童是由于小时候药物使用不当造成的。我国每年 3 万儿童因抗生素使用不当致聋。在新生儿药物治疗发展史上，将年长儿用药经验不恰当地用于新生儿群体疾病治疗，曾造成严重的后果。1956 年的研究发现，接受磺胺类药治疗的新生儿存在胆红素脑病发病率增高现象，究其原因，主要为磺胺类药与胆红素竞争蛋白结合位点，导致新生儿外周血中游离胆红素水平增高，从而增加新生儿胆红素脑病发病风险。1959 年，Sutherland 报道 3例新生儿在使用氯霉素后，发生严重心血管功能衰竭，表现为呼吸困难、进行性血压下降、皮肤苍白和发绀，称之为"灰婴综合征"。

3. 合理用药原则　新生儿自母体娩出后，为适应外界生存环境，其生理功能及解剖等方面发生了重要变化，主要是肺呼吸的建立、血循环的改变、消化和排泄功能的开始等。某些器官及组织尚未发育成熟，主要是肝、肾、脑等；新陈代谢旺盛，对药物反应敏感度高，某些对儿童，甚至婴儿很安全的药物，对于新生儿也有发生严重不良反应的可能，因此新生儿用药应慎而又慎。用药原则包括：①新生儿免疫力低，起病急，变化快，故应及时给药；②肝、肾功能不健全，应谨慎用药；③慎用中药及外用药；④注意给药途径，口服给药效果不确切，尽量避免肌内注射，静脉给药效果好；⑤用量宜小，间隔时间宜长，持续用药时间宜短。

4. 剂量计算方法

（1）计算药物剂量的基本公式：

$$D = \Delta C \times V_d$$

D 为药物剂量（mg/kg），ΔC 为血浆药物峰谷浓度差（mg/L），ΔC = 预期的血药浓度 – 起初的血药浓度，V_d 为表观分布容积（L/kg）。

（2）负荷量和维持量的计算方法。

首次负荷量计算公式为：

$$D = C \times V_d$$

C 为预期达到的血药浓度。

维持量和滴注速度计算公式为：

$$K_0 = K \times C_{ss}$$

K_0 为滴注速率［mg/（kg·min）］，K 为药物消除速率常数（分钟$^{-1}$），C_{ss} 为稳态血药浓度（mg/L）。

（四）儿童用药

【复习指导】本部分内容是属于高频考点，历年必考，应重点复习。需要熟练掌握的内容包括儿童期药效学特点，儿童用药的特点。

1. 儿科疾病特点　在临床上小儿与成人有很多不同之处，年龄越小，差别越大。表现在疾病种类、病理、临床表现及预后各个方面与成人的不同构成了儿科特点。

（1）疾病的种类：如婴幼儿患先天性疾病、遗传疾病、感染性疾病较成人为多；心血管疾病中小儿常见先天性心脏病，而很少患高血压、冠状动脉粥样硬化性心脏病（冠心病）等。如同为肺炎，小儿易患支气管肺炎，而成人则以大叶性肺炎多见。

（2）婴幼儿高热常易引起惊厥，而成人则很少单纯高热引起惊厥者；低钙血症在婴儿常引起全身惊厥，而成人则表现为手足搐搦，新生儿严重感染时常表现为精神萎靡、面色发灰、拒奶、体温不升等非特异性症状。因此家长及医护人员对病情的密切观察在儿科是至关重要的。

（3）诊断：由于不同年龄的患儿所患疾病种类和临床表现不同，因此诊断时必须重视年龄因素。如 3 岁以上小儿一般很少有首次高热惊厥发作，而在 6 个月至 3 岁小儿则较常见；学龄前儿童患风湿病很少，但在学龄期儿童则较多等。

（4）治疗：小儿由于免疫机能差、代偿能力有限，多数患病后病情重、发展快、易有并发症，因此强调抓紧时间，及时采取有力的治疗措施。由于小儿体液调节能力差，病后极易因摄入不足、异常丢失过多而发生水、电解质和酸碱平衡紊乱，故小儿液体疗法的实施颇为重要。

（5）预后：儿童患病起病急、变化快、调节能力差，因此小儿疾病病死率显著高于成人。年龄越小，病死率越高，因此对新生儿及小婴儿患病更应密切、细致观察病情变化，及时采取措施，以改善预后。另外小儿生长旺盛，机体修复能力强，如诊断治疗正确及时，虽病情危重，大多可望痊愈。

（6）医学遗传学是近年来进展速度很快的学科。它研究人类遗传与疾病的关系，迄今已发现 3000 多种人类的遗传疾病，在儿科学中占有重要地位，如先天畸形为新生儿、婴幼儿甚至整个小儿时期主要的死亡原因，而很多遗传性智力发育障碍的儿童是一个突出的社会问题。为了保证小儿的健康，减少社会大量经济和精神负担，对遗传性代谢性病的研究，可以阐明其发病理论，并提供正确的诊疗和预防措施。目前，最重要的是如何避免出生有遗传代谢病的患儿，应积极开展优生优育宣传，注意做好：①胎儿的产前检查和终止妊娠；②携带者的检出和防止近亲结婚；③搞好计划生育。通过以上措施，至少能减少 1/4 ～ 1/3 的遗传性代谢性疾病。近年来，对此类疾病的治疗有了较大的进展，包括环境工程和基因工程两大类，前者通过改善内、外环境因素（如饮食、药物、手术、脏器移植）以纠正代谢紊乱，改善症状；后者系用人工方法改造和修补有缺陷的基因，以期达到治疗的目的（如将半乳糖血症患儿的皮肤成纤维细胞培养，加入载有自大肠埃希菌切下来的半乳糖转移酶基因的噬菌体，噬菌体侵入成纤维细胞，使这些细胞获得半乳糖转移酶基因，从而使细胞内半乳糖转移酶活性增高，并能维持 8 ～ 10 个细胞世代以上）。基因工程疗法取得了初步的成果，但目前仍有许多问题有待于继续探索。

2. 儿童药效学方面的改变

（1）中枢神经系统：儿童的血脑屏障尚未发育完全，通透性大，因此，某些药物易透过血脑屏障。

（2）内分泌系统：儿童的内分泌系统不够稳定，激素类药物可以扰乱儿童内分泌，导致甲状腺、甲状旁腺、肾上腺、垂体等功能发生变化，影响生长发育。如长期服用糖皮质激素会导致发育迟缓、身材矮小、免疫力低下。

（3）血液系统：儿童期骨髓造血功能活跃，易受到外界因素的影响。如儿童使用氯霉素，有可能发生再生障碍性贫血。

（4）水盐代谢：儿童的体内电解质调节及平衡功能较成人差，儿童易发生脱水与电解质紊乱。小儿钙盐代谢旺盛，易受药物影响。如儿童服用四环素，易发生四环素牙。

（5）运动系统：儿童期是运动系统发育的关键时期，因此儿童应避免使用喹诺酮类抗菌药，因该类药物会影响骨骼发育。

3. 儿童药动学方面的改变

（1）吸收：小儿胃容量小，胃酸分泌较少，2 ～ 3 岁才能接近成人水平，胃酸缺乏，影响药物的溶解和解离。此外，胃排空速度慢、肠蠕动不规则、胆汁分泌功能尚未发育完全等因素使主要在胃内吸收的药物吸收较完全，而主要在十二指肠吸收的药物吸收减少。

（2）分布：新生儿、婴幼儿体液量大，脂肪含量低，脂溶性药物容易过量中毒。体液量大，水溶性药物的分布容积增大，峰浓度降低，消除减慢，作用时间延长。婴幼儿血浆白蛋白结合率较成人低。

（3）代谢：儿童肝微粒体酶活性超过成人，对某些药物的代谢快于成人，因为给药剂量比成人大。

（4）排泄：新生儿肾功能发育不全，消除药物能力较差。小儿肾功能发育迅速，1 年后甚至超过成人。经肾小球滤过排泄的药物如地高辛等和经肾小管分泌的药物，在新生儿半衰期明显延长。

4. 儿童用药的一般原则　近年来，儿童用药安全问题凸显。因用药不当，我国每年约有 3 万名儿童陷入无声世界，约 7000 例儿童死亡，造成肝肾功能、神经系统等损伤的儿童难以计数。这些数字的背后，受到伤害的不仅仅是孩子，也给家庭带来诸多不幸，给社会造成沉重负担。

（1）明确诊断，严格掌握适应证：对中枢神经系统、肝、肾功能有损害的药物尽可能少用或不用。

（2）根据儿童特点选择适宜的给药方案：①口服给药是最方便、最安全、最经济的给药途径，但吞咽能力差的婴幼儿受到一定限制。幼儿用糖浆、水剂、冲剂等较合适，年长儿可用片剂或丸剂。②注射给药比口服给药起效快，但对小儿刺激大。肌内注射多选择臀大肌外上方。③儿童皮肤吸收较好，透皮给药方便且痛苦小。④使用直肠给药，如小儿退热栓剂。⑤使用单剂量包装。

（3）根据儿童的不同阶段严格掌握用药剂量：用药剂量应根据儿童的年龄、体重等进行调整。目前儿童用药剂量的计算方法有年龄折算法、体重折算法、体表面积折算法等。

（4）密切监护儿童用药，防止产生不良反应。

5. 剂量计算方法

（1）按体重计算儿童的用药剂量：有很多药品需按体重计算儿童剂量，如果有条件称量出准确的体重，其用药剂量的计算公式为：

$$儿童剂量 = 每千克每日（或每次）用药量 × 儿童体重（千克）$$
$$= 成人剂量 × 儿童体重/70（即成人平均体重）$$

在不知道儿童体重的情况下，一般按年龄来推算体重。

1～6个月：月龄数 ×0.7 + 出生时体重（kg）= 体重（kg）

7～12个月：月龄数 ×0.25 +6 = 体重（kg）

2岁至青春期前：年龄 ×2 +8 = 体重（kg）

用体重计算用药剂量时年长儿应选用剂量的下限，避免药量偏高；婴幼儿应选择剂量的上限，以防药量偏低。

例如：头孢克肟干混悬剂，成人及体重30kg以上儿童口服，每次50～100mg，每日2次。头孢克肟干混悬剂的儿童剂量可按每次1.5～3.0mg/kg体重，分2次服。如果按每次2mg/kg体重计算，8岁儿童每日剂量为：2 ×（8 ×2 +8）= 48mg。头孢克肟干混悬剂的规格为每包50mg，8岁儿童每次的剂量48mg（约1包）。

（2）按成人剂量根据年龄折算：这种计算方法只要知道成人剂量就可以按年龄比例推算出儿童剂量，所以简便易行，但每个儿童的个体生长发育不同，虽是同一年龄，但体重各有差异，这种方法比较粗糙。

儿童年龄相当于成人用量的比例如下。

出生至1个月 1/18 ～1/14

1～6个月 1/14 ～1/7

6个月至1岁 1/7 ～1/5

1～2岁 1/5 ～1/4

2～4岁 1/4 ～1/3

4～6岁 1/3 ～2/5

6～9岁 2/5 ～1/2

9～14岁 1/2 ～2/3

14～18岁 2/3 ～全量

（3）简易快速计算法：此法用于药品说明书未规定儿童剂量，或忘记按体重计算的剂量。

Fried公式：婴儿药物剂量 = 月龄 × 成人剂量/150

Young 公式：小儿药物剂量 =（年龄 × 成人剂量）/（年龄 + 12）

其他公式如下。

1 岁以内剂量：成人剂量 ×0.01×（月龄 +3）

1 岁以上剂量：成人剂量 ×0.05×（年龄 +2）

例 1：成人服西咪替丁片每次 200mg（即 1 片），8 岁儿童 1 次该服多少？按公式计算：200（mg）×0.05×（8 +2）= 100（mg）。即 8 岁儿童服西咪替丁片剂量每次为 100mg（即半片）。

例 2：肺力咳合剂，成人一次用量为 20ml，6 个月的幼儿 1 次该服多少？按公式计算：20（ml）×0.01×（6 +3）= 1.8（ml）。

根据年龄计算的方法很少被采用，但对镇咳药、消化药等不需要十分精确的药物，仍以年龄计算。

（4）按体表面积计算：儿童输液，成人和儿童用抗肿瘤药，多按体表面积来计算剂量。

儿童体表面积 =（体重 ×0.035）+0.1

体重在 30kg 以下者，其体表面积计算公式为：体重（kg）×0.035 +0.1 = 体表面积（m^2）。

体重在 30kg 以上者，在前公式基础上每增加体重 5kg，体表面积增加 0.1m^2。如 30kg 体重者，体表面积为 1.15m^2，35kg 体重者为 1.25m^2，40kg 体重者为 1.35m^2。50kg 为 1.45m^2，体重在 50kg 以上者，每增加体重 10kg，体表面积增加 0.1m^2。这是一种广为推荐的方法，一般认为此方法的科学性强，既适合于成人又适合于各年龄组的儿童。不论年龄大小可按一个标准准确给药。此法的缺点是计算方法复杂，首先要知道用药者的体表面积大小，还得知道每平方米体表面积的给药剂量。

（5）儿童中药剂量的计算：儿童中药剂量的计算与西药的有所不同，一般按年龄分成 4 种。即 1 岁以下者用成人量的 1/4，3～4 岁用成人量的 1/3，4～7 岁用成人量的 1/2，7～15 岁用成人量的 2/3，15 岁以上按成人量。

（五）老年人用药

【复习指导】本部分内容是属于高频考点，历年必考，应重点复习。需要熟练掌握的内容包括：老年人药动学/药效学特点，老年人用药的特点。

在过去一个世纪，美国的老龄化状况已发生了翻天覆地的变化。出生时的平均期望寿命从 1900 年 47 岁增长到 2014 年近 79 岁。到 2030 年，65 岁以上人口的百分比将超过 20%（或超过 7 千万人）。到 2050 年，全球 60 岁以上成人将超过 20 亿，占世界人口的 20% 以上。根据目前的增长模式预测，这些老年人绝大多数将居住在欠发达国家（16 亿）。生命进入晚年的成人存在很高的慢性疾病发生率，80% 的老年人至少有 1 种慢性疾病，50% 的老年人则至少有 2 种慢性疾病。是否存在老年综合征（认知损害、跌倒、失禁、听力或视力损害、低 BMI 及头晕）与老年人日常生活活动依赖性之间存在紧密关联（出现 1 种疾病时相对危险度为 2.1，出现 3 种或以上疾病时相对危险度为 6.6）。为老年患者开具处方存在特定的挑战。上市前药物试验往往排除老年患者，所批准的剂量可能并不适合老年人。由于药动学（即药物的吸收、分布、代谢和排泄）和药效学（药物的生理作用）存在年龄相关变化，故很多药物在使用时需要特别谨慎。

1. 老年人药效学方面的改变

由于药动学（即药物的吸收、分布、代谢和排泄）和药效学（药物的生理作用）存在年龄相关变化，故很多药物在使用时需要特别谨慎。

在为老年人开具处方时，必须特别注意确定药物剂量。随着年龄增长，身体脂肪相对于骨骼肌的比例逐渐增加，可能导致药物分布容积增加。即使老年人没有肾脏疾病，但肾功能随年龄增长而自然下降，这也可能导致药物清除减少。老年人的药物储库增大及药物清除降低，使药物半衰期延长，也使血浆药物浓度升高。

如对于老年人，地西泮的分布容积增加，锂盐的清除率降低。与较年轻患者相比，老年患者在使用相同剂量的上述任一种药物后，血浆药物浓度会更高。同样地，从药效学的角度来讲，年龄增加可能导致患者对某些药物（包括苯二氮䓬类和阿片类药物）作用的敏感性增加。

肝功能也随着年龄的增长而下降，肝功能的年龄相关改变可解释老年人中药物代谢的显著差异。尤其是当多药治疗是一个因素时，肝功能下降可能导致药物不良反应（adverse drug reaction，ADR）。

2. 老年人药动学方面的改变

老化过程可以显著改变化疗药物的药动学。这些药动学的不同可能是由药物的排泄、代谢、分布及吸收变化所引起。

（1）肾功能与药物排泄：大多数人随着年龄的增加肾功能逐渐下降，包括那些没有高血压或已知肾病的人。这种下降导致了相当一部分老年人群的 GFR < 60ml/min（滤过面积为 $1.73m^2$）。肾功能受损可导致较高的峰药水平及较长时间的药物暴露，从而引起依赖肾排泄清除的药物（如氨甲蝶呤、顺铂）产生过大毒性，尤其当其与也可引起肾功能障碍的其他药物（如非甾体抗炎药）联用时。

在老年患者中，血清肌酐不是肾功能的一个可靠指标，因为 GFR 的下降可能被肌肉质量的同步丢失所掩盖。多种公式被用于估计肌酐清除率，这些公式都是基于测量稳定的血清肌酐，以及年龄和体重。有一种可用的计算器根据理想的体重和血清肌酐水平来计算肌酐清除率，应将肌酐清除率估计值而非血清肌酐用于确定那些被肾排泄的化疗药物剂量。

（2）肝功能及代谢：肝利用两种主要途径对药物进行解毒和排泄。

在 I 相反应中，通过氧化、还原或水解对药物添加极性基团，以增加其水溶性。这一组反应主要是由细胞色素 P450 酶催化的。许多常见的化疗药物是通过细胞色素 P450 系统代谢，负责其代谢的具体同工酶在各自的药物专题中被总结。

在 II 相反应中，药物或其代谢物偶联到与具有水溶性的大的极性基团（如葡糖苷酸、硫酸盐或者醋酸盐）。这些极性更强的化合物被排泄入胆汁，或者被肾排泄。

尽管肝的大小和肝血流量随着老化而下降，但是在老年人中，这些变化的强度还不足以进行常规剂量调整。然而，由于恶性肿瘤或其他共存疾病而并发肝损害时，则可能有必要进行剂量调整。

（3）分布：药物的分布受身体成分的影响。在老年人群中，脂肪的含量增加，从约占体重的 15% 增加至 30%，而细胞内的水分会减少 [33% vs 42%（平均 25 岁时）]。这些变化增加了极性较大药物的血药浓度峰值同时降低了脂溶性药物的血药浓度峰值，但延长了其半衰期。此外，随着老化血浆白蛋白及红细胞浓度常出现减少，还可影响与白蛋白或红细胞结合药物的药动学。

在老年人群中，这些药物分布的药动学改变未被显示出有必要依据年龄来调整剂量。

（4）吸收：在老年人群中，肠黏膜的萎缩及胃肠蠕动、内脏血流量和消化酶分泌减少，均可有助于药物吸收率下降。虽然口服药物（如卡培他滨和替莫唑胺）的吸收可能受到胃肠道变化的影响，但是这些变化的程度未表明有理由根据年龄来调整剂量。而且，对口服治疗的强调使得依从性成为治疗中的一个重要问题，因为有相当数量的患者没有按规定来口服抗癌药物。

（5）共存疾病和功能状态：老化是一个高度个体化、多维的过程。按时间年龄来预测生理功能的下降是不可靠的。

老化过程被描述为从功能独立到濒临死亡的连续性范围。在这个范围的一端，一个健康的老年个体在活动上没有显著限制，只有最低限度的功能储备下降。随着共存疾病的递增，个体变得更加脆弱，并且功能储备降低。这种生理功能的下降导致了显著的限制，但可能还有能力恢复一些。这个范围的最末端为虚弱，其特征为生理功能严重受限，几乎没有或根本没有能力来承受治疗或严重疾病。

在老年人群中，单独的时间年龄不是改变治疗计划或药物剂量的指征。如果肾功能正常且没有严重的共存疾病，大部分化疗药物可以足量给予。然而，当药物毒性与共存疾病有重叠或者对并发症的易感性增加时，经常需要对使用的药物进行剂量调整或更换。

（6）共存疾病：对可影响化疗药物治疗的共存疾病，举例如下。

①肾功能受损：在老年人群中，必须极其谨慎地使用主要由肾排泄的药物，因为这类人群的隐匿性肾损伤发生率高。

②肝疾病：由共存疾病或肿瘤引起的中度或重度肝功能障碍患者，可能无法代谢或排泄通常由肝处理的药物，从而增加了系统毒性的风险。此外，已有肝疾病的患者可能容易出现化疗所致肝毒性。

③腹水和胸腔积液：无论在老年还是较年轻的腹水或胸腔积液患者中，使用氨甲蝶呤均需极其谨慎。氨甲蝶呤在这些第三间隙积液中蓄积，第三间隙作为存储器使氨甲蝶呤慢慢地分布到血浆中，从而增加了全身暴露及发生药物毒性的风险。

（7）功能储备降低：功能储备降低可能增加发生化疗并发症的易感性。在老年人中，可能导致毒性增加的疾病举例如下。

①骨髓：随着老化，骨髓干细胞的储备可能会下降。使用骨髓抑制的药物时，这可能会促进血液系统毒性增加，从而导致中性粒细胞减少和（或）贫血。

在应用多种化疗方案时，与较年轻患者相比，老年患者的重度中性粒细胞减少发病率增高。重度中性粒细胞减少可能导致感染并发症、住院及较高死亡率。

在大多数情况下，通过减少剂量而非使用白细胞生长因子来避免重度中性粒细胞减少。美国临床肿瘤学会（American Society of Clinical Oncology，ASCO）的指南支持，当发热性中性粒细胞减少发生风险约为 20% 或更高时使用造血生长因子。美国国家综合癌症网络（National Comprehensive Cancer Network，NCCN）的指南推荐，对所有正在接受潜在治愈性方案 [如环磷酰胺、多柔比星、阿霉素、长春新碱及泼尼松（cyclophosphamide，doxorubi-cin，vincristine，and prednisone，CHOP）] 治疗的老年患者使用这类生长因子 [参见下文"非霍奇金淋巴瘤"和"成人患者使用粒细胞集落刺激因子处理化疗所致中性粒细胞减少和其他情况（除急性白血病、骨髓增生异常综合征和造血干细胞移植以外）"]。

贫血可损害功能状态，作为疾病本身和其化疗治疗的并发症，贫血在癌症患者中常见。在男性和女性中，随着年龄的增加，贫血的发生率均显著上升。

红细胞生成刺激药（erythropoiesis - stimulating agents，ESAs）阿法依泊汀和达贝泊汀 - α 已在癌症患者中被广泛评估。在非血液系统恶性肿瘤的患者中，ESAs 的效用似乎仅限于贫血由化疗所致的患者，一些证据显示，这些药物可能对那些非化疗所致贫血的非血液系统恶性肿瘤患者有害。这些药物不适用有治愈可能的患者。

②心脏病：与较年轻患者相比，在老年患者中，既已存在隐匿性心脏病的比例更高。这种心脏病的存在可使与蒽环类药物及曲妥珠单抗相关的心力衰竭风险增加，或增加使用氟尿嘧啶所致的冠状动脉痉挛发生率（参见"曲妥珠单抗及其他 HER2 靶向药物的心脏毒性"和"非蒽环类癌症化疗药物的心脏毒性"）。

老年人群中化疗相关心脏毒性的潜在风险在一项关于美国监测、流行病学和最终结果（Surveillance Epidemiology and End Results，SEER）美国"医疗照顾"保险（Medicare）数据库的研究中被阐述，该研究纳入了 9438 例弥漫性 B 细胞非霍奇金淋巴瘤（non - Hodgkin lymphoma，NHL）患者。在治疗包括多柔比星的那些患者中，以后发生心力衰竭的风险增加了 29%，而当将蒽环类药物给予那些有高血压的患者时，这种风险增加得尤其突出。因此，应权衡老年人的心脏毒性风险与化疗获益，并且需要开发更新的方法来预防或治疗这种毒性。

3. 老年人疾病特点

老年人常常被不同的卫生保健人员开具多种药物，导致其发生药物相互作用和药物不良事件的风险增加。临床医生应在患者每次就诊时检查其当前用药。发现多药治疗潜在问题的最佳方法是让患者在就诊时携带所有的药物（处方和非处方药，连同药瓶）。由于卫生体系逐渐过渡到电子健康档案和电子处方，发现潜在用药错误和药物相互作用的可能显著提高。尽管这可以提高安全性，由档案生成的关于不重要或罕见相互作用的信息可能导致"提醒疲劳（reminder fatigue）"。评估老年人时应始终牢记可能出现药物不良事件（ADE）：出现任何新的症状时，都应考虑其是否与药物有关，直到证明其为其他原因引起。老年人药动学变化会使药物血浆浓度升高，药效学变化会使机体对药物的敏感性增加。

（1）经 ACOVE 专家评估过的用药管理循证推荐包括以下几方面。

①拥有最新的用药清单，包括非处方药和草药。

②每年至少进行 1 次药物的全面回顾（若不能在每次就诊时进行），并应在每次住院治疗后进行。每次用药的明确指征和对治疗反应的记录（特别是对慢性疾病）都应包括在内。

③评估重复用药、药物间或药物与疾病的相互作用、患者的依从性和支付能力。

④评估是否有常引起不良事件的特定种类药物：华法林、镇痛药（特别是麻醉药和非甾体抗炎药）、抗高血压药（特别是 ACEI 和利尿药）、胰岛素和降血糖药及任何抗精神病药。

⑤尽量少用或避免使用会出现特定风险的抗胆碱药。

⑥针对药物有效性的研究通常会特别排除老年人群，因为担心该人群的共存疾病和副作用会导致难以解读研究结果。因此，可能无法确定老年人的治疗益处（尤其是以预防为目标的治疗），处方医师可能也不明确其益处。如一项针对 66 岁以上患者使用他汀类药物进行二级预防的研究表明，患者年龄每增加 1 岁，处方他汀类药物的可能性就降低 6.4%，总体而言，该高危人群中仅 19% 的患者处方有他汀类药物。老年人所需药物剂量通常低于常用剂量，尤其是在用药起始阶段。如果处方剂量的药物不易获得，则需要将药片掰开使用，这可能使患者更难以接受有益的药物治疗。

（2）药物不良事件：多种因素都可促进老年人发生药物相关问题风险升高。这些因素包括：身体虚弱、共存医学问题、记忆问题，以及使用多种处方药和非处方药。

在一般人群中，药物相关住院占所有住院的 2.4% ～ 6.5%，而在老年患者中，这一比例要高得多。据估计，2007—2009年，65岁及以上的美国人中每年有99 628次急诊住院是因为ADE，其中2/3是非故意用药过量所致。一项Meta分析发现，老年人中ADE相关住院率为年轻成人的4倍（16.6% vs 4.1%）。据估计，老年人中88%的ADE住院是可以预防的，而年轻人中的这一比例为24%。处方瀑布是指将ADE误诊为新发疾病，继而开具很可能没有必要的药物。此时，患者具有发生与可能不必要的新药治疗相关的其他ADE风险。接受多种药物治疗的慢性疾病老年患者，发生处方瀑布的风险尤其高。

对于一名老年患者，药物所致症状极易被误认为提示新疾病，或归因于衰老过程本身，而非药物治疗。当不能将药物所致症状与老年人常见疾病进行区分时，尤其可能产生这种误解。最为公认的处方瀑布实例之一为：因使用诸如抗精神病药或甲氧氯普胺等药物引发的症状，而开始抗帕金森治疗。而使用抗帕金森药物之后可引发新的症状，包括直立性低血压和谵妄。一项病例对照研究纳入3512例Medicaid患者（65～99岁），在过去90日内接受过抗精神病药治疗的患者处方抗帕金森病药的可能性，是未接受过抗精神病药者的5.4倍（95% CI 4.8～6.1）。

一些处方瀑布可能不那么明显，尤其是尚未广泛识别其不良事件的药物。如胆碱酯酶抑制药（如多奈哌齐、卡巴拉汀和加兰他敏）常用于治疗老年人的痴呆症状。这类药物相关的不良事件，可看作与抗胆碱药预期可能不良事件的相反事件。因此，虽然抗胆碱药治疗可能导致便秘和尿潴留，但胆碱酯酶抑制药可能造成腹泻和尿失禁。处方胆碱酯酶抑制药后，又处方抗胆碱药（如奥昔布宁）来治疗失禁时，即会发生处方瀑布。加拿大一项针对老年人（$n=44\,884$）的回顾性队列研究发现，接受过胆碱酯酶抑制药的患者，采用抗胆碱药治疗尿失禁的风险更高（校正HR 1.53；95% CI 1.39～1.72）。该项研究提示，临床医师应考虑，胆碱酯酶抑制药对新发尿失禁或尿失禁加重可能有促进作用。

（3）药物间相互作用：老年人通常存在需多种药物治疗的多种慢性疾病，故特别容易发生药物间相互作用。使用多种药物时，药物间相互作用所致不良事件的风险大大增加。如华法林与以下药物共用时，出血风险增加：选择性和非选择性NSAID、选择性5-羟色胺再摄取抑制药、奥美拉唑、调血脂药、胺碘酮及氟尿嘧啶。

加拿大一项病例对照研究评估了老年患者中药物相关毒性反应所致住院治疗，这些患者接受过以下3种药物之一治疗：格列本脲、地高辛或ACEI。研究显示，接受过复方磺胺甲噁唑治疗的患者，因低血糖而住院治疗的可能性为对照者的6倍；已开始克拉霉素治疗的患者，因地高辛毒性住院的可能性为对照者的12倍；接受过保钾利尿药治疗的患者，因高钾血症住院的可能性为对照者的20倍。处方任何药物（尤其是对老年人）都必须非常小心，要评估正在使用的药物并考虑可能的药物相互作用。

老年人发生剂量相关不良事件的一个常见原因是未根据肾功能不全进行适当剂量调整。随着年龄的增长，肾功能不全越来越常见。对于肾功能稳定的患者，可根据在计算中纳入了年龄因素的已发表公式来估算肌酐清除率。然而，老年人肌肉质量减少，因此血清肌酐水平可能不能充分反映肾功能。很多老年人肌酐水平正常，但存在轻度肾功能损害。一项研究发现，在近10 000例居住于长期护理机构的老年人中，有40%存在肾功能不全。法国一组65岁及以上的社区人群中，使用肾病饮食调整（Modification of Diet in Renal Disease，MDRD）公式计算出的肾功能不全［估计肾小球滤过率（estimated glomerular filtration rate，eGFR）＜60ml/min（滤过面积为1.73m^2）］患病率为13.7%，而使用Cockcroft-Gault公式计算出的肾功能不全患病率为36.9%。

现已有肌酐清除率降低时的药物剂量指南，可用于计算经肾清除药物剂量的调整。药物清单较长，包括很多种抗菌药。在一个社区人群中，65 岁及以上轻度肾功能不全患者中有52% 在使用因 GFR 偏低而需要调整剂量的药物，这些药物中大部分为抗高血压药、贝特类药物、镇静/催眠药和抗焦虑药。UpToDate 中的药物数据库（Lexi - Comp）包含针对肾功能和老年人的适当剂量调整，可通过检索单个药物访问这一数据库。一般原则为，应显著减少老年人开始用药的起始剂量，并在患者能耐受（通过监测副作用或药物浓度）的基础上逐渐增加剂量。辅助决策手段可适度降低因肾功能状态不适当调整院内处方剂量的比例（46% vs 33%）。

①任何新出现的症状均应考虑 ADE：在患者用药方案中增加新药物之前，临床医师应仔细考虑，新发疾病是否为现用药物治疗的非典型 ADE 表现。已发现了很多处方瀑布案例。

②考虑非药物性治疗方法：老年人的某些健康问题，可能通过改变生活方式就可解决，而无须药物治疗。老年人非药物性干预试验（Trial of Nonpharmacologic Interventions in the Elderly，TONE）表明，通过减轻体重和减少钠摄入量，可使干预组中约40% 的患者停用抗高血压药。

③常见药物的小心使用：一些常开具的处方药在老年人中可能毒性增加。如已有很多研究观察到老年人中 NSAID 使用相关不良事件，包括胃肠道出血、肾损害和心力衰竭。NSAID 应该慎用于老年人，一般是短期使用。

④降低剂量：许多 ADE 为剂量相关性，开具药物治疗处方时，使用达到临床益处所需最小剂量十分重要。一项研究评估了对老年人开具新型非典型抗精神病药（如奥氮平、利培酮和喹硫平）与发生帕金森病的关系。给予大剂量药物的患者，发生帕金森病的可能性超过低剂量患者的 2 倍（HR 2.07，95% CI 1.42～3.02）。另一个例子为，一项病例对照研究纳入了接受甲状腺素补充治疗的 70 岁以上患者，发现骨折风险与左甲状腺素剂量相关，这表明了检测该人群甲状腺素水平并据此调整药物剂量的重要性。

⑤简化用药方案：当需要多种药物治疗时，治疗方案更加复杂，这会增加依从性较差和用药混淆的可能性。老年人（尤其是健康素养较低者）不能充分巩固执行处方中的治疗方案以优化用药计划。认识到90% 的处方每日用药不超过 4 次，美国国家医学院（Institute of Medicine）提出了标准化用药时间表（早晨、中午、傍晚和睡前），以具体说明用药方式。

在需要大量护理人员劳动力和时间进行药物治疗的长期护理机构中，尽可能简化给药方案也十分重要。一项研究表明，在实行 7 小时轮班制、有 20 张床位的护理单元中，若安排2 个给药时间段，则为住院者给药的过程占护理时间的 1/3。这减少了护士进行其他重要患者护理工作的时间。

⑥处方有益的治疗：对老年人药物治疗实行"越少越好"的策略，通常并不是优化治疗方案的最佳方式。为最小化处方药物数量而避免处方已知有益的药物，这种做法是不恰当的。必须告知患者开始新药物治疗的原因及预期益处。

⑦评估当前药物治疗：定期评估患者药物方案，是老年人医疗照护中必不可少的部分。此类评估可能提示是否需要改变已开具的药物治疗。这些改变可能包括停止已无用药指征的药物治疗，以一种可能更安全的药物替代现有治疗、改变药物剂量或新增药物。用药评估应考虑：患者状态（如肝或肾功能）的变化是否需要调整用药剂量、药物间相互作用的可能性、患者症状是否可能反映了一种药物副作用或能否简化用药方案。用药评估通常不是以系统性方式完成的。一种合理的方法是，在患者开始使用一种新药数周内安排其与药师会面。

除了常规评估治疗，在患者出现的损伤或疾病可能是处方药物不良结果时，也需要评估药物治疗。一项研究评估了一个患者样本数据，该样本包括 168 000 例因髋关节、肩关节或腕关节骨折寻求治疗的美国 Medicare 受益患者。在就诊前 4 个月，3/4 的患者使用了会使骨折风险升高的非阿片类药物，如镇静药、非典型抗精神病药或抗高血压药。在骨折后 4 个月，7% 的患者停用此类药物，但另有 7% 的患者新开始使用这些药物。

针对美国 Medicare 受益人的一项调研显示，30% 以上的患者称他们在过去 12 个月内没有与医师讨论其使用的不同药物。理想情况下，医师应要求患者在就诊时带上他们正在使用的所有药物。患者可能认为非处方药、软膏、维生素、眼用制剂或草药不是药物治疗，因此需特别嘱咐其在就诊时带上这些药物。

非故意用药差异（入院时尤其可能发生）是用药差错的一个常见原因。一项研究评估了151 例入住普通内科临床教学单元的患者（平均年龄 77 岁），发现 50% 以上患者的入院用药医嘱与常用药物治疗（通过询问用药史获得）存在差异。大多数差异为维持用药时的非故意遗漏，出现这种差异的情况中，1/3 以上可导致中度危害。

Beers 标准最初是在 1991 年由一个专家共识小组制定，针对疗养院居住者，是评估药物处方不当最广泛引用的标准。该小组列出了一份因为治疗无效或不良事件风险较高而不适合老年患者的药物清单。

虽然 Beers 标准有证据支持，但是美国老年医学会建议，临床医师在处方决策中必须考虑多项因素。学会鼓励医师在具体患者的管理中酌情使用常识和临床判断，要明白有时不可能严格遵守标准。

原 Beers 标准已在 1997 年、2003 年、2012 年和 2015 年（最新）作了修订，详见表 4 - 5。该标准包括 50 种以上的药物，分为 3 类：应始终避免应用的药物（如巴比妥类和氯磺丙脲）、可能不适用于存在特定健康问题或综合征的老年人的药物，以及应慎用的药物。2012 年以来新增加了两组药物，即相互作用的非抗感染药和肾功能下降时需要避免或调整剂量的非抗感染类药。2015 年清单中值得注意的改变是：具有强抗胆碱能作用的药物清单中除去了氯雷他定；放宽了不用呋喃妥因的肾功能阈值（从＜60ml/min 改为当前的＜30ml/min）；不要长期使用质子泵抑制药，因为有可能发生艰难梭菌感染和骨质丢失，以及更严格地限定了使用抗精神病药治疗行为问题的指征，规定其仅用于其他治疗均失败且老年人威胁伤害自己或他人时。

几项使用旧版 Beers 标准的研究发现，被认定为"不合适"的药物在美国、加拿大和欧洲仍广泛使用。在美国一个社区居住老年人样本中，43% 的老年人使用了至少 1 种根据更新Beers 标准可能不适合使用的药物，其中最常见的是非甾体抗炎药（nonsteroidal antiinflammatory drug, NSAID）。另一项使用美国 Medicare 数据和 2012 年 Beers 标准的研究发现，2012年，65 岁及以上老年人每个日历月使用可能不适合药物的时点患病率为 34.2%。

2015 年更新的关于老年人潜在不合理用药的 Beer 标准，也提供了一系列常见的引起问题的用药。

表 4 - 5　老年患者慎用药物的 Beers 标准（2015 年版）

老年患者潜在不适当用药 Beers 标准	
药物	使用建议
抗胆碱药（TCAs 除外）	
氯苯那敏、赛庚啶、苯海拉明（口服）、异丙嗪	避免使用；易导致意识混乱、口干、便秘及一些其他抗胆碱类不良反应；使用苯海拉明作为严重过敏反应的应急处理是合理的

药物	使用建议
苯海索	避免使用；不推荐用于抗精神病药引起的锥体外系反应
颠茄、莨菪碱、东莨菪碱	避免使用；除非在和缓医疗中用于减少口腔分泌物
抗血栓药	
口服短效双嘧达莫（不包括与阿司匹林的复方缓释制剂）	避免使用；可能导致直立性低血压；注射制剂可用于心脏负荷试验
噻氯匹定	避免使用
抗感染药	
呋喃妥因	避免长期使用；避免用于 CrCl ＜60ml/min 的患者，在这类患者尿液中浓度较低，不足以发挥疗效；潜在的肺毒性
心血管药物	
多沙唑嗪、哌唑嗪、特拉唑嗪	避免作为抗高血压药；直立性低血压风险较高，不建议作为高血压的常规治疗
可乐定、甲基多巴、利舍平（＞0.1mg/d）	避免作为抗高血压药的一线药物；中枢神经系统不良反应风险较高，可能导致心动过缓及直立性低血压，不建议作为高血压的常规治疗
胺碘酮、普鲁卡因胺、普罗帕酮、奎尼丁、索他洛尔	避免使用抗心律失常药物作为心房颤动的一线用药；对于老年患者，控制心率比控制心律可多获益；胺碘酮可产生多种毒性（如甲状腺、肺）及 Q-T 间期延长
地高辛＞0.125mg/d	避免使用；在心力衰竭患者中，高剂量地高辛没有更多获益反而增加毒性；CrCl 降低会导致毒性增加
速释硝苯地平	避免使用；导致低血压；增加突发心肌缺血的风险
螺内酯＞25mg/d	避免用于心力衰竭或 CrCl ＜30ml/min 的患者；在老年心力衰竭患者中增加高血钾风险，尤其剂量＞25mg/d、合并使用 NSAID、ACEI、ARB 或补钾制剂
中枢神经系统	
叔胺类 TCAs 单独使用或与以下药物合用：阿米替林、多塞平＞6mg/d、丙咪嗪、奋乃静、阿米替林	避免使用；高抗胆碱活性，导致镇静、直立性低血压；低剂量多塞平（≤6mg/d）安全性与对照组相当
传统及非典型抗精神病药：氯丙嗪、氟哌啶醇、奋乃静、阿立哌唑、氯氮平、奥氮平、喹硫平、利培酮	避免用于痴呆患者的行为异常问题，除非非药物治疗失败或患者对自己或他人造成威胁；增加痴呆患者的脑血管意外（卒中）及死亡率风险
异戊巴比妥、戊巴比妥、苯巴比妥、司可巴比妥	避免使用；躯体依赖性，易产生耐药性
阿普唑仑、艾司唑仑、劳拉西泮、奥沙西泮、替马西泮、三唑仑、氯硝西泮、地西泮、氟西泮、夸西泮	避免使用任何类型苯二氮䓬类药物治疗失眠、烦躁或谵妄；增加老年人认知功能受损、谵妄、跌倒、骨折等风险；适用于以下情况：癫痫、快动眼睡眠障碍、苯二氮䓬类戒断、戒烟、严重广泛性焦虑障碍、围手术期麻醉、临终关怀
水合氯醛	避免使用；10 日内即发生耐受；给予推荐剂量 3 倍时风险大于获益
佐匹克隆，唑吡坦，扎来普隆	避免长期使用（＞90 日）

药物	使用建议
内分泌系统用药	
甲睾酮、睾酮	避免使用；除非用于中、重度性腺功能减退
干燥甲状腺片	避免使用；心脏不良反应
雌激素、联合或不联合孕激素	避免口服或外用贴剂；低剂量雌激素阴道用乳膏可用于缓解性交疼痛、治疗下尿路感染及其他阴道症状
生长激素	避免使用，除非垂体腺体摘除后的替代治疗
甲地孕酮	避免使用；对体重影响较小，增加血栓风险，在老年患者中可能增加死亡率
氯磺丙脲、格列苯脲	避免使用；导致持续低血糖，氯磺丙脲还会导致抗利尿激素分泌异常综合征
胃肠道用药	
甲氧氯普胺	避免使用，除非胃轻瘫；导致锥体外系反应，包括迟发运动障碍
口服矿物油	避免使用
镇痛药	
哌替啶	避免使用；常规剂量的口服制剂镇痛效果不佳，导致神经毒性
阿司匹林＞325mg/d、双氯芬酸、布洛芬、酮洛芬、甲芬那酸、美洛昔康、萘丁美酮、萘普生、吡罗昔康	避免长期使用，除非其他可选择的药物治疗不佳，并且患者应服用胃黏膜保护药（如 PPI 等） 在以下高危人群中增加消化道出血及消化性溃疡风险：＞75 岁、口服或肠外给予糖皮质激素、抗凝血药及抗血小板药
吲哚美辛（包括肠道外制剂）	避免使用；增加消化道出血及消化性溃疡风险，所有 NSAID 中，吲哚美辛不良反应最严重
喷他佐辛	避免使用

老年患者与疾病状态相关的潜在不适当用药 Beers 标准（2012 年版）

诊断或 疾病状态	药物	使用建议
心力衰竭	NSAIDs 及 COX－2 抑制药，地尔硫䓬，维拉帕米（仅在收缩性心力衰竭患者中避免）、罗格列酮、吡格列酮、西洛他唑	避免使用；导致体液潴留，加重心力衰竭
晕厥	胆碱酯酶抑制药、多沙唑嗪、哌唑嗪、特拉唑嗪、叔胺类三环类抗抑郁药（TCAs）、氯丙嗪、奥氮平	避免使用；增加直立性低血压或心动过缓的风险
癫痫或癫痫发作	氯丙嗪、氯氮平、马普替林、奥氮平、曲马多	避免使用；降低癫痫发作阈值；对于癫痫控制较好，其他可选药物效果较差时，可以使用
谵妄	所有 TCAs、抗胆碱药，苯二氮䓬类、氯丙嗪、糖皮质激素、H_2 受体拮抗药、哌替啶、镇静催眠药	避免用于存在谵妄高风险的老年人，诱发或加重谵妄；停药时需缓慢

续表

诊断或疾病状态	药物	使用建议
痴呆及认知功能受损	抗胆碱药、苯二氮䓬类、H_2 受体拮抗药、唑吡坦、抗精神病药	由于其中枢神经系统不良反应，应避免使用。避免用于痴呆患者的行为异常问题，除非非药物治疗失败或患者对自己或他人造成威胁；增加痴呆患者的脑血管意外（卒中）及死亡率风险
跌倒或骨折史	抗惊厥药、抗精神病药、苯二氮䓬类、非苯二氮䓬类镇静催眠药（佐匹克隆、唑吡坦）、TCAs/SSRI	避免使用，除非其他可选药物不可用；避免使用抗惊厥药用于癫痫以外的治疗。可能导致共济失调、损伤精神运动功能、晕厥及跌倒；短效苯二氮䓬类并不比长效的更安全
失眠	伪麻黄碱、去氧肾上腺素、哌甲酯、茶碱、咖啡因	避免使用；中枢兴奋作用
帕金森病	所有抗精神病药（喹硫平及氯氮平除外）、甲氧氯普胺、异丙嗪	避免使用；多巴胺受体拮抗药可能加重帕金森病症状
慢性便秘	达非那新、索非那新、托特罗定、地尔硫䓬、维拉帕米、氯苯那敏、赛庚啶、苯海拉明、异丙嗪、抗精神病药、颠茄类生物碱、莨菪碱、东莨菪碱、阿米替林、多塞平	避免使用，除非无其他选择；可能加重便秘
胃或十二指肠溃疡史	阿司匹林＞325mg/d、非 COX－2 选择性 NSAIDs	避免长期使用，除非其他可选的药物疗效不佳，并且患者应服用胃黏膜保护药（如 PPI 等）；可能加重已存在的溃疡或引起新溃疡
慢性肾病 Ⅳ～Ⅴ 期	NSAIDs、氨苯蝶啶	避免使用；增加肾损伤风险（氨苯蝶啶影响较小）
女性尿失禁	雌激素（口服和经皮，不包括阴道用）	女性避免使用，加重尿失禁
下尿路症状，良性前列腺增生	吸入抗胆碱药、强效抗胆碱药，用于尿失禁的抗胆碱药除外	男性避免使用；导致尿流变细，尿潴留
压力性或混合性尿失禁	多沙唑嗪、哌唑嗪、特拉唑嗪	女性避免使用，加重尿失禁
阿司匹林作为心血管事件的一级预防		≥80 岁老年人慎用，缺少证据显示在≥80 岁老年人中使用获益大于风险
普拉格雷		≥75 岁老年人慎用
抗精神病药、卡马西平、卡铂、顺铂、米氮平、SNRIs、SSRIs、TCAs、长春新碱		慎用；可能引起或加重抗利尿激素分泌失调综合征（SIADH）或低钠血症，老年人开始使用或调整剂量期间需密切测量血钠
血管扩张药		慎用；个别有晕厥史的患者可能加重晕厥发作

（六）肝功能不全患者用药

【复习指导】本部分内容是属于高频考点，历年必考，应重点复习。需要熟练掌握的内容包括：肝功能不全患者用药的特点。

1. 肝病对药物作用的影响　肝负责对进入体内的大多数药物和毒素进行选择性摄取、浓缩、代谢和排泄。虽然有些母体药物可直接引起肝毒性，但一般是这些化合物的代谢物引起了药物性肝损伤。这些化合物由多种可溶性酶和膜结合酶处理，尤其是与肝细胞内质网相关的酶。每种药物都有其特有的酶处理途径来进行生物转化，涉及 1 种或多种酶系统。越来越多的学者认为药物代谢的遗传变异是药物性肝损伤发生的因素。环境因素（如饮酒）也可能改变药物和毒素的处理过程。

急性和慢性肝病都对很多药物的代谢有不同的影响，酶活性通常随着肝病严重程度的增加而下降。其结果是 CYP 的活性可能无改变、降低或大幅降低，这取决于肝功能不全的严重程度。肝病的类型并不重要。

Ⅱ相酶活性的改变程度似乎相对较低。胆汁淤积的存在可导致肝对内源性和外源性物质的分泌（Ⅲ相反应）减少。这不仅见于肝内胆汁淤积的情况，也见于胆道梗阻继发的胆汁淤积。

慢性肝病患者使用他汀类药物的安全性备受关注。不过，现在已有一些试验证实了这类药物在该患者人群中的安全性。然而，肝硬化患者他汀类药物的血药浓度差异更大，因此，对于这类患者，使用他汀类药物时要更谨慎。

关于使用抗结核药或高效抗仅转录病毒治疗的数据更不一致。晚期肝病患者发生药物性肝损伤后更易出现不良结局，因为其肝功能储备下降。

2. 肝功能不全患者的给药方案调整　同时使用 2 种或 2 种以上的药物可能是影响 CYP 系统成分并影响药物代谢的最重要因素之一，一种药物可能抑制或增强另一药物的代谢。谚语说"酒与药物不可混用"，部分基于这一现象。急性和慢性肝病都对很多药物的代谢有不同的影响，酶活性通常随着肝病严重程度的增加而下降。其结果是 CYP 的活性可能无改变、降低或大幅降低，这取决于肝功能不全的严重程度。肝病的类型并不重要。

与 CYP 发生相互作用的药物品种繁多。香烟烟雾中的芳烃类可诱导 CYP1A2。CYP 的竞争性抑制可引起有临床意义的药物间相互作用，在潜在毒性药物或其代谢产物无代谢旁路时最明显。最受关注的例子是，使用 CYP3A4 抑制药（如红霉素或酮康唑）的患者在使用特非那定或西沙必利（在美国均不再使用）期间发生尖端扭转型室性心动过速。

药物对Ⅱ相反应酶的诱导和抑制作用并不一致。然而，已有文献报道了使用氯丙嗪和丙戊酸时Ⅱ相反应减少。关于对Ⅲ相转运蛋白的抑制药（如阿托伐他汀、卡维地洛、克拉霉素、舍曲林）和诱导药（如胺碘酮、地尔硫䓬、红霉素、圣·约翰草）的报道都很多，这些药物间相互作用会显著改变转运酶的转运和分泌活性。

Ⅱ相酶活性的改变程度似乎相对较低。胆汁淤积的存在可导致肝对内源性和外源性物质的分泌（Ⅲ相反应）减少。这不仅见于肝内胆汁淤积的情况，也见于胆道梗阻继发的胆汁淤积。

慢性肝病患者使用他汀类药物的安全性备受关注。不过，现在已有一些试验证实了这类药物在该患者人群中的安全性。然而，肝硬化患者他汀类药物的血药浓度差异更大，因此，对于这类患者，使用他汀类药物时要更谨慎。

关于使用抗结核药或高效抗反转录病毒治疗的数据更不一致。晚期肝病患者发生药物性肝损伤后更易出现不良结局，因为其肝功能储备下降。

（1）剂量：药物使用剂量低于 10mg 时很少引起严重药物性肝损伤，日剂量大于或等于 50mg 时更可能引起药物性肝损伤。此外，与经肝代谢相对较少的物质相比，大量经肝代谢的物质更易引起药物性肝损伤。

药物性肝损伤（drug – induced liver injury，DILI）是一个已得到广泛认识的问题。超过 1000 种药物和草药制品与 DILI 的发生有关。据估计，每年 10 000 ～ 100 000 名处方药使用者中发生 10 ～ 15 例 DILI。DILI 在急性肝炎病例中占比高达 30%，在肝病专家咨询病例中占比高达 10%，并且是美国急性肝衰竭最常见的原因。在新发黄疸的患者中，多达 50% 的急性黄疸是 DILI 引起的。最后，DILI 是最常提到的药物撤市的原因，因 DILI 撤市的药物还在持续增加。关于肝毒性相关药物、草药和补充剂的数据库——美国国立卫生研究院（National Institutes of Health，NIH）维护着一个关于 DILI 相关药物、草药和膳食补充剂的可检索数据库。影响药物代谢的因素与 DILI 的风险——有些因素可能会改变以上任意一种药物代谢反应的活性并影响药物代谢，有可能促进肝毒性的发生。

（2）遗传学：研究发现，CYP 同工酶和其他药物加工酶有多种遗传多态性，且这些多态性与 DILI 有关。此外，某些人类白细胞抗原（human leukocyte antigen，HLA）单倍型与某些药物（如氟氯西林、希美加群和阿莫西林克拉维酸）引起的 DILI 之间有很强的关联。遗传变异可能导致某种物质的代谢减少、代谢缺乏或过度代谢。这在负责乙醇代谢的 CYP2E1 亚族和负责美托洛尔、奎尼丁和地昔帕明等药物代谢的 CYP2D6 亚族中进行了格外深入的研究。这种遗传变异可以解释个体对特定药物的某些超敏反应。

Ⅱ相和Ⅲ相反应酶的基因多态性也会导致酶活性降低或增加。这种情况可见于谷胱甘肽 S – 转移酶、N – 乙酰基转移酶 2 和 UDP – 葡萄糖醛酸基转移酶。肝胆转运蛋白的某些遗传变异也可能导致个体容易发生药物性胆汁淤积或损伤。例如，据报道，地高辛和环孢素会呈现多变的药动学，取决于Ⅲ相反应中肝胆酶的遗传变异型。

特异质性 DILI 中存在一些特征，提示损伤由免疫介导。免疫反应的调节是由遗传决定的，可能在个体对肝毒性的易感性中起作用。此外，肝细胞本身的遗传变异也可能会增加损伤风险。

（3）饮酒：关于酒精在 DILI 发生中的重要性仍存在争议。长期饮酒会使 CYP2E1 的活性增至 2 倍，这一效应在饮酒后可持续长达 10 日。酒精还可抑制谷胱甘肽的合成速率，导致谷胱甘肽转换加速，而且酒精会损害线粒体对谷胱甘肽的转运（将其隔离于线粒体内）。

已报道的用药时饮酒可导致肝毒性增加的药物有对乙酰氨基酚、异烟肼、可卡因、氨甲蝶呤和维生素 A。有意思的是，美国药物性肝损伤网络的一份报道发现，前一年的任何酒精使用行为都与 DILI 的严重性呈负相关。因此，酒精在 DILI 中的作用仍不完全清楚。

（4）营养：观察发现，食用抱子甘蓝、卷心菜、十字花科蔬菜（如西兰花）和炭烤牛肉可诱导 CYP 酶，尤其是 CYP1A2。与此相反，西柚汁可抑制 CYP3A 的活性，主要是作用于肠型 CYP3A。西柚汁与免疫抑制药环孢素或他克莫司的相互作用是一个很好的例子。

高蛋白膳食可以增加 CYP 的活性，而低蛋白膳食和重度营养不良可降低其活性。因此，重度营养不良或慢性酒精中毒伴营养不良的状态可能会影响某些解毒辅因子，如谷胱甘肽。另外，据报道，在使用氟烷的情况下肥胖可增加 DILI 的风险。

（5）存在其他药物：同时使用 2 种或 2 种以上的药物可能是影响 CYP 系统成分并影响药物代谢的最重要因素之一。一种药物可能抑制或增强另一药物的代谢。谚语说"酒与药物不可混用"，部分基于这一现象。

与 CYP 发生相互作用的药物品种繁多，对其进行完整的论述不在本专题范围内。香烟烟雾中的芳烃类可诱导 CYP1A2。CYP 的竞争性抑制可引起有临床意义的药物间相互作用，在潜在毒性药物或其代谢产物无代谢旁路时最明显。最受关注的例子是，使用 CYP3A4 抑制药（如红霉素或酮康唑）的患者在使用特非那定或西沙必利（在美国均不再使用）期间发生尖端扭转型室性心动过速。

药物对Ⅱ相反应酶的诱导和抑制作用并不一致。然而，已有文献报道了使用氯丙嗪和丙戊酸时Ⅱ相反应减少。关于药物对Ⅲ相转运蛋白的抑制药（如阿托伐他汀、卡维地洛、克拉霉素、舍曲林）和诱导药（如胺碘酮、地尔硫草、红霉素、圣·约翰草）的报道都很多，这些药物间相互作用会显著改变转运酶的转运和分泌活性。

（6）年龄和性别：DILI 的发生率与严重程度随着年龄增长而增加，女性似乎比男性更易感。随着年龄的增长，CYP 活性可能整体下降。在对乙酰氨基酚、氟氯西林、异烟肼、维拉帕米、硝苯地平、呋喃妥因、利多卡因和普萘洛尔的代谢中，已经观察到这一现象。经Ⅱ相酶的代谢不会因衰老而改变。

婴儿在药物代谢 CYP 酶的供应方面可能相当不成熟，出生时 CYP 酶低至检测不到的水平，然后随着时间逐渐形成。儿童体内Ⅱ相酶的活性也与成人有很大差异。如阿司匹林和丙戊酸用于儿童时肝毒性风险更大。关于衰老对肝Ⅲ相酶的作用，目前还没有研究。

（7）基础肝病：急性和慢性肝病都对很多药物的代谢有不同的影响。酶活性通常随着肝病严重程度的增加而下降。其结果是，CYP 的活性可能无改变、降低或大幅降低，这取决于肝功能不全的严重程度。肝病的类型并不重要。

Ⅱ相酶活性的改变程度似乎相对较低。胆汁淤积的存在可导致肝对内源性和外源性物质的分泌（Ⅲ相反应）减少。这不仅见于肝内胆汁淤积的情况，也见于胆道梗阻继发的胆汁淤积。

慢性肝病患者使用他汀类药物的安全性备受关注。不过，现在已有一些试验证实了这类药物在该患者人群中的安全性。然而，肝硬化患者他汀类药物的血药浓度差异更大，因此，对于这类患者，使用他汀类药物时要更谨慎。

关于使用抗结核药或高效抗反转录病毒治疗（highly active antiretroviral therapy, HAART）的数据更不一致。晚期肝病患者发生 DILI 后更易出现不良结局，因为其肝功能储备下降。

（8）剂量：药物使用剂量低于 10mg 时很少引起严重 DILI，日剂量大于等于 50mg 时更可能引起 DILI。此外，与经肝代谢相对较少的物质相比，大量经肝代谢的物质更易引起 DILI。

DILI 的预防措施包括对使用肝毒性药物（如对乙酰氨基酚）的患者进行安全用药教育，这包括使用合适的剂量，以及可能与其他药物或酒精发生的相互作用，还应告知患者警惕与肝损伤相关的症状和体征。在使用已知具有肝毒性的药物进行治疗期间，是否应通过检查 ALT 水平来监测 DILI 还存在争议。部分患者会在 ALT 筛查期间发生急性肝衰竭，而 ALT 轻度升高的意义有时并不明确，可能会导致不合理地停用所需药物。对于有相对较高风险引起重度肝损伤的药物（如异烟肼和氨甲蝶呤），我们会在患者使用时监测其 ALT 水平。

（七）肾功能不全患者用药

【复习指导】本部分内容是属于高频考点，历年必考，应重点复习。需要熟练掌握的内容包括：肾功能不全患者用药的特点。

1. **影响药物肾排泄量的因素** 肾是许多药物及其代谢产物的主要清除途径。肾损害可使药物的排泄和代谢发生延迟，因而增加全身毒性，许多药物在肾功能不全的情况下给予时需要调整剂量。肾有两个进行药物排泄的主要途径：肾小球滤过和肾小管分泌。肾小球滤过对非蛋白结合小分子（即大小能通过肾小球毛细血管壁的分子）的排泄发挥主要作用，此类分子若在循环中与蛋白结合则不能滤过；若这些药物是通过肾排泄的，则在近端小管分泌进入尿液。

对于某些药物来说，肾排泄是清除原型药物或活性代谢产物的重要决定因素，若肾功能受损则通常需要调整这类药物的剂量。尽管血清肌酐升高的患病率在癌症患者中较低（<10%），但肾小球滤过率（glomerular filtration rate）下降的患病率相对较高（两项队列研究显示为50%～53%）。

2. **肾功能不全患者的给药方案调整** 现已有肌酐清除率降低时的药物剂量指南，可用于计算经肾清除药物剂量的调整。药物清单较长，包括很多种抗菌药。在一个社区人群中，65岁及以上轻度肾功能不全患者中有52%在使用因肾小球滤过率偏低而需要调整剂量的药物；这些药物中大部分为抗高血压药、贝特类药物、镇静/催眠药和抗焦虑药。肾有两个进行药物排泄的主要途径：肾小球滤过和肾小管分泌。肾小球滤过对非蛋白结合小分子（即大小能通过肾小球毛细血管壁的分子）的排泄发挥主要作用，此类分子若在循环中与蛋白结合则不能滤过；若这些药物是通过肾排泄的，则在近端小管分泌进入尿液。

对于某些药物来说，肾排泄是清除原型药物或活性代谢产物的重要决定因素，若肾功能受损则通常需要调整这类药物的剂量。尽管血清肌酐升高的患病率在癌症患者中较低（<10%），但肾小球滤过率下降的患病率相对较高（两项队列研究显示为50%～53%）。

对于化疗药物，通常并不会进行血药浓度测定。这种情况下的剂量调整通常基于两个因素：肾小球滤过率估计值，其可作为有功能肾单位的数量指数，以及药物毒性的临床征象评估（如中性粒细胞减少、血小板减少）。临床医师应使用最准确的肾小球滤过率评估方法。收集24小时尿液计算肌酐清除率（creatinine clearance, CrCl）的方法十分烦琐，并有可能由于尿液收集不全而出错。以稳定的血清肌酐浓度为基础的估算公式也与测得的肾小球滤过率有关，如Cockcroft-Gault公式、肾病膳食改良试验（Modification of Diet in Renal Disease, MDRD）公式、慢性肾病流行病合作工作组（Chronic Kidney Disease Epidemiology Collaboration, CKD-EPI）公式。这些目前是常规临床实践中最常用的方法，主要是因为比较便捷。关于癌症患者的现有数据显示，对于指导给予经肾排泄的癌症药物，所有的床旁公式对估算肾小球滤过率具有相似的一致性。

在临床实践中，测定肾小球滤过率复杂、耗时且麻烦。此外，大多数临床工作中并不需要确切的肾小球滤过率数值。如知道肾小球滤过率为40ml/（min·1.73m²）而不是30ml/（min·1.73m²）或50ml/（min·1.73m²）通常意义不大，而重要的是要了解肾小球滤过率（及由此推断出的疾病严重程度）是在改变还是处于稳定状态。对于体重和饮食相对恒定的大多数患者，上述情况通常可通过监测血清肌酐或估算肾小球滤过率的变化来确定。因此，肾小球滤过率一般通过血清标志物来估算（参见下文"肾小球滤过率的估算"）。

然而，得到更精确的肾小球滤过率数值有时也很重要。如在临床上进行药物剂量调整时，尤其是治疗窗口较窄的毒性药物，如化疗药物、肾脏捐赠前，以及确定无透析移植的需求前。在上述情况下，考虑测定肾小球滤过率是合理的。

（1）肾小球滤过率的测定：虽然肾小球滤过率无法直接测定，但测量肾小球滤过率的最佳方法是检测一种理想滤过标志物在尿液中的清除率。使用一种滤过标志物（x），计算 x 的清除率（Cx）的公式为：

公式 1：
$$Cx = (Ux \times V) / Px$$

其中 Px 是该标志物的血清浓度，Ux 是 x 在尿液中的浓度，V 是尿流率（即每单位时间的尿量）。

理想滤过标志物的定义是，能够在肾小球中自由滤过、无毒性、既不被肾小管分泌也不被重吸收且在肾的排泄过程中不发生变化的溶质。如果满足这些标准，则滤过负荷就等于尿液中的排泄率：

公式 2：
$$肾小球滤过率 \times Px = (Ux \times V)$$

肾小球滤过率 $\times Px$ 是滤过负荷，$Ux \times V$ 是尿液中的排泄率。将其代入到公式 1 中：

公式 3：
$$肾小球滤过率 = Cx$$

外源性滤过标志物的金标准是菊粉。菊粉是一种生理惰性物质，在肾小球可自由滤过，并且在肾中不分泌、不重吸收、不合成、不代谢。因此，菊粉在肾小球滤过的量等于尿中排出的量，而尿中排出的量可以测量。但不足之处是菊粉货源短缺、价格昂贵且难以检测。此外，测量菊粉清除率的经典方法需要持续静脉滴注、多次采血及膀胱导尿。

目前还有多种不那么烦琐的方法可测量清除率：使用其他滤过标志物（如放射性或非放射性碘酞酸盐、碘海醇、DTPA 或 EDTA），单次快速给予标志物（皮下或静脉途径），自发性膀胱排空，以及测量血浆清除率。虽然这些方法更简便，但均有缺点，限制了其在临床实践中的应用并影响了对研究结果的解读。

（2）肾小球滤过率的估算：在美国，估算肾小球滤过率的最常用方法是测量肌酐清除率。使用基于血清肌酐的估算方程，如 Cockcroft – Gault 方程、MDRD 研究方程和慢性肾病流行病学合作（Chronic Kidney Disease Epidemiology Collaboration，CKD – EPI）方程。简化的 MDRD 研究方程和 CKD – EPI 方程正得到日益广泛的应用。

测量肌酐清除率和使用估算方程都要依赖肌酐作为肾功能的标志物。其他的肾功能标志物包括血尿素氮（blood urea nitrogen，BUN）（效果不及血清肌酐）和血清胱抑素 C（主要在研究中使用）。利用肌酐来估算肾小球滤过率——肌酐来源于骨骼肌中肌酸的代谢及膳食中肉类的摄入，它以相对恒定的速率释放进循环中。肌酐可自由通过肾小球滤过，不被肾重吸收及代谢。然而，10% ～ 40% 的尿肌酐是通过近端小管中的有机阳离子分泌途径而由肾小管分泌的。因此，如果肾小球滤过率、通过肾小管分泌的肌酐、肌酸摄入量（即饮食）和肌酐池大小（即肌肉质量）都保持恒定，则血浆肌酐浓度应该也保持不变。

对于大多数患者，用 Calvert 公式计算卡铂的剂量，该公式以预期暴露量 [药物浓度 – 时间曲线下面积（AUC）] 和肾小球滤过率为基础。当根据测定的血清肌酐估算肾小球滤过率时，建议进行该计算时将最大肾小球滤过率限制在 125ml/min（Grade 2C）。该建议不适用于直接测定肾小球滤过率的情况。

在计算卡铂剂量时，只要患者的 BMI 小于 25，应将实际体重代入 Cockcroft – Gault 公式估算肾小球滤过率。对于其他患者，建议代入调整后体重：调整后体重（kg）= [（实际体重 – 理想体重）× 0.40] + 理想体重。可使用理想体重计算。

3. 透析对药物的影响，透析患者用药注意事项

（1）血液透析：在连续性动 – 静脉血液透析（continuous arteriovenous hemodialysis，

CAVHD）或连续性静-静脉血液透析（continuous venovenous hemodialysis，CVVHD）期间，药物清除主要通过药物扩散进入透析液来完成，与单纯的血液滤过相比，连续性血液透析时超滤速率低得多，因此，对流作用影响很小。对于正在透析的患者，必须考虑以下两点：①由于肾已失去功能，需要降低剂量以避免过量暴露和药物毒性；②为血液透析治疗的患者选择合适的化疗时机时，必须考虑经透析的药物清除。

透析的溶质清除量取决于通过特定的透析膜时溶质的扩散系数。经透析的药物清除率很容易测定，即将透析液溶质浓度与血浆溶质浓度的比值（ratio of the dialysate concentration to the plasma concentration，D/P）乘以透析液流出速率。这种计算方法的前提是假定不存在溶质以透析膜吸附的方式自血浆清除。D/P 比值有时也称为饱和率，因为它反映的是所研究的溶质在透析液中的饱和程度。D/P 值为 1 意味着透析液中溶质完全饱和，此时溶质清除率可以简单地认为是透析液流出速率。

经扩散的药物清除有 2 种限制因素：药物蛋白结合和分子大小。

膜的通透性也是药物清除的重要决定因素。分子量为 500 道尔顿的药物经传统的透析膜可被部分透析，而分子量为 1400 道尔顿的万古霉素可被更开放（高通透性）的膜（如在连续性血液透析时采用的透析膜）明显透析。然而，即使在同一特定类型的膜之间，由于膜的孔径和电荷的差异，药物清除率也可能明显不同。

根据如下公式，药物通过连续血液透析中所用的"开放"的膜的扩散传质系数（K）取决于分子量：

$$K - drug / K - creatinine = （mol\ wt \div 113）\ to\ the - 0.42\ power$$

随着分子量的增加，药物扩散清除会进行性减少，血流量和透析液流量对透析器清除率的影响也减少。这种情况下，药物清除主要是在超滤期间以对流方式进行。

当溶质是以对流和扩散的方式联合清除时，溶质清除量小于这两种方式各自的清除量之和。两项独立研究已很好地证实了上述观点，这些研究是针对 2 种操作情况（主要是超滤速率不同）下美罗培南的清除。以对流方式进入透析液中的溶质会降低进一步扩散清除时所需的溶质浓度梯度，这一效应可以通过增加透析液流量来克服，而当超滤率较低时，这种影响则较小。

（2）药物剂量：当已知理想的血药浓度时，药物的负荷剂量和维持剂量可以通过以下方法确定：用理想药物浓度减去目前测定的药物浓度，获得浓度差；将目前药物浓度升至理想药物浓度需要给予的药量为，将上述浓度差（mg/L）乘以药物的分布容积（L/kg）再乘以患者体重（kg）。在 UpToDate 的其他内容中检索特定药物的药动学资料，以确定其分布容积。

对于负荷剂量，目前药物浓度为 0 时，药物浓度差即为理想的药物浓度。对于维持剂量，目前药物浓度为谷浓度。当未能依据上文提到的方法直接计算出 CRRT 期间的药物清除量时，这种方法也可用于替代计算药物清除量。

随着透析（或任何肾脏替代治疗）剂量的增加，更多的药物可被清除，而药物清除量还依赖于该药物独特的药动学。因而，透析剂量将影响给药剂量。药动学的原理趋于一致，在应用快速发展的肾脏替代治疗时，了解这些至关重要。

（八）驾驶员用药

【复习指导】本部分内容较简单，历年偶考。其中，驾驶员用药的注意事项需要熟练掌握。

　　开车时睡觉会损害很重要的很多认知功能，包括判断力、注意力、执行功能、认知加工速度、记忆、反应时间及肌肉的协调。这些认知效应可能被"微睡眠"加重，微睡眠为短暂、不自主的睡眠发作，持续时间可从少于 1 秒到长达 30 秒不等。在微睡眠期间，个体经历短暂的意识丧失，不能对感觉刺激做出反应。脑电图显示为叠加在觉醒（α 波）节律（8～12Hz）背景上的 θ 波范围内（4～7Hz）的睡眠。尽管脑电图显示有睡眠证据，但大多数个体未察觉到微睡眠，并且认为自己是醒着的。微睡眠的行为表现包括点头、缓慢的闭眼和上睑下垂。

　　许多类药物可引起嗜睡，包括苯二氮䓬类、阿片类、镇静催眠药、巴比妥类、止吐药、抗癫痫药、抗组胺药、抗胆碱药、抗抑郁药、肌肉松弛药、抗精神病药、抗帕金森病药和降血糖药。这些药物在单用时就有引起疲劳驾驶的风险，在联合其他药物、酒精或睡眠剥夺时更甚。

　　风险特别高的群体包括：使用新镇静药或增加镇静药剂量者；同时使用多种镇静药者；使用大剂量镇静药者；老年人。一项老年人的研究发现，在开始苯二氮䓬类治疗后的第 1 周，这些人的交通事故风险增加了几乎 50%。针对涉及导致住院的交通事故老年人驾驶者的一项人群研究发现，苯二氮䓬类药物的使用导致严重事故风险增加至 5 倍，风险增加还与抗抑郁药（OR 1.8）或阿片类药物（OR 1.5）的使用有关。酒精或镇静药的使用合并睡眠剥夺可加重瞌睡。一项基于实验室的研究中，将参与者限制仅睡眠 4 小时，研究发现，这些参与者摄入 1U 啤酒所产生的影响，与充分休息个体摄入 6U 啤酒的影响相同。

　　对于使用镇静药的驾驶者，应警告疲劳驾驶发生车祸的风险，并建议不要在使用此类药物时饮酒。驾驶者应当警惕可能表明驾驶功能受损的症状，尤其是在逐步调整药物剂量期间，此类症状包括瞌睡、注意力不集中、震颤、不协调、意识模糊、步态不稳、视力改变、昏厥或头晕。

　　还应建议驾驶者在使用镇静药后能够有机会得到充足睡眠。如唑吡坦、右佐匹克隆等镇静催眠药的药品说明书，应包含有关于次日"驾驶睡觉"风险的具体警示。由于在此类药物的影响下，驾驶时可能发生遗忘、微睡眠，或者以未意识到自己正在开车为特征的异态睡眠。

　　除了警示患者疲劳驾驶的风险外，临床医师还应考虑其他的非镇静性治疗、使用达到治疗效果所需的最小剂量，以及在患者需要驾驶时尽可能调整给药方案以减少瞌睡。考虑开具镇静药处方的临床医师，应该首先仔细分析使用这些药物的潜在风险（包括疲劳驾驶）和可能的获益。

【同步练习】

一、A 型题（最佳选择题）

1. 下列属于妊娠 B 级的药物是（　　）

A. 维生素 A　　　　B. 美罗培南　　　　C. 奥美拉唑　　　　D. 伏立康唑

E. 阿托伐他汀

本题考点：药物妊娠毒性分级。

2. 容易通过被动扩散透过胎盘屏障的药物特点是（　　）

A. 分子量大、弱碱性

B. 弱酸性蛋白结合率低、半衰期长

C. 脂溶性、分子量小

D. 蛋白结合率高，具有手性、分布容积大

E. 蛋白结合率高、分子量大

本题考点： 药物通过胎盘的影响因素。

3. 患者，女性，35岁，在不知怀孕的情况下服用诺氟沙星胶囊。经询问，获知其服药时间距末次月经时间是20天。该用药行为对胎儿可能造成的影响是（　　）

A. 骨骼发育异常   B. 流产或发育成正常胚胎

C. 牙齿色素沉着   D. 腭裂

E. 耳聋

本题考点： 药物对不同妊娠时期的影响。

二、B型题（配伍选择题）

[4～6题共用备选答案]

A. C级　　　　　　B. D级　　　　　　C. A级　　　　　　D. X级

E. B级

根据药物对胎儿的危害，美国FDA将妊娠用药毒性分为A、B、C、D、X五个级别

4. 正常剂量维生素D的妊娠毒性分级是（　　）

5. 头孢曲松的妊娠毒性分级是（　　）

6. 依那普利的妊娠毒性分级是（　　）

本题考点： 妊娠药物的分级。

[7～9题共用备选答案]

A. 数字评分法   B. CTP评分标准

C. Cochrane证据分级   D. APACH评分系统

E. Beers标准

7. 用于判断老年患者潜在不适当用药的是（　　）

8. 用于评价肝功能不全严重程度的是（　　）

9. 用于评估癌痛患者疼痛程度的是（　　）

本题考点： 特殊人群用药风险评估。

参考答案： 1. B　2. C　3. B　4. C　5. E　6. B　7. E　8. B　9. A

第5章 药品的临床评价方法与应用

一、治疗药物评价

【复习指导】本部分内容较简单，应掌握上市前评价和上市后药品临床再评价的分类、特点及意义。

药品临床评价是一项复杂的系统工程，是指在人体（患者或健康志愿者）进行的对药品疗效、不良反应、给药方案、药动学、贮存稳定性及药物经济学等方面的研究。药品临床评价可分为两个阶段，即上市前评价阶段和上市后药品临床再评价阶段。

（一）治疗药物的有效性评价

包括新药临床评价和临床疗效评价两大部分，最终评价成果可作为药品研发、上市、药品选择、购入新药及制定药物政策等的依据。一个新药按药物临床试验质量管理规范（GCP）要求必须经过四期（Ⅰ期、Ⅱ期、Ⅲ期和Ⅳ期）临床试验，前三期属上市前评价阶段，批准上市后还需经过Ⅳ期临床试验，即为狭义的上市后药品临床再评价，广义的上市后药品临床再评价是指贯穿在药品整个市场销售、使用过程中，经过大规模人群使用后随时都在进行的临床评价，包括临床疗效、不良反应、药物经济学等方面。

1. 新药临床评价的分期

（1）Ⅰ期临床试验：是初步的临床药理学和人体安全性评价试验。观察人体对新药的耐受程度、不良反应和药动学，初步了解试验药物在人体的安全性情况，了解人体对试验药物的处置（吸收、分布、代谢和排泄）情况，为制定给药方案提供依据。试验对象为健康志愿者，试验样本数一般为20～30例。

（2）Ⅱ期临床试验：治疗作用的初步评价阶段，重点在于评价药物用于目标适应证患者的有效性和安全性。将安慰剂或已上市有确切疗效的药物作为对照品对新药疗效进行评价，同时为Ⅲ期临床试验的研究设计和制定给药方案提供依据。试验对象为目标适应证患者，试验样本数应不少于100例。

（3）Ⅲ期临床试验：治疗作用确证阶段，新药得到批准试生产后进行的更大规模临床研究。其目的是进一步证明药物对目标适应证患者的有效性和安全性，评价获益与风险比，最终为药物注册申请的审批提供充分的参考依据。该期试验一般为具有足够样本量的随机盲法对照试验，试验结果具有可重复性。试验对象为目标适应证患者，试验样本数应不少于300例。

（4）Ⅳ期临床试验：为上市后药品临床再评价阶段。试验样本数常见病不少于2000例。其目的是评价药品在广泛使用时的疗效和不良反应（注意罕见不良反应），评价药品在普通或特殊人群（包括新生儿、18岁以下儿童、妊娠和哺乳期妇女、老年人、肝肾功能不全患者）中使用的获益风险比，改进给药方案等。Ⅳ期临床试验为上市后开放试验，不要求设立对照组，但也不排除根据需要对某些适应证或某些研究对象进行随机对照试验，有关病例纳入标准、排除标准、疗效评价标准、不良反应评价标准等可参考Ⅱ、Ⅲ期临床试验。此期不限定单一用药，考察各种给药方案下的治疗效果，观察单一用药与联合用药过程中的药物相互作用及不良反应等。

2. 新药四期临床试验的局限性　新药临床研究是参照研发试验设计要求进行的，受诸多人为因素的影响，不能充分反映药物在临床应用中可能遇到的复杂且多变的情况，具有一定的局限性。

（1）观察时间短：上市前临床研究观察时间短，一些需要长时间使用才能发生或停药后迟发的药物不良反应在此期不易被发现。

（2）病例数目少：我国新药审批办法规定Ⅲ期临床试验病例数不少于300例，罕见的不良反应在此期及以前很难被发现。

（3）特殊人群未纳入：由于伦理学要求，Ⅱ期临床试验一般将婴幼儿、18岁以下儿童、肝肾功能不全患者、妊娠和哺乳期妇女、老年患者排除在外，因此药品在特殊人群中使用会发生的不良反应在此期研究中尚不明确。

（4）考察不全面：上市前临床试验的检测指标仅限于试验设计要求的范围，未被列入要求范围的临床指标在此期较难被观察到。

（5）管理漏洞：上市前临床试验可能因试验设计（对照、盲法、随机）不严格或管理不善，以致引入药物研究人员和研制机构的主观偏倚，导致对药物有效性和安全性评价失实，此虽属非正常现象，但在GCP管理不完善的情况下仍有可能发生。

3. 上市后药品临床再评价　由于新药临床评价的局限性，药品被批准上市并不意味着对其评价的结束，仅代表该药品具备了在市场销售使用的基本条件。而药品在更广泛的临床应用（更广泛的人群、更长的用药时间、更复杂的用药条件、更多样的用药方案）中及用药时和停药后对各项临床指标进行观察和监测才是上市后药品临床再评价的主要内容，而且这样的评价贯穿药物临床应用的整个过程，不仅包含已完成临床试验的"新药"，还包含所有在市场上销售的"老药"。

上市后药品临床再评价主要遵循循证医学的方法，具有以下优势和特点。

（1）实用性和对比性：药品临床评价不仅注重理论研究，更注重临床实践。尤其是对药品进行的横向对比，在一般的临床手册、专业书籍和教科书中很难查到相关依据。药品临床再评价会把不同药物的临床疗效、不良反应、给药方案和价格等进行对比，以了解该药品的治疗地位，为临床医师开具处方和药师用药干预提供参考依据。由于使用药品的患者众多，情况复杂多变，年龄、性别、病理、心理、生理、遗传等方面差异甚大，出现的不良反应和用药问题也多种多样，解决措施因人而异，药师应注意随时收集、整理药品使用信息，为药品上市后再评价提供准确、全面的参考信息。

（2）公正性和科学性：药品临床评价必须讲究科学性和诚实性，要求实事求是、公平公正。评价结论不能受研究人员、医药代表、医药公司和行政领导等的影响。评价过程中强调采用循证医学的方法，以防止偏倚，不能仅凭少数人员和少数医疗机构的临床经验，而应以随机、双盲、对照、多中心、大样本的方法和正确的数据统计方法得出客观的结论。

4. 循证医学与上市后药品临床再评价　循证医学即遵循证据的临床医学，其核心思想是，医务人员在临床实践中所有的医疗决策应尽可能以客观的研究结果为依据。循证医学不仅重视个人临床经验更强调参照现有最科学的研究依据。循证医学主要的证据来源是随机对照试验和荟萃分析。多中心、大样本的随机对照试验是评价一种治疗方案有效性和安全性最可靠的依据。可利用循证医学的方法评价药物或其他治疗手段在广泛人群中使用的有效性、安全性，以及在临床使用过程中可能存在的影响疗效的多种因素等。

（二）治疗药物的安全性评价

药品的安全性评价包括药品的上市前安全性评价和上市后安全性评价。

1. 上市前安全性评价　包括药品的毒理学、致癌、致畸、生殖毒性、不良反应、禁忌证等。新药临床试验阶段，用药单一、针对唯一适应证且用于特定人群，试验中发现的不良事件较好归因。但药品上市前临床研究样本量通常较小、受试范围窄、观察期短，一些迟发性的或发生率较低的不良反应难以被发现。

2. 上市后安全性评价　来自上市后大规模临床研究，包括药物过量、药物相互作用、特殊人群（新生儿、18 岁以下儿童、肝肾功能不全患者、妊娠和哺乳期妇女、老年患者等）用药及不同人种间的用药安全性差异等。药师应关注官方通报的药物安全信息，如我国国家药品监督管理局、欧盟药监局 EMA、美国 FDA 等。药师还应在工作中关注用药差错，分析现有工作流程中可能导致错误的漏洞和原因，从源头防范错误，改进工作流程，降低差错发生率，提高用药安全，降低医疗风险。同一类药物可能有几种药品，药师应关注同类药物不同药品之间的安全性差异。

（三）药物经济学评价

1. 药物经济学评价　是指通过成本分析对比不同的药物治疗方案或药物治疗方案与非药物治疗方案的经济性，基于药物经济学评价结果设计合理的治疗方案，保证有限的公共卫生资源发挥最大的效用。

2. 药物经济学评价方法

（1）最小成本分析：与成本分析的区别在于，成本分析仅关注投入成本；最小成本分析虽只对成本进行量化分析，但也考虑效果，可为医疗资源的优化配置和总体医疗费用的控制提供基本信息。

（2）成本－效益分析：将药物治疗的成本与所产生的效益转化为以货币为单位的数字，用以评价药物治疗方案的经济性。

（3）成本－效果分析：药物治疗效果指标不以货币为单位表示，而是用其他量化方法（如延长患者生命时间、缩短患者住院时长等）表示。

（4）成本－效用分析：效用指标是指患者使用药物治疗后所带来的主观满意度，主要为质量调整预期寿命或质量调整生命年（QALY）两种，分别是预期生命年数或生命年数乘以这段时间内健康效用值。它不仅关注药物治疗的直接效果，更关注药物治疗对患者生活质量产生的时间影响，着重分析医疗成本与患者的生活质量改善之间的关系。

（四）质量评价

对药品进行有效性和安全性评价的前提必须是质量合格。药品质量标准包括法定标准、研究应用标准和企业标准。药典是法定标准，是药品质量的基本标准，每隔几年增补或修订一次，也是最后裁决标准，具有普适性，但并不是最高技术标准。所用的检测方法因受科学实力、相关人员素质和国家经济状况等因素限制而不一定是最先进的。不同国家和地区的药典标准不尽相同，检测方法、收载项目和判定范围存在一定差异。药品质量标准的高低会影响用药安全，关系群众切身利益，同时也能促进生产发展和提高监管水平。

药品生产是指将物料加工转换成产品的全过程，产品质量受物料质量的影响，同时也受生产工艺等的影响。物料包括原料、辅料和药品包装材料。药师应关注药品质量安全，保障公众安全用药。国家药品监督管理局在全国范围内定期对药品、药用辅料、药品包装材料从药品生产、经营和使用的各个环节进行抽样检查，对检验不符合标准的药品予以公告，详情可查阅 NMPA 网站。相关省（市、区）药品监管部门会采取必要的措施对检验不合格的生产企业和被抽样单位依法进行查处。我国是仿制药大国，应用仿制药可使更多患者受益，应严格把好仿制药品质量关，遴选药品时不能只考虑价格，而忽略质量。药师在临床实践中，可从药品调配、贮存、使用等方面开展药品的合理性评价，加强与医护和药厂的沟通，保证用于患者的药品是合格药品。

【同步练习】

一、A 型题（最佳选择题）

1. 关于Ⅲ期临床试验说法错误的是（　　　）

A. 试验样本数应不少于 100 例

B. 受试者应为目标适应证患者

C. 最终为药物注册申请获得批准提供充分的依据

D. 属于药品上市前研究

E. 多采用随机对照研究方法

本题考点： 本题主要考查Ⅰ、Ⅱ、Ⅲ、Ⅳ期临床试验的特点。Ⅲ期临床试验是在Ⅰ、Ⅱ期临床试验的基础上，将试验药物用于更大范围的目标适应证患者身上，是治疗作用的确证阶段。其目的是进一步验证药物对目标适应证患者的有效性和安全性，评价获益与风险比，最终为药物注册申请的审查批准提供充分的参考依据。该期试验一般为具有足够样本量的随机化盲法对照试验，试验结果具有可重复性。试验对象为目标适应证患者，试验样本数应不少于 300 例。同时Ⅲ期临床试验属于上市前研究。

2. 治疗药物评价的内容，一般不包括的项目是（　　　）

A. 有效性　　　　　B. 安全性　　　　　C. 经济性　　　　　D. 依从性

E. 药品质量

本题考点： 本题主要考点是考查治疗药物评价。治疗药物评价主要包括治疗药物的有效性评价、治疗药物的安全性评价、药物经济学评价和质量评价。

二、B 型题（配伍选择题）

[3～4 题共用备选答案]

A. Ⅰ期临床试验　　　　　　　　　　　B. Ⅱ期临床试验

C. Ⅲ期临床试验　　　　　　　　　　　D. Ⅳ期临床试验

3. 上市后药品临床再评价阶段是（　　　）

4. 观察人体对新药的耐受程度和药动学评价阶段是（　　　）

本题考点： 本题主要考查Ⅰ、Ⅱ、Ⅲ、Ⅳ期临床试验的特点。

[5～7 题共用备选答案]

A. 成本 – 效益分析　　　　　　　　　　B. 成本 – 效果分析

C. 最小成本分析　　　　　　　　　　　D. 成本 – 效用分析

E. 荟萃分析

5. 将药物治疗成本和所生产的效益规划以货币单位的数字，进行药物经济学评价。这一评价方法属于（　　　）

6. 以延长患者生命时间为指标开展的药物经济学评价方法属于（　　　）

7. 以质量调整生命或者质量调整预期寿命为指标开展的药物经济学评价方法属于（　　　）

本题考点： 本题主要考查药物经济学评价方法。①最小成本分析：用于两种或两种以上药物治疗方案的对比，与成本分析的区别在于虽只对成本进行量化分析，但也考虑效果，成本分析仅关注投入成本，最小成本分析可为医疗资源的优化配置和总体医疗费用的控制提供基本信息。②成本－效益分析：将药物治疗的成本与所产生的效益转化为以货币为单位的数字，用以评价药物治疗方案的经济性。③成本－效果分析：药物治疗效果指标不以货币为单位表示，而是用其他量化方法（如延长患者生命时间、缩短患者住院时长等）表示。④成本－效用分析：效用指标是指患者使用药物治疗后所带来的主观满意度，主要为质量调整预期寿命或质量调整生命年（QALY）两种，分别是预期生命年数或生命年数乘以这段时间内健康效用值。它不仅关注药物治疗的直接效果，更关注药物治疗对患者生活质量所产生的时间影响，着重分析医疗成本与患者的生活质量提高之间的关系。

参考答案： 1. A　2. D　3. D　4. A　5. A　6. B　7. D

二、药物基因组学

【复习指导】本部分内容较简单，考试中较少涉及。

（一）药物基因组学

是研究各种基因突变与药物有效性及安全性之间的关系。

（二）临床应用

部分患者由于基因缺陷，天生易患某些疾病，基因检测可找到被测者 DNA 中存在哪些疾病的易感基因，还可指导精准用药，提高药物有效性，减少药物不良反应。

2007 年开始，FDA 对华法林等多种药品进行说明书修改，从基因变异对药物的影响方面给出警告提示。日常工作中，药师应关注相关信息及说明书的变化。

三、循证医学与药物治疗

【复习指导】本部分内容较简单，循证医学基本知识和证据分级为常考内容，需熟练掌握。

（一）基本知识

循证医学（evidence－based medicine，EBM）与传统医学的不同在于传统医学以经验医学为主，根据非实验性的临床经验、临床资料和对疾病基础知识的理解对患者进行诊治。循证医学是针对某一具体问题，依照规定的方法对现有证据进行收集、归类、分析，并形成系统评价结果。其本质是利用信息技术对现有证据进行挖掘、加工，从而解决实际问题。相比于传统医学，循证医学更注重系统、全面、高质量的研究证据，以及证据对临床治疗的指导。

循证医学强调所有的医疗决策都应以最佳科学研究证据为基础，其核心是在医疗决策中将临床证据、个人经验与患者实际情况和意愿相结合。临床证据主要来源于大样本的随机对照临床试验（randomized controlled trial，RCT）和荟萃分析（meta－analysis）或系统评价（systematic review）。

由于循证医学是基于有力的证据，人们逐渐认识到广泛、长期应用的临床治疗方案并非都合理有效，一些理论上有效而实际上无效或弊大于利的治疗方案在经过循证医学的证明后，可能逐渐被淘汰，而一些似乎无效的治疗方案在经大样本、多中心随机对照试验的系统评价后，却被认为是真正有效或利大于弊的治疗措施而被推广应用。因此人们也从更高的角度来审视预防和治疗用药的选择，以便充分发挥药物在预防和治疗疾病中的作用。

（二）证据分级

2001 年英国 Cochrane 中心联合临床流行病学和循证医学领域最权威的专家，根据不同的研究类型制定了推荐强度和证据级别的分级并沿用至今。

1. 推荐强度分为 A～D 级

A. 结果一致的Ⅰ级临床研究结论。

B. 结果一致的Ⅱ、Ⅲ级临床研究结论或Ⅰ级临床研究的推论。

C. Ⅳ级临床研究结论或Ⅱ、Ⅲ级临床研究的推论。

D. Ⅴ级临床研究的结论或任何级别多个研究有矛盾或不确定的结论。

2. 证据级别

1a 同质 RCT 的系统评价。

1b 单个 RCT 的系统评价（可信区间窄）。

1c 全或无病案系列。

2a 同质的队列研究的系统评价。

2b 单个队列研究（包括低质量 RCT，如随访＜80%）。

2c 结局研究；生态学研究。

3a 同质的病例对照研究的系统评价。

3b 单个病例对照研究。

4 病例系列研究（低质量队列和病例对照研究）。

5 专家意见且未经清晰严格论证，或基于生理、实验室研究证据。

（三）循证医学实践

循证医学正改变着许多医师长期以来形成的单凭书本和经验进行诊治的行医习惯。如在英国过去对烧伤、低血容量和低血浆白蛋白患者常规补充白蛋白，但在 Cochrane 系统评价后，证实这种治疗方案导致威尔士和苏格兰每年 1000～3000 名患者死亡，自此英国医师开始改变盲目使用白蛋白的行为。又如美国心脏协会（AHA）与美国心脏病学会（ACC）于 2014 年 3 月颁布的《2013 版成人降胆固醇治疗降低动脉粥样硬化性心血管疾病（AS－CVD）风险指南》，指南在基于循证医学证据的基础上颠覆了传统降脂治疗的观念，将治疗重点从特定的治疗目标值转变为风险评估，根据患者发生心血管疾病的风险类型启动适当强度的他汀类药物治疗。在现有研究证据的基础上，强调他汀类药物在降低急性冠脉综合征（ACS）风险方面的获益，对 AS－CVD 的一、二级风险评估与预防，药物不良反应的防范与处理等提出了具体建议，更新了人们对他汀类药物在心血管疾病中作用的认识。

各国政府的卫生行政部门和药品监督管理机构在制定各种疾病的防治指南、非处方药目录、国家基本药物目录、医疗保险目录以及药品淘汰时均需参考循证医学的研究结果。

【同步练习】

一、A 型题（最佳选择题）

1. 循证医学中证据可分为五级，荟萃分析的结果属于（　　　）

A. 一级证据
B. 二级证据
C. 三级证据
D. 四级证据
E. 五级证据

本题考点：本题主要考查循证医学证据分级，荟萃分析属于一级证据。

2. 以下关于循证医学的说法错误的是（　　）

A. 以经验医学为主

B. 核心是在医疗决策中将临床证据、个人经验与患者实际情况和意愿三者相结合

C. 证据主要来源是随机对照试验、系统评价或荟萃分析

D. 其本质就是利用信息技术对证据进行挖掘、加工从而解决实际的医（药）学问题

E. 与传统医学相比，EBM 更重视全面、系统、高质量的研究证据

本题考点： 本题主要考查循证医学基本知识。

参考答案： 1. A　2. A

第6章　药物治疗基础知识

一、药物治疗方案制定的原则

【复习指导】本部分内容较简单，历年偶考。掌握药物治疗的安全性、有效性、经济性和规范性。

选择合理的药物治疗方案可以使患者获得有效、安全、规范、经济的治疗。制定药物治疗方案应从以下几个方面考虑：①为药物治疗创造条件，如改善环境、改善生活方式等；②确定治疗目标：选择合适的药物以治疗疾病、预防发病、去除病因、控制症状、防治并发症、为其他治疗方案创造条件或增加其他治疗方案的疗效；③选择合适的用药时机；④选择适宜的剂型和给药方案；⑤选择合理的联用药物；⑥确定适宜的疗程；⑦药物治疗与非药物疗法结合。

（一）药物治疗的安全性

药物在发挥治疗作用的同时，可对机体产生不同程度的损害，也可改变机体或病原体对药物的敏感性，甚至产生药源性疾病。保证用药安全是药物治疗的前提。导致药物治疗安全性问题的原因主要有三点：①药品质量问题；②药物固有的药理学性质；③药物的不合理使用。

（二）药物治疗的有效性

药物治疗的有效性是药物选择的首要标准，应考虑如下因素：①利大于弊。药物治疗要有效才有实际意义。②药物方面。药物的理化性质、生物学特性、剂型、给药途径、相互作用等因素均会影响药物治疗的有效性。③机体方面：患者年龄、体重、性别、病理状态、精神因素、时间因素等亦会对药物治疗的有效性产生影响。④药物治疗的依从性。

（三）药物治疗的经济性

考虑药物治疗的经济性目的是以最低的药物成本，达到最好的治疗效果。在制定药物治疗方案时要考虑的不是单一药费，而是药物治疗的总成本。可从以下几个方面提高药物治疗的经济性：①控制药物需求的不合理增长，不盲目追求新药、高价药；②控制有限药物资源的不合理配置，避免资源紧缺与资源浪费；③控制在经济利益驱动下的过度药物治疗。

（四）药物治疗的规范性

临床用药指南通常会根据疾病的分类、分型、分期、动态发展和并发症，对药物选择、剂型、剂量、给药方式及疗程等方面进行规范指导。在针对某一具体患者时，既要考虑指南的科学性与严肃性，又要注意个体化给药的灵活性与多变性。

【同步练习】

一、A 型题（单项选择题）

1. 药物治疗的有效性应考虑的因素不包括（　　　）

A. 利大于弊　　　　　　　　　　　B. 药物理化性质

C. 药物相互作用　　　　　　　　　D. 患者肝肾功能

E. 药物不良反应

本题考点：本题考查药物治疗的有效性应考虑因素，药物不良反应为安全性考虑内容。

2. 以下关于药物治疗方案制定的说法错误的是（　　　）

A. 药物治疗的成本并非单一药费

B. 药物治疗的有效性应考虑患者依从性

C. 产生药物治疗安全性问题的原因主要有：药物固有的药理学特性、药品质量问题和药物的不合理应用

D. 药物治疗的规范性是指我们应参考临床指南根据疾病情况选择合适的治疗方案

E. 选择治疗药物时应尽量选择新药

本题考点： 本题考查药物治疗方案制定的一般原则，选择治疗药物时应考虑治疗药物的经济性，不应盲目追求新药。

参考答案： 1. E　2. E

二、药物治疗方案制定的基本过程

【复习指导】 本部分内容较简单，历年偶考。掌握治疗药物选择的基本原则、方法，以及给药方案制定和调整的基本方法。

制定药物治疗方案时，应先确定治疗目的，再根据患者临床诊断、病情需要和药物适应证选择合适的药物，选择合适的剂型和给药方案，确定适宜的给药时机和治疗疗程，选择合理的配伍药物。

（一）自我疗法

自我疗法（self‑medication）是指在没有医务工作者的指导下，患者恰当地使用非处方药来治疗轻微的疾病或缓解短期、轻度的症状。药师应熟练掌握常见疾病的特征、非处方药的选用和用药注意事项等知识，担当公众用药助手，积极科普用药知识，保障患者用药安全。

（二）治疗药物选择的基本原则及方法

治疗药物选择的基本原则要考虑药物的安全性、有效性、经济性，也要考虑给药的方便性。安全性是药物治疗的前提；有效性是药物选择的首要标准；经济性需要考虑药物治疗的总成本，而非单一药费；给药方便性可能影响患者的依从性。

选择治疗药物时，可参考药品说明书、专家共识、临床诊疗指南、国家发布的临床路径、大规模随机对照试验结果、系统评价或 Meta 分析结果等，并根据临床经验及患者个体情况进行调整。

（三）给药方案制定和调整的基本步骤及方法

给药方案就是为患者的治疗提供给药剂量和给药时间间隔的计划表。

1. 制定和调整给药方案的基本步骤　①获取患者基本信息，包括性别、体重、年龄、烟酒嗜好、婚育史及肝肾疾病史等；②根据群体药动学参数设计初始给药方案，并用此方案进行初步治疗；③进行患者评估，包括药效学（疗效、不良反应）和药动学（血药浓度）；④必要时，根据个体数据重新设计给药方案。

2. 制定给药方案的基本方法

制定给药方案时，首先应明确目标血药浓度范围。目标血药浓度范围指一般参考文献报道的安全有效的范围，特殊患者可根据临床观察的药物有效性和不良反应进行调整。药品说明书推荐的标准剂量是根据药物临床试验的研究结果制定的，可使大多数患者达到有效血药

浓度，属于群体药动学模型。通常情况下患者个体间差异并不大，对安全性高、毒性低的药物，初始治疗时采用标准剂量获得预期疗效的概率是最大的。

（1）根据半衰期确定给药时间间隔：①半衰期小于30分钟：维持药物有效治疗浓度较难。为保证血药浓度始终高于最低有效浓度，对于治疗指数低的药物通常静脉滴注给药；治疗指数高的药物可分次给药，并且维持量应随给药时间间隔的延长而增加。②半衰期在0.5～8小时：主要考虑治疗指数和给药方便性。治疗指数低的药物，每个半衰期给药1次，也可静脉滴注给药；治疗指数高的药物每1～3个半衰期给药1次。③半衰期在8～24小时：每个半衰期给药1次，为缩短达稳态血药浓度时间，可首次给药剂量加倍。④半衰期大于24小时：考虑给药方便性，可每天给药1次，首次给药剂量加倍，以缩短达稳态血药浓度时间。

（2）根据平均稳态血药浓度制定给药方案

由下列公式可根据平均稳态血药浓度和给药时间间隔确定给药剂量。

由公式

$$\overrightarrow{C_{ss}} = \frac{F \cdot D}{k \cdot Vd \cdot \tau} = \frac{F \cdot D}{CL \cdot \tau}$$

可得

$$D = \frac{\overrightarrow{C_{ss}} \cdot CL \cdot \tau}{F}$$

式中，k 为消除速率常数，Vd 为表观分布容积，CL 为清除率，F 为生物利用度，D 为给药剂量，τ 为给药间隔时间。

（3）根据峰、谷浓度制定给药方案

利用公式

$$(C_\infty)_{max} = \frac{D}{V}\left(\frac{1}{1-e^{-k\tau}}\right)$$

$$(C_\infty)_{min} = (C_\infty)_{max} \cdot e^{-k\tau}$$

可计算得到恰当的给药时间间隔和给药剂量。如有效血药浓度范围窄，且药物半衰期短，可增加给药频次，以减少血药浓度波动。

3. 调整给药方案的基本方法

治疗过程中应对患者疾病发展趋势进行密切关注，如出现下述情况，应考虑对标准治疗方案进行调整，实行个体化治疗：①治疗窗改变；②血药浓度－时间曲线改变（包括整体降低或升高，或大幅度波动而超出治疗窗）；③治疗窗和药时曲线均改变。

（1）根据治疗药物监测（therapeutic drug monitoring，TDM）结果调整给药方案：包括稳态一点法、一点法和重复一点法、PK/PD 参数法、Bayesian 反馈法等。

（2）根据患者生化指标调整给药方案：主要经肝代谢的药物，可根据患者的肝功能情况调整给药剂量；主要经肾排泄的药物，可根据患者肌酐清除率计算适当的给药剂量；抗凝药物（如华法林），可根据国际标准化比值（INR）调整给药剂量。

调整给药方案的方法包括：①改变日总剂量；②改变给药时间间隔；③两者同时改变。每日总剂量决定药时曲线水平的高低，给药间隔决定药时曲线的波动程度。可根据药物 PK/PD 参数确定选择何种调整方式。

【同步练习】

一、A 型题（单项选择题）

1. 药物选择的首要标准是（　　）

A. 安全性　　　　　　B. 有效性　　　　　C. 经济性　　　　　D. 规范性

E. 方便性

本题考点：安全性是药物治疗的前提；有效性是药物选择的首要标准；经济性需要考虑药物治疗的总成本，而非单一药费；给药方便性可能影响患者的依从性。

二、B 型题（配伍选择题）

[2～4 题共用备选答案]

A. 2～3 个半衰期给药 1 次　　　　　　B. 每日给药 1 次

C. 每个半衰期给药 1 次　　　　　　　D. 静脉滴注给药

E. 每日给药 3 次

2. 半衰期大于 24 小时的药物通常选择（　　）

3. 半衰期小于 30 分钟且治疗指数低的药物通常选择（　　）

4. 半衰期 12 小时的药物通常选择（　　）

本题考点：本题主要考查制定给药方案的基本方法。半衰期小于 30 分钟：对于治疗指数低的药物通常静脉滴注给药；治疗指数高的药物可分次给药，并且维持量应随给药时间间隔的延长而增加。半衰期在 0.5～8 小时：治疗指数低的药物，每个半衰期给药 1 次，也可静脉滴注给药；治疗指数高的药物每 1～3 个半衰期给药 1 次。半衰期在 8～24 小时：每个半衰期给药 1 次，为缩短达稳态血药浓度时间，可首次用药剂量加倍。半衰期大于 24 小时：考虑给药方便性，可每日给药 1 次，首次用药剂量加倍，可缩短达稳态血药浓度时间。

三、X 型题（多项选择题）

5. 药物治疗方案制定的一般原则是

A. 药物治疗的安全性　　　　　　　　B. 药物治疗的有效性

C. 药物治疗的经济性　　　　　　　　D. 药物治疗的规范性

E. 给药的方便性

本题考点：药物治疗方案制定的一般原则包括药物治疗的安全性、有效性、经济性和规范性，给药的方便性为治疗药物选择的基本原则。

6. 为患者制定给药方案的基本方法有（　　）

A. 根据国际标准化比值（INR）调整华法林的给药剂量

B. 根据药物半衰期确定给药间隔

C. 根据治疗药物监测（TDM）结果制定给药方案

D. 根据平均稳态血药浓度和给药间隔确定给药剂量

E. 根据 *PK/PD* 参数制定抗菌药给药方案

本题考点：本题主要考查给药方案制定的基本方法，包括根据半衰期确定给药间隔；根据平均稳态血药浓度制定给药方案；根据 TDM 结果调整给药方案；根据患者生化指标调整给药方案。

参考答案：1. B　2. B　3. D　4. C　5. ABCD　6. ABCDE

第7章　常用医学检查

一、血常规检查

【复习指导】本部分内容较简单，历年偶考。其中，正常成人红细胞计数与血红蛋白浓度、白细胞计数与分类、血小板计数需要熟练掌握。

血液常规检查包括红细胞计数、血红蛋白测定、白细胞计数及其分类计数、血小板计数等，通过血液分析筛查是否有贫血、血液系统肿瘤、细菌感染、病毒感染等和血液有关的一些疾病。

（一）红细胞计数与血红蛋白

1. 正常成熟红细胞无核，呈双凹圆盘形，侧面观呈哑铃状，直径 $6 \sim 9\mu m$，平均 $7.5\mu m$。红细胞的厚度边缘部约 $2\mu m$，中央约 $1\mu m$，红细胞保持正常双凹圆盘形需消耗能量。红细胞的这种形态结构使表面积增大，有利于气体交换，同时使红细胞能完好地挤过直径比它小的毛细血管和血窦空隙。红细胞计数指每微升血液中红细胞的数量（或表示为红细胞的数量 $\times 10^{12}/L$）。红细胞计数升高可能反映的是红细胞增多（反应性或肿瘤性）或珠蛋白合成障碍；红细胞计数降低则通常反映的是贫血。

2. 血红蛋白（Hb）是全血中血红蛋白的浓度，单位为克/分升（g/dl）。血红蛋白是红细胞中所含的主要携氧复合物。因此，总的血红蛋白浓度主要取决于血液样本中的红细胞数量。血红蛋白增加可能反映的是红细胞增多（反应性或肿瘤性），也可能是由脱水引起。血红蛋白减少则通常反映的是贫血。血红蛋白浓度采用氰化高铁血红蛋白法进行比色分析。

红细胞的主要功能是从肺携带氧气运输至全身组织，并将组织中产生的二氧化碳运送到肺而呼出体外。这一功能主要是通过红细胞内的血红蛋白来完成。血红蛋白分子量约64 458，每个红细胞约含2.8亿个血红蛋白分子，约占红细胞干重的96%，或占红细胞重量的32%～36%。每克血红蛋白可携带氧1.34ml。

红细胞平均生存时间为120天，成人体内每日约有1/120的红细胞衰老死亡，同时有相应数量的红细胞生成进入血液循环，维持红细胞的动态平衡。衰老的红细胞破坏后释放血红蛋白，在单核–巨噬细胞系统内降解为胆色素、铁盒珠蛋白。胆色素经肝代谢通过尿液和粪便排出；铁通过全身铁代谢池被机体重新利用，珠蛋白肽链被分解成氨基酸进行氨基酸代谢。很多原因可导致红细胞生成和破坏的平衡被打破，使红细胞数量增多或减少，或者导致红细胞质量改变，从而引起各种疾病。

1932 年，Wintrobe 制定了一组用于估计红细胞大小和血红蛋白含量的指标。这些指标均通过红细胞计数（RBC）、血清血红蛋白浓度（Hb）及红细胞比容（HT）人工计算获得。

（1）MCV（fl）= $10 \times$ HT（%）$\div$ RBC（百万/μl）

（2）MCH（pg/红细胞）= Hb（g/dl）$\times 10 \div$ RBC（百万/μl）

（3）MCHC（g/dl）= Hb（g/dl）$\times 100 \div$ HT（%）

3. 红细胞比容（HT）是指压缩离心的红细胞在血液中所占的容积比例，表示为总血容积的百分数。HT 可直接测得，也可通过公式计算获得：HT =（RBC $\times$ MCV）/10。其中，MCV 是指平均红细胞容积（MCV）。HT 升高可能反映的是红细胞增多（反应性或肿瘤性）；如果 HT 值经计算得出，则其增加可能反映的是红细胞数量正常而 MCV 升高。

4. 平均红细胞容积（MCV）是患者红细胞的平均体积（大小）。MCV 可测得或计算获得，可以根据 MCV 降低、正常或升高对贫血进行分类。

5. 平均红细胞血红蛋白量（MCH）是单个红细胞中血红蛋白含量的平均值。MCH 的计算公式为：MCH = Hb × 10 ÷ RBC。其中 MCH 的单位 pg/单个红细胞，Hb 的单位是 g/dl，红细胞的单位是百万/μl。MCH 较低提示单个红细胞内的血红蛋白含量较低，在外周血涂片上通常反映为低色素。MCH 较低可见于缺铁症和珠蛋白合成障碍。

6. 平均红细胞血红蛋白浓度（MCHC）是指单个红细胞中血红蛋白的平均浓度，以 g/dl 表示。计算公式为：MCHC（g/dl）= Hb（g/dl）× 100 ÷ HT（%）。低 MCHC 和高 MCHC 值有助于对贫血进行分类；极低的 MCHC 值是缺铁性贫血的典型表现，而极高的 MCHC 值通常反映的是球形红细胞增多症或红细胞凝集。外周血涂片检查有助于鉴别这些结果。

7. 红细胞体积分布宽度（RDW）测量的是红细胞大小的差异，在外周血涂片上反映为红细胞大小不均的程度。RDW 的值较高提示红细胞的大小差异较大，而 RDW 的值较低则提示红细胞群中大小更为均一。RDW 通过计算获得，为红细胞体积分布曲线的变异系数（CV）或标准差（SD）。RDW 有助于对贫血进行分类。RDW 异常增高可见于缺铁症、接受过输血的贫血、骨髓增生异常综合征及纯合子型异常血红蛋白病，而 RDW 轻度增高则可能见于微型珠蛋白生成障碍性贫血和慢性疾病的贫血。

8. 红细胞是由多能造血干细胞经过一个分级的血细胞系定向和分化过程后产生而来。在正常情况下，最早期的红系定向祖细胞依靠促红细胞生成素（EPO）进一步分化和生成红细胞。人体中 90% 的循环 EPO 是肾在受到缺氧信号刺激下合成的，这种向产生 EPO 肾细胞传送缺氧信号的原因可能是下述情况：血红蛋白浓度减少（贫血）、血红蛋白氧饱和度减少（低氧血症）、血红蛋白的氧释放减少（如高氧亲和力血红蛋白病）或肾氧供减少（如血管闭塞）。负反馈抑制性机制通过增加供氧而抑制 EPO 的生成。因此，EPO 非依赖性红细胞生成（如 PV 中）可抑制肾的 EPO 生成，从而导致低血清 EPO 浓度。EPO 驱动性红细胞生成（如缺氧或泌 EPO 肿瘤）则以继发性红细胞增多为特点，并伴有血清 EPO 浓度正常或增高。

9. 机体内红细胞计数的变化包含生理性变化和病理性变化。生理性变化表现为不同年龄和性别导致的红细胞计数差异，精神因素如兴奋、冲动、恐惧、冷水刺激等导致的肾上腺素分泌增多使红细胞暂时增多，剧烈运动或体力劳动导致需氧量增加出现红细胞增多，气压低导致缺氧刺激红细胞代偿性增多，妊娠中后期血容量增加引起血液稀释导致红细胞减少，婴幼儿生长发育迅速导致造血原料相对不足引起红细胞减少，部分老年人造血功能减退导致红细胞减少等；病理性变化系各种疾病原因导致的红细胞增多和减少。

红细胞增多又可分为相对红细胞增多、绝对红细胞增多、混合性红细胞增多、非表观红细胞增多。

（1）相对红细胞增多症：单纯性的血浆容量减少可导致血红蛋白、HCT 和红细胞计数升高。慢性血浆容量减少伴血红蛋白或 HCT 升高这一状态曾被称为 Gaisbock 病、假性红细胞增多症、应激性红细胞增多症、表观红细胞增多症或假红细胞增多症，但其中许多都是吸烟者红细胞增多症的例子。

（2）绝对红细胞增多症：绝对红细胞增多症中存在 RCM 升高。患者可进一步分为原发性和继发性。原发性红细胞增多症的病因是一种获得性或遗传性突变导致红细胞的祖细胞异常，包括 PV 和罕见的家族性变异型（如促红细胞生成素受体的激活性突变，楚瓦什红细胞增多症）。特发性红细胞增多症被用于归类那些不满足 PV 常规诊断标准的原发性红细胞增多症患者，包括 JAK2 基因外显子 14 的 V617F 突变呈阴性者。这个术语的地位在不久的将来可能会改变，因为已发现在部分被认为有特发性红细胞增多症的患者中，其 JAK 基因突变位于外显子 12 而非外显子 14。继发性红细胞增多症是由某种刺激红细胞生成的循环因子（常为 EPO）引起。最常见的原因是对缺氧的 EPO 反应，但也可由泌 EPO 肿瘤导致。

（3）混合性红细胞增多症：患者可能存在 RCM 增加及血浆容量减少，这是一种最常见于吸烟者的组合表现（即"吸烟者"红细胞增多症）。

（4）非表观红细胞增多症：如果 RCM 和血浆容量等比例升高时，血红蛋白和 HCT 值仍可在正常范围。在这种情况下，只有通过血容量测定才能发现红细胞增多症。

常见导致红细胞增多和减少的疾病见表 7-1。

表 7-1　常见导致红细胞增多和减少的疾病

导致红细胞增多的疾病	导致红细胞减少的疾病
	丢失过多
	急性失血
	红细胞增生障碍
相对性增多	再生障碍性贫血
脱水、血液浓缩（严重腹泻、呕吐、多尿、多汗、大	造血物质缺乏
面积烧伤、长期禁食、晚期消化道肿瘤等）	巨幼红细胞贫血
绝对性增多	缺铁性贫血
真性红细胞增多症	循环中细胞破坏
慢性肺心病	红细胞膜异常
某些发绀型先天性心脏病（如法洛四联症）	血红蛋白异常
某些肿瘤	免疫性溶血
某些肾疾病	细菌、病毒感染
	药物破坏

常见导致血红蛋白增多和减少的疾病见表 7-2。

表 7-2　常见导致血红蛋白增多和减少的疾病

导致血红蛋白增多的疾病	导致血红蛋白减少的疾病
血液浓缩	各种贫血
缺氧	再生障碍性贫血
肺气肿	缺铁性贫血
真性红细胞增多症	

（二）白细胞计数与分类

白细胞计数是指每微升血液中白细胞的数量（或表示为白细胞数量 $\times 10^9/L$）。白细胞分类计数的方法是，在适当染色的血涂片上对 $100 \sim 200$ 个单独的白细胞进行检查和分类（如粒细胞、淋巴细胞、单核细胞）。

白细胞包括五种不同类型的细胞。中性粒细胞是循环中最丰富的 WBC，后面依次为淋巴细胞、单核细胞、嗜酸性粒细胞和嗜碱性粒细胞。中性粒细胞、嗜酸性粒细胞、嗜碱性粒细胞和单核细胞，在骨髓的干细胞中形成。淋巴细胞主要在淋巴结、胸腺和脾中产生，少部分在骨髓形成。每种类型的 WBC 都有它独特的功能，最好是将它们独立分析，而不是统称为"白细胞"。最后，所有 WBC 都有助于宿主的防御机制。

白细胞计数增加（即白细胞增多）可见于肿瘤性疾病和非肿瘤性疾病，如果白细胞计数增加，则在进行临床评估的同时，进行白细胞分类计数并审核外周血涂片的结果，以确定病因。

如果白细胞计数降低（即白细胞减少），则应进行白细胞分类计数并进行外周血涂片检查，用以计算出数量降低的白细胞的具体类型。由于中性粒细胞在白细胞中所占比例最大，故白细胞减少至少是由中性粒细胞减少症所致（并且也可能有其他白细胞减少）。

1. 中性粒细胞　中性粒细胞来源于骨髓造血干细胞，根据其形态特点及功能，将粒细胞的成熟过程分为干细胞池、生长成熟池和功能池三个阶段。前两个阶段在骨髓中增殖分化，后一个阶段是成熟粒细胞在组织或血液中发挥作用的阶段。一个原粒细胞经 3～5 次分裂，经早幼粒细胞阶段最后可增殖为 8～32 个中幼粒细胞，中幼粒细胞再经晚幼粒细胞最后形成成熟的分叶核粒细胞。晚幼粒细胞和成熟粒细胞不再具有细胞分裂的功能。成熟的分叶核粒细胞不立即释放入血，而在骨髓池中贮存 3～5 天（贮存池中粒细胞数量可为外周血的 15～20 倍），然后释放入外周血进入功能池。进入外周血的粒细胞约有半数随血液循环运行，称为循环粒细胞池，其余附于毛细血管壁或小静脉管壁上，称为边缘粒细胞池。边缘池和循环池的粒细胞常随机交换，形成动态平衡。中性粒细胞在外周血中潴留 10～12 小时，半衰期 6～7 小时，然后以随机方式在毛细血管丰富的脏器逸出血管壁进入组织中生存 1～3 天。衰老死亡的中性粒细胞主要经单核 - 巨噬细胞系统破坏，少数经痰液、唾液、泌尿生殖道和消化道排出。外周血中消亡的中性粒细胞由骨髓池中成熟的粒细胞释放入血补充，以维持血中细胞数量的恒定。正常情况下，每小时大约有 10% 的粒细胞更新。中性粒细胞有趋化、变形、黏附、吞噬、杀菌等功能，在机体抵抗和防御病原体侵袭中起重要的作用。

在细菌或真菌感染时，中性粒细胞的数量往往会增加，因为这些细胞在杀死入侵的微生物时是必不可少的。当骨髓增加新的白细胞的生成时，循环中不成熟中性粒细胞的数量也会增加（如杆状核粒细胞），这种现象常被称为"核左移"，提示急性细菌感染。

然而，中性粒细胞在某些非感染性疾病组织损伤的发病机制中也扮演着重要角色，如类风湿关节炎、炎症性肠疾病、哮喘、心肌梗死（MI）和痛风。中性粒细胞的增加，或称为中性粒细胞增多症，也可以在代谢性中毒状态（如糖尿病酮症酸中毒、尿毒症、子痫）或压力引起的生理性应激反应（如体育锻炼、分娩）中遇到。某些药物（如肾上腺素、糖皮质激素）通过使白细胞从血管壁剥离，引起明显的中性粒细胞增多症。

中性粒细胞减少的状态，或称为中性粒细胞减少症，是指中性粒细胞计数少于 2000/μl。粒细胞缺乏症是指严重的中性粒细胞减少症。中性粒细胞减少症最常见的原因是转移癌、淋巴瘤和化疗药物的使用。中性粒细胞减少的程度通常用中性粒细胞的绝对计数（ANC）来表达。ANC 是指白细胞循环池中的粒细胞总数（分叶核白细胞和杆状核形式），可通过 ANC = WBC ×（中性粒细胞% + 杆状核粒细胞%）/100 计算。一般来说，当 ANC 超过 1000/μl 时，感染的风险较低；当 ANC 小于 500/μl 时，感染风险显著增加。ANC 下降到低于 100/μl 时，菌血症的风险会进一步增加，这通常被称为"重度中性粒细胞减少症"。中性粒细胞减少症最常见的原因是转移癌、淋巴瘤和化疗药物的使用。

常见导致中性粒细胞增多和减少的疾病见表 7 - 3。

表7-3　常见导致中性粒细胞增多和减少的疾病

导致中性粒细胞增多的疾病	导致中性粒细胞减少的疾病
急性感染	粒细胞缺乏症
细菌	感染
真菌	病毒
某些病毒	伤寒
螺旋体	某些原虫
立克次体	血液病
寄生虫	再生障碍性贫血
严重组织损伤	巨幼红细胞贫血
严重外伤	骨髓转移癌
大面积烧伤	自身免疫性疾病
大手术	类风湿关节炎
急性心肌梗死	系统性红斑狼疮
大出血	理化损伤
消化道大出血	放射线
脾破裂	药学药物
异位妊娠破裂	脾功能亢进
慢性粒细胞白血病	肝硬化
急性中毒	脾淋巴瘤
药物	脾血管瘤
化学物质	门静脉或脾静脉栓塞
生物毒素	

2. 单核细胞　单核细胞在骨髓中形成，是人体组织中发现的巨噬细胞和抗原提呈细胞（树突状细胞）的前体。单核细胞的前体细胞为粒-单核细胞系祖细胞，与中性粒细胞的前体细胞相同。单核细胞经原单核细胞、幼单核细胞发育为成熟的单核细胞进入血液。成熟的单核细胞在血中停留1~3天就逸出血管壁进入体腔或组织中，变为巨噬细胞，从而形成单核-巨噬细胞系统。血中的单核细胞功能并不成熟，进入组织后转变为巨噬细胞，功能才趋于成熟。巨噬细胞和树突状细胞是吞噬细胞，能吞噬外来抗原、死亡的细胞或将即将死亡的细胞。树突状细胞能将抗原片段提呈给T淋巴细胞和B淋巴细胞。常见导致单核细胞增多的疾病见表7-4，单核细胞减少没有临床意义。

表7-4　常见导致单核细胞增多的疾病

感染性疾病	肿瘤性疾病
黑热病	单核细胞白血病
疟疾	多发性骨髓瘤
感染性心内膜炎	淋巴瘤
结核病活动期	骨髓增生异常综合征
急性感染恢复期	恶性组织细胞病

3. 嗜酸性粒细胞　成熟的嗜酸性粒细胞大部分存在于骨髓和组织中，在外周血中存在很少，仅为全部白细胞的0.005~0.05，约占白细胞总数的1%。因为嗜酸性粒细胞的表面受体能结合IgG和IgE，故它们可以调节IgG和IgE介导的肥大细胞脱颗粒反应。嗜酸性粒细

胞具有吞噬活性，能催化多种底物的氧化反应，增强对微生物的杀灭作用；启动肥大细胞分泌，防御多种寄生虫感染并且在宿主防御机制中起一定的作用。常见导致嗜酸性粒细胞增多和减少的疾病见表 7 – 5。

表 7 – 5　常见导致嗜酸性粒细胞增多和减少的疾病

导致嗜酸性粒细胞增多的疾病	导致嗜酸性粒细胞减少的疾病
过敏性疾病	伤寒、副伤寒的早期
药物过敏	烧伤
食物过敏	大手术
荨麻疹	长期使用肾上腺皮质激素后
支气管哮喘	
寄生虫病	
钩虫	
血吸虫	
旋毛虫	
皮肤病	
湿疹	
银屑病	
天疱疮	
剥脱性皮炎	
血液病	
嗜酸性粒细胞白血病	
慢性粒细胞白血病	
淋巴瘤	
多发性骨髓瘤	
胶原血管疾病	
类风湿性关节炎	
嗜酸性粒细胞性筋膜炎	
嗜酸性粒细胞增多 – 肌痛综合征	

4. 嗜碱性粒细胞　嗜碱性粒细胞产生于骨髓干细胞，仅占白细胞总数的 $0 \sim 0.01$，其主要功能是参与超敏反应。感染或炎症时，嗜碱性粒细胞离开血液，调动肥大细胞到达受影响的部位，并且释放颗粒。这些颗粒中含有组胺、5 – 羟色胺、前列腺素和白三烯。脱颗粒作用使这些部位的血流量增加，可能加重炎症反应。嗜碱性粒细胞的增加通常伴随着过敏和超敏反应、慢性粒细胞性白血病、骨髓纤维化与真性红细胞增多症。因为它在血液中的数量本身较少，所以嗜碱性粒细胞数量的减少通常并不容易出现。常见导致嗜碱性粒细胞增多的疾病见表 7 – 6，嗜碱性粒细胞减少没有临床意义。

表 7 – 6　常见导致嗜碱性粒细胞增多的疾病

过敏性疾病	血液病	传染病
药物过敏	嗜碱性粒细胞白血病	流感
食物过敏	慢性粒细胞白血病	结核病
过敏性结肠炎		天花
		水痘

5. 淋巴细胞 淋巴细胞是循环血液中第二大常见的白细胞。这些白细胞通过启动免疫防御机制对外来抗原作出反应。绝大多数的淋巴细胞都位于脾、淋巴结和其他淋巴组织。血液循环中淋巴细胞的数量不超过体内总数的 5%。

淋巴细胞根据成熟和发育途径的不同，主要分为 2 种类型，T 淋巴细胞（胸腺来源的）和 B 淋巴细胞（骨髓来源的）。T 淋巴细胞参与细胞介导的免疫反应，占血中淋巴细胞的 50%～70%，可存活数月至数年，寿命较长；B 淋巴细胞参与体液免疫反应，占血中淋巴细胞的 15%～30%，存活时间 4～5 天，寿命较短。除 T 淋巴细胞和 B 淋巴细胞外，还有非 T 非 B 淋巴细胞，即 NK 细胞和 K 细胞，他们分别执行不同功能。影响淋巴细胞的疾病主要表现为免疫缺陷病，导致患者无法抵御正常的病原或引起自身免疫病，从而引发直接针对机体自身细胞的免疫反应。

白细胞计数中，淋巴细胞数升高有时意味着淋巴瘤和病毒感染。当中性粒细胞总数减少而淋巴细胞总数保持恒定时，淋巴细胞会相对增多。常见导致淋巴细胞增多和减少的疾病见表 7 - 7。

表 7 - 7　常见导致淋巴细胞增多和减少的疾病

导致淋巴细胞增多的疾病	导致淋巴细胞减少的疾病
感染性疾病	
水痘	
麻疹	
风疹	长期化疗
流行性腮腺炎	X 线照射后
传染性单核细胞增多症	免疫缺陷病
流行性出血热	应用肾上腺皮质激素
病毒性肝炎	免疫性疾病
巨细胞病毒	系统性红斑狼疮
腺病毒	类风湿关节炎
柯萨奇病毒	多发性肌炎
肿瘤性疾病	混合性结缔组织病
慢性淋巴细胞白血病	
急性淋巴细胞白血病	
淋巴瘤	

（三）血小板计数

血小板是比较小的、带紫色的无核细胞。正常情况下，每个油浸视野下能看到至少 1 个血小板，每 100 倍高倍镜视野下有 7 个血小板；若低于此数量则提醒观察者可能血小板减少。举例来说，在红细胞几乎不接触的外周血涂片区域中，用每 100 倍高倍镜视野下血小板数量乘以 20 000/μL 估算得到血小板计数。

血小板是由骨髓中成熟巨噬细胞经胞质脱落而来，每天产生的量相当于每升血中增加 35×10^9 个血小板，血小板寿命 7～14 天，外周血中血小板数量受血小板生成素控制，血小板生成素能刺激定向的祖细胞生成原巨核细胞，促进其胞质的成熟和血小板的形成。血小板贮存在循环池和脾池内，循环池的血小板和脾池的血小板可以自由地交换，衰老的血小板在肝和脾等脏器的单核–巨噬细胞系统中被破坏从而消失。血小板的主要作用为参与正常的止血过程。

血小板计数是指每微升血液中血小板的数量，或表示为血小板数量 $\times 10^9$/L。血小板计数增加，即血小板增多，又称为血小板增多症，可见于反应性和肿瘤性疾病。血小板计数减少，即血小板减少症，可能反映的是血小板破坏、血小板隔离或无效血小板生成。外周血涂片检查有助于鉴别可能的原因。

血小板平均容积：血小板平均容积（MPV）是指患者血小板的平均容积（大小），单位为飞升（fl）。MPV 的评估应结合血小板计数来进行。

常见导致血小板增多和减少的疾病见表 7－8。

表 7－8　常见导致血小板增多和减少的疾病

导致血小板增多的疾病	导致血小板减少的疾病
原发性增多	血小板生成障碍
原发性血小板增多症	急性白血病
慢性粒细胞白血病	再生障碍性贫血
真性红细胞增多症	巨幼细胞贫血
反应性增多	放射性损伤
急性感染	血小板消耗或破坏增多
急性溶血	系统性红斑狼疮
某些肿瘤	原发性血小板减少性紫癜
大出血	血栓性血小板减少性紫癜
其他	恶性淋巴瘤
外科手术后	风疹
脾切除	上呼吸道感染
	弥散性血管内凝血
	血小板分布异常
	血液稀释
	脾大

正常成人各项常用血常规检查参考值见表 7－9。

表 7－9　正常成人各项常用血常规检查参考值

项目	绝对值	百分数（%）
红细胞		
男性	$(4.0\sim5.5)\times10^{12}/L$	
女性	$(3.5\sim5.0)\times10^{12}/L$	
血红蛋白		
男性	$120\sim160g/L$	
女性	$110\sim150g/L$	
血小板	$(100\sim300)\times10^{9}/L$	
白细胞	$(4.0\sim10.0)\times10^{9}/L$	
中性粒细胞		
杆状核	$(0.04\sim0.05)\times10^{9}/L$	$0\sim5$
分叶核	$(2\sim7)\times10^{9}/L$	$50\sim70$
嗜酸性粒细胞	$(0.05\sim0.5)\times10^{9}/L$	$0.5\sim5$
嗜碱性粒细胞	$(0\sim0.1)\times10^{9}/L$	$0\sim1$
淋巴细胞	$(0.8\sim4)\times10^{9}/L$	$20\sim40$
单核细胞	$(0.12\sim0.8)\times10^{9}/L$	$3\sim8$

二、尿常规检查

【复习指导】本部分内容较简单，历年偶考。考生可根据自身情况掌握了解。

尿液是血液经肾小球的滤过、肾小管与集合管的重吸收及排泌而产生的终末代谢产物，尿液的性状及组成成分能够反映出机体的代谢状况，而且受到机体各个系统的功能状态影响。因而，尿常规检查对泌尿系统疾病及其他系统疾病的诊断、疗效观察及预后判断有重要的参考价值。尿常规检查包括尿液酸碱度、尿比重、尿蛋白、尿隐血、尿中红细胞、尿中白细胞、尿沉渣管型、尿沉渣结晶、尿葡萄糖、尿酮体、尿胆红素、尿肌酐、尿尿酸、尿淀粉酶等。

1. **尿量** 尿量指每小时或 24 小时尿液从体内排出至体外的量。尿量的多少取决于肾的浓缩和稀释功能及肾生成尿液的功能。正常成人尿量为每 24 小时 1000～2000ml。24 小时的尿量超过 2500ml，则为多尿。24 小时的尿量低于 400ml 或每小时的尿量低于 17ml，则为少尿。24 小时的尿量低于 100ml，则为无尿。多种生理及病理性因素可导致尿量增多或减少，具体见表 7－10。

表 7－10　导致尿量增多或减少的因素

导致尿量增多的因素	导致尿量减少的因素
生理性因素	生理性因素
昼夜变量	运动
早晨 2～6 时尿量最高	疼痛
月经期	直立
妊娠	组胺
饥饿	脊椎麻醉
仰卧位	药物
药物	卡那霉素
阿司匹林	抗利尿激素
右旋糖酐	对乙酰氨基酚
氯化铵	病理性因素
病理性因素	肾前性
糖尿病	休克
尿崩症	严重脱水
慢性肾盂肾炎	失血过多
慢性肾衰竭早期	心力衰竭
慢性肾间质肾炎	肾性
急性肾衰竭多尿期	尿毒症
	急性肾小球肾炎
	急性肾小管坏死
	肾皮质或肾髓质坏死
	肾后性
	结石
	肿瘤
	尿道狭窄
	前列腺增生

2. **颜色和透明度** 尿液颜色与尿胆原、尿胆素、尿色素、尿卟啉、饮水、药物、食物、尿液浓缩的程度等因素有关，尿液的透明度与尿中所含的混悬物质有关。浓缩尿、细菌、胆

红素、血红蛋白、血液及药物（如利福平、格鲁米特、苯偶氮吡胺、对乙酰氨基酚、左旋多巴、氨基比林等）可使尿液颜色加深，而尿液稀释可使尿液颜色变浅。不同颜色及浑浊程度的尿液可能提示不同的疾病状态，具体见表7-11。

表7-11 尿液颜色和浑浊程度的原因及临床意义

尿液颜色	原因	临床意义
无色/淡黄色	稀释尿	糖尿病、尿崩症、多尿
深黄色	浓缩尿、药物、尿胆素升高	脱水、发热
浓茶色	胆红素升高	肝细胞性黄疸、胆汁淤积性黄疸
红色	肉眼血尿	尿路感染、尿路结石
红褐色	血红蛋白尿、肌红蛋白尿	输血反应、溶血性疾病、挤压伤、肌损伤性疾病
紫红色	药物、卟啉尿	药物、卟啉病
棕黑色	血尿、血红蛋白尿、高铁血红蛋白尿、肌红蛋白尿、药物、黑色素、黑尿酸	标本放置过久、药物、黑色素瘤
黄白色	脓尿、结晶尿	泌尿系统感染
绿蓝色	细菌尿、胆绿素、尿蓝母	肝胆系统疾病
乳白色/乳样浑浊	乳糜尿、脂肪尿	淋巴管破裂、丝虫病

3. **尿液酸碱度** 尿液酸碱度反映了肾调节机体内环境体液的酸碱平衡，是尿常规检查中一个重要的指标，一般是指尿液中所有能够解离的氢离子的浓度，通常是用氢离子浓度的负对数 pH 表示。多种生理性或病理性因素可影响尿液酸碱度，具体见表7-12。

表7-12 导致尿 pH 升高或降低的因素

导致尿 pH 升高的因素	导致尿 pH 降低的因素
生理性因素	生理性因素
卧床休息	昼夜变化
食物摄入后	午后尿 pH 最低
醛固酮	铅暴露
钒	汞暴露
药物	镉暴露
枸橼酸盐	药物
两性霉素 B	肝素
西咪替丁	氯化铵
磺胺米隆	烟酸
病理性因素	维生素 C
尿潴留	病理性因素
碱中毒	高热
呕吐	脱水
膀胱炎	酸中毒
Ⅰ、Ⅱ、Ⅲ型肾小管酸中毒	痛风
	低钾性代谢性碱中毒

4. **尿比重**　尿比重是尿液在4℃时与同体积纯水重量之比。尿比重是衡量尿液中所含的溶质浓度的指标，能够相对表示出肾小管的浓缩与稀释功能。多种生理性或病理性因素可影响尿比重测定结果，具体见表7-13。

表7-13　导致尿比重升高或降低的因素

导致尿比重升高的因素	导致尿比重降低的因素
生理性因素	生理性因素
昼夜差异	饥饿
药物	运动
羟乙基淀粉	药物
异维A酸	头孢地尼
右旋糖酐	锂盐
泛影葡胺	多黏菌素E
病理性因素	病理性因素
高热	肾功能不全
急性肾炎	慢性肾小球肾炎
脱水	间质性肾炎
心功能不全	肾衰竭
糖尿病	尿崩症

5. **尿蛋白**　肾小球滤过膜的屏障作用使得球蛋白、白蛋白等中、大分子蛋白质不能透过滤过膜，而虽然小分子蛋白质能透过滤过膜，但透过的小分子蛋白质会被肾小管重吸收，因而正常情况下尿液中极少会出现蛋白质。正常情况下尿蛋白定性试验呈阴性，定量试验0～80mg/24h。多种因素可影响尿蛋白的测定，具体见表7-14。

表7-14　导致尿蛋白测定结果升高或降低的因素

导致尿蛋白升高的因素	导致尿蛋白降低的因素
月经	血浆置换
妊娠	药物
X线	阿替洛尔
药物	环磷酰胺
两性霉素B	泼尼松
阿司匹林	
起床活动或站立过久	
肾病	
重金属中毒	
高血压	

6. **尿隐血**　尿隐血试验就是尿液中血红蛋白的检测。正常人尿液中没有游离的血红蛋白，当出现血管内的溶血时，血红蛋白从红细胞内大量的释放出，当其超过了结合珠蛋白的结合能力时，血中游离的血红蛋白从肾小球滤过，从而形成血红蛋白尿，使尿隐血试验呈阳性。血红蛋白尿可使尿液外观呈现红葡萄酒色、浓茶色或者酱油色。由于红细胞中含血红蛋白，因而红细胞也可导致尿血红蛋白试验呈阳性。如果是红细胞导致尿隐血试验阳性，那其

等同于尿沉渣中出现红细胞的临床意义，如果尿隐血试验阳性而尿沉渣中没有红细胞，则考虑为血红蛋白尿。血红蛋白尿的出现提示存在血管内溶血，常见于各种溶血性疾病，如微生物、中毒、免疫性因素，剧烈运动、大面积烧伤、弥散性血管内凝血等导致的溶血。

7. 尿中红细胞　尿液中偶可见红细胞，尿中正常的红细胞与血液中的红细胞类似，但由于尿液 pH、渗透压、放置时间等因素的影响，红细胞形态可出现变化。尿液中红细胞的形态、数量及计数主要用于诊断肾脏疾病，也可用于区别不同类型的血尿。

8. 尿中白细胞　尿液中偶可见白细胞，尿液中的白细胞以中性粒细胞为主，泌尿系统的各种感染如尿路感染、肾结核、肾盂肾炎、尿道炎、膀胱炎等可使尿液中出现大量白细胞。阴道炎、精囊炎、前列腺炎也可使白细胞增加。

9. 尿沉渣管型　细胞、蛋白质、盐类结晶等有机物或无机物成分在肾小管远曲小管和集合管内凝固聚合从而形成管型。管型包括透明管型、颗粒管型、细胞管型、蜡样管型、宽幅管型、脂肪管型、细菌管型及结晶管型。各类管型的临床意义见表 7 – 15。

表 7 – 15　各类管型的临床意义

管型	临床意义
透明管型	慢性肾炎、肾病综合征、心力衰竭、恶性高血压
颗粒管型	肾盂肾炎、慢性肾炎、急性肾小球肾炎后期
细胞管型	肾盂肾炎、间质性肾炎、各种肾小球疾病和肾小管疾病
蜡样管型	严重肾小管变性坏死
宽幅管型	慢性肾衰竭少尿期
脂肪管型	慢性肾小球肾炎急性发作、肾病综合征、肾小管疾病
细菌管型	感染性疾病
结晶管型	药物、盐类等化学物质结晶

10. 尿沉渣结晶　尿沉渣结晶包括生理性结晶、病理性结晶、药物结晶和造影剂结晶，各结晶类型及临床意义详见表 7 – 16。大多数生理性结晶没有明显的临床意义，但含钙结晶的出现可能提示尿路结石。不同病理性结晶提示不同类型的疾病。药物结晶提示存在肾小管损伤，应停药。

表 7 – 16　尿沉渣结晶类型及临床意义

生理性结晶	病理性结晶		药物和造影剂结晶
	类型	临床意义	
草酸钙结晶	胆红素结晶	胆汁淤积性黄疸、肝细胞性黄疸	磺胺甲基异噁唑结晶
尿酸结晶	胆固醇结晶	尿路感染、肾淀粉样变、乳糜尿	磺胺嘧啶结晶
磷酸盐结晶	胱氨酸结晶	遗传性胱氨酸尿症	吡哌酸结晶

续表

| 生理性结晶 | 病理性结晶 | | 药物和造影剂结晶 |
	类型	临床意义	
尿酸铵结晶	亮氨酸结晶	白血病、急性重型肝炎、糖尿病昏迷、急性磷中毒	泛影酸结晶
碳酸钙结晶	酪氨酸结晶	白血病、急性重型肝炎、糖尿病昏迷、急性磷中毒	泛影葡胺结晶

11. **尿葡萄糖** 正常人的尿液中可存在微量葡萄糖，使用定性方法检测尿葡萄糖呈阴性，使用定量方法检测尿葡萄糖 $<$ 2.8mmol/L。尿液中出现葡萄糖取决于肾糖阈、肾血流量和血糖浓度这三个因素。尿糖定性试验呈阳性则称为糖尿，包括血糖增高性的糖尿、血糖正常性的糖尿及暂时性糖尿，详见表7-17。某些药物如阿司匹林、链霉素、异烟肼等可导致尿糖试验出现假阳性，从而出现假性糖尿。

表7-17 糖尿的类型

血糖增高性糖尿	血糖正常性糖尿	暂时性糖尿
糖尿病	妊娠性糖尿	肾上腺素分泌过多
嗜铬细胞瘤	新生儿糖尿	胰高血糖素分泌过多
肢端肥大症	间质性肾病	应激性糖尿病
肾上腺皮质功能亢进	肾病综合征	输注葡萄糖
甲状腺功能亢进	慢性肾小球肾炎	大量进食糖类

12. **尿酮体** 乙酰乙酸、β-羟丁酸、丙酮合称酮体。正常情况下酮体的检测为阴性。当脂肪的分解增加、糖的代谢出现障碍时，酮体的产生速度超过了利用的速度，血液中酮体的浓度超过了肾阈值，酮体从尿液中排出，从而出现酮尿。尿酮体的检测在糖尿病酮症酸中毒中作为早期的诊断及治疗检测指标。此外，妊娠反应、呕吐、严重腹泻、一些感染性疾病、过久的禁食、饥饿、剧烈运动、应激状态也能够导致尿酮体检测出现阳性。

13. **尿胆红素** 正常人的尿液中几乎检测不到胆红素。尿中存在胆红素反映高结合胆红素血症，因此也反映了基础肝胆疾病。与结合胆红素不同，非结合胆红素与白蛋白紧密结合，因此不会被肾小球滤过，故不会出现在尿中。当血清总胆红素浓度正常时，尿中可能会发现结合胆红素，因为肾重吸收结合胆红素的能力较低，而且采用的检测方法可以检测出浓度低至0.05mg/dl（0.9μmol/L）的尿胆红素。因此，胆红素尿可能是肝病的早期征象，而尿胆红素消失可能是疾病恢复的早期征象。甲基多巴、丙米嗪、氯丙嗪、对氨基水杨酸、磺胺类、维生素C可干扰尿胆红素的测定结果。

14. **尿肌酐** 血液是尿肌酐的主要来源，经过肾小球的过滤后随着尿液排出体外，在肾小管基本不被吸收且排出很少。成年男性尿肌酐水平为7～18mmol/d（800～2000mg/d），女性为5.3～16mmol/d（600～1800mg/d）。尿肌酐增高常见于饥饿、发热及急、慢性消耗性疾病、剧烈运动后等。尿肌酐减低见于肾衰竭、肌萎缩、贫血、白血病等。

15. **尿尿酸** 尿尿酸作为高尿酸血症分型的一个重要指标被应用于临床。高尿酸血症患者低嘌呤饮食 5 天后，留取 24 小时尿检测尿酸水平。尿酸排泄＜0.48mg/（kg·h），尿酸清除率＜6.2ml/min 为尿酸排泄不良型；尿酸排泄＞0.51mg/（kg·h），尿酸清除率≥6.2ml/min 为尿酸生成过多型；尿酸排泄＞0.51mg/（kg·h），尿酸清除率＜6.2ml/min 为混合型。

16. **尿淀粉酶**　尿淀粉酶主要用于胰腺炎的诊断。尿淀粉酶的升高较血清淀粉酶的升高迟，尿淀粉酶在急性胰腺炎起病后的 12～24 小时开始逐渐升高，下降也较缓慢，大多可持续3～10 天。尿淀粉酶升高的频率和程度都比血清淀粉酶要高，并且尿淀粉酶升高在血清淀粉酶恢复正常后，仍然可以持续 5～7 天。尿淀粉酶的测定价值主要在急性胰腺炎的诊断，尤其是对于那些未及时就诊的患者。尿淀粉酶正常值的参考范围因检测方法不同而有所差异。

正常成人各项常用尿常规检查参考值见表 7-18。

表 7-18　正常成人各项常用尿常规检查参考值

项目	参考值
酸碱度	4.5～8.0
比重	1.015～1.025
蛋白（定性）	阴性
蛋白（定量）	0～80mg/24h
隐血	阴性
红细胞（定量）	0～5 个/μl
红细胞（镜检）	0～3 个/HP
白细胞	阴性
白细胞（定量）	0～10 个/μl
白细胞（镜检）	0～5 个/HP
葡萄糖（定性）	阴性
葡萄糖（定量）	0.56～5.0mmol/24h
酮体	阴性
胆红素（定性）	阴性
胆红素（定量）	≤2mg/L

三、粪常规检查

【复习指导】本部分内容较简单，历年偶考。考生可根据自身情况掌握了解。

食物在体内经过消化道消化后最终形成粪便。粪常规检查有助于了解消化道、肝、胆道、胰腺等器官的寄生虫、出血、炎症情况，粗略判断其功能状态，协助诊断消化道的肿瘤及肠道的传染病等。

1. **粪外观**　成人正常粪便因含有粪胆素而呈现棕黄色，为圆柱状的软便，婴儿的粪便为金黄色或黄色的糊状便。不同疾病状态下，粪便的颜色和性状会有改变，详见表 7-19。

表 7 – 19　粪外观及其临床意义

粪外观	临床意义
灰白色便	胆汁缺乏或减少、胆汁淤积性黄疸、服用硅酸铝、钡餐后
绿色便	食用含叶绿素的蔬菜、胆绿素
红色便	消化道出血、食用西瓜、西红柿
柏油样便	上消化道出血
酱色便	阿米巴痢疾、食用大量咖啡、巧克力
米泔样便	霍乱、副霍乱
球形硬便	便秘
扁平带状便	直肠、肛门狭窄
黏液稀便	痢疾、肠炎、急性血吸虫
黏液脓血便	细菌性痢疾
酱色黏液	阿米巴痢疾
稀汁样便	急性肠炎、伪膜性肠炎、隐孢子虫感染

2. 粪便隐血　上消化道有少量出血时，红细胞被破坏，粪便的外观没有异常的改变，在显微镜下或者用肉眼观察都不能发现有出血，此种情况称为隐血。正常情况下粪便隐血呈阴性。疾病情况下，隐血试验阳性常见于各种原因的消化道出血、消化性溃疡、消化道恶性肿瘤、炎症性肠病、肠结核等。粪便隐血若持续呈阳性常提示存在胃肠道的恶性肿瘤，若为间歇性的阳性则提示可能为其他原因引起的消化道出血。服用维生素 C 和铁剂可能干扰粪便隐血试验，使其出现假阳性。

3. 粪胆原　结合胆红素排入肠道后转化成为尿胆原，随粪便排出成为粪胆原。粪胆原在正常情况下波动在 75 ～ 350mg/100g 粪便。粪胆原增加常见于溶血性黄疸、恶性贫血、珠蛋白生成障碍性贫血、再生障碍性贫血、组织内出血等。粪胆原减少常见于胆汁淤积性黄疸。

4. 粪便细胞的显微镜检查　粪便中细胞的显微镜检查包括红细胞、白细胞、巨噬细胞、上皮细胞、肿瘤细胞等，各细胞的临床意义见表 7 – 20。

表 7 – 20　粪便中各细胞的临床意义

细胞	临床意义
白细胞	正常的粪便中不见白细胞或者偶见白细胞。数量增多则提示肠道炎症
红细胞	痢疾、结肠癌、直肠癌、溃疡性结肠炎、下消化道出血等
巨噬细胞	细菌性痢疾、溃疡性结肠炎
肠黏膜上皮细胞	结肠炎、假膜性肠炎
肿瘤细胞	结肠癌、直肠癌

5. 粪便食物残渣的显微镜检查　粪便中的食物纤维包括脂肪小滴、淀粉颗粒、肌肉纤维等。脂肪小滴增多可见于腹泻、胰头癌、慢性胰腺炎等疾病；淀粉颗粒增多见于腹泻、胰腺功能不全、慢性胰腺炎等疾病；肌肉纤维见于大量食肉、胰腺功能严重不全、胰腺外分泌功能减退等。

6. 粪便寄生虫及寄生虫卵的显微镜检查　肠道存在寄生虫时,可在粪便中查见相应的病原体,以确诊肠道寄生虫感染,粪便中可查见的单细胞寄生虫有鞭毛虫、阿米巴、纤毛虫、孢子虫等,蠕虫有线虫、绦虫、吸虫等成虫的虫体或虫卵。

7. 粪便细菌学检查　正常成年人粪便中存在很多细菌,肠球菌、大肠埃希菌及厌氧菌是主要的菌群,约占 80%,此外,还有少量的变形杆菌、产气杆菌、芽孢菌和真菌等。粪便中杆菌和球菌的菌群比大约为 10:1。粪便中的菌谱和菌量处于相对稳定的状态,保持细菌和宿主之间的生态平衡。若长期使用广谱抗生素,可使菌群和菌量发生改变,导致菌群失调。粪便中查见霍乱弧菌可确诊霍乱。

正常成人各项常用粪常规检查参考值见表 7-21。

表 7-21　正常成人各项常用粪常规检查参考值

项目	参考值
隐血	阴性
白细胞	0~1 个/HP
红细胞	无
巨噬细胞	无
寄生虫	无
似酵母菌	无

四、肝功能检查

【复习指导】本部分内容较简单,历年偶考。其中转氨酶及胆红素的临床意义需重点掌握。

肝是人体最大的、物质代谢最活跃的、多功能实质性器官。肝的主要功能包括糖、脂类、蛋白质、激素、微生物等的物质代谢功能,体内外非营养物质的生物转化功能,以及分泌、排泄功能,如参与胆红素代谢、胆汁酸代谢等。当肝发生病变,肝功能受到不同程度的损害,使体内各种重要的物质代谢受到不同程度的影响,导致与这些代谢相关的酶产生不同程度的变化,测定这些酶的活性有助于评估肝的功能状态,诊断肝相关疾病。

1. 丙氨酸氨基转移酶　丙氨酸氨基转移酶是用于肝功能检查的主要氨基转移酶之一。肝是丙氨酸氨基转移酶的主要分布器官,其次分布在心肌、肾、骨骼肌等组织。丙氨酸氨基转移酶在肝细胞中主要存在于非线粒体内。丙氨酸氨基转移酶是非特异性细胞内功能酶,在正常情况下,其血清中的含量很低,但当肝细胞受损的时候,肝细胞膜的通透性会增加,丙氨酸氨基转移酶会从胞质内释放进入血浆,从而使血清的丙氨酸氨基转移酶的活性升高。丙氨酸氨基转移酶的血浆半衰期为 47 小时,其测定反应肝细胞损伤的灵敏度较天门冬氨酸氨基转移酶高。正常情况下,血清丙氨酸氨基转移酶参考值为 10~40U/L。导致丙氨酸氨基转移酶升高的疾病包括急性、慢性病毒性肝炎及酒精性肝病、药物性肝炎、脂肪肝、肝癌、肝硬化,以及肝内、外胆汁淤积和皮肌炎、肺梗死、肾梗死、胰梗死、休克、传染性单核细胞增多症。

2. 天门冬氨酸氨基转移酶　天门冬氨酸氨基转移酶是另一个用于肝功能检查的主要氨基转移酶。心肌是天门冬氨酸氨基转移酶主要分布的组织,其次分布在肝、肾和骨骼肌中。天门冬氨酸氨基转移酶在肝细胞中约有80%存在于线粒体内。天门冬氨酸氨基转移酶也是非特异性细胞内功能酶，在正常情况下，其血清含量也很低，但当肝细胞受损的时候，肝细胞膜的通透性会增加，天门冬氨酸氨基转移酶会从胞质内释放进入血浆，从而使血清天门冬氨酸氨基转移酶活性升高。天门冬氨酸氨基转移酶的血浆半衰期为17小时。在中等程度肝细胞损伤时，丙氨酸氨基转移酶漏出远大于天门冬氨酸氨基转移酶，而在严重肝细胞损伤时，线粒体膜亦损伤，导致线粒体内天门冬氨酸氨基转移酶释放，血清中天门冬氨酸氨基转移酶/丙氨酸氨基转移酶比值升高。正常情况下，血清天门冬氨酸氨基转移酶参考值为 10～40U/L。导致天冬氨酸氨基转移酶升高的疾病与导致丙氨酸氨基转移酶升高的疾病雷同。此外，急性心肌梗死后6～8小时，天门冬氨酸氨基转移酶升高，18～24小时达高峰，其值与心肌坏死范围和程度有关，可达正常上限的4～10倍，4～5天后酶活性恢复，如果天门冬氨酸氨基转移酶活性出现再次升高，则提示可能有新的梗死发生或者梗死范围有扩大。

3. γ-谷氨酰转移酶 γ-谷氨酰转移酶可催化γ-谷氨酰肽（如谷胱甘肽）的γ-谷氨酰基转移至其他肽类和 L-氨基酸。γ-谷氨酰转移酶存在于多种组织的细胞膜中，包括肾、胰腺、肝、脾、心、脑和精囊。人们认为其在氨基酸转运过程中起一定作用。γ-谷氨酰转移酶活性的检测最常采用γ-L-谷氨酰基-γ-硝基苯胺作为底物，其催化释放的产物（色原体γ-硝基苯胺）可采用分光光度法测定。γ-谷氨酰转移酶存在于健康人体的血清中，男性和女性的正常测值有一定的差异，男性稍偏高。新生儿血清γ-谷氨酰转移酶的活性为成人参考范围上限的6～7倍，到5～7月龄时，其值会降低到成人水平。在正常妊娠过程中，该酶的血清活性不会上升。

血清γ-谷氨酰转移酶活性升高见于肝、胆道及胰腺疾病中，并且其反映的肝胆疾病谱与碱性磷酸酶、5′-核苷酸酶和亮氨酸氨肽酶相同。血清γ-谷氨酰转移酶和碱性磷酸酶之间有很强的相关性。关于血清γ-谷氨酰转移酶对肝胆疾病的敏感性是否优于碱性磷酸酶或亮氨酸氨肽酶，现有研究数据仍有争议。由于γ-谷氨酰转移酶活性在骨骼疾病患者中并不会升高，所以血清γ-谷氨酰转移酶检测的主要临床价值在于确定碱性磷酸酶升高的器官源头。然而，血清γ-谷氨酰转移酶升高对肝胆疾病并非完全特异。较高的γ-谷氨酰转移酶测定值可见于用药（如巴比妥类或苯妥英）或大量饮酒后，即使此时其他血清酶学检测结果和血清胆红素检测结果未见异常。在这些情况下，血清γ-谷氨酰转移酶和碱性磷酸酶之间不存在相关性。血清γ-谷氨酰转移酶孤立性上升或γ-谷氨酰转移酶的上升幅度与其他酶（如碱性磷酸酶和谷丙转氨酶）不相称，可能提示酗酒或酒精性肝病，其原因尚未充分明确。虽然酒精可能诱导出现肝微粒体γ-谷氨酰转移酶，但是在活检确诊的酒精性肝病患者中，无论是血清γ-谷氨酰转移酶升高还是饮酒史或近期饮酒，都与肝γ-谷氨酰转移酶活性不相关。体外研究提示了另一种机制：酒精可能导致γ-谷氨酰转移酶从肝细胞中释放。除了确定血清碱性磷酸酶升高来源于肝及可能用于鉴定酗酒以外，血清γ-谷氨酰转移酶相比转氨酶和碱性磷酸酶并无优势。在一项纳入1040例非选择性住院患者的前瞻性研究中，13%的患者血清γ-谷氨酰转移酶活性上升，其中仅32%的患者有肝胆疾病，其余患者血清γ-谷氨酰转移酶升高的原因可能是饮酒或用药，这造成了γ-谷氨酰转移酶水平的短暂性升高，但并不存在肝病。

4. 碱性磷酸酶 碱性磷酸酶是指一组能够在最适碱性 pH 环境下催化大量有机磷酸酯发生水解反应的酶。虽然碱性磷酸酶存在于人体许多部位，但它的确切功能尚不明确。这种酶对以下过程均起到了积极作用：下调肝内胆管上皮细胞的分泌活性，以及水解磷酸酯而生成无机磷酸盐供多种组织摄取。肠碱性磷酸酶可解除脂多糖的毒性，并促进肠道共生细菌定植，该酶缺失可导致肠道炎症反应增加、微生态失调、细菌易位和全身炎症反应。在骨骼中，该酶参与骨骼的钙化。在身体其他部位，其可能参与物质的转运过程。

血清中碱性磷酸酶的活性主要源于 3 处：肝、骨骼和肠道（部分患者）。肠碱性磷酸酶（10%～20%）主要对分泌 ABH 红细胞抗原的 O 型血和 B 型血者格外重要，这种碱性磷酸酶的水平会因高脂饮食而上升，但其临床价值有限。循环碱性磷酸酶似乎与其他血清蛋白质的行为相似。其半衰期为 7 天，而且从血清中的清除不依赖于肝的功能或胆管的通畅性，其降解部位尚不明确。

血清碱性磷酸酶增高源于代谢功能被扰乱的组织（发生阻塞的肝）或代谢功能受到极大刺激的组织（妊娠晚期的胎盘及成长期儿童的骨骼）。肝胆疾病中血清碱性磷酸酶上升是由肝合成碱性磷酸酶增加并随后释放入血所致，潴留的胆汁酸似乎在这一过程中起核心作用，其诱导了碱性磷酸酶的合成，还可能通过破坏肝细胞器和促使与细胞器膜结合的磷酸酶溶解，从而使得碱性磷酸酶漏入循环。血清碱性磷酸酶在肝疾病诊断中的主要价值是识别胆汁淤积性疾病，约 75% 的长期胆汁淤积患者血清碱性磷酸酶会升高至正常上限的 4 倍或以上，这种程度的升高可发生于许多与肝外或肝内阻塞相关的疾病。碱性磷酸酶活性较低程度的升高（不超过正常上限的 4 倍）不具特异性，可发生于所有类型的肝病，包括病毒性肝炎、慢性肝炎、肝硬化、浸润性肝病和充血性心力衰竭，这种程度的肝碱性磷酸酶升高亦可发生于并非直接累及肝的疾病，如霍奇金淋巴瘤、髓样化生、腹腔内感染和骨髓炎。

然而，碱性磷酸酶浓度升高是一种相对较常见的检查结果，并不一定表明存在肝胆疾病。此外，血清碱性磷酸酶的正常值也会根据人口学和临床情况的不同而变化。在 15～50 岁年龄段，男性血清碱性磷酸酶的平均活性略高于女性。相比之下，在 60 岁以上的人群中，女性血清碱性磷酸酶的活性等于或超过男性。儿童（无论男女）血清碱性磷酸酶的活性有相当大程度的升高，这与骨骼生长速度密切相关，可能是因碱性磷酸酶从类骨组织中释放入血所致。正常青少年男性的血清碱性磷酸酶平均水平可能达正常成人的 3 倍，而这并不意味着存在肝胆疾病。在未检测到肝或骨骼疾病的情况下，婴幼儿的血清碱性磷酸酶活性偶尔可出现短暂的大幅上升。60 岁以上患者的碱性磷酸酶检测值略高于年轻成人（最高可达正常值的 1.5 倍）。在年龄较大的男性中，碱性磷酸酶往往来自肝，而在绝经后女性中，其往往来自骨骼。正常妊娠晚期血清酶活性可能会翻倍，主要因为碱性磷酸酶从胎盘中释放。

5. 总蛋白、白蛋白、球蛋白　总蛋白分为白蛋白和球蛋白两大类，对机体维持血管内胶体渗透压，保持血细胞内液和细胞外液与组织间液的交流起着重要的生理作用。性别与血清总蛋白的含量无关，但是运动状态、年龄等因素与血清总蛋白含量有关。新生儿及婴幼儿含量稍低，60 岁后约降低 2g/L。激烈运动后数小时内血清总蛋白可增高 4～8g/L。卧位总蛋白浓度比直立位时低 3～5g/L。溶血的标本中由于存在血红蛋白，会使总蛋白的检测值增加，含有较多脂类的乳糜标本也会影响总蛋白测定的准确性。

肝是合成血清蛋白质的主要场所。从数量上来说，白蛋白是最重要的血浆蛋白，体液中分布有 300～500g 白蛋白，普通成人肝合成白蛋白约 15g/d［200mg/（kg·d）］。在白蛋白快速丢失或人血白蛋白浓度下降的情况下，合成速度可加倍。人血白蛋白浓度反映了合成速度、降解速度和分布容积。白蛋白合成受多种因素的调节，包括营养状态、血清胶体渗透压、细胞因子和激素。目前尚未准确了解这些因素在细胞水平上是如何发挥作用的，但可能涉及肝内白蛋白的信使核糖核酸（mRNA）多核糖体合成，白蛋白合成的刺激物可提高这一过程的效率。与之相反，炎症相关的抑制物质（如肿瘤坏死因子和白介素 -1）可阻碍白蛋白合成。血清中白蛋白的半衰期约为 20 日，总白蛋白池中每日约有 4% 被降解。人血白蛋白＜25g/L 称为低白蛋白血症，常出现严重水肿及胸腔积液、腹水。低白蛋白血症并不总是反映肝合成功能障碍，因为很多其他疾病也可导致低白蛋白血症，如全身性炎症、肾病综合征和营养不良。对于显示不存在这些其他疾病的肝病患者，可有一些普遍的观察结果：①在急性病毒性肝炎、药物相关肝毒性和胆汁淤积性黄疸时，人血白蛋白浓度倾向于正常。当这些患者的人血白蛋白浓度低于 3g/dl（30g/L）时，应考虑慢性肝病的可能。②低白蛋白血症更常见于慢性肝病，如肝硬化。白蛋白浓度下降通常反映伴白蛋白合成减少的严重肝损伤。有腹水的患者可能例外，由于血浆容量通常显著增加，即使肝合成功能良好也可能出现低白蛋白血症。

血清球蛋白是多种蛋白质的混合物，包括脂蛋白、糖蛋白、补体、免疫球蛋白、金属结合蛋白及酶类。白蛋白/球蛋白比值作为肝功能检测的一项指标，当出现严重肝功能损害时，可出现白蛋白/球蛋白倒置。

6. 总胆红素、结合胆红素、未结合胆红素　胆红素是血红素的分解代谢产物，由存在于血红蛋白、肌红蛋白、细胞色素、过氧化氢酶、过氧化物酶和色氨酸吡咯酶中的血红素分解而成。每日生成的胆红素（250～400mg）中有 80% 来源于血红蛋白，剩余 20% 来源于其他血红素蛋白和快速更新的小部分游离血红素。部分胆红素会在生成后于肝内成为结合胆红素。

就平均总胆红素水平而言，男性高于女性，白色人种和西班牙语裔人群高于黑色人种。平均总胆红素水平与胆石症的发生风险相关，并与脑卒中、呼吸系统疾病、心血管疾病和死亡的风险呈负相关，这可能是因为胆红素具有抗氧化特性。

血清总胆红素并非肝功能障碍的敏感指标。存在中至重度肝实质损伤或者胆道的部分或一过性梗阻时，患者的血清胆红素浓度可能正常。缺乏敏感性的部分原因在于人类肝具有清除胆红素的储备能力。关于健康人输注非结合胆红素的研究和在溶血患者中观察到的结果表明，正常肝至少可清除每日正常胆红素负荷量 2 倍的胆红素，而不会发生高胆红素血症。根据胆汁中胆红素的最大排泄速率，这种储备能力可能更高。胆红素的每日最大排泄量约为 55.2mg/kg，这是平均每日生成量的 10 倍以上。

在稳定状态下，血清胆红素浓度通常反映了黄疸的严重程度和体内的胆红素含量。然而，有几个因素可影响血清胆红素和体内总胆红素含量的关系。水杨酸盐类、磺胺类药或游离脂肪酸可以使血清胆红素浓度一过性降低，它们可将胆红素从与其结合的血浆白蛋白中置换出来，从而增加胆红素向组织内的转移；而人血白蛋白浓度增加（如由于容量减少）可能使胆红素短暂地从组织中进入血液循环。

根据血清总胆红素浓度很难指明个体患者黄疸的原因，因为各种不同病因黄疸的血清总胆红素浓度有很大重叠。一般原则如下：单纯性溶血很少使血清胆红素值超过 5mg/dl（85.5μmol/L）；与胆道恶性梗阻相比，肝实质病变患者和结石所致不完全性肝外胆道梗阻患者的血清胆红素浓度较低；尽管只有极少数对照研究评估过血清胆红素水平和持续时间对确定疾病预后的作用，但它们之间似乎存在一些普遍的联系，在病毒性肝炎中，血清胆红素浓度越高，肝细胞损伤的组织学证据就越明显，疾病病程也越长；同样，血清胆红素浓度高于 5mg/dl（85.5μmol/L）与酒精性肝炎预后不良相关；胆红素浓度升高提示原发性胆汁性肝硬化患者预后不良。然而，血清胆红素浓度与疾病结局之间不一定总是存在这种关联，如暴发性肝炎患者死亡时血清胆红素可能仅轻度升高。此外，与胆红素生成过多（如溶血）和清除率降低（如肾功能不全）相关的疾病可导致与肝功能障碍程度不成比例的高胆红素血症。

非结合胆红素浓度升高的原因通常是胆红素合成过度、摄取受损或结合受损。而高结合胆红素血症更常由排泄减少或逆流入血（如来自梗阻的胆道系统）导致，其对肝功能障碍的敏感性通常更高。将血清总胆红素分为几类的主要价值在于检测以高非结合胆红素血症为特征的疾病。若血清非结合胆红素浓度大于 1.2mg/dl（20.5μmol/L），且结合胆红素在血清总胆红素中的占比中不到 20%，就需要考虑这些疾病。若采用重氮法发现结合胆红素浓度增加至 0.3mg/dl（5.1μmol/L）以上，或采用更精确的技术发现结合胆红素浓度超过 0.1mg/dl（1.7μmol/L），则应怀疑存在肝损伤。在黄疸患者中，血清胆红素的分类浓度及其比值可协助鉴别黄疸的类型，详见表 7-22。

表 7-22　正常人及常见黄疸的血清胆红素代谢检查结果

	直接胆红素	间接胆红素	直接胆红素/总胆红素
正常人	0～6.8μmol/L	1.7～10.2μmol/L	0.2～0.4
胆汁淤积性黄疸	明显升高	轻度升高	＞0.5
溶血性黄疸	轻度升高	明显升高	＜0.2
肝细胞性黄疸	中度升高	中度升高	0.2～0.5

7. AST/ALT 比值

大多数原因引起的肝细胞损伤都可出现血清 AST 值低于 ALT 值。AST/ALT 比值为 2:1 或更高提示酒精性肝病，特别是在 GGT 升高的情况下。有研究表明，在 AST/ALT 比值不低于 2 的患者中，超过 90% 存在酒精性肝病。当比值大于 3 时这一比例超过 96%。另外，已知有酒精性肝病的患者中有 70% 的 AST/ALT 比值大于 2。然而，AST/ALT 比值在非酒精性脂肪性肝炎患者中偶尔会以酒精性肝病的模式升高，在已发展为肝硬化的丙型肝炎患者中经常升高。此外，对于肝豆状核变性患者或病毒性肝炎引起肝硬化的患者，AST 可能高于 ALT，但肝硬化患者的 AST/ALT 比值通常不会超过 2。

8. AST 和 ALT 升高程度

AST 和 ALT 升高程度随肝细胞损伤的病因而异。具体数值可能随个体患者而不同，典型的 AST 和 ALT 模式有：

①酒精性脂肪性肝病：AST 小于正常上限的 8 倍；ALT 小于正常上限的 5 倍。

②非酒精性脂肪性肝病：AST 和 ALT 均小于正常上限的 4 倍。

③伴黄疸的急性病毒性肝炎或毒素相关性肝炎：AST 和 ALT 均大于正常上限的 25 倍。

④缺血性肝炎（缺血性肝病、休克肝或缺氧性肝炎）：AST 和 ALT 均大于正常上限的 50 倍（另外 LDH 通常显著升高）。

⑤慢性丙型肝炎病毒感染：变化范围大，通常为正常至小于正常上限 2 倍，很少高于正常上限 10 倍。

⑥慢性乙型肝炎病毒感染：水平不一定：AST 和 ALT 可正常，但大多数患者有轻至中度升高（约为正常上限的 2 倍）；当病情加重时，数值可大于正常上限的 10 倍。

正常成人各项常用肝功能检查参考值见表 7-23。

表 7 – 23　正常成人各项常用肝功能检查参考值

项目	参考值
丙氨酸氨基转移酶	10～40U/L
天门冬氨酸氨基转移酶	10～40U/L
γ‑谷氨酰转移酶	
男性	11～50U/L
女性	7～32U/L
碱性磷酸酶	40～150U/L
总蛋白	60～80g/L
白蛋白	40～55g/L
球蛋白	20～30g/L
白蛋白/球蛋白	(1.5～2.5)∶1
总胆红素	3.4～17.1μmol/L
结合胆红素	0～6.8μmol/L
非结合胆红素	1.7～10.2μmol/L

五、肾功能检查

【复习指导】本部分内容较简单，历年偶考。其中血尿素氮及血肌酐的临床意义需重点掌握。

肾是体内重要的器官，参与许多重要的生理过程：①肾参与维持细胞外环境稳定，这对于细胞充分发挥功能是必要的。肾实现这一功能是通过排泄一些代谢废物（如尿素、肌酐和尿酸），特别是通过调节尿液中水和电解质的排泄，使其与净摄入量和内源性产生量相平衡。肾之所以能够个体化调节水和电解质（如钠、钾和氢）的排泄，主要依靠肾小管重吸收或分泌的变化。②肾所分泌的激素参与调节全身及肾的血流动力学（肾素、前列腺素和缓激肽）、红细胞的生成（促红细胞生成素），以及钙、磷和骨的代谢（1，25 – 二羟维生素 D_3 或骨化三醇）。肾功能的检测有助于判断肾病的严重程度，预测疾病的预后，评估治疗的疗效，也是某些药物剂量调整的依据。

1. 血尿素氮　血尿素氮是体内蛋白质代谢产生的终末产物。尿素产生率不恒定，高蛋白饮食及出血、创伤或糖皮质激素治疗造成的组织分解增加均会使尿素产生增加；而低蛋白饮食或肝病会降低血尿素氮而肾小球滤过率无变化。因此，尽管肝病患者的肾小球滤过率出现相对较大的降低，但其血尿素氮（由于尿素产生减少）和血清肌酐（由于肌萎缩）可能接近正常值。

肾具有强大的代偿功能，只有当肾小球滤过率降至正常值的 50% 以下的时候，血尿素氮才会出现明显的升高，加之尿素产生的影响因素较多，因此，在反映肾小球滤过功能上，血尿素氮的敏感性和特异性均不如血肌酐。

40%～50% 滤过的尿素经被动重吸收，主要发生在近端小管。因此，当容量不足引起近端小管钠和水的重吸收增强时，尿素的重吸收也会同时增多，最终，血尿素氮将升高，与肾小球滤过率的变化不成比例，并且与血清肌酐的变化也不成比例。这种血尿素氮与血清肌酐比值的升高是肾灌注不足（肾前性疾病）导致肾衰竭的提示性临床征象之一。

2. **血肌酐**　肌酐来源于骨骼肌中肌酸的代谢及膳食中肉类的摄入，它以相对恒定的速率释放进循环中。肌酐可自由通过肾小球滤过，不被肾重吸收及代谢。然而，10%～40% 的尿肌酐是通过近端小管中的有机阳离子分泌途径而由肾小管分泌的。因此，如果肾小球滤过率、通过肾小管分泌的肌酐、肌酸摄入量（即饮食）和肌酐池大小（即肌肉质量）都保持恒定，则血浆肌酐浓度应该也保持不变。肌酐排泄量等于稳态中肌酐的产生量，在饮食和肌肉质量保持稳定的情况下，肌酐的产生量也相对恒定。

在美国第 3 次全国健康和营养检查调查中，男性和女性的平均血清肌酐值分别为 1.13mg/dl 和 0.93mg/dl（100μmol/L 和 82μmol/L）。不同种族间的平均值也有差异，对于非西班牙裔黑色人种，平均血清肌酐为 1.25mg/dl（男性）和 1.01mg/dl（女性）；对于非西班牙裔白人（男性 1.16mg/dl，女性 0.97mg/dl）和墨西哥裔美国人（男性 1.07mg/dl，女性 0.86mg/dl），该平均值更低，采用可追溯参考物质的新型肌酐检测方法所得出的平均值均更低，因为女性的肌肉质量较低，以致肌酐生成率较低，所以她们的血清肌酐值较低。可以推测，黑色人种的血清肌酐值较高和西班牙裔人群的血清肌酐值较低也反映了同样的问题，说明他们的肌肉质量和肌酐生成量较高和较低。

肌酐的生成因人而异，且在同一个体中因时间不同也有差异。与一般人群相比，饮食摄入有明显差异者（素食、补充肌酸）或肌肉质量减少（截肢、营养不良、肌萎缩）的个体肌酐产生量不同；截肢患者中，下肢截肢者的肌肉质量与上肢截肢者相比明显减少更多，肌酐产生量差异更大。

在某些情况下可能出现肌酐急性升高，如近期选择了肉类膳食。此外，已有研究表明，与其他原因引起的急性肾损伤相比，横纹肌溶解时的血清肌酐上升更迅速（高达每日 2.5mg/dl 或 220μmol/L）。已有人将上述现象解释为受损肌肉中已形成的肌酐释放和（或）释放出磷酸肌酸，随后在细胞外液中转化为肌酐。然而，这些机制似乎均不能很好地解释大部分血清肌酐浓度的增加。另一种解释是，横纹肌溶解常常累及肌肉质量高且肌酐生成率较高的健康男性，而其他形式的急性肾损伤常常累及慢性疾病患者。

肾小球滤过率下降时，近端小管肌酐分泌会增强，从而部分抵消了血清肌酐的升高，因此用肌酐清除率和以肌酐为基础的估算方程来估算肾小球滤过率的准确度会受到影响。在肾病早期，肾小球滤过率仍接近正常时，最初的肾小球滤过率下降可能导致血清肌酐仅轻微增加 [0.1～0.2mg/dl（9～18μmol/L）]。实际上肾小球滤过率低至 60～80ml/min（通过准确的滤过标志物进行测量，如菊粉、放射性同位素标记的碘酞酸盐或 DTPA）的患者其血清肌酐可能仍小于等于 1mg/dl（88μmol/L），因此，正常或接近正常范围的相对稳定的血清肌酐值并不一定意味着该疾病是稳定的。然而，一旦血清肌酐超过 1.5～2mg/dl（132～176μmol/L），分泌过程就会有效饱和。在这之后，稳定的肌酐值通常可代表稳定的肾小球滤过率。

3. **肌酐清除率**　肌酐清除率广泛用于估算肾小球滤过率。肌酐来自骨骼肌中的肌酸代谢和饮食中的肉类，以相对恒定的速率释放进入血液循环，并具有稳定的血浆浓度。与菊淀粉相似，肌酐可经肾小球自由滤过，既不会被肾重吸收，也不会被肾代谢。然而，近端小管还可通过有机阳离子分泌途径分泌肌酐，在肾小球滤过率正常的患者中，通过这种途径分泌的肌酐占尿肌酐的 10%～20%，该百分比会随着肾小球滤过率下降而逐渐升高。净效应是随着疾病严重程度增加，肾小球滤过率被逐渐高估。

肌酐清除率通常采集 24 小时尿液确定，因为更短时间的采集得出的结果往往不太准确。计算肌酐清除率的方法是用 24 小时尿肌酐含量除以血清肌酐浓度，而 24 小时尿肌酐含量则等于尿肌酐浓度乘以尿量。理想情况下，应将肌酐清除率按体表面积 $1.73m^2$ 标准化。肌酐清除率的测定存在局限性，因此，对于很多患者，通常可通过监测血清肌酐浓度来确定其肾小球滤过率是正在变化还是保持稳定。尿采集不完全将低估肌酐排泄量，从而低估 GFR。知道正常的肌酐排泄速率就可估计尿液收集的完全性。在年龄小于 50 岁的成人中，男性的每日肌酐排泄量应为 $20 \sim 25mg/kg$（$177 \sim 221\mu mol/kg$），女性则应为 $15 \sim 20mg/kg$（$133 \sim 177\mu mol/kg$），体重均为去脂体重。50 岁以后，由于肌肉量下降，肌酐排泄量逐渐下降，并可能低至 $10mg/kg$，随着肾小球滤过率降低，肾小管分泌肌酐的作用增强会部分减轻血清肌酐浓度的升高，从而就限制了肌酐清除率的准确性。因此，进行完整的 24 小时尿采集所得的肌酐清除率代表的是实际肾小球滤过率的上限值。有两种方法可提高肌酐清除率评估肾小球滤过率的准确性，包括：①在给予西咪替丁期间测定肌酐清除率；②对于中度至晚期肾功能下降的患者，计算肌酐清除率和尿素清除率的平均值。

4. 肾小球滤过率　肾小球滤过率等于所有有功能的肾单位滤过率的总和，因此，肾小球滤过率可以粗略估计有功能肾单位的数量。肾的滤过单元，即肾小球，每日约滤过 180L 血浆（125ml/min）。肾小球滤过率的正常值取决于年龄、性别和体型大小，男性中约为 130ml/min（滤过面积为 $1.73m^2$），女性中约为 120ml/min（滤过面积为 $1.73m^2$），但即使在正常人群中该值也有比较大的差异。

在肾病患者中，肾小球滤过率下降意味着基础疾病的进展或者出现了有叠加效应，如容量不足所致的肾灌注降低。此外，肾小球滤过率水平有助于判断慢性肾病患者的预后，而且这类患者的疾病分期在一定程度上也依据肾小球滤过率。然而，肾质量的减小（即肾单位丢失）与肾小球滤过率降低之间并无确切联系，肾可通过剩余正常肾单位的代偿性高滤过和（或）增加电解质和水的重吸收来适应部分肾单位丢失。因此，一名丢失了 50% 总肾质量的个体，其肾小球滤过率并不一定只有正常量的 50%。

需注意的是，肾小球滤过率稳定并不一定代表疾病稳定。必须检查除肾小球滤过率改变之外提示疾病进展的其他征象，包括尿沉渣活动性指标增加、蛋白排泄量增加或血压升高。同样，肾小球滤过率增加可能表明肾病改善，也可能意味着血流动力学因素所致的适得其反的滤过增加（高滤过）。而一些确实有基础肾病的患者可能会因其肾小球滤过率正常而未被及时发现。

5. 胱抑素 C　胱抑素 C 即半胱氨酸蛋白酶抑制蛋白 C，是非糖基化的低分子量碱性蛋白质，分子量为 13.3kDa，是半胱氨酸蛋白酶的一种抑制剂，广泛存在于体内各种组织的有核细胞，且其产生率恒定。胱抑素 C 在肾小球滤过，原尿中的胱抑素 C 几乎全部被近端小管上皮细胞摄取、分解，终尿中的浓度很低。

虽然胱抑素 C 不受性别、年龄或肌肉质量的影响，但目前已有研究发现，胱抑素 C 水平会受到除肾小球滤过率外的多种因素影响。男性、身高更高、体重更大和去脂体重更大会有更高的胱抑素 C 水平。胱抑素 C 水平会随年龄增长而急剧提高。此外，胱抑素 C 会受到甲状腺功能亢进或甲状腺功能减退的影响，并与炎症标志物（C 反应蛋白）、体型（特别是脂肪量）和糖尿病有关。

血清胱抑素 C 浓度与肾小球滤过率的联系可能比血清肌酐浓度与肾小球滤过率的联系更为密切。多项研究发现，与单独测量血清肌酐相比，血清胱抑素 C 在识别轻度肾功能降低方面更为敏感。

正常成人各项常用肾功能检查参考值见表 7 – 24。

表 7 – 24　正常成人各项常用肾功能检查参考值

项目	参考值
血尿素氮	3. 2 ～ 7. 1mmol/L
肌酐	
男性	53 ～ 106μmol/L
女性	44 ～ 97μmol/L
总肾小球滤过率	100 ± 20ml/min
胱抑素 C	0. 51 ～ 1. 09mg/L

六、其他常用血生化检查

【复习指导】本部分内容较简单，历年偶考。其中，血糖、血脂相关内容及各检查指标参考值需要重点掌握。

1. 淀粉酶　在人体中，淀粉酶主要来源于胰腺和唾液腺，但其他组织中也有少量淀粉酶，如肝、心脏、甲状腺等。淀粉酶的主要作用是在消化的过程中裂解淀粉内部的 $\alpha - 1$，4 – 糖苷键，将其水解为小分子多糖。淀粉酶的几种同工酶含量不等，其中来源于胰腺的淀粉酶同工酶 P 和来源于唾液腺的淀粉酶同工酶 S 含量最高。临床上监测血清淀粉酶可用于急性胰腺炎及慢性胰腺炎的诊断、监测或排除，也可用于一些非胰腺疾病的诊断，如腮腺炎等。其参考值为：①淀粉酶总活性：Somogyi 法 800 ～ 1800U/L，染色淀粉法 760 ～ 1450U/L；②同工酶：淀粉酶同工酶 S 45% ～ 70% ，淀粉酶同工酶 P 39% ～ 55% 。

（1）很多疾病和药物都与淀粉酶升高有关，其中最常见的导致血清淀粉酶增高的疾病是急性胰腺炎。淀粉酶诊断胰腺炎的灵敏度高达 70% ～ 95% ，但特异性低，且没有较好的诊断金标准。一般血清淀粉酶在急性胰腺炎发病后 12 ～ 72 小时达到峰值，之后开始下降，持续3 ～ 5 天后恢复正常。淀粉酶活性增高的越明显，胰腺组织的损伤越严重。

（2）引起血清淀粉酶升高的疾病还有胰腺癌，胰腺癌早期会因为肿瘤压迫造成胰腺导管阻塞，并使其压力增高，使淀粉酶逸入血液中；同时，短时间内大量胰腺组织损坏，组织中的淀粉酶也进入血液中，导致血清淀粉酶活性增高。

（3）一些非胰腺疾病也可引起血清淀粉酶的升高，如腮腺也可产生淀粉酶，但腮腺炎时增高的淀粉酶主要为淀粉酶同工酶 S，这时淀粉酶同工酶 S 与淀粉酶同工酶 P 的比值大于 3，可以与急性胰腺炎相鉴别。另外，肾衰竭时由于经肾排出的淀粉酶减少会导致血清淀粉酶增高。机械性肠梗阻、胆道梗阻、消化性溃疡穿孔、上腹部手术后、急性胆囊炎等疾病，当病变累及胰腺时或富含淀粉酶的肠液进入腹腔被吸收后也会导致淀粉酶增高。

常见导致血清淀粉酶增多和减少的疾病见表 7 – 25。

表 7 – 25　常见导致血清淀粉酶增多和减少的疾病

导致血清淀粉酶增多的疾病	导致血清淀粉酶减少的疾病
胰腺疾病	慢性胰腺炎
急性胰腺炎	炎症不局限于胰腺小叶，而导致胰腺萎缩，胰
慢性胰腺炎急性发作	腺分泌功能受损
胰腺囊肿	胰腺癌
胰腺导管阻塞	肿瘤压迫时间过久，导致胰腺组织纤维化，分
胰腺癌	泌功能降低
非胰腺疾病	
腮腺炎	
机械性肠梗阻	
胆道梗阻	
消化性溃疡穿孔	
肾衰竭	

2. 肌酸激酶　肌酸激酶（CK）也称为肌酸磷酸激酶。主要存在于胞质和线粒体中，在骨骼肌和心肌中的含量最多，其次是脑组织和平滑肌，在肝、胰腺和红细胞中含量极少。

肌酸激酶是由 2 个亚单位组成的二聚体，有 3 个不同的亚型：①CK – MM（CK_3），可分为 MM_1、MM_2、MM_3 亚型，其主要以 MM_3 亚型形式存在于骨骼肌和心肌的肌细胞中；②CK – MB（CK_2），可分为 MB_1、MB_2 两种异型，CK – MB 主要存在于心肌组织中，MB_2 是其在心肌细胞中的主要存在形式，所以血清 MB_2 水平增高提示心肌组织有损伤；③CK – BB（CK_1）主要存在于脑、前列腺、肺、肠等组织中。正常人血清中以 CK – MM 为主，CK – MB 较少，CK – BB 含量极微。

肌酸激酶检测适用于怀疑有心肌疾病患者（检查肌酸激酶和 CK – MB 活性，CK – MB 活性用于评价无骨骼肌损伤的心肌梗死）的诊断，以及检测溶栓治疗效果、检测心肌和骨骼肌疾病、评估心绞痛患者危险分级等。

不同的检测方法肌酸激酶参考值不同，正常成人肌酸激酶常用检测方法参考值见表 7 – 26。

表 7 – 26　正常成人肌酸激酶常用检测方法参考值

肌酸激酶检测方法	男性	女性
酶偶联法（37℃）	38～174U/L	26～140U/L
酶偶联法（30℃）	15～105U/L	10～80U/L
肌酸显色法	15～163U/L	3～135U/L
连续监测法	37～174U/L	26～140U/L

肌酸激酶同工酶参考值为：①CK – MM：94%～96%；②CK – MB：＜5%；③CK – BB：极少或无。

肌酸激酶异型参考值为：①CK – MB_1＜0.71U/L；②CK – MB_2＜1.0U/L；③MB_2/MB_1＜1.4。

肌酸激酶水平因年龄、种族、性别、生理状态的不同而有一定的影响。比如肌肉容量更大的黑色人种，或男性的肌酸激酶活性会高于白色人种及女性；时间较长的剧烈运动也会使肌酸激酶升高。

（1）急性心肌梗死

1）肌酸激酶增高：肌酸激酶是早期诊断急性心肌梗死的灵敏指标之一，其在急性心肌梗死发病 3～8 小时即明显增高，但发病 8 小时内即使肌酸激酶没有增高，也不能排除急性心肌梗死，应继续动态观察。肌酸激酶在发病 10～36 小时达到峰值，所以患者发病 24 小时的肌酸激酶检测价值最大，在排除肌酸激酶基础值极低的患者和心肌梗死范围小及心内膜下心肌梗死等情况下，如果肌酸激酶小于参考值的上限，可排除急性心肌梗死，因为上述情况在急性心肌梗死时，肌酸激酶可能仍然正常，肌酸激酶在发病 3～4 天其恢复正常。因此，在诊断急性心肌梗死时应注意肌酸激酶的时效性，如果在急性心肌梗死病程中肌酸激酶再次升高，提示心肌再次梗死。

2）CK-MB 增高：CK-MB 对急性心肌梗死早期诊断的灵敏度明显高于总肌酸激酶，一般在发病后 3～8 小时增高，9～30 小时达高峰，48～72 小时恢复至正常水平。与肌酸激酶相比，其高峰出现更早，消失较快，所以对心肌再梗死的诊断有重要价值，但是对诊断发病较长时间的急性心肌梗死有困难。另外，CK-MB 高峰出现越早的患者提示其预后较高峰出现晚的患者好。同时，CK-MB 具有高度的特异性，其特异性为 92%～100%。

3）肌酸激酶异型比例变化：与 CK-MB 相比，MB_1、MB_2 对诊断急性心肌梗死具有更高的灵敏度和特异性。以 $CK-MB_1<0.71U/L$，$CK-MB_2<1.0U/L$，$MB_2/MB_1>1.5$ 为临界值，CK-MB 异型于发病后 2～4 小时诊断急性心肌梗死的灵敏度为 59%，4～6 小时为 92%，而 CK-MB 仅为 48%。

4）CK-MM 增高：CK-MM 亚型对诊断早期急性心肌梗死较为灵敏。$CK-MM_3/CK-MM_1$ 一般为 0.15～0.35，当其比值大于 0.5 时即可诊断为急性心肌梗死。

（2）心肌炎及其他心肌损伤：①心肌炎时肌酸激酶明显升高；②其他可见 CK-MB 升高的心肌损伤有心包炎、心绞痛、慢性心房颤动、安装起搏器等。

（3）骨骼肌疾病：横纹肌溶解症、进行性肌营养不良可见肌酸激酶明显增高；多发性肌炎、重症肌无力可导致肌酸激酶、CK-MM 明显增高；骨骼肌疾病时 CK-MB 也会有所增高，但 CK-MB/CK 的比值常小于 6%，以此可与心肌损伤相鉴别。

（4）溶栓治疗：①肌酸激酶增高。肌酸激酶增高有助于判断溶栓后的再灌注情况，如果急性心肌梗死溶栓治疗后出现再灌注，可导致肌酸激酶活性增高，但其检测为中度灵敏度，所以不能早期判断再灌注。②肌酸激酶异型比例变化。$MB_2/MB_1>3.8$ 提示冠状动脉再通，但与无再灌注的结果有重复现象。

（5）手术：转复心律、心导管术及冠状动脉成形术等心脏手术，或非心脏手术后，均可引起肌酸激酶及 CK-MM 增高。

（6）神经系统疾病及肿瘤：CK-BB 主要存在于脑组织中，急性颅脑损伤、脑梗死、脑出血、脑膜炎等神经系统疾病可见 CK-BB 增高。若排除脑组织损伤，血清 CK-BB 升高应考虑为肿瘤，恶性肿瘤患者血清 CK-BB 检出率为 25%～41%，其他神经系统疾病如惊厥和癫痫发作等也可使 CK-MM 增高。

（7）肌酸激酶降低：长期卧床、甲状腺功能亢进症、激素治疗等均使患者肌酸激酶降低。

3. 血尿酸　尿酸为核蛋白和核酸中嘌呤化合物的最终代谢产物，尿酸通常不能通过进食直接摄取，其主要在肝生成，来源于对膳食性和内源合成性嘌呤化合物的降解。在正常生理情况下，人体的尿酸代谢有 2/3 经尿排泄，即经肾小球滤过、分泌前重吸收、分泌和分泌后重吸收的肾排泄过程。正常成人肾小管重吸收的尿酸占滤过尿酸的90%，因此，肾小球滤过功能和肾小管重吸收功能均会影响血尿酸的浓度。血清（浆）尿酸常用磷钨酸还原比色法或酶法测定。正常成人酶法血清（浆）尿酸浓度参考值为：男性150～416μmol/L，女性89～357μmol/L。

（1）导致血尿酸浓度升高的疾病有：①肾小球滤过功能损伤，尿酸约2/3经肾排泄，约90%的持续高尿酸血症的患者因肾处理尿酸的缺陷而表现为尿酸排泄减少，所以血尿酸在反映早期肾小球滤过功能损伤上与血肌酐和尿素氮检测相比更为敏感。②遗传性酶缺陷所致的高尿酸血症、原发性痛风，以及当细胞转换减速、增殖性疾病、细胞死亡状态下嘌呤代谢增强的多种血液病、恶性肿瘤等所致的继发性痛风可见体内尿酸生成异常增多。此外，长期使用利尿药、非甾体抗炎药、胰岛素和抗结核药吡嗪酰胺、慢性铅中毒和长期禁食者也可引起血尿酸增多。

（2）导致血尿酸浓度降低的原因有：肾小管重吸收尿酸功能受损使血尿酸在尿中大量丢失，或者肝功能严重损害（急性肝坏死、肝豆状核变性等）导致尿酸生成减少。此外，慢性镉中毒、使用磺胺及大剂量糖皮质激素，以及参与尿酸生成的黄嘌呤氧化酶、嘌呤核苷酸化酶先天性缺陷等，亦可导致血尿酸降低。

4. 血糖　血糖指人体内血液中的葡萄糖。正常情况下，在机体调节的作用下，血糖浓度是相对恒定的。通过血糖监测可以作为糖代谢紊乱相关疾病的诊断依据及疾病控制情况监测指标。测定血糖的方法主要有化学法和酶法。

空腹血糖测定：指是在机体禁食8～10小时后测定的血糖值，一般在早上醒来没有进行体力活动时进行检测。正常成人采用葡萄糖氧化酶法测定空腹血糖参考值为3.9～6.1mmol/L。

空腹血糖受损：定义为空腹血糖在100～125mg/dl（5.6～7.0mmol/L）。

糖耐量异常：定义为餐后2小时血糖在140～199mg/dl（7.8～11mmol/L）。

低血糖症：糖尿病患者的低血糖症被定义为无论有无症状，所有会使患者面临伤害的血糖浓度异常降低。血糖低于70mg/dl（3.9mmol/L）时，应关注低血糖的可能性。

单纯空腹血糖受损的患者提示存在肝胰岛素抵抗；单纯糖耐量异常的患者提示存在肌肉胰岛素抵抗，其肝胰岛素敏感性正常或仅轻微降低；若空腹血糖受损和糖耐量异常同时存在的患者则肝和肌肉胰岛素抵抗均存在，此类患者进展为糖尿病的风险增加。

常见导致血糖病理性增高和降低的疾病见表7-27。

表7-27　常见导致血糖病理性增高和降低的疾病

导致血糖病理性增高的疾病	导致血糖病理性降低的疾病
各型糖尿病	胰岛素过量
内分泌疾病	胰岛素、口服降血糖药剂量过大
肢端肥大症	胰岛B细胞增生或肿瘤
甲状腺功能亢进症	对抗胰岛素的激素分泌不足
嗜铬细胞瘤	肾上腺皮质激素、生长激素缺乏
胰高血糖素瘤	肝糖原贮存缺乏
应激性因素	急性肝坏死、急性肝炎、肝癌
颅脑损伤	急性酒精中毒
大面积烧伤	先天性糖原代谢酶缺乏

续表

导致血糖病理性增高的疾病	导致血糖病理性降低的疾病
中枢神经系统感染	Ⅰ、Ⅲ型糖原贮积症
肝和胰腺疾病	消耗性疾病
坏死型胰腺炎、胰腺癌	严重营养不良、恶病质
严重肝病	非降血糖药影响
高热、呕吐、腹泻、脱水等	磺胺类药
药物因素	水杨酸
噻嗪类利尿药	吲哚美辛
口服避孕药	特发性低血糖
糖皮质激素	

糖耐量试验：也称葡萄糖耐量试验，用于检测人体对血糖的调节机能，主要有静脉葡萄糖耐量试验和口服葡萄糖耐量试验，临床最常用的是口服葡萄糖耐量试验。试验在过夜空腹 10～14 小时后的清晨进行，成人需口服含 75g 葡萄糖的水 250～300ml，5 分钟内饮完，分别测定空腹血糖和口服葡萄糖后 30 分钟、1 小时、2 小时、3 小时后的血糖。

胰岛素释放试验：在进行口服葡萄糖耐量试验的同时，分别于空腹和口服葡萄糖 30 分钟、1 小时、2 小时、3 小时检测血清胰岛素浓度的变化。用于检测评估胰岛 B 细胞基础功能和储备功能。

口服葡萄糖耐量试验可以用于糖尿病的诊断，胰岛素释放试验主要用于糖尿病的分型诊断及低血糖的鉴别诊断。

正常成人糖耐量试验及胰岛素释放试验参考值见表 7 – 28。

表 7 – 28　正常成人糖耐量试验及胰岛素释放试验参考值

检测时间	血糖	胰岛素
空腹	3.9～6.1mmol/L	10～20mU/L
口服葡萄糖后 30 分钟至 1 小时	7.8～9.0mmol/L 峰值＜11.1mmol/L	峰值为空腹胰岛素的 5～10 倍
口服葡萄糖后 2 小时	＜7.8mmol/L	＜30mU/L
口服葡萄糖 3 小时	恢复至空腹水平	恢复至空腹水平

糖化血红蛋白是目前临床应用最为广泛的检测指标。糖化血红蛋白的平均数量会呈动态变化，并提示红细胞生存期间的平均血糖浓度。因为葡萄糖会不可逆地附着于血红蛋白上，所以糖化血红蛋白检测值不会受到暂时的血糖波动的影响，从而可以反映出一段时间内血糖控制的平均水平。正常成人的糖化血红蛋白参考值为 4%～6%。糖化血红蛋白检测可以用于糖尿病的筛查，也可以用于评估对糖尿病患者血糖水平的控制程度，以及患者病情的严重程度及预后。

5. 血脂　血脂检查包括血清脂质及血清脂蛋白、血清载脂蛋白的检查。

脂质在血浆中不可溶，它们通过与血液中的脂蛋白结合变得可溶，脂蛋白将脂质运输到各种组织以进行能源利用、脂质沉积、类固醇激素的产生和胆汁酸形成等。脂质包括总胆固醇和甘油三酯，血液中的脂蛋白包括：乳糜微粒、极低密度脂蛋白、低密度脂蛋白、高密度脂蛋白等。

正常成人各项常用血脂检查参考值见表 7 – 29。

表 7 – 29　正常成人各项常用血脂检查参考值

项目	合适水平	边缘水平
总胆固醇	＜5.20mmol/L	5.23 ～ 5.69mmol/L
甘油三酯	0.56 ～ 1.70mmol/L	
乳糜微粒	阴性	
高密度脂蛋白	1.03 ～ 2.07mmol/L	
低密度脂蛋白	≤3.12mmol/L	3.15 ～ 3.16mmol/L
载脂蛋白 AI		
男性	（1.42 ±0.17） g/L	
女性	（1.45 ±0.14） g/L	
载脂蛋白 B100		
男性	（1.01 ±0.21） g/L	
女性	（1.07 ±0.23） g/L	

（1）总胆固醇：血清总胆固醇可直接测定，并且在空腹和非空腹个体间没有临床意义的差异。对于识别早期动脉粥样硬化风险，总胆固醇检测有一定的作用。

（2）甘油三酯：甘油三酯因容易受到近期进食及能量摄入的影响，应在空腹状态下测定。其具有的生理功能有：为机体供能及储能、参与机体物质及能量代谢、是结构脂质的基本构件。乳糜微粒和低密度脂蛋白都含有甘油三酯。同样，对于早期识别动脉粥样硬化，检查甘油三酯水平有一定的作用。

常见导致甘油三酯增高和降低的疾病见表 7 – 30。

表 7 – 30　常见导致甘油三酯增高和降低的疾病

导致甘油三酯增高的疾病	导致甘油三酯降低的疾病
原发性高脂血症	甲状腺功能亢进症
冠心病	肾上腺皮质功能减退症
动脉粥样硬化	低 β 脂蛋白血症
糖尿病	无 β 脂蛋白血症
痛风	严重的肝病
甲状旁腺功能减退症	吸收不良
肾病综合征	

（3）乳糜微粒：乳糜微粒是最大的脂蛋白，携带有膳食脂质。血清乳糜微粒不能及时廓清时会出现乳糜样血液，所以正常空腹 12 小时后血清中不应检测出乳糜微粒。

（4）高密度脂蛋白：高密度脂蛋白的主要生理作用是运输外周血管壁内胆固醇至肝进行分解代谢，从而具有抗动脉粥样硬化的作用。目前临床上没有直接检测高密度脂蛋白量的方法，一般通过检测高密度脂蛋白胆固醇的含量来反映高密度脂蛋白水平。当高密度脂蛋白胆固醇小于 0.9mmol/L 时，判断为血脂异常。

常见导致高密度脂蛋白胆固醇增高和降低的疾病见表 7 –31。

表 7 - 31　常见导致高密度脂蛋白胆固醇增高和降低的疾病

导致高密度脂蛋白胆固醇增高的疾病	导致高密度脂蛋白胆固醇降低的疾病
慢性肝炎	动脉粥样硬化
原发性胆汁性肝硬化	急性感染
	糖尿病
	肾病综合征
	药物因素
	雄激素
	β 受体阻滞药
	孕酮

（5）低密度脂蛋白：检测低密度脂蛋白胆固醇的浓度即能基本反映血浆低密度脂蛋白的含量。低密度脂蛋白是血清中携带胆固醇的主要颗粒，其增高是动脉粥样硬化发生、发展的主要脂类危险因素。

常见导致低密度脂蛋白胆固醇增高和降低的疾病见表 7 - 32。

表 7 - 32　常见导致低密度脂蛋白胆固醇增高和降低的疾病

导致低密度脂蛋白胆固醇增高的疾病	导致低密度脂蛋白胆固醇降低的疾病
冠心病	无 β 脂蛋白血症
遗传性高脂蛋白血症	甲状腺功能亢进症
甲状腺功能减退症	吸收不良
肾病综合征	肝硬化
胆汁淤积性黄疸	
药物因素	
雄激素	
β 受体阻滞药	
糖皮质激素	

（6）载脂蛋白：脂蛋白中的蛋白部分称为载脂蛋白。载脂蛋白中临床常用的检测指标有载脂蛋白 A1 和载脂蛋白 B，载脂蛋白 A1 是高密度脂蛋白的主要载脂蛋白成分，占 90% 左右，同样具有防止动脉粥样硬化发生及发展的作用。载脂蛋白 B 是低密度脂蛋白中含量最多的蛋白质，其作用是调节肝内、外细胞表面低密度脂蛋白受体与血浆低密度脂蛋白之间平衡。载脂蛋白 A1 直接反映高密度脂蛋白水平，因此，载脂蛋白 A1 与高密度脂蛋白一样可以预测和评价冠心病的危险性，且更精确，是诊断冠心病的一种较灵敏的指标。载脂蛋白 A1 水平与冠心病发病率呈负相关。载脂蛋白 B 直接反映低密度脂蛋白水平，也是冠心病的危险因素。

常见导致载脂蛋白 A1 降低及载脂蛋白 B 增高的疾病见表 7 - 33。

表 7 - 33　常见导致载脂蛋白 A1 降低及载脂蛋白 B 增高的疾病

导致载脂蛋白 A1 降低的疾病	导致载脂蛋白 B 增高的疾病
家族性载脂蛋白 A1 缺乏症	高 β 脂蛋白血症
家族性 α 脂蛋白缺乏症	糖尿病
家族性卵磷脂胆固醇脂酰基转移酶缺乏症	甲状腺功能减退症

续表

导致载脂蛋白 A1 降低的疾病	导致载脂蛋白 B 增高的疾病
家族性低高密度脂蛋白血症	肾病综合征
急性心肌梗死	肾衰竭
糖尿病	
慢性肝病	
肾病综合征	
脑血管疾病	

（7）载脂蛋白 A1/B 比值：病理情况下的胆固醇含量可发生变化，可用载脂蛋白 A1/载脂蛋白 B 的比值代替高密度脂蛋白/低密度脂蛋白的比值作为判断动脉粥样硬化的指标。参考值：1～2。载脂蛋白 A1/B 比值降低见于：年龄增长、动脉粥样硬化、冠心病、糖尿病、高脂血症、肥胖症等。载脂蛋白 A1/B 比值＜1 对诊断冠心病的危险性较血清总胆固醇、甘油三酯、高密度脂蛋白、低密度脂蛋白更有价值，其灵敏度为 87%，特异性为 80%。

6. 红细胞沉降率　红细胞沉降率是指红细胞在一定条件下沉降的速率。红细胞沉降率受血浆中各种蛋白的比例改变，以及红细胞数量和形状的改变的影响。其参考值为：男性 0～15mm/h；女性 0～20mm/h。

红细胞沉降率增快分为生理性增快和病理性增快。生理性增快一般由于年龄的增长、妇女月经期、妊娠 3 个月以上，其增快可能与生理性贫血或纤维蛋白原含量增加有关。病理性增快见于血浆中纤维蛋白原、球蛋白增加，或白蛋白、红细胞减少时可使红细胞沉降率增快，包括：①急性细菌性炎症、风湿热、结核病；②贫血：贫血时其他红细胞对红细胞沉降的阻碍作用减弱使红细胞沉降速度更快；③恶性肿瘤；④肾病：几乎所有终末期肾病或肾病综合征患者的红细胞沉降率均升高，且不受血液透析的影响；⑤其他：动脉粥样硬化、糖尿病、黏液水肿等疾病。

红细胞沉降率减慢一般临床意义较小，严重贫血、球形红细胞增多症和纤维蛋白原含量重度缺乏者，红细胞沉降率可减慢。

7. 凝血酶原时间、国际标准化比值　凝血酶原检测的方式为：在有组织因子和磷脂的情况下在含枸橼酸盐的患者被检血浆中加入 Ca^{2+} 使血浆再次钙化，并通过肉眼观察、光学检测或机电检测的方式测定其形成纤维蛋白凝块所需的时间。可以用于评估外源性凝血途径和共同凝血途径。参考值：手工法和血液凝固仪法 11～13 秒或（12±1）秒。

常见导致血浆凝血酶原时间延长或缩短的疾病见表 7-34。

表 7-34　常见导致血浆凝血酶原时间延长或缩短的疾病

导致凝血酶原时间延长的疾病	导致凝血酶原时间缩短的疾病
先天性凝血因子 Ⅰ（纤维蛋白原）、Ⅱ（凝血酶原）、Ⅴ、Ⅶ、Ⅹ 缺乏	血液高凝状态
获得性凝血因子缺乏	弥散性血管内凝血早期
严重肝病	心肌梗死
维生素 K 缺乏	脑血栓形成
纤溶亢进	深静脉血栓形成
弥散性血管内凝血	多发性骨髓瘤
使用抗凝药物和异常抗凝血物质	

国际标准化比值是从凝血酶原时间和测定试剂的国际敏感指数推算出来的，参考值因国际灵敏度指数不同而异，一般为 1.0 ± 0.1。国际标准化比值是监测口服抗凝药物的首选指标，WHO 推荐使用国际标准化比值，中国人的国际标准化比值以 $2.0 \sim 2.5$ 为宜，一般不要超过 3.0，也不低于 1.5。

七、乙型肝炎血清免疫学检查

【复习指导】本部分内容较简单，历年偶考。其中，5 项乙型肝炎血清免疫学检查代表的意义需重点掌握。

乙型肝炎病毒是一种嗜肝脱氧核糖核酸病毒，属于包膜病毒。现用于临床的病毒标志物有乙型肝炎病毒表面抗原（HBsAg）、乙型肝炎病毒表面抗体（抗 – HBs）、乙型肝炎病毒 e 抗原（HBeAg）、乙型肝炎病毒 e 抗体（抗 – HBe）、乙型肝炎病毒核心抗原（HBcAg）、乙型肝炎病毒核心抗体（抗 – HBc）等。由于乙型肝炎病毒核心抗原（HBcAg）无法在血清中检测到，所以一般检查另外五项，就是通常所说的"两对半"。其中乙型肝炎病毒表面抗原（HBsAg）、乙型肝炎病毒 e 抗原（HBeAg）及乙型肝炎病毒核心抗体（抗 – HBc）阳性，而乙型肝炎病毒表面抗体（抗 – HBs）及乙型肝炎病毒 e 抗体（抗 – HBe）阴性，俗称"大三阳"；乙型肝炎病毒表面抗原（HBsAg）、乙型肝炎病毒 e 抗体（抗 – HBe）及乙型肝炎病毒核心抗体（抗 – HBc）阳性，而乙型肝炎病毒表面抗体（抗 – HBs）及乙型肝炎病毒 e 抗原（HBeAg）阴性，俗称"小三阳"。

1. 乙型肝炎病毒表面抗原　乙型肝炎病毒表面抗原是乙型肝炎病毒感染的血清学标志。乙型肝炎病毒表面抗原可通过酶免疫测定检测到。急性暴露于乙型肝炎病毒后 $1 \sim 10$ 周，乙型肝炎病毒表面抗原在血清中出现，先于肝炎症状的发作或血清丙氨酸氨基转移酶的升高。在随后恢复的患者中，通常在 $4 \sim 6$ 个月后不能检测到乙型肝炎病毒表面抗原，而乙型肝炎病毒表面抗原存在持续超过 6 个月则意味着慢性感染。据估计，真正为急性乙型肝炎的免疫功能正常的成人患者中有不到 5% 会进展为慢性感染。在慢性乙型肝炎病毒感染患者中，乙型肝炎病毒表面抗原的清除率大约为每年 0.5%。

2. 乙型肝炎病毒表面抗体　乙型肝炎病毒表面抗原消失后会出现乙型肝炎病毒表面抗体。在大多数患者中，乙型肝炎病毒表面抗体持续终生，从而提供长期的免疫力。然而，有些患者的乙型肝炎病毒表面抗体可能直到数周至数月的窗口期后才能检测到，在此窗口期中，无论是乙型肝炎病毒表面抗原还是乙型肝炎病毒表面抗体均不能被检测到。此时，血清学诊断可能通过检测到抗乙型肝炎病毒核心抗原的 IgM 抗体而实现。乙型肝炎病毒分类为至少 8 个基因型和 4 个主要血清型，所有的乙型肝炎病毒血清型都含有一个共同的抗原决定基："a"，这些血清型具有流行病学意义。针对"a"抗原决定簇的抗体对所有的乙型肝炎病毒血清型都有防护作用。据报道，在 $5\% \sim 30\%$ 的乙型肝炎病毒表面抗原阳性个体中有乙型肝炎病毒表面抗原和乙型肝炎病毒表面抗体共存的情况。在大多数情况下，抗体不能中和循环中的病毒体，因此，这些个体应被视为乙型肝炎病毒的携带者。

3. 乙型肝炎病毒 e 抗原　乙型肝炎病毒 e 抗原是由前核心蛋白处理而得的一种分泌性蛋白，一般认为它是乙型肝炎病毒复制和传染性的标志。存在乙型肝炎病毒 e 抗原通常与下面两种情况有关：①血清中乙型肝炎病毒 DNA 的高水平；②乙型肝炎病毒感染的母亲携带者传染给婴儿的传播率较高及乙型肝炎病毒感染患者传染给医疗保健人员的传播率较高。

4. 乙型肝炎病毒 e 抗体　乙型肝炎病毒 e 抗原到乙型肝炎病毒 e 抗体的血清转化在急性

感染患者中出现较早，先于乙型肝炎病毒表面抗原到乙型肝炎病毒表面抗体的血清转化发生。然而，对于慢性乙型肝炎病毒感染患者，乙型肝炎病毒 e 抗原血清转化可能延迟数年至数十年。在这类患者中，乙型肝炎病毒 e 抗原的存在通常与血清中检测到高水平的乙型肝炎病毒 DNA 及活动性肝病相关。然而，围生期获得乙型肝炎病毒感染的乙型肝炎病毒 e 抗原阳性患者可能血清丙氨酸氨基转移酶浓度正常和存在肝极轻炎症。

乙型肝炎病毒 e 抗原到乙型肝炎病毒 e 抗体的血清转化通常与血清乙型肝炎病毒 DNA 减少及肝病缓解相关。但是，有些患者在乙型肝炎病毒 e 抗原血清转化后继续存在活动性肝病。这些患者可能有低水平的野生型乙型肝炎病毒或者在前核心区具有终止密码子或核心启动子区有双核苷酸置换的乙型肝炎病毒变异株（可阻止或减少乙型肝炎病毒 e 抗原的生成）。

5. **乙型肝炎病毒核心抗体** 乙型肝炎病毒核心抗原是一种在受感染的肝细胞中表达的细胞内抗原，在血清中检测不到。乙型肝炎病毒核心抗体在乙型肝炎病毒感染的整个病程中均可检测到。

在急性感染期间，乙型肝炎病毒核心抗体主要为 IgM 型，乙型肝炎病毒核心抗体 IgM 是乙型肝炎病毒表面抗原消失和乙型肝炎病毒表面抗体出现之间的窗口期中唯一的乙型肝炎病毒感染标志物。检测到乙型肝炎病毒核心抗体 IgM 通常被认为是乙型肝炎病毒急性感染的一个指标。

然而，乙型肝炎病毒核心抗体 IgM 可能在急性感染后长达 2 年仍能被检测到。此外，乙型肝炎病毒核心抗体 IgM 的滴度在慢性乙型肝炎急性发作期间可能增加至可检测到的水平，这可带来诊断上的问题，即错误地提示为急性乙型肝炎，尤其是在乙型肝炎病毒地方性流行地区许多表现为急性肝炎的乙型肝炎病毒表面抗原阳性患者，实际上是慢性乙型肝炎的急性发作。慢性乙型肝炎急性发作的其他常见原因是与丁型肝炎病毒（δ 病毒）或丙型肝炎病毒的重叠感染。

在从急性乙型肝炎恢复的患者中，乙型肝炎病毒核心抗体 IgG 与乙型肝炎病毒表面抗体一起持续存在。在进展为慢性乙型肝炎病毒感染的患者中，乙型肝炎病毒核心抗体 IgG 也与乙型肝炎病毒表面抗原一起持续存在。

有些研究者已注意到在慢性乙型肝炎患者中，乙型肝炎病毒核心抗体 IgM 的滴度与血清丙氨酸氨基转移酶、血清乙型肝炎病毒 DNA 水平和组织学炎症之间存在相关性。

据报道，不存在乙型肝炎病毒表面抗原和乙型肝炎病毒表面抗体的情况下单独存在乙型肝炎病毒核心抗体的现象存在于低流行地区 0.4%～1.7% 的献血者中，以及地方性流行地区 10%～20% 的人群中。单独检测到乙型肝炎病毒核心抗体可发生于以下 3 种情况：急性乙型肝炎的窗口期，此时乙型肝炎病毒核心抗体主要为 IgM 型；急性乙型肝炎恢复后多年，此时乙型肝炎病毒表面抗体已下降至检测不到的水平；慢性乙型肝炎病毒感染许多年后，此时乙型肝炎病毒表面抗原滴度已下降至检测临界值水平以下。如上所述，每年约有 0.5% 的慢性乙型肝炎患者会出现检测不到乙型肝炎病毒表面抗原的情况。

在一些情况下，单独存在乙型肝炎病毒核心抗体可能是假阳性检测结果。因此，对于单独存在乙型肝炎病毒核心抗体个体的评估应包括重复检测乙型肝炎病毒核心抗体、乙型肝炎病毒表面抗原、乙型肝炎病毒 e 抗体和乙型肝炎病毒表面抗体。此外，乙型肝炎病毒核心抗体 IgG 一直呈阳性的患者，若有证据显示近期暴露于乙型肝炎病毒、有急性肝炎症状和（或）丙氨酸氨基转移酶水平显著升高，则应检测是否存在乙型肝炎病毒核心抗体 IgM，以排除新近乙型肝炎病毒感染。对于有慢性肝病证据的患者，应检测乙型肝炎病毒 DNA 以排除低水平的慢性乙型肝炎病毒感染。通过聚合酶链反应（PCR）已在仅有乙型肝炎病毒核心抗体的个体血清中检测到乙型肝炎病毒 DNA，但检出率从 0%～20% 不等，大部分研究显示检出率低于 5%。

此外，已有单独存在乙型肝炎病毒核心抗体的献血者和器官捐献者传播乙型肝炎病毒感染的报道。尽管通过这种方式传播乙型肝炎病毒的发生率范围较大（0.4%～78%），但当肝来自乙型肝炎病毒核心抗体阳性的捐献者时，风险最高。部分原因可能是在单独存在乙型肝炎病毒核心抗体的患者中，肝内检测到乙型肝炎病毒 DNA 的患者所占比例较高（＞70%）。即使当血清乙型肝炎病毒 DNA 检测结果为阴性时，也可能发生乙型肝炎病毒感染。

在强烈免疫抑制的情况下，单独存在乙型肝炎病毒核心抗体的患者也可发生乙型肝炎病毒复制再激活，出现逆向血清转化（即乙型肝炎病毒表面抗原再现）。预防性抗病毒治疗可能降低某些患者发生再激活的风险。

乙型肝炎病毒血清标志物及其意义见表 7 - 35。

表 7 - 35 乙型肝炎病毒血清标志物及其意义

乙型肝炎病毒血清标志物	急性乙型肝炎	乙型肝炎病毒感染恢复期	慢性乙型肝炎	非活动性携带者	隐匿性乙型肝炎
乙型肝炎病毒表面抗原	+	-	+	+	
乙型肝炎病毒表面抗体	-	+	-	-	-/+
乙型肝炎病毒核心抗体	+	+	+	+	
乙型肝炎病毒 e 抗原	+		+/-	-	-/+
乙型肝炎病毒 e 抗体	-	+	-/+	+	-/+

【同步练习】

一、A 型题（最佳选择题）

1. 正常成年男性红细胞计数为（　　）

A.（1.5～3.0）×10^{12}/L　　　　　　B.（2.0～3.5）×10^{12}/L

C.（3.5～5.0）×10^{12}/L　　　　　　D.（4.0～5.5）×10^{12}/L

E.（4.5～6.0）×10^{12}/L

本题考点： 正常成年男性红细胞计数为（4.0～5.5）×10^{12}/L。

2. 正常成年女性红细胞计数为（　　）

A.（1.5～3.0）×10^{12}/L　　　　　　B.（2.0～3.5）×10^{12}/L

C.（3.5～5.0）×10^{12}/L　　　　　　D.（4.0～5.5）×10^{12}/L

E.（4.5～6.0）×10^{12}/L

本题考点： 正常成年女性红细胞计数为（3.5～5.0）×10^{12}/L。

3. 正常成人白细胞计数为

A.（1.0～7.0）×10^{9}/L　　　　　　B.（2.0～8.0）×10^{9}/L

C.（3.0～9.0）×10^{9}/L　　　　　　D.（4.0～10.0）×10^{9}/L

E.（5.0～11.0）×10^{9}/L

本题考点：正常成人血液中白细胞计数为（4.0～10.0）×10⁹/L。

4. 正常成人血小板计数为（　　　）

A.（100～200）×10⁹/L　　　　　　　　　B.（100～300）×10⁹/L

C.（200～300）×10⁹/L　　　　　　　　　D.（200～400）×10⁹/L

E.（300～400）×10⁹/L

本题考点：正常成人血液中的血小板计数为（100～300）×10⁹/L。

5. 淀粉酶活性增高可能见于（　　　）

A. 急性胰腺炎　　　B. 慢性胰腺炎　　　C. 阑尾炎　　　D. 高脂血症

E. 胰腺萎缩

本题考点：淀粉酶增高最常见的原因就是急性胰腺炎，其次，慢性胰腺炎急性发作、胰腺囊肿、胰腺导管阻塞时淀粉酶也可增高。

6. 患者，女，体检发现转氨酶及胆红素均升高，其他生化指标无明显异常，该患者最可能患有（　　　）

A. 心脏疾病　　　　B. 肝脏疾病　　　　C. 肾脏疾病　　　　D. 血液疾病

E. 感染性疾病

本题考点：转氨酶和胆红素均为肝功能相关指标。

7. 患者，男，体检发现血清尿素氮升高，血肌酐升高，其他生化指标正常，该患者最可能患有（　　　）（2015年真题）

A. 心脏疾病　　　　B. 肝脏疾病　　　　C. 肾脏疾病　　　　D. 血液疾病

E. 感染性疾病

本题考点：血清尿素氮和血肌酐均为肾功能相关指标。

8. 接种乙肝疫苗后，血清免疫学检查可呈阳性反应的指标是（　　　）（2015年真题）

A. 乙型肝炎病毒表面抗原　　　　　　　B. 乙型肝炎病毒表面抗体

C. 乙型肝炎病毒e抗原　　　　　　　　D. 乙型肝炎病毒e抗体

E. 乙型肝炎病毒核心抗体

本题考点：接种乙肝疫苗后，乙型肝炎病毒表面抗体可呈阳性。

9. 患者，男，58岁患有高胆固醇血症，长期服用辛伐他汀40mg qd，患者用药期间应定期检测的生化指标是（　　　）（2016年真题）

A. BUN　　　　B. Hb　　　　C. ALT　　　　D. RBC

E. PLT

本题考点：辛伐他汀可导致肝损害，需定期监测肝酶。

10. 患者，女，62岁，患有2型糖尿病，平时未规律监测血糖，今日来院复查，欲了解近3个月内的血糖总体控制情况，应监测的指标是（　　　）（2016年真题）

A. 血红蛋白　　　　　　　　　　　　　B. 糖化血红蛋白

C. 空腹血糖　　　　　　　　　　　　　D. 餐后2小时血糖

E. 总胆固醇

本题考点：因为葡萄糖会不可逆的附着于血红蛋白上，所以糖化血红蛋白检测值不会受到暂时的血糖波动的影响，从而可以反映出一段时间内血糖控制的平均水平。

二、B 型题（配伍选择题）

[11～12 题共用备选答案]

A. 红细胞/血红蛋白减少　　　　　　B. 中性粒细胞增多

C. 嗜酸性粒细胞增多　　　　　　　 D. 血小板增多

E. 嗜碱性粒细胞减少

11. 细菌感染患者可出现（　　）（2015 年真题）

12. 过敏性疾病患者可出现（　　）（2015 年真题）

本题考点：细菌感染患者血常规检查可出现中性粒细胞增多，过敏性疾病患者血常规检查可出现嗜酸性粒细胞增多。

[13～15 题共用备选答案]

A. 血红蛋白减少　　　　　　　　　 B. 中性粒细胞增多

C. 嗜酸性粒细胞增多　　　　　　　 D. 血小板计数增多

E. 淋巴细胞增多

13. 贫血患者常出现（　　）（2016 年真题）

14. 水痘患者常出现（　　）（2016 年真题）

15. 荨麻疹患者常出现（　　）（2016 年真题）

本题考点：贫血患者血常规检查可出现血红蛋白减少，水痘患者血常规检查可出现淋巴细胞增多，荨麻疹患者血常规检查可出现嗜酸性粒细胞增多。

[16～18 题共用备选答案]

A. 血红蛋白减少　　　B. 嗜酸性粒细胞增多　C. 中性粒细胞增多　　D. 红细胞增多

E. 血小板增多

16. 缺铁性贫血患者常表现为（　　）（2017 年真题）

17. 过敏性皮炎患者常表现为（　　）（2017 年真题）

18. 急性细菌性扁桃体炎患者常表现为（　　）（2017 年真题）

本题考点：缺铁性贫血患者血常规检查可出现血红蛋白减少，过敏性皮炎患者血常规检查可出现嗜酸性粒细胞增多，急性细菌性扁桃体炎患者血常规检查可出现中性粒细胞增多。

[19～23 题共用备选答案]

A. 0%～1%　　　　　　　　　　　　B. 0.5%～5%

C. 3%～8%　　　　　　　　　　　　D. 20%～40%

E. 50%～70%

19. 白细胞分类中中性粒细胞占（　　）

20. 白细胞分类中嗜酸性粒细胞占（　　）

21. 白细胞分类中嗜碱性粒细胞占（　　）

22. 白细胞分类中单核细胞占（　　）

23. 白细胞分类中淋巴细胞占（　　）

本题考点：正常成人血液中白细胞数（4.0～10.0）×10^9/L，其中中性粒细胞占 50%～

70%，绝对值为（2～7）×10^9/L；嗜酸性粒细胞占 0.5%～5%，绝对值为（0.05～0.5）× 10^9/L；嗜碱性粒细胞占 0%～1%，绝对值为（0～0.1）×10^9/L；单核细胞占 3%～8%，绝对值为（0.12～0.8）×10^9/L；淋巴细胞占 20%～40%，绝对值为（0.8～4）×10^9/L。

三、X 型题（多项选择题）

24. 以下指标升高时提示动脉粥样肝硬化风险增高的是（   ）

A. 甘油三酯　　　　　　　　　　　　B. 高密度脂蛋白

C. 低密度脂蛋白　　　　　　　　　　D. 血清脂蛋白（a）

E. 载脂蛋白 A1

本题考点：甘油三酯、低密度脂蛋白、血清脂蛋白（a）是动脉粥样硬化的危险因素，升高时可见冠心病、原发性高脂血症、动脉粥样硬化症等。高密度脂蛋白水平增高有利于外周组织清除胆固醇，从而防止动脉粥样硬化的发生，被认为是抗动脉粥样硬化因子。载脂蛋白 A1 直接反映高密度脂蛋白水平，与冠心病发病率呈负相关。

25. "大三阳"指（   ）

A. 乙型肝炎病毒表面抗原阳性　　　　B. 乙型肝炎病毒表面抗体阳性

C. 乙型肝炎病毒 e 抗原阳性　　　　　D. 乙型肝炎病毒 e 抗体阳性

E. 乙型肝炎病毒核心抗体阳性

本题考点：乙型肝炎病毒表面抗原（HBsAg）、乙型肝炎病毒 e 抗原（HBeAg）及乙型肝炎病毒核心抗体（抗－HBc）阳性，而乙型肝炎病毒表面抗体（抗－HBs）及乙型肝炎病毒 e 抗体（抗－HBe）阴性，俗称"大三阳"；乙型肝炎病毒表面抗原（HBsAg）、乙型肝炎病毒 e 抗体（抗－HBe）及乙型肝炎病毒核心抗体（抗－HBc）阳性，而乙型肝炎病毒表面抗体（抗－HBs）及乙型肝炎病毒 e 抗原（HBeAg）阴性，俗称"小三阳"。

26. "小三阳"指（   ）

A. 乙型肝炎病毒表面抗原阳性　　　　B. 乙型肝炎病毒表面抗体阳性

C. 乙型肝炎病毒 e 抗原阳性　　　　　D. 乙型肝炎病毒 e 抗体阳性

E. 乙型肝炎病毒核心抗体阳性

本题考点：乙型肝炎病毒表面抗原（HBsAg）、乙型肝炎病毒 e 抗原（HBeAg）及乙型肝炎病毒核心抗体（抗－HBc）阳性，而乙型肝炎病毒表面抗体（抗－HBs）及乙型肝炎病毒 e 抗体（抗－HBe）阴性，俗称"大三阳"；乙型肝炎病毒表面抗原（HBsAg）、乙型肝炎病毒 e 抗体（抗－HBe）及乙型肝炎病毒核心抗体（抗－HBc）阳性，而乙型肝炎病毒表面抗体（抗－HBs）及乙型肝炎病毒 e 抗原（HBeAg）阴性，俗称"小三阳"。

参考答案：1. D　2. C　3. D　4. B　5. A　6. B　7. C　8. B　9. C　10. B　11. B　12. C　13. A　14. E　15. C　16. A　17. B　18. C　19. E　20. B　21. A　22. C　23. D　24. ACD　25. ACE　26. ADE

第8章 常见病症的药物治疗

一、发热

【复习指导】本部分内容历年必考，应重点掌握发热的药物治疗方案及用药注意事项，熟悉发热的指标及临床表现。

（一）临床基础

生理学意义上的体温，是指机体深部的平均温度。临床常用腋窝温度（36.0～37.4℃）、口腔温度（36.7～37.7℃）和直肠温度（36.9～37.9℃）来代表体温。体温存在正常的生理变动：①昼夜变动，一般清晨2～6时体温最低，后逐渐上升，午后4～6时体温最高，继而下降，每日体温波动小于1℃；②性别差异，成年女性的体温高于男性，且随月经周期变化，排卵前日最低，排卵期或经期体温上升；③年龄差异，儿童新陈代谢旺盛，体温较高，青年人体温略高于老年人；④肌肉活动、精神紧张和进食也影响体温。

正常人的体温是由体温调节中枢通过神经调节、体液调节等方式，调节产生和散热过程，保持产热、散热动态平衡，以保证人体体温相对恒定。体温调节中枢存在体温调定点，此调定点的高低决定体温水平。

1. 发热的指标与病因　发热是指人体温度因各种原因超过正常范围。外源性或内源性物质刺激机体产生、释放致热源，后者作用于下丘脑的体温中枢，使体温调定点上移。调定点上移时，中心温度低于调定点，调温指令作用器官，导致骨骼肌张力增加或寒战以增加产热，皮肤血管收缩减少散热，最终导致发热。按照温度高低，按腋窝温度，发热可分为①低热：37.4～38.0℃；②中度发热：38.1～39.0℃；③高热：39.1～41.0℃；④超高热（过高热）：41.0℃以上。

目前已知可引起发热的病因超过200种，现将常见病因归纳为感染性疾病（是引起发热的最主要病因，以细菌感染居多，病毒感染次之）、肿瘤性疾病、非感染性炎症性疾病、其他等四类，具体见表8-1。

表8-1　引起发热的常见病因

大类	亚类	疾病
感染性疾病	细菌性感染性疾病	细菌性脓肿（腹腔、盆腔、中枢）、感染性心内膜炎、牙源性感染、肾盂肾炎、肺外结核（肾、骨、中枢）、非结核分枝杆菌感染、李斯特菌病、布鲁菌病、军团菌病、伤寒、诺卡菌病、慢性鼻窦炎、感染性动脉瘤等
	真菌性感染性疾病	曲霉病、念珠菌病、隐球菌病、卡氏肺孢子菌肺炎等
	寄生虫性感染性疾病	阿米巴病、弓形虫病、疟疾、包虫病等
	其他	莱姆病、EB病毒感染、巨细胞病毒感染、立克次体病等
肿瘤性疾病	血液系统恶性疾病	淋巴瘤、前白血病（急性髓系白血病）、骨髓增生性疾病、多发性骨髓瘤、骨髓增生异常综合征、浆细胞瘤等
	实体恶性肿瘤	肝和中枢神经系统转移瘤、肾细胞癌、肝癌、结肠癌、胰腺癌、乳腺癌、中枢神经系统肿瘤等
	良性肿瘤	肾上腺肿瘤等

续表

大类	亚类	疾病
非感染性炎症性疾病	自身免疫病	系统性红斑狼疮、颞动脉炎/风湿性多肌痛、皮肌炎/多肌炎、白塞病、强直性脊柱炎、自身免疫性肝炎、混合型结缔组织病、反应性关节炎、风湿热等
	自身炎症性疾病	成人 still 病、克罗恩病、溃疡性结肠炎、噬血细胞综合征、痛风等
其他疾病		急性播散性脑脊髓炎、药物热、亚急性甲状腺炎、伪装热、过敏性肺炎、亚急性坏死性淋巴结炎等

2. 临床表现　发热的临床表现一般可以分为以下 3 期。

（1）体温上升期：多有疲惫、肌肉酸痛、皮肤苍白等表现，可伴有畏寒或寒战等症状。体温上升可为骤升型或缓升型。

（2）高热持续期：体温达峰后，临床表现为皮肤潮红而灼热，呼吸加快加强，常伴有出汗。高热持续期常持续数小时、数天或数周，其体温曲线可表现为稽留热、弛张热、间歇热、回归热、波状热等不同热型。近年来，由于抗菌药的广泛应用，以上典型热型已不常见，此外，热型也与机体反应性有关，年老体弱者由于反应性下降，即便严重细菌感染，也可能表现为低热甚至不发热。

（3）体温下降期：发热后体温下降可呈"骤降"或"渐降"两种方式，前者往往伴有大汗。

此外，发热以外的其他临床表现也应重视，如发热伴鼻塞、咽痛、咳嗽，则多为存在上呼吸道感染；发热伴呕吐、头痛、脑膜刺激征等，则提示可能存在中枢感染；发热时伴有腰肋部疼痛及尿频、脓尿、血尿者，应考虑尿路感染；发热伴有恶心呕吐、腹痛、腹泻则可能是急性胃肠道感染。总之，需注意发热以外的临床表现，结合临床查体及辅助检查，进行综合诊疗。

（二）药物治疗

发热的对症处理包括：①物理降温。冷毛巾湿敷、温水浴、25%～50% 酒精擦浴、头置冰帽、冰水灌肠等方式。注意：儿童的体表面积相对较大，皮肤角质层发育不完全，发热时毛细血管扩张血流加快，如使用酒精擦浴可能导致酒精中毒，不推荐使用。②药物降温。应根据发热程度考虑是否使用解热镇痛药物，并选用合理的给药方式。

1. 非处方药和处方药　常用药物有对乙酰氨基酚、布洛芬、阿司匹林、吲哚美辛、贝诺酯、阿尼利定等。主要通过抑制花生四烯酸代谢过程中的环氧化酶，减少前列腺素生成，起到解热、镇痛作用，仅降低发热者的体温。

（1）对乙酰氨基酚：解热作用强，镇痛作用一般，无抗炎作用。可作为退热药的首选，临床可用于普通感冒或流行性感冒引起的发热，也可以缓解轻度至中度疼痛，如头痛、牙痛、关节痛等。对乙酰氨基酚药物安全性好，尤其适合儿童及老年患者，妊娠期女性也可以考虑选用。用于退热，成人每次 0.3～0.6g，每日 3～4 次；每日量不超过 3g；儿童按体重每次 10～15mg/kg，每 4～6 小时 1 次，儿童每日用药不超过 4 次。对乙酰氨基酚在给药后 30～60 分钟起效，作用持续时间为 4～6 小时。

对症使用对乙酰氨基酚进行自我药疗时应注意疗程，用于解热时连续使用不超过 3 天，用于镇痛不超过 5 天，症状未缓解请咨询医师或药师。对阿司匹林过敏者慎用该药。服药期间不能同时服用其他含有解热镇痛药的药品（如某些复方抗感冒药）。服用本品期间不得饮酒或含有酒精的饮料。

（2）布洛芬：解热、镇痛和抗炎作用强，疗效与阿司匹林类似，解热作用时间略长于阿司匹林及对乙酰氨基酚。临床可用于用于发热、轻中度疼痛及风湿性关节炎等疾病，可用于儿童。成人使用布洛芬每次 0.2～0.4g，每 4～6 小时 1 次，每日最大量 2.4g；儿童按体重每次 5～10mg/kg，每日 3 次，儿童每日用药不超过 4 次。布洛芬药物安全性较好，胃肠道不良反应轻，少数患者可能出现血小板减少或视力模糊，一旦出现视力障碍应立即停药。连续用药 3 天以上，发热或疼痛仍未缓解需请医生诊治。活动期消化性溃疡者禁用布洛芬。

（3）阿司匹林：大剂量用于解热、镇痛、抗炎，小剂量用于防治血栓生成。阿司匹林口服吸收快而完全，吸收部位主要在小肠上部，食物可降低吸收速率，但不影响吸收量。一般解热镇痛的剂量不良反应少，抗炎剂量不良反应多，应用受限。肠溶片应于饭前用是适量水整片送服。有活动性溃疡病、血友病或血小板减少症的患者禁用阿司匹林。儿童病毒性感染引起的发热不宜使用阿司匹林退热，可能引起 Reye 综合征。另外，阿司匹林还可导致阿司匹林哮喘或水杨酸反应（用量相关），罹患或既往罹患支气管哮喘、花粉症、鼻息肉及慢性呼吸道感染的患者慎用。

（4）吲哚美辛：解热作用强，可用于其他药物不易控制的发热，可口服给药或直肠给药。体内过程受机体昼夜节律的影响，早 7 时服药吸收好，血药峰值浓度高，作用维持时间长。因不良反应多，尤其胃肠道不良反应严重，临床应用受限。用于解热时，应补充足量液体，防止大汗虚脱。

（5）贝诺酯：为阿司匹林与对乙酰氨基酚以酯键结合的中性化合物，具有解热镇痛的作用，不良反应较阿司匹林少，口服吸收效果好。

（6）阿尼利定：为氨基比林、安替比林、巴比妥的复方制剂，解热镇痛作用强，主要用于急性高热时的紧急退热。该药不得与其他药物混合，需肌内注射给药。长期应用可引起粒细胞减少，再生障碍性贫血及肝、肾功能损害等反应。

（7）安乃近：为氨基比林与亚硫酸钠相结合的化合物，解热镇痛作用强。可引起严重皮肤不良反应及粒细胞减少，个别患者可致过敏性休克。仅在急性高热且病情危重，无其他有效药物可用的情况下，用于紧急退热。

2. 用药注意事项与患者教育

（1）发热不是一种疾病，而是一种重要的临床体征。轻度发热时，人体的吞噬细胞活性增强，抗体产生增多。发热是机体重要的防御机制，盲目退热会干扰这一自然进程。退热药物属于对症治疗药物，只能改善症状，提高患者舒适性，而不能治疗原发病，甚至会掩盖病情，影响疾病诊疗，应避免滥用退热药物。

（2）人体核心温度升高，无论是发热还是过热，均会使氧消耗增加。当体温在 37℃ 以上时，体温每升高 1℃，氧消耗会增加 13%。对于本身有心、肺功能不全的患者尤其是老年患者，可能会诱发或加重原有疾病。婴幼儿神经功能发育不完全，高热可能导致惊厥，或需使用地西泮治疗。

（3）通常情况下，发热处理的第一步是确定病因，专业人士结合患者病程、体温、既往史及系统全面的检查进行发热评估。

（4）对于发热患者，如为以下情况应及时联系医护人员：妊娠、罹患肿瘤、使用免疫抑制药及糖皮质激素、近期非洲或拉丁美洲出行史、1个月内住院史、反复发热、伴严重基础疾病（高血压、糖尿病、系统红斑性狼疮、中性粒细胞减少等）。

（5）发热合并一种或多种下述症状也应及时就医：皮疹、呼吸困难及剧烈头痛、颈痛和癫痫发作或意识模糊、严重呕吐或腹泻，以及腹部、背部或身体侧面剧烈疼痛，其他严重不适症状。

（6）对于成人患者，≤39℃的发热只需维持水、电解质的平衡，无须使用退热药；对于儿童，体温≥38.5℃时可以使用退热药。所有发热患者均需减少活动降低产热，并及时补液以维持水、电解质平衡。

（7）退热药多有胃肠道不良反应，严重者甚至可导致胃溃疡、胃肠道出血，活动性消化道溃疡患者应避免使用对乙酰氨基酚外的退热药。除肠溶制剂外，其他的退热药应尽量在餐后服用，以减少胃黏膜刺激。

（8）解热镇痛抗炎药多可致血压升高、钠潴留，长期或大量服用后可能发生严重心血管事件（罕见），有心脏病、高血压、糖尿病、前列腺增大的患者使用退热药时需咨询医师或药师。

（9）由于会增加不良反应，不宜联用退热药。使用退热药的患者应避免使用治疗咳嗽或感冒的复方制剂，因为后者往往含有退热药，同时使用可能导致退热药过量，发生严重后果。目前，关于交替使用对乙酰氨基酚和布洛芬的有效性研究较少，而二者联用可能造成患者肝、肾损伤（尤其是血容量不足的儿童患者），建议避免交替使用。

（10）对于长期使用小剂量阿司匹林（75～100mg/d）的患者，发热时不宜同服布洛芬，因布洛芬会降低阿司匹林的心脏保护作用。此时，对乙酰氨基酚或为合理选择。

（11）使用退热药，应使用最低有效剂量。儿童使用退热药应根据体重来给药，而不是根据年龄。不同厂家生产的同一成分的非处方药，所附带的给药装置和给药说明可能并不一致，给药时应仔细甄别，合理用药，避免用药差错。

（12）退热药连续使用一般不超过3天，如症状未缓解请及时就医。

（13）使用退热药时，不宜饮酒或食用含酒精的饮料。应避免与含有乙醇的药物合用，如藿香正气水等。

（14）发热的病因有很多，抗菌药仅对细菌感染有效，应避免滥用。

（15）退热药均能透过胎盘。妊娠期间，对乙酰氨基酚作为首选退热药可以短期使用，其他非甾体抗炎药禁用于妊娠期妇女。尽管近年有研究表明，低剂量的阿司匹林可以用于预防子痫前期及某些抗磷脂综合征患者的妊娠期抗血栓治疗，但安全性及有效性仍有待进一步研究。

二、疼痛

【复习指导】本部分内容历年偶考，应重点掌握疼痛的药物治疗方案及用药注意事项，熟悉头痛的临床表现。

世界卫生组织（WHO）将疼痛定义为"组织损伤或潜在损伤引起的不愉快感觉和情感体验"。作为人体的第五大体征，疼痛可促使个体及时采取适应性行为保护机体，但长期的慢性疼痛可能导致神经系统发生病理性重构，严重影响躯体和社会功能，因而需要合理控制疼痛。

（一）常见疼痛

1. 头痛 头痛是指眉弓、耳轮上缘和枕外隆突连线以上的头颅上半部的疼痛，是常见的医学主诉之一。头痛可能是劳累、精神紧张和焦虑的一般表现，或是许多全身性疾病的一种伴随症状；也可能是高血压脑病、脑卒中或颅内肿瘤等颅内恶性严重疾病的一种早期信号；此外，近视、青光眼或其他原因引起的眼压升高也可能导致头痛。

根据国际头痛协会（IHS）推出的头痛疾患的国际分类（ICHD），头痛可分为原发性头痛和继发性头痛两大类。其中，原发性头痛包括：①偏头痛；②紧张型头痛；③三叉神经自主神经性头痛；④其他原发性头痛。继发性头痛包括：①缘于头颈部创伤的头痛；②缘于头颈部血管性疾病的头痛；③缘于颅内非血管性疾病的头痛；④缘于某种物质或物质戒断性头痛；⑤缘于感染的头痛；⑥缘于内稳态紊乱的头痛；⑦缘于颅、颈、眼、耳、鼻、鼻窦、牙、口或其他面、颈部结构的头面痛；⑧缘于精神障碍的头痛；⑨痛性颅神经病和其他面痛。

头痛的主要临床表现多种多样，不同原因的头痛在头痛的时间、性质、程度、发生速度都可能不同。如神经性头痛持续时间短，发作频繁；慢性头痛多见于器质性病变；持续性头痛多见于颅内高压；搏动性跳痛常为血管性头痛，多为突发性；发作性电击样剧痛为三叉神经痛的特征；紧箍样头痛多为紧张性头痛；眼、耳、鼻疾病多伴发胀痛或钝痛，多为轻度疼痛。

头痛的伴随症状对相关疾病的诊断非常重要。如偏头痛发作时伴有恶心、呕吐、面色苍白、出汗、心悸等自主神经症状；头痛伴有进行性加剧的恶心、呕吐，常为颅内高压的征兆；体位变化时出现的头痛加重或意识障碍，多见于脑室内肿瘤、后颅凹或高颈段病变；伴有视力障碍及其他眼部征象（如复视），且呈短暂性发作者，多为椎 - 基底动脉供血不足。

总之，头痛的病因可能有很多种，需要结合病史及相关检查综合判断，而后进行相应的病因治疗和对症治疗，必要时给予预防性治疗。

2. 神经病理性疼痛 国际疼痛协会将神经病理性疼痛定义为：周围和（或）中枢神经系统、原发和（或）继发性损害、功能障碍或短暂性紊乱引起的疼痛。神经病理性疼痛通常分为周围神经病理性疼痛和中枢性神经病理性疼痛两大类。常见的三叉神经痛、舌咽神经痛、带状疱疹后神经痛、糖尿病周围神经痛等都属于周围神经病理性疼痛。

（1）三叉神经痛是一种临床常见的颅神经疾病，其人群患病率为182人/10万，年发病率为3～5人/10万，多发生于成年及老年人，发病年龄在28～89岁，70%～80%病例发生在40岁以上，高峰年龄在48～59岁。WHO最新调查数据显示，近年来，三叉神经痛正趋向年轻化，人群患病率不断上升，严重影响了患者的生活质量，增加了医疗支出。三叉神经痛多为反复间歇性发作，发作时患者有电击样、刀割样或撕裂样剧痛，突发突止。目前，三叉神经痛的治疗方式主要有药物治疗、射频热凝、半月节球囊压迫、立体定向放射外科和微血管减压手术等，其中治疗药物主要有卡马西平、奥卡西平、加巴喷丁、拉莫三嗪和匹莫齐特可用于原发性三叉神经痛的辅助治疗。另外，B族维生素及其衍生物可能对三叉神经痛有一定作用。

（2）舌咽神经痛是指舌咽神经支配区及迷走神经耳支和咽支支配区的阵发性疼痛，特点是累及耳、扁桃体窝、舌根或下颌角下方的阵发性重度刺痛。舌咽神经痛的药物治疗与三叉神经痛基本相同，内科治疗失败的患者可考虑外科治疗。

（3）带状疱疹后神经痛（PHN）是最常见的神经病理性疼痛之一，是指带状疱疹皮疹愈合后持续 1 个月及以上的疼痛，是带状疱疹常见并发症。带状疱疹后神经痛可表现为持续性疼痛，也可缓解一段时间后再次出现。荟萃分析数据显示 PHN 人群每年发病率为 3.9～42 人/10万，60 岁及以上的带状疱疹患者约 65% 会发生 PHN，70 岁及以上者中则可达 75%，据估计我国约有 400 万的 PHN 患者。PHN 治疗目的是尽早有效地控制疼痛，缓解伴随的睡眠和情感障碍，提高生活质量。推荐用于治疗 PHN 的一线药物有普瑞巴林、加巴喷丁、阿米替林和 5% 利多卡因贴剂，二线药物包括阿片类药物和曲马多药物。带状疱疹后神经痛的药物治疗应个体化，单一药物治疗不能获得满意的疼痛缓解时，考虑联合用药。

（4）糖尿病周围神经痛（DPNP），是指由糖尿病或糖尿病前期导致的周围神经病理性疼痛。临床表现形式以双侧对称性肢体远端疼痛为主要特征，下肢重于上肢，远端重于近端，夜间痛甚。病程初期以双足远端受累多见，后逐渐向近端发展至小腿和手部。约 1/3 的糖尿病患者和 1/4 的糖尿病前期患者有对称性远端周围神经病。主要药物包括阿米替林、加巴喷丁、普瑞巴林，以及辣椒碱与利多卡因等局部用药。

对于神经病理性疼痛应首先探明病因，进行对因治疗，而后是对于疼痛的对症治疗。对于神经病理性疼痛首选药物治疗，以及针灸、心理治疗、康复治疗等，必要时可考虑微创或手术治疗，如神经减压、神经损毁等。

3. 牙痛　牙痛是口腔疾病的常见临床表现，不同性质的牙痛可能提示不同的疾病：①尖锐自发痛。最常见的病因为急性牙髓炎、急性根尖周炎，其次为急性牙周脓肿、髓石、急性龈乳头炎、冠周炎、三叉神经痛、急性上颌窦炎。②自发性钝痛。慢性龈乳头炎、创伤性根周膜炎、坏死性龈炎等疾病在疲劳、感冒或月经期时，由于抵抗力下降，病变处可出现轻度自发性钝痛或胀痛。③激发痛。当遇到物理刺激和化学刺激时才发生牙痛，刺激去除后疼痛大多立即消失。④咬𬌗痛：常见于牙外伤、急性根尖周炎、急性牙周脓肿、牙隐裂或牙根裂。一些口腔以外的疾病，如流感、三叉神经痛、颌骨囊肿、肿瘤、高血压、心脏病、前磨牙出现裂痕、鼻窦炎等，有时也会引起牙痛。因而，对于主诉牙痛，但牙齿又无明显病变者，应及时去医院专科诊治。

4. 腹痛　是指由于各种原因引起的腹腔内脏器的病变，而表现在腹部的疼痛。腹痛可分为急性腹痛和慢性腹痛两类。引起腹痛的病因很多，如脏器的急性炎症、损伤、破裂、穿孔、梗阻、扭转、出血、坏死等器质性病变，或者功能性失调如痉挛、麻痹、神经功能紊乱等功能失调。

对于腹痛，可根据常见的病变性质归纳为以下七类：①炎症性腹痛，基本特点是腹痛、发热、压痛或腹肌紧张；②穿孔性腹痛，基本特点是突发持续腹痛、腹膜刺激征，可伴有肠鸣音消失或气腹；③梗阻性腹痛，基本特点是阵发性腹痛、呕吐、腹胀、排泄功能障碍；④出血性腹痛，基本特点是腹痛、失血性休克与急性贫血、隐性（内）出血或显性（外）出血（呕血、便血或尿血）；⑤损伤性腹痛，基本特点是外伤、腹痛、腹膜炎或内出血综合征；⑥绞窄与扭转性腹痛；⑦功能性紊乱及全身性疾病所致的腹痛。

对于腹痛的处理应按常规诊疗程序进行，结合疾病史、体格检查、辅助检查、诊断、鉴别诊断等，对于病因不明的腹痛应辅以必要的辅助检查，不可盲目给予镇痛对症治疗。腹痛的药物治疗需基于诊断，如消化不良导致的腹痛可考虑给予胃肠促动药，肠道痉挛导致的腹痛需要使用解痉药；胆绞痛、肾绞痛时，不能单独使用吗啡或哌替啶镇痛，需联合阿托品治疗，否则吗啡、哌替啶的内脏平滑肌兴奋作用会导致绞痛加剧；消化性溃疡所致腹痛，需使用抗酸药、抑酸药、解痉药等治疗；功能性腹痛多用解痉药，必要时联合抗焦虑药。

5. 颈肩痛　约 10% 的成人罹患颈部疼痛，颈部的任何结构的损伤都可能导致颈部疼痛，包括骨、韧带、椎间盘、肌肉和神经。导致颈痛的临床疾病可分为主要引起颈痛的疾病和易引起肢体疼痛和（或）神经功能障碍的疾病两类。前者包括颈椎劳损、椎间盘内破裂综合征/椎间盘性疼痛、颈椎关节突介导的疼痛、颈椎"挥鞭伤"综合征和肌筋膜疼痛等；后者主要是指颈神经根病和脊髓型颈椎病。颈部疼痛可以分四级：①Ⅰ级为无重要病理改变，几乎不干扰日常活动；②Ⅱ级为无重要病理改变，但可能影响日常活动；③Ⅲ级为颈部疼痛伴神经系统症状或体征（神经根病）；④Ⅳ级为颈部疼痛伴重要病变（如骨折、脊髓病、肿瘤和脊柱感染）。颈痛的治疗方法有使用镇痛药物、按摩、冰敷、热敷、进行颈部训练、改善生活方式调整姿势等。

肩痛是常见的肌肉骨骼症状，可由肩部内在疾病或牵涉痛引起。肩部内在疾病包括肩关节、肌腱、周围韧带或关节周围结构的损伤和急、慢性炎症。部分内脏疾病也可能引发颈肩痛，如心脏疾病可能引发左侧颈肩痛，消化道疾病可引发右侧颈肩痛。

多数颈肩痛属于局部疼痛，对乙酰氨基酚和非甾体抗炎药可用于轻中度颈肩痛的治疗，急性重度疼痛者可能需要使用弱阿片类镇痛药（可待因、曲马多）。可以联合或单独使用肌肉松弛药如替扎尼定、乙哌立松、氯唑沙宗等。

6. 腰腿痛　腰腿痛是指腰骶、骶髂、髋、臀及下肢的疼痛，腰腿痛并不是独立的疾病，而是多种疾病引起的一种症候群。它是疼痛诊疗中最常见的、严重影响劳动能力的病症，在体力劳动者、老年人、长期伏案工作者中发生率较高。腰腿痛可分急性疼痛和慢性疼痛，病因可能有多种，包括：腰腿部的肌肉、韧带、筋膜、关节等结构发生损伤会导致疼痛；老年性骨质疏松、椎间盘退行性变等也会导致疼痛；先天性骨发育不良、骨关节炎性病变等都可能导致腰腿痛；此外，其他系统疾病如泌尿生殖系统疾病、肿瘤等也可能导致腰腿痛。

不同病因诱发的腰腿痛临床表现可不同，如腰椎管狭窄可导致间歇性跛行；腰椎间盘突出症多有放射性疼痛。对于腰腿痛的治疗，应先进行相关诊断，对症治疗可参考颈肩痛的治疗方案。

7. 关节痛　关节痛是日常生活中常见的症状，常伴有关节红肿、活动受限、功能障碍等表现。关节痛可由关节本身或全身性病变所引起，临床上，骨关节炎、类风湿关节炎、关节外伤、化脓性关节炎、结核性关节炎及发热性疾病等均可导致关节痛。对于关节痛，应针对病因进行对因、对症处理。

关节痛的性质为烧灼痛、麻木或感觉异常可能提示急性脊髓病、神经根病或神经病变；关节痛伴发热、肿胀可能提示关节感染；关节痛伴无力可能是骨筋膜室综合征或急性脊髓病的症状；游走性关节痛可提示风湿性关节炎，且多累及指、腕、踝、趾关节；骨性关节炎是多伴有关节肿大、晨僵、关节摩擦音、关节活动受限等症状。

（二）药物治疗

疼痛的对症治疗多以药物治疗为主，常用对乙酰氨基酚、非甾体抗炎药（布洛芬、双氯芬酸、塞来昔布、美洛昔康、依托考昔）治疗轻中度疼痛，阿片类药物治疗重度疼痛，卡马西平、奥卡西平、加巴喷丁等治疗神经性疼痛，替扎尼定、乙哌立松等肌肉松弛药治疗局部肌肉疼痛，氨基葡萄糖治疗骨关节痛。

1. 非处方药和处方药

（1）对乙酰氨基酚及非选择性非甾体抗炎药见上节。

（2）塞来昔布：是选择性 COX-2 抑制剂类非甾体抗炎药。临床可用于缓解骨关节炎、成人类风湿关节炎、强直性脊柱炎的症状和体征，以及用于治疗成人急性疼痛。塞来昔布对胃肠黏膜损伤的作用低于传统非甾体抗炎药，适用于有消化性溃疡、肠道溃疡、胃肠道出血病史者。临床使用时，建议在最短治疗时间内使用最低有效剂量。急性疼痛时推荐剂量为第 1 日首剂 400mg，必要时，可再服 200mg；随后根据需要，每日 2 次，每次 200mg，进食时间对使用剂量没有影响。

使用塞来昔布后可能有胃肠胀气、腹痛、腹泻、消化不良、咽炎、鼻窦炎等不良反应，多为一过性，停药后可好转。磺胺过敏患者禁用塞来昔布，肝损害患者慎用该药。另外，塞来昔布的心血管疾病风险与其他传统 NSAIDs 相似，服用本品时不能停服，因防治心血管疾病需服用小剂量阿司匹林，两者同服会增加胃肠道不良反应。

（3）美洛昔康：是选择性 COX-2 抑制剂类非甾体抗炎药。可用于骨关节炎症状加重时的短期症状治疗及类风湿关节炎和强直性脊柱炎的长期症状治疗。美洛昔康出现消化性溃疡和出血风险略低于其他传统 NSAIDs。美洛昔康每日 7.5mg 一次性服用，每日最大剂量为 15mg，每日的总剂量应一次性服用，用水或其他流体与食物一起送服。服用时宜从最小有效剂量开始。有消化性溃疡史者慎用。使用美洛昔康常见贫血、轻微头晕、头痛、消化不良、恶心、呕吐、腹痛、便秘、胀气、腹泻、瘙痒、皮疹、肝药酶短暂升高等不良反应，多为一过性反应。15 岁以下儿童不推荐使用。

（4）依托考昔：是选择性 COX-2 抑制剂类非甾体抗炎药。临床用于治疗骨关节炎急性期和慢性期的症状和体征及急性痛风性关节炎。推荐每日 30～60mg，每日 1 次口服，每日最大量不超过 120mg，可与食物同服或单独服用。有活动性消化性溃疡及服用阿司匹林或其他非甾体抗炎药后诱发哮喘、荨麻疹或过敏反应的患者禁用依托考昔。

（5）卡马西平：为抗癫痫药，对三叉神经痛和舌咽神经痛发作有效，可用于糖尿病性周围性神经痛、患肢痛和外伤后神经痛及疱疹后神经痛，也可用作三叉神经痛缓解后的长期预防性用药。卡马西平在三叉神经痛急性发作期，可减少发作频率、降低疼痛的程度，是首选治疗药。用于三叉神经痛：初始剂量为每次 100mg，每日 2～3 次，逐渐增加剂量至疼痛缓解（通常为每次 200mg，每日 3～4 次）；使用时应从小剂量开始，以减少不良反应（如头晕）的发生。孕妇及哺乳期妇女禁用。在给予较高剂量时应监测血细胞计数和电解质。

（6）加巴喷丁：为抗癫痫药，可用于疱疹后神经痛。用于成人疱疹后神经痛的治疗时，第一日 0.3g，qd；第二日服用 0.3g，bid；第 3 日服用 0.3g，tid。随后，根据缓解疼痛的需要，可逐渐增加剂量至每日 1.8g（18 粒），分 3 次服用。两次服药之间的间隔时间最长不能超过 12 小时。

（7）替扎尼定：为中枢性骨骼肌松弛药，用于颈、肩及腰部疼痛等局部疼痛综合征造成的疼痛性肌痉挛，也可用于脑血管意外、手术后遗症（脊髓损伤、大脑损伤）、脊髓小脑变性、多发性硬化症、肌萎缩侧索硬化等引起的中枢性肌强直。用于疼痛性肌痉挛时每次 2mg，每日 3 次，该剂量下不良反应较少，通常只有轻微而短暂的嗜睡、疲乏、头晕、口干、恶心、胃肠道功能紊乱及血压轻度降低等表现。

（8）乙哌立松：用以改善臂综合征、肩周炎、腰痛症等病的肌紧张状态。成人每次 50mg，每日 3 次，饭后口服。用药期间，应注意不宜从事驾驶车辆等有危险性的机械操作。

（9）氨基葡萄糖：可缓解和消除骨关节炎的疼痛、肿胀等症状，改善关节活动功能。成人口服每次 0.75g，每日 2 次，吃饭时或饭后服用。可有轻度的胃肠不适，如恶心、便秘、腹胀和腹泻。

（10）阿片类药物：是重度疼痛治疗的首选药物，多为癌痛或内脏绞痛时镇痛治疗。常用药物有吗啡、羟考酮、芬太尼，以及弱阿片类的曲马多。阿片类药物均为处方药，应遵照国家《麻醉药品和精神药品管理条例》合理规范使用。

2. 用药注意事项与患者教育

（1）疼痛是人体的一种重要临床体征，对维持人体健康有积极意义。对于疼痛，需先明确诊断，再给予对症治疗。

（2）药物是疼痛治疗的主要方式。在治疗前，应对疼痛分级进行评估。常用的疼痛评估方法有数字分级法、面部表情评估量表法及主诉疼痛程度分级法等。

（3）急性疼痛常用非甾体抗炎药和阿片类镇痛药，必要时通过静脉注射、肌内注射给药；慢性疼痛应尽量口服用药。

（4）药物治疗疼痛时，应尽量使用最低有效剂量。解热镇痛药用于镇痛连续应用一般不超过 5 日。

（5）对乙酰氨基酚和非甾体抗炎药可用于轻中度疼痛，尤其对慢性钝痛效果较好，但对剧烈疼痛作用一般。

（6）非甾体抗炎药多有胃肠道不良反应，严重者甚至可导致胃溃疡、胃肠道出血。活动性消化性溃疡患者禁用。除肠溶制剂外，其他的退热药应尽量在餐后服用，以减少胃黏膜刺激。非甾体抗炎药多可致血压升高、钠潴留，长期或大量服用后可能发生严重心血管疾病（罕见），有心脏病、高血压、糖尿病、前列腺增生的患者慎用。由于会增加不良反应，不宜联用非甾体抗炎药。使用非甾体抗炎药时，不宜饮酒或食用含酒精的饮料。应避免与含有乙醇的药物合用，如藿香正气水等。

（7）对于神经痛的治疗，可使用卡马西平、加巴喷丁等抗癫痫药物，部分三环类抗抑郁药如文拉法辛、阿米替林也可能有效。

（8）阿片类镇痛药有呼吸抑制、成瘾性等不良反应，用药应慎重。阿片类药物应用时应规律服药，不可自行调整镇痛药的剂量和方案。

三、视疲劳

【复习指导】本部分内容历年很少考。

视疲劳，也称眼疲劳，是由于各种原因引起的一组眼部疲劳综合征，表现为用眼后出现的眼部不适、视觉障碍，伴或不伴有全身症状等以至不能正常进行视作业的一组症候群。流行病学研究结果显示，23% 学龄儿童、64%～90% 电脑使用者及 71.3% 干眼患者均有不同程度的视疲劳症状。

（一）临床基础

1. 临床表现　视疲劳的临床表现多种多样，主要可分为眼部症状和全身症状两类，轻度视疲劳症状多只局限在眼部，而重度视疲劳则会兼有全身症状。具体临床表现有：①视觉障碍。近距离工作或阅读时会出现暂时性视物模糊或重影，无法持久。②眼部不适。用眼后出现眼干、眼痒、眼胀、眼烧灼感、流泪、眼异物感等症状。③全身症状。可能有头痛、头晕、记忆力减退、易疲劳等表现，严重时甚至会恶心、呕吐，出现焦虑、烦躁或其他神经官能症的症状。

2. 病因及发病机制　视疲劳的病因主要归纳为以下 3 个方面。

（1）眼部因素：调节功能异常（调节不足和调节痉挛）、双眼视功能异常（内隐斜、外隐斜或融合储备功能低下）、屈光不正、高度屈光参差、老视、眼干燥症、眼科手术术后、某些眼科疾病（睑板腺功能异常、睑缘炎、结膜炎或上睑下垂）等。

（2）环境因素：环境中照明不足致对比度下降、照明过强致眩光、光辐射、色觉搭配失调或异常等刺激都可能导致视疲劳。最典型的就是视频终端综合征。

（3）精神、心理和全身因素：精神和心理状态及某些全身因素与视疲劳的发生密切相关。精神压力大、神经衰弱或有神经官能症的人更易出现视疲劳，副交感神经与视皮质的高度兴奋也与视疲劳有关。此外，月经期、妊娠期、哺乳期、更年期等特殊时期都可能出现视疲劳。

视疲劳诊断以主观指标为主，具体如下：①不耐久视、暂时性视物模糊；②眼部干涩、烧灼感、发痒、胀痛、流泪；③头痛、头晕、记忆力减退、失眠。因此，在明确视疲劳病因的前提下，用眼后出现上述症状即可诊断为视疲劳。

（二）药物治疗与患者教育

视疲劳的治疗原则是先对因后对症。

1. 对因治疗　消除病因是治疗视疲劳的关键。如通过准确验光配镜，治疗因原配镜不准确或尚未屈光矫正所致的视疲劳；给予相应的功能训练或眼位矫治，治疗双眼视功能异常者的视疲劳；减少或者停止视频终端设备的使用以治疗视频终端综合征引起的视疲劳；对于有精神心理因素的患者，应先进行相关精神心理治疗和疏导；对于某些眼病者及时给予相应治疗；对于其他全身因素，需及时转诊。

2. 药物对症治疗

（1）改善眼调节功能药物：七叶洋地黄双苷滴眼液可增强睫状肌的功能和增加睫状肌的血流量，从而治疗视疲劳。

（2）人工泪液：包括玻璃酸钠滴眼液、羟甲基纤维素钠滴眼液、右旋糖酐羟丙甲纤维素滴眼液、聚乙烯醇滴眼液等。人工泪液多有亲水性、成膜性，在适宜浓度下，能改善眼部干燥、灼热等视疲劳症状。

（3）睫状肌麻痹药物：复方消旋山莨菪碱滴眼液、山莨菪碱滴眼液等药物具有外周抗胆碱作用，可松弛眼平滑肌，解除眼血管痉挛，改善微循环。

（4）部分中药：可使用具有养肝明目、补血安神、补肾益精等作用的中药。

（5）其他：小牛血去蛋白提取物滴眼液，可改善眼部组织营养。增加维生素 A、维生素 B_1 或维生素 B_{12} 摄入可以适当地调节眼部痉挛，减轻视疲劳的症状。

3. 非药物手段　主要指一些物理治疗，如雾视法、远眺法和眼保健操；改善生活习惯、饮食、生活方式、工作量和身体锻炼等。

四、沙眼

【复习指导】本部分内容历年常考，应重点掌握沙眼的药物治疗方案及用药注意事项。

沙眼是由沙眼衣原体导致的传染性眼部感染，在发展中国家是常见疾病之一。沙眼衣原体通过亲密的社交接触或性接触传播。沙眼衣原体血清型 A、B、Ba 和 C 可导致沙眼，血清型 D 到 K 可导致生殖道感染。

沙眼在 50 多个国家中流行，全世界约 1.5 亿人患有活动性沙眼，超过 700 万人有倒睫（睫毛内生），以及超过 100 万人因角膜瘢痕导致失明。沙眼衣原体活动性感染主要见于年幼儿童，4～6 岁为发病高峰，而随后的瘢痕形成及失明则见于成人。在许多地区，女性的沙眼患病率是男性的 2～6 倍，这可能是由于女性持续与沙眼衣原体感染的儿童频繁接触有关。

（一）临床表现和分期

世界卫生组织（WHO）根据临床表现的严重程度，对沙眼进行如下分期：沙眼炎症滤泡期（TF）、沙眼炎症严重期（TI）、沙眼结膜瘢痕期（TS）、沙眼性倒睫期（TT）和角膜混浊期（CO）。

根据沙眼的疾病进程，通常可简单分为两期：沙眼活动期（炎症性沙眼）和沙眼瘢痕期（病变）。活动期沙眼主要见于年幼儿童，瘢痕期病变和失明多见于成人。

1. 沙眼活动期　沙眼活动期的主要临床表现是上睑板结膜上特征性的滤泡，部分活动期沙眼患者可伴有黏脓性分泌物。沙眼活动期滤泡多为较大的、白色者浅黄色的炎性物质病灶，直径为 0.5～2mm。有 5 个或 5 个以上滤泡的个体，根据 WHO 的分期，应归为沙眼炎症滤泡期（TF）或沙眼炎症严重期（TI）。乳头可在滤泡周围出现，表现为针尖样红点，但可增大并融合而使结膜呈增厚样和水肿样外观。在疾病后期，滤泡在角膜上留下肉眼可见的浅凹（Herbert 小凹），这是沙眼的特征性表现。以上表现主要见于儿童活动期沙眼，沙眼衣原体感染的较年长个体常没有滤泡反应。

2. 瘢痕期病变　沙眼活动期感染的严重程度和持续时间可预测在成人期进展为瘢痕性病变的可能性。反复沙眼衣原体感染可引起明显的结膜炎症，导致眼睑瘢痕，也可能观察到靠近睑缘的增厚带（Arlt 线），这些表现符合 WHO 分期的沙眼结膜瘢痕期（TS）。眼睑瘢痕组织最终会收缩，使睑缘扭曲形成睑内翻（眼睑内卷），以及后来的倒睫（睫毛内生），符合 WHO 分期沙眼性倒睫期（TT）。存在倒睫的个体发生失明的风险显著升高，因此倒睫分为轻度（1～5 根睫毛接触眼球）和重度（超过 5 根睫毛接触眼球）。睫毛擦伤角膜可导致角膜水肿、溃疡和瘢痕。如果不治疗，最终会形成角膜血管翳（炎性血管组织），然后出现角膜混浊［WHO 分期的角膜混浊期（CO）］及视力丧失。

（二）药物治疗

WHO 沙眼分期系统中的征象有助于干预相关决策。根据世界卫生组织（WHO）的指南，当社区中 1～9 岁儿童中活动期沙眼（TF 或 TI）的患病率达到 10% 时，社区内所有成员都应接受集体抗生素治疗。倒睫（TT）的患者可能需要进行外科干预。此外，沙眼的预防需包括改善面部卫生及环境卫生，如提高使用水的清洁度、控制蝇类等。

1. 非处方药和处方药　沙眼的药物治疗包括全身治疗和局部治疗（滴眼液或眼膏）。

（1）阿奇霉素：急性期沙眼或严重沙眼可口服阿奇霉素进行全身治疗，首剂 500mg，其后 250mg/d，每日 1 次，3～5 日为一疗程。妊娠期妇女及 6 月龄以上儿童可以使用。进行集体治疗时，推荐使用阿奇霉素 20mg/kg 单剂口服。有研究表明，连续 2～3 日局部使用阿奇霉素滴眼液（1.5%）或可替代阿奇霉素口服治疗。

（2）氧氟沙星滴眼液：为喹诺酮类抗菌药眼用制剂，临床可用于治疗细菌性结膜炎、角膜炎、角膜溃疡、泪囊炎、术后感染等外眼感染。一般每次 1 滴，每日 3 次滴眼，根据症状可适当增减，偶尔有辛辣样的刺激症状，可耐受情况下无须停药。

（3）氯霉素滴眼液：为氯霉素类抗菌药眼用制剂，临床可用于敏感菌所致的结膜炎、角膜炎、眼睑缘炎、沙眼等。使用时需滴于眼睑内，每次 1～2 滴，每日 3～5 次，偶有眼部刺激、过敏反应、口腔苦味（氯霉素经鼻泪管后入口）等。使用时间超过 3 个月可能引起视神经炎或视神经乳头炎（特别是小儿）。新生儿和早产儿禁用该药，孕妇及哺乳期妇女宜慎用。

（4）红霉素眼膏：为大环内酯类抗菌药眼用制剂，临床可用于沙眼、结膜炎、角膜炎、睑缘炎及眼外部感染。使用时涂于眼睑，每日2～3次，最后一次宜在睡前使用。用药部位偶见眼痛、视力改变、持性眼红或刺激症状，如有烧灼感、瘙痒、红肿等情况应停药，并将局部药物洗净。避免接触其他黏膜（如口、鼻等）。妊娠期妇女及儿童可使用该药。

（5）金霉素眼膏：为四环素类抗菌药眼用制剂，临床可用于细菌性结膜炎、睑腺炎及细菌性眼睑炎及沙眼。涂于眼睑内每日1～2次，最后一次宜在睡前使用，急性或慢性沙眼的疗程应为1～2个月或更长。可能有局部轻微刺激感，偶见过敏反应，若出现充血、眼痒、水肿等症状应停药。对大环内酯类药物或四环素类药物过敏者禁用。

（6）利福平滴眼液：主要用于治疗细菌性外眼感染，如沙眼、结核性眼病及某些病毒性眼病。每次1～2滴滴眼用，每日4～6次。将颗粒放入缓冲液中，振摇，使完全溶解后使用，治疗沙眼的疗程为6周。滴眼后有眼局部刺激症状，用药后泪液可呈橘红色或红棕色。严重肝功能不全患者禁用。

（7）磺胺醋酰钠滴眼液：为磺胺类药眼用制剂，用于结膜炎、睑缘炎和沙眼。外用，滴眼，每次1～2滴，每日3～5次，偶见眼睛刺激或过敏反应。在使用过程中如发现眼睛发红、疼痛等情况，应即停药。

（8）硫酸锌尿囊素滴眼液：用于慢性结膜炎、眦部睑缘炎、眦部结膜炎、春季结膜炎、沙眼。滴眼，每日5～6次，每次2～3滴。具有一定腐蚀性，可有局部刺激症状，急性卡他性结膜炎禁用，对本品过敏者禁用。在使用过程中，若出现眼睛充血、发痒、红肿较严重刺激症状时，应停止使用，并咨询医师或药师。孕妇及哺乳期妇女慎用。

（9）酞丁安滴眼液：为抗病毒药的眼用制剂，对沙眼衣原体有作用。临床用于各型沙眼治疗，以及疱疹性角膜炎。外用滴眼前先振摇药瓶，使药液混匀后滴入眼内，每次1～2滴，每日3～4次。妊娠期妇女禁用该药。

2. 用药注意事项与患者教育

（1）手术、抗生素、面部清洁和环境改善（SAFE策略）是消灭沙眼的核心内容，改善面部及环境清洁程度可有效降低沙眼的传播率。

（2）沙眼患者的个人卫生用品，如毛巾、手绢、面盆等需与其他人的个人用品相隔离，禁止混用。沙眼患者禁止佩戴隐形眼镜，以免导致失明或其他严重后果。

（3）沙眼诊断后，应选用适宜的抗菌药进行全身或局部治疗，通常选择一种抗菌药，足疗程后方可停药。用药期间，如3～5天症状改善不明显，应及时就医。

（4）阿奇霉素口服给药时，应严格按照药品说明书每日1次给药，用药3～5天后停药2天。

（5）氯霉素滴眼液使用时间超过3个月，需密切注意患者的视功能和视神经炎的症状，一旦出现即停药，同时服用维生素C和维生素B。

（6）利福平滴眼液局部使用时，可能因为使用不当经鼻泪管吸收至循环系统导致全身药品不良反应。可能引起白细胞和血小板减少，并导致齿龈出血和伤口愈合延迟等，此时应避免拔牙手术，刷牙及剔牙均需慎重。

（7）使用滴眼液或眼膏时，患者需将头部稍后仰或平卧，眼向上注视。用手指拉开下睑，将适量药物缓慢地滴入下穹隆部，轻提上睑，转动眼球使药物充分弥散，而后轻轻闭合眼睑 2～3 分钟。同时用手指轻压内眦部的泪囊区，可有效减少药物经鼻泪管流入鼻腔，增加疗效，减少全身不良反应；应用眼膏或眼用凝胶可闭眼后轻轻按摩眼球。如需使用两种不同的滴眼剂，给药间隔至少 5 分钟。

（8）以上所有眼用局部制剂仅为局部用药，不可用于全身及其他黏膜处。用药前应清洁双手，药物容器前端切勿接触手及眼部，避免污染。使用后应拧紧瓶盖，如药品性质改变时禁止使用。开盖后妥善使用与保存，1 个月内用完，未用完药品需弃用。

（9）用药部位如有轻度刺激感可观察，如有烧灼感、瘙痒、红肿等情况应停药，并将局部药物洗净，必要时向医师咨询。

（10）不得擅自使用糖皮质激素类滴眼液，该类药物对沙眼无效，反而可能诱发真菌或病毒感染。

五、急性结膜炎

【复习指导】本部分内容历年常考，应重点掌握急性结膜炎的药物治疗方案及用药注意事项，熟悉急性结膜炎的临床表现。

急性结膜炎通常是一种预后良好的自限性疾病。结膜是衬于眼睑内面和覆盖于眼球表面至角膜缘（巩膜和角膜连接处）的黏膜，通常是透明的。当结膜发炎时（如结膜炎），远观呈粉红色或红色；近距离时，检查者可发现细小的血管，称作"充血"。存在变性、炎症和浸润性病变可致结膜混浊，呈白色、黄色或肉色外观。所有结膜炎都有红眼的特征，但并非所有红眼都是结膜炎。

（一）临床表现和分型

急性结膜炎可分为感染性和非感染性，前者可分为急性细菌性结膜炎和急性病毒性结膜炎（包括流行性结膜炎），后者可分为急性变应性结膜炎和非变应性结膜炎。不同类型的急性结膜炎急性表现有所不同。

1. 急性细菌性结膜炎　急性细菌性结膜炎通常由金黄色葡萄球菌、肺炎链球菌、流感嗜血杆菌和卡他莫拉菌感染引起。细菌性结膜炎通过与患者及其分泌物直接接触或与被污染物体和表面直接接触进行传播，传染性强。患者通常主诉单眼发红伴异常分泌物，偶尔可累及双眼。细菌性结膜炎常伴有脓性分泌物，分泌物黏稠且呈球粒状，多呈黄色、白色或绿色，患眼通常在早晨被分泌物粘住而睁眼困难。如眼部出现大量脓性分泌物，眼睛发红、刺激感和触痛等症状进展迅速，往往需住院进行全身和局部治疗。

2. 急性病毒性结膜炎　急性病毒性结膜炎通常由腺病毒所致。病毒性结膜炎传染性强，通常表现为单眼充血、水样或黏液浆液性分泌物，以及眼部烧灼感、沙砾感。检查时，下拉下眼睑或仔细观察眼角通常仅见黏液样分泌物，睑结膜可能有滤泡或"凹凸"样外观，耳前淋巴结可能肿大并有压痛。病毒性结膜炎是一种自限性病变，最初 3～5 天症状常加重，之后 1～2 周非常缓慢地减轻，总病程为 2～3 周。

流行性角结膜炎是病毒性结膜炎的一种，但具有暴发性，除引起结膜炎外还可致角膜炎。除了病毒性结膜炎的典型症状，患者还有异物感和多发性角膜浸润，后者在熟练的检查者用手电筒观察时勉强可见。角膜炎对视力有潜在的威胁，罹患流行性角结膜炎的患者须及时就诊以决定是否需要接受局部糖皮质激素治疗。

3. 急性变应性结膜炎　急性变应性结膜炎是由于空气中的变应原接触眼部，经特异性 IgE 介导，使局部肥大细胞脱颗粒，并释放组胺、嗜酸性粒细胞趋化因子和血小板活化因子等化学介质。通常表现为双侧红眼、水样分泌物和眼痒。眼痒是过敏的主要症状，可据此与病毒性结膜炎区分，后者更常表现为沙砾感、烧灼感或刺激感。揉眼可加重症状。部分变应性结膜炎有明显的结膜水肿，在极端情况下，结膜水肿可呈大泡状，表现为凸起的水肿结膜向前延伸超出睑缘。大泡状结膜水肿最常见于对猫有极强超敏反应的患者。变应性结膜炎患者常有特应症、季节性过敏或特定过敏病史。

4. 非感染性、非变应性结膜炎　这一类急性结膜炎的病因多是一过性机械性或化学性损伤，如因眼部溅入化学制剂而进行冲洗的患者，可出现眼睛发红和分泌物；眼内异物自发排出的患者可出现眼睛发红和异常分泌物。以上病因所致的急性结膜炎通常在24小时内自发改善。

（二）药物治疗

急性结膜炎多为自限性疾病，药物治疗可以减轻症状，但无法改变病程。细菌性结膜炎可以给予抗菌药局部眼用制剂；目前尚无治疗病毒性结膜炎的特异性抗病毒药，可考虑使用局部抗组胺药/减充血剂、眼部润滑剂缓解症状；变应性结膜炎可局部使用抗组胺药物、肥大细胞稳定剂、糖皮质激素，严重者可使用免疫抑制药点眼。对于伴有难以愈合的角膜上皮缺损或溃疡的变应性结膜炎，根据严重程度和性质，可考虑绷带镜、羊膜覆盖或其他手术治疗。

1. 非处方药和处方药

（1）抗菌药：氧氟沙星、氯霉素、红霉素眼膏、金霉素眼膏、磺胺醋酰钠滴眼液等均可使用，具体内容见前文（本章"四、沙眼"部分）。其他可用于急性细菌性结膜炎的抗菌药滴眼液有：硫酸庆大霉素滴眼液，每次1～2滴滴入眼睑内，每日3～5次；妥布霉素滴眼液，每次1～2滴，每4小时1次，重度感染时可每小时1次。

（2）抗组胺药：抗组胺药可局部滴眼使用，严重者可联合口服抗组胺药，但起效较慢，对于已经发作的变应性结膜炎疗效欠佳。常用药物0.05%依美斯汀滴眼液，每日2～4次。用本品治疗期间建议其不要配戴隐形眼镜，因本品中的防腐剂苯扎氯铵可被软隐形眼镜吸收。

（3）肥大细胞稳定药：肥大细胞稳定剂局部滴眼可有效减轻Ⅰ型超敏反应中肥大细胞的脱颗粒反应，从而减缓后续嗜酸性粒细胞、中性粒细胞和单核细胞的激活和聚集。但此过程需3～5天才能达到最佳效果，因此仅适用于变应性结膜炎患者发作间期的病情控制。常用药物有：0.1%吡嘧司特滴眼液，每日2次；或2%、4%色甘酸钠滴眼液，每日4～6次。

（4）抗组胺药及肥大细胞稳定剂双效药物：抗组胺药及肥大细胞稳定剂双效药物是治疗变应性结膜炎的首选基础药物，可同时起到稳定肥大细胞膜和拮抗组胺的双重作用，局部点眼对于急性发作期的炎性反应和间歇期的炎性反应均有较好的控制作用。常用药物有：0.1%奥洛他定滴眼液，每日2次；0.05%氮卓斯汀滴眼液，每日2～4次；或0.05%酮替芬滴眼液，每日4次。

（5）糖皮质激素：糖皮质激素局部点眼能有效抑制多种免疫细胞的活化和炎性反应介质的释放。适用于严重变应性结膜炎和病情反复迁延的患者。对于季节性和常年性变应性结膜炎，糖皮质激素仅用于经常规抗过敏治疗症状无改善的患者，应采用低剂量、低浓度给药方法，如0.02%氟米龙滴眼液或0.5%氯替泼诺滴眼液，每日2～3次，共用1～2周。对于春季角结膜炎或特应性角结膜炎急性加重患者，必须使用糖皮质激素滴眼液治疗，可用0.1%地塞米松或1%泼尼松龙点眼，每日4次，1周后逐渐减量，一般2～3周停药；对于病情严重的难治性患者，建议局部采用短期糖皮质激素冲击治疗，如 0.1% 地塞米松或 1% 泼尼松龙点眼，每日 6～8 次，1 周后逐渐减量，一般 4～6 周停药。使用时间超过 2 周须密切随访眼压变化，若发生激素性高眼压，需要适当减少糖皮质激素浓度或滴药次数。

（6）免疫抑制药：免疫抑制药如环孢素 A、他克莫司局部点眼，具有抑制多种炎性反应介质的作用，并可抑制由肥大细胞和 T 淋巴细胞介导的结膜变应性炎性反应。对于重度变应性结膜炎，尤其不耐受糖皮质激素的患者，可考虑使用该类药物的眼用制剂。免疫抑制药点眼：常用 0.1% 他克莫司（FK506）或 1% 环孢素 A 滴眼液，每日 3～4 次，可作为春季角结膜炎或特应性角结膜炎首选用药；待结膜充血减轻，可逐渐减量；至临床症状消失考虑逐渐停药；加用抗组胺药或肥大细胞稳定药可提高疗效。

（7）其他药物：人工泪液可稀释结膜囊内的变应原，润滑眼表，缓解患者症状。

2. 用药注意事项与患者教育

（1）经常用肥皂和水清洗双手以防止患上或传播结膜炎；若没有条件进行清洗，使用含乙醇的洗手凝胶也有效。应避免与结膜炎患者共用毛巾、床上用品和其他个人用品。

（2）变应性结膜炎患者，需控制环境和饮食，避免接触变应原，空气污染严重时应适当减少户外活动时间。眼部清洁及冷敷能一定程度减缓眼痒等不适。结膜炎患者不要揉眼，在症状期停止使用隐形眼镜。对于季节性变应性结膜炎患者，可在花粉季节前 2～4 周开始使用抗组胺药进行预防。

（3）多数急性结膜炎为病毒所致，无须使用抗菌药眼用制剂。

（4）使用口服抗组胺药可能会加重眼干燥症患者的症状，进一步加重眼部不适，须加以注意。闭角型青光眼患者慎用抗组胺药。

（5）糖皮质激素滴眼剂用药注意事项：局部用药为主；早期、足量应用，迅速抑制炎性反应；适时评估病情，根据需要调整药物剂量；逐渐减量，避免突然停药；使用时间不宜过长，应注意每 2 周随访观察 1 次，以免引起白内障、青光眼、真菌感染及角膜上皮愈合延迟等并发症。

（6）目前临床仍然缺乏使用免疫抑制药局部点眼安全性的远期随访资料，因此在使用该类药物时应注意观察患者病情变化，每 2 周随访 1 次，病情缓解后调整用药。

（7）缩血管药物局部点眼可收缩血管，降低毛细血管通透性，减轻眼红、水肿和分泌物增多症状，但不能阻止炎性反应和缓解眼痒，不建议常规使用。

（8）对于使用多种类型滴眼液（如局部用药物和人工泪液）的患者，建议每种滴眼液之间间隔 3～5 分钟。

（9）药物滴入后闭眼几秒钟有助于眼组织吸收药物。相反，应尽量避免反复眨眼，因为此动作可产生负压，导致局部用药物更迅速地被冲离眼表。

（10）当使用滴眼液治疗感染时，不要在接触患眼后再接触健康侧眼，也不要将药瓶或滴管直接接触一侧眼睛然后再用于另一侧，这会导致感染在两眼间传播。

六、鼻塞

【复习指导】本部分内容历年偶考，应重点掌握鼻塞的药物治疗方案。

鼻塞是一种表现为感觉通过鼻腔的气流不足的症状。鼻塞可能是很多常见疾病的主要主诉症状，如鼻炎、鼻窦炎、鼻中隔偏曲、腺样体肥大和鼻部创伤等，鼻塞通常表现为双侧，持续性单侧鼻塞患者需要进一步评估鼻炎以外的其他疾病。

（一）临床基础

1. 鼻塞的病因　鼻塞的危险因素与潜在病因直接相关，常见的鼻塞危险因素包括：特应症病史、复发性鼻窦炎、鼻部创伤、鼻部手术、有家庭宠物、暴露于质量较差的空气，以及鼻息肉病家族史等。

鼻内的任何解剖结构和功能异常都可能导致鼻塞，鼻塞的病因一般可分为黏膜性原因和结构性原因。鼻黏膜是一种复杂的组织，易受局部和全身病变的影响，导致鼻塞。黏膜性原因的鼻塞包括：细菌性鼻窦炎、鼻息肉和由变应性鼻炎所致的鼻甲软组织肥大。机体也存在一个正常的、周期性的鼻甲黏膜肿胀，该肿胀以2～5小时的间隔在鼻中隔两侧交替出现，称为鼻周期，打乱鼻周期也可导致鼻塞。鼻结构异常会限制气流通过，鼻中隔偏曲（软骨部分或骨性部分）、下鼻甲骨性肥大、泡状鼻甲形成（即中鼻甲气化）、良性和恶性肿瘤和鼻后孔闭锁或狭窄都可能导致鼻塞。此外，口服避孕药、抗甲状腺药物、抗高血压药、抗抑郁药和苯二氮䓬类药物等也可能导致鼻塞。

2. 临床表现　鼻塞最常见的临床表现是患者感觉鼻内有充血、不通气、胀满或堵塞感，多数患者伴有睡眠困难、睡眠质量差、嗅觉减退，偶见呼吸困难。不同病因导致的鼻塞临床表现常有所不同。

（1）鼻-鼻窦炎：面部充血、面部疼痛或压迫感、嗅觉障碍、前鼻溢、后鼻排泄物、咳嗽、瘙痒性结膜炎、打喷嚏或喉部刺激感/痒感。

（2）变应性鼻炎：阵发性喷嚏、鼻溢、鼻塞和鼻部瘙痒，其他常见症状有鼻后滴漏、咳嗽、易激惹及疲劳，部分患者出现腭部和内耳瘙痒。

（3）结构异常：鼻塞会随着时间延长而缓慢加重，受累严重程度较轻的患者可能在较长时间表现为单侧鼻溢液和（或）鼻塞。腺样体肥大的儿童除鼻塞外，还可能表现为用口呼吸、黏脓性鼻分泌物、打鼾、睡眠呼吸障碍。

（4）肿瘤：鼻腔及鼻窦的良性和恶性肿瘤都可能引起鼻塞和鼻溢液。早期症状可能不明确，包括鼻充血或鼻塞、阻塞引起的黏液性分泌物、鼻窦内分泌物滞留，以及罕见情况下有出血。

（二）药物治疗

鼻塞的治疗分为对因治疗和对症治疗。很多结构性原因的鼻塞（如鼻中隔偏曲、鼻瓣异常）对药物治疗无反应，需要外科手术干预。药物对症治疗中，糖皮质激素鼻喷雾剂、鼻内减充血剂、口服抗组胺药、抗组胺鼻喷雾剂、肥大细胞稳定剂（色甘酸盐类）等均可治疗黏膜性原因的鼻塞。药物治疗联合外科手术治疗可有效治疗大多数鼻塞病例。

1. 非处方药和处方药

（1）抗菌药：治疗鼻前庭炎需使用莫匹罗星鼻用软膏，每日2次，连用5天；当出现广泛感染时可口服抗生素，用药后热敷可改善鼻前庭炎所致的鼻塞症状。

（2）糖皮质激素：鼻用糖皮质激素喷雾剂用于临床诊断为变应性鼻炎的患者，以及腺样体肥大所致鼻塞的初始治疗。大多数糖皮质激素鼻喷雾剂在给药后数小时内起效，症状长期未得到治疗的患者可能需要数日或数周才能达到最大疗效。常用的鼻内糖皮质激素药物有：氟替卡松（200μg，每日2次）或布地奈德（200μg，每日2次）或莫米松（280μg，每日1次）。对于症状严重或持续存在的变应性鼻炎患者，鼻内用糖皮质激素是最有效的单一疗法。

（3）鼻内减充血剂：口服或鼻内局部使用麻黄碱制剂，可减轻鼻黏膜充血、水肿。现有的局部用血管收缩减充血剂包括去氧肾上腺素、羟甲唑啉、赛洛唑啉和萘甲唑啉。局部用鼻减充血剂常与局部用皮质类固醇联合治疗症状。羟甲唑啉是每日 2 次给药的长效制剂，被批准用于 6 岁以上儿童和成人。

（4）抗组胺药：口服抗组胺药也有助于持续性变应性鼻炎患者的鼻塞症状改善，常用药物有：西替利嗪，10mg，每日 1 次；氯雷他定，10mg，每日 1 次；非索非那定，120～180mg，每日 1 次。局部抗组胺药有助于治疗慢性非变应性鼻炎的整个症候群，抗组胺类鼻喷雾剂 15 分钟内起效。美国 FDA 已批准氮卓斯汀用于 5 岁以上儿童，鼻内用奥洛他定用于 12 岁以上儿童（尚未评估其用于更年幼儿童的安全性和有效性）。

（5）肥大细胞稳定剂：色甘酸钠鼻喷雾剂可阻断速发相和迟发相鼻变应原激发的相关症状，应定期或按需（最好是在暴露于变应原前 30 分钟）给予。色甘酸钠具有极好的安全性，多用于儿童及老年人，但效果弱于糖皮质激素鼻喷雾或第二代抗组胺药。对于变应性鼻炎，可给予每侧鼻孔 1～2 喷，每日 4 次。

2. 用药注意事项与患者教育

（1）鼻塞的病因有很多，不推荐经验性使用鼻用糖皮质激素喷雾剂做尝试性治疗，盲目使用糖皮质激素可能增加真菌、病毒的感染风险。

（2）每日用生理盐水灌洗鼻窦可有效改善鼻 - 鼻窦炎症状。盐水冲洗鼻腔可以单独用于轻症患者，也可在使用其他局部药物之前清洗黏膜。温盐水冲洗鼻腔可以仅在必要时进行、基线时每日 1 次，或者症状增加时每日 2 次。

（3）常规剂量使用鼻用糖皮质激素，全身不良反应少，安全性好。使用糖皮质激素鼻喷雾可能导致鼻出血，如果是涕中带血，可对血涕侧鼻腔停药数日后再重新开始给药。糠酸莫米松喷雾剂使用前应充分振摇，以混匀药液；使用丙酸氟替卡松鼻喷雾剂时应左手喷右侧鼻孔，右手喷左侧鼻孔，避免直接喷向鼻中隔。鼻内糖皮质激素类药物如每日 1 次给药，最好选在清晨 8～9 时，这一时段给药可以最大限度地减少药物对体内糖皮质激素分泌系统功能的影响。如连续用药 7 天后症状仍无好转，则应及时就诊。

（4）抗组胺药物中，非索非那定，在服药时最好不要进食，尤其不要摄入果汁。氮卓斯汀有苦味，喷鼻时可能有不适感，另外该药有轻微镇静作用，用药期间不得驾驶机、车、船，从事高空作业、机械作业及操作精密仪器。使用抗组胺药最好持续用药，而非按需用药，疗程一般不少于 2 周。

（5）不推荐长期使用鼻内减充血剂，因为其治疗 3～7 天后会发生 α 肾上腺素受体下调，可能导致反弹性鼻充血。最终形成一个既由药物引起又被药物暂时缓解的鼻充血循环，造成用量不断增加，形成药物依赖这种情况被称为药物性鼻炎。未控制的严重高血压或心脏病及同时服用单胺氧化酶抑制药的患者，禁用含有伪麻黄碱成分的药物；甲状腺功能亢进、糖尿病、缺血性心脏病及前列腺增生的患者，慎用含有伪麻黄碱成分的药物；青光眼患者不建议使用伪麻黄碱作为局部用药。

七、变应性鼻炎

【复习指导】本部分内容历年偶考，应重点掌握药物治疗方案。

过敏性鼻炎，也称变应性鼻炎，是特应性个体（易过敏人群）接触变应原（尘螨、花粉、动物毛发等）后由 IgE 介导的鼻黏膜炎症反应性疾病。过去的 30 年间，全球过敏性疾病的发生率至少增加了 3 倍，涉及 22% 的世界人口。变应性鼻炎可在任何年龄发病，但大部分受累个体是在儿童期或年轻成人时发生症状。据不完全统计，我国约有 2 亿人患有变应性疾病，其中 1 亿多人患有变应性鼻炎，我国部分地区 6～11 岁儿童的变应性鼻炎发病率甚至高达 20.95%。

（一）临床基础

1. 临床表现　变应性鼻炎表现为阵发性喷嚏、水样鼻溢、鼻塞和鼻部瘙痒；其他常见症状有鼻后滴漏、咳嗽、易激惹及疲劳，部分患者出现腭部和内耳瘙痒。伴变应性结膜炎的患者可有双眼瘙痒、流泪和（或）烧灼感。变应性鼻炎患儿通常可能表现为反复地喷嚏、擤鼻、咳嗽及清喉，一些儿童用舌头刮擦瘙痒的腭部，产生弹响声（腭部咔嗒音）。部分变应性鼻炎有可能合并哮喘、湿疹、中耳炎、鼻窦炎、鼻息肉等多种疾病，对健康的危害很大。常见的共存疾病包括头痛频率增加、鼻 - 鼻窦炎（约 40%）和哮喘（约 35%）。

2. 分型　美国食品药品监督管理局（FDA）推荐将变应性鼻炎分为"季节性"和"常年性"两类。季节性变应性鼻炎多发生于一年中的特定时间，持续性变应性鼻炎则可能发生在全年任何时间。通常变应性鼻炎的持续性症状较单纯的间歇性或季节性症状更常见，很多患者具有持续性症状伴季节性加重。

季节性变应性鼻炎通常由树木、牧草和野草的花粉引起。持续性变应性鼻炎往往反映的是对室内变应原（如尘螨、蟑螂、霉菌孢子或动物垢屑）的变态反应，但在热带或亚热带气候地区，气源性致敏原也可能引起常年性鼻炎。亚热带地区植物授粉季较长、环境中霉菌和尘螨变应原普遍存在，因此，室外变应原引起的常年性鼻炎较常见。常年性症状也见于职业性变应原暴露。

（二）药物治疗

目前变应性鼻炎的主要防治方法包括环境控制、变应原免疫治疗和药物治疗。环境控制是指通过清洁或封闭环境以避免接触变应原。变应原免疫治疗就是让患者反复接触逐渐加量的变应原提取物（疫苗），诱导免疫耐受，从而控制或减轻过敏症状。药物治疗包括鼻内和口服抗组胺药、鼻内和口服减充血剂、鼻内和口服皮质类固醇、鼻内色甘酸、鼻内抗胆碱药和口服白三烯受体拮抗药。对于药物或免疫治疗无效的变应性鼻炎患者，可考虑选择外科治疗，常用的手术方法包括翼管神经切断、岩浅大神经切断及各种下鼻甲手术等。

1. 非处方药和处方药

（1）抗组胺药：多选用第二代抗组胺药口服，如非索非那定、西替利嗪、氯雷他定、依巴斯汀等，二代抗组胺药血脑屏障透过性差，减少镇静等中枢不良反应少。鼻内抗组胺药氮卓斯汀起效迅速，有助于减轻鼻塞。

（2）鼻减充血剂：仅供缓解鼻塞可短期使用，不建议学龄前儿童使用。主要品种有盐酸麻黄碱滴鼻液、盐酸羟甲唑啉滴鼻液、盐酸羟甲唑啉喷雾剂等。

（3）皮质类固醇：对于轻度或间断性症状患者，建议采用糖皮质激素鼻喷雾剂，初始采用相应年龄的最大推荐剂量，然后在症状控制后逐渐减少至最低有效剂量。主要品种有丙酸倍氯米松鼻喷雾剂、布地奈德鼻喷雾剂、丙酸氟替卡松鼻喷雾剂、糠酸莫米松鼻喷雾剂等。用药时全身安全性好，但可能有轻微血性分泌物、鼻出血、轻度黏膜溃疡等局部刺激症状，少数患者有一过性头痛的不良反应。症状严重者可给予口服糖皮质激素治疗。

（4）鼻内色甘酸：色甘酸钠鼻腔喷雾安全性良好，可用于妊娠期轻度变应性鼻炎的一线治疗。鼻内用色甘酸的剂量为每侧鼻孔 1 喷，每日最多 6 次。

（5）鼻内抗胆碱药：不推荐异丙托溴铵作为变应性鼻炎的一线药物。0.03% 异丙托溴铵鼻喷雾剂对减少鼻溢可能有效，但对于喷嚏、瘙痒或鼻塞疗效远弱于糖皮质激素鼻喷雾。0.06% 异丙托溴铵制剂还可用于减轻感冒相关鼻溢。

（6）白三烯受体拮抗药：适用于季节性变应性鼻炎患者，单独使用效果有限，常与鼻内糖皮质激素或抗组胺药联合使用。主要使用孟鲁司特钠片，睡前服用。

2. 用药注意事项与患者教育

（1）变应性鼻炎严重影响工作及生活质量，部分患者甚至会合并心理疾病；青少年罹患变应性鼻炎会引起缺氧，导致注意力下降，严重影响青少年的学习与身心健康。变应性鼻炎患者应及时就医，尽早治疗。

（2）变应性鼻炎并非细菌性炎症导致，无须使用抗菌药。

（3）避免接触变应原可有效减轻变应性鼻炎的症状，环境控制和患者教育至关重要。对于季节性变应性鼻炎患者，发病季节应尽量待在室内，使用空调换气；可在发病季节来临前1～2周使用抗组胺药，部分患者可以预防症状。持续性变应性鼻炎患者应定期清理寝具、个人用品。

（4）研究表明免疫是目前唯一可能改变过敏性疾病自然进程的方法。当然，免疫治疗也并不适合所有变应性鼻炎患者，如合并严重哮喘、严重心脏病、严重皮肤黏膜病变的患者，以及罹患自身免疫病、人类免疫缺陷病毒（HIV）感染或肿瘤的患者；另外儿童、孕妇等特殊人群也并不适宜采用免疫治疗。

（5）妊娠期变应性鼻炎患者，首先推荐避免接触变应原，尽量给予海盐水洗鼻等非药物治疗。对间歇性症状或轻度症状，可以考虑根据需要使用给予第二代抗组胺药氯雷他定或西替利嗪；对中度至重度症状，建议使用布地奈德鼻腔喷雾剂作为初始治疗，可根据需要加用第二代抗组胺药控制额外的症状。

（6）2 岁以下的变应性鼻炎患者可给予色甘酸钠鼻喷雾剂和第二代抗组胺药液体剂型。2 岁以上患者可参照成人药物治疗方案，相应调整剂量。

（7）鼻用糖皮质激素、抗组胺药、鼻内减充血剂的用药注意事项见前文（本章"六、鼻塞"部分）。

八、咳嗽

【复习指导】本部分内容历年偶考，应重点掌握咳嗽的药物治疗方案及用药注意事项。

急性咳嗽是机体黏液纤毛运输不足时，机体清除气道内黏液和异物的一项重要的防御性神经反射，但当咳嗽转为慢性，或者频繁剧烈的咳嗽，则会对患者的工作、生活和社会活动造成严重影响。呼吸专科门诊和社区门诊患者中，咳嗽是最常见的来诊原因之一。慢性咳嗽可引起心血管、消化、神经、泌尿、肌肉骨骼等多个系统的并发症，如尿失禁、晕厥、失眠、焦虑等。

（一）临床表现与分型

美国胸科医师学会（American College of Chest Physicians，ACCP）制定的指南根据持续时间将咳嗽分为 3 类：①急性咳嗽，持续时间<3 周；②亚急性，持续时间为 3～8 周；③慢性咳嗽，持续时间>8 周。按性质，咳嗽又可分为干咳与湿咳，以每日痰量>10ml 作为湿咳的标准。不同病因所致的咳嗽在持续时间、时相、性质、音色及诱发或加重因素、体位影响、伴随症状等方面存在不同的临床表现：急性咳嗽主要为普通感冒与急性气管支气管炎的症状；亚急性咳嗽最常见于感染后咳嗽；夜间咳嗽为主的患者应首先考虑咳嗽变异型哮端；干咳主要见于非感染性咳嗽；湿咳则以感染性咳嗽多见，特别是痰量较多、咳脓性痰者，应首先考虑呼吸道感染性疾病；慢性支气管炎常有咳嗽伴白色黏液痰，并以冬、春季咳嗽为主；痰中带血或咳血者应考虑结核、支气管扩张和肺癌的可能；有过敏性疾病史和家族史者应注意排除变应性鼻炎和支气管哮喘相关的咳嗽；伴随鼻塞、流涕、喷嚏、鼻后滴流感、咽后黏液附着感等，应考虑上气道咳嗽综合征的可能；伴随反酸、嗳气、胸骨后烧灼感等症状或者餐后咳嗽加重应考虑胃食管反流性咳嗽。

（二）药物治疗

1. 非处方药和处方药

（1）可待因：阿片类中枢性镇咳药，用于较剧的频繁干咳，如痰液量较多宜合用祛痰药。成人口服每次 15～30mg，每日 2～3 次；量一次 100mg，一日 250mg。常见幻想、便秘等不良反应，有成瘾性。禁用于 18 岁以下青少年儿童。

（2）福尔可定：阿片类中枢性镇咳药，用于剧烈干咳和中等度疼痛，成瘾性弱于可待因。成人口服每次 5～15mg，每日 3 次；极量一日 60mg。偶见恶心、嗜睡，具有吗啡类药品等副作用。

（3）右美沙芬：非阿片类中枢性镇咳药，镇咳作用略强于可待因，无成瘾性。适用于感冒、咽喉炎及其他上呼吸道感染时的咳嗽。口服：成人每次 10～15mg，每日 3～4 次；2 岁以下儿童不宜用。不良反应少，有精神病史、妊娠 3 个月内及哺乳期妇女禁用。

（4）喷托维林：非阿片类中枢性镇咳药，适用于急性支气管炎、慢性支气管炎等上呼吸道引起的无痰干咳。成人口服每次 25mg，每日 3～4 次。偶有便秘、轻度头痛、头晕、嗜睡、口干、恶心、腹泻、皮肤过敏等。青光眼、心力衰竭、孕妇及哺乳期妇女禁用。

（5）苯丙哌林：外周性镇咳药，用于治疗急、慢性支气管炎及各种刺激引起的咳嗽。口服：每次 20～40mg，每日 3 次；高龄者因肝、肾功能多低下，药物剂量应以 10mg/d 开始。偶见口干、胃部烧灼感、头晕、嗜睡、食欲缺乏、乏力和药疹等。

（6）苯佐那酯：外周性镇咳药，有较强的局部麻醉作用，通过麻醉肺部和胸膜的牵张感受器起作用。对干咳、阵咳效果良好，也可用于支气管镜等检查前预防咳嗽。常规剂量为每次 100mg 或 200mg，每日 3 次；最大剂量为一日 600mg，分 3 次服用。用药后 20 分钟左右出现作用，维持 3～4 小时。有轻度嗜睡、头晕、鼻塞等不良反应，偶见过敏性皮炎。

2. 用药注意事项与患者教育

（1）咳嗽是一种临床症状，也是机体自我防御机制。不同病因所致的咳嗽，治疗方案差别较大，不可盲目使用镇咳药。

（2）当出现以下症状时，应及时就医：呼吸困难或呼吸伴杂音（喘鸣）；发热或胸痛；咳血痰或者黄、绿色黏痰；咳嗽剧烈以致引发呕吐；咳嗽加重或持续超过 10 天；咳嗽且在未刻意减重的情况下发生体重减轻。

（3）病毒感染后咳嗽不必使用抗菌药治疗，呼吸系统细菌感染所致咳嗽需使用抗菌药，采用抗生素治疗，百日咳需尽早使用大环内酯类药物。鼻后滴流综合征多使用包括鼻喷雾剂以减少鼻内分泌物。咳嗽变异性哮喘治疗原则与典型哮喘相同，可使用吸入性糖皮质激素或支气管扩张药。胃食管反流所致咳嗽需使用质子泵抑制药或 H_2 受体阻滞药抑制胃酸分泌，可联用胃肠促动药。

（4）在对因治疗的基础上，对于咳嗽剧烈无法耐受者，可给予中枢性或外周性镇咳药。非药物治疗措施也可能有一定作用，如使用加湿器增加空气湿度、避免接触变应原等。

（5）因为可待因和右美沙芬的中枢性镇咳作用可影响痰液的排出，因此含有可待因和右美沙芬的药物慎用于慢性阻塞性肺疾病和重症肺炎呼吸功能不全的患者。

（6）使用镇咳药期间不得驾驶，从事高空作业、机械作业及操作精密仪器。镇咳药均无祛痰作用，如咳痰症状明显，不宜使用。

（7）磷酸可待因、福尔可定均为国家特殊管理的麻醉药品，务必严格遵守国家对麻醉药品的管理条例规定使用。长期应用阿片类中枢性镇咳药可产生耐受性、成瘾性，也可引起便秘。磷酸可待因缓释片必须整片吞服，不可截开或嚼碎。

（8）苯丙哌林和苯佐那酯服用时需整粒吞服，切勿嚼碎，以免引起口腔麻木。

（9）对于难治性咳嗽，加巴喷丁和普瑞巴林可能是替代的对症疗法，目前仍在研究中。

（10）药物也可能导致咳嗽，血管紧张素转换酶抑制药可诱发刺激性干咳，停药后 3～4 周可好转。

九、上呼吸道感染（上感）与流行性感冒（流感）

【复习指导】本部分内容历年必考，应重点掌握流感与普通感冒的临床表现、普通感冒的处方组成、抗流感病毒药，熟悉相关药物的用药注意事项。

"上感"，全称"上呼吸道感染"，是鼻腔、咽或喉部急性炎症的总称，常见病原体为病毒，少量由细菌引起。根据病因不同，上感可分为普通感冒、急性病毒性咽炎和喉炎、急性疱疹性咽峡炎、急性咽结膜炎、急性扁桃体炎等。绝大多数"上感"具有自限性，极少引起严重并发症危及生命。上呼吸道感染患者发病不分年龄、性别、职业和地区，全年均可发病。本病具有较强的传染性，多数为散发性，偶尔引起局部或大范围的流行。多数人每年都会发生急性上呼吸道感染，且同一个人可在一年内多次罹患本病。

"流感"，全称"流行性感冒"，是指由流行性感冒病毒引起的急性呼吸道传染病。其临床特点是起病急，具有季节性，存在呼吸道症状同时，多伴有全身症状。流感是突发性流行性疾病，在同一地区，1～2 天内就可能有大量患者出现。虽然流感大多为自限性，但在老年人、儿童、孕妇或罹患慢性基础疾病者等高危人群中可能出现肺炎等严重并发症，进而发展成重症流感甚至出现急性呼吸窘迫综合征（ARDS）和（或）多脏器衰竭而死亡。

从疾病分类角度，流行性感冒也属于上呼吸道感染的一种，但其病原学、流行病学均与后者存在一定程度上的差异，因而此处将二者区别讨论。

（一）临床基础

1. 上感与流感病原体的区别

（1）上呼吸道感染（上感）的病原体以病毒多见，占 70%～80%，主要包括腺病毒、鼻病毒、副流感病毒、呼吸道合胞病毒、埃可病毒、柯萨奇病毒、麻疹病毒和风疹病毒等。细菌感染以溶血性链球菌最为多见，其次为流感嗜血杆菌、肺炎球菌和葡萄球菌等，偶见革兰阴性杆菌。

不同疾病的病原体又有所区别：①成人普通感冒多数由鼻病毒引起，也可由副流感病毒、呼吸道合胞病毒等引起；②急性病毒性咽炎主要由流感病毒和腺病毒等引起；③急性病毒性喉炎常由鼻病毒、甲型流感病毒等引起；④疱疹性咽峡炎主要由柯萨奇 A 族病毒引起；⑤咽结膜热主要由腺病毒和柯萨奇病毒等引起；⑥细菌性咽 - 扁桃体炎主要由溶血性链球菌引起，也可由流感嗜血杆菌、肺炎球菌、葡萄球菌等引起。

（2）流行性感冒（流感）是由流感病毒引起的。流感病毒属正黏病毒科，系 RNA 病毒，病毒颗粒呈球形或细长形，流感病毒颗粒有双层类脂包膜，膜上有两种糖蛋白突起，即血凝素（HA）和神经氨酸酶（NA），二者均具有抗原性。血凝素 H 促使病毒吸附在病毒上，N 与细胞释放病毒有关。类脂膜下面为基质（M）蛋白形成的球形蛋白壳，壳内有核蛋白，根据核蛋白抗原特异性的不同，流感病毒可被区分为甲、乙、丙、丁四型。流感病毒主要通过飞沫传播，传染性强，但病程短，也可经口腔、鼻腔、眼睛等黏膜直接或间接接触传播。

2. 上感和流感的临床表现

（1）普通感冒：起病较急，主要表现为局部症状，如喷嚏、鼻塞、咳嗽、咽干、咽痒，甚至鼻后滴漏感。通常发病 2～3 天后鼻涕变黏稠，可伴有轻度发热、畏寒、头痛等症状。如无并发症，一般经 5～7 天痊愈。

（2）急性病毒性咽炎：临床主要表现为咽部发痒和灼热感，咽痛往往并不常见（咽痛多提示链球菌感染）。咳嗽少见，部分患者可有发热和乏力；体检咽部明显充血、水肿，颌下淋巴结肿痛。

（3）急性病毒性喉炎：临床特征为声嘶、讲话困难、咳嗽时疼痛，常有发热、咽痛或咳嗽。体检喉部充血、水肿，局部淋巴结轻度肿大伴触痛，有时可闻及喘鸣音。

（4）疱疹性咽峡炎：临床表现为明显咽痛、发热，病程约 1 周。体检可见咽充血，软腭、腭垂、咽和扁桃体表面有灰白色疱疹和浅表溃疡，周围有红晕。

（5）咽结膜炎：以发热、咽炎和单眼或双眼的急性滤泡性结膜炎三联症为其主要临床特征；常发生于夏季，游泳传播。体检咽部和结合膜充血明显。病程 4～6 天，儿童多见。

（6）细菌性咽-扁桃体炎：起病急，明显咽痛、畏寒、发热。体检可见咽部明显充血，扁桃体肿大、表面或有脓性分泌物，颌下淋巴结肿大、压痛，肺部检查无异常发现。

（7）流行性感冒：潜伏期一般为 1～3 天，短者数小时即可起病。临床表现主要以全身症状为主，如发热（可达 39～40℃）、头痛、肌痛和全身不适等，可有畏寒、寒战，多伴全身肌肉、关节酸痛、乏力、食欲减退等症状。呼吸道症状多轻微或不明显，可有咽喉痛、干咳，可有鼻塞、流涕、胸骨后不适等。感染乙型流感病毒的儿童多以呕吐、腹痛、腹泻为特点，无并发症者病程呈自限性，多于发病 3～4 天后体温逐渐消退。重症流感患者可能出现肺炎（最常见并发症）、神经系统损伤、心脏损害、肌炎、横纹肌溶解和脓毒性休克等并发症。

（二）药物治疗

上呼吸道感染和流行性感冒的药物治疗均可分为对因治疗和对症治疗两部分。目前，除流感病毒有特异性抗病毒药外，其他病毒所致疾病多为自限性疾病，尚无有效治疗药物。

1. 感冒药的处方组成 感冒药的处方组成主要为对症治疗，少数药物含有抗甲型流感病毒药金刚烷胺等。对于普通感冒，相应的治疗药物多为复方制剂，常见的组成包括：①解热镇痛药。缓解感冒所致的发热、头痛、全身痛症状，常用药物有对乙酰氨基酚、布洛芬。②减充血剂。收缩鼻黏膜血管，消除鼻咽部黏膜充血、肿胀，减轻鼻塞症状，常用药物有麻黄碱、伪麻黄碱、甲基麻黄碱。③抗组胺药。通过阻断组胺受体抑制小血管扩张，降低血管通透性，有助于消除或减轻普通感冒患者打喷嚏和流涕等症状，常用药物有氯苯那敏、曲普利啶、溴苯那敏。④镇咳药。减轻咳嗽症状，目前感冒药复方制剂中的镇咳药多为中枢镇咳药，常用药物右美沙芬、可待因、福尔可定。⑤祛痰药。通过不同机制，降低痰液黏度，使痰液易于咳出。常用药物有愈创甘油醚、溴己新、氨溴索。⑥其他：中枢兴奋药咖啡因、葡萄糖酸锌、人工牛黄。

常见复方抗感冒药组成见表 8 - 2。

表 8 - 2　常见复方抗感冒药组成

药品名称	退热药分	减充血剂	抗组胺药	镇咳药	祛痰药	其他成分
惠菲宁	—	盐酸伪麻黄碱	马来酸氯苯那敏	氢溴酸右美沙芬	—	—
惠菲芬	布洛芬	盐酸伪麻黄碱	马来酸氯苯那敏	—	—	—
澳特斯	—	盐酸伪麻黄碱	盐酸曲普利啶	福尔可定	愈创甘油醚	—
奥亭	—	盐酸麻黄碱	马来酸溴苯那敏	磷酸可待因	愈创甘油醚	—
新康泰克（蓝装）	—	盐酸伪麻黄碱	马来酸氯苯那敏	—	—	—
新康泰克（红装）	对乙酰氨基酚	盐酸伪麻黄碱	马来酸氯苯那敏	氢溴酸右美沙芬	—	—
白加黑（白片）	对乙酰氨基酚	盐酸伪麻黄碱	—	氢溴酸右美沙芬	—	—
白加黑（黑片）	对乙酰氨基酚	盐酸伪麻黄碱	盐酸苯海拉明	氢溴酸右美沙芬	—	—
快克	对乙酰氨基酚	—	马来酸氯苯那敏	—	—	盐酸金刚烷胺、人工牛黄、咖啡因
复方甘草口服溶液	—	—	—	复方樟脑酊、甘草流浸膏、愈创甘油醚	—	浓氨溶液、甘油
镇咳宁糖浆	—	盐酸麻黄碱	—	甘草流浸膏、桔梗酊	—	酒石酸锑钾、桑白皮酊

注："—"表示不含有该种成分

2. 抗流感病毒药

（1）金刚烷胺和金刚乙胺：为离子通道 M_2 阻滞药类抗流感病毒药，仅对亚洲甲型流感有效，近年来耐药率显著上升，目前单方制剂主要用于帕金森病的治疗。

（2）奥司他韦、扎那米韦、帕拉米韦：为神经氨酸酶抑制药（NAI）类抗流感病毒药，对甲型、乙型流感均有效，应及早使用。目前临床应用最广的是奥司他韦，成人剂量 75mg/次，每日 2 次，疗程 5 天，重症患者剂量加倍，疗程延长。1 岁及以上年龄的儿童应根据体重给药，对于吞咽胶囊有困难的儿童，可选用奥司他韦颗粒剂。扎那米韦适用于成人及 7 岁以上青少年，每12小时吸入10mg（分两次吸入），但吸入剂不建议用于重症或有并发症的患者。帕拉米韦的临床应用经验较少。

3. 用药注意事项与患者教育

（1）针对普通感冒的尚无特异性抗病毒药，故而普通感冒患者无须全身使用抗病毒药。普通感冒具有一定自限性，症状明显影响日常生活才考虑给予药物对症治疗。感冒时需注意休息、适当补充水、避免继发细菌感染等。

（2）普通感冒的临床药物治疗往往存在盲目用药、不恰当联合用药、重复用药等问题。如多数复方感冒药含有退热药，同服解热镇痛药易导致药物过量；儿童使用复方感冒制剂时应谨慎，避免给无发热患者使用含退热剂的药物；同时服用两种以上感冒药等，可能导致部分药物重复用药而超量，增加不良反应；未继发细菌感染盲目使用抗菌药等。

（3）感冒的药物治疗首选口服途径，避免盲目静脉补液。

（4）对于流行性感冒，发病48小时内进行抗病毒治疗，可减少流感并发症、降低住院患者的病死率、缩短住院时间。当然，发病时间超过48小时的重症患者仍能从抗病毒治疗中获益。

（5）退热药、镇咳药、鼻减充血剂、抗组胺药的使用注意事项见前文（本章第一、六、七、八部分）。

（6）儿童感冒患者，如因感冒导致患儿原有基础疾病加重或出现并发症，或患儿严重腹泻或高热导致脱水、电解质紊乱，或因胃肠不适、呕吐而无法口服药物者，可考虑静脉输液。

（7）感冒发热患儿不可使用阿司匹林，否则易导致不良反应。尼美舒利解热镇痛作用和抗炎作用均较强，但该药在儿童治疗应用中引起多起严重肝的不良反应，不推荐作为儿童退热药物。柴胡注射液已禁用于儿童退热。

（8）由于非处方感冒药物在2岁以下幼儿中应用的安全性尚未被确认，因此不能用于幼儿的普通感冒。

（9）孕妇尽量不使用阿司匹林、双氯芬酸钠、苯海拉明、布洛芬、右美沙芬等，以免影响胎儿发育或导致孕期延长。妊娠3个月内禁用愈创甘油醚。哺乳期妇女尽量不使用苯海拉明、马来酸氯苯那敏、金刚烷胺等，因为这些药物能通过乳汁影响幼儿。

十、口腔溃疡

【复习指导】本部分内容历年少考，应重点掌握口腔溃疡的药物治疗，用药注意事项与患者教育，熟悉口腔溃疡的临床表现。

口腔溃疡又称复发性阿弗他溃疡、复发性口疮、复发性阿弗他口炎等，是最常见的口腔黏膜病，调查发现人群的10%～25%患有该病。因具有明显的灼痛感，故冠以希腊文"阿弗他"——灼痛。病损表现为孤立的、圆形或椭圆形的浅表性溃疡，具有周期性、复发性及自限性的特点。

（一）临床基础

1. 病因　口腔溃疡的病因复杂，存在明显的个体差异，主要与下列因素有关。

（1）免疫因素：包括细胞免疫异常、体液免疫异常和自身免疫异常。有研究表明口腔溃疡与局部细胞免疫失调，使T细胞亚群和促炎细胞因子聚集有关。

（2）遗传因素：对口腔溃疡的单基因遗传、多基因遗传、遗传标记物和遗传物质的研究表明，口腔溃疡的发病有遗传倾向。

（3）系统性疾病因素：口腔溃疡与胃溃疡、十二指肠溃疡、溃疡性结肠炎、局限性肠炎、肝胆疾病等密切相关。

（4）环境因素：患者的口腔生态、心理、生活和社会环境与口腔溃疡的发病有关。

（5）维生素和微量元素：维生素 B_1、维生素 B_2、维生素 B_{12} 及叶酸等摄入不足，或血清中缺锌、缺铁、高铜等可能与口腔溃疡有关。

（6）其他因素：内分泌失调、微循环障碍等可能与口腔溃疡的发病相关。

2. 临床表现　按严重程度的不同，口腔溃疡可分为轻型、重型和疱疹样溃疡。

（1）轻型口腔溃疡：轻型口腔溃疡最常见，约占口腔溃疡的 80%。溃疡不大，数目不多，每次 1～5 个，孤立散在，直径 2～4mm，圆形或椭圆形，边界清楚。好发于角化程度较差的黏膜，如唇、颊黏膜。发作时溃疡有"红、黄、凹、痛"的特点，即外周有约 1mm 的充血红晕带，表面覆有浅黄色假膜，溃疡中央凹陷、基底软，灼痛感明显。轻型口腔溃疡复发有规律性，一般分为发作期、愈合期和间歇期。发作期又分为前驱期和溃疡期。前驱期黏膜局部不适、触痛或灼痛，约 24 小时后出现白色或红色丘疹装小点，2～3 天后上皮破损，进入溃疡期，再经过 4～5 天后红晕消失，溃疡愈合，不留瘢痕。发作期一般持续 1～2 周，具有不治而愈的自限性。间歇期长短不一，因人而异。一般初发间歇期较长，此后逐渐缩短，直至此起彼伏、连绵不断。轻型口腔溃疡因刺激痛而影响患者言语、进食。

（2）重型口腔溃疡：重型口腔溃疡又称复发性坏死性黏膜腺周围炎或腺周口疮，约占口腔溃疡的 8%。溃疡常单个发生，大而深，似"弹坑"状。溃疡直径可达 10～30mm，深及黏膜下层直至肌层。周边红肿隆起，基底较硬，但边缘整齐清晰，表面有灰黄色假膜或灰白色坏死组织。初始好发于口角，其后有向口腔后部，如咽旁、软腭、腭垂移行趋势等，可影响言语及吞咽。发作规律基本同轻型，但发作期可长达月余甚至数月，也有自限性。溃疡疼痛较重，愈合后可留瘢痕，甚至造成舌尖、腭垂缺损或软腭穿孔。常伴低热、乏力等全身不适症状及病损局部区域的淋巴结肿痛。

（3）疱疹样溃疡：疱疹样溃疡又称口炎型口疮，约占口腔溃疡的 10%。溃疡小，直径小于 2mm，而数目多，可达数十个，可散在分布于黏膜任何部位，似有"满天星"感觉。邻近溃疡可融合成片，黏膜发红充血，疼痛较轻型重。唾液分泌可增加，可伴头痛、低热、全身不适、局部淋巴结肿大等症状。发作规律同轻型，愈合后不留瘢痕。

（二）药物治疗

口腔溃疡的病因尚不清楚，治疗的方法虽多，临床疗效却不理想。口腔溃疡的治疗可分为局部治疗和全身治疗，局部治疗和全身治疗可缩短口腔溃疡的发作期和延长溃疡发作的间隔周期。

局部治疗主要是消炎、镇痛，防止继发感染，促进愈合。局部治疗包括：①消炎药。药膜（具有保护溃疡面、减轻疼痛、延长药物作用时间的效果）、软膏、含漱液、含片、散剂等。②镇痛药。仅限在疼痛难忍和影响进食时使用，以防成瘾。③局部封闭。对持久不愈或疼痛明显的溃疡部位可考虑做黏膜下封闭注射。④理疗。利用激光、微波等治疗仪或口内紫外线照射，有减少渗出、促进愈合的作用。

口腔溃疡严重时可考虑全身给药。全身治疗的原则是对因治疗，控制症状，减少复发，争取缓解。全身治疗包括：①糖皮质激素。具有抗感染、抗过敏、减少炎性渗出、抑制组胺释放等作用。②其他免疫抑制药。具有抗感染作用。③免疫增强药。增强机体细胞免疫或体液免疫。④补充维生素和微量元素等。

1. 非处方药和处方药

（1）甲硝唑口腔粘贴片：可阻碍细菌代谢，对专性厌氧菌有杀灭作用。用于牙龈炎、牙周炎、冠周炎及口腔溃疡。用棉签擦干黏膜后，黏附于口腔患处。每次1片，每日3次，饭后使用。甲硝唑口腔粘贴片偶见过敏反应，长期使用可引起味觉改变。

（2）醋酸地塞米松粘贴片：为糖皮质激素类药物，具有抗炎、抗过敏等作用。用于非感染性口腔黏膜溃疡。贴于患处，每次1片，一日总量不超过3片，连用不得超过1周。洗净手指后，粘少许唾液粘起黄色面，将白色层贴于患处，并轻压10～15秒，使其粘牢，不须取出，直至全部溶化。醋酸地塞米松粘贴片偶见皮疹等过敏反应，长期使用可见糖皮质激素类全身性不良反应。

（3）复方甘菊利多卡因凝胶：对口腔黏膜疾病具有镇痛、抗菌、消炎及促进创面愈合等作用。用于牙龈、唇及口腔黏膜的炎症性疼痛。每日3次，每次涂约0.5cm凝胶于疼痛或发生炎症的牙龈区，稍加按摩。复方甘菊利多卡因凝胶一般无不良反应，但大剂量使用时可能在特殊部位吸收。

（4）曲安奈德口腔软膏：为糖皮质激素类药物，具有抗炎、抗过敏等作用。用于口腔黏膜的急、慢性炎症，包括复发性口腔溃疡、糜烂甲扁平苔藓、口炎创伤性病损，如义齿造成的创伤性溃疡等。外用，涂患处，每日2～3次。曲安奈德口腔软膏局部的不良反应可能会在使用含类固醇口腔制剂过程中出现，如灼热、刺痒、刺激、口干、起泡、脱皮，用药后可能会产生口周皮炎、过敏性接触性皮炎、口腔黏膜浸染、二次感染、口腔黏膜萎缩。

（5）甲硝唑含漱液：对大多数厌氧菌具有抗菌作用。用于牙龈炎、牙周炎等口腔炎症的辅助治疗。含漱，每次10～20ml，先含30秒再漱口，每日3～4次，1周为一疗程。甲硝唑含漱液偶见味觉改变和口腔黏膜微刺痛、恶心、呕吐等，停药后可消失。因甲硝唑含漱液可自黏膜吸收，长期大量使用后可能产生与全身用药相同的不良反应，如可逆性粒细胞减少；头痛、眩晕、癫痫发作和周围神经病变等中枢神经系统症状及发热、阴道念珠菌感染、膀胱炎、尿液颜色发黑等其他反应。

（6）氯己定含漱液：为抗菌防腐剂，对金黄色葡萄球菌、链球菌、大肠埃希菌、厌氧丙酸杆菌和白念珠菌有杀菌作用。用于口腔疾病（如牙龈炎、口腔溃疡、咽炎等）的防治。饭后含漱，成人每次10ml，儿童每次5ml，每次含漱2～5分钟后吐弃。氯己定含漱液偶见过敏反应或口腔黏膜浅表脱屑。长期使用能使口腔黏膜表面和牙齿着色，舌苔变黑，味觉改变，咽部烧灼感，停药后可恢复。

（7）西地碘含片：活性成分为分子碘，在唾液作用下迅速释放，直接卤化菌体蛋白质，能杀灭各种微生物。用于慢性咽喉炎、口腔溃疡、慢性牙龈炎、牙周炎。口含，成人每次1片，每日3～5次。西地碘含片有轻度刺激感，偶见皮疹、皮肤瘙痒等过敏反应。长期含服可导致舌苔染色，停药后可消退。

（8）溶菌酶含片：为黏多醣溶解酶，可使革兰阳性菌细胞壁的不溶性多糖水解而起到杀菌作用，还能分解稠厚的黏蛋白，使炎性分泌物和痰液液化而易排出。用于急慢性咽炎、口腔溃疡。口含，每次1片，每日4～6次。溶菌酶含片偶见过敏反应、皮疹等。连续使用5天后炎症仍未消除，应向医师咨询。

（9）冰硼咽喉散：清热解毒，消肿止痛。用于咽部、齿龈肿痛，口舌生疮。外用：取少量，吹敷患处，每日 3～4 次。

（10）醋酸泼尼松片：为糖皮质激素类药物，具有抗炎、抗过敏等作用。可用于反复发作的口腔溃疡。每次 10mg，每日 3 次。醋酸泼尼松片较大剂量易引起糖尿病、消化性溃疡和皮质醇增多症症状，对下丘脑 - 垂体 - 肾上腺轴抑制作用较强，并发感染为主要的不良反应。

（11）维生素：口腔溃疡发作时给予维生素，可促进病损愈合。维生素 C：0.1～0.2g，每日 3 次；复合维生素 B：每次 1 片，每日 3 次。

2. 用药注意事项与患者教育

（1）口腔溃疡者应保持口腔的清洁，注意口腔内黏膜免受硬物的摩擦，少吃过硬的食物，并避免咬伤。

（2）甲硝唑口腔粘贴片使用 5 天后，症状未见缓解，应咨询医师。用药期间不得饮酒或含酒精的饮料。

（3）地塞米松粘贴片仅限口腔使用，在口腔内缓慢溶化后可咽下。频繁应用可引起局部组织萎缩。不宜长期使用，连用 1 周后症状未缓解，应停药就医。

（4）应避免曲安奈德口腔软膏接触眼睛和其他黏膜（如口、鼻等）。不宜大面积、长期使用曲安奈德口腔软膏，用药 1 周后症状未缓解，应咨询医师。用药部位如有烧灼感、红肿等情况应停药，并将局部药物洗净，必要时向医师或药师咨询。

（5）甲硝唑含漱液使用前应振摇；使用中发生中枢神经系统不良反应或过敏反应，应及时停药；用药期间不应饮用含酒精的饮料。接受抗凝血药治疗的患者及肝、肾功能减退者应慎用甲硝唑含漱液。

（6）应避免氯己定含漱液接触眼睛，且仅供含漱用，含漱后应吐出，不得咽下。儿童如误服，可出现酒精中毒症状，应送急症处理。含漱氯己定含漱液后至少间隔 30 分钟才可刷牙。含漱 3 天后症状未见缓解，应向医师咨询。

（7）西地碘含片连续使用 5 天症状未见缓解应停药就医。甲状腺疾病患者慎用西地碘含片。

（8）冰硼咽喉散为局部用药，应按说明书规定用量应用，不宜内服。注意喷药时不要吸气，以防药粉进入呼吸道而引起呛咳。不宜在用药期间同时服用温补性中成药。用药 3 天后症状无改善，或出现其他症状，应去医院就诊。

（9）醋酸泼尼松片餐后服用，以减少消化道的不良反应。长期服药后，停药时应逐渐减量。

十一、消化不良

【复习指导】本部分内容历年必考，应重点掌握消化不良的药物治疗，用药注意事项与患者教育，熟悉消化不良的病因。

消化不良是指表现为上腹部疼痛或上腹部烧灼感、餐后饱胀、早饱感的，源于胃十二指肠的一种临床症状或一组临床症候群，还可伴有上腹部胀气、恶心、呕吐及嗳气等症状。根据病因的不同，可分为功能性消化不良和器质性消化不良。

每年约有 25% 的人会发生消化不良，但多数患者不会就医。约 25% 的消化不良患者存在基础器质性病因，但高达75%的患者为功能性（特发性或非溃疡性）消化不良，其诊断性评估未发现基础病因。

（一）临床基础

1. 消化不良的病因

（1）功能性消化不良：功能性消化不良是指由胃和十二指肠功能紊乱引起的餐后饱胀感、早饱、中上腹痛及中上腹烧灼感等症状，而无器质性疾病的一组临床综合症状。功能性消化不良的病因和发病机制目前尚未完全明确，但主要与以下因素有关。

①幽门螺杆菌感染：目前流行病学研究尚无足够证据证实或排除两者间存在的因果关系。幽门螺杆菌可能通过诱发炎症反应或启动抗体应答引起平滑肌功能障碍。症状的产生是幽门螺杆菌、宿主和环境因素共同作用的结果。

②胃酸：胃酸在功能性消化不良发病机制中的作用尚不明确，但抑酸药对少数临床症状类似于消化性溃疡的功能性消化不良患者可能有效。

③胃肠动力障碍：功能性消化不良与几种胃动力障碍有关，包括轻度胃排空延迟、胃排空加快、胃窦运动减弱、胃节律紊乱及餐后胃容受性受损等。

④内脏高敏感性：内脏高敏感性的特征为在胃顺应性正常的情况下，诱发疼痛的阈值降低。研究表明与胃排空延迟无关的功能性消化不良患者存在内脏高敏感性。功能性消化不良患者胃的感觉容量显著低于正常人。其可能与外周感受器、传入神经、中枢神经系统的调制异常，即脑－肠轴的功能异常有关。

⑤胃肠激素紊乱：胃肠激素如胃动素、促胃液素、胆囊收缩素、血管活性肠肽等，可能涉及功能性消化不良的病理、生理机制，且与胃电活动的变化相关。

⑥精神心理因素和社会因素：功能性消化不良可能是由精神心理因素和社会因素的复杂相互作用所致，如性格异常、焦虑或抑郁症状、人际敏感、不良生活事件等。

（2）器质性消化不良：器质性消化不良的主要病因是消化性溃疡、胃食管反流、胃恶性肿瘤及非甾体抗炎药诱导的消化不良。

①消化性溃疡：消化性溃疡是器质性消化不良最常见的病因。

②胃食管恶性肿瘤：胃食管恶性肿瘤在亚洲人群患者中发病率较高，发病率随年龄增长而增加。

③药物性消化不良：即使在无消化性溃疡的情况下，非甾体抗炎药和环氧合酶－2选择性抑制药也可导致消化不良。其他药物也与药物性消化不良有关，包括钙通道阻滞药、甲基黄嘌呤类、阿仑膦酸钠、奥利司他、钾补充剂、阿卡波糖，以及包括红霉素在内的某些抗菌药。

④其他病因：如胆道疼痛可能引起消化不良。在少数情况下，乳糜泻和慢性胰腺炎可能仅表现为消化不良。消化不良的其他罕见病因包括：胃浸润性疾病（如嗜酸性粒细胞性胃炎、克罗恩病、结节病、淋巴瘤、淀粉样变性）、糖尿病性神经根病、代谢紊乱（如高钙血症、重金属中毒）、肝肿瘤、脂肪性肝炎、腹腔动脉压迫综合征、肠系膜上动脉综合征、腹壁疼痛和肠绞痛等。

2. 临床表现

（1）功能性消化不良：功能性消化不良患者常有餐后饱胀感、早饱感、上腹疼痛、上腹烧灼感等症状，上述症状可能严重到影响日常活动。少数患者可能有恶心、呕吐或胃灼热等症状。部分患者可能伴有头痛、失眠、焦虑、抑郁等精神症状。

①餐后饱胀感：指常规量饮食即出现饱胀感，与进食密切相关。

②早饱感：指有饥饿感，但进食少量食物即有饱感；食欲缺乏时，不能进常规量的饮食。

③上腹疼痛：位于胸骨剑突下与脐水平以上、两侧锁骨中线之间区域的疼痛，疼痛多无规律性，部分患者与进食有关。

④上腹烧灼感：位于胸骨剑突下与脐水平以上、两侧锁骨中线之间区域的难受的灼热感。

（2）器质性消化不良：器质性消化不良的临床症状与其病因相关。

①消化性溃疡病：在消化性溃疡患者中，上腹疼痛或上腹不适是最明显的症状。溃疡引起的不适通常位于上腹正中；十二指肠溃疡的典型症状于空腹但泌酸时发生（餐后 2～5 小时或在空腹时）。消化性溃疡还可伴餐后嗳气、上腹饱胀、早饱感、不耐受高脂肪食物、恶心及偶尔呕吐。

②胃食管恶性肿瘤：若存在腹痛，在疾病早期往往为上腹部轻度隐痛，但随着疾病的进展，腹痛可变得更严重、更持久。此外，随着疾病的进展，其他症状和体征（贫血、乏力、体重减轻等）通常逐渐进展。

③胆道疼痛：典型胆道疼痛的特征为位于右上腹、上腹正中或胸骨下区域（较少见）的发作性剧烈钝痛，可能放射到背部，特别是右肩胛骨。常伴有出汗、恶心、呕吐。这种疼痛稳定不变，并非绞痛。活动不会加剧疼痛，蹲踞、排便或排气不能缓解疼痛。疼痛通常持续至少 30 分钟，在 1 小时内维持在稳定水平。随后开始消退，整个疼痛发作过程通常不到 6 小时。

（二）药物治疗

消化不良的治疗以缓解症状，提高生活质量为主要目的。器质性消化不良的治疗主要是明确病因，治疗原发疾病。功能性消化不良的治疗是依据可能存在的病理、生理学异常进行整体调节，进行个体化的治疗。

功能性消化不良的一般治疗主要是帮助患者认识、理解病情，建立、改善生活习惯，避免烟、酒及服用可致消化不良的药物（如非甾体抗炎药）。无特殊食谱，但应避免个人生活经历中会诱发症状的食物。失眠、焦虑者可适当给予镇静药。由于功能性消化不良的症状具有多样性，目前尚无特效药，主要是经验性治疗。经验治疗时间一般为 2～4 周。经验性治疗无效者，应行进一步检查，明确诊断后有针对性地进行治疗。

1. 非处方药和处方药

（1）抗酸药：抗酸药可减轻消化不良患者的各种临床症状，抗酸药主要包括氢氧化铝、铝碳酸镁等。

①复方氢氧化铝片：为抗酸药氢氧化铝、三硅酸镁与解痉药颠茄流浸膏组成的复方，氢氧化铝、三硅酸镁可中和过多的胃酸，颠茄流浸膏既能抑制胃液分泌，解除胃平滑肌痉挛，又可使胃排空延缓。用于缓解胃酸过多引起的胃痛、胃灼热感（烧心）、反酸，也可用于慢性胃炎。每次 2～4 片，每日 3 次。饭前 30 分钟或胃痛发作时嚼碎后服。长期大剂量服用，可致严重便秘，粪结块引起肠梗阻。

②铝碳酸镁片：具有独特的大分子层状网络结构，能迅速改善或缓解胃酸过多引起的各种症状。可用于急、慢性胃炎，以及与胃酸有关的胃部不适症状，如胃痛、胃灼热、酸性嗳气、饱胀等。除抗酸以外，铝碳酸镁还能吸附胆汁，对伴有胆汁反流患者可选用。常用剂量为每次 1～2 片，每日 3～4 次，嚼服。通常在饭后 1～2 小时，睡前或胃部不适时用药。铝

碳酸镁片大剂量服用可导致软糊状便和大便次数增多,偶见便秘、口干和食欲缺乏。长期服用可导致血清电解质变化。

(2)抑酸药:抑酸药适用于非进餐相关消化不良以上腹痛,烧灼感为主要症状的患者,可有效缓解消化不良相关症状。常用抑酸药包括为 H_2 受体阻滞药(西咪替丁、雷尼替丁及法莫替丁等)和质子泵抑制药(奥美拉唑、兰索拉唑、泮托拉唑、雷贝拉唑及艾司奥美拉唑等)两大类。

①盐酸雷尼替丁片:具有竞争性阻滞组胺与 H_2 受体结合,抑制胃酸的作用。每次150mg(每次1片),每日2次,或每次300mg(每次2片)睡前1次。雷尼替丁常见的不良反应有恶心、皮疹、便秘、乏力、头痛、头晕等。与西咪替丁相比,损伤肾功能、性腺功能和中枢神经的不良反应较轻。

②法莫替丁片:可阻滞组胺 H_2 受体,对胃酸分泌具有明显的抑制作用,也可抑制胃蛋白酶的分泌。每次20mg(每次1片),每日2次,早、晚餐后或睡前服。少数患者可有口干、头晕、失眠、便秘、腹泻、皮疹、面部潮红、白细胞减少。

③泮托拉唑钠肠溶胶囊:能特异性地作用于胃黏膜壁细胞,降低壁细胞中的 H^+ , K^+ -ATP 酶的活性,从而抑制胃酸的分泌。每日早餐前口服40mg(1粒)。临床应用偶有头痛、头晕、失眠、嗜睡、恶心、腹痛、腹泻和便秘、腹胀、皮疹、肌肉疼痛等症状。

④奥美拉唑镁肠溶片:可作用于壁细胞中的质子泵而减少胃酸分泌。用于酸相关消化不良的推荐剂量为20mg,每日1次。部分患者每日10mg可能已足够,因此10mg可作为起始剂量。奥美拉唑最常见的不良反应是头痛、胃肠道症状(腹泻、恶心、便秘等)、关节痛、肌痛、肌无力、间质性肾炎、视物模糊等。

(3)胃肠促动药:胃肠促动药适用于以上腹饱胀、早饱、嗳气等与进餐相关症状为主的消化不良患者。常用胃肠促动药包括多巴胺受体拮抗药(如甲氧氯普胺、多潘立酮)和5-羟色胺4受体激动药(如莫沙必利)等。

①甲氧氯普胺片:具有较强的中枢镇吐作用,能增强胃动力;具有促进胃及上部肠段运动,促进胃排空的作用。可用于各种病因所致恶心、呕吐、嗳气、消化不良、胃部胀满、胃酸过多等症状的对症治疗。5~14岁儿童每次用2.5~5mg,每日3次,餐前30分钟服,宜短期服用,总剂量每日不得超过0.1mg/kg;成人每次5~10mg,每日3次。甲氧氯普胺常见的不良反应为昏睡、烦躁不安、疲怠无力等。其可刺激催乳素,用药期间可能出现乳汁增多。大剂量长期应用可能因阻断多巴胺受体,使胆碱受体相对亢进而导致锥体外系反应,可出现肌震颤、发音困难、共济失调等,故不宜长期、大剂量使用。

②多潘立酮片:为选择性外周多巴胺受体拮抗药,可直接作用于胃肠壁,增加胃肠道的蠕动和张力,促进胃排空。用于消化不良、腹胀、嗳气、恶心、呕吐、腹部胀痛。每次1片,每日3次,饭前15~30分钟服用。多潘立酮片不能透过血脑屏障,无锥体外系副作用。长期服用个别患者可出现乳房胀痛或溢乳现象。孕妇慎用,哺乳期妇女用药期间应停止哺乳。心脏病患者及接受化疗的肿瘤患者应用时需慎重,有可能加重心律失常。

③枸橼酸莫沙必利片:为选择性5-羟色胺4受体激动药,能促进乙酰胆碱的释放,从而增强上消化道(胃和小肠)运动。用于功能性消化不良伴有胃灼热、嗳气、恶心、呕吐、早饱、上腹胀等消化道症状。每次5mg(1片),每日3次,饭前服用。莫沙必利主要的不良反应为腹泻、稀便、口渴、疲倦感等。

(4)助消化药:消化酶和微生态制剂可作为消化不良的辅助用药。复方消化酶、益生菌制剂可改善与进餐相关的腹胀、食欲缺乏等症状。主要包括多酶片、胰酶、胃蛋白酶合剂、乳酶生、干酵母等。

①多酶片：含有胰脂肪酶、胰淀粉酶、胰蛋白酶，可促进消化，增进食欲。用于消化不良、食欲缺乏。每片含胰酶 300mg、胃蛋白酶 13mg。每次 2～3 片，每日 3 次。

②胰酶肠溶片：为胰蛋白酶、胰淀粉酶、胰脂肪酶的混合物，具有促进消化、促进食欲的作用。用于消化不良、食欲缺乏。每次 1～2 片，每日 3 次，餐前整片吞服。

③胃蛋白酶片：能在胃酸参与下使凝固的蛋白质分解。用于胃蛋白酶缺乏或消化功能减退引起的消化不良症。每次 2～4 片，每日 3 次，饭前服用。

④乳酶生片：为活肠球菌的干燥制剂，具有促进消化和止泻作用。可用于消化不良、腹胀及小儿饮食失调所引起的腹泻、绿便等。每次 2～6 片，每日 3 次，饭前服用。

⑤干酵母片：为啤酒酵母菌的干燥菌体，富含 B 族维生素，对消化不良有辅助治疗作用。用于营养不良、消化不良、食欲缺乏及 B 族维生素缺乏症。儿童每次 2～4 片，成人每次 4～8 片，每日 3 次，饭后嚼碎服。可与乳酶生配伍用。

（5）根除幽门螺杆菌治疗：幽门螺杆菌感染检测呈阳性的消化不良患者应接受根除治疗。幽门螺杆菌的根除可能会改变酸分泌或改变肠道菌群，从而改善消化不良的各种症状，其还有助于预防与幽门螺杆菌相关的未识别出的消化性溃疡。

（6）抗抑郁药：中枢机制可能通过增加上消化道敏感性或其他机制引起消化不良。对于上述治疗疗效欠佳而伴有焦虑、抑郁等精神症状的消化不良患者，可考虑给予抗抑郁药。常用的抗抑郁药包括选择三环类抗抑郁药（如阿米替林）或 5-羟色胺 4 再摄取抑制药（如氟西汀）。

（7）心理治疗：有证据显示心理治疗可能缓解消化不良患者的临床症状，心理治疗包括认知行为疗法、催眠疗法、心理疗法等。

2. 用药注意事项与患者教育

（1）抗酸药

①复方氢氧化铝片：连续使用不得超过 7 天，症状未缓解，请咨询医师或药师。氢氧化铝能阻碍磷的吸收，故不宜长期大剂量使用。低磷血症（如吸收不良综合征）患者慎用。服药后 1 小时内应避免服用其他药物，因氢氧化铝可与其他药物结合而降低吸收，影响疗效。氢氧化铝与肠溶片同服，可使肠溶片加速溶解，不应同用。

②铝碳酸镁片：服用铝碳酸镁片后，由于铝在胃肠存在而与其他药物结合可能影响其他药物的吸收及摄取，故不能同时与某些药物服用，如四环素、铁制剂、地高辛、脱氧胆酸、法莫替丁、雷尼替丁、西咪替丁和香豆素衍化物等，因此这些药物应提前或推后 1～2 小时服用。

（2）抑酸药

①H_2 受体拮抗药：连续使用不得超过 7 天，症状未缓解，应咨询医师或药师。不宜与其他抗酸药合用，如含氢氧化铝、镁的抗酸药可降低 H_2 受体拮抗药的生物利用度，降低其吸收和血药浓度。可降低维生素 B_{12} 的吸收，长期使用，可致维生素 B_{12} 缺乏。

②质子泵抑制药：泮托拉唑钠肠溶胶囊应整粒吞服，不可咀嚼。奥美拉唑镁肠溶片必须整片吞服，至少用半杯液体送服，药片不可咀嚼或压碎，可将其分散于水或微酸液体中（果汁），分散液必须在 30 分钟内服用。质子泵抑制药抑制胃酸分泌的作用强，持续时间长，故不宜同时服用其他抗酸药或抑制胃酸分泌药。因其对胃内 pH 有影响，可能影响其他药物

（如铁剂、酮康唑、伊曲康唑等）的吸收。奥美拉唑经过细胞色素 P450 酶代谢，可能会增加其他通过该酶代谢药物（如地西泮、苯妥英、华法林等）的血药浓度。泮托拉唑、兰索拉唑、泮托拉唑、雷贝拉唑等与其他药物的相互作用相对较小。

（3）胃肠促动药

①甲氧氯普胺片：与乙醇同用时，因胃内排空加快，乙醇在小肠内吸收增加，并可增强乙醇的中枢抑制作用。

②多潘立酮片：抗酸药和抑制胃酸分泌的药物可降低多潘立酮的生物利用度，不宜同服。抗胆碱药（溴丙胺太林、山莨菪碱、颠茄片等）会减弱多潘立酮的作用，不宜同服。不宜与唑类抗真菌药（酮康唑、伊曲康唑等）、大环内酯类抗生素（红霉素等）、人类免疫缺陷病毒蛋白酶抑制剂类抗艾滋病药等合用。

③枸橼酸莫沙必利片：服用时应将枸橼酸莫沙必利片从薄板中取出后再服用（曾有患者误食薄板，尖硬的锐角刺伤食道黏膜，甚至发生穿孔，造成纵隔炎等严重并发症）。通常持续使用莫沙必利一段时间（2 周），仍未见消化系统症状改善时，不应再长期盲目服药。

（4）助消化药：不宜与抗菌药、吸附剂同时服用。如必须联用，应间隔 2～3 小时。

①多酶片：在酸性条件下易破坏，故服用时切勿嚼碎。铝制剂可能影响多酶片的疗效，故不宜合用。

②胰酶肠溶片：必须整片吞服，不得碾碎或溶解后服用，与等量碳酸氢钠同服，可增强疗效。胰酶肠溶片不宜与酸性药物同服。

③胃蛋白酶片：在碱性环境中活性降低，不宜与抗酸药同服。其与铝制剂相拮抗，不宜合用。

④乳酶生片：为活菌制剂，应贮藏于凉暗处（不超过20℃）。制酸药、磺胺类药或抗生素与乳酶生合用时，可减弱其疗效，故应分开服用（间隔 3 小时）。铋剂、鞣酸、活性炭、酊剂（含酒精）等能抑制、吸附或杀灭肠球菌，故不能合用。

⑤干酵母片：过量服用可致腹泻。不能与碱性药物合用。

十二、腹泻

【复习指导】本部分内容历年必考，应重点掌握腹泻的药物治疗，用药注意事项与患者教育，熟悉腹泻的分型。

正常人每日排便 1 次，重量为 150～200g，含水分 60%～85%，少数人每 2～3 天排便 1 次或每日排便 2～3 次，但粪便成形，也属正常。腹泻是一种常见症状，是指排便次数明显超过平日习惯的频率，粪质稀薄，水分增加，常伴有排便急迫感及腹部不适或失禁等症状。临床上常以每日粪便重量超过 200g 作为腹泻的客观指标。

（一）临床基础

1. 腹泻的分型　腹泻按病程可分为急性腹泻和慢性腹泻。

（1）急性腹泻：急性腹泻发病急，腹泻持续时间≤2 周。急性腹泻的病因有：①食物中毒，如摄入污染了金黄色葡萄球菌毒素、蘑菇毒素、砷、铅、汞等重金属的食物。②肠道感染，包括病毒（诺瓦克病毒、轮状病毒等）、细菌（沙门菌、空肠弯曲菌、大肠埃希菌等）、寄生虫感染；旅行者腹泻为旅途中或旅行后发生的腹泻，多为细菌感染所致；全身感染亦可出现腹泻。③药物（泻药、化疗药物、广谱抗生素等），广谱抗生素可继发假膜性肠炎。

④其他疾病引起的腹泻，如粪块堵塞、盆腔炎症、急性缺血性肠病等。

（2）慢性腹泻：慢性腹泻为稀便或水样便每日≥3 次且病程持续 4 周或以上。慢性腹泻的病因比较复杂，主要有：①慢性肠道感染性疾病。如阿米巴痢疾、慢性细菌性痢疾、艰难梭菌感染、肠结核、肠阿米巴、梨形鞭毛虫病、血吸虫病、肠道念珠菌病、艾滋病等均可引起慢性腹泻。②肠道炎症性疾病：包括炎症性肠病、放射性肠炎、缺血性肠炎、憩室炎、显微镜下结肠炎、嗜酸性胃肠炎、尿毒症性肠炎。③肿瘤。包括大肠癌、结直肠绒毛状腺瘤、肠淋巴瘤及内分泌肿瘤（如类癌）等。④消化不良和吸收不良。⑤动力障碍性腹泻。⑥药源性腹泻。

2. 临床表现

（1）起病与病程：肠道感染所致腹泻多起病急，腹泻次数频繁，伴发热；炎症性肠病、肠易激综合征、吸收不良综合征和结肠憩室炎等病所致腹泻，常呈间歇性发作，病程可长达数年至数十年；结肠癌所致腹泻很少超过 2 年；群体性腹泻应考虑食物中毒的可能性。

（2）排便量、粪便外观与腹痛性质：慢性胰腺炎、吸收不良综合征等所致腹泻，粪便中可见脂肪滴或食物残渣；粪便呈带黏液的"米泔水样便"提示霍乱，霍乱弧菌引起的腹泻可表现为突然性的呕吐和腹部绞痛，但无明确的疼痛点和里急后重；志贺菌病患者常有腹部绞痛和里急后重，排便次数增多，每次排便量减少，粪便呈液状且含有肉眼可见血，伴或不伴黏液；阿米巴痢疾患者可见暗红色果酱样粪便；血吸虫病、溃疡性结肠炎、直肠癌等病所致腹泻，粪便常带脓血；肠易激综合征常有腹泻与便秘交替现象，每日排便 2～3 次或更多，便前常伴有腹痛。

（3）其他表现：炎症性肠病、阿米巴病、淋巴瘤和肠结核相关的慢性腹泻可伴发热，霍乱患者不常发热；小肠吸收不良的各种疾病、胃肠道肿瘤和甲状腺功能亢进症相关的腹泻患者可有显著消瘦和（或）营养不良，而肠易激综合征患者往往无体重下降；炎症性肠病、Whipple 病等相关的腹泻可伴随关节炎症状；胃泌素瘤相关的腹泻可伴少见部位或难治性消化性溃疡。

（二）药物治疗

腹泻的治疗可分为对因治疗和对症治疗两个方面。

应重视腹泻的病因治疗。包括乳糖不耐受和麦胶性肠病需警惕食物中的乳糖或麦胶成分；感染性腹泻需针对病原体进行治疗（细菌感染的可选用吡哌酸、左氧氟沙星或环丙沙星，病毒感染的可选用抗病毒药），且在感染未得到有效控制时，不宜选用止泻药；抗生素相关性腹泻须停止抗生素或调整原来使用的抗生素，可加用益生菌；变应或药物相关性腹泻应避免接触变应原和停用有关药物；高渗性腹泻应停止服用高渗的药物或饮食；胆盐重吸收障碍引起的腹泻可用考来烯胺吸附胆汁酸而止泻；慢性胰腺炎可补充胰酶等消化酶；炎症性肠病可选用氨基水杨酸制剂、糖皮质激素及免疫抑制药等治疗；消化道肿瘤应手术切除或化疗，生长抑素及其类似物可用于类癌综合征及胃肠胰神经内分泌肿瘤的辅助治疗。

在针对病因治疗的同时，还应给予恰当的对症支持治疗。包括：纠正腹泻所引起的水、电解质紊乱和酸碱平衡失调；对严重营养不良者，可给予肠内或肠外营养支持治疗；对弥漫性肠黏膜受损或肠黏膜萎缩者，可适当补充谷氨酰胺（黏膜修复的重要物质）进行辅助治疗；视腹泻的具体情况选择合适的药物进行治疗。

1. 非处方药和处方药

（1）口服补液盐：用于预防和治疗腹泻引起的轻、中度脱水。有口服补液盐Ⅱ和口服补液盐Ⅲ，口服补液盐Ⅲ比口服补液盐Ⅱ渗透压低，是腹泻治疗的首选。

（2）盐酸小檗碱片：对细菌只有微弱的抑菌作用，但对痢疾杆菌、大肠埃希菌引起的肠道感染（可首选）有效。临床用于肠道感染（胃肠炎等）、细菌感染性腹泻的治疗。成人每次1～3片，每日3次；儿童每日3次，1～3岁每次0.5～1片，4～6岁每次1～1.5片，7～9岁每次1.5～2片，10～12岁每次2～2.5片。盐酸小檗碱片口服不良反应较少，偶有恶心、呕吐、皮疹和药热，停药后消失。

（3）药用炭片：具有巨大的比表面积，能有效地从胃肠道中吸附肌酐、尿酸等有毒物质，使毒性物质从肠道中排出。临床用于食物及生物碱等引起的中毒及腹泻、腹胀气等，痢疾、大肠埃希菌感染的轻度急性感染性腹泻可首选。成人每次3～10片，每日3次；儿童每次1～2片，每日3次。用药期间可能出现恶心，长期服用可能导致便秘。

（4）蒙脱石散：可覆盖消化道，与黏膜蛋白结合后增强黏液屏障，防止酸、病毒、细菌、毒素对消化道黏膜的侵害，故化学刺激引起的腹泻可首选蒙脱石散，同时可合用肠道微生态制剂。临床用于成人及儿童的急、慢性腹泻。成人每次1袋，每日3次；儿童1岁以下，每日1袋，1～2岁，每日1～2袋；2岁以上，每日2～3袋，均分3次服用。急性腹泻服用蒙脱石散治疗时，首次剂量加倍。服用时应将蒙脱石散倒入50ml温水中，搅匀后服用。不良反应偶见便秘，粪便干结。

（5）复方嗜酸乳杆菌片：含嗜酸乳杆菌，在肠内可抑制腐败菌的生长，防止肠内蛋白质的发酵，减少腹胀和止泻。临床用于肠道菌群失调引起的肠功能紊乱，如轻度急性腹泻等。每次1～2片，每日3次。

（6）双歧杆菌乳杆菌三联活菌片：含有长型双歧杆菌、保加利亚乳杆菌和嗜热链球菌，可制约致病菌的生长繁殖，减少肠内毒素的生成，维持肠道正常菌群的平衡。临床用于治疗肠道菌群失调引起的腹泻、慢性腹泻、抗生素治疗无效的腹泻。每次4片，每日2～3次。温开水或温牛奶冲服。

（7）山莨菪碱片：具有外周抗M胆碱受体作用，对胃肠道平滑肌有松弛作用，并可抑制其蠕动。临床用于腹痛较重者或反复呕吐性腹泻者腹痛剧烈时。每次5mg，每日3次或痛时服用。山莨菪碱常见口干、面红、视物模糊等不良反应。

（8）盐酸洛哌丁胺胶囊：具有抑制肠道蠕动，延长肠内容物的滞留时间，抑制大便失禁和便急，减少排便次数，增加大便黏稠度的作用。临床用于各种原因引起的非感染性急、慢性腹泻的对症治疗（首选）。急性腹泻：成人首剂4mg（2粒），以后每腹泻一次再服2mg（1粒），直到腹泻停止或用量达16mg（8粒）/d，连服5天，若无效则停服。慢性腹泻：成人起始剂量2～4mg（1～2粒），每日2～12mg（1～6粒），显效后每日给予4～8mg（2～8粒）维持治疗。成人每日不超过16mg（8粒）。洛哌丁胺不良反应轻，可出现过敏如皮疹等，消化道症状如口干、腹胀、食欲缺乏、胃肠痉挛、恶心、呕吐、便秘，以及头晕、头痛、乏力等。

（9）复方地芬诺酯片：可直接作用于肠平滑肌，消除局部黏膜的蠕动反射而减弱蠕动，同时可增加肠的节段性收缩，促进肠内水分的回吸收。临床用于急慢性功能性腹泻及慢性肠炎。成人每次1～2片，每日2～3次，首剂加倍，饭后服用。至腹泻控制时，应即减少剂量；小儿8～12岁，每次1片，每日4次；6～8岁，每次1片，每日3次；2～5岁，每次1片，每日2次。服药后偶见口干、恶心、呕吐、头痛、嗜睡、抑郁、烦躁、失眠、皮疹、腹胀及肠梗阻等，减量或停药后消失。

2. 用药注意事项与患者教育

（1）盐酸小檗碱片：含鞣质的中药不宜与盐酸小檗碱片合用，因鞣质是生物碱沉淀剂，可与小檗碱生成难溶性鞣酸盐沉淀，会降低其疗效。

（2）药用炭片：服药期间若出现便秘，可用中药大黄饮片或番泻叶 2～6g，浸泡代茶饮即可缓解。药用炭片能吸附并减弱其他药物的作用，不宜与维生素、抗菌药、洋地黄、生物碱类、乳酶生及其他消化酶等药物合用，以免被吸附而影响疗效。3 岁以下儿童如患长期的腹泻或腹胀应禁用。

（3）蒙脱石散：治疗急性腹泻时，应注意纠正脱水。其他药物应与蒙脱石散间隔一段时间。蒙脱石散可减轻红霉素的胃肠反应，提高红霉素的疗效，与诺氟沙星合用亦可提高对致病性细菌感染的疗效。

（4）复方嗜酸乳杆菌片：抗酸药、抗菌药可减弱复方嗜酸乳杆菌片的疗效，应分开服用（间隔 3 小时）。铋剂、鞣酸、药用炭、酊剂等能抑制、吸附活菌，不能合用。

（5）双歧杆菌乳杆菌三联活菌片：适宜于冷藏保存，真空封装，开袋后应尽快服用。双歧杆菌乳杆菌三联活菌片对青霉素、氨苄西林、克林霉素、头孢菌素等抗菌药物敏感，如需同时使用，应错开用药时间。

（6）山莨菪碱片：急腹症诊断未明确时，不宜轻易使用。夏季用药时，因其闭汗作用，可使体温升高。山莨菪碱能减弱胃肠运动和延迟胃排空，对一些药物产生影响，如红霉素在胃内停留过久降低疗效，对乙酰氨基酚吸收延迟，地高辛、呋喃妥因等药物的吸收增加。

（7）盐酸洛哌丁胺胶囊：空腹或饭前 30 分钟服药可提高疗效。2 岁以下儿童，伴有高热和脓血便的急性细菌性痢疾性腹泻，广谱抗生素所致的伪膜性肠炎性腹泻患者禁用洛哌丁胺。洛哌丁胺不应用于需要避免抑制肠蠕动的，尤其是肠梗阻、胃肠胀气或便秘的患者。急性腹泻患者服用盐酸洛哌丁胺胶囊 48 小时，若症状无改善，应停用并及时就医。治疗腹泻时，可能出现乏力、头晕或困倦的症状，故驾驶和操作机器时应注意。

（8）复方地芬诺酯片：腹泻早期和腹胀者应慎用。由痢疾杆菌、沙门菌和某些大肠埃希菌引起的急性腹泻，细菌常侵入肠壁黏膜，地芬诺酯能降低肠运动，推迟病原体的排除，反而延长病程，故不能用作细菌性腹泻的基本治疗药物。长期应用复方地芬诺酯片可产生依赖性，只宜用常规剂量短期治疗。

十三、便秘

【复习指导】本部分内容历年必考，应重点掌握便秘的药物治疗，用药注意事项与患者教育，熟悉便秘的病因。

便秘是指排便次数减少（每周少于 3 次）、粪便干结（块状便或硬便）和（或）排便困难（费力费时、排便不尽感、肛门直肠梗阻/阻塞感、需手法辅助）。我国老年人有便秘症状者高达 15%～20%，女性多于男性，随着年龄的增长，患病率明显增加。

（一）临床基础

1. 便秘的病因　便秘的病因包括器质性和功能性两种，常见病因如下。

（1）结肠肛门疾病：①先天性疾病，如先天性巨结肠；②肠腔狭窄，如炎症性肠病、外伤后期及肠吻合术后的狭窄、肿瘤及其转移所致肠狭窄；③出口性梗阻，如盆底失弛缓症、直肠内折叠、会阴下降、直肠前突等；④肛管及肛周疾病，如肛裂、痔等；⑤其他，如肠易激综合征。

（2）肠外疾病：①神经与精神疾病，如脑梗死、脑萎缩、截瘫、抑郁症、厌食症等；②内分泌与代谢病，如甲状腺功能减退、糖尿病、铅中毒、维生素 B_1 缺乏；③盆腔疾病，如子宫内膜异位症、前列腺癌等；④药源性疾病，如刺激性泻药（酚酞、大黄、番泻叶）长期大量服用可引起继发性便秘，麻醉药（阿片类）、抗胆碱药、钙通道阻滞药、抗抑郁药等可引起肠应激下降；⑤肌病，如皮肌炎、硬皮病等。

（3）不良生活习惯：①食量过少、食物精细、食物热量过高、蔬菜水果少、饮水少，对肠道刺激不足；②运动少、久坐、卧床，使肠动力减弱；③由不良的排便习惯引起。

（4）社会与心理因素：①人际关系、紧张家庭不和睦、心情长期处于压抑状态，都可使自主神经紊乱，引起肠蠕动抑制或亢进；②生活规律改变，如外出旅游、住院、突发事件影响，都可导致排便规律改变。

2. 临床表现　每周排便少于 3 次，排便困难，每次排便时间长，排出粪便干结如羊粪且数量少，排便后仍有粪便未排尽的感觉，可有下腹胀痛、食欲缺乏、疲乏无力、头晕、烦躁、焦虑、失眠等症状。部分患者可因用力排坚硬粪块而伴肛门疼痛、肛裂、痔疮和肛乳头炎。常可在左下腹乙状结肠部位触及条索状物。患者可能存在腹痛和（或）腹胀症状。

（二）药物治疗

治疗的目的是缓解症状，恢复正常肠道动力和排便生理功能。因此，总的原则是个体化的综合治疗，包括调整生活方式（合理的膳食、多饮水、运动、建立良好的排便习惯）、精神心理治疗（给予合并精神心理障碍、睡眠障碍的患者心理指导和认知疗法）、生物反馈治疗（盆底肌功能障碍所致便秘有效）、手术治疗（严格掌握适应证）及药物治疗（一般治疗无效者可酌情选用）等。

1. 非处方药和处方药　治疗便秘的药物可分为泻药、胃肠促动药、调节肠道菌群药等。

（1）泻药：通过刺激肠道分泌和减少吸收、增加肠腔内渗透压和流体静力压而发挥导泻作用。一般分为刺激性泻药（如大黄、番泻叶、酚酞、比沙可啶）、盐性泻药（如硫酸镁）、渗透性泻药（如甘露醇、乳果糖、聚乙二醇）、容积性泻药（也称膨胀性泻药，如麸、甲基纤维素等）、润滑性泻药（如开塞露、液体石蜡、甘油）。急性便秘可选择盐类泻药、刺激性泻药及润滑性泻药，但用药时间不超过 1 周。慢性便秘（便秘持续 > 12 周）以容积性泻药为宜，不宜长期服用刺激性泻药。对粪便嵌塞者，可给予盐水或肥皂水灌肠。

①酚酞片：主要作用于结肠，在碱性肠液作用下分解为可溶性钠盐，刺激肠壁内神经丛，使肠蠕动增加；同时抑制肠道内水分的吸收，产生缓泻作用。临床用于治疗习惯性顽固性便秘。成人每次 50～200mg，2～5 岁儿童每次 15～20mg，6 岁以上儿童每次 25～50mg。用量根据患者情况而增减，睡前服用，经 8～10 小时排便。由酚酞引起的过敏反应临床上罕见，偶能引起皮炎、药疹、瘙痒、灼痛及肠炎、出血倾向等。

②比沙可啶肠溶片：口服很少被吸收，直接作用于大肠，刺激其感觉神经末梢，引起直肠反射性蠕动增加而导致排便。临床用于治疗急、慢性便秘和习惯性便秘。成人每次 1～2 片，每日 1 次；6 岁以上儿童，每次 1 片，每日 1 次。睡前整片吞服。比沙可啶偶可引起明显的腹部绞痛，停药后即消失。

③硫酸镁：口服硫酸镁不被吸收，在肠内形成一定的渗透压，使肠内保有大量水分，刺激肠道蠕动而排便。临床可用于导泻。口服每次 5～20g，清晨空腹服，同时饮 100～400ml 水，也可用水溶解后服用。导泻时如服用大量浓度过大的硫酸镁溶液，可自组织中吸取大量水分而导致脱水。

④乳果糖口服溶液：乳果糖在结肠被消化道菌丛转化成有机酸，导致肠道内 pH 下降，并通过保留水分，增加粪便体积，其可刺激结肠蠕动，保持排便通畅，缓解便秘，同时恢复结肠的生理节律。临床可用于慢性或习惯性便秘（调节结肠的生理规律）、预防和治疗肝性脑病。成人起始剂量每日 30ml，维持剂量每日 10～25ml；7～14 岁儿童起始剂量每日 15ml，维持剂量每日 10～15ml；1～6 岁儿童起始剂量每日 5～10ml，维持剂量每日 5～10ml；婴儿起始剂量每日 5ml，维持剂量每日 5ml。乳果糖口服溶液治疗初始几天可能会有腹胀，通常继续治疗即可消失，当剂量高于推荐治疗剂量时，可能会出现腹痛和腹泻，此时应减少使用剂量。如果长期大剂量服用，可能会因腹泻出现电解质紊乱。

⑤聚乙二醇4000 散：可使水分保留在结肠内，增加粪便含水量并软化粪便，恢复粪便体积和重量至正常，促进排便的最终完成，从而改善便秘症状。临床用于成人及 8 岁以上儿童（包括 8 岁）便秘的症状治疗。成人和 8 岁以上儿童（包括 8 岁）每次 1 袋，每日 1～2 次；或每日 2 袋，一次顿服。每袋内容物溶于一杯水中后服用。

⑥甘油栓：能润滑并刺激肠壁，软化粪便，使粪便易于排出。临床用于年老体弱者便秘的治疗。直肠给药（塞入肛门内）。成人每次 1 枚。

⑦开塞露：能润滑并刺激肠壁，软化粪便，使粪便易于排出。临床用于便秘的治疗。成人每次 1 支，儿童每次 0.5 支。使用时将容器瓶盖取下，涂以油脂少许，缓慢插入肛门，然后将药液挤入直肠内。

（2）胃肠促动药：通过刺激肠肌间神经元，促进胃肠平滑肌蠕动，促进小肠和大肠的运转，对慢传输型便秘有效，可长期间歇使用。

①枸橼酸莫沙必利片：为选择性 5 - 羟色胺 4 受体激动药，能促进乙酰胆碱的释放，从而增强上消化道（胃和小肠）运动。每次 5mg（1 片），每日 3 次，饭前服用。莫沙必利主要的不良反应为腹泻、稀便、口渴、疲倦感等。尚未见莫沙必利心脏严重不良反应的报道，但对 5 - 羟色胺 4 受体激动药的心血管副作用仍应引起重视。

②琥珀酸普芦卡必利片：为选择性、高亲和力的 5 - 羟色胺受体激动药，具有促肠动力活性。临床用于治疗成年女性患者中通过轻泻药难以充分缓解的慢性便秘症状。成人每日 1 次，每次 2mg。老年患者（＞65 岁）起始剂量为每日 1 次，每次 1mg；不建议儿童及小于 18 岁的青少年使用。普芦卡必利最常见的不良反应为头痛及胃肠道症状（腹泻、腹痛或恶心），发生率约为 20%。这些不良反应大多发生在治疗初期，通常在继续用药数日后可消失。

（3）调节肠道菌群：部分便秘患者，其结肠菌群会消化更多的纤维，使粪便量减少。微生态制剂可防止有害菌的定植和入侵，补充有效菌群发酵糖产生大量有机酸，使肠腔内的 pH 下降，调节肠道正常蠕动，改变肠道微生态，对缓解便秘和腹胀有一定作用。常用的微生态制剂有双歧三联活菌、乳酸菌素片、酪酸菌片等。

①双歧杆菌乳杆菌三联活菌片：含有长型双歧杆菌、保加利亚乳杆菌和嗜热链球菌，可制约致病菌的生长繁殖，减少肠内毒素的生成，维持肠道正常菌群的平衡。临床可用于治疗便秘，改善和缓解便秘症状。每次 4 片，每日 2～3 次。温开水或温牛奶冲服。

②乳酸菌素片：可在肠道形成保护层，阻止病原菌、病毒的侵袭；刺激肠道分泌抗体，提高肠道免疫力；选择性杀死肠道致病菌，保护促进有益菌的生长；调节肠黏膜电解质、水分平衡；促进胃液分泌，增强消化功能。临床用于肠内营养发酵、消化不良、肠炎和小儿腹泻。嚼服，成人每次 3～6 片，每日 3 次；小儿每次 1～2 片，每日 3 次。

2. 用药注意事项与患者教育

（1）泻药：容积性泻药安全性相对较高，常为治疗的首选；润滑性泻药使用方便；渗透性泻药是对容积性泻药疗效差的便秘患者的较好选择；刺激性泻药长期使用可能出现依赖，造成结肠黑变病，损害肠神经系统，且可能为不可逆，因此刺激性泻药应在容积性和盐类泻药无效时使用，且不适于长期使用。

①酚酞片：长期应用可使血糖升高、血钾降低。长期应用可引起对药物的依赖性。酚酞片如与碳酸氢钠及氧化镁等碱性药并用，能引起粪便变色。

②比沙可啶肠溶片：必须整片吞服，不得碾碎或溶解后服用。服药前后2小时不得服牛奶或抗酸药。不宜长期应用，使用3天无效，应立即就医。使用阿片类镇痛药的肿瘤患者，对比沙可啶耐受性差，可能会造成腹痛、腹泻和大便失禁，故不宜合用。比沙可啶不应与抗酸药同时服用。

③硫酸镁：宜清晨空腹服用，并大量饮水，以加速导泻作用和防止脱水。

④乳果糖口服溶液：治疗两三天便秘症状无改善或反复出现，应咨询医师。如用于乳糖酶缺乏症患者，需注意其中乳糖的含量。乳果糖在便秘治疗剂量下，不会对糖尿病患者带来任何问题。但用于治疗肝昏迷或昏迷前期的剂量较高，糖尿病患者应慎用。对半乳糖血症、果糖不耐受、乳糖酶缺乏、葡萄糖/半乳糖吸收不良综合征患者禁用。

⑤聚乙二醇4000散：儿童应为短期治疗，最长疗程不应超过3个月。服用聚乙二醇4000散可能导致腹泻，停药后24～48小时内即可消失，随后可减少剂量继续治疗。对肠功能紊乱患者，有可能出现腹痛。聚乙二醇4000散服用后24～48小时显效，用药后如果症状持续，应考虑潜在原因。

⑥开塞露：注药导管的开口应光滑，以免擦伤肛门或直肠。

（2）胃肠促动药

①枸橼酸莫沙必利片：服用时应将枸橼酸莫沙必利片从薄板中取出后再服用（曾有患者误食薄板，尖硬的锐角刺伤食道黏膜，甚至发生穿孔，造成纵隔炎等严重并发症）。通常持续使用莫沙必利一段时间（2周），仍未见便秘症状改善时，不应再长期盲目服药。与抗胆碱药（硫酸阿托品、溴化丁基东莨菪碱等）合用可能减弱莫沙必利的作用。

②琥珀酸普芦卡必利片：可在一天中任何时间服用，餐前餐后均可。由于普芦卡必利促动力的特有作用机制，其每日剂量超过2mg时，可能不会增加疗效。治疗4周后无效，应该对患者进行重新评估，并考虑继续治疗是否有益。

（3）调节肠道菌群

①双歧杆菌乳杆菌三联活菌片：适宜于冷藏（2～10℃）保存，真空封装，开袋后应尽快服用。双歧杆菌乳杆菌三联活菌片对青霉素、氨苄西林、克林霉素、头孢菌素等敏感，如需同时使用，应错开用药时间。

②乳酸菌素片：铋剂、鞣酸、药用炭、酊剂等能吸附乳酸菌素，不宜合用。

（4）生活方式干预：①膳食纤维和水分。膳食纤维（蔬菜、谷物、水果等）是最接近生理情况、最有效的治疗方法，与摄入足量的水分相结合，有助于预防和改善便秘。膳食纤维每日推荐的摄入量为25～35g，水分每日推荐的摄入量为1.5～2.0L。纤维促进排便的作用可能需要数周才能起效。②适度运动。适度运动能帮助排便，缓解便秘症状，对久病卧床、缺乏运动便秘者尤其有益。③调整排便行为。因睡醒和进餐后结肠运动更为活跃，最佳的排便时间通常是在睡醒和早餐后2小时内；平日有便感时则应立即如厕排便，不要憋便；

建立定时排便习惯，一日至少尝试排便 2 次，通常在餐后 30 分钟，且用力排便时间不得超过 5 分钟；排便时注意力应集中，不做与排便无关的事，如阅读报刊、书籍等。

（5）特殊人群：①老年人。老年人可能合并多种基础疾病，用药复杂，应警惕药物性便秘。部分老年人可能无法感知直肠中大便的存在并作出反应，存在粪便嵌塞，则应首先清除嵌塞的粪便。粪便嵌塞的处理方法包括解除嵌塞和排空结肠，随后采用润肠通便措施以预防嵌塞复发。老年便秘者可首选容积性泻药和渗透性泻药，严重者也可短期适量应用刺激性泻药。②妊娠妇女。增加膳食纤维、水分摄入和适度运动是妊娠期间便秘的基础治疗措施。容积性泻药因不被吸收可作为便秘的首选。乳果糖、聚乙二醇安全性好，也可选用。比沙可啶吸收量极小，尚少见致畸的报道，但会引起肠痉挛。蓖麻油能刺激子宫收缩，过量矿物油也可干扰脂溶性维生素的吸收，故应避免使用。③儿童。对于存在重度或复发性便秘者，特别是自出生就有便秘的婴儿，应仔细评估有无潜在的器质性病因。对生活方式干预效果欠佳者，可选用开塞露、容积性泻药、渗透性泻药（乳果糖、聚乙二醇），或用温氯化钠溶液灌肠。

十四、痔

【复习指导】本部分内容历年偶考，应重点掌握痔的药物治疗，用药注意事项与患者教育，熟悉痔的病因。

痔（俗称痔疮）是由黏膜下组织、纤维血管、动静脉吻合支组成，是正常肛门直肠的一部分。痔根据其相对于齿状线的位置可分为内痔、外痔和混合痔。内痔位于齿状线近端或上方，组织受内脏神经支配，对疼痛和刺激不太敏感；外痔位于齿状线远端或下方，组织受躯体神经支配，对疼痛和刺激更为敏感；混合痔兼位于齿状线上方和下方。

目前尚不存在泛用的外痔分级系统。内痔可根据其从肛管脱垂的程度分为 4 级：Ⅰ级痔通过肛门镜检查可视，并可能隆起进入肠腔，但不会脱垂至齿状线以下；Ⅱ级痔可在排便或用力时从肛管脱出，但可自行还纳；Ⅲ级痔可在排便或用力时从肛管脱出，且需要手动还纳；Ⅳ级痔不能还纳且可能发生绞窄。

（一）临床基础

1. 痔的病因　痔的病因目前尚不完全清楚，可能与以下因素相关。

（1）肛垫下移学说：肛垫起闭合肛管、节制排便作用。当其弹性回缩作用减弱后，肛垫会充血、下移，并增生肥大形成痔。

（2）静脉曲张学说：认为痔的形成与静脉丛的病理性扩张、血流淤滞有关。

（3）其他诱因：长期饮酒和进食大量刺激性食物可使局部充血；肛周感染可引起静脉周围炎，使静脉失去弹性而扩张；营养不良可使局部组织萎缩无力；久坐久立、便秘等都可诱发痔。

2. 临床表现　约 40% 的痔患者无症状。有症状的患者通常会因便血、血栓性痔相关的疼痛、肛周瘙痒或粪便污染而就诊。

（1）便血：痔的出血几乎都是无痛的，通常与排便有关，不过也可为自发性的。血液通常为鲜红色，排便结束时覆盖在大便表面，也可能滴入厕所。偶尔出血量可能很大，且用力时会加重。极少数情况下，慢性失血可能导致伴有相关症状的缺铁性贫血，这些症状包括肌无力、头痛、易激惹和不同程度的乏力及运动不耐受。

（2）瘙痒：肛周皮肤刺激或瘙痒是痔的常见症状。内痔上覆柱状上皮，导致黏液沉积在肛周皮肤上而引起瘙痒。

（3）疼痛：血栓形成时，患者可能出现急性发作的肛周疼痛，并伴有可触及的肛周"肿块"。与内痔相比，血栓形成更常见于外痔。外痔血栓形成时可能伴有剧烈疼痛，因为上覆的肛周皮肤受大量神经支配，并可膨胀和发炎。血栓性内痔也可引起疼痛，但其程度较外痔轻。但当内痔发生脱垂、绞窄及因相关血供缺乏而发生坏疽性改变时除外。

（4）内痔脱垂患者可诉轻度大便失禁、黏液性分泌物、潮湿或肛周胀满感等症状。

（二）药物治疗

痔的治疗应遵循 3 个原则：①无症状的无须治疗；②有症状的重在减轻或消除症状，而非根治；③以非手术治疗为主。痔的治疗方法包括一般治疗（调整饮食、防治便秘、清洁肛周和坐浴等）、药物治疗（Ⅰ、Ⅱ度内痔首选）、注射疗法（可用于治疗Ⅰ、Ⅱ度内痔）、器械治疗和手术治疗等。

大多数痔患者的初始治疗都采用保守治疗，包括膳食/生活方式改变和局部用或口服药物以缓解症状。保守治疗可成功治疗大部分患者，治疗失败的患者可能适合非手术门诊治疗操作，失败后才需手术治疗。药物治疗是保守治疗的重要手段。

1. 非处方药和处方药　痔的治疗药物可分为局部治疗药物和全身治疗药物。

（1）局部治疗药物：包括栓剂、乳膏、洗剂等剂型。

①肛泰栓：凉血止血，清热解毒，燥湿敛疮，消肿止痛。适用于湿热下注所致的内痔、混合痔的内痔部分Ⅰ、Ⅱ期出现的便血、肿胀、疼痛。肛门给药，每次 1 粒，每日 1～2 次，睡前或便后外用。使用时先将配备的指套戴在食指上，撕开栓剂包装，取出栓剂，轻轻塞入肛门内约 2cm。放置时动作宜轻柔，避免出血。个别患者可能出现轻度腹部不适和腹泻。

②复方片仔癀软膏：清热，解毒，镇痛。用于带状疱疹、单纯疱疹、脓疱疮、毛囊炎、痤疮。外用，涂于患处，每日 2～3 次。

③麝香痔疮栓：清热解毒，消肿止痛，止血生肌。用于大肠热盛所致的大便出血、血色鲜红、肛门灼热疼痛；各类痔和肛裂见上述证候者。早晚便后塞于肛门内，每次 1 粒，每日 2 次。麝香痔疮栓偶见口干、便秘、出汗减少、口鼻咽喉及皮肤干燥、视物模糊、排尿困难（老人）。

④云南白药痔疮膏：化瘀止血，活血止痛，解毒消肿。用于内痔Ⅰ、Ⅱ、Ⅲ期及其混合痔的便血、痔黏膜改变，炎性外痔的红肿及痔的肛门肿痛等。用药前排便，清水清洗患部，外敷或纳肛，每次 1～1.5g，每日 2 次，10 天为一疗程。

⑤复方黄柏液：清热解毒，消肿祛腐。用于疮疡溃后，伤口感染，属阳证者。外用。浸泡宜用脱脂棉栓外敷于感染伤口内，或破溃的脓肿内。若溃疡较深，可用阴道冲洗器取复方黄柏液，插入溃疡深部进行冲洗。用量一般 10～20ml，每日 1 次。

⑥金玄痔科熏洗散：消肿止痛、祛风燥湿。用于痔疮术后、炎性外痔所致的肛门肿胀、疼痛，中医辨证为湿热壅滞证。每次 1 袋，加 1000ml 沸水冲化后，趁热先熏后洗患处，每次 30 分钟，1 日 2 次。使用过程中注意勿烫伤皮肤。

（2）全身治疗药物：常用药物包括静脉增强药和抗炎镇痛药。静脉增强药常用的有微粒化纯化的黄酮成分、草木犀流浸液片、银杏叶萃取物等，可减轻内痔急性期症状；抗炎镇痛药能有效缓解内痔或血栓性外痔所导致的疼痛。

①痔康片：清热凉血，泻热通便。用于热毒风盛或湿热下注所致的便血、肛门肿痛、有

下坠感；Ⅰ、Ⅱ期内痔见上述证候者。口服，1 次 3 片，1 日 3 次。7 天为一疗程。部分患者服药后可有轻度腹泻，减少服药量后可缓解。服药 3 天症状无缓解应就诊。

②九味痔疮胶囊：清热解毒，燥湿消肿，凉血止血。用于湿热蕴结所致内痔少量出血，外痔肿痛。口服，1 次 5～6 粒，每日 3 次。

③地奥司明片：具有降低静脉扩张性和静脉血淤滞，使毛细血管壁渗透能力正常化并增强其抵抗性的作用。临床用于治疗痔急性发作有关的各种症状（如痔静脉曲张引起的肛门潮湿、瘙痒、便血、疼痛等内、外痔的急性发作症状）。常用剂量为 0.5g（1 片），每日 2 次；用于痔急性发作时，前 4 天每次 1.5g，每日 2 次，以后 3 天，每次 1.0g，每日 2 次。每日剂量应平均分为两次，于午餐和晚餐时口服。有少数轻微胃肠反应和自主神经紊乱的报道，但未致必须中断治疗。

④草木犀流浸液片：治疗各期内痔、混合痔、炎性外痔、血栓性外痔等各种类型痔引起的出血、脱出、疼痛、肿胀、瘙痒等，也可用于痔手术后肿胀、疼痛的治疗。用于痔急性发作时，每日 3 次，每次 4 片；病情稳定后，每日 3 次，每次 2 片。饭前口服，有胃肠疾患者改为饭后服用。

⑤迈之灵片：适用于痔静脉曲张引起的内、外痔急性发作症状，如肛门潮湿、瘙痒、出血、疼痛等。成人每日 2 次，早、晚各 1 次，每次 1～2 片；病情较重或治疗初期，每日 2 次，每次 2 片。饭后口服，整片吞服。20 天为一疗程，可长期服用。迈之灵片可有轻微胃肠道不适。

⑥化痔灵片：凉血，收敛，消炎。用于内、外痔。口服每次 4～6 片，每日 3 次。

2. 用药注意事项与患者教育

（1）局部治疗药物

①肛泰栓：直肠给药，禁止内服。30℃以下保存，如超过 30℃出现软化，可放入冰箱或浸入冷水中变硬后使用，不影响疗效。放置过程中有时会析出白霜，系基质所致，属正常现象。肛泰栓应严格按照用法用量使用，用药 3 天症状无缓解应就医。不宜长期使用，亦不宜作为预防用药或 1 天内多次重复使用。

②复方片仔癀软膏：外用药，禁止内服。用药后局部出现皮疹等过敏表现者停用。对局部病变不宜挑破，切忌挤压。

③麝香痔疮栓：直肠给药，禁止内服。放置时采取侧卧位，动作宜轻柔，避免出血。置入适当深度以防滑脱。麝香痔疮栓宜存放在阴凉干燥处，防止受热变形。用药 3 天症状无缓解应就医。不宜长期使用。

④云南白药痔疮膏：用于外痔时，挤药膏直接涂敷患处；用于内痔时，将药膏软管的帽盖取下，导管插入肛门内，挤出药膏，弃去软管的帽盖；用于混合痔时，可先将药膏挤入肛门内，然后外敷。包装应为一次性使用，使用时将包装内所附卫生护垫粘贴在内裤上，以免污染衣物。痔黏膜表面糜烂者初次使用时局部有烧灼不适感，数分钟后不适感减缓消失，再次用药不适感减轻，并逐渐消失。

⑤复方黄柏液：供外用，不可内服。使用前应注意按常规换药法清洁或清创病灶。开瓶后，不宜久存。

（2）全身治疗药物

①九味痔疮胶囊：用药期间忌烟酒，忌食辛辣、油腻及刺激性食物，不宜同时服用温热性药物。严格按照用法用量服用，服药 3 天症状无缓解应就医。不宜长期服用。

②地奥司明片：痔急性发作时，地奥司明片的治疗不能替代处理其他肛门疾病所需的特殊治疗，其治疗必须是短期的。如果症状不能迅速消除，应进行肛肠病学检查并对本治疗方案进行重新审查。

（3）生活方式建议

①适当运动：适当的体育运动能增强机体免疫力，促进血液循环，加强胃肠蠕动，改善盆腔充血，防治便秘，对痔有益。

②规律排便：养成良好的排便习惯对痔的预防极其重要。如增加饮食中纤维和水分的摄入，限制高脂、辛辣饮食和酒精，尽量避免使用致便秘或腹泻的药物。因睡醒和进餐后结肠运动更为活跃，最佳的排便时间通常是在睡醒和早餐后 2 小时内，排便时避免用力过度或用时过长（如排便时阅读）。

③合理饮食：饮食中增加纤维的摄入量可改善痔出血和轻度脱垂症状。建议每日应摄入 20～30g 不可溶性纤维（进食大量水果和蔬菜，服用纤维粉、纤维饼或纤维片等），并大量饮水（1.5～2L/d），这两点对形成规律的软便必不可少。同时应限制高脂肪食物、辛辣食物及酒精的摄入。高脂食物会加重便秘，辛辣食物会引起肠道充血而加重痔症状，酒精会吸收体内大量水分，并使直肠静脉充血扩张，使病症加重。

④温水坐浴：温水坐浴可改善局部血液循环，减轻炎症和水肿，缓解痔症状。可用 5～8cm 深的温水浸泡臀部，每日 2～3 次，每次 10～15 分钟。注意坐浴时不要在水中加入肥皂、泡沫型沐浴液或其他任何东西。

十五、肠道寄生虫病

【复习指导】本部分内容历年偶考，应重点掌握肠道寄生虫病的药物治疗、用药注意事项与患者教育，熟悉肠道寄生虫病的临床表现。

肠道寄生虫病是指寄生虫在人体肠道内寄生而引起的疾病。肠道寄生虫的种类很多，常见的有原虫类（阿米巴、疟原虫、弓形虫等）和蠕虫类（蛔虫、吸虫、丝虫、钩虫、蛲虫、绦虫等）。肠道寄生虫在人体内寄生过程复杂，依据感染寄生虫的种类及人体宿主的免疫状况，表现出临床症状和体征各异。本节主要介绍蛔虫病。

肠蛔虫病是蛔虫寄生于人体小肠所致寄生虫病，多无症状，可有不同程度的消化道表现。肠道蛔虫感染者及患者为本病的传染源。实验证明人蛔虫与猪、犬等动物肠道蛔虫可交叉感染。感染性虫卵经口吞入为主要传播途径。生食未洗净的瓜果、蔬菜是受染的重要因素，污染虫卵的手指也易将虫卵带入口内。人对蛔虫普遍易感，儿童感染率尤高。本病无明显季节性，发病率农村高于城市，发展中国家发病率高。根据 WHO 专家委员会流行区分级，我国大部分农村属重度（感染率超过 60%）和中度（感染率 20%～60%）流行区。常为散发，也可发生集体感染。

（一）临床基础

1. 病原学　蛔虫寄生于小肠上段，活体为乳白色或粉红色。雄虫长 15～30cm，雌虫长 20～35cm。雌虫日产卵 13 万～30 万个，分受精卵和未受精卵。未受精卵不能发育，受精卵随粪便排出，在适宜环境发育为含杆状蚴虫卵（感染性虫卵）。幼虫在小肠孵出经第一次蜕皮后侵入肠壁静脉，经门静脉至肝、右心、肺。在肺泡及支气管经第 2、第 3 次蜕皮逐渐发育成长。感染后 8～10 天向上移行随唾液或食物吞入，在空肠经第 4 次蜕皮发育为童虫，再经数周发育为成虫。整个发育过程 10～11 周。宿主体内一般有成虫一条至数十条，多者达 1000 条以上。蛔虫寿命 10 ～ 12 个月。

2. **发病机制与病理**　吞入感染期虫卵后，在小肠孵出幼虫，随血流经肺时其代谢产物和幼虫死亡可产生炎症反应。幼虫损伤毛细血管可导致出血及细胞浸润，严重感染者肺病变可融合成片，支气管黏膜嗜酸性粒细胞浸润、炎性渗出与分泌物增多，导致支气管痉挛与哮喘。成虫寄生在空肠及回肠上段，虫体可分泌消化物质附着于肠黏膜，引起上皮细胞脱落或轻度炎症。大量成虫可缠结成团引起不完全性肠梗阻。蛔虫钻孔可引起胆道、胰管、阑尾蛔虫病等，胆道蛔虫病可并发急性胰腺炎或慢性胰腺炎。蛔虫卵和蛔虫碎片可能与胆石形成有关。

3. **临床表现**　人感染蛔虫后，可不产生症状，称为蛔虫感染。但儿童、体弱或营养不良者可能出现相应症状。

（1）幼虫所致的症状：短期内吞食大量感染性虫卵时，约 1 周后出现咳嗽、哮喘、气急、发热、血丝痰等症状。重者有咯血、胸痛、呼吸困难伴发绀。血液中嗜酸性粒细胞增多，痰液中有大量嗜酸性细胞，并可查见蛔蚴。X 线示两侧肺门阴影增深，肺野有点状或絮片状阴影。以上症状与 X 线改变一般在 1 ～ 2 周内可自行消退，称为"暴发性蛔虫性哮喘病"。

（2）成虫所致的症状：儿童患者以腹痛较为常见，位于上腹部或脐周，常反复发作。有时伴食欲缺乏、恶心、呕吐、腹泻及便秘。严重感染者，尚可引起营养不良、智力和发育障碍。有时可出现精神不安、烦躁、磨牙、瘙痒、惊厥等。部分患者可能出现过敏反应，如血管神经性水肿、顽固性荨麻疹等。

（二）药物治疗

1. **非处方药和处方药**

（1）阿苯达唑片：为广谱驱虫药，可阻断虫体对多种营养和葡萄糖的摄取，导致虫体糖原耗竭，致使寄生虫无法生存和繁殖。临床除用于治疗钩虫、蛔虫、鞭虫、蛲虫、旋毛虫等线虫病外，还可用于治疗囊虫和包虫病。成人一次 400mg 顿服；12 岁以下小儿用量减半。阿苯达唑少见口干、乏力、思睡、头晕、头痛及恶心、上腹不适等消化道症状，均较轻微，不需处理可自行缓解。阿苯达唑因排虫缓慢可能发生蛔虫游走与穿孔。

（2）甲苯咪唑片：可通过与寄生虫肠细胞微管蛋白特异性结合而干扰其细胞微管形成，使寄生虫肠道超微结构退化，从而破坏寄生虫对葡萄糖的吸收及消化功能，最终导致寄生虫死亡。临床用于治疗蛔虫、蛲虫、鞭虫、十二指肠钩虫、粪类圆线虫和绦虫的单独感染及混合感染。每次 1 片，每日 2 次，连服 3 天。甲苯咪唑吸收少，排泄快，不良反应较少，极少数患者有胃部刺激症状，如恶心、腹部不适、腹痛、腹泻等，尚可出现乏力、皮疹。甲苯咪唑可能引起蛔虫游走而口吐蛔虫。

（3）枸橼酸哌嗪片：具有麻痹蛔虫的作用，使蛔虫不能附着在宿主肠壁，随肠蠕动而排出。临床用于蛔虫和蛲虫感染。12 岁以上儿童及成人，睡前一次服 12 ～ 14 片，连服 2 日。枸橼酸哌嗪片不良反应较少，偶可发生恶心、呕吐、腹痛、腹泻、头痛、感觉异常、荨麻疹等，停药后很快消失。

（4）双羟萘酸噻嘧啶片：噻嘧啶是去极化神经肌肉阻滞剂，具有明显的烟碱样活性，导致虫体细胞产生去极化及收缩性麻痹作用，继之虫体停止活动而被逐出体外。临床用于治疗蛔虫病、蛲虫病、钩虫病、鞭虫病。每日 10mg/kg（一般为 500mg），睡前一次顿服，连服 2 天。双羟萘酸噻嘧啶片治疗剂量内不良反应很轻，可有恶心、呕吐、食欲缺乏、腹痛、腹泻等，少数患者有头痛、眩晕、嗜睡、皮疹等，偶有门冬氨酸氨基转移酶升高。

（5）盐酸左旋咪唑片：为四咪唑的左旋体，可影响虫体肌肉的无氧代谢，减少能量产生；当虫体与之接触时，能使神经肌肉去极化，肌肉发生持续收缩而致麻痹；药物的拟胆碱作用有利于虫体的排出。盐酸左旋咪唑片对蛔虫、钩虫、蛲虫和粪类圆线虫病有较好疗效，单剂量有效率较高，故适于集体治疗。成人 1.5～2.5mg/kg，小儿剂量为 2～3mg/kg。空腹或睡前顿服，1 周后可重复一次。盐酸左旋咪唑片不良反应一般较轻微，有恶心、呕吐、腹痛等，少数可出现味觉障碍、疲惫、头晕、头痛、关节酸痛、神志不清、失眠、发热、流感样症群、血压降低、脉管炎、皮疹、光敏性皮炎等。

（6）伊维菌素片：为阿维菌素的衍生物，属口服半合成的广谱抗寄生虫药。可导致虫体细胞膜对氯离子通透性的增加，引起神经细胞或肌肉细胞超极化，使寄生虫麻痹或死亡。临床用于盘尾丝虫病和类圆线虫病及钩虫、蛔虫、鞭虫、蛲虫感染。14 岁以上单次口服 6mg（相当于 0.1mg/kg）；14 岁以下者单次口服 3mg。空腹或睡前服用。伊维菌素不良反应少见头痛、头晕、腹痛、腹泻、恶心、呕吐、皮疹等，无须特别治疗，停药后自行消失。

（7）复方阿苯达唑片：每片含阿苯达唑 0.067g，含双羟萘酸噻嘧啶 0.25g。临床用于钩虫、蛲虫、蛔虫及鞭毛虫感染。成人及 7 岁以上儿童一次 2 片顿服；2～6 岁儿童，一次 1.5 片顿服。

（8）复方甲苯咪唑片：每片含甲苯咪唑 100mg，盐酸左旋咪唑 25mg。临床用于治疗蛲虫病、蛔虫病、钩虫病、鞭虫病、粪类圆线虫病、绦虫病。成人 2 片顿服；4 岁以下儿童用量减半。

2. 用药注意事项与患者教育

（1）抗蛔虫药应空腹服用，减少人体对药物的吸收，增加药物与虫体的直接接触。要坚持用药，两个疗程间应至少间隔 1～2 周。蛔虫感染较严重时服用抗蛔虫药可能引起蛔虫游走，应加用噻嘧啶驱虫药。

（2）甲苯咪唑片：与西咪替丁合用，可能会抑制甲苯咪唑的肝代谢，引起血浆浓度增加（尤其在疗程较长时）。建议在长疗程治疗中，依据血药浓度调整本品给药剂量。甲苯咪唑不应与甲硝唑合用。

（3）枸橼酸哌嗪片：对人体（特别是儿童）具潜在的神经肌肉毒性，应避免长期或过量服用。营养不良或贫血者应先予纠正再开始服用本品。枸橼酸哌嗪与氯丙嗪同用有可能引起抽搐，故应避免合用。与噻嘧啶合用有拮抗作用产生，应避免合用。

（4）双羟萘酸噻嘧啶片：服药时不需空腹，也不需导泻。与哌嗪类药物相互拮抗，不能合用。1 岁以下儿童禁用。

（5）禁用与慎用：妊娠、哺乳期妇女不宜应用抗蛔虫药；2 岁以下儿童应禁用抗蛔虫药（肝、肾发育不全，肝缺乏相关代谢酶）；癫痫患者禁用抗蛔虫药；肝、肾功能不全者慎用抗蛔虫药。

（6）预防：以粪便管理切断其污染环境的途径为主。改善卫生环境、健康教育和开展群体性的大规模驱虫治疗，可以明显降低感染率，减少传染源。加强粪便管理，不随地大小便；加强粪便无害化处理，不用新鲜粪便施肥；加强家畜管理，城市不养鸡、鸭、鹅；托幼机构、学校应定期检查粪便，尽早发现寄生虫患儿，组织驱虫，防止幼儿、学生间交叉感染。养成良好的卫生习惯对防治蛔虫感染有重要作用。饭前便后洗手，勤剪指甲；教育小儿改掉吃手指、咬指甲的习惯；不喝冷水，不吃生食和不洁瓜果；避免手、脚直接接触泥土，提倡穿鞋下田劳动等。

十六、营养不良

【复习指导】本部分内容历年少考，应重点掌握营养不良的药物治疗，用药注意事项与患者教育，熟悉营养不良的临床表现。

生物体为了维持正常生命活动及保证生长和生殖所需的外源物质称为营养素，由水、矿物质、碳水化合物（又称糖类）、脂肪、蛋白质及维生素 6 类所组成。其中蛋白质、脂肪、碳水化合物为产热营养素。矿物质中除含量较多的常量元素以外，部分含量极微，却也参与机体许多生命活动，称为微量元素。上述这些营养素通过进食进入机体，进食行为受文化、家庭、个人经验、个人经济条件及市场供应等所影响。进食的内容物需经过胃肠道消化吸收，大多数分子较大的营养物都在消化道转化为分子量较小的，可溶性的营养素单体后，经肠道被肠黏膜细胞吸收。吸收的营养素被送到各器官组织加以利用，或者在体内储存，在机体需要时又可被利用。

广义的营养不良包括营养不足和营养过剩，本节只对营养不足进行论述。世界粮农组织2013 年报告，2007 年全世界有 9.23 亿人营养不足，比 1990—1992 年期间增加 8000 万，可见营养不良是一种世界性的疾病。

（一）临床基础

1. 病因　营养不良可因一种或多种因素导致，且数种因素可能并存或相互影响。

（1）营养摄入不足：战争、饥荒、贫困等社会经济因素造成的食物供应短缺目前在我国已经少见。然而由于营养科学知识的缺乏，受传统观念的束缚和饮食习惯的影响，婴幼儿、妊娠期妇女、哺乳期妇女等特殊年龄阶段或生理状态的人群，仍可能发生综合性或某些营养物质的摄入不足。随着社会老龄化日趋明显，老年人群中存在的厌食现象也是导致营养不良的直接原因。

（2）营养吸收利用不良：影响各种营养物质吸收利用障碍的原因包括脏器功能低下和药物副作用两方面。脏器功能低下如长期腹泻和胰腺功能低下可能造成消化道广泛的吸收不良；胃、十二指肠或回肠切除可引起部分小肠吸收不良；肝功能低下可引起部分维生素、叶酸的利用和储存减少。部分药物具有减低食欲，阻止营养物质的吸收或影响营养物质的代谢的作用。如环磷酰胺等化疗药物可降低食欲，高剂量的异烟肼和肼屈嗪能拮抗维生素 B_6 的吸收，长期服用抗癫痫药（如苯妥英钠）可加速维生素 D 及其活性产物的分解代谢而影响钙的吸收。

（3）营养损耗增加：长期慢性消耗性疾病，如长期发热、结核病和糖尿病等明显地增加了体内各种营养物质的消耗；大手术、大面积烧伤和各种创伤都会引起组织的分解代谢增加，导致营养物质的丢失和损耗；肿瘤本身会增加营养物质的消耗，放疗、化疗也会加剧消耗并抑制蛋白质等营养物质的合成；大量的胸、腹腔引流也会造成营养物质的损失。

（4）营养需求增加：儿童时期的身体基础代谢较高，活动量较大，同时还有生长发育的需要，对营养的需求明显大于成人；妊娠妇女及哺乳期妇女要额外承担胎儿和乳儿生长发育的需要，营养的需求显著增加；高温作业下或运动员排汗增多，对钠盐等电解质和水分的需求增加。

（5）遗传因素影响：有些营养不良的发生是先天性缺陷造成的。体内缺乏运送维生素 B_{12} 的球蛋白可致维生素 B_{12} 吸收不良；肾小管再吸收磷及肠道吸收磷的原发性缺陷可导致低血磷性抗维生素 D 佝偻病；肥胖症有明显的家族遗传倾向，60%～80% 的严重肥胖症者有家族发病史。

2. 临床表现　可有两种典型症状，即消瘦型和水肿型。

(1) 消瘦型：特点是肌萎缩和体脂肪储存消耗，是因为营养物质［尤其是膳食能量来源（总热量）］摄入不足所致。临床可表现为年龄别体重和身高低于正常范围，头明显较大且目光呆滞，外表消瘦虚弱，情感易激惹且烦躁，皮肤变薄且干燥，手臂、大腿和臀部萎缩，并且因皮下脂肪丢失而导致多余的皮肤褶皱，头发稀疏，容易扯落，心动过缓，低血压和低体温。可伴有其他营养素缺乏的表现。

(2) 水肿型：特点是明显肌萎缩而体脂肪正常或增加，且存在周围水肿（全身性水肿）。水肿是确立诊断的决定性特征，具体机制尚未完全明确，但与蛋白质和能量的摄入不足有关。临床可表现为年龄别体重正常或接近正常，全身性水肿（严重的广泛性水肿），下肢、骶前区、生殖器和眶周的凹陷性水肿，情感淡漠，无精打采，脸颊圆而突出（"满月脸"），嘴部噘起，皮肤干燥、萎缩、易剥脱，伴有角化过度和色素沉着过度的融合区，头发干燥、无光泽、色素沉着减少，易扯落或脱落，肝肿大（脂肪肝浸润所致），腹部膨隆伴肠袢扩张，但无腹水，低体温。可伴有其他营养素缺乏的表现。

(3) 混合型：介于消瘦型和水肿型之间。可能发生于各类营养素摄入不足的儿童，由儿童期常见的感染性疾病所引发。患儿常有厌食、皮炎，有时还会有神经系统异常（抑郁和情感平淡）和肝脂肪变性。可伴有其他营养素缺乏的表现。

(二) 营养不良的治疗

营养不良的治疗首先应尽快明确导致营养不良的原因，并有针对性地采取措施消除病因。对于轻度的营养不良，如果患者意识清楚，吞咽和消化道功能基本正常，应尽量采用饮食治疗；对于中、重度营养不良，如尚能接受膳食，应在其肠道功能可以负载的条件下尽量安排适量的基本膳食（如软食、半流质和流质等），同时根据患者情况采取经肠道或肠道外营养途径给予各种营养素制剂纠正营养不良。

1. 非处方药和处方药

营养不良的非处方药物主要包括维生素及矿物质类药物，如维生素 A、维生素 E、复方维生素 AD 制剂、维生素 C、复合维生素 B、钙剂、铁剂等。处方药物包括肠内营养制剂和肠外营养制剂。肠内营养剂可分为通用型肠内营养剂和疾病特异型肠内营养剂（又称疾病适用型营养剂）。肠内营养制剂按氮源分为三大类：氨基酸型、短肽型（前两类也称为要素型）、整蛋白型（也称为非要素型）。氨基酸型包括肠内营养粉剂（AA）等，短肽型包括肠内营养混悬液（SP）、短肽型肠内营养（粉剂）等，整蛋白型包括肠内营养乳剂（TP、TPF、TP－HE、TPF－D、TPF－T）等。此外，尚有组件型制剂，如氨基酸/短肽/整蛋白组件、糖类制剂组件、长链及中长链脂肪制剂组件、维生素制剂组件和 ω－3 脂肪酸组件等。肠外营养制剂主要是静脉输注的糖、氨基酸、脂肪乳等制剂。

(1) 维生素 AD 胶丸：每丸含维生素 A 10 000U 和维生素 D 1000U。临床用于预防和治疗维生素 A 和 D 缺乏症，治疗佝偻病和夜盲症、小儿手足抽搐症。成人每次 1 粒，每日 3～4 次。维生素 A 应按推荐剂量服用，不可超量服用。老年人长期服用维生素 A，可能因视黄基醛廓清延迟而致维生素 A 过量。

(2) 维生素 C 片：用于维生素 C 的补充和治疗维生素 C 缺乏症。补充维生素 C 成人每日 1 片；治疗维生素 C 缺乏成人每次 1～2 片，每日 3 次，儿童每日 1～3 片。至少服用 2 周。长期应用大量维生素 C 可引起尿酸盐、半胱氨酸盐或草酸盐结石。长期服用每日 2～3g

可引起停药后维生素 C 缺乏病，故宜逐渐减量停药。过量服用（每日用量 1g 以上）可引起腹泻、皮肤红而亮、头痛、尿频（每日用量 600mg 以上）、恶心、呕吐、胃痉挛。

（3）复合维生素 B 片：每片含主要成分有维生素 B_1 3mg、维生素 B_2 1.5mg、维生素 B_6 0.2mg、烟酰胺 10mg、泛酸钙 1mg。临床用于预防和治疗 B 族维生素缺乏所致的营养不良、厌食、足癣及糙皮病等。成人每次 1～3 片，每日 3 次；儿童每次 1～2 片，每日 3 次。复合维生素 B 片用于日常补充和预防时，宜用最低量；用于治疗时，应咨询医师。大剂量服用复合维生素 B 片可出现烦躁、疲倦、食欲缺乏等。偶见皮肤潮红、瘙痒。尿液可能呈黄色。

（4）葡萄糖酸钙片：用于预防和治疗钙缺乏症，如骨质疏松、手足抽搐症、骨发育不全、佝偻病及儿童、妊娠和哺乳期妇女、绝经期妇女、老年人钙的补充。口服每次 1～4 片，每日 3 次。葡萄糖酸钙偶见便秘。

（5）硫酸亚铁片：用于各种原因引起的营养不良、慢性失血、妊娠期、儿童发育期等引起的缺铁性贫血。成人每次 1 片，每日 3 次，饭后服。硫酸亚铁可见胃肠道不良反应，如恶心、呕吐、上腹疼痛、便秘。可减少肠蠕动，引起便秘，并排黑粪。

（6）肠内营养粉剂（AA）：为复方制剂，由结晶氨基酸、电解质、微量元素、维生素、脂质等组成。适用于重症代谢障碍及胃肠道功能障碍患者的肠内营养支持。管饲：室温下应用，连续滴注；口服：与调味剂混合，冷冻。通过连续管饲或缓慢口服可达到患者理想的耐受程度，获得高输入量。通常配制 300ml 全浓度肠内营养粉剂（1kcal/ml）（1 袋）。个别患者出现腹胀、腹泻，通过调整给药温度、浓度和速度可以得到很好改善。

（7）肠内营养混悬液（SP）：为复方制剂，其组分为水、麦芽糊精、乳清蛋白水解物、植物油、维生素、矿物质和微量元素等人体必需的营养要素。临床主要用于代谢性胃肠道功能障碍、危重疾病、营养不良患者的手术前喂养、肠道准备（能用于糖尿病患者）。口服或管饲喂养。剂量根据患者的需要由医师处方而定。使用肠内营养混悬液可能会出现腹泻、腹痛等胃肠道不适反应。

（8）短肽型肠内营养（粉剂）：为复方制剂，其主要成分为水解乳清蛋白、麦芽糊精、植物油、矿物质、维生素和微量元素等。临床主要用于代谢性胃肠道功能障碍、危重疾病、营养不良患者的手术前喂养、肠道准备（适用于糖尿病患者）。口服或管饲喂养。剂量和使用方法根据患者需要由医师处方而定。摄入过快或严重超量时可能会出现恶心、呕吐、腹泻等胃肠道不适反应。

（9）肠内营养乳剂：主要制剂包括肠内营养乳剂（TP）、肠内营养乳剂（TPF）、肠内营养乳剂（TP-HE）、肠内营养乳剂（TPF-D）、肠内营养乳剂（TPF-T）。①肠内营养乳剂（TP）：商品名瑞素。适用于无严重消化或吸收功能障碍，但有营养摄入障碍的。因其不含膳食纤维，故适用于需减少肠道内容物的情况。②肠内营养乳剂（TPF）：商品名瑞先。可作为全部营养来源或营养补充剂提供给无法正常进食的患者，尤其是不能耐受大容量喂养或需要高能量的患者。因其含丰富的膳食纤维，有利于维持患者肠道结构和功能，适于长期应用。③肠内营养乳剂（TP-HE）：商品名瑞高。适用于需要高蛋白、高能量、易于消化的脂肪及液体入量受限的患者。④肠内营养乳剂（TPF-D）：商品名瑞代。适用于糖尿病患者，可为糖尿病患者提供全部肠内营养，也可用于糖尿病患者补充营养。⑤肠内营养乳剂（TPF-T）：商品名瑞能。适用于营养不良的肿瘤患者，包括恶病质、厌食症、咀嚼及吞咽障碍等病况，也适用于脂肪或 ω-3 脂肪酸需要量增高的其他疾病患者。肠内营养乳剂通过管饲或口服使用，应按照患者体重和营养状况计算每日用量。肠内营养乳剂（TPF-D）用药期间，糖尿病患者降血糖药的用量应做及时调整。肠内营养乳剂给药速度太快或过量时，可能发生恶心、呕吐或腹泻等胃肠道反应。

（10）复方氨基酸注射液：常用氨基酸注射液包括复方氨基酸注射液（18AA）、复方氨基酸注射液（9AA）、复方氨基酸注射液（3AA）等。复方氨基酸注射液（18AA）适用于蛋白质摄入不足、吸收障碍等氨基酸不能满足机体代谢需要的患者；复方氨基酸注射液（9AA）又称"肾氨基酸"，适用于急性和慢性肾功能不全患者的肠道外支持，大手术、外伤或脓毒血症引起的严重肾衰竭及急性、慢性肾衰竭；复方氨基酸注射液（3AA）又称"肝氨基酸"，适用于各种原因引起的肝性脑病、重症肝炎及肝硬化、慢性活动性肝炎，亦可用于肝胆外科手术前后。通常静脉滴注，一次 250～500ml。

（11）丙氨酰谷氨酰胺注射液：适用于需要补充谷氨酰胺患者的肠外营养，包括处于分解代谢和高代谢状况的患者。给药剂量根据分解代谢的程度和氨基酸的需要量而定。每日剂量 1.5～2.0ml/kg。丙氨酰谷氨酰胺注射液静脉滴注速度过快时，将出现寒战、恶心、呕吐，出现这种情况应立即停药。

（12）脂肪乳注射液：根据所含甘油三酯的碳链长短不同，主要分为长链脂肪乳及中/长链脂肪乳。长链脂肪乳为机体提供能量和必需脂肪酸，用于胃肠外营养补充能量及必需脂肪酸，预防和治疗人体必需脂肪酸缺乏症；中/长链脂肪乳用于需要接受胃肠外营养和（或）必需脂肪酸缺乏的患者，尤其适用于肝功能轻度受损和创伤后患者。

（13）肠外营养混悬液：运用无菌技术将碳水化合物、脂肪乳剂、氨基酸、维生素、微量元素、电解质及水等肠外营养所需的营养物质，按照患者的个体化需求，混合制成并置于一玻璃杯或塑料袋中静脉滴注。

2. 用药注意事项与患者教育

（1）维生素C片：不宜长期过量服用维生素C，因突然停药有可能出现维生素C缺乏病症状。可通过胎盘并分泌入乳汁，孕妇服用过量时，可诱发新生儿维生素C缺乏病。

（2）葡萄糖酸钙片：酒精、咖啡因、吸烟、纤维素等均能抑制钙的吸收；维生素D、避孕药、雌激素均能增加钙的吸收。与苯妥英钠及四环素类同用，二者吸收减少；葡萄糖酸钙与噻嗪类利尿药合用时，易发生高钙血症（因增加肾小管对钙的重吸收）；葡萄糖酸钙片不宜与洋地黄类药物合用；与含钾药物合用时，应注意心律失常的发生。

（3）硫酸亚铁片：不应与浓茶同服。与维生素C同服，有利于铁的吸收。磷酸盐类、四环素类及鞣酸等同服，可阻碍铁的吸收。

（4）肠内营养混悬液（SP）：不应将其他药物与肠内营养混悬液（SP）相混合使用，以免其因物理、化学性质的改变而使稳定性发生变化。

（5）短肽型肠内营养（粉剂）：配制好后应尽量一次用完。若有剩余，应置于有盖容器中，4℃条件下保存，但不得超过24小时。不宜与其他药物混合使用。

（6）肠内营养乳剂：以肠内营养乳剂提供全部营养的患者，应视情况监测液体平衡。根据个体代谢状态，决定是否需要额外补充钠。以肠内营养乳剂提供长期营养时，适用于禁用膳食纤维的患者，否则应选用含膳食纤维的营养制剂（TPF-D）。使用前摇匀，有效期内使用。肠内营养乳剂含维生素K，对使用香豆素类抗凝药的患者应注意药物相互作用。

（7）丙氨酰谷氨酰胺注射液：连续使用时间不应超过3周。

（8）预防：开展普遍的营养宣传有益于营养不良的预防，如纠正偏食，或改变不适宜的烹饪习惯（食物烹饪的不合理会破坏某些营养物质），保证营养的供应充分和平衡。有些营养物质在儿童时期不能在体内自我合成或儿童时期特别需要或容易缺乏，均要特别注意补充。叶酸、维生素 B_{12}、铁和钙等对胎儿和婴幼儿的生长发育非常重要但又极易缺乏，妊娠期妇女也应注意适当补充。老年人的消化道功能和肝、肾功能下降，对维生素 D 和钙的吸收利用均减退，需要适当增加维生素 D 和钙的摄入。根据中国营养学会推荐，孕妇和乳母的每日元素钙摄入推荐量是 1000～1200mg；老年人在每日饮食之外，应补充的元素钙剂量为 500～600mg。对于口腔和消化道畸形、胃肠道梗阻、昏迷、神经性厌食等疾病因素造成的营养不良，需采取适当的肠道内、外营养补给措施。对于任何增加体内代谢或营养物质丢失的疾病，都要重视对营养状态的监测并及早采取适当的营养补充治疗，防止营养不良发生。

十七、阴道炎

【复习指导】本部分内容属于高频考点，历年必考，应重点复习。需要熟练掌握细菌性阴道病、念珠菌性外阴阴道炎、滴虫病的临床表现、治疗用药。

（一）临床基础

阴道炎是由感染、炎症或阴道正常菌群改变所致的阴道疾病，表现为阴道分泌物异常、异味、瘙痒和（或）不适。与阴道分泌物异常最相关的三种疾病是**细菌性阴道病、念珠菌性外阴阴道炎**和**滴虫阴道炎**。

1. 细菌性阴道病　曾称细菌性阴道炎，是育龄期女性阴道炎最常见的病因，占总体患者的 40%～50%，特征性表现为阴道菌群变化、产生挥发性胺类及阴道 pH 因此升高。阴道菌群发生复杂的改变，产生过氧化氢的正常优势菌群乳酸杆菌浓度降低。而乳酸杆菌对抑制阴道厌氧菌过度生长很重要，随着乳酸杆菌的减少，阴道 pH 升高且厌氧菌过度生长，可将阴道内肽类物质分解为具有挥发性、恶臭的各种胺类，并可增加阴道分泌物和鳞状上皮细胞脱落，从而导致阴道分泌物异常和（或）阴道异味。pH 升高也有助于阴道加德纳菌黏附于脱落的上皮细胞，越来越多的证据显示阴道加德纳菌是细菌性阴道病发病机制的关键因素。与细菌性阴道病发病相关的微生物还包括普雷沃菌属、动弯杆菌、拟杆菌、消化链球菌、阴道阿托普菌和人型支原体等。

约 50% 的细菌性阴道病女性患者无症状。有症状的患者通常表现为灰白色、稀薄且均匀的"鱼腥味"分泌物，性交后及月经期更明显。阴道分泌物检查有如下特点：①均匀、稀薄、灰白色分泌物平滑地黏附于阴道壁；②胺臭味试验阳性，即将一滴 10% 氢氧化钾溶液滴于阴道分泌物标本上可产生鱼腥臭味；③pH＞4.5（雌激素影响下，女性的正常阴道 pH 为 4.0～4.5）。

2. 念珠菌性外阴阴道炎　曾称为真菌性阴道炎，是继细菌性阴道病之后的第二大阴道炎病因，占阴道炎病例的约 30%。系真菌侵犯外阴和（或）阴道浅表上皮细胞所致的炎性过程，其病原菌是以白念珠菌为主，其他如光滑念珠菌、热带念珠菌、近平滑念珠菌等占少数。在 10%～20% 的健康育龄期女性、6%～7% 的绝经期女性及 3%～6% 的青春期前女孩的下生殖道可鉴定出念珠菌。然而，发现外阴阴道念珠菌并不一定表明有念珠菌性外阴阴道炎，因为阴道炎的诊断需存在阴道炎症，故需结合临床表现和实验室检查结果综合判断。

念珠菌性外阴阴道炎的临床表现：①症状为外阴瘙痒、灼痛或同时伴有尿痛、性交痛等症状，白带增多。②体征为外阴潮红、水肿或见抓痕，小阴唇内侧附着白色膜状物，阴道内可见较多的白色豆渣样分泌物，可呈凝乳状。

3. 滴虫病　曾称滴虫阴道炎，是由阴道毛滴虫感染引起的下生殖道炎症。阴道毛滴虫主要感染泌尿生殖道的鳞状上皮，包括阴道、尿道和尿道旁腺。由于滴虫阴道炎常合并尿道滴虫感染，故用滴虫病代替滴虫阴道炎。几乎总是经性传播，也可经浴盆、浴巾、坐便器、公共浴池、游泳池、污染的器械等间接传播。滴虫感染可持续数月到数年。

滴虫阴道炎的诊断依据：①症状为阴道分泌物增多及外阴瘙痒、灼热感，可有尿频症状，但部分患者可无症状。②体征为外阴阴道黏膜充血及泡沫状、黄绿色阴道分泌物。**泡沫状白带**是滴虫性阴道炎的特征。③悬滴法是指显微镜下，在阴道分泌物中可找到阴道毛滴虫。对于悬滴法结果阴性但临床可疑者，可行滴虫培养。④性伴侣可能有尿道炎症状。

（二）药物治疗

治疗阴道炎主要选用阴道局部给药，起效直接、不良反应少，也可口服全身用药。

1. 非处方药和处方药　国家卫生健康委员会（原国家卫生和计划生育委员会）、国家发展和改革委员会、教育部等14部委2016年联合印发《遏制细菌耐药国家行动计划（2016—2020年）》，要求到2020年，零售药店凭处方销售抗菌药比例基本达到全覆盖。

（1）细菌性阴道病：治疗指征包括有症状的患者、妇科和产科手术前患者、无症状孕妇。具体方案：①首选方案。甲硝唑400mg，口服，每日2次，共7天；或甲硝唑阴道栓200mg，每日1次，共5～7天；或2%克林霉素膏5g，阴道上药，每晚1次，共7天。②替换方案。替硝唑2g，口服，每日1次，共2天；替硝唑1g，口服，每日1次，共5天；克林霉素300mg，口服，每日2次，共7天。不主张阴道冲洗。

妊娠期：对所有有症状孕妇进行治疗。知情同意后，首选甲硝唑400mg，口服，每日2次，共7天。哺乳期宜选局部用药。

（2）念珠菌性外阴阴道炎：首次发作或首次就诊时就应规范化治疗，不主张阴道冲洗，同时治疗其他性传播疾病。强调治疗的个体化。

1）单纯性念珠菌性外阴阴道炎：首选阴道用药，局部制剂短期治疗（单剂量或1～3天方案）疗效可。首选咪唑类药物，经咪唑类治疗后80%～90%患者真菌培养转阴或症状缓解。下述方案任选一种。

阴道用药：咪康唑栓400mg，每晚1次，共3天；咪康唑栓200mg，每晚1次，共7天；克霉唑栓500mg，单次用药；克霉唑栓100mg，每晚1次，共7天；制霉菌素泡腾片10万U，每晚1次，共14天；制霉菌素片50万U，每晚1次，共14天。

口服用药：氟康唑150mg，顿服，共1次；伊曲康唑200mg，每日2次，共1天，餐后即服可明显提高吸收率。

2）重度念珠菌性外阴阴道炎：即临床症状重，外阴或阴道黏膜破损者，首选口服用药，口服氟康唑150mg，每3日1次，共2次，或伊曲康唑200mg，每日2次，共2天。或局部用咪康唑栓、克霉唑栓，延长疗程至7～14天。同时应用低浓度糖皮质激素软膏或唑类霜剂。

3）复发性念珠菌性外阴阴道炎：指一年内发作4次或4次以上。治疗方案包括强化期和巩固期。强化期选择长疗程（如7～14天）局部治疗或口服氟康唑100mg、150mg或200mg，每3日1次，共3次，用至患者的症状消失及真菌培养阴性。巩固期口服氟康唑100mg、150mg或200mg，每周1次，疗程6个月；如果氟康唑方案不可行，可选局部用药巩固治疗。

4）非白念珠菌性外阴阴道炎：首选非氟康唑类抗真菌药口服或局部长疗程（7～14天）治疗。

5）免疫受损患者：如糖尿病或应用类固醇皮质激素者，应尽量改善患者免疫受损状况，且延长用药疗程（达 7 ～ 14 天）。

妊娠期：权衡利弊慎用药物，不主张口服给药，推荐局部唑类药物 1 周疗法。

（3）滴虫阴道炎：治疗可减轻症状，减少传播，减少 HIV 患者不良后果。治疗药物主要是**硝基咪唑类**。替硝唑血清及生殖道浓度高于甲硝唑，且半衰期更长，但价格较贵。甲硝唑方案对滴虫病的治愈率为 84% ～ 98%，替硝唑为 92% ～ 100%。滴虫阴道炎常合并其他部位滴虫感染，60% ～ 80% 感染者与细菌性阴道病病原体共存，故不推荐局部用药。

推荐方案：替硝唑 2g 或甲硝唑 2g，单次用药。

替代方案：甲硝唑 500mg，口服，每日 2 次，共 7 天。

妊娠期：知情同意后，可选甲硝唑 400mg，口服，每日 2 次，共 7 天。哺乳期：服用甲硝唑后 24 小时内避免哺乳。

2. 用药注意事项与患者教育

（1）使用阴道制剂，应避开月经期，一般在月经后使用。

（2）给药时应洗净双手或带指套或手套。用药期间注意个人卫生，防止重复感染，避免房事。

（3）外用药物通常无全身不良反应，可出现局部烧灼感和刺激反应。用药部位如有烧灼感、红肿，应停药并洗净局部药物。

（4）硝基咪唑类药物偶有双硫仑样反应，患者服用甲硝唑 24 小时内或在服用替硝唑 72 小时内应禁酒。

（5）患者对甲硝唑有 IgE 介导的变态反应可行脱敏治疗。

（6）长期口服抗真菌药，应注意动态监测肝、肾功能等。

（7）克林霉素用于孕妇是安全的。甲硝唑为妊娠 B 级药物，但说明书"孕妇及哺乳期妇女禁用"，需患者知情同意。替硝唑为妊娠 C 级药物，避免应用。

（8）甲硝唑及替硝唑可通过乳汁分泌。口服大剂量甲硝唑（2g）或替硝唑（2g）后，应推迟哺乳，口服 2g 甲硝唑者推荐 12 ～ 24 小时哺乳，口服 2g 替硝唑者推迟哺乳 3 天。

（9）细菌性阴道病，症状消除后无须常规随访，在症状复发时随诊。对妊娠合并细菌性阴道病者需要随访治疗效果。

（10）念珠菌性外阴阴道炎，重视治疗后随访，在治疗结束后 7 ～ 14 天和下次月经后进行随访，两次阴道分泌物真菌学检查阴性，为治愈。初次治疗后症状持续或治疗后再次出现症状，告知其前来复诊。对复发性念珠菌性外阴阴道炎，在治疗结束后 7 ～ 14 天、1 个月、3 个月和 6 个月各随访 1 次。

（11）滴虫阴道炎，治疗后无临床症状者不需要随访。

（12）管理性伴侣：细菌性阴道病，治疗期间避免性接触或正确使用避孕套，无须常规治疗性伴侣；念珠菌性外阴阴道炎，急性期间避免性生活，性伴侣无须常规治疗，但复发患者的性伴侣应同时检查，必要时给予治疗；滴虫阴道炎，阴道毛滴虫是最常见的非病毒性性传播感染，应对性伴侣进行治疗，并告知患者及性伴侣治愈前应避免无保护性交。

十八、痛经

【复习指导】本部分内容较简单，近年未考。

（一）临床基础

痛经（疼痛性月经）为最常见的妇科症状之一，指行经前后或月经期出现下腹部痉挛性疼痛，伴有腰酸或其他不适，症状严重者影响日常生活质量。出于临床目的，痛经分为两大类，即原发性痛经和继发性痛经。原发性痛经是指在没有明确疾病可导致这些症状的情况下，出现的月经期反复疼挛性下腹痛。继发性痛经与原发性痛经的临床特征相同，但是患者有疾病导致其痛经症状，如子宫内膜异位症、子宫腺肌病或子宫肌瘤，更常见于 30 ～ 49 岁女性。

痛经通常出现在建立有排卵的月经周期之后。下丘脑 – 垂体 – 性腺轴成熟后即出现排卵，但出现的速度不同，18% ～ 45% 的少女在月经初潮 2 年后形成排卵周期，45% ～ 70% 在初潮后 2 ～ 4 年内形成，而 80% 是在 4 ～ 5 年内形成。原发性痛经的发生主要与月经时子宫内膜前列腺素含量增高有关，前列腺素在子宫内膜产生，含量升高可引起子宫平滑肌过强收缩，血管痉挛，造成子宫缺血、缺氧状态而出现痛经。在月经期第 1 日，前列腺素水平最高，随着月经期持续，子宫内膜脱落，前列腺素水平降低，疼痛随前列腺素水平降低而减轻。原发性痛经的临床表现：①青春期多见，常在初潮后 1 ～ 2 年内发病；②疼痛最早出现在月经前 12 小时，以行经第 1 日疼痛最剧烈，持续 2 ～ 3 天后缓解，疼痛常呈疼挛性，通常位于下腹部耻骨上，可放射至腰骶部和大腿内侧；③可伴有恶心、呕吐、腹泻、头晕、乏力等症状，严重时面色发白、出冷汗。

（二）药物治疗

治疗的目标是充分缓解疼痛，疼痛缓解至少应该足以让患者进行大多数日常活动。一线药物治疗包括非甾体抗炎药和（或）雌激素 – 孕激素避孕药（周期性、长周期的或持续性用药），具体取决于患者的临床需求。

1. 非处方药和处方药

（1）非处方药：阿司匹林、布诺芬、对乙酰氨基酚等非甾体抗炎药减少前列腺素的生成，减轻由其引起的痛经。非甾体抗炎药在有痛经或月经迹象时开始服药效果更佳，通常服药不超过 1 ～ 2 天。

（2）处方药：对于希望避孕的原发性痛经患者，雌激素 – 孕激素避孕药（去氧孕烯炔雌醇片、复方孕二烯酮片）抑制排卵，从而达到镇痛的作用。也可肌内注射黄体酮 20mg/d，从月经周期第 2 天开始，连续 5 天。

使用非甾体抗炎药和激素类避孕药治疗 3 个月后，疼痛仍然没有充分缓解的女性可能存在子宫内膜异位症或其他疾病引起的继发性痛经。对这类患者的治疗选择包括采用诊断性腹腔镜检查或经验性给予促性腺激素释放激素激动药治疗。

2. 用药注意事项与患者教育

（1）一般处理措施包括患者教育和安慰，与患者讨论可能有益的非药物干预措施，如在下腹部热敷、锻炼和应用放松技巧；月经期保暖，避免受寒，禁食冷饮及寒凉食物；足够的休息和睡眠，规律而适度的锻炼，松弛肌肉及神经；保持心情舒畅，消除紧张和顾虑。

（2）有活动性溃疡，或有阿司匹林或其他非甾体抗炎药过敏者，尤其是出现哮喘、神经血管性水肿或休克者，禁用非甾体抗炎药。

（3）积极正确地检查和治疗妇科病，月经期应尽量避免做不必要的妇科检查及各种手术，防止细菌上行感染；患有妇科疾病，要积极治疗，以祛除引起痛经的隐患。

十九、痤疮

【复习指导】本部分内容较简单，历年偶考。需要掌握痤疮的主要治疗药物、维 A 酸类药物使用注意事项。

（一）临床基础

痤疮是一种毛囊皮脂腺的慢性炎症性皮肤病，为常见的影响青少年和年轻成人的皮肤疾病，通常指的是寻常痤疮。据估计，青少年中寻常痤疮的患病率为 35%～90%，甚至更高。痤疮在 20～29 岁期间有消退趋势，但也可能持续至成年期或在成年期开始出现。青春期后痤疮主要影响女性，而青春期痤疮则以男性患者为主。

痤疮的发病机制仍未完全阐明。雄激素诱导的皮脂腺大量分泌、毛囊皮脂腺导管角化、痤疮丙酸杆菌繁殖、炎症和免疫反应等因素都可能与之相关。另外一定程度上可能会受遗传、胰岛素抵抗、体重指数、心理压力应激、机械性刺激、化学物质接触、化妆品、饮食等因素的影响。

痤疮通常累及人体中皮脂腺最大且有激素应答性的区域，包括面部、颈部、胸部、上背部和上臂。其典型皮肤损害表现包括非炎症性损害和炎症性损害，非炎症性损害包括闭合性粉刺（"白头"）和开放性粉刺（"黑头"），炎症性损害包括红斑、丘疹、脓疱、囊肿或结节。除了上述典型表现以外，也可出现瘢痕形成及炎症后色素沉着过度，这会给患者造成极大的痛苦。炎症后色素沉着过度最常见于肤色较深的患者，单个的色素沉着过度斑点如果不治疗可能需数月或更长时间才可消退。

成年女性可能出现累及下面部和颈部的痤疮，并且常在月经期前突然发生或加剧。这些女性似乎尤其能从痤疮的激素治疗中获益。相比于 20～33 岁的女性，年龄超过 33 岁的女性似乎更常出现月经期前痤疮突然发生或加剧的现象。

痤疮依据皮损性质分为 3 度和 4 级：轻度（Ⅰ级）为仅有粉刺；中度（Ⅱ级）为炎性丘疹；中度（Ⅲ级）为脓疱；重度（Ⅳ级）为结节、囊肿。

（二）药物治疗

1. 非处方药与处方药　非处方药包括**维 A 酸乳膏或凝胶、过氧化苯甲酰凝胶**及外用抗菌药（红霉素、林可霉素及克林霉素）等。处方药包括 0.1% 阿达帕林凝胶、夫西地酸乳膏及系统用药（如异维 A 酸）、口服抗菌药、激素等。

痤疮的治疗应根据其分级选择相应的治疗药物和手段，不同药物的作用机制往往针对痤疮不同发病环节。外用维 A 酸是痤疮维持治疗的一线首选药物。不同治疗方法的联合使用可以产生治疗的协同作用，从而增加疗效。

痤疮分级治疗概述如下。

Ⅰ级治疗：主要采用局部治疗。首选外用维 A 酸类药物，必要时可加用过氧化苯甲酰或水杨酸等以提高疗效。

Ⅱ级治疗：通常在外用维 A 酸类药物治疗的基础上，联合过氧化苯甲酰或其他外用抗菌药，局部治疗效果不佳者可口服抗菌药。

Ⅲ级治疗：这类患者常采用联合治疗，推荐口服抗菌药、外用维 A 酸类药物、过氧化苯甲酰或其他抗菌药，个别女性患者可考虑口服抗雄激素药联合抗菌药治疗，效果不佳者可单独口服异维 A 酸治疗。

Ⅳ级治疗：首选异维 A 酸，对炎性丘疹和脓疱较多者，也可全身用抗菌药联合外用过氧化苯甲酰治疗。

（1）局部用药：①外用维 A 酸类药物，如 0.025%～0.1% 维 A 酸乳膏或凝胶、异维 A 酸凝胶、0.1% 阿达帕林凝胶，每晚 1 次，避光。②过氧化苯甲酰凝胶，每日 1～2 次。③外用抗菌药，如红霉素、林可霉素、克林霉素、氯霉素、克林霉素、夫西地酸等；外用抗菌药不推荐单独使用，建议和过氧化苯甲酰或外用维 A 酸类药物联合应用。④其他外用药物：如 2.5% 二硫化硒洗剂、5%～10% 硫黄洗剂和 5%～10% 的水杨酸乳膏或凝胶。

（2）系统用药：①维 A 酸类药物。异维 A 酸：从 0.25～0.5mg/（kg·d）剂量开始，累积剂量 60mg/kg，痤疮基本消退并无新发疹后可逐渐减量至停药。②抗菌药。首选四环素类，如米诺环素、多西环素，100～200mg/d，可 1 次或分 2 次口服；替代药品大环内酯类，如克拉霉素、阿奇霉素。疗程 6～8 周。③激素包括抗雄激素和糖皮质激素，其中抗雄激素治疗仅针对女性患者，适应证为女性青春期后痤疮、伴有高雄激素表现的痤疮、月经前期明显加重的痤疮、常规治疗疗效差或停药复发者。药物包括避孕药和螺内酯。

当然，痤疮的治疗方案并非一成不变，应个体化治疗。针对痤疮发病的四种作用机制所对应的治疗药物选择包括：①皮脂产生增加者口服异维 A 酸及激素治疗。②毛囊过度增生和异常角化者可如外用维 A 酸或口服异维 A 酸、壬二酸、水杨酸及激素治疗。③痤疮丙酸杆菌繁殖者外用和口服抗菌药、过氧苯甲酰及壬二酸治疗。④炎症和免疫反应可外用维 A 酸或口服异维 A 酸、口服抗菌药及壬二酸治疗。

2. 用药注意事项与患者教育

（1）外用药可能会加重痤疮皮肤屏障的破坏，致皮肤敏感。配合使用功效性护肤品可修复皮肤，如伴皮肤敏感可外用控油保湿霜。

（2）异维 A 酸具有明确的**致畸**作用，治疗期间或治疗后 1 个月内避免献血，从治疗前 1 个月至治疗后 3 个月内均严格避孕，如意外怀孕须流产处理。

（3）抗菌药治疗痤疮应规范使用，足量应用，避免单用、间断使用，以防耐药；用药 2～3 周未见好转者须停药或换用其他抗菌药，并分析患者的用药依从性。

（4）**外用维 A 酸不应与过氧苯甲酰同时使用**，两者接触时，由于氧化作用，维 A 酸的稳定性会下降（这种作用在光照时增强），如果处方中包含了这两种药物，则过氧苯甲酰应在早晨使用，而维 A 酸应在晚上使用。

（5）痤疮患者避免熬夜、长期接触电脑，减少食用辛辣甜腻等食物，多食蔬菜、水果，注意面部皮肤清洁、保湿，不可用手挤压、搔抓粉刺和炎性丘疹等皮损。

二十、荨麻疹

【复习指导】本部分内容是属于高频考点，历年常考。需要熟练掌握常用治疗药物的常见或严重不良反应。

（一）临床基础

荨麻疹是由于皮肤、黏膜小血管扩张及渗透性增加出现的一种局限性水肿反应。临床特征表现为大小不等的风团伴瘙痒，可伴有血管性水肿。一般人群中的患病率约为 20%。通常根据荨麻疹病程的慢性程度对其进行分类：如果荨麻疹病程不足 6 周，即为急性荨麻疹；如果荨麻疹反复发作，每周大多数时间患者反复出现症状和体征，持续 6 周或以上，即为慢性荨麻疹。

荨麻疹发病机制复杂，可能涉及感染、变态反应、假变态反应和自身反应性等。急性荨麻疹常可找到病因，分为内源性和外源性。内源性因素多为持续性，包括肥大细胞对 IgE 高敏感性、慢性隐匿性感染（细菌、真菌、病毒、寄生虫）、劳累或精神紧张、针对 IgE 或高亲和力 IgE 受体的自身免疫及慢性疾病（如系统性红斑狼疮、风湿热、炎性肠病）等。外源性因素多为暂时性，包括压力、刺激、光照等物理刺激、食物（如鱼、虾、蛋、杜果、大蒜、西红柿等），以及药物（免疫介导的如青霉素、磺胺类药、血清制剂、各种疫苗等，或非免疫介导的肥大细胞释放药如吗啡、可待因、阿司匹林等）、植入物（人工关节、心脏瓣膜、吻合器、骨科的钢板等）、运动等。

（二）药物治疗

1. 非处方药与处方药　非处方药包括第一代抗组胺药，如异丙嗪、苯海拉明、**氯苯那敏**、酮替芬等，第二代抗组胺药，**氯雷他定**口服剂型和**西替利嗪**片剂。局部用药可选择具有止痒和收敛作用的外用制剂，如炉甘石洗剂、氧化锌软膏等。处方药包括第二代抗组胺药中的西替利嗪片剂除外的其他口服制剂、地氯雷他定、依巴斯汀及非索非那定等药物。

荨麻疹的治疗以提高患者的生活质量为目标。推荐根据患者的病情制定方案，并根据对治疗的反应调整方案。首选第二代非镇静或低镇静抗组胺药。常规治疗 1～2 周无效者，考虑个体差异，替代方案有：更换品种；获得患者知情同意情况下增加剂量；联合第一代抗组胺药，睡前服用以降低不良反应；联合第二代抗组胺药，提倡结构相似的药物联合，如氯雷他定联合地氯雷他定，以提高抗炎作用；联合抗白三烯药物，特别是对非抗炎药诱导的荨麻疹。急性、重症或伴有喉头水肿的荨麻疹，泼尼松 30～40mg（或相当剂量），口服 4～5 天后停药。免疫球蛋白，2g/d，静脉注射，连用 5 天，适合严重的自身免疫性荨麻疹。

2. 用药注意事项与患者教育

（1）第一代抗组胺药的疗效与较新的第二代抗组胺药类似，但不良反应更多。第一代药物的不良反应如中枢镇静作用和抗胆碱作用限制了其临床应用，酌情选用，服药 6 小时内不得驾车、高空作业。多数抗过敏药具有轻重不同的抗胆碱作用，包括：口干；可升高闭角型青光眼眼压，引起良性前列腺增生症老年男性患者尿潴留，给药时谨慎使用。对于 2 岁以下患儿，应避免使用有镇静作用的第一代抗组胺药，否则可引起反常的激越反应。

（2）依巴斯汀引起 Q-T 间期延长或尖端扭转型室性心动过速，心脏疾病、Q-T 间期延长综合征、低钾血症患者不宜选用。

（3）妊娠期间尽量避免使用抗组胺药，如病情需要可选择相对安全的氯雷他定等。西替利嗪、氯雷他定在乳汁中分泌水平较低，哺乳期妇女可酌情选用。

（4）除用药外，患者应避免接触可诱发荨麻疹的常见因素，如花粉、屋尘、汽油、油漆等；忌食某些易引起过敏的食物，如蟹、虾、鱼、酒类等；加强体质锻炼，避免过度劳累和精神刺激，养成良好作息习惯。

二十一、湿疹

【复习指导】本部分内容较简单，历年偶考。需要掌握湿疹的治疗用药。

（一）临床基础

湿疹是病因不明，可由多种内部或外部因素引起的一类炎症性皮肤病，一般对称分布，常反复发作，自觉症状为瘙痒，甚至剧痒。湿疹可分为急性、亚急性及慢性 3 期。

1. 急性期　表现为红斑、水肿基础上粟粒大丘疹、丘疱疹、水疱、糜烂及渗出，病变中心往往较重，而逐渐向周围蔓延，外围又有散在丘疹、丘疱疹，故境界不清。

2. 亚急性期　表现为红肿和渗出减轻，糜烂面结痂、脱屑。

3. 慢性湿疹　主要表现为粗糙肥厚、苔藓样变，可伴有色素改变，手足部湿疹可伴发甲改变。

（二）药物治疗

治疗的主要目的是控制症状、减少复发、提高患者生活质量。治疗应当从整体考虑，兼顾近期疗效和远期疗效，特别要注意治疗中的医疗安全。

1. 非处方药和处方药

（1）非处方药：糖皮质激素外用制剂是目前治疗湿疹的主要药物。强效糖皮质激素连续应用一般不超过 2 周，以减少急性耐受及不良反应。①抗组胺药及肥大细胞膜稳定剂：如西替利嗪、氯雷他定、酮替芬等，临床应用最广，建议使用无镇静作用的第二代抗组胺类药物至症状消失；瘙痒剧烈者夜间加用有镇静作用的抗组胺药。②维生素 C、葡萄糖酸钙：有一定抗过敏作用，适用于湿疹急性发作或红斑、肿胀、瘙痒明显的患者，疗程 1 周左右。③其他：炉甘石洗剂、氧化锌油剂、氧化锌糊剂。

（2）处方药：①抗菌药对于伴有广泛细菌感染者，如出现超过体表面积 30% 的脓性渗出、脓疱及脓痂的患者，建议应用敏感抗菌药 7～10 天。②糖皮质激素口服制剂抗炎作用强，疗效好，适用于严重红肿、泛发性皮疹的患者，以迅速控制症状，疗程 1 周左右，待症状缓解后逐渐减量并停药；建议与激素替代药物，如复方甘草酸苷、雷公藤制剂或免疫抑制药联合或交替应用。③其他包括免疫抑制药、免疫调节药。

2. 用药注意事项与用药教育

（1）指导患者寻找和避免环境中常见的变应原及刺激原，避免搔抓及过度清洗。对环境、饮食、使用防护用品、皮肤清洁方法等也应提出相应建议。

（2）避免诱发或加重因素，通过详细采集病史、细致体检、合理使用诊断试验，仔细查找各种可疑病因及诱发或加重因素，以达到去除病因、彻底治疗的目的。

（3）保护皮肤屏障功能，湿疹患者皮肤屏障功能有破坏，易继发刺激性皮炎、感染及过敏而加重皮损。

（4）应选用对患者皮肤无刺激的治疗，预防并适时处理继发感染，对皮肤干燥的亚急性及慢性湿疹加用保湿剂。

（5）本病易复发，建议患者定期复诊。急性湿疹患者最好在治疗后 1 周、亚急性患者在治疗后 1～2 周、慢性患者在治疗后 2～4 周复诊一次。

二十二、烫伤

【复习指导】本部分内容较简单，历年偶考。需要掌握烫伤的治疗用药。

（一）临床表现

烫伤是由无火焰的高温液体（沸水、热油、钢水）、高温固体（烧热的金属等）或高温蒸汽等所致的组织损伤。接触 70℃ 的温度持续 1 分钟，皮肤可能就会被烫伤；而当皮肤接触近 60℃ 的温度持续 5 分钟以上时，也有可能造成烫伤，这种烫伤就叫作低温烫伤。烫伤的程度一般分为三度。

Ⅰ度烫伤：烫伤只损伤皮肤表层，局部轻度红肿、无水疱、疼痛明显。

Ⅱ度烫伤：烫伤是真皮损伤，局部红肿疼痛，有大小不等的水疱。

Ⅲ度烫伤：烫伤是皮下、脂肪、肌肉、骨骼都有损伤，并呈灰或红褐色。

（二）药物治疗

烫伤的治疗主要包括去除衣物和创口碎屑、降温、简单清洗、适当包扎、疼痛控制和破伤风预防，重度患者应进行长期的药物治疗。

1. 非处方药和处方药

（1）使用温和的肥皂和自来水清洗烫伤创面，不含乙醇的氯己定洗剂也可有效清洁创面。

（2）镇痛药应全天候覆盖。对于轻度烫伤可选非甾体抗炎药，最好按计划交替服用对乙酰氨基酚和布洛芬。若绝对必需，可按需使用诸如羟考酮的麻醉药，每 4～6 小时 1 次。

（3）Ⅰ度烫伤通常只需要涂以非芳香类保湿乳膏即可，局部用抗菌药应仅用于Ⅱ度或Ⅲ度烫伤。

（4）应对没有接受完整初次免疫的患者使用破伤风免疫球蛋白。

（5）创面愈合过程中瘙痒是常见问题，全身性抗组胺药是一线治疗用药，如口服苯海拉明；一些局部外用药同样可使用，如小苏打浴和保湿乳液。

（6）收治患者入院时应安置鼻肠管，用于早期肠内营养，如肠内营养液，通常是在最初 24 小时内。

2. 用药注意事项与患者教育

（1）大部分轻度烫伤仅需很少干预就可愈合良好，可在门诊得到适当的治疗。

（2）建议患者在每次更换敷料前至少 30 分钟使用镇痛药，以达到最大程度的镇痛效果。

（3）任何非Ⅰ度烫伤都应使用外用抗菌药预防感染。

（4）无论何种面积或部位的急性烫伤患者都不需全身预防性使用抗菌药来防止感染。

（5）创面愈合过程中发生瘙痒时应避免使用富含羊毛脂的外用药。

二十三、冻伤和冻疮

【复习指导】本部分内容较简单，历年偶考。需要掌握冻疮的治疗用药。

冻伤是低温作用于机体的局部或全身引起的损伤，是在冰点以下（-10～-2℃）暴露所致的组织急性冻结损伤，低温强度和作用时间、空气湿度和风速与冻伤的轻重程度密切相关，慢性疾病、营养不良、饥饿、疲劳、年老、神志不清、痴呆、醉酒、休克和创伤等是冻伤的易患因素。冻疮是皮肤暴露于冰点（0℃）以上的低温与高湿度联合的湿冷环境下所致的一种局限性炎性损害，气候转暖后自愈，为非冻结性冷伤。

（一）临床基础

根据冻伤的范围与程度，临床上将冻伤分为全身冻伤和局部冻伤两种。全身冻伤可出现寒战、四肢发凉或发绀、体温逐步下降、感觉麻木、神志模糊、反应迟钝，严重者可昏迷直至死亡。局部冻伤又分为三度：Ⅰ度指损伤发生在表皮层，皮肤红肿充血，自觉热、痒、灼痛，如不继续受冻，症状数日后即可消失，不留瘢痕；Ⅱ度指损伤达真皮层，除红肿充血外还有水疱，疼痛剧烈，感觉迟钝，1～2 天后水疱可吸收，2～3 周愈合，不留瘢痕；Ⅲ度指损伤达全皮层，严重者深达皮下组织、肌肉、骨骼，甚至整个肢体坏死。开始时皮肤变白，随后逐渐变褐色直至黑色致组织坏死，坏死组织脱落后可留有溃疡经久不愈。

临床表现：按临床表现轻重冻疮依次分为红斑性冻疮、水疱性冻疮、坏死性冻疮。表现为局限性水肿性紫红斑，按之褪色，压力去除后红色逐渐恢复。严重时可有水疱，破后形成溃疡，局部有肿胀感，暖热后瘙痒，溃烂后疼痛。

（二）药物治疗

（1）非处方药与处方药

①局部治疗：冻伤处复温后用温热的 0.9% 氯化钠注射液冲洗干净，可选用 10% 樟脑软

膏（5%樟脑醑，每日2次）、肌醇烟酸酯软膏、辣椒软膏、氧化锌软膏等，再外涂冻伤膏促进上皮组织生长。如破溃、污染创面应彻底清创，防止感染以利愈合，外擦红霉素软膏、夫西地酸软膏、云南白药、京万红软膏、七厘散等。

②全身治疗：适当选用改善血液流变学的药物，改善微循环，如低分子右旋糖酐、双嘧达莫、肝素、双香豆素；血管活性药，如烟酸；保护血管内膜药物，如维生素E；减少血管壁通透性药物，如维生素C和钙剂；预防破伤风，使用破伤风疫苗，如果从未充分免疫过，需要使用破伤风免疫球蛋白；若出现疼痛，加用镇痛药，如非甾体抗炎药；瘙痒者可口服抗组胺药如苯海拉明治疗。

（2）用药注意事项与患者教育

①做好保温取暖工作，采取防冻措施，经常运动促进血液循环，以动防冻。

②着装应温暖、不透风，尤其是肢端和耳、鼻、面颊等处要注意保暖。

③鞋袜保持干燥，足多汗症者勤换鞋袜。

④保证睡眠，改善膳食结构，进食高脂、高蛋白及高纤维素食物，提高耐寒能力。

二十四、手足真菌感染

【复习指导】本部分内容是属于高频考点，历年常考，应重点复习。需要熟练掌握的内容包括：足癣、手癣的治疗药物。

（一）临床基础

1. 足癣 亦称"香港脚"，是最常见的由皮肤癣菌引起的皮肤浅表真菌感染，可能会引起瘙痒和多汗。全球自然人群发病率大于10%，占皮肤浅表真菌感染1/3以上，常见于成人和青少年（特别是年轻男性），极少发生在青春期前。足癣常见病因是以红色毛癣菌、指/趾间毛癣菌及絮状表皮癣菌等为主的皮肤癣菌感染。感染通常由直接接触致病微生物而被感染，如混穿鞋袜，在健身房、公共浴室、游泳池等场所裸足行走。浅表真菌感染在患者不同部位之间也会自身传播，如约1/3足癣患者常伴有甲真菌病。环境因素也起一定作用，湿热地区和高温季节皮肤癣菌感染高发。此外，足癣有一定的家族易感性，尤以"两足一手"型手足癣更为突出。

根据足癣皮损形态临床上可分为**水疱型、间擦糜烂型和鳞屑角化型3种**主要的类型，但临床上往往几种类型同时存在。

（1）水疱型：原发损害以小水疱为主，成群或散在分布，疱壁厚，内容物澄清，干燥吸收后出现脱屑，常伴瘙痒。

（2）间擦糜烂型：以3～4趾和4～5趾趾间最为常见。皮损表现为趾间糜烂、浸渍发白，除去浸渍发白的上皮可见其下红色糜烂面，可有少许渗液。患者瘙痒明显。

（3）鳞屑角化型：皮损多累及掌跖，呈弥漫性皮肤粗糙、增厚、脱屑、干燥。自觉症状轻微，冬季易发生皲裂、出血、疼痛。

2. 手癣 亦称"鹅掌风"，是指手部的皮肤癣菌感染，与足癣临床表现大致相同，表现为掌部的角化过度型皮疹，或是在手背部出现与体癣相似的环形斑块，常发生在有足癣的情况下，通常为单侧受累。但手癣分型不如足癣明确。损害初起时常有散在小水疱发生，而后常以脱屑为主，病久者呈现角化增厚。损害多限于一侧，常始于右侧拇指、掌心、第2、第3或第4指掌处，渐累及整个手掌，自觉症状不明显，常伴有鳞屑角化型足癣，呈现特征性的"两足一手"综合征，致病菌常以红色毛癣菌为主。手足癣有时可伴有癣菌疹，这是患者对真菌或其代谢产物产生的变态反应，与原发癣病病灶（以足癣多见）炎症反应剧烈或治疗处置不当有关。

手、足癣的诊断可在受累区域刮取皮肤鳞屑，并加入氢氧化钾制成涂片，若能观察到分段菌丝则可确诊。其他诊断方法还包括皮肤癣菌试验培养基和真菌培养。但真菌学检查结果受多种因素影响。因此，检查结果阴性也不能完全除外真菌感染，需结合临床进行综合判断。

（二）药物治疗

手、足癣的治疗目标是清除病原菌，缓解症状（瘙痒），降低继发性细菌感染的风险，以及限制感染播散至身体其他部位或传播给他人，防止复发。手癣和足癣治疗药物的选择、用药原则和方法基本相同。外用药、口服药或二者联合均可用于手足癣的治疗，但均以抗真菌药为主。其中局部抗真菌治疗是大多数患者的首选治疗。全身性抗真菌药治疗主要用于局部治疗失败的患者。

1. 非处方药和处方药　国家卫生健康委员会（原国家卫生和计划生育委员会）、国家发展和改革委员会、教育部等 14 部委 2016 年联合印发《遏制细菌耐药国家行动计划（2016—2020 年）》，要求到 2020 年，零售药店凭处方销售抗菌药比例基本达到全覆盖。

（1）局部治疗药物：可有效治疗手、足癣的局部药物主要包括烯丙胺类、唑类、环吡酮、布替萘芬、托萘酯和阿莫罗芬等。

咪唑类抗真菌药包括益康唑、克霉唑、酮康唑、咪康唑、卢立康唑等。根据不同的药物，可外用每日 1～2 次，一般疗程需要 4 周。而卢立康唑显示出很好的临床疗效，每日 1次外用，对于非鳞屑角化型足癣疗程可缩短至 2 周。

丙烯胺类抗真菌药包括萘替芬、特比萘芬和布替萘芬，每日 1～2 次，外用，用药 2～4周即可获得良好的疗效。

鳞屑角化型手、足癣患者，可给予水杨酸乳膏、水杨酸冰醋酸溶液等。

外用药物可根据皮损类型选择不同的剂型，如水疱型可选择无刺激性的乳膏或溶液剂型；间擦糜烂型可先用温和的糊剂或粉剂使局部收敛干燥后，再用乳膏等其他剂型，此型保持局部干燥非常重要；鳞屑角化型可选择乳膏、软膏等剂型。对于鳞屑角化型手、足癣患者，一般建议疗程 4 周以上或联合应用。

（2）口服治疗药物：抗真菌药包括特比萘芬、氟康唑、伊曲康唑。

针对成人患者的典型治疗方案包括特比萘芬 250mg，每日 1 次，持续 2 周；伊曲康唑200mg，1 日 2 次，持续 1 周；氟康唑 150mg，1 周 1 次，持续 2～6 周。此外，灰黄霉素也可用于治疗足癣，但效果可能不如其他口服抗真菌药，并且需要使用较长时间。灰黄霉素用于治疗足癣时的典型成人剂量为灰黄霉素微结晶 1000mg/d，持续 4～8 周，或者灰黄霉素超微结晶 660mg/d 或 50mg/d，持续 4～8 周。

针对儿童患者的口服抗真菌药用量可根据体重确定，治疗持续时间与成人相近。口服治疗的典型儿科剂量包括：特比萘芬片按 10～20kg 患儿 62.5mg/d；20～40kg 患儿 125mg/d；40kg 以上患儿 250mg/d。特比萘芬颗粒按 25kg 以下患儿 125mg/d；25～35kg 患儿 187.5mg/d；35kg 以上患儿 250mg/d。伊曲康唑按 3～5mg/（kg·d）剂量用药；氟康唑 6mg/kg，每周 1次。灰黄霉素微结晶 10～20mg/（kg·d）或灰黄霉素超微结晶 5～15mg/（kg·d）。

2. 用药注意事项与患者教育

（1）用药注意事项

①克霉唑外用制剂可能产生红斑、刺痛、水疱、脱屑、水肿、荨麻疹及皮肤刺激反应，

避免接触眼睛和其他皮肤黏膜（如口、鼻等）。

②酮康唑乳膏不得用于皮肤破溃处，不宜大面积使用。用药期间可见刺痛或其他刺激症状，偶见瘙痒等过敏反应。当用药部位出现烧灼感、红肿等情况时应立即停药，并将药物清洗干净，必要时及时就医咨询。

③卢立康唑乳膏仅用于皮肤局部使用，不可作为眼科药物用于结膜、角膜。不良反应主要发生在药物涂抹的局部，表现为瘙痒（0.7%）、红斑（0.6%）、刺激感及接触性皮炎（0.5%）、疼痛感（0.4%）。当涂布部位出现瘙痒、发红、刺激、接触性皮炎、刺痛等，和（或）出现 BUN 上升、尿蛋白正价等情况时，应停止用药，并采取措施。本品禁用于儿童。哺乳期妇女和孕妇慎用。

④硝酸咪康唑乳膏可偶见过敏、水疱、烧灼感、充血、瘙痒或其他皮肤刺激症状。治疗念珠菌病时，避免密封包扎，否则可促使致病菌生长。当用药部位出现烧灼感、红肿等情况时应停药，清洗干净，必要时就医。哺乳期妇女和孕妇慎用。儿童需在成人监护下使用。

⑤**1%联苯苄唑**乳膏可能引起用药部位疼痛及外周水肿，还可能发生接触性皮炎、红斑、瘙痒、皮疹、荨麻症、皮肤干燥、刺痛、破溃、灼热等皮肤及皮下组织不适，这些不良反应在停药后是可逆的。当用药部位出现烧灼感、红肿等情况应停药并清洗干净，必要时就医。本品在怀孕前 3 个月，未经咨询医师不可使用。哺乳期间，本品不得涂抹于胸部。对其他咪唑类有过敏史的慎用。

⑥盐酸特比萘芬乳膏涂敷后不必包扎，使用过程中偶见皮肤刺激如烧灼感，或过敏反应如皮疹、瘙痒等。当用药部位出现烧灼感、红肿等情况应停药并清洗干净，必要时就医。本品哺乳期妇女和孕妇慎用，儿童不推荐使用。

⑦环吡酮胺乳膏偶见局部发红、瘙痒、刺痛或烧灼感等刺激症状，若出现上述症状需停药并清洗用药部位，必要时向医师咨询，儿童禁用本品。

⑧水杨酸软膏可引起刺激感或接触性皮炎。为避免中毒，不宜大面积使用。不得用于破溃皮肤，不宜长期使用。

⑨盐酸特比萘芬片剂常引起胃肠道不适（如胀满感、消化不良、恶心、轻微腹痛、腹泻）、轻微的皮肤反应（皮疹、荨麻疹）及骨骼反应（关节痛、肌痛），偶可引起味觉紊乱、肝功能异常等。孕妇和哺乳期妇女不应使用，2 岁以上儿童耐受性良好。特比萘芬可影响西咪替丁、地昔帕明、环孢素等药物的清除，也能够抑制 CYP2D6 酶介导的代谢，可影响三环类抗抑郁药、β 受体阻断药、单胺氧化酶抑制药等药物的代谢，有合并用药的需咨询医师或在药师指导下使用，并随访。

⑩伊曲康唑常见胃肠道不适，如厌食、恶心、腹痛、便秘，长疗程可见低血钾症、水肿、肝炎或脱发等不良反应。伊曲康唑为 CYP3A4 酶抑制药，与 CYP3A4 酶代谢的底物如阿斯咪唑、西沙比利、奎尼丁、咪唑斯汀、洛伐他汀、辛伐他汀等药物合用时，可能会改变这些药物的血药浓度，导致不良发生，应密切关注。禁用于孕妇及有或曾有充血性心力衰竭疾病史的心室功能障碍的患者。育龄妇女使用伊曲康唑时，应采取避孕措施，直至停药后的下一个月经周期。

⑪氟康唑最常见的不良反应为头痛、腹泻、恶心、呕吐、丙氨酸氨基转移酶升高、门冬氨酸氨基转移酶升高、血碱性磷酸酶升高和皮疹。偶可引起贫血、粒细胞及血小板减少、肌痛、Q－T 间期延长等不良反应。

（2）患者教育：手、足癣，尤其是足癣，容易复发或再感染。注意个人卫生对防治足癣、降低其复发及减少传播至关重要。做到手、足部洗浴后及时擦干趾（指）间，穿透气性好的鞋袜，手、足避免长期浸水，掌跖出汗多时可局部使用抑汗剂或抗真菌散剂，保持鞋袜、足部清洁干燥。注意浴池、宿舍等场所公共卫生，不与他人共用日常生活物品，如指甲刀、鞋袜、浴盆和毛巾等。积极治疗自身其他部位的癣病（特别是甲真菌病），同时还需治疗家庭成员、宠物的癣病。

二十五、昆虫叮咬

【复习指导】本部分内容较简单，近年未考。

（一）临床基础

昆虫叮咬可引起局部反应、丘疹性荨麻疹或全身过敏反应，很少会发生其他形式的全身反应（如血清病）。局部炎症反应，通常在几分钟内出现，包括局部瘙痒、刺痛或灼痛、红斑、丘疹、水肿等症状，可在几个小时内消退，这是由昆虫唾液中的刺激性物质（抗凝血剂、酶、凝集素和黏多糖）引起的。丘疹性荨麻疹，主要发生在幼儿（一般 2～10 岁），初期表现为 0.5～1cm 荨麻疹样的皮疹，但随着时间的推移会变成丘疹和（或）结节。较常见昆虫有蚊子、蜱虫、跳蚤、接吻虫、臭虫、黑蝇、白蛉、黄蜂、恙螨、少数类型的蜘蛛等，有时因接触毛虫和蛾也可引起皮肤或全身反应。通常暴露部位易被叮咬，如颈部、手臂、手和脚，多发于夏季。

（二）药物治疗

1. 非处方药与处方药药物治疗　昆虫叮咬后应立即用肥皂和水清洗叮咬部位，采用冰敷以减轻局部水肿。外用制剂：炉甘石洗剂摇匀后取适量涂抹患处，每日 2～3 次。口服非镇静类 H_1 抗组胺药：西替利嗪每次 10mg，每天 1 次；氯雷他定每次 10mg，每日 1 次。口服镇静药类：盐酸羟嗪每次 10～25mg，每 4～6 小时 1 次，有助于控制成人瘙痒症状。糖皮质激素类：短疗程使用强的松 5～20mg，每天 1 次，逐渐减量。合并感染时可使用抗菌药。

2. 用药注意事项与患者教育　炉甘石洗剂为混悬剂，需摇匀后使用。H_1 抗组胺药西替利嗪可引起困倦、嗜睡、头晕等不良反应，建议睡前服用，且应避免同时口服和大面积局部使用 H_1 抗组胺药，因为这种组合可引起全身抗胆碱毒性。有严重的精神病史、活动性胃肠溃疡、新近胃肠吻合术后、较重的骨质疏松、明显的糖尿病、严重的高血压等患者禁止使用泼尼松，需医师或药师指导下逐渐减停泼尼松，不可骤然停药。

【同步练习】

一、A 型题（最佳选择题）

1. 发热是指（　　）

A. 腋窝温度超过 36.5℃　　　　　　B. 腋窝温度超过 37.0℃

C. 腋窝温度超过 37.4℃　　　　　　D. 口腔温度超过 37.5℃

E. 直肠温度超过 37.6℃

本题考点：临床常用腋窝温度（36.0～37.4℃）、口腔温度（36.7～37.7℃）和直肠温度（36.9～37.9℃）来代表体温。发热是指人体温度因各种原因超过正常范围。

2. 高热是指腋窝温度超过 （　　　）

A. 37.5℃   B. 38.0℃   C. 38.4℃   D. 39.0℃

E. 41.0℃

本题考点： 按照温度高低，按腋窝温度，发热可分为：①低热：37.4～38.0℃；②中度发热：38.1～39.0℃；③高热：39.1～41.0℃；④超高热（过高热）：41.0℃以上。

3. 儿童发热时不宜选用的降温方式是 （　　　）

A. 冷毛巾湿敷   B. 温水浴   C. 头戴冰帽   D. 减少活动

E. 25%～50% 酒精擦浴

本题考点： 儿童的体表面积相对较大，皮肤角质层发育不完全，发热时毛细血管扩张血流加快，如使用酒精擦浴可能导致酒精中毒，不推荐使用。

4. 贝诺酯的组成成分为 （　　　）

A. 阿司匹林＋布洛芬   B. 阿司匹林＋塞来昔布

C. 布洛芬＋对乙酰氨基酚   D. 阿司匹林＋对乙酰氨基酚

E. 布洛芬＋塞来昔布

本题考点： 贝诺酯为阿司匹林与对乙酰氨基酚以酯键结合的中性化合物。

5. 活动性消化性溃疡患者可以使用的退热药为 （　　　）

A. 阿司匹林   B. 布洛芬   C. 对乙酰氨基酚   D. 地塞米松

E. 贝诺酯

本题考点： 活动性消化性溃疡患者应避免使用对乙酰氨基酚外的退热药。

6. 带状疱疹后神经痛的一线治疗药物是 （　　　）

A. 曲马多   B. 加巴喷丁   C. 布洛芬   D. 阿司匹林

E. 贝诺酯

本题考点： 推荐用于治疗带状疱疹后神经痛的一线药物有普瑞巴林、加巴喷丁、阿米替林和5% 利多卡因贴剂，二线药物包括阿片类药物和曲马多药物。

7. 加巴喷丁用于带状疱疹后神经痛治疗时，两次服药间隔最长不能超过 （　　　）

A. 6 小时   B. 8 小时   C. 12 小时   D. 18 小时

E. 24 小时

本题考点： 用于成人疱疹后神经痛的治疗时，第 1 日一次性服用加巴喷丁 0.3g；第 2 日服用 0.6g，分两次服完；第 3 日服用 0.9g，分 3 次服完。随后，根据缓解疼痛的需要，可逐渐增加剂量至每日 1.8g（18 粒），分 3 次服用。两次服药之间的间隔时间最长不能超过 12 小时。

8. 既可以用于沙眼治疗，又可以用于疱疹性角膜炎治疗的药物是 （　　　）

A. 氯霉素滴眼液   B. 酞丁安滴眼液

C. 硫酸锌尿囊素滴眼液   D. 红霉素眼膏

E. 阿昔洛韦滴眼液

本题考点： 酞丁安滴眼液为抗病毒药的眼用制剂，对沙眼衣原体有作用。临床用于各型沙眼治疗，以及疱疹性角膜炎。外用滴眼前先振摇药瓶，使药液混匀后滴入眼内，每次 1～2 滴，每日 3～4 次。妊娠期妇女禁用该药。

9. 用药后泪液可呈橘红色或红棕色的药物是（　　　）

A. 利福平滴眼液

B. 酞丁安滴眼液

C. 硫酸锌尿囊素滴眼液

D. 红霉素眼膏

E. 阿昔洛韦滴眼液

本题考点：利福平滴眼液滴眼后有眼局部刺激症状，用药后泪液可呈橘红色或红棕色。严重肝功能不全患者禁用。

10. 会引起药物性鼻炎的药物是（　　　）

A. 糠酸莫米松喷雾剂

B. 色甘酸钠鼻腔喷雾

C. 丙酸氟替卡松鼻喷雾剂

D. 羟甲唑啉滴鼻液

E. 氮卓斯汀鼻喷剂

本题考点：不推荐长期使用鼻内减充血剂，如去氧肾上腺素、羟甲唑啉、赛洛唑啉和萘甲唑啉等。因为其治疗 3～7 天后会发生 α 肾上腺素受体下调，可能导致反弹性鼻充血。最终形成一个既由药物引起又被药物暂时缓解的鼻充血循环，造成用量不断增加，形成药物依赖这种情况被称为药物性鼻炎。

11. 可能导致鼻出血，给药时需避免直接喷向鼻中隔的药物是（　　　）

A. 鼻内抗组胺药物

B. 鼻内减充血剂

C. 鼻用糖皮质激素

D. 鼻内色甘酸钠

E. 鼻内抗胆碱药

本题考点：使用糖皮质激素鼻喷雾可能导致鼻出血，如果是涕中带血，可对血涕侧鼻腔停药数日后再重新开始给药。喷雾剂使用前应充分振摇，以混匀药液；使用时应左手喷右侧鼻孔，右手喷左侧鼻孔，避免直接喷向鼻中隔。

12. 可用于妊娠期轻度变应性鼻炎的一线治疗的药物是（　　　）

A. 鼻内抗组胺药

B. 鼻内减充血剂

C. 口服白三烯受体拮抗药

D. 鼻内色甘酸钠

E. 鼻内抗胆碱药

本题考点：色甘酸钠鼻腔喷雾安全性良好，可用于妊娠期轻度变应性鼻炎的一线治疗。

13. 急性咳嗽是指（　　　）

A. 小于 1 周的咳嗽

B. 小于 3 周的咳嗽

C. 小于 5 周的咳嗽

D. 小于 8 周的咳嗽

E. 介于 3～8 周的咳嗽

本题考点：按持续时间，咳嗽通常可分为急性咳嗽、亚急性咳嗽和慢性咳嗽：①急性咳嗽＜3 周；②亚急性咳嗽为 3～8 周；③慢性咳嗽＞8 周。

14. 下列药物不能用于消化不良的是（　　　）

A. 铝碳酸镁

B. 法莫替丁

C. 乳酶生

D. 乳果糖

E. 双歧杆菌乳杆菌三联活菌

本题考点： 乳果糖为治疗便秘的药物。

15. 关于多潘立酮，下列说法错误的是（　　）
A. 可直接作用于胃肠壁，增加胃肠道的蠕动和张力，促进胃排空
B. 每次 1 片，每日 3 次，饭后 15～30 分钟服用
C. 不能透过血脑屏障，无锥体外系副作用
D. 长期服用个别患者可出现乳房胀痛或溢乳现象
E. 孕妇慎用，哺乳期妇女用药期间应停止哺乳

本题考点： 多潘立酮应饭前 15～30 分钟服用。

16. 下列需要冷藏保存的药物是（　　）
A. 乳酶生　　　　　　B. 干酵母　　　　　C. 复方地芬诺酯　　　D. 盐酸小檗碱
E. 双歧杆菌乳杆菌三联活菌

本题考点： 乳酶生需要密封，在凉暗处（避光、不超过 20℃）保存；干酵母需要密闭，在干燥处保存；复方地芬诺酯需要密封保存；盐酸小檗碱需要遮光，密封保存；双歧杆菌乳杆菌三联活菌需要冷藏保存（2～10℃）。

17. 双歧杆菌乳杆菌三联活菌制剂说明书标明"冷处"贮存，其贮存条件是指（　　）
A. 温度不超过 –5℃且避光　　　　　　B. 温度在 2～10℃
C. 温度不超过 20℃　　　　　　　　　D. 温度不超过 20℃且遮光
E. 温度在 10～30℃

本题考点： 双歧杆菌乳杆菌三联活菌需要冷藏保存（2～10℃）。

18. 以下所列腹泻类别中，不适宜应用肠道微生态制剂的是（　　）
A. 寒冷所致的腹泻　　　　　　　　　B. 细菌感染性腹泻的早期
C. 激惹性腹泻　　　　　　　　　　　D. 肠道菌群失调所致的腹泻
E. 各种刺激所致的腹泻

本题考点： 细菌感染性腹泻的早期不适宜应用肠道微生态制剂。

19. 便秘患者长期使用可引起结肠黑变病的药物是（　　）
A. 番泻叶　　　　　　B. 聚乙二醇 4000　　　C. 乳果糖　　　　　D. 开塞露
E. 硫酸镁

本题考点： 刺激性泻药（如大黄、番泻叶、酚酞、比沙可啶）长期使用可能出现依赖，造成结肠黑变病，损害肠神经系统，且可能为不可逆。

20. 下列关于草木犀流浸液片的说法错误的是（　　）
A. 为黄酮类药物
B. 治疗各期内痔、混合痔、炎性外痔、血栓性外痔等各种类型痔引起的出血、脱出、疼痛、肿胀、瘙痒等
C. 用于痔急性发作时，每日 3 次，每次 4 片
D. 病情稳定后，每日 3 次，每次 2 片

E. 饭前口服，有胃肠疾病的患者改为饭后服用

本题考点： 草木犀流浸液片的适应证、用法用量和注意事项。草木犀流浸液片的有效成分为香豆素类物质，为香豆素类药物；地奥司明为黄酮类药物。

21. 下列药物一般不用于肠道蛔虫病治疗的是（　　）
A. 阿苯达唑　　　　B. 甲硝唑　　　　C. 枸橼酸哌嗪　　　　D. 甲苯咪唑
E. 伊维菌素

本题考点： 肠道蛔虫病的治疗药物包括阿苯达唑、甲苯咪唑、双羟萘酸噻嘧啶、枸橼酸哌嗪、左旋咪唑、伊维菌素、复方阿苯达唑、复方甲苯咪唑等。甲硝唑为抗菌药，也可用于滴虫病。

22. 1g 葡萄糖能提供的热量为（　　）
A. 1kcal　　　　B. 2kcal　　　　C. 3kcal　　　　D. 4kcal
E. 5kcal

本题考点： 1g 葡萄糖能提供的热量为 4kcal。

23. 1g 脂肪能提供的热量为（　　）
A. 1kcal　　　　B. 3kcal　　　　C. 5kcal　　　　D. 7kcal
E. 9kcal

本题考点： 1g 脂肪能提供的热量为 9kcal。

24. 治疗念珠菌阴道炎可选用（　　）
A. 复方角菜酸酯栓　　　　　　　　B. 克霉唑栓
C. 阿达帕林凝胶　　　　　　　　　D. 复方苯甲酸酊
E. 炉甘石洗剂

本题考点： 念珠菌阴道炎局部用药首选咪唑类阴道制剂，如咪康唑栓、克霉唑栓；口服用药常为三唑类抗真菌药，如氟康唑、伊曲康唑。

25. 会干扰乙醇代谢过程导致双硫仑样反应，用药期间不宜饮酒的药物是（　　）
A. 对乙酰氨基酚　　B. 阿奇霉素　　　　C. 阿司匹林　　　　D. 甲硝唑
E. 伊曲康唑

本题考点： 硝基咪唑类药物偶有双硫仑样反应，患者服用甲硝唑 24 小时内或在服用替硝唑 72 小时内应禁酒。硝基咪唑类药物主要包括甲硝唑、奥硝唑、替硝唑。

26. 下列药物不用于痛经的是（　　）
A. 阿司匹林　　　　　　　　　　　B. 对乙酰氨基酚
C. 去氧孕烯炔雌醇片　　　　　　　D. 阿莫西林克拉维酸钾
E. 黄体酮

本题考点： 治疗痛经的药物包括非甾体抗炎药，如阿司匹林、布洛芬、对乙酰氨基酚；雌激素 – 孕激素避孕药，如去氧孕烯炔雌醇片、黄体酮等；痛经为非感染性疾病，无须使用抗菌药阿莫西林克拉维酸钾。

27. 治疗中度痤疮宜选用（　　）

A. 阿昔洛韦软膏 B. 维A酸乳膏
C. 氢化可的松软膏 D. 复方苯甲酸酊
E. 炉甘石洗剂

本题考点：中度痤疮的治疗，外用维A酸类药物、过氧化苯甲酰，有脓疱或局部治疗效果不佳者可加用口服抗菌药，如多西环素、米诺环素。

28. 下列治疗痤疮的药物中，患者在治疗期间及治疗结束后1个月内应避免献血的是（ ）

A. 红霉素 B. 异维A酸
C. 克林霉素 D. 过氧苯甲酰
E. 米诺环素

本题考点：异维A酸有致畸作用，治疗期间或治疗后1个月内避免献血，女性患者应在治疗前1个月、治疗期间及治疗后3个月内严格避孕。

29. Q-T间期延长的荨麻疹患者不宜选用的抗过敏药是（ ）
A. 氯苯那敏 B. 色甘酸钠 C. 苯海拉明 D. 异丙嗪
E. 依巴斯汀

本题考点：依巴斯汀可能抑制心脏钾离子慢通道，有引起尖端扭转型室性心动过速或Q-T间期延长的危险。故应严格掌握剂量，注意药物的相互作用，同时对血钾浓度过低者适当补充钾、镁。患先天性Q-T间期延长综合征者不宜应用。

30. 可导致尿潴留的药品是（ ）
A. 氯苯那敏 B. 布美他尼 C. 氢氯噻嗪 D. 氨苯蝶啶
E. 磺胺嘧啶

本题考点：多数抗过敏药具有轻重不同的抗胆碱作用，对患有良性前列腺增生症的老年男性患者可能引起尿潴留，给药时应予以注意。

31. 治疗急性湿疹宜选用的药物是（ ）
A. 甲硝唑栓 B. 氟康唑胶囊
C. 异维A酸凝胶 D. 氯雷他定片
E. 复方苯甲酸酊

本题考点：急性湿疹可给予糖皮质激素外用制剂、抗组胺药、炉甘石洗剂等治疗。

32. 下列关于烫伤救治措施的说法正确的是（ ）
A. 创面及时外涂甲紫溶液预防感染
B. I度烫伤可冷敷后外涂烧伤膏
C. 可用清洁塑料薄膜覆盖创面，以防创面感染
D. 烫伤患者的镇痛、镇静药物首选氯丙嗪
E. 失水较多的患者应多饮白开水或无盐饮料

本题考点：烧伤处理措施包括镇痛药应全天候覆盖；使用温和的肥皂和自来水清洗烫伤创面；在清洁创面后，外涂烧伤膏；可用纱布、三角巾、中单或清洁被单、衣服等进行简单包扎；补液时不宜喝白开水或无盐饮料（以免发生水中毒）。

33. Ⅰ度冻疮患者可以选用的非处方药是（　　　）

A. 维 A 软膏
B. 樟脑软膏
C. 红霉素软膏
D. 杆菌肽软膏
E. 氯己定软膏

本题考点： Ⅰ度冻疮患者即轻度冻疮患者，可选用樟脑软膏、肌醇烟酸酯软膏、辣椒软膏、氧化锌软膏或冻疮膏等。

34. 患者因股癣前来药店购药，不宜推荐的药物是（　　　）

A. 复方苯甲酸软膏
B. 氢化可的松软膏
C. 联苯苄唑乳膏
D. 酮康唑乳膏
E. 特比萘芬乳膏

本题考点： 股癣是由于真菌感染引起，激素会抑制免疫导致病情加重，不宜选用。

二、B 型题（配伍选择题）

[35～38 题共用备选答案]

A. 下呼吸道感染
B. 上呼吸道感染
C. 尿路感染
D. 急性胃肠道感染
E. 中枢感染

35. 发热伴鼻塞、咽痛、咳嗽，可考虑为（　　　）

36. 发热伴呕吐、头痛、脑膜刺激征，可考虑为（　　　）

37. 发热伴有恶心、呕吐、腹痛、腹泻，可考虑为（　　　）

38. 发热时伴有腰肋部疼痛及尿频、脓尿、血尿者，可考虑为（　　　）

本题考点： 发热伴鼻塞、咽痛、咳嗽，则多为存在上呼吸道感染；发热伴呕吐、头痛、脑膜刺激征等，则提示可能存在中枢感染；发热时伴有腰肋部疼痛及尿频、脓尿、血尿者，应考虑尿路感染；发热伴有恶心、呕吐、腹痛、腹泻则可能是急性胃肠道感染。

[39～41 题共用备选答案]

A. 脑外伤
B. 颅内高压
C. 脑室内肿瘤
D. 脑供血不足
E. 偏头痛

39. 头痛伴有进行性加剧的恶心、呕吐，可考虑为（　　　）

40. 体位变化时出现的头痛加重或意识障碍，可考虑为（　　　）

41. 伴有视力障碍及其他眼部征象（如复视），且呈短暂性发作者，可考虑为

本题考点： 偏头痛发作时伴有恶心、呕吐、面色苍白、出汗、心悸等自主神经症状；头痛伴有进行性加剧的恶心、呕吐，常为颅内高压的征兆；体位变化时出现的头痛加重或意识障碍，多见于脑室内肿瘤、后颅凹或高颈段病变；伴有视力障碍及其他眼部征象（如复视），且呈短暂性发作者，多为椎－基底动脉供血不足。

[42～44 题共用备选答案]

A. 氯霉素滴眼液
B. 玻璃酸钠滴眼液
C. 硫酸锌尿囊素滴眼液
D. 山莨菪碱滴眼液
E. 七叶洋地黄双苷滴眼液

42. 通过增强睫状肌的功能和增加睫状肌的血流量来改善眼的调节功能，从而治疗视疲劳的药物是（　　　）

43. 具有亲水性和成膜性，在适宜浓度下，能改善眼部干燥、灼热等视疲劳症状的药物是（　　　）

44. 具有外周抗胆碱作用，可松弛眼平滑肌，解除眼血管痉挛，改善视疲劳症状的药物是（　　　）

本题考点： 改善眼调节功能药物，如七叶洋地黄双苷滴眼液可作用于睫状肌，通过增强睫状肌的功能和增加睫状肌的血流量来改善眼的调节功能，从而达到治疗视疲劳的目的；人工泪液包括玻璃酸钠滴眼液、羟甲基纤维素钠滴眼液、右旋糖酐羟丙甲纤维素滴眼液、聚乙烯醇滴眼液等，人工泪液多有亲水性和成膜性，在适宜浓度下，能改善眼部干燥、灼热等视疲劳症状；睫状肌麻痹药物，如复方消旋山莨菪碱滴眼液、山莨菪碱滴眼液等，具有外周抗胆碱作用，可松弛眼平滑肌，解除眼血管痉挛，改善微循环。

[45～47题共用备选答案]

A. 变应性结膜炎　　　　　　　　B. 沙眼

C. 病毒性结膜炎　　　　　　　　D. 细菌性结膜炎

E. 视网膜血管炎

45. 常伴有脓性分泌物，分泌物黏稠且呈球粒状，多呈黄色、白色或绿色，患眼通常在早晨被分泌物粘住而睁眼困难的眼病是（　　　）

46. 单眼充血、水样或黏液浆液性分泌物，以及眼部烧灼感、沙砾感，揉眼可加重症状的眼病是（　　　）

47. 通常表现为双侧红眼、水样分泌物和眼痒的眼病是（　　　）

本题考点： 细菌性结膜炎常伴有脓性分泌物，分泌物黏稠且呈球粒状，多呈黄色、白色或绿色，患眼通常在早晨被分泌物粘住而睁眼困难；病毒性结膜炎通常表现为单眼充血、水样或黏液浆液性分泌物，以及眼部烧灼感、沙砾感；急性变应性结膜炎通常表现为双侧红眼、水样分泌物和眼痒。眼痒是过敏的主要症状，可据此与病毒性结膜炎区分，后者更常表现为沙砾感、烧灼感或刺激感，揉眼可加重症状。

[48～50题共用备选答案]

A. 感染性咳嗽　　　　　　　　　B. 咳嗽变异性哮喘

C. 刺激性干咳　　　　　　　　　D. 胃食管反流性咳嗽

E. 急性咳嗽

48. 伴随反酸、嗳气、胸骨后烧灼感等症状或者餐后咳嗽加重应考虑（　　　）

49. 使用血管紧张素转换酶抑制药后出现的咳嗽多为（　　　）

50. 夜间咳嗽为主的患者最可能是（　　　）

本题考点： 急性咳嗽主要为普通感冒与急性气管－支气管炎的症状，亚急性咳嗽最常见于感染后咳嗽；夜间咳嗽为主的患者应首先考虑咳嗽变异性哮喘；干咳主要见于非感染性咳嗽，湿咳则以感染性咳嗽多见，特别是痰量较多、咳脓性痰者，应首先考虑呼吸道感染性疾病；慢性支气管炎常有咳嗽伴白色黏液痰，并以冬、春季咳嗽为主；痰中带血或咳血者应考虑结核、支气管扩张和肺癌的可能；有过敏性疾病史和家族史者应注意排除变应性鼻炎和支气管哮喘相关的咳嗽；伴随鼻塞、流涕、喷嚏、鼻后滴流感、咽后黏液附着感等，应考虑上气道咳嗽综合征的可能；伴随反酸、嗳气、胸骨后烧灼感等症状或者餐后咳嗽加重应考虑胃食管反流性咳嗽。

[51～54 题共用备选答案]

A. 流感病毒　　　　　　　　　　　　B. 鼻病毒

C. 柯萨奇病毒　　　　　　　　　　　D. 肺炎克雷伯菌

E. 溶血性链球菌

51. 成人普通感冒的常见病原体是（　　　）

52. 流行性感冒的常见病原体是（　　　）

53. 疱疹性咽峡炎的常见病原体是（　　　）

54. 化脓性扁桃体炎的常见病原体是（　　　）

本题考点： 成人普通感冒多数由鼻病毒引起，也可由副流感病毒、呼吸道合胞病毒、埃可病毒、柯萨奇病毒等引起；急性病毒性咽炎主要由流感病毒和腺病毒等引起；急性病毒性喉炎常由鼻病毒、甲型流感病毒、副流感病毒或腺病毒等引起；疱疹性咽峡炎主要由柯萨奇 A 族病毒引起；咽结膜热主要由腺病毒和柯萨奇病毒等引起；细菌性咽 – 扁桃体炎主要由溶血性链球菌引起，也可由流感嗜血杆菌、肺炎球菌、葡萄球菌等引起；"流感"，全称"流行性感冒"，是指由流感病毒引起的急性呼吸道传染病，可表现为呼吸道症状和全身症状。

[55～56 题共用备选答案]

A. 恩替卡韦　　　　B. 拉米夫定　　　　C. 扎那米韦　　　　D. 金刚烷胺

E. 氯雷他定

55. 以上药物中，属于离子通道 M_2 阻滞药类抗流感病毒药是（　　　）

56. 以上药物中，属于神经氨酸酶抑制剂（NAI）类抗流感病毒药是（　　　）

本题考点： 金刚烷胺和金刚乙胺为离子通道 M_2 阻滞剂类抗流感病毒药，仅对亚洲甲型流感有效，近年来耐药率显著上升，目前单方制剂主要用于帕金森病的治疗。奥司他韦为神经氨酸酶抑制剂（NAI）类抗流感病毒药，对甲型、乙型流感均有效。

[57～58 题共用备选答案]

A. 恩替卡韦　　　　B. 拉米夫定　　　　C. 金刚乙胺　　　　D. 奥司他韦

E. 氯雷他定

57. 以上药物中，仅对亚洲甲型流感有效的抗流感病毒药是（　　　）

58. 以上药物中，对甲型、乙型流感均有效的抗流感病毒药是（　　　）

本题考点： 金刚烷胺和金刚乙胺为离子通道 M_2 阻滞剂类抗流感病毒药，仅对亚洲甲型流感有效，近年来耐药率显著上升，目前单方制剂主要用于帕金森病的治疗。奥司他韦为神经氨酸酶抑制剂（NAI）类抗流感病毒药，对甲型、乙型流感均有效。

[59～60 题共用备选答案]

A. 氯己定含漱液　　　　　　　　　　B. 西地碘含片

C. 醋酸地塞米松粘贴片　　　　　　　D. 甲硝唑含漱液

E. 复方甘菊利多卡因凝胶

59. 频繁应用可引起局部组织萎缩的药物是（　　　）

60. 伴有甲状腺功能亢进症的口腔溃疡患者应避免使用的药物是（　　）

本题考点： 口腔溃疡药物治疗的用药注意事项。

[61～63 题共用备选答案]

A. 氯己定含漱液　　　　　　　　　　B. 西地碘含片

C. 醋酸地塞米松粘贴片　　　　　　　D. 甲硝唑口腔粘贴片

E. 冰硼咽喉散

61. 治疗口腔溃疡时，贴敷于溃疡处，每处 1 片，每日不得超过 3 片的药物是（　　　）

62. 治疗口腔溃疡时，黏附于患处，每次 1 片，每日 3 次，饭后使用的药物是（　　　）

63. 治疗口腔溃疡时，取少量，吹敷于患处，每日 3～4 次的药物是（　　　）

本题考点： 口腔溃疡药物治疗的用法用量。

[64～65 题共用备选答案]

A. 乳酶生　　　　B. 盐酸小檗碱　　　　C. 硫糖铝　　　　D. 山莨菪碱

E. 洛哌丁胺

64. 消化不良的患者宜选用的药物是（　　　）

65. 细菌性感染性腹泻的患者宜选用的药物是（　　　）

本题考点： 乳酶生为活肠球菌的干燥制剂，可用于消化不良、腹胀等。盐酸小檗碱可用于细菌性感染性腹泻的治疗。

[66～68 题共用备选答案]

A. 乳果糖　　　　　　　　　　　　　B. 开塞露

C. 聚乙二醇 4000　　　　　　　　　　D. 硫酸镁

E. 比沙可啶

66. 便秘患者合并肝性脑病时可选用的泻药是（　　　）

67. 整片吞服，有刺激性，服药前后 2 小时不宜喝牛奶、口服抗酸药的泻药（　　　）

68. 宜清晨空腹服用，并大量饮水，以加速导泻作用和防止脱水的泻药是（　　　）

本题考点： 便秘药物的适应证及用药注意事项。乳果糖可用于慢性或习惯性便秘，预防和治疗肝性脑病；用于治疗肝性脑病或昏迷前期的剂量较高，糖尿病患者应慎用；对半乳糖血症、果糖不耐受、乳糖酶缺乏、葡萄糖/半乳糖吸收不良综合征患者禁用。比沙可啶肠溶片必须整片吞服，不得碾碎或溶解后服用，服药前后 2 小时不得服牛奶或抗酸药。硫酸镁宜清晨空腹服用，并大量饮水，以加速导泻作用和防止脱水。

[69～73 题共用备选答案]

A. 乳果糖　　　　　　　　　　　　　B. 开塞露

C. 聚乙二醇 4000　　　　　　　　　　D. 硫酸镁

E. 比沙可啶

69. 可用于慢性功能性便秘，安全性好的渗透性泻药是（　　　）

70. 可用于急性或习惯性便秘，睡前整片吞服的刺激性泻药是（　　　）

71. 可用于紧张情况下的急性便秘，作用强烈的盐性泻药是（　　）

72. 可用于低张力性便秘，尤其适用于老年人和孩子的润滑性泻药是（　　）

73. 可用于痉挛性便秘的容积性泻药是（　　）

本题考点： 泻药的分类和适应证。泻药一般分为刺激性泻药（如大黄、番泻叶、酚酞、比沙可啶）、盐性泻药（如硫酸镁）、渗透性泻药（如甘露醇、乳果糖、聚乙二醇）、容积性泻药（也称膨胀性泻药，如麸、甲基纤维素等）、润滑性泻药（如开塞露、液体石蜡、甘油）。

[74～75 题共用备选答案]

A. 50mg

B. 100mg

C. 500～600mg

D. 1000～1200mg

E. 2000～4000mg

74. 中国营养学会推荐，孕妇和乳母的每日元素钙摄入推荐量是（　　）

75. 中国营养学会推荐，老年人在每日饮食之外，应补充的元素钙剂量为（　　）

本题考点： 根据中国营养学会推荐，孕妇和乳母的每日元素钙摄入推荐量是 1000～1200mg；老年人在每日饮食之外，应补充的元素钙剂量为 500～600mg。

[76～78 题共用备选答案]

A. 甲硝唑

B. 咪康唑

C. 头孢曲松钠

D. 青霉素钠

E. 克拉霉素

76. 患者，女性，28 岁，近 1 个月出现阴道分泌物增多，瘙痒明显，查体小阴唇内侧及阴道黏膜附着白色膜状物，阴道内可见较多的白色豆渣样分泌物，经验治疗首选的药物是（　　）

77. 患者，女性，28 岁，近 1 个月出现阴道分泌物增多，查体阴道发现泡沫状白带，经验治疗首选的药物是（　　）

78. 患者，女性，28 岁，近 1 个月出现阴道分泌物增多，微生物检查示衣原体，首选的药物是（　　）

本题考点： 念珠菌阴道炎外阴瘙痒、灼痛，阴道内可见较多的白色豆渣样分泌物，可呈凝乳状，应用咪康唑局部治疗；滴虫阴道炎外阴瘙痒、灼热感，阴道分泌物多呈泡沫状、黄绿色，泡沫状白带是滴虫阴道炎的特征，口服甲硝唑治疗，甲硝唑具有强大的杀灭滴虫作用；衣原体阴道炎的临床表现为阴道有腥臭味，能发现泡沫样白带，阴道分泌物增多，为黏液或脓性等，可选用针对衣原体敏感的大环内酯类抗菌药：克拉霉素。

三、X 型题（多项选择题）

79. 儿童感冒发热时，可选用退热药有（　　）

A. 阿司匹林

B. 对乙酰氨基酚

C. 布洛芬

D. 尼可刹米

E. 柴胡注射液

本题考点： 目前，国际上认可并推荐的两种儿童退烧药为对乙酰氨基酚和布洛芬。儿童病毒性感染引起的发热不宜使用阿司匹林退热，可能引起 Reye 综合征。尼美舒利解热镇痛作用和抗炎作用均较强，但该药在儿童治疗应用中引起多起严重肝不良反应，不推荐作为儿童退热药。柴胡注射液禁用于儿童退热。

80. 使用退热药时，正确的是（   ）
A. 只要发热，应立即用药
B. 可以同时联用多种退热药
C. 一般不超过 3 天，如症状未缓解请及时就医
D. 应减少活动，及时补充水及电解质
E. 不宜饮酒或食用含有酒精的饮料

本题考点： 发热是机体重要的防御机制，盲目退热会干扰这一自然进程。由于会增加不良反应，不宜联用退热药。退热药物连续使用一般不超过 3 天，如症状未缓解请及时就医；所有发热患者均需减少活动降低产热，并及时补液以维持水、电解质平衡；使用退热药时，不宜饮酒或食用含酒精的饮料。

81. 可用于沙眼治疗的滴眼液是（   ）
A. 氯霉素滴眼液   B. 阿昔洛韦滴眼液
C. 硫酸锌尿囊素滴眼液   D. 利福平滴眼液
E. 酞丁安滴眼液

本题考点： 氯霉素滴眼液、红霉素眼膏、利福平滴眼液、硫酸锌尿囊素滴眼液、酞丁安滴眼液、阿奇霉素滴眼液均可用于沙眼治疗。

82. 可用于变应性结膜炎治疗的药物有（   ）
A. 抗组胺药   B. 肥大细胞稳定药
C. 糖皮质激素   D. 免疫抑制药
E. 抗组胺药及肥大细胞稳定剂双效药物

本题考点： 变应性结膜炎可局部使用抗组胺药、肥大细胞稳定剂、糖皮质激素，严重者可使用免疫抑制药点眼。抗组胺药及肥大细胞稳定剂双效药物是治疗变应性结膜炎的首选基础药物。

83. 可通过激动 α 受体收缩血管减轻鼻充血，缓解鼻塞的药物是（   ）
A. 去氧肾上腺素   B. 羟甲唑啉
C. 色甘酸钠鼻腔喷雾剂   D. 萘甲唑啉
E. 糠酸莫米松喷雾剂

本题考点： 口服或鼻内局部使用麻黄碱制剂，可减轻鼻黏膜充血、水肿。现有的局部用血管收缩减充血剂包括去氧肾上腺素、羟甲唑啉、赛洛唑啉和萘甲唑啉。

84. 可用于变应性鼻炎治疗的药物有（   ）
A. 鼻内抗组胺药   B. 鼻内减充血剂
C. 鼻用糖皮质激素   D. 鼻内色甘酸钠
E. 鼻内抗胆碱药

本题考点： 药物治疗包括鼻内和口服抗组胺药、鼻内和口服减充血剂、鼻内和口服皮质类固醇、鼻内色甘酸钠、鼻内抗胆碱药和口服白三烯受体拮抗药。

85. 属于外周性镇咳药的药物有（　　　）

A. 福尔可定　　　　B. 苯佐那酯　　　　C. 喷托维林　　　　D. 苯丙哌林

E. 右美沙芬

本题考点： 可待因和福尔可定为阿片类中枢性镇咳药，用于较剧的频繁干咳；右美沙芬、喷托维林为非阿片类中枢性镇咳药，镇咳作用强，无成瘾性；苯丙哌林和苯佐那酯为外周性镇咳药，有较强的局部麻醉作用，通过麻醉肺部和胸膜的牵张感受器起作用，服用时需整粒吞服，切勿嚼碎，以免引起口腔麻木。

86. 不属于普通感冒药的处方组成的药物有（　　　）

A. 左氧氟沙星　　　B. 右美沙芬　　　　C. 咖啡因　　　　D. 奥司他韦

E. 马来酸氯苯那敏

本题考点： 感冒药的处方组成主要为对症治疗，少数药物含有抗甲型流感病毒药金刚烷胺等。对于普通感冒，相应的治疗药物多为复方制剂，常见的组成包括：①解热镇痛药。缓解普通感冒所致的发热、头痛、全身痛症状，常用药物有对乙酰氨基酚、布洛芬。②减充血剂。收缩鼻黏膜血管，消除鼻咽部黏膜充血、肿胀，减轻鼻塞症状，常用药物有麻黄碱、伪麻黄碱、甲基麻黄碱。③抗组胺药。通过阻断组胺受体抑制小血管扩张，降低血管通透性，有助于消除或减轻普通感冒患者打喷嚏和流涕等症状，常用药物有氯苯那敏、曲普利啶、溴苯那敏。④镇咳药。减轻咳嗽症状，目前感冒药复方制剂中的镇咳药多为中枢性镇咳药，常用药物右美沙芬、可待因、福尔可定。⑤祛痰药。通过不同机制，降低痰液黏度，使痰液易于咳出，常用药物有愈创甘油醚、溴己新、氨溴索。⑥其他。中枢兴奋药咖啡因、葡萄糖酸锌、人工牛黄。

87. 泰诺酚麻美敏混悬液的处方组成有（　　　）

A. 布洛芬　　　　　　　　　　　B. 对乙酰氨基酚

C. 盐酸伪麻黄碱　　　　　　　　D. 氢溴酸右美沙芬

E. 马来酸氯苯那敏

本题考点： 泰诺酚麻美敏混悬液的处方为对乙酰氨基酚、盐酸伪麻黄碱、马来酸氯苯那敏、氢溴酸右美沙芬。

88. 下列关于地奥司明的说法，正确的是（　　　）

A. 具有降低静脉扩张性和静脉血淤滞，使毛细血管壁渗透能力正常化并增强其抵抗性的作用

B. 临床用于治疗痔急性发作有关的各种症状

C. 常用剂量为 0.5g（1 片），每日 2 次

D. 每日剂量应平均分为两次，于早餐和晚餐时口服

E. 痔急性发作时，只能短期治疗使用

本题考点： 地奥司明的适应证、用法用量和注意事项。地奥司明的每日剂量应平均分为两次，于午餐和晚餐时口服。

89. 关于肠道蛔虫病的治疗，下列说法正确的是（　　　）

A. 空腹服用，减少人体对药物的吸收，增加药物与虫体的直接接触

B. 要坚持用药，两个疗程间应至少间隔1～2周

C. 蛔虫感染较严重时服用抗蛔虫药可能引起蛔虫游走，应加用噻嘧啶驱虫药

D. 妊娠及哺乳期妇女不宜应用抗蛔虫药，2岁以下儿童禁用抗蛔虫药

E. 噻嘧啶与枸橼酸哌嗪有拮抗作用，不能合用

本题考点：肠道蛔虫病治疗的用药注意事项与患者教育。抗蛔虫药应空腹服用，减少人体对药物的吸收，增加药物与虫体的直接接触；要坚持用药，两个疗程间应至少间隔1～2周；蛔虫感染较严重时服用抗蛔虫药可能引起蛔虫游走，应加用噻嘧啶驱虫药；妊娠期、哺乳期妇女不宜应用抗蛔虫药，2岁以下儿童禁用抗蛔虫药；噻嘧啶与枸橼酸哌嗪有拮抗作用，不能合用；癫痫患者禁用，不宜长期用。

90. 依据致病真菌种类和患者体质、表现上的区别，足癣的类型包括（   ）

A. 聚合型   B. 结节型   C. 水疱型   D. 间擦糜烂型

E. 鳞屑角化型

本题考点：依据致病真菌种类和患者体质、表现的区别，足癣主要分为水疱型、间擦糜烂型和鳞屑角化型。

参考答案：

一、1. C 2. D 3. E 4. D 5. C 6. B 7. C 8. B 9. A 10. D 11. C 12. D 13. B 14. D 15. B 16. E 17. B 18. B 19. A 20. A 21. B 22. D 23. E 24. B 25. D 26. D 27. B 28. B 29. C 30. A 31. D 32. B 33. B 34. D

二、35. B 36. E 37. D 38. C 39. B 40. C 41. D 42. E 43. B 44. D 45. D 46. C 47. A 48. D 49. C 50. B 51. E 52. A 53. C 54. E 55. D 56. C 57. C 58. D 59. C 60. B 61. C 62. D 63. E 64. A 65. B 66. A 67. E 68. D 69. A 70. E 71. D 72. B 73. C 74. D 75. C 76. B 77. A 78. E

三、79. BC 80. CDE 81. ACDE 82. ABCDE 83. ABD 84. ABCDE 85. BD 86. AD 87. BCDE 88. ABCE 89. ABCDE 90. CDE

第9章 呼吸系统常见疾病

一、肺炎

【复习指导】本部分内容较简单，主要考查内容为社区获得性肺炎、医院获得性肺炎的治疗药物选择和合理使用。

肺炎通常是一种肺实质的炎症，其致病原因多为病原微生物、理化因素、免疫损伤等因素引起。细菌性肺炎是最常见的肺炎，也是常见的感染性疾病之一，在儿童和老年人中较为多见。

（一）肺炎临床表现与分类

肺炎可以按照解剖、病因、获病方式等进行分类。

1. 按照解剖可以分为大叶性肺炎、小叶性肺炎、间质性肺炎

（1）大叶性肺炎：又称作肺泡性肺炎，多为原发性疾病。在肺泡中，肺炎病原体先引起炎症，然后炎症在肺泡与肺泡间孔进行扩散，最后引发肺段或肺叶广泛实变。一般情况下，支气管不受累。常见致病菌多为肺炎链球菌。X线胸片呈现肺叶、肺段的片状分布阴影。

（2）小叶性肺炎：又称作支气管肺炎，多继发于其他肺部疾病。炎症随气管、支气管分布一直累及双侧肺泡。致病菌有肺炎链球菌、肺炎支原体、葡萄球菌、病毒等。X线胸片呈沿肺纹理分布的不规则斑片阴影，无实变表现，常累及肺下叶。

（3）间质性肺炎：是指肺间质为主的炎症，通常由病毒、支原体和过敏因素等引起。X线胸片显示肺内网状条索样分布阴影，从肺门向外延伸，可呈网状。

2. 按照病因可以分为细菌性肺炎、真菌性肺炎、病毒性肺炎、非典型病原体肺炎 细菌性肺炎，常见致病菌有肺炎链球菌、金黄色葡萄球菌、肺炎克雷伯菌、铜绿假单胞菌、大肠埃希菌、棒状杆菌等；真菌性肺炎致病菌可分为致病性真菌和条件性真菌，如组织胞浆菌、皮炎芽生菌、念珠菌属、曲霉菌素等；病毒性肺炎以流感病毒较为常见；非典型病原体肺炎可能由肺炎支原体、肺炎衣原体、嗜肺军团菌等引起。

3. 按照获病方式可以分为社区获得性肺炎、医院获得性肺炎

（1）社区获得性肺炎：是指在医院外社区内罹患的感染性肺实质炎症，包括入院48小时内肺内出现的感染病灶，故又被称为医院外肺炎。其中肺炎链球菌、肺炎支原体、肺炎衣原体、流感嗜血杆菌、呼吸道病毒为常见致病菌。X线影像学呈多样性，与肺炎病期有关。在早期急性阶段病变呈现渗出性改变，影像学表现为边缘模糊的片状或斑片状浸润影。具体诊断依据如下：①新出现或进展性肺部浸润性病变；②新出现的咳嗽、咳痰或原有呼吸道疾病症状加重，并出现脓性痰，伴或不伴胸痛；③发热≥38℃；④白细胞计数 $> 10 \times 10^9/L$ 或 $< 4 \times 10^9/L$，伴或不伴中性粒细胞核左移；⑤肺实变体征和（或）湿性啰音。以上①＋②～⑤项中任何一项，并除外肺结核、肺部肿瘤、非感染性肺间质病、肺水肿、肺不张等非感染性疾病即可确立诊断。

（2）医院获得性肺炎：是指患者入院时不存在，也不处于感染潜伏期，而于入院48小时后发生的肺炎，包括了在医院内获得感染，出院后48小时内发生的肺炎。其中还包括呼吸机相关性肺炎和卫生保健相关性肺炎。不同起病时间、基础状况、病情严重程度、不同地区、不同医院，医院获得性肺炎的病原谱存在不同差异。早发性医院获得性肺炎常见感染菌为肺炎链球菌、肠杆科细菌、流感嗜血杆菌、甲氧西林敏感金黄色葡萄球菌；晚发性医院获得性肺炎以耐药率较高的铜绿假单胞菌、鲍曼不动杆菌、产超广谱β-内酰胺酶的肺炎克雷伯菌、甲氧西林耐药金黄色葡萄球菌等多重耐药菌常见。X线影像学可呈现新的或进展性肺泡浸润甚至实变，部分严重的患者可出现小脓腔形成及组织的坏死。医院获得性肺炎诊断标准为X线胸片显示新出现或进展性肺部浸润病变合并以下之一者：①发热＞38℃；②新出现的咳嗽、咳痰，或原有呼吸道疾病症状加重，并出现脓性痰，伴或不伴胸痛；③白细胞计数＞10×10^9/L，伴或不伴中性粒细胞核左移，并排除其他基础疾病后可确立诊断。

（二）抗菌药的合理使用原则

按照是否根据病原学诊断和体外药物敏感试验选用抗菌药分为经验性和特异性病原学治疗。肺炎的初始治疗大多数为经验性的，因为肺炎的病原学检查通常需要一段时间，而患者的病情又不允许等待病原学检查结果出来后再给予药物治疗。所以在初始阶段采取的治疗根据本地区流行病学治疗并结合患者的年龄、临床表现、病情严重程度及肝肾功能等因素综合分析选择适宜的抗菌药。通常要求选用的抗菌药应该符合相应的适应证，除了对可能致病的病原体有相应的覆盖以外应该还具备不良反应较少的特点，同时还应该避免耐药的发生及诱发二重感染。在开始经验性治疗之前应留取相应的合格的标本（尤其血液等无菌部位标本），在获知病原学检测结果及药物敏感试验结果后，应及时调整用药方案，通常在调整用药方案之前还应该结合先前抗菌药的治疗反应，建议选用高效抗菌药进行特异性病原学治疗。对培养结果阴性的患者，结合患者的临床治疗反应选择进一步诊疗措施。

1. 社区获得性肺炎治疗药物的选择

（1）对于不需要住院的、青壮年及无基础疾病的患者，青霉素、氨苄西林或第一代头孢菌素常作为首选。考虑我国大环内酯类抗菌药对肺炎链球菌效果较差，故不可单独应用该类药物治疗，可与青霉素、氨苄西林或第一代头孢菌素联合使用。对耐药肺炎链球菌可用对呼吸道感染有特效的氟喹诺酮类药物。

（2）对于老年人、有基础疾病或需要住院的但是不需要入住ICU的患者，在药物的选择上建议首选二、三代头孢菌素、β-内酰胺类/β-内酰胺酶抑制药或氟喹诺酮类联合大环内酯类药物。

2. 医院获得性肺炎治疗药物的选择　通常根据患者的病情严重程度选择二、三代头孢菌素，β-内酰胺类/β-内酰胺酶抑制药，氟喹诺酮类或者碳青霉烯类。在明确所感染的病原体及药物敏感试验结果后调整抗菌药，尽量使用抗菌谱较窄且疗效确切的抗菌药。

3. 重症肺炎　首先应该足量的使用抗菌能力较强的广谱的抗菌药，多数情况下考虑联合用药。随后参考病原学结果、药物敏感试验结果及临床治疗效果调整抗菌药。通常β-内酰胺类或氟喹诺酮类联合大环内酯类药物作为重症社区获得性肺炎患者的常用选择；青霉素过敏的患者可考虑选用氟喹诺酮类和氨曲南。医院获得性肺炎可用碳青霉烯类、广谱青霉素类/β-内酰胺酶抑制药、氟喹诺酮类、氨基糖苷类联合抗假单胞菌的β-内酰胺类，必要时可联合万古霉素、替考拉宁或者利奈唑胺。

（三）用药注意事项与患者教育

1. 及时经验性抗菌治疗　临床诊断为社区获得性肺炎患者在病情评估及基本检查完成后，一旦怀疑为细菌性肺炎则应尽早开始抗菌药的治疗。病情稳定后可从静脉途径转换为口服途径。在选择药物时，应该充分考虑病原谱的流行学分布、当地细菌耐药监测、病情严重程度评估、药物本身性质和相关指南推荐等。

2. 疗效的观察　肺炎前期由于缺乏病原学依据多为经验性的治疗，而经验性的治疗缺乏特异性和专一性，故在治疗的过程中需要常评价整体病情，评估抗菌药的治疗反应。通常在抗菌药治疗 48～72 小时后可对病情展开评估。患者临床状态的稳定、体温的下降、相关辅助检查的好转都是治疗有效的表现。如果在抗感染治疗 2～3 天后临床表现无改善或恶化，其原因可能是：①选择的药物未覆盖致病的病原体或是细菌出现了耐药；②感染的致病原因为结核分枝杆菌、肺孢子菌、真菌、肺吸虫等；③出现了并发症或存在影响疗效的宿主因素；④非感染性疾病：如果经过评估认为治疗不足可能性较大时，可以更改抗菌治疗方案。

3. 抗菌药物使用疗程　患者的治疗疗程的确定需要综合评估病情轻重、感染获得来源、病原体种类和宿主免疫功能状态，既要防止疗程不足，影响抗菌药疗效，也要防止疗程过长，产生耐药菌的定植。抗菌药的疗程由感染病原体决定。通常情况下，肺炎链球菌和其他细菌性肺炎疗程为 7～10 天，卡氏肺孢子虫、军团菌、支原体、衣原体肺炎疗程为 14～21 天，流感嗜血杆菌肺炎疗程为 10～14 天，肠杆科细菌、不动杆菌肺炎疗程为 14～21 天，免疫抑制宿主需要适当延长疗程。如在治疗过程中未培养出任何致病菌，则一般肺炎的抗菌药至少 5 天，大部分需要 7～10 天或更长疗程。肺炎临床稳定的标准为：①能够口服进食；②精神状态正常；③体温≤37.8℃；④心率≤100 次/分；⑤呼吸频率≤24 次/分；⑥收缩压≥90mmHg；⑦呼吸室内空气条件下动脉血氧饱和度≥90% 或氧分压≥60mmHg；⑧当患者体温正常 48～72 小时且没有肺炎相关的任一临床不稳定表现可停用抗菌药继续观察。

4. 在使用抗菌药的过程中应该注意观察和预防所使用抗菌药相关的不良反应　如莫西沙星所引起的癫痫、胃肠道反应、Q-T 间期延长；哌拉西林他唑巴坦所引起的过敏反应、贫血、出血。

5. 高危人群可注射流感疫苗和肺炎链球菌疫苗　流感疫苗重点推荐人群为 6～35 个月婴幼儿、60 岁以上老年人、慢性疾病患者和体弱多病者、医疗机构从业人员和服务行业从业人员，肺炎链球菌疫苗适应人群与流感疫苗相同。流感疫苗的保护时间为半年左右，一般接种时间为 9～11 月，免疫功效可维持 5 年；而肺炎疫苗可以在全年任何时间接种。

【同步练习】

一、A 型题（最佳选择题）

1. 患者，女性，26 岁。高热、寒战 1 天，胸痛伴咳嗽，痰中带血。听诊：左肺中部可闻及湿性啰音。经进一步检查，诊断为肺炎，进行了抗菌药治疗。一般抗菌药治疗后（　　）应对病情进行评价

A. 12～24 小时　　　B. 24～36 小时　　　C. 36～48 小时　　　D. 48～72 小时

E. 72～96 小时

本题考点： 肺炎的抗菌药治疗应尽早进行，抗菌药治疗后 48～72 小时应对病情进行评价。

2. 患者，男性，30 岁。因咳嗽、咳痰伴发热就诊。经实验室和 X 线胸片检查，临床诊断为社区获得性肺炎，平时体健，无其他基础疾病，可首选抗菌药是（　　）

A. 亚胺培南西司他丁　　　　　　　　B. 甲硝唑

C. 头孢哌酮舒巴坦　　　　　　　　　D. 头孢拉定

E. 厄他培南

本题考点：社区获得性肺炎。青壮年和无基础疾病的社区获得性肺炎患者，常用青霉素、第一代头孢菌素。对耐药菌链球菌可用对呼吸道感染有特效的氟喹诺酮类（莫西沙星、左氧氟沙星、吉米沙星）。

3. 患者，女性，45 岁。既往有心律失常（Q－T 间期延长）、低钾血症。近日因发热、咳嗽、咳痰就诊，诊断为社区获得性肺炎。该患者不宜选用的药物为（　　　）

A. 莫西沙星　　　　　B. 头孢呋辛酯　　　　C. 氨溴索　　　　D. 阿莫西林

E. 对乙酰氨基酚

本题考点：社区获得性肺炎常用药物的不良反应。莫西沙星常见不良反应为胃肠道反应及 Q－T 间期延长。

4. 患者，女性，28 岁。因咳嗽、咳痰伴发热就诊。经实验室和 X 线胸片检查，临床诊断为社区获得性肺炎，平时体健，无其他基础疾病，后痰培养考虑支原体感染，则抗菌药疗程一般为（　　　）

A. 7～10 天　　　　　B. 10～14 天　　　　C. 14～21 天　　　　D. 5～7 天

E. 5～10 天

本题考点：本题考查不同病原体抗菌药治疗疗程。一般情况下，支原体抗菌药治疗疗程考虑 14～21 天。

5. 患者，女性，32 岁。入院诊断社区获得性肺炎，后经细菌检查发现为铜绿假单胞菌感染，则医生应该选用（　　　）

A. 阿莫西林　　　　　B. 青霉素　　　　　C. 氨苄西林　　　　D. 哌拉西林

E. 头孢唑林

本题考点：本题考查对特定病原体有效的药物。以上药物中，哌拉西林对铜绿假单胞菌有效。

二、X 型题（多项选择题）

6. 在社区获得性肺炎的经验性治疗中，重症患者可选用的抗菌药联合治疗方案有（　　　）

A. 头孢曲松±阿奇霉素　　　　　　　　　B. 左氧氟沙星±阿奇霉素

C. 头孢哌酮舒巴坦±克拉霉素　　　　　　D. 头孢他啶±甲硝唑

E. 万古霉素±美罗培南

本题考点：本题考查社区获得性肺炎重症患者的抗菌药联合方案。对于重症社区获得性肺炎患者常用 β－内酰胺类或氟喹诺酮类联合大环内酯类。

参考答案：1. D　2. D　3. A　4. C　5. D　6. AB

二、支气管哮喘

【复习指导】本节重点为哮喘不同阶段药物选择及用药注意事项，包括药物的用法用量及常见不良反应。本节多以 B 型题、C 型题方式考查。

支气管哮喘通常简称为哮喘，指由嗜酸性粒细胞、肥大细胞、中性粒细胞、气道上皮细胞和细胞组分参与而引起的呼吸道慢性炎症性疾病。这种慢性炎症会导致呼吸道反应性增加，常伴有广泛多变的可逆性气流受限，引起反复发作的喘息、气短、胸闷或咳嗽等症状，多数患者可以经自行或者治疗后缓解。

（一）哮喘的临床表现与分期

1. 临床表现　典型的支气管哮喘通常会有鼻塞、打喷嚏、流鼻涕和眼痒等先兆症状，后会出现反复发作的胸闷、喘息、呼吸困难、咳嗽等症状。假如处理不及时，胸闷等症状会进一步加重，同时会出现以呼气为主的呼吸困难伴哮鸣。有时唯一的临床症状只有咳嗽，这种哮喘称为咳嗽变异性哮喘。哮喘还有一个显著的特征为发作时间经常在夜间或凌晨。哮喘症状可在几分钟内出现，症状轻的患者可自行缓解，但大部分仍需要积极处理。双肺可闻及散在的、弥漫的呼气相哮鸣音并且呼气相延长是哮喘发作时的典型体征，有的患者在呼气及吸气时均有干性啰音。哮喘严重发作时，可出现呼吸音低下，哮鸣音的减弱，甚至是完全消失，临床上称为"沉默肺"，表明病情危重，随时会出现呼吸骤停。

2. 哮喘的分期　根据临床表现可分为急性发作期与非急性发作期。急性发作期是指突然发生气短、咳嗽、喘息、胸闷等症状或原有症状加重，常以呼吸困难为表现，其明显特征为呼气流量降低。常诱发哮喘的因素包括接触变应原、刺激物或呼吸道感染。发作程度可从轻度发作到一般药物治疗无效的重度发作。发作持续状态时间可由几十分钟到数月。急性发作时严重程度可分为轻度、中度、重度和危重。哮喘急性发作时病情严重程度分级见表 9 – 1。

表 9 – 1　哮喘急性发作时病情严重程度分级

临床特点	轻度	中度	重度	危重
气短	步行，上楼时	稍活动	休息时	
体位	可平卧	喜坐位	端坐呼吸	
呼吸频率	轻度增加	增加	常＞30 次/分	
三凹征	常无	可有	常有	胸腹矛盾运动
哮鸣音	散在，呼吸末期	响亮，弥漫	响亮，弥漫	减弱，乃至无
脉率（次/分）	＜100	100～120	＞120	脉率变慢或不规则

非急性发作期也称为慢性持续期，在没有急性发作的情况下，大部分哮喘患者在很长一段时间内仍有不同程度或者不同频度的喘息、咳嗽、胸闷等症状出现。根据临床表现和肺功能水平可以将慢性持续期的病程程度分为间歇状态、轻度持续、中度持续、重度持续。

（二）哮喘的治疗原则

出现哮喘症状时，应该及时诊治，如诊治不及时随着病程的延长可能会出现不可逆的表现，如呼吸道狭窄和呼吸道重塑。哮喘的成功管理的目标是达到并维持症状的控制；维持正常活动；避免因哮喘药物治疗导致的不良反应；预防哮喘导致的死亡。在药物使用方面，通常哮喘的预防和治疗都应选择药物的最低有效剂量，在给药途径方面以吸入疗法优于全身注射或口服给药。哮喘虽然不能被根治，但经过规范治疗，大多数哮喘患者都可以得到很好的控制。

（三）哮喘的药物治疗

根据哮喘的病因、发病机制，哮喘的治疗药物可分为具有扩张支气管作用和抗炎作用两大类，有的药物既有扩张支气管的作用又有抗炎作用。支气管扩张药包括 β_2 受体激动药、茶碱类药物和抗胆碱药；抗炎药有糖皮质激素、白三烯受体调节药、抗 IgE 抗体、色甘氨酸钠、抗组胺药。

1. 扩张支气管药

（1）β_2 受体激动药：通过兴奋 β_2 受体，舒张呼吸道平滑肌、减少肥大细胞和嗜酸性粒细胞脱颗粒和介质的释放、使呼吸道上皮纤毛的摆动增加、血管通透性降低等缓解哮喘症状。这类药物对 β_1 受体的激动作用很弱，几乎没有兴奋心脏的不良反应。根据药物起效的快慢，将药物分为了短效的 β_2 受体激动药（SABA）和长效的 β_2 受体激动药（LABA），而长效的 β_2 受体激动药又分为快速起效和缓慢起效。①短效的 β_2 受体激动药起效时间通常在几分钟以内，药物的维持时间为 4～6 小时，给药途径有吸入、静脉和口服。可供吸入的短效 β_2 受体激动药有不同的剂型，包括气雾剂、干粉剂及溶液，是缓解轻至中度急性哮喘症状的首选药物，同时也可预防运动性哮喘。经常使用的药物有特布他林、沙丁胺醇。通常间歇使用，不宜长期、过量应用，否则会出现骨骼肌震颤、低血钾、心律失常等不良反应。②长效的 β_2 受体激动药的维持时间通常在 8～12 小时，有口服、吸入和透皮给药等途径。目前常用药物有沙美特罗、福莫特罗和克伦特罗。福莫特罗为快速起效的长效的 β_2 受体激动药，可用于哮喘的急性发作期。目前哮喘的治疗推荐长效的 β_2 受体激动药联合吸入性糖皮质激素，两种药物作用协同，认为可以增加患者的依从性，减少吸入性糖皮质激素剂量增加所引起的不良反应。推荐用于中度至重度持续哮喘患者的持续治疗。口服的长效的 β_2 受体激动药有班布特罗、丙卡特罗，适用于中重度哮喘的控制治疗，尤其适用于控制夜间症状。

（2）茶碱类药物：通过多种作用机制起到平喘的作用，有兴奋呼吸中枢、增强呼吸肌肌力，也可通过抑制磷酸二酯酶，提高 cAMP 水平从而舒张支气管平滑肌；阻断腺苷受体，拮抗腺苷或腺苷受体激动剂引起的哮喘；还可减少过敏介质的释放；同时也有强心、利尿、扩张冠状动脉的作用，也是推荐用于治疗哮喘的药物之一。给药途径有口服及静脉。①轻至中度哮喘发作和维持治疗适合口服给药治疗，使用药物通常有氨茶碱和茶碱缓（控）释型。一般推荐使用剂量为 6～10mg/kg。口服茶碱缓（控）释剂型后昼夜血药浓度平稳，平喘作用可维持 12～24 小时。茶碱、激素和抗胆碱药联合使用具有协同作用，但与 β_2 受体激动药合用可出现心率增快和心律失常等不良反应，合并用药时应注意。②中重度哮喘的急性发作且24 小时内未用过茶碱类药物的患者适合静脉给药，因长期口服茶碱的患者静脉注射易引起茶碱中毒。可缓慢静脉注射和静脉滴注，缓慢静脉注射注射速度不宜超过 0.25mg/（kg·min）。静脉滴注负荷剂量为 4～6mg/kg，维持剂量为 0.6～0.8mg/（kg·h）。由于茶碱类药物有效血药浓度与中毒血药浓度十分接近，且茶碱的持续存在较为明显的个体差异，易发生中毒，特别是静脉滴注时间过快，出现血压降低、恶心、呕吐、心律失常，甚至死亡，故有条件应监测其血药浓度，推荐的治疗血药浓度范围为 5～20μg/ml。影响茶碱代谢的因素较多，降低茶碱的血药浓度的因素有发热、妊娠、抗结核药的使用等；而充血性心力衰竭合用西咪替丁类、大环内酯类、喹诺酮类抗菌药可以使血药浓度增加，因为这些因素可以使茶碱代谢减慢，增加茶碱的毒性反应。多索茶碱也是常用的药物之一，与茶碱作用相似，但不良反应较轻。

（3）吸入性抗胆碱药：通过阻断节后迷走神经传出支，降低迷走神经张力而达到扩张支气管的目的。其扩张支气管的作用与 β_2 受体激动药相比较弱同时起效时间也较长，长期应用不易产生耐药。此类药物通过吸入给药，剂型有气雾剂与雾化液两种。常用药物有溴化异丙托品和噻托溴铵。异丙托溴铵主要用于哮喘急性发作的治疗，尤适用于夜间哮喘及痰多的患者。吸入溴化异丙托品气雾剂，常用剂量为 $25 \sim 75\mu g$，每日 $3 \sim 4$ 次。吸入溴化异丙托品溶液的常用剂量为 $50 \sim 125\mu g$，每日 $3 \sim 5$ 次。噻托溴铵为新型的长效抗胆碱药，每日 1 次吸入给药，主要用于慢性阻塞性肺疾病合并哮喘及慢性阻塞性肺疾病患者的长期治疗。一般推荐吸入性抗胆碱药与 β_2 受体激动药联合使用，发挥协同、互补作用。此类药物对妊娠早期妇女、青光眼、前泪腺肥大患者应慎用。

2. 抗炎药

（1）糖皮质激素：是目前最有效的控制哮喘的药物，可以通过多个环节对哮喘产生治疗作用。它可以抑制迟发型过敏反应，抑制呼吸道炎症，降低呼吸道反应性；抑制中性粒细胞、嗜酸性细胞的趋化、黏附，减少炎性介质的释放，促使小血管收缩，减少血管的渗漏。可通过吸入、口服、静脉方式给药。

吸入性糖皮质激素产生的局部抗炎作用强，可直接作用于呼吸道，全身不良反应少，但可能引起声音嘶哑、咽部不适及念珠菌感染等局部不良反应，故建议在药物使用后及时漱口。目前吸入性糖皮质激素主要有 3 种剂型：①定量气雾剂、干粉吸入剂和雾化溶液。临床常用的定量气雾剂有以下几种：布地奈德、倍氯米松、氟替卡松。干粉吸入剂：主要有布地奈德都保、丙酸氟替卡松碟剂及含有布地奈德、氟替卡松的联合制剂，干粉吸入剂使用较为方便，吸入下呼吸道的药物量较多，不良反应较轻，是目前较好的剂型。②雾化溶液目前只有布地奈德溶液，推荐用于治疗哮喘的急性发作和婴幼儿给药；药物需要经过相应的装置后方能给药，具有起效时间较短、对患者的配合要求较低等优点。

对于长期哮喘的患者，吸入性糖皮质激素是首选药物，常用吸入性糖皮质激素每日剂量高低及互换关系见表 9 - 2。

表 9 - 2　常用吸入性糖皮质激素每日剂量高低及互换关系

药物名称	低剂量	中剂量	高剂量
布地奈德	$200 \sim 400$	$400 \sim 800$	$>800 \sim 1600$
氟替卡松	$100 \sim 250$	$250 \sim 500$	$>500 \sim 1000$
倍氯米松	$200 \sim 500$	$500 \sim 1000$	$>1000 \sim 2000$

口服糖皮质激素：适用于吸入大剂量激素治疗无效和静脉应用激素治疗后的序贯治疗。推荐使用泼尼松、泼尼松龙这类药物半衰期较短的药物。长期口服糖皮质激素可能会引起血压升高、血糖波动、白内障、青光眼等不良反应。对于中度以上的哮喘发作建议激素早期、足量、短程使用，推荐剂量：泼尼松龙 $40 \sim 50mg/d$，$3 \sim 10$ 天。同时，全身应用糖皮质激素是治疗儿童重症哮喘发作的一线药物。药物的具体使用剂量及时间应根据患者的病情严重程度决定。

静脉给药：重度或严重哮喘发作时，应及早静脉给予糖皮质激素。基于患者病情的严重程度可给予琥珀酸氢化可的松 $400 \sim 1000mg/d$，或甲泼尼龙 $80 \sim 160mg/d$。若患者不存在糖皮质激素依赖可在使用药物治疗 3～5 天后停药；若患者存在激素依赖应该参考患者的病情适当地延长给药时间，所有患者症状控制以后给药方式可改为口服并逐步减少激素的使用量。

（2）白三烯调节药：包括半胱氨酰白三烯受体拮抗药和 5－脂氧化酶抑制药。通过对呼吸道平滑肌和其他细胞表面白三烯受体拮抗，抑制肥大细胞和嗜酸性粒细胞释放出的半胱氨酰白三烯的致喘和致炎作用，并具有较强的抗炎作用，可减轻症状、改善肺功能、减少哮喘的恶化。可使用药物有孟鲁司特 10mg 每日 1 次；扎鲁司特 20mg，每日 2 次。可作为轻度哮喘的替代治疗药物和中重度哮喘的联合治疗用药，尤适用于阿司匹林哮喘、运动型哮喘和伴有变应性鼻炎哮喘的治疗。作为联合治疗中的一种药物，可以减少中至重度哮喘患者每天吸入激素的剂量，并提高吸入激素治疗的临床疗效，联用本品与吸入激素的疗效比联用吸入长效的 β_2 受体激动药与吸入性激素的疗效较差。

（3）抗 IgE 抗体：是重组鼠抗人 IgE 单克隆抗体，有阻断游离 IgE 和 IgE 效应细胞表面受体结合的作用，但不会诱导效应细胞的脱颗粒反应，适合用于血清 IgE 水平增高的哮喘患者，现在多用于糖皮质激素和长效 β_2 受体激动药联合治疗后症状仍未控制的严重哮喘患者。

①急性发作期用药和合理使用，见表 9－3。

表 9－3　哮喘急性发作期用药

发作程度	内容
轻度和部分中度急性发作	通常在家或在社区治疗 反复吸入速效 β_2 受体激动药，在第 1 小时每 20 分钟吸入 2～4 喷，随后可根据治疗反应调整给药剂量：轻度急性发作可以每 3～4 小时 2～4 喷，中度急性发作每 1～2 小时 6～10 喷 效果不佳时，可加用茶碱缓释片或加用短效抗胆碱喷雾剂，必要时医院就诊
部分中度和重度急性发作	应到急诊室或医院治疗 可通过雾化装置重复给药，可在初始治疗时连续雾化给药（第 1 小时内），随后按需间断给药（每 4 小时 1 次）。可联合使用 β_2 受体激动药和抗胆碱药，可静脉注射茶碱类，但尽可能监测茶碱血药浓度，以防相关不良反应的发生。如果治疗效果欠佳，可口服激素，若不能控制可静脉给药
重度及危重度	急诊室或医院就诊 持续雾化速效的 β_2 受体激动药联合雾化短效抗胆碱药、激素混悬液及静脉使用茶碱类药物。对 β_2 受体激动药初始治疗反应不完全或疗效不能维持，以及在口服激素基础上仍急性发作的患者尽早静脉应用激素。激素的使用强调早期、足量、短程。经过以上治疗，临床症状和肺功能无改善甚至继续恶化者，应及时给予机械通气。机械通气的指征包括：神志改变、呼吸机疲劳、动脉血气分析提示呼吸性酸中毒，二氧化碳潴留

给予氧疗，纠正缺氧；补充液体，纠正水、电解质紊乱及酸碱失衡；
如并发肺部感染，应根据细菌培养结果及药物敏感试验选择有效的抗菌药控制肺部感染；
痰多黏稠而不易咳出或有严重缺氧及 CO_2 潴留者，应及时行气管插管吸出痰液，必要时行机械通气

②慢性持续期治疗和合理用药：对于所有急性期发作的患者都要制定个体化的长期治疗方案。治疗方案应该以患者的病情为基础，定期随访监测、改善患者的依从性以有效地控制患者的哮喘病情。哮喘患者的长期治疗方案分为 5 级，见表 9－4。以往未经过规范治疗的初诊哮喘患者应该选择第 2 级治疗方案。如果患者症状较为明显，可以从第 3 级治疗方案开始。当哮喘症状加重或者使用方案不能控制哮喘时需要考虑升级治疗，当哮喘治疗控制并至少维持 3 个月后应该考虑哮喘方案的降低。

表 9－4　哮喘治疗级别及长期治疗方案的制定

	降级 ← 治疗级别 → 升级			
第 1 级	第 2 级	第 3 级	第 4 级	第 5 级
		按需使用短效 β_2 受体激动药		
控制性药物	选用一种 低剂量 ICS 白三烯受体调节剂	选用一种 低剂量 ICS 加 LA-BA 中高剂量的 ICS 低剂量 ICS 加白三烯受体调节药 低剂量 ICS 加茶碱缓释制剂	加用一种或以上 中高剂量的 ICS 加 LABA 白三烯受体调节剂 茶碱缓释制剂	加用一种或以上 口服最小剂量糖皮质激素 抗 IgE 治疗

（四）用药注意事项与患者教育

1. 用药注意事项

（1）哮喘的治疗与管理都应该以临床症状为核心，长期、规范治疗可以有效地控制哮喘。哮喘的治疗必须个体化，最佳的哮喘控制原则为以最小的剂量、最少的药物，控制哮喘，确保用药经济性与安全性。

（2）对于哮喘常用药物的作用机制、使用方法、用法用量、不良反应有一定掌握。如出现药物不良反应及时就医。

2. 患者教育　通过各种形式的教育让哮喘患者了解以下内容。

（1）大致了解哮喘的本质及发病机制。

（2）结合自身情况，找出导致哮喘发作的因素并在日常生活及工作中注意避免。

（3）了解哮喘的长期治疗方法，明白通过规范的治疗可以有效地控制哮喘。

（4）掌握常使用的各种吸入装置的用法及常见口服药物的使用注意事项。

（5）熟悉哮喘先兆发作征象和自我处理方法，了解何时就医。

【同步练习】

一、A 型题（最佳选择题）

1. 患者主诉呼吸困难，经常夜间发作入院。医师体格检查发现呼吸频率＞30 次/分，心率＞120 次/分，呼吸时有哮鸣音，并有三凹征表现。该患者属于（　　）

A. 轻度支气管哮喘　　　　　　　　　　B. 中度支气管哮喘

C. 重度支气管哮喘　　　　　　　　　　D. 危重支气管哮喘

E. 晚期支气管哮喘

本题考点： 考查支气管哮喘急性发作期的分级依据。呼吸频率＞30 次/分，心率＞120 次/分并伴有三凹征属于重度支气管哮喘。

2. 起效快，可迅速缓解急性哮喘发作和支气管平滑肌痉挛的药物是（　　　）

A. 布地奈德混悬液　　　　　　　　　　B. 孟鲁司特钠咀嚼片

C. 沙丁胺醇气雾剂　　　　　　　　　　D. 异丙托溴铵气雾剂

E. 多索茶碱注射液

本题考点： 治疗哮喘急性发作首选短效 β_2 受体激动药，β_2 受体激动药可以通过激动呼吸道 β_2 受体，激活腺苷酸环化酶，减少肥大细胞和嗜酸性粒细胞脱颗粒和介质释放，从而起到扩张支气管，缓解哮喘的症状。

3. 茶碱类药物缓慢静脉注射注射速度不宜超过（　　　）

A. 0.25mg/（kg·min）　　　　　　　　B. 0.3mg/（kg·min）

C. 0.15mg/（kg·min）　　　　　　　　D. 0.4mg/（kg·min）

E. 0.75mg/（kg·min）

本题考点： 茶碱类药物缓慢静脉注射注射速度不宜超过 0.25mg/（kg·min）。

4. 夜间哮喘及痰多的患者尤适宜选用（　　　）

A. 布地奈德混悬液　　　　　　　　　　B. 孟鲁司特钠咀嚼片

C. 沙丁胺醇气雾剂　　　　　　　　　　D. 异丙托溴铵气雾剂

E. 多索茶碱注射液

本题考点： 夜间哮喘及痰多的患者尤适宜选用短效抗胆碱药，如异丙托溴铵。

二、B 型题（配伍选择题）

[5～6 题共用备选答案]

A. 多索茶碱注射液　　　　　　　　　　B. 布地奈德混悬液

C. 孟鲁司特钠咀嚼片　　　　　　　　　D. 沙丁胺醇气雾剂

E. 异丙托溴铵气雾剂

患者，男性，48 岁，患有青光眼 3 年。近日因支气管哮喘急性发作，给予扩张支气管、抗炎等药物治疗。

5. 该患者应慎用的药物是（　　　）

6. 应告知患者用药后漱口的药物是（　　　）

本题考点： 主要考哮喘药物的常见不良反应。患者有青光眼慎用异丙托溴铵；糖皮质激素雾化后可产生局部不良反应，如口腔念珠菌病、声音嘶哑等，故在雾化后及时用水漱口，可有效地预防局部不良反应。

[7～9 题共用备选答案]

A. 异丙托溴铵气雾剂　　　　　　　　　B. 孟鲁司特钠咀嚼片

C. 茶碱片　　　　　　　　　　　　　　D. 沙丁胺醇气雾剂

E. 布地奈德吸入剂

7. 适用于阿司匹林哮喘伴有变应性鼻炎的预防和维持治疗的药物是（ ）

8. 与环丙沙星有相互作用，合并使用时应做血药浓度监测的药物是（ ）

9. 起效较慢，应告知患者使用后漱口的药物是（ ）

本题考点： 主要考哮喘药物的选用、哮喘药物之间的相互作用，以及药物的不良反应、处理。孟鲁司特钠为白三烯受体拮抗药，适用于轻度哮喘糖皮质激素的替代治疗药物和中至重度哮喘的联合治疗用药，尤适用于阿司匹林哮喘、运动性哮喘和伴有变应性鼻炎哮喘患者的治疗；茶碱类药物与环丙沙星等喹诺酮类药物合用，可使茶碱的代谢减慢，需要监测茶碱浓度以免不良反应的发生；糖皮质激素雾化后可产生局部不良反应如口腔念珠菌病、声音嘶哑等，故在雾化后及时用水漱口，可有效地预防局部不良反应。

三、C 型题（综合分析选择题）

[10～11 题共用题干]

患者，男性，72 岁。既往有高血压、心绞痛、心力衰竭、房室传导阻滞和胃溃疡病史。1 个月前因出现哮喘症状就诊。医师开具布地奈德气雾剂 200μg bid 吸入，沙丁胺醇气雾剂 100pg pm 吸入，氨氯地平片 5mg qd 口服及硝酸甘油片 0.5mg pm 舌下含服治疗。

10. 药师在用药教育时应告知患者布地奈德气雾剂正确的使用步骤是（ ）

A. 漱口→摇匀→呼气→揿压阀门并深吸气→屏气约 10 秒

B. 呼气→摇匀→揿压阀门并深吸气→屏气约 10 秒→漱口

C. 呼气→揿压阀门并深吸气→屏气约 10 秒→漱口

D. 摇匀并揿压阀门→呼气→深吸气→屏气约 10 秒→漱口

E. 摇匀→呼气→深吸气同时揿压阀门→屏气约 10 秒→漱口

11. 该患者因近日在浇花时出现心悸和手指轻微震颤而就诊。体格检查：体温 36.8℃，脉搏 120 次/分，呼吸 28 次/分，血压 175/90mmHg。出现上述症状的可能原因是（ ）

A. 布地奈德剂量太大   B. 沙丁胺醇的不良反应

C. 氨氯地平的不良反应   D. 硝酸甘油剂量不足

E. 布地奈德的不良反应

本题考点： 本题考查了哮喘的用药及哮喘常用药物的不良反应。布地奈德气雾剂正确的使用步骤是摇匀，呼气，深吸气同时揿压阀门，屏气约 10 秒，然后再漱口；沙丁胺醇典型的不良反应为引起发射性的心率增快、骨骼肌震颤及低血钾。

[12～13 题共用题干]

患者，男性，32 岁。3 个月前诊断支气管哮喘。近日因空气原因出现明显憋喘，话不成句，心率＞100 次/分，被紧急送往医院。医师诊断急性支气管哮喘发作。

12. 该患者入院后首选治疗药物为（ ）

A. 布地奈德雾化液   B. 沙丁胺醇片

C. 异丙托溴铵雾化吸入剂   D. 沙丁胺醇气雾剂

E. 噻托溴铵喷雾剂

13. 该患者支气管哮喘的长期维持治疗宜选用（ ）

A. 布地奈德雾化液   B. 沙美特罗福替卡松粉吸入剂

C. 异丙托溴铵雾化吸入剂   D. 沙丁胺醇气雾剂

E. 噻托溴铵喷雾剂

参考答案：1. C　2. C　3. A　4. D　5. E　6. B　7. B　8. C　9. E　10. E　11. B　12. D　13. B

三、慢性阻塞性肺疾病

【复习指导】本章多考查治疗药物的选择、药物使用注意事项及不良反应，仍多以B型题、C型题方式考查。

慢性阻塞性肺疾病（慢阻肺）是一种以持续气流受限为特征的疾病。气流阻塞呈反复、进行性发展且不完全可逆。与肺对有害气体或有害颗粒的异常炎症反应有关。急性加重或合并症均可以影响疾病的严重程度。

（一）临床表现及分期

1. **临床表现**　慢性阻塞性肺疾病通常缓慢起病且病程较长，多数急性发作而加重，多在中年发病，且好发于秋、冬寒冷季节。主要症状有慢性咳嗽、咳痰、喘息。咳嗽严重程度不一，一般晨间咳嗽较重，痰液一般为白色黏液；伴有细菌感染时，则为脓性痰液，咳嗽和痰液量会随之增加。随着病情的进展，可出现轻重不等的气短，听诊可听到哮鸣音和呼气延长。开始时症状轻微，如吸烟、过度劳累、感冒则引起急性发作或加重，气候转暖后可减轻或缓解。合并感染时肺底可听到湿性啰音；并发肺气肿时会出现桶状胸、肋间隙增宽、呼吸音普遍减弱。当出现早期肺源性心脏病（肺心病）时，剑突下出现心脏搏动并且心音较心尖部位明显增强。

2. **慢性阻塞性肺疾病的诊断**　根据患者的高危因素接触史（如吸烟等）、喘息、咳嗽、咳痰等可考虑为慢性阻塞性肺疾病，但通常疾病的确诊需要行肺功能检查，吸入支气管扩张药后 $FEV_1/FEVC < 70\%$ 是慢性阻塞性肺疾病诊断的必备条件。也有少部分患者并无咳嗽、咳痰等症状，但肺功能检查时发现 $FEV_1/FEVC < 70\%$，在排除其他疾病后也可诊断。

3. **临床分期**　慢性阻塞性肺疾病的分期可分为稳定期和急性加重期。稳定期是指咳嗽、咳痰、喘息等症状轻微或者稳定。急性加重期是指在日常表现的基础上出现了呼吸系统的症状加重，呼吸困难、咳嗽、痰量增多和（或）痰液呈脓性为典型临床表现。

（二）治疗原则

治疗的目的是延缓肺气肿的发展，发挥机体代偿能力，改善呼吸功能，提高生活质量，防止呼吸衰竭和心力衰竭。缓解期的治疗原则为增强体质，提高机体抗病能力和预防疾病的急性发作；发作期的治疗主要为控制感染、去痰止咳、解痉平喘。

1. **药物治疗**　治疗慢性阻塞性肺疾病常用药物有镇咳祛痰药、支气管扩张药、糖皮质激素、抗菌药和疫苗等。

（1）镇咳祛痰药：镇咳药可能不利于痰液的排出，应慎用；但过于剧烈和频繁的咳嗽，可适当使用含有镇咳和祛痰成分的复方制剂，不建议日间过度镇咳。镇咳药有直接抑制咳嗽中枢的中枢性镇咳药，如可待因、右美沙芬；能抑制咳嗽反射弧中其他环节的药物，如苯佐那酯。祛痰药包括刺激性祛痰药和黏液溶解药。刺激性祛痰药口服后能刺激胃黏膜的迷走神经末梢，反射性促进支气管腺体分泌，使痰液稀释易于咳出，如氯化铵，适用于干咳及痰液不易咳出；还有一类为能分解痰液中酸性黏多糖和脱氧核糖核酸等黏性成分，降低痰液黏滞性，使痰液易于咳出，如溴己新、氨溴索。而乙酰半胱氨酸和羧甲司坦可以通过药物结构中的巯基与黏蛋白的二硫键互换的作用，是黏蛋白分子裂解从而降低痰液黏稠度。使用痰液稀释药后通常应暂缓强效镇咳药的使用。司坦类药物常见不良为胃肠道反应，表现为恶心、呕吐、腹胀等，消化性溃疡患者慎用。同时还可能导致肝功能或心功能恶化，故肝、心功能不全者慎用。

（2）支气管扩张药：①β_2 受体激动药，有短效的沙丁胺醇、特布他林；长效的福莫特罗等。β_2 受体激动药应该从小剂量开始，逐渐加大剂量。主要不良反应为骨骼肌的震颤、低血钾及心律失常；对心血管功能不全、高血压、甲状腺功能亢进患者及妊娠期患者慎用。②胆碱受体阻滞药，有短效的异丙托溴铵，长效的噻托溴铵，常见不良反应有口干、心悸、眼压增高、心率增快等；对阿托品过敏的患者禁用；患有闭角型青光眼、良性前列腺增生，妊娠期妇女慎用。③磷酸二酯酶抑制药，常见药物有茶碱、多索茶碱、二羟丙茶碱等，急性心肌梗死患者禁用多索茶碱，与麻黄碱或其他肾上腺素类药物合用需谨慎。当出现严重心律不齐、阵发性痉挛时需要考虑药物中毒，应暂停用药，监测药物血药浓度。二羟丙茶碱对活动性消化性溃疡和未经控制的惊厥性疾病患者禁用；妊娠及哺乳期妇女、高血压或有消化性溃疡、出血的患者慎用。多种支气管扩张药联合应用有协同作用。多首选吸入治疗。短期按需使用可以缓解症状，长期规则使用可以预防和减轻症状，增加运动耐力。主要是舒张支气管平滑肌及减少肺过度充气，虽不能使所有患者的 FEV_1 都得到改善，但能够减少残气量，减缓过度充气，从而减轻呼吸困难。

（3）糖皮质激素：对于有临床症状且 $FEV_1 < 50\%$ 预计值的患者和反复加重的慢阻肺患者建议长期吸入糖皮质激素并推荐联合 β_2 受体激动药，两药合用可改善症状。吸入性糖皮质激素为控制呼吸道炎症的预防用药，一般需要连续规律的使用 $3 \sim 7$ 天以上才能充分发挥作用。虽然吸入性糖皮质激素的全身不良反应少于全身用药，但还需注意声音嘶哑、白念珠菌感染等局部不良反应，吸入药物后漱口能减少局部不良反应的发生。长期高剂量吸入糖皮质激素可能会发生全身不良反应，对长期接受吸入性糖皮质激素的患儿建议定期监测身高。疾病加重期考虑口服或静脉使用糖皮质激素，可促进病情的缓解，改善肺功能。

（4）白三烯受体拮抗药：仅适于轻、中度哮喘和慢性阻塞性肺疾病稳定期的控制，或者为了减少 β_2 受体激动药和糖皮质激素剂量而合用。白三烯受体拮抗药起效时间较慢，作用较弱，一般连续应有 4 周以后才能见效。常用药物有孟鲁司特、扎鲁司特等，常见不良反应有头痛、腹痛等。对于 12 岁以下儿童、妊娠期、哺乳期妇女应慎用。高剂量的扎鲁司特在与茶碱类药物合用时可使茶碱类药物血药浓度升高，应注意。

（5）抗菌药：只用于有细菌感染的情况才建议使用抗菌药。当出现以下 3 种情况时推荐慢性阻塞性肺疾病急性加重期的患者使用抗菌药：①同时出现呼吸困难加重、痰量增加和痰液变脓；②患者出现痰液变脓和呼吸困难或痰量增加两种表现中任意一种；③出现严重的急性加重呼吸困难，需要有创或无创机械通气。慢性阻塞性肺疾病急性加重期的患者在使用抗菌药方面需要考虑是否具有铜绿假单胞菌感染的危险因素。如出现以下因素中的一项，应考虑铜绿假单胞菌感染：①有近期住院史；②经常（>4 次/年）或近期（近 3 个月内）有抗菌药应用史；③$FEV_1 > 30\%$；④近 2 周服用泼尼松 $>10mg/d$。抗生素的选择主要参考急性加重程度，当地耐药状况、费用和潜在依从性等，若患者无铜绿假单胞菌危险因素推荐使用以下 β - 内酰胺/β - 内酰胺酶抑制药、喹诺酮类药物；有铜绿假单胞菌感染危险因素的患者，如能口服则可选用喹诺酮类药物，可选环丙沙星或左氧氟沙星。需要静脉用药时，可选择环丙沙星和（或）抗铜绿假单胞菌的 β - 内酰胺类，同时可加用氨基糖苷类药物。应根据患者病情严重程度和临床状况是否稳定选择给药方式。对于反复发生急性加重的患者、严重气流受限和（或）需要机械通气的患者，应该做痰液的培养。

（6）疫苗：流感疫苗可以减少急性加重的严重度和死亡率，可每年给予 1 次（秋季）或 2 次（秋、冬）。推荐＞65 岁或＜65 岁且 FEV_1 ＜40% 预计值的慢阻肺患者使用肺炎链球菌疫苗，每 5 年 1 次。疫苗常采用慢性支气管炎感染的常见菌减毒制成，作为抗原注射，可促使机体产生特异性主动免疫，并可提高白细胞吞噬能力和溶菌酶的非特异性免疫作用，从而减少和防止呼吸道感染。

2. 急性加重期的药物

（1）控制氧疗：氧疗对于慢性阻塞性肺疾病急性加重的住院的患者很基础且重要，通常氧合水平达到 PaO_2 ＞60mmHg 或 SaO_2 ＞90% 对于阻塞性肺疾病急性加重且无严重并发症的患者来说较为理想。

（2）支气管扩张药：对于慢性阻塞性肺疾病急性加重的患者建议吸入性短效 β_2 受体激动药单独使用，或者联合使用吸入性短效 β_2 受体激动药与短效的抗胆碱药。一般首选给药方式为吸入用药。茶碱类药物虽为二线用药，但对于短效支气管扩张药效果不好的患者及某些较为严重的 AECOPD 患者推荐使用茶碱类药物。在扩张支气管作用方面，茶碱类虽不如 β_2 受体激动药和抗胆碱药，但在 β_2 受体激动药和抗胆碱药治疗 12 小时后，病情改善不好或仍有加重则可加用茶碱类药物。

（3）糖皮质激素：慢性阻塞性肺疾病急性加重的患者在住院时，在应用支气管扩张药的基础上，可加用糖皮质激素口服或者静脉治疗，通常首选的给药途径为口服，也可雾化吸入布地奈德混悬液替代口服激素给药。而雾化吸入布地奈德通常需要联合短效支气管扩张药吸入，因为单独应用布地奈德雾化不能快速缓解气流受限。目前对于糖皮质激素使用的剂量与疗程仍存在一定的争议。

（4）抗菌药：只用于有感染存在的情况下，不需长期使用。如发生细菌感染，应规范使用抗菌药。

（5）其他治疗措施：注意营养；维持液体和电解质的平衡；注意痰液引流，积极排痰等。

3. 慢性阻塞性肺疾病稳定期的治疗　慢阻肺稳定期的患者用药需要根据肺功能进行严重程度分级后确定，具体见表 9-5。

表 9-5　慢阻肺气流受限严重度分级

分级	0 级	1 级	2 级	3 级	4 级
特征	正常肺功能暴露于危险因素	FEV_1/FVC ＜70% FEV_1 ≥80% 预计值	FEV_1/FVC ＜70% 50% ≤FEV_1 ＜80% 预计值	FEV_1/FVC ＜70% 30% ≤FEV_1 ＜50% 预计值	FEV_1/FVC ＜70% FEV_1 ＜30%
	慢性咳嗽、咳痰	有或无咳嗽	有或无咳嗽	有或无咳嗽	有咳嗽

对于严重程度为 0 级的患者，建议避免危险因素，如吸烟等，愿意的患者可接种流感疫苗或肺炎链球菌疫苗；1 级的患者可根据需要应用短效支气管扩张药；严重程度为 2 级的患

者可在短效支气管扩张药的基础上加用 1 种或多种长效支气管扩张药；对于严重程度为 3 ～ 4 级的患者如果病情反复可加用吸入性糖皮质激素。

（三）用药注意事项及患者教育

1. 用药注意事项　规范且规律的使用慢阻肺常用药物，注意药物的不良反应及肝、肾等功能不全时药物剂量的调整。

2. 患者教育

（1）慢性阻塞性肺疾病的急性加重通常是可以预防的，戒烟，以及在日常生活中注意避免接触粉尘、烟雾、有害气体等。注射流感疫苗或肺炎链接菌疫苗可预防患者感染，减少因感染所导致的死亡率。

（2）掌握吸入药物的正确使用方法；急性发作的简单处理。

（3）进行营养干预，以防能量失衡。改变患者的饮食习惯，然后分数次给予高能量营养品，以避免食欲缺乏和高热量负荷所致通气增加。

（4）适当运动锻炼，增强体质，如散步、踏车等；同时可进行呼吸训练，如深慢缩唇腹式呼吸，以及呼吸阻力负荷锻炼、经面罩负压通气等。

（5）可进行咳嗽训练，深吸气至肺总量后用力咳嗽、翻身拍背帮助患者咳痰、借助痰液振荡器等都可帮助患者痰液的排出。

（6）当患者符合指征时可以进行长期氧疗，提高患者生存率，改善活动能力、认知能力。

【同步练习】

一、A 型题（最佳选择题）

1. 慢性阻塞性肺疾病诊断的必备条件是吸入支气管扩张药后 $FEV_1/FEVC <$ （　　）

A. 50%　　　　　　　　B. 70%　　　　　　　　C. 65%　　　　　　　　D. 60%

E. 75%

本题考点：考查慢性阻塞性肺疾病诊断的必备条件。慢性阻塞性肺病诊断的必备条件是吸入支气管扩张药后 $FEV_1/FEVC < 70\%$。

2. 下列药物对心肌梗死禁用的是（　　）

A. 多索茶碱　　　　　B. 布地奈德　　　　　C. 异丙托溴铵　　　　D. 氨溴索

E. 福莫特罗

本题考点：考查慢性阻塞性肺疾病常用药物使用禁忌。多索茶碱药物使用禁忌为心肌梗死。

3. 以下疾病禁用抗胆碱的是（　　）

A. 闭角型青光眼　　　　　　　　　　　B. 慢性阻塞性肺疾病

C. 糖尿病　　　　　　　　　　　　　　D. 胃溃疡

E. 高血压

本题考点：考查慢性阻塞性肺疾病常用药物使用禁忌。闭角型青光眼患者禁用抗胆碱药，如异丙托溴铵、噻托溴铵。

4. 司坦类祛痰药常见不良反应有（　　）

A. 低钾　　　　　　　B. 胃肠道刺激　　　　C. 血糖波动　　　　　D. 心率加快

E. 头痛

本题考点：考查慢性阻塞性肺疾病常用药物的常见不良反应。司坦类祛痰药常见不良反应为胃肠道不良反应。

二、B 型题（配伍选择题）

[5～6 题共用备选答案]

A. 吸入性糖皮质激素 ± 磷酸二酯酶抑制药
B. 长效 β_2 受体激动药 ± 吸入性糖皮质激素
C. 吸入性糖皮质激素 ± 镇咳药 ± 抗过敏药
D. 吸入性糖皮质激素 ± 祛痰药 ± 镇咳药
E. 抗菌药 ± 短效支气管扩张药 ± 糖皮质激素

5. 慢性阻塞性肺疾病急性加重期伴脓痰者宜选用的治疗方案为（　　）

6. 慢性阻塞性肺疾病稳定期患者（$FEV_1 < 50\%$）宜选用的治疗方案为（　　）

本题考点：主要考查慢性阻塞性肺疾病的治疗药物。慢性阻塞性肺疾病急性加重，可针对性使用抗菌药，首选吸入性短效支气管扩张药或静脉使用茶碱类药物，必要时可短期加用口服或静脉用糖皮质激素，促进排痰；$FEV_1 < 50\%$ 预计值且有临床症状及反复加重的慢阻肺患者可长期规律吸入糖皮质激素并可联合 β_2 受体激动药。

[7～10 题共用备选答案]

A. 布地奈德　　　B. 扎鲁司特　　　C. 沙丁胺醇　　　D. 羧甲司坦
E. 多索茶碱

7. 起效慢，不能立即奏效，须连续应用 2 天以上才能出现平喘作用的药物是（　　）

8. 起效缓慢、作用也弱，一般连续应用 4 周才能出现平喘疗效的药物是（　　）

9. 起效快，可迅速缓解急性哮喘发作和支气管平滑肌痉挛的药物是（　　）

10. 可稀释痰液，并借助咳嗽反射帮助痰液排除，避免堵塞气道的药物是（　　）

本题考点：主要考查治疗慢阻肺的药物起效时间和用药注意事项。糖皮质激素，起效慢，连续应用 2 天以上才能有平喘的作用；白三烯受体拮抗药一般连续使用 4 周才能起效；沙丁胺醇为短效 β_2 受体激动药，用于哮喘急性发作；而羧甲司坦为黏液调节药。

参考答案：1. B　2. A　3. A　4. B　5. E　6. B　7. A　8. B　9. C　10. D

四、肺结核

【复习指导】本节多考查肺结核一线治疗药物使用注意事项及典型不良反应，仍多以 B 型题、C 型题方式考查。

肺结核是结核分枝杆菌复合群引起的慢性肺部感染性疾病，包括肺组织、气管、支气管和胸膜的结核病变。其他脏器的结核分枝杆菌感染均称为肺外结核。其中痰中排菌者称为传染性肺结核病。

（一）临床表现与分型

1. 临床表现　咳嗽、咳痰≥2 周，或痰中带血或咯血为肺结核的可疑症状。肺结核临床表现多为慢性过程，呈多样性，如病变轻、病灶局限或呈纤维增生型，可无任何症状。待各种临床症状出现，病变已达到较重的程度。常见临床表现分为全身症状和呼吸道症状。

（1）呼吸道症状：①咳嗽、咳痰。不同疾病程度，咳嗽、咳痰表现不同，浸润性病灶时，咳嗽较轻微，干咳或仅有少量黏液痰；有空洞形成时痰量增加；继发感染时，痰呈脓性。②咯血。部分患者在不同病期有咯血，破坏性病灶易引起咯血，同时愈合性病灶纤维化和钙化病灶直接的或由于继发性支气管扩张间接的均可引起咯血。③胸痛：可能为部位不定的隐痛或固定性的针刺样痛。④气短：引起气短的原因可为广泛的肺组织破坏、胸膜增厚和肺气肿，当患者出现高热和重度脓毒血症时也可引起气短。

（2）全身症状：最常见表现为发热，多数为长期的发热，通常在午后或者傍晚开始，第二次清晨降至正常，同时伴有夜间盗汗、乏力、倦怠或无明显的自觉不适。当病情进一步进展则可能出现高热，呈稽留热或张弛热，可以出现畏寒但很少寒战。不同的病变性质、部位、范围或程度可出现不同的体征，病灶较大时，病灶区叩诊可有浊音，听诊闻及细湿性啰音。胸部 X 线检查有助于诊断，痰内找到结核分枝杆菌可以确诊。结核菌素实验阳性仅表示有结核感染，但并不一定患有此疾病。

2. **临床分型**　我国于 2017 年新颁布最新的结核分类标准。将结核病分为 5 类。

（1）原发性结核：为原发结核所致的临床病症。包括原发综合征及胸内淋巴结结核（儿童尚包括干酪样肺炎和气管、支气管结核）。

（2）血性播散性肺结核：包括急性血行播散性肺结核及亚急性、慢性血行播散性肺结核。

（3）继发性肺结核：继发性肺结核是肺结核的一个主要类型，包括浸润性肺结核、结核球、干酪性肺炎、慢性纤维空洞性肺结核和毁损肺等。

（4）气管、支气管结核：包括气管、支气管黏膜及黏膜下层的结核病。

（5）结核性胸膜炎：包括干性、渗出性胸膜炎和结核性脓胸。

（二）治疗原则

化疗是控制结核病最重要的手段，旨在通过化疗缩短感染期，降低感染率、患病率及死亡率。结核病化疗的原则为"早期、联用、适量、规律、全程"。①早期用药，是指患者一旦确诊为结核立即给药治疗，早期活动性病灶处于渗出阶段，病灶内结核分枝杆菌生长旺盛，对抗结核药敏感，细菌易于抑制或杀灭，同时病灶血液循环丰富，局部药物浓度较高，且患者初期机体抵抗力尚强尚能获得满意的疗效。②联合用药：是指根据不同病情和抗结核药的作用特点联合两种或两种以上药物以增强疗效并可避免严重的不良反应及延缓耐药性的产生。③适量：是指能发挥最大疗效而不良反应最小的治疗剂量，要避免因剂量过大或不足产生不良反应和耐药。④全程：结核病必须要规律长期用药，不能随意改变药物剂量或改变药物品种，避免过早停药造成治疗失败或复发。

1. **药物治疗**

治疗药物分类：第一线治疗药物指抗结核药中异烟肼、利福平、吡嗪酰胺、乙胺丁醇、链霉素等，疗效好而副作用小，是治疗各种结核病的首选药物。第二线治疗药物指对氨基水杨酸钠、乙硫异烟胺、卷曲霉素、环丝氨酸等，疗效较差，不良反应较大，不宜长期用药，多用于对一线药物耐药的复治患者。不同的抗结核药作用机制亦不同：阻碍细菌细胞壁合成的药物，如乙硫异烟胺、丝环氨酸；干扰结核分枝杆菌代谢的药物，如对氨基水杨酸钠；抑制 RNA 合成药，如利福平；抑制结核分枝杆菌蛋白合成药，如链霉素、卷曲霉素；多种机制共存或机制未明的药物，如异烟肼、乙胺丁醇。

2. 化疗方法

一致主张肺结核采用标准化治疗方案。在新病例其方案分为两个阶段，即2个月的强化期和4～6个月的巩固期。强化期通常联合3～4种杀菌药，约2周之内传染患者经治疗转为非传染性，症状得以改善。巩固期药物减少，但仍需要灭菌药，以清除残余菌并防止以后的复发。其中杀菌药包括异烟肼、乙胺丁醇、阿米卡星、链霉素等。目前国内推荐的化疗方案：字母前面数字表示服药月数，右下角数字表示每周给药次数。表9-6为常用抗结核药用法用量。

初治：菌阳肺结核：2HRZE/4HR，2HRZE（S）/4HR 或 2HRZE（S）/4HRE

菌阴肺结核：2HRZ/4HR，2HRZ/4H3R3，2HRZE3S3/4H3R，2H3R3Z3E3/4H3R

复治：2HRZES/1HRZE/6HRE，2HRZES/6HRE

表9-6 常用抗结核药用法用量

药物名称	每日疗法 成人（g）		间歇疗法 成人（g）	
	<50kg	>50kg	<50kg	>50kg
异烟肼（H）	0.3	0.3	0.6	0.6
利福平（R）	0.45	0.6	0.6	0.6
吡嗪酰胺（Z）	1.5	1.5	1.5	2.0
乙胺丁醇（E）	0.75	1.0	1.0	1.25
链霉素（S）	0.75	0.75	0.75	0.75

（三）用药注意事项与患者教育

1. 用药注意事项

（1）常用药物使用注意：①异烟肼。异烟肼不良反应的产生与用药剂量及疗程相关，用药期间应该密切注意并及时调整剂量。一般情况下常规剂量时不良反应发生率较低。其中周围神经炎为常见不良反应，主要症状表现为手足麻木、肌震颤、步态不稳等，可能会出现头痛、头晕和视神经炎等症状。出现原因为异烟肼与维生素B_6具有相似的结构，使得维生素B_6排泄增加而致体内缺乏所致，所以在使用异烟肼时注意及时补充维生素B_6。但维生素B_6可能会影响异烟肼的疗效，一般剂量时无须补充维生素B_6。异烟肼还可能引起肝功能的异常，主要表现为转氨酶的升高，还可能会出现黄疸，严重的可引起肝小叶坏死，甚至死亡，通常认为肝损害与药物代谢的毒性有关，如果丙氨酸转氨基高于正常值上限3倍则需要停药，通常建议患者按时复查肝功能。同时，异烟肼为肝药酶抑制药，能使双香豆素类抗凝药、某些抗癫痫药、抗胆碱药、三环类抗抑郁药代谢减慢，血药浓度升高，合用时注意调整剂量。饮酒和与利福平合用可增加对肝的毒性作用，使用时应注意。②利福平。由于利福平及其代谢产物均为橘红色，加之体内分布广，故可以使尿液、粪便、唾液、泪液等均成橘红色。常见不良反应为恶心、呕吐、腹痛、食欲缺乏。慢性肝病、酒精中毒、老年患者或使用异烟肼的患者中黄疸、肝肿大、肝功能减退等症状发生率会明显增加。应用高剂量、间歇疗法时（600～1200mg/d）易产生免疫介导的流感样反应，表现为发热、寒战、头痛；还可能会引起溶血性贫血、进行性肾衰竭等，一旦发生，应该立即停药。利福平为肝药酶强效诱导药，可加速自身及许多药物的代谢，如洋地黄类、奎尼丁、巴比妥类药物、普萘洛尔、口服抗凝血药、糖皮质激素、茶碱、磺酰脲类口服降血糖药、口服避孕药等，这些药物与利福平合用，注意调整剂量。③乙胺丁醇。一般认为在治疗剂量下安全性较高，但在连续使用 2～6 个月可产生严重的不良反应。球后视神经炎（视物模糊、红绿色盲、视野受限）为常见的不良反应。视力变化可为单侧或双侧。在使用大剂量维生素 B_1 和血管扩张药治疗后有可能会恢复视力，故需要按时检查视力。因其可抑制尿酸的排泄，引起高尿酸血症，故需要定期检测尿酸水平，有痛风的患者慎用。少数患者可能发生皮疹、发热等过敏反应或有麻木、针刺、烧灼感。与氯氧化铝合用可以减少药物的吸收；与乙硫异烟胺合用可增加不良反应；与神经毒性药物合用可增加神经毒性，包括视神经炎或周围神经炎。因幼儿不易监测视力的变化，故不宜用于 13 岁以下的小儿。④吡嗪酰胺。严重的肝损害通常在长期、大量使用时发生，表现为转氨酶的升高、黄疸和肝坏死。故在用药期间应该定期检查肝功能，肝功能不全患者慎用。此外尚能抑制尿酸盐的排泄，诱发痛风，故痛风患者慎用。与乙硫异烟胺合用可增加不良反应。与环孢素合用，可降低环孢素的血药浓度，故需要监测环孢素的浓度，以调整剂量。⑤链霉素。与其他氨基糖苷类药物相似，常见不良反应为肾毒性，表现为蛋白尿、管型尿、血尿等；耳毒性包括前庭神经与耳蜗听神经损害；神经肌肉麻痹较少出现。孕妇禁用、老年及儿童、肾功能不全者均慎用。⑥对氨基水杨酸盐。常见不良反应包括：胃肠道不适、皮疹瘙痒、肝损害。因能影响利福平的吸收，故不宜与利福平合用；可增强香豆素类口服抗凝药的作用，故同时使用时，注意调整抗凝药的剂量。充血性心力衰竭、葡萄糖－6－磷酸脱氢酶缺乏症、严重肝衰竭、严重肾损害者慎用。

（2）结核病的治疗：必须遵循"早期、联合、适量、规律和全程"的原则，否则容易产生耐药结核、耐多药结核，成为难治性结核病。

2. 患者用药教育

（1）告知患者在服用抗结核药当中可能产生的一系列不良反应，定期复查相应指标，如肝功能、肾功能和血常规。一旦出现不适及时就医；某些轻微不良反应可在医师观察指导下继续用药。如不良反应较重，应及时就诊，经临床观察是否停用导致不良反应的药品。

（2）口服抗结核药应在早晨空腹顿服，如耐受性较差，可咨询医师是否改为饭后或分次服用。漏服药物或忘服药物均可影响治疗疗效。

（3）告知患者症状好转后不能自行停药，抗结核药至少需要规律治疗 6 个月，在医师指导下停药。

（4）肺结核进展期的患者应卧床休息，出现咯血等症状的患者切勿过度焦虑。没有明显中毒症状的患者应该保证充分的休息，可进行一般的活动，不宜过度劳累。

（5）肺结核患者在日常生活中应注意咳嗽、打喷嚏时注意用纸巾或手帕等物品遮挡，反复使用的物品应注意消毒，不能直接面向他人；不要随地吐痰，痰液应该吐在纸上后烧掉；日常使用的餐具应在用餐后煮沸消毒；与结核患者密切接触者建议做卡介苗接种。

（6）注意增强体质，增加优质蛋白和维生素的摄入。

【同步练习】

一、A 型题（最佳选择题）

1. 下列抗结核药中属于一线抗结核药的是（　　　）

A. 异烟肼　　　　　　B. 莫西沙星　　　　　C. 阿米卡星　　　　　D. 克拉霉素

E. 丙硫异烟胺

本题考点：考查一线抗结核药的种类。抗结核的一线药物有：利福平、吡嗪酰胺、乙胺丁醇、链霉素、异烟肼。

2. 使用异烟肼可能需要补充的维生素为（　　　）

A. 维生素 B_6　　　　B. 维生素 E　　　　　C. 维生素 B_{12}　　　　D. 维生素 K_1

E. 维生素 C

本题考点：异烟肼的结构与维生素 B_6 相似，使维生素 B_6 排泄增加而致体内缺乏所致。故使用异烟肼时注意及时补充维生素 B_6。

二、B 型题（配伍选择题）

[3～5 题共用备选答案]

A. 吡嗪酰胺　　　　　B. 链霉素　　　　　　C. 乙胺丁醇　　　　　D. 左氧氟沙星

E. 利福平

3. 抗结核联合治疗方案中，可引起耳蜗神经损伤不良反应的药物是（　　　）

4. 抗结核联合治疗方案中，可出现橘红色尿的药物是（　　　）

5. 抗结核联合治疗方案中，可引起球后视神经炎不良反应的药物是（　　　）

本题考点：常用抗结核药常见不良反应。链霉素属于氨基糖苷类药物可引起过敏反应、神经肌肉阻滞、肾损害及耳蜗神经损伤等；利福平在应用时有可能会引起体内分泌物（如汗液、尿液、唾液等）呈橘红色，在应用时应该告知患者；乙胺丁醇在应用时可能引起球后视神经炎，需要引起警惕。

[6～7 题共用备选答案]

A. 吡嗪酰胺　　　　　B. 利福平　　　　　　C. 乙胺丁醇　　　　　D. 左氧氟沙星

E. 链霉素

6. 患者，男性，40 岁，因肺结核使用抗结核药后，出现四肢针刺感，导致这种症状的药物是（　　　）

7. 患者平日佩戴隐形眼镜，使用抗结核药后，导致患者隐形眼镜染色的药物是（　　　）

本题考点：常用抗结核药常见不良反应。异烟肼可导致四肢出现异常针刺感；利福平会出现排泄物如汗液、泪液等显橘红色。

三、X 型题（多项选择题）

8. 抗结核药的治疗原则为（　　　）

A. 早期　　　　　　　B. 全程　　　　　　　C. 联合　　　　　　　D. 规律

E. 适量

本题考点：考查结核的治疗原则。结核病化疗的原则为"早期、联用、适量、规律、全程"。

9. 下列药物为杀菌药的是（　　　）

A. 异烟肼　　　　　　B. 阿米卡星　　　　　C. 左氧氟沙星　　　　D. 乙胺丁醇

E. 链霉素

本题考点：考查结核药物的作用特点。其中抗结核杀菌药包括：异烟肼、乙胺丁醇、阿米卡星、链霉素、左氧氟沙星。

10. 肺结核患者在生活中应注意（　　　）

A. 不要随地吐痰，痰液应该吐在纸上后烧掉

B. 跟结核患者密切接触者建议做卡介苗接种

C. 肺结核患者在日常生活中应注意咳嗽、打喷嚏时遮挡

D. 日常使用的餐具应在用餐后煮沸消毒

E. 多运动，常运动

本题考点：考查肺结核患者在日常生活中的注意事项。肺结核患者在日常生活中应注意咳嗽、打喷嚏时注意用纸巾或手帕等物品遮挡，反复使用的物品应注意消毒，不能直接面向他人；不要随地吐痰，痰液应该吐在纸上后烧掉；日常使用的餐具应在用餐后煮沸消毒；跟结核患者密切接触者建议做卡介苗接种；没有明显中毒症状的患者应该保证充分的休息，可进行一般的活动，不宜过度劳累。

参考答案：1. A　2. A　3. B　4. C　5. E　6. A　7. B　8. ABCDE　9. ABCDE　10. ABCD

第10章 心血管系统常见病

一、高血压

【复习指导】本部分内容历年常考，应重点掌握高血压的药物治疗和合理用药方案优化策略，熟悉高血压健康教育和宣传等综合知识与技能。

（一）临床基础

高血压是我国一种患病率高、致残率高及疾病负担重的慢性非传染性疾病，也是心脑血管疾病最重要的危险因素。2012年全国心血管疾病报告的结果显示，高血压在导致我国居民死亡的心血管疾病中排首位，约50%以上的心血管事件与高血压息息相关，其主要并发症包括慢性肾病、心肌梗死、心力衰竭、眼病和卒中等，严重消耗着医疗和社会资源。目前我国高血压的控制水平较低，2018年发布的我国"十二五"高血压抽样调查结果显示，我国高血压的知晓率也仅有46.9%，治疗率仅40.7%，控制率仅15.3%。高血压临床上分为原发性与继发性高血压，前者占95%，后者占5%。原发性高血压主要与遗传、环境等相关，而继发性高血压多是继发于嗜铬细胞瘤、原发性醛固酮增多症、肾动脉狭窄等疾病。要指导高血压的诊断与治疗，需要进行综合的评估，其评估内容包含3个方面：①确定高血压诊断及血压水平分级；②判断高血压的原因，区分原发性或继发性高血压；③寻找其他心脑血管危险因素、靶器官损害及相关临床情况，根据上3个部分做出高血压病因的鉴别诊断和评估患者的心脑血管疾病风险程度。本部分主要介绍原发性高血压。

1. 定义、分类及不良预后

（1）高血压的定义及分类：高血压的定义为"在未使用抗高血压药物的情况下，诊室收缩压（SBP）≥140mmHg和（或）舒张压（DBP）≥90mmHg。患者既往有高血压疾病史，目前正在使用抗高血压药物，血压虽然低于140/90mmHg，仍应诊断为高血压"。根据血压升高的水平，将高血压分为1级、2级和3级（表10-1）。再根据血压水平、心血管危险因素、靶器官损害、临床并发症和糖尿病进行心血管风险分层，分为低危、中危、高危和很高危4个层次。

表10-1 血压水平分类和定义

分类	收缩压	舒张压
正常血压	＜120mmHg 和	＜80mmHg
正常高值	120～139mmHg 和（或）	80～89mmHg
高血压	≥140mmHg 和（或）	≥90mmHg
1级高血压（轻度）	140～159mmHg 和（或）	90～99mmHg
2级高血压（中度）	160～179mmHg 和（或）	100～109mmHg
3级高血压（重度）	≥180mmHg 和（或）	≥110mmHg

注：当SBP和DBP分属不同级别时，以较高的分级为准

诊室血压是我国目前临床诊断高血压、进行血压水平分级及观察降压疗效的常用方法，

有条件者应进行诊室外血压测量，用于诊断白大衣高血压及隐匿性高血压，评估降压治疗的疗效，辅助难治性高血压的诊治。诊室外血压监测方式有动态血压监测、家庭血压监测和基于互联网的远程实时血压监测等，这些监测方式的高血压诊断标准和应用的侧重点与诊室血压略不同（表 10－2），其中动态血压监测可评估 24 小时血压昼夜节奏、直立性低血压、餐后低血压等；家庭血压监测可辅助调整治疗方案等优势。

表 10－2　不同血压监测方式对应的高血压诊断标准

血压监测方式	诊断标准
诊室血压	≥140/90mmHg
动态血压	24 小时平均收缩压/舒张压≥130/80mmHg；
	白天平均收缩压/舒张压≥135/85mmHg；
	夜间平均收缩压/舒张压≥120/70mmHg
家庭血压	≥135/85mmHg

（2）高血压的临床表现：原发性高血压起病隐匿，进展缓慢，病程常长达数年至数十年。常见的症状有头痛、头晕、心悸、头胀、健忘、耳鸣等各种神经官能症样症状，如发现严重并发症即靶器官损害（见下文，心脏、肾、脑、血管和视网膜）则开始出现相应的临床表现。

（3）心血管危险因素：高血压（1～3 级）；女性＞65 岁、男性＞55 岁；吸烟；被动吸烟；糖耐量受损（餐后 2 小时血糖 7.8～11.0mmol/L）和（或）空腹血糖异常（空腹血糖 6.1～6.9mmol/L）；血脂异常（低密度脂蛋白胆固醇＞3.3mmol/L 或高密度脂蛋白胆固醇＜1.0mmol/L 或总胆固醇≥5.7mmol/L）；早发心血管疾病家族史（一级家属发病年龄＜50 岁）；腹型肥胖或肥胖（男性腰围≥90cm，女性腰围≥85cm、体重指数≥28kg/m²）、高同型半胱氨酸血症（≥15μmol/L）。

（4）高血压的不良预后及靶器官损害：指南用于危险分层的靶器官损害包括左心室肥厚（心电图 Comell＞2440mm－mms 或 Sokolow－Lyons＞38mV、超声心动图左心室质量指数女≥95g/m²、男≥115g/m²）、颈动脉超声颈动脉内中层厚度＞0.9mm 或存在动脉粥样斑块、颈－股动脉脉搏波速度＞12m/s（选择使用）、监测踝/臂血压指数＜0.9（选择使用）、肾功能测值降低［估算肾小球滤过率＜60ml/min（滤过面积为 1.73m²）或血清肌酐值轻度升高（女性 107～124μmol/L、男性 115～133μmol/L）］、白蛋白/肌酐比≥30mg/g 或微量白蛋白尿 30～300mg/24h。

（5）伴临床疾患：肾病（肾功能受损，男性血肌酐＞133μmol/L、女性血肌酐＞124μmol/L、蛋白尿＞300mg/24h、糖尿病肾病）、外周血管疾病、心脏疾病（心房颤动、心肌梗死疾病史、心绞痛、冠状动脉血运重建史、充血性心力衰竭）、脑血管疾病（缺血性脑卒中、短暂性脑缺血发作、脑出血）、视网膜病变（视盘水肿、眼出血或渗出）、有并发症的糖尿病、无并发症的糖尿病。

（6）心血管风险评估和分层：高血压防治策略的制定依赖于其心血管风险评估和分层的明确（表 10－3）。

表 10 – 3 高血压的风险评估和分层

其他危险因素和疾病史	血压（mmHg）			
	收缩压 130～139 和（或）舒张压 85～89	收缩压 140～159 和（或）舒张压 90～99	收缩压 160～179 和（或）舒张压 100～109	收缩压 ≥ 180 和（或）舒张压≥110
无其他危险因素	—	低危	中危	高危
1～2 个其他危险因素	低危	中危	中/高危	很高危
CKD 3 期，无并发症的糖尿病，靶器官损害，≥3 个其他危险因素	中/高危	高危	高危	很高危
CKD 分期≥4 期，有并发症的糖尿病，有症状的 CVD	高/很高危	很高危	很高危	很高危

2. 治疗原则

（1）高血压治疗根本目标和治疗原则：高血压治疗的根本目标是降低发生心、脑、肾及血管并发症和死亡的总危险。降压治疗的获益主要来自血压降低本身。其治疗原则是在生活方式改善的基础上，根据高血压患者的总体风险水平决定给予抗高血压药物，同时干预可纠正的危险因素、靶器官损害和并存的临床疾病。在条件允许的情况下，应采取强化降压的治疗策略，以取得最大的心血管获益。

（2）降压目标：针对不同人群，降压目标有所差异。

①一般高血压患者：应降至＜140/90mmHg；能耐受者和部分高危人群及以上的患者可进一步降至＜130/90mmHg。

②特殊人群：老年患者中，65～79 岁的老年人，首先降至＜150/90mmHg，能耐受者可进一步降至＜140/90mmHg，≥80 岁的老年人应降至＜150/90mmHg；妊娠高血压患者＜150/100mmHg；脑血管病患者中，病情稳定的脑卒中患者＜140/90mmHg，急性缺血性卒中并准备溶栓的患者＜180/110mmHg；冠状动脉粥样硬化性心脏病（冠心病）患者＜140/90mmHg，如能耐受可降至＜130/80mmHg，应注意舒张压不宜降得过低；糖尿病患者中，一般糖尿病患者的血压目标＜130/80mmHg，老龄及合并冠心病的糖尿病患者＜140/90mmHg；心力衰竭患者＜130/80mmHg；肾病患者中，无蛋白尿者＜140/90mmHg，有蛋白尿者＜130/80mmHg。

（3）降压治疗策略：除了高血压急症和亚急症外，对大多数高血压患者，应根据病情，在 4～12 周内将血压逐渐降至目标水平；在改善生活方式的基础上，血压仍≥140/90mmHg和（或）高于目标血压者应启动药物治疗。抗高血压药治疗时机取决于心血管风险水平：①高危和很高危的患者，应及时启动抗高血压药治疗，并对并存的危险因素和合并的临床疾病进行综合治疗；②中危患者，可观察数周，评估靶器官损害，改善生活方式，如血压仍不达标，则应开始药物治疗；③低危患者，可对患者进行 1～3 个月的观察，定期随诊，尽可能做诊室外血压监测，评估靶器官损害，改善生活方式，如血压仍不达标，则应开始药物治疗。

（二）药物治疗

血压管理的基石是生活方式干预，在任何时候对任何高血压患者（包括正常高值者和需要药物治疗的高血压患者）生活方式干预都是合理且有效的治疗，其目的是降低血压、减少其他危险因素和控制临床情况。生活方式措施包括六部曲"限盐减重多运动，戒烟限酒心态平"，即减少钠盐摄入，增加钾盐摄入；控制体重，维持在健康范围内（BMI：18.5 ～ 23.9kg/m^2，男性腰围＜90cm，女性＜85cm）；增加运动，每周 4 ～ 7 天，每日累计 30 ～ 60 分钟的中等强度运动；不吸烟，彻底戒烟，避免被动吸烟；不饮或限制饮酒；减轻精神压力，保持心理平衡。在生活方式的基础上，合理使用抗高血压药进行血压综合是控制血压的综合策略。

1. 抗高血压药的合理使用

（1）抗高血压药应用的基本原则：常用的五大类抗高血压药均可作为初始治疗用药，建议根据特殊人群的类型、合并症选择针对性的药物，进行个体化治疗。应根据血压水平和心血管风险选择初始单药或联合治疗。

①起始剂量：一般患者采用常规剂量；而针对老年人及高龄老年人而言，初始治疗时通常应采用较小的有效治疗剂量。根据需要，可考虑逐渐增加至足剂量，注意监测血压。

②优选长效抗高血压药：优先使用长效抗高血压药，平稳有效地控制 24 小时血压，更有效预防心脑血管并发症发生。

③联合降压治疗：对血压≥140/90mmHg 的患者，也可起始小剂量联合治疗。可选择联合的情况包括：单药治疗未达标的高血压患者，对血压≥160/100mmHg 或高于目标血压 20/10mmHg 的高危患者，联合方式包括自由联合或单片复方制剂。

④选择个体化治疗：根据患者个人意愿或长期承受能力、患者合并症的不同和药物疗效及耐受性，选择适合患者个体的抗高血压药。

⑤药物经济学：高血压是终生治疗，需要考虑成本/效益。

（2）抗高血压药的种类：目前临床常用的抗高血压药可归纳为五大类，包括利尿药、β受体阻滞药（BB）、钙通道阻滞药（CCB）、血管紧张素转换酶抑制药（ACEI）和血管紧张素Ⅱ受体阻滞药（ARB）。除此之外还有其他药物，包括外周交感神经递质再摄取抑制药、中枢α受体激动药、α受体阻滞药等。常用的各种抗高血压药名称、剂量及用法详见表 10 - 4。目前市面上也有一些由上述药物组成的固定复方制剂，如复方利舍平片、氯沙坦氢氯噻嗪片、氨氯地平缬沙坦片等，常见的各种固定复方制剂见表 10 - 5。

表 10 - 4　常用的各种抗高血压药的名称、剂量及用法

口服抗高血压药	每片剂量（mg）	剂量范围（mg/d）	分服次数	主要不良反应
利尿药				
噻嗪类利尿药				血钾减低、血钠减低、血尿酸升高
氢氯噻嗪	25	6.25 ～ 25	1	
吲达帕胺	2.5	0.625 ～ 2.5	1	
吲达帕胺缓释片	1.5	1.5		

续表

口服抗高血压药	每片剂量（mg）	剂量范围（mg/d）	分服次数	主要不良反应
袢利尿药				血钾减低
呋塞米	20	20～80	2	
保钾利尿药				血钾增高
氨苯蝶啶	25	25～100	1～2	
醛固酮受体拮抗药				血钾增高
螺内酯	20	25～50	1～3	
β受体阻滞药				支气管痉挛、心功能抑制
普萘洛尔	10	30～90	2～3	
美托洛尔片	25	50～100		
美托洛尔缓释片	47.5	47.5～190	1	
阿替洛尔	25	12.5～50	1～2	
比索洛尔	5	2.5～10	1	
α、β受体阻滞药				直立性低血压、支气管痉挛
拉贝洛尔	200	200～600	2	
卡维地洛	10	12.5～50	2	
阿罗洛尔	10	10～20	1～2	
血管紧张素转换酶抑制药				咳嗽、血钾升高、血管性水肿
卡托普利	25	25～100	2～3	
依那普利	10	5～40	2	
赖诺普利	10	5～40	1	
雷米普利	5	1.25～20	1	
福辛普利	10	10～40	1	
西拉普利	2.5	2.5～5	1	
培哚普利	4	4～8	1	
群多普利	1	0.5～4	1	
咪哒普利	10	2.5～10	1	
血管紧张素受体阻滞药				血钾升高、血管性水肿（罕见）
氯沙坦	50	25～100	1	
缬沙坦	80	80～160	1	

续表

口服抗高血压药	每片剂量（mg）	剂量范围（mg/d）	分服次数	主要不良反应
厄贝沙坦	150	150～300	1	
坎地沙坦	8	8～32	1	
替米沙坦	40	20～80	1	
奥美沙坦	40	20～40	1	
钙通道阻滞药				
二氢吡啶类				水肿、头痛、潮红
氨氯地平	5	2.5～10	1	
非洛地平	5	2.5～20	1	
尼卡地平	40	60～90	2	
硝苯地平		10～30	2～3	
缓释片	10	10～20	2	
控释片	30	30～60	1	
尼群地平	10	20～60	2～3	
拉西地平	4	4～6	1	
乐卡地平	10	10～20	1	
非二氢吡啶类				房室传导阻滞，心功能抑制
维拉帕米	40	90～180	2～3	
地尔硫䓬	90	90～360	1～2	
α受体阻滞药				直立性低血压
多沙唑嗪	1	1～16	1	
哌唑嗪	1	2～20	2～3	
特拉唑嗪	1	1～20	1～2	
中枢作用药物				
利舍平	0.25	0.05～0.25	1	鼻充血、抑郁、心动过缓、消化性溃疡
可乐定	75μg	0.1～0.8	2～3	低血压
可乐定贴片	2.5	0.25	每周1次	皮肤过敏
甲基多巴	250	250～1000	2～3	肝损害、免疫失调

续表

口服抗高血压药	每片剂量（mg）	剂量范围（mg/d）	分服次数	主要不良反应
外周血管扩张药				
米诺地尔	2.5	5～100	1	多毛症
肼屈嗪	50	25～100	2	狼疮综合征
肾素抑制药				血钾升高、血管性水肿
阿利吉仑	150	150～300	1	

注：以上药物剂量及次数仅供参考，实际使用时详见有关具体药品说明书

表 10－5　常见的各种固定复方制剂

口服抗高血压药	剂量范围（mg/d）	分服次数	每片剂量（mg）	注意事项
复方利舍平片	1～3片	2～3	利舍平 0.032mg、氢氯噻嗪 3.1mg、双肼屈嗪 4.2mg、异丙嗪 2.1mg	消化性溃疡、困倦
复方利舍平氨苯蝶啶片	1～2片	1	利舍平 0.1mg、氨苯蝶啶 12.5mg、氢氯噻嗪 12.5mg、双肼屈嗪 12.5mg	消化性溃疡、头痛、血钾异常
珍菊降压片	1～2片	2～3	可乐宁 0.03mg、氢氯噻嗪 5mg	低血压、血钾异常
氯沙坦钾/氢氯噻嗪片	1片	1	氯沙坦钾 50mg、氢氯噻嗪 12.5mg；氯沙坦钾 100mg、氢氯噻嗪 12.5mg	偶见血管神经性水肿、血钾异常
缬沙坦/氢氯噻嗪片	1～2片	1	缬沙坦 80mg、氢氯噻嗪 12.5mg	偶见血管神经性水肿、血钾异常
厄贝沙坦、氢氯噻嗪片	1	1	厄贝沙坦 150mg、氢氯噻嗪 12.5mg	偶见血管神经性水肿、血钾异常
替米沙坦、氢氯噻嗪片	1	1	替米沙坦 40mg、氢氯噻嗪 12.5mg	偶见血管神经性水肿、血钾异常
卡托普利、氢氯噻嗪片	1～2片	1～2	卡托普利 10mg、氢氯噻嗪 6mg	咳嗽、偶见血管神经性水肿、血钾异常
复方阿米洛利片（阿米洛利、氢氯噻嗪）	1片	1	阿米洛利 2.5mg、氢氯噻嗪 25mg	血钾异常、尿酸升高
贝那普利、氢氯噻嗪片	1片	1	贝那普利 10mg、氢氯噻嗪 12.5mg	咳嗽、偶见血管神经性水肿、血钾异常
培哚普利、吲达帕胺片	1片	1	培哚普利 4mg、吲达帕胺 1.25mg	咳嗽、偶见血管神经性水肿、血钾异常

续表

口服抗高血压药	剂量范围 （mg/d）	分服次数	每片剂量 （mg）	注意事项
氨氯地平、缬沙坦片	1 片	1	氨氯地平 5mg、缬沙坦 80mg	头痛、踝部水肿、偶见血管神经水肿
氨氯地平、贝那普利片	1 片	1	氨氯地平 5mg、贝那普利 10mg	头痛、踝部水肿、偶见血管神经水肿
赖诺普利、氢氯噻嗪片	1 片	1	赖诺普利 10mg、氢氯噻嗪 12.5mg	咳嗽、血钾异常
复方依那普利片（依那普利、氢氯噻嗪）	1 片	1	依那普利 5mg、氢氯噻嗪 12.5mg	咳嗽、偶见血管神经水肿、血钾异常
尼群地平、阿替洛尔	1 片	1～2	尼群地平 10mg、阿替洛尔 20mg；尼群地平 5mg、阿替洛尔 10mg	头痛、踝部水肿、支气管痉挛、心动过缓
依那普利、叶酸片	1～2 片	1～2	依那普利 10mg、叶酸 0.8mg	咳嗽、恶心、偶见血管神经水肿
氨氯地平、阿托伐他汀	1 片	1	氨氯地平 5mg、阿托伐他汀 10mg	头痛、踝部水肿、肌肉疼痛、转氨酶升高

注：以上药物剂量及次数仅供参考，实际使用时详见有关具体药品说明书

①利尿药：利尿药用于降压治疗已超过半个世纪，此类药物通过排水利钠，减少细胞外容量，降低外周阻力等机制发挥降压作用。降压效果起效平稳、缓慢，持续时间长，且价格低廉，现有证据表明可显著降低心血管疾病的发生率和总死亡率。利尿药常用的有袢利尿药、噻嗪类利尿药及留钾利尿药 3 种。临床应用最多的是噻嗪类利尿药，最常用的是氢氯噻嗪，以此为基础的固定复方制剂有助于提高降压疗效和减少不良反应，提高患者依从性。目前国内外相关指南均充分肯定了利尿药在降压治疗中的地位，适用于轻中度高血压、单纯收缩期高血压、盐敏感性高血压、更年期女性、合并心力衰竭、合并肥胖或糖尿病及老年人高血压等临床情况，并将其作为治疗难治性高血压的基础用药。噻嗪类利尿药作用于远曲小管始端，减少氯化钠和水的重吸收，属于中效利尿药，包括噻嗪型利尿药（如氢氯噻嗪）和噻嗪样利尿药（如吲达帕胺）及美托拉宗等。噻嗪类利尿药的不良反应与剂量密切相关，其小剂量（如氢氯噻嗪 6.25～25mg）对代谢影响较小，该类利尿药常可引起低血钾，且磺胺过敏、痛风者禁用。袢利尿药主要作用于髓袢升支粗段，抑制钠的主动重吸收，影响尿液浓缩过程，利尿作用强大，属于强效利尿药，包括呋塞米、托拉塞米，主要用于合并肾功能不全的高血压患者等。醛固酮受体拮抗药（如螺内酯）及留钾利尿药（如阿米洛利等）有时也可用于控制血压，与血管紧张素转换酶抑制药或血管紧张素 Ⅱ 受体阻滞药合用时需监测血钾，肾功能不全者慎用。螺内酯如果长期使用可能会导致高钾血症、男性乳房发育等不良

反应。

②β 受体阻滞药：自 20 世纪 60 年代被用于降压治疗，广泛用于治疗高血压。β 受体阻滞药主要通过抑制中枢和周围的肾素系统，抑制交感神经过度兴奋，抑制心肌收缩力和降低心率而发挥降压作用。根据受体选择性不同，β 受体阻滞药分为非选择性 β 受体阻滞药、选择性 $β_1$ 受体阻滞药、有周围血管舒张功能的 β 受体阻滞药（α、β 受体阻滞药）。其中非选择性 β 受体阻滞药因其对糖、脂代谢和肺功能的不良影响，目前临床少用。选择性 $β_1$ 受体阻滞药如比索洛尔、美托洛尔、阿替洛尔等在临床上常用。阿罗洛尔（α 和 β 受体阻滞作用之比为 1∶8）、卡维地洛（α 和 β 受体阻滞作用之比为 1∶10）、拉贝洛尔［α 和 β 受体阻滞作用之比分别为 1∶3（口服）、1∶6.9（静脉）］等属于 α、β 受体阻滞药，降压效果较好且迅速。β 受体阻滞药适用于不同程度高血压患者，尤其是伴快速性心律失常，合并心绞痛、慢性收缩性心力衰竭的高血压患者，对老年高血压疗效相对较差。β 受体阻滞药能降低静息状态的血压和抑制运动状态下血压急剧升高，但心动过缓时不能使用，长期应用者尤其较高剂量时突然停药可导致撤药综合征。其他常见的不良反应有疲乏、四肢发冷、胃肠不适等。慢性阻塞性肺疾病、运动员、周围血管病或糖尿病异常者慎用。二度、三度房室传导阻滞、哮喘患者禁用。

③钙通道阻滞药（CCB）：在治疗高血压的药物中 CCB 已经应用于临床多年，具有卓越的降压疗效、广泛的联合降压潜能及优越的心脑血管保护作用，在当今的抗高血压治疗、降低心脑血管发病率及死亡率方面占据重要的地位。CCB 主要通过阻滞电压依赖的 L 型钙通道减少细胞外钙离子进入血管平滑肌细胞内，进而减少阻力血管的收缩反应，扩张血管降低血压的作用，根据 CCB 与动脉血管和心脏的亲和力及作用将其分为二氢吡啶类 CCB 和非二氢吡啶类 CCB，二氢吡啶类 CCB 主要作用于动脉，而非二氢吡啶类 CCB——苯烷胺类（如维拉帕米）和苯噻嗪类（如地尔硫䓬）的血管选择性差，对心脏具有负性变时、负性传导及负性变力作用。二氢吡啶类 CCB 能显著降低高血压患者脑卒中危险，起效迅速，降压疗效和幅度相对较强，与其他 4 类药物联合应用明显增加降压疗效，对血脂、血糖无明显影响。临床适用于合并糖尿病、老年高血压、单纯收缩期高血压、周围血管病、冠状动脉或颈动脉粥样硬化、伴稳定型心绞痛的患者。常见不良反应包括起始治疗时有反射性交感活性增强，引起心跳加快、面部潮红、头痛或脚踝部水肿等，尤其是短效制剂。二氢吡啶类 CCB 没有绝对禁忌证，但短效制剂心力衰竭患者、急性冠脉综合征患者应慎用。非二氢吡啶类 CCB，也可用于降压治疗，因抑制心肌收缩和传导功能，不宜用于心力衰竭、心脏传导阻滞的患者。

④血管紧张素转换酶抑制药（ACEI）：自 20 世纪 80 年代上市以来，大量循证医学均显示 ACEI 对于高血压患者具有良好的心血管疾病预防和靶器官保护作用，是基础抗高血压药之一。ACEI 通过抑制循环和组织 ACE，减少血管紧张素 Ⅱ 的生成而发挥降压作用，同时抑制激肽酶使缓激肽降解减少。ACEI 总体上具有类效应，降压起效缓慢，3～4 周达到最大联系，限盐或联用利尿药可使起效迅速和作用增强。临床适用于 1、2、3 级高血压，尤其适用于合并左心室肥厚和心肌梗死病史的患者，合并左室功能不全的患者，合并无症状性动脉粥样硬化或周围动脉疾病或冠心病高危、合并代谢综合征、慢性肾病、糖尿病肾病、蛋白尿或微量白蛋白尿的患者。ACEI 对糖脂代谢无不良影响。常见不良反应为干咳，发生率为 10%～20%，多见于用药初期，症状较轻者可坚持服药，停用后可消失，

不能耐受者可改为 ARB。其他不良反应有高钾血症、皮疹、低血压，偶见血管神经性水肿及味觉障碍。需定期进行血钾和血肌酐水平的监测，禁用于高钾血症、双侧肾动脉狭窄及妊娠期妇女。

⑤血管紧张素Ⅱ受体阻滞药（ARB）：ARB 是继 ACEI 后对高血压及心血管疾病等具有良好疗效的作用于 RAAS 的一类抗高血压药。ARB 作用于阻断组织血管紧张素Ⅱ（AngⅡ）受体，更充分有效地阻断血管紧张素Ⅱ的血管收缩、重构和水钠潴留作用，进而发挥降压和心脏保护作用，避免了"AngⅡ逃逸现象"，具有较好的降压效果，起效缓慢但持久平稳，一般无 ACEI 的干咳等不良反应，可用于 ACEI 不耐受的替代药品。适用人群和禁忌证与 ACEI 相似，即伴左心室肥厚、心力衰竭、糖尿病肾病、代谢综合征、心房颤动、冠心病、微量白蛋白尿或蛋白尿患者。高钾血症者、双侧肾动脉狭窄及妊娠期妇女禁用。

（3）抗高血压药的联合应用：联合用药的适应证：血压≥160/100mmHg 或高于目标血压 20/10mmHg 的高危人群。往往初始治疗即需要应用 2 种抗高血压药，如血压超过 140/90mmHg，也可考虑初始联合抗高血压药治疗。如果仍不能达到目标血压，或可能需要 3 种甚至 4 种以上的压药。两药联合时应尽量为降压作用互补并可互相抵消或减轻不良反应。联合治疗方案推荐见表 10 - 6。

表 10 - 6 联合治疗方案

主要推荐应用的优化联合治疗方案	可以考虑使用的联合治疗方案	不常规推荐但必要时可慎用的联合治疗方案
二氢吡啶类 CCB + ACEI	利尿药 + β 受体阻滞药	ACEI + β 受体阻滞药
二氢吡啶类 CCB + ARB	α 受体阻滞药 + β 受体阻滞药	ARB + β 受体阻滞药
ACEI + 噻嗪类利尿药	二氢吡啶类 CCB + 留钾利尿药	ACEI + ARB
ARB + 噻嗪类利尿药	噻嗪类利尿药 + 留钾利尿药	中枢作用药 + β 受体阻滞药
二氢吡啶类 CCB + 噻嗪类利尿药		
二氢吡啶类 CCB + β 受体阻滞药		

单片复方制剂（SPC）是联合治疗的新趋势，通常由不同作用机制的 2 种或 2 种以上的抗高血压药组成。SPC 使用方便，能改善治疗的依从性与疗效。应用时应该注意其组成成分的禁忌证或可能的不良反应，具体见表 10 - 5。

（4）特殊人群的降压治疗

①老年人：年龄≥65 岁者的高血压可以定义为老年高血压。老年收缩期高血压（ISH）为 SBP≥140mmHg 且 DBP＜90mmHg。老年高血压的临床特点：收缩压增高，脉压差增大，ISH 占老年高血压的 60%～80%，70 岁高血压人群可达 80%～90%，且收缩压增高明显增加卒中、冠心病和终末肾病的风险；血压波动大，高血压合并体位性血压变异和餐后低血压者增多，体位性血压变异包括直立性低血压和卧位高血压，显著增加发生心血管事件的危险；血压昼夜节律异常的发生率高，夜间低血压或夜间高血压多见，清晨高血压也增多；常与多种疾病如心力衰竭、冠心病、糖尿病、肾功能不全、脑血管病等并存，使治疗难度

增加。

老年高血压的药物治疗：老年高血压治疗的主要目标是 SBP 达标。共病和衰弱症患者应综合评估后，个体化确定血压起始治疗水平和治疗目标值。65～79 岁的老年人，第一步应降至＜150/90mmHg，如能耐受，目标血压＜140/90mmHg。≥80 岁应降至＜150/90mmHg，患者如 SBP＜130mmHg 且耐受良好，可继续治疗而不必回调血压水平。降压治疗应以避免脑缺血症状为原则，宜适当放宽血压目标值。衰弱的高龄老年人降压注意监测血压，降压速度不宜过快，降压水平不宜过低。

药物应用方法：推荐利尿药、CCB、ACEI 或 ARB，均可作为初始或联合药物治疗。应从小剂量开始，逐渐增加至最大剂量。无并存疾病的老年高血压不宜首选 β 受体阻滞药。利尿药可能降低糖耐量，诱发低血钾、高尿酸和血脂异常，需小剂量使用。α 受体阻滞药可用作伴良性前列腺增生或难治性高血压患者的辅助用药，但高龄老年人及有体位血压变化的老年人使用时应当注意直立性低血压。

老年 ISH 的药物治疗：尽量保障 DBP≥60mmHg，当 DBP＜60mmHg 时：若患者 SBP＜150mmHg，可不用药物；若患者 SBP 为 150～179mmHg，可用小剂量抗高血压药，根据患者个体情况酌情增减；若 SBP≥180mmHg，加用抗高血压药，用药中应密切观察血压的变化和不良反应。

②儿童及青少年：儿童与青少年（18 岁以下人群，简称"儿童"）时期发生的高血压以原发性高血压为主，随年龄增加原发性高血压的比例升高。

血压控制目标：针对原发性高血压患儿，应将其血压降至 P95（血压值的 95 百分位）以下；当患者合并糖尿病、肾病或出现靶器官损害时，血压需降至 P90 以下，以减少靶器官损害和降低远期心血管疾病发病风险。

药物治疗：高血压合并下述任一或多种情况，或达到 2 级高血压时，启动药物治疗：出现高血压的临床症状；糖尿病；继发性高血压；靶器官损害。生活方式干预 6 个月后血压仍未达标，在继续生活方式干预的同时可启动药物治疗；在生活方式干预期间，如血压上升至 2 级高血压或出现临床症状，也要进行药物治疗。CFDA 批准的儿童抗高血压药品种有限，包括：ACEI 仅有卡托普利；利尿药有氨苯蝶啶、氯噻酮、氢氯噻嗪、呋塞米；二氢吡啶类 CCB 有氨氯地平；肾上腺受体阻滞药有普萘洛尔、阿替洛尔和哌唑嗪；ARB 目前无 CFDA 批准的儿童用药。

③妊娠高血压：妊娠高血压分为妊娠期高血压、子痫前期/子痫、妊娠合并慢性高血压、慢性高血压并发子痫前期。

治疗时机与目标：推荐血压≥150/100mmHg 时启动药物治疗，当无蛋白尿及其他靶器官损伤存在时可考虑血压≥160/110mmHg 时再启动药物治疗，治疗目标为 150/100mmHg 以下；应避免将血压降至低于 130/80mmHg，以避免影响胎盘血流灌注。

妊娠高血压的药物治疗：最常用的口服药物有拉贝洛尔、甲基多巴和硝苯地平，必要时可考虑小剂量噻嗪类利尿药。妊娠期间禁用 ACEI 和 ARB，有妊娠计划的慢性高血压患者，也应停用上述药物。对既往妊娠合并高血压、慢性肾病、自身免疫病、糖尿病、慢性高血压、合并≥1 项先兆子痫的危险因素（初产妇、＞40 岁、妊娠间隔＞10 年、BMI＞35、先兆子痫家族史、多胎妊娠）的患者，建议从妊娠 12 周起服用小剂量阿司匹林（75～100mg/d），直至分娩前 1 周。妊娠合并高血压的口服药物见表 10-7。

表 10 - 7　妊娠合并高血压的常用口服药物

药物名称	常用剂量	降压机制	FDA 妊娠分级	注意事项
甲基多巴	200 ～ 500mg 每日 2 ～ 4 次	降低脑干交感神经张力	B	抑郁、过度镇静、低血压
硝苯地平	普通片剂 5 ～ 20mg q8h 或缓释制剂 10 ～ 20mg q12h 或控释制剂 30 ～ 60mg qd	抑制动脉平滑肌细胞钙离子内流	C	低血压
拉贝洛尔	50 ～ 200mg q12h，最大 600mg/d	α、β 受体阻滞药	C	胎儿心动过缓、皮肤瘙痒
氢氯噻嗪#	6. 25 ～ 12. 5mg/d	利尿、排钠	B	大剂量影响胎盘血流

注：#在胎盘循环降低的患者（先兆子痫或胎儿发育迟缓），应避免应用利尿药

慢性高血压妊娠前的处理：治疗措施以改善生活方式和非药物干预为主，部分患者在松弛情绪，并将摄盐量控制到 6g 左右，血压可降低到 150/100mmHg。不建议患者在血压 ≥160/110mmHg 的情况下受孕。

妊娠合并轻度高血压患者：强调非药物治疗，并积极监测血压、定期复查尿常规等相关检查。对同时使用多种抗高血压药或存在靶器官损害的慢性高血压患者，原则上采用尽可能少用药，根据妊娠期间血压水平进行药物治疗。对血压轻度升高伴先兆子痫，不建议常规静脉应用硫酸镁，密切观察血压、蛋白尿变化及胎儿情况，个体化用药。

妊娠合并重度高血压患者：主要目的是最大程度降低母亲的病死率和患病率，对于重度先兆子痫，建议静脉应用硫酸镁，并确定终止妊娠的时机。当 SBP≥180mmHg 或 DBP ≥120mmHg，应按照高血压急症处理。

（5）高血压伴其他疾病的处理

①高血压伴冠心病：推荐＜ 140/90mmHg 作为合并冠心病的高血压患者的降压目标，如能耐受，可降至＜ 130/80mmHg，DBP 不宜降至 60mmHg 以下。高龄、存在冠状动脉严重狭窄病变的患者，血压不宜过低。在药物选择方面：稳定型心绞痛首选 β 受体阻滞药、CCB 降低心肌氧耗量，若未达标则增加肾素血管紧张素系统（RAS）抑制药及利尿药；非 ST 段抬高型心绞痛推荐首选 β 受体阻滞药、CCB，若未达标则增加 RAS 抑制药及利尿药，冠状动脉痉挛者避免大剂量 β 受体阻滞药；急性 ST 段抬高心肌梗死推荐首选 β 受体阻滞药及 RAS 抑制药，若未达标则加用 CCB 及利尿药。

②高血压伴心力衰竭：推荐的降压目标＜ 130/80mmHg，这一推荐尚缺乏随机对照试验证据支持。高血压合并左心室肥厚但尚未出现心力衰竭的患者，可先将血压降至 140/90mmHg，如果能良好耐受，进一步降至＜ 130/80mmHg。高血压伴心力衰竭的药物选择推荐：高血压合并慢性射血分数降低的心力衰竭（HFrEF）推荐首选 ACEI（不耐受时 ARB 替代）、β 受体阻滞药及醛固酮受体拮抗药，多数患者会加用袢利尿药，若血压控制不佳则加用氨氯地平或非洛地平；高血压合并慢性射血分数保留的心力衰竭（HFpEF）推荐使用 RAS 抑制药＋β 受体阻滞药＋醛固酮受体拮抗药，若血压不达标则可考虑加用 CCB（氨氯地平或

非洛地平），不推荐α受体阻滞药、中枢抗高血压药；高血压合并急性左心衰竭，需积极降压，在24～48小时内逐渐下降，静脉使用袢利尿药及血管扩张药（硝酸甘油或硝普钠或乌拉地尔）。

③高血压伴脑卒中：病情稳定的脑卒中患者，降压目标应达到＜140/90mmHg。颅内大动脉粥样硬化性狭窄（狭窄率70%～99%）导致的缺血性卒中或短暂性脑缺血发作（TIA），综合考虑药物、脑卒中特点和患者三方面个体化选定抗高血压药种类、药物剂量及降压目标值。

急性缺血性卒中：急性缺血性卒中准备溶栓者的血压应控制在＜180/110mmHg。血压持续升高，SBP≥200mmHg或DBP≥110mmHg，或伴有高血压脑病、严重心功能不全、主动脉夹层的患者，可给予降压治疗。选择尼卡地平等静脉药物，避免使用引起血压急剧下降的药物。缺血性卒中后24小时内血压升高的患者先干预疼痛、紧张、焦虑、恶心、呕吐和颅内压升高等情况。

急性脑出血：先综合评估患者的血压，分析血压升高的原因，再根据血压情况决定是否进行降压治疗，早期慎重降压是安全的。SBP＞220mmHg，应积极使用静脉抗高血压药降低血压；SBP＞180mmHg可使用静脉抗高血压药控制血压。SBP＞160/90mmHg可作为参考的降压目标值。在降压治疗期间应严密观察血压的变化，每隔5～15分钟进行一次血压监测。

④高血压伴肾病：慢性肾病（CKD）合并高血压患者SBP≥140mmHg或DBP≥90mmHg时开始药物降压治疗。降压治疗的靶目标在白蛋白尿＜30mg/d时为＜140/90mmHg，30～300mg/d或更高时为＜130/80mmHg。60岁以上患者可以适当放宽降压目标。抗高血压药应用原则，初始药物可选择ACEI/ARB、CCB、α受体阻滞药、β受体阻滞药、利尿药。初始治疗应包括一种ACEI/ARB，单独或联合其他抗高血压药，但不建议二者联用。用药后血肌酐较基础值升高＜30%时仍可谨慎使用，超过30%时可考虑减量或停药。二氢吡啶类和非二氢吡啶类CCB都可以使用，肾保护作用依赖其降压作用。GFR＞30ml/min（滤过面积为1.73m²）（CKD 1～3期），噻嗪类利尿药有效；GFR＜30ml/min（滤过面积为1.73m²）（CKD 4～5期），可用袢利尿药。部分终末期肾病透析患者（CKD 5期）表现为难治性高血压，需要多种药物联合使用。血液透析患者使用RAS抑制药应监测血钾和肌酐水平。抗高血压药剂量需考虑血流动力学变化及透析对药物的清除情况而调整。要避免在透析血容量骤减阶段使用抗高血压药，以免发生严重低血压。透析患者血压变异不宜过大。透析后收缩压的理想靶目标为120～140mmHg。

⑤高血压伴糖尿病：建议糖尿病患者的降压目标为＜130/80mmHg。老年人或伴严重冠心病患者，宜采取更宽松的降压目标值140/90mmHg。药物选择和应用首先考虑使用ACEI或ARB。如需联合用药，应以ACEI或ARB为基础，加用利尿药、二氢吡啶类CCB，合并心绞痛可加用β受体阻滞药。血压达标通常需要2种或2种以上的药物联合。反复低血糖者，慎用β受体阻滞药，以免掩盖低血糖症状。如需使用利尿药和β受体阻滞药时，宜小剂量。若有前列腺增生且血压控制不佳，可使用α受体阻滞药。

⑥代谢综合征：治疗原则为综合生活方式干预和药物干预，早期干预，综合达标，以减少心血管风险及预防心、脑、肾等靶器官损害。生活方式干预：如健康膳食和合理运动甚为重要和有效。国内社区人群研究显示，适当增加运动可降低代谢综合征风险10%～20%。抗

高血压药的应用推荐 ACEI 和 ARB 优先应用，尤适用于伴糖尿病或肥胖患者，也可应用二氢吡啶类 CCB；伴心功能不全及冠心病者，可应用噻嗪类利尿药和 β 受体阻滞药。

⑦高血压伴外周动脉疾病：下肢动脉疾病伴高血压的患者血压应控制在 < 140/90mmHg。CCB、ACEI 或 ARB，应首先选用，选择性 $β_1$ 受体阻滞药治疗外周动脉疾病（PAD）并非禁忌，利尿药一般不推荐应用。

2. 用药注意事项与患者教育　高血压的非药物治疗和患者的自我监测在高血压管理中是非常重要的手段，坚持健康生活方式，减少高血压及心血管疾病的危险因素。

（1）非药物治疗：所有的高血压患者，坚持健康的生活方式非常重要，主要包括合理膳食、控制体重、戒烟限酒、适量运动、心理平衡。

①合理膳食：一是限制钠盐摄入，严格限盐可有效降低血压，中国营养学会推荐高血压患者不超过 3g；二是限制总热量，尤其要控制油脂的类型和摄入量，减少动物油和胆固醇的摄入，减少反式脂肪酸摄入；三是营养均衡，适量补充蛋白质、增加新鲜蔬菜和水果、增加膳食钙摄入等。

②控制体重：控制体重，避免超重/肥胖，有 3 个关注点：一是关注实际体重和理想体重的"差异"［使用 BMI 计算评价，公式 BMI = 体重（kg）/身高^2（m^2）］；二是关注总体脂肪（体脂）量（成年男性体脂不超过体重的 25%，女性不超过体重的 30%）；三是关注脂肪在全身的分布状况——体型（体型反映身体脂肪的分布，腹部脂肪聚集越多，发生高血压等疾病的风险越高）。减肥推荐低热量膳食 + 适量运动。

③戒烟限酒：我国目前 15 岁以上烟民有 3.5 亿，被动吸烟者 5.4 亿。戒烟可显著降低心血管疾病、癌症等疾病的风险。戒烟方法推荐行为疗法，必要时加用戒烟药物治疗。

④适量运动：运动中的收缩压随运动强度增加而升高，舒张压有轻微变化或基本维持稳定。高血压患者适宜的运动方式包括：有氧运动（形式如快走、慢跑等，建议每周至少进行 3～5 次，每次 30 分钟以上的运动）、力量练习（建议高血压患者每周进行 2～3 次力量练习，两次练习间隔 48 小时）、柔韧性练习（建议每周进行 2～3 次柔韧性练习）、综合功能练习（包括太极、瑜伽、太极柔力球、乒乓球、羽毛球等）。

⑤心理平衡：预防和缓解心理压力对于高血压和心血管疾病防治十分重要。纠正和治疗病态的心理有助于降压。同时需要注意关注睡眠，必要时求助于医生帮助。

（2）高血压患者自我管理的方式和内容：在医师的指导下，患者自己照顾自己的疾病。遵循"政府主导，部门合作，社区参与，患者互助"的原则运行。让患者认识高血压的危害，学习如何健康生活（合理膳食、控制体重、戒烟限酒、适量运动、心理平衡），学会监测血压，提高降压治疗的依从性，提高高血压控制率。

（3）家庭自测血压：高血压患者定期进行家庭自测血压，即能够了解自己的日常血压水平及血压控制情况，还可以鉴别白大衣性高血压。推荐使用经国际标准认证的上臂式或腕式血压计。初诊或血压未达标及血压不稳定的患者，每日早晚各测 1 次，每次测量 3 遍，取平均值作为治疗决策的参考，当血压达标且稳定后可以每周自测 1 天，早晚各 1 次。

测量血压的操作程序：①基础条件。高度合适的座椅和桌子、血压计。②准备测量。测量血压前半小时不饮酒、不吸烟、不喝咖啡，排空膀胱，至少静坐休息 5 分钟，保持安静。③测量血压。双脚自然平放坐立位，上臂与胸壁成 40°角放于桌上，肘部同心脏同一水平，用手触摸肘窝，袖带下缘距肘线 2～3cm，松紧以能插入 1～2 指为宜，裸臂绑好袖带，袖带型号要合适。④测量结果。连续测量血压 3 遍/次，间隔 1 分钟，取后两遍血压的平均值。

（4）高血压的认识误区：①凭感觉用药，根据自我症状的感知来错误估计血压高低。大部分高血压患者没有症状，有些人血压明显升高，但是没"感觉"，高血压患者应定期测量血压，如每周至少测量血压 1 次。②不愿意过早服药，担心长期地服用抗高血压药会产生"抗药性"，用得太早会导致以后用药无效，趁现在症状不重就不用药。实际上血压高会不知不觉中损害全身的各个系统，尽早控制血压对预防心、脑、肾损害非常重要。③降压治疗，血压正常了就停药。通常意义上高血压是慢性疾病，需要通过综合治疗控制，普遍是需要长期甚至终生服抗高血压药。④单纯依靠药物，忽视生活方式改善。⑤自行购药服用，用药尽量在医师指导下进行。⑥靠输液治疗高血压，其实长期坚持规律地口服抗高血压药并综合干预其他危险因素是最好的方式。⑦血压降得越快，越低越好。⑧过分关注血压数值与精神紧张。⑨迷信保健品、保健仪器的降压作用。

二、冠状动脉粥样硬化性心脏病

【复习指导】本部分内容常考，应重点掌握冠状动脉粥样硬化性心脏病的药物治疗和合理用药方案优化策略，熟悉冠状动脉粥样硬化性心脏病健康教育和宣传等综合知识与技能。

（一）临床基础

冠状动脉粥样硬化性心脏病是指由于冠状动脉粥样硬化使管腔狭窄或闭塞导致心肌缺血、缺氧或坏死而引发的心脏病，统称为冠状动脉性心脏病或者冠状动脉疾病，简称冠心病，归属为缺血性心脏病，是动脉粥样硬化导致器官病变的最常见类型。

冠心病多发生于中老年人群，男性多于女性，以脑力劳动者居多。中国人群冠心病死亡率在总死亡中的比例由 1990 年的 8.6% 增加到 2013 年 15.2%，逐年增长。冠状动脉粥样硬化性可同时或分别累及各主要的冠状动脉，缺血症状和预后由病变的狭窄程度、部位决定。当管腔狭窄＜50% 时，心肌供血一般不受影响；当管腔狭窄 50%～75% 时，静息状态时心肌供血不受影响，但运动、心动过速或激动时，心脏耗氧量增加，可暂时引起心肌供血不足，引发慢性稳定型心绞痛（CSA）；当粥样斑块破裂、糜烂或出血，形成血栓堵塞血管时可引发急性心肌梗死（AMI）。近年来，临床上提出冠心病分为两种综合征，即慢性心肌缺血综合征和急性冠脉综合征（ACS）。慢性心肌缺血综合征包括稳定型心绞痛、隐匿性冠心病及缺血性心肌病等，其中稳定型心绞痛最具代表性；急性冠脉综合征包括非 ST 段抬高型心肌梗死（NSTEMI）、不稳定型心绞痛（UA）及 ST 段抬高型心肌梗死（STEMI）。近年有将前二者合称为非 ST 段抬高型 ACS（NSTE‐ACS），约占 3/4。而后者称为 ST 段抬高型 ACS，约占 1/4（包括小部分变异型心绞痛）。不同临床分型提示患者的冠状动脉病变及心肌供血不足的部位、范围、程度和发展速度等的不同，有利于指导临床诊治。

1. 稳定型心绞痛的临床表现及病情评估　稳定型心绞痛即稳定型劳力性心绞痛，是最常见的心绞痛。指由于心脏冠状动脉固定性严重狭窄的基础上，由于心肌负荷的增加而引起的一系列与缺血/缺氧相关的可逆性心肌氧的供需失衡现象。

（1）稳定型心绞痛的临床表现：临床上通常表现为短暂的胸部不适（心绞痛）。多见于 40 岁以上的男性患者，以劳累、情绪激动、饱食、气候突变等为常见诱因，其临床表现在 1～3 个月内相对稳定，即每日和每周疼痛发作次数、诱发疼痛的劳力和情绪激动程度、每次发作疼痛的性质和疼痛部位、疼痛时限、服用硝酸甘油后缓解时间等均大致相同。

（2）慢性稳定型心绞痛的诊断：基于病史、体格检查和心电图能较可靠的诊断。了解患者的危险因素，详细询问患者是否存在胸痛、胸闷的特征。对疑似或确诊的 CSA 患者均应行静息心电图检查，如无负荷试验禁忌证可以进一步做运动心电图或负荷试验，以辅助判断病情并进行冠心病的诊断或危险分层。当通过心电图或负荷试验无法诊断时，推荐采用超声心动图、心肌灌注扫描等进一步筛查，若存在负荷试验禁忌证或功能试验尚不能确定诊断或确定危险程度的患者，可选择冠状动脉 CT 血管造影（CTA）检查，不推荐常规采用 CTA 进行冠心病诊断或危险评估。

（3）慢性稳定型心绞痛的病情评估：综合评估临床表现、负荷试验、左心室功能、心肌缺血成像、冠状动脉 CTA 及冠状动脉造影检查等进行 CSA 病情的判定。

①临床评估：CSA 病情评估的重要基础是疾病史、症状、体征、心电图及实验室检查等。心绞痛发作频率及诱发心绞痛发作的活动量等典型症状能提供预后信息。外周血管疾病、糖尿病患者提示可能预后不良。心电图有完全性左束支传导阻滞、陈旧性心肌梗死、左心室肥厚、心房颤动、二度以上房室传导阻滞、分支阻滞发生心血管事件的危险性更高。

②负荷试验：负荷试验可综合根据运动时间、ST 段压低程度和运动中出现心绞痛的程度等方面辅助进行患者危险分层。Duke 运动平板评分［运动时间（分钟）−5×ST 段下降（mm）−（4×心绞痛指数）］具有重要价值。超声负荷试验具有很好的阴性预测价值。核素检查也是主要无创危险分层的手段，运动时心肌灌注正常者预后良好。

③左心室功能：LVEF＜35% 的患者年死亡率＞3%。而合并三支血管病变的稳定型心绞痛的男性患者，如果其心功能正常，5 年存活率可达 93%，说明心功能是长期生存率的预测因子之一。

④单电子发射 CT 成像：检测结果若为不存在缺血者为低危患者，若缺血范围在 1%～10% 为中危患者，而缺血心肌范围＞10% 为高危患者。

⑤冠状动脉 CT 血管造影：低危患者为 CTA 显示正常冠状动脉或仅有斑块形成者；冠状动脉大血管近段明显狭窄，但不存在近段三支病变、左主干和左前降支近段病变者为中危患者；冠状动脉 CTA 显示存在近段狭窄的三支病变、左主干和左前降支近段病变者为高危患者。

⑥冠状动脉造影：对无创检查提示高危的患者，可行冠状动脉造影，必要时进行血运重建。

（4）稳定型心绞痛的治疗原则：CSA 的治疗原则为改善冠状动脉血供，降低氧耗，缓解症状，改善预后，阻止病情进展，延长生存期。治疗措施包括调整生活方式、控制危险因素、循证药物治疗、血运重建、患者教育等方面。

2. 急性冠脉综合征（ACS） ACS 指冠心病中急性发病的临床类型，包括 ST 段抬高型心肌梗死（STEMI）、非 ST 段抬高型心肌梗死（NSTEMI）及不稳定型心绞痛（UA），其病理基础是冠状动脉内不稳定斑块发生了痉挛、破裂、出血及血栓的形成。STEMI 是指冠状动脉管腔急性完全闭塞，远端血管的血供完全停止，导致其所供血区域心室壁心肌透壁性坏死，临床上表现为典型的 STEMI，即传统的 Q 波性心肌梗死。UA 指介于稳定型心绞痛和 AMI 之间的临床状态，包括恶化型劳力性心绞痛、稳定型劳力性心绞痛外的初发型和各型自发性心绞痛。UA 是在粥样硬化病变的基础上，发生了冠状动脉内膜下出血、板块破裂、斑块糜烂、破损处血小板与纤维蛋白凝集形成血栓、冠状动脉痉挛及远端小血管栓塞引起的急性或亚急性心肌供氧减少所致。NSTEMI 是指 UA 伴有血清心肌坏死标志物水平明显升高的疾病，与 UA 的差别在于缺血是否严重到心肌损伤所产生的心肌坏死标志物足以被检测到。

ACS 的危险分层：高危患者指心肌梗死后出现的心绞痛；静息性、持续超 20 分钟的心绞痛；既往接受过积极的抗缺血治疗；缺血性 ST 段改变；高龄患者；血流动力学不稳定；肌酸激酶同工酶（CK - MB）和（或）肌钙蛋白（TnT）水平升高。中危患者指静息状态下出现的心绞痛或持续超过 20 分钟的心绞痛；新出现并进行性加重的心绞痛；无心肌酶的改变；ECG 显示无 ST 段改变。低危患者指既往无心绞痛发作，入院后心绞痛自动消失；ECG 正常；心肌酶正常；未应用或很少应用抗缺血治疗；年龄＜40 岁的患者。

（1）UA/NSTEMI 的临床表现及病情评估

1）UA/NSTEMI 的临床表现：UA 和 NSTEMI 的临床特点包括新发心绞痛，表现为自发性心绞痛或劳力性心绞痛（CCS Ⅱ 或 CCS Ⅲ级）；长时间（＞20 分钟）静息性心绞痛；过去稳定型心绞痛最近 1 个月内症状加重，且具有至少 CCSⅢ级的特点（恶化型心绞痛）；心肌梗死后 1 个月内发作心绞痛。典型胸痛的表现是胸骨后压榨性疼痛，间歇性或持续性发作，向左上臂（双上臂或右上臂少见）、颈或颌放射。不典型表现包括孤立性呼吸困难、上腹痛、类似消化不良症状，常见于女性、老年人、慢性肾病、糖尿病患者。心绞痛发作时伴心功能不全或低血压常提示预后不良。

2）UA 和 NSTEMI 的诊断方法：UA 和 NSTEMI 的诊断除了考虑 UA 和 NSTEMI 的临床特点外，还需要参考以下的辅助检查结果。

①心电图：伴 ST 段下降、一过性 ST 段抬高和 T 波改变。首次医疗接触后 10 分钟内应进行 12 导联心电图检查，如果患者症状复发或诊断不明确，应复查 12 导联心电图。如果怀疑患者有进行性缺血而且常规 12 导联心电图结论不确定，建议加做 V_{3R}、V_{4R}、$V_7 \sim V_9$ 导联心电图。

②生物标志物：cTn 是 UA 和 NSTEMI 最敏感和特异的生物标志物之一，也是诊断和危险分层的重要依据之一。cTn 增高或增高后降低提示心肌损伤、坏死。与 cTn 比较，肌酸激酶同工酶在心肌梗死后迅速下降，因此对判断心肌损伤的时间和诊断早期再梗死可提供补充信息。与 cTn 相比，高敏肌钙蛋白（hs - cTn）对于急性心肌梗死有较高的预测价值，可更早的检测急性心肌梗死，hs - cTn 应作为心肌细胞损伤的量化指标，建议进行 hs - cTn 检测并在 60 分钟内获得结果。

③无创影像学检查：对无反复胸痛、心电图正常和 cTn（首选 hs - cTn）水平正常但疑似 ACS 的患者，建议在决定有创治疗策略前进行无创药物或运动负荷检查以诱导缺血发作；行超声心动图检查评估左心室功能辅助诊断；当冠心病可能性为低或中危，且 cTn 和（或）心电图不能确定诊断时，可考虑冠状动脉 CT 血管成像以排除 ACS。

3）UA/NSTEMI 的病情评估：综合病史、症状、生命体征、体格检查、心电图和实验室检查，给出初始诊断和最初的缺血性及出血性风险分层。

①缺血风险评估：常用评分模型包括 GRACE 风险评分（参数含年龄、收缩压、脉率、

血清肌酐、就诊时 killip 分级、入院时心搏骤停、心脏生物标志物升高和 ST 段变化）和 TI-MI 风险评分［指标包括年龄≥65 岁、≥3 个冠心病危险因素（糖尿病、高血压、冠心病家族史、吸烟、高脂血症）、已知冠心病（冠状动脉狭窄≥50%）、过去 7 天内服用阿司匹林、严重心绞痛（24 小时内发作≥2 次）、ST 段偏移≥0.5mm 和心肌损伤标志物增加］。TIMI 风险评分使用简单但其识别精度不如 GRACE 风险评分。

②出血风险评估：接受冠状动脉造影患者的出血风险常用 CRUSADE 评分量化评分。考虑因素有患者基线特征（即女性、糖尿病史、周围血管疾病史或卒中）、入院时的临床参数（即心率、收缩压和心力衰竭体征）和入院时实验室检查（即血细胞比容、校正后的肌酐清除率），评估患者住院期间发生严重出血事件的可能性。

4）UA/NSTEMI 的治疗原则：迅速缓解症状；避免发生心肌梗死和死亡；改善预后和提高患者生活质量。其治疗包括抗缺血治疗、抗血栓治疗和根据危险度分层进行有创治疗。

（2）STEMI 的临床表现及病情评估

1）STEMI 的临床评估：如果疑似 STEMI，应在患者到达医院后尽快完成病史采集、体格检查、ECG 检查和 cTn 检测。

①病史采集：病史采集应针对多个胸痛特征，包括持续时间、性质、与既往疑似发作的相似性、诱因，以及冠状动脉疾病危险因素的既往史。STEMI 的典型症状为胸骨后或心前区剧烈的压榨性疼痛（通常超过 10～20 分钟），可向左上臂、下颌等放射；相关症状有呼吸急促、恶心、呕吐、大汗虚弱和焦虑等；含硝酸甘油不能完全缓解。应注意不典型疼痛部位和表现及无痛性心肌梗死（特别是女性、糖尿病、老年患者）。既往史包括冠心病疾病史（心肌梗死、心绞痛、PCI 或 CABG）、糖尿病、高血压，出血性疾病（包括脑血管意外、消化性溃疡、大出血、黑粪或不明原因贫血）、脑血管疾病（缺血性卒中、蛛网膜下腔出血或颅内出血）及抗栓药物应用史。

②体格检查：包括心肺听诊（听诊有无肺部啰音、心律失常、心脏杂音和奔马律）、测量双臂血压、检查所有主要脉搏是否存在，以及评估心力衰竭或循环衰竭（早期死亡率很高），观察患者有无皮肤湿冷、面色苍白、烦躁不安、颈静脉怒张等。

2）STEMI 的实验室检查

①心电图：对疑似 STEMI 的胸痛患者应及时行 12 导联心电图。STEMI 的典型早期心电图表现为 ST 段弓背向上抬高（呈单向曲线），伴或不伴病理性 Q 波、R 波减低。ESC/ACCF/AHA/WHF 的心肌梗死定义联合委员会制定了 STEMI 诊断的具体 ECG 标准：在两个相邻导联上，J 点新出现 ST 段抬高，且临界值为除 V_2～V_3 导联外，所有其他导联中 ST 段抬高≥0.1mV。对于 V_2～V_3 导联：≥40 岁的男性，ST 段抬高≥2mm；<40 岁的男性，ST 段抬高≥2.5mm；任何年龄段的女性 ST 段抬高≥1.5mm。建议尽早开始心电监护，以发现恶性心律失常。

②心肌标志物：STEMI 时其检测值超过正常上限并有动态变化。

③影像学检查：超声心动图等影像学检查可用于急性胸痛患者的鉴别诊断和危险分层。

需要明确的是"时间即是心肌"，当患者的症状和心电图能够明确诊断 STEMI 时，应尽早给予再灌注及其他相关治疗，无须等待心肌标志物和（或）影像学检查结果。

3）STEMI 的病情评估：根据临床情况的不断更新进行危险评估，STEMI 患者死亡风险增加的独立危险因素包括糖尿病、高龄、女性、既往心肌梗死史、前壁心肌梗死、心房颤动、肺部啰音、收缩压＜100mmHg、心率＞100 次/分、killip 分级Ⅱ～Ⅳ级、cTn 明显升高。合并机械性并发症的 STEMI 患者死亡风险增大。溶栓治疗失败、伴有右心室心肌梗死和血流动力学异常的下壁 STEMI 患者病死率增高。

4）STEMI 的治疗原则：尽快再灌注缺血心肌，防止梗死范围扩大，缩小心肌缺血范围；及时处理心力衰竭、恶性心律失常、休克及各种并发症，防止猝死；保护和维持心功能，提高患者的生活质量。

3. 冠心病的血运重建术　对不同临床特征（包括疾病史、症状、体格检查、辅助检查指标等）、不同危险度（包括冠状动脉病变情况、危险因素数量、心脏及全身合并疾病等）的患者，治疗方法的选择、预期治疗目的及治疗效果也可能不同。同时要考虑患者对手术的耐受程度及患者意愿等因素。

（1）经皮冠状动脉介入治疗（PCI）：PCI 是指一组经皮介入技术，包括经皮球囊冠状动脉成形术（PTCA）、粥样斑块销蚀术和冠状动脉支架植入术等。药物涂层支架植入后需要双联抗血小板药（阿司匹林＋氯吡格雷或替格瑞洛）维持治疗 1 年，否则可能会发生再梗死。裸支架植入术后需要双联抗血小板药维持不少于 1 个月，对出血风险大或共病需要限期使用抗血小板治疗者，多建议裸支架。

（2）冠状动脉旁路移植术（CABG）：游离胸廓内动脉与病变冠状动脉远端吻合，或取患者自身的大隐静脉作为旁路移植材料，一端吻合在有病变的冠状动脉段的远端，另一端吻合在主动脉，以改善缺血心肌的血流供应。术后心绞痛症状可明显改善，生活质量有所提高。适合多支病变和病变广泛的患者。

（二）药物治疗

1. 稳定型心绞痛的药物治疗原则和合理使用　CSA 的药物治疗原则：缓解心绞痛/心肌缺血；预防危险事件，延长生命周期。在调整生活方式的基础上，避免各种诱因，选择适当的药物治疗。

（1）缓解心绞痛/心肌缺血治疗的药物：包括 β 受体阻滞药、钙通道阻滞药、短效硝酸酯类药物、长效硝酸酯类药物、伊伐布雷定、雷诺嗪、尼可地尔及曲美他嗪等其他抗心肌缺血药物，可根据患者的并发症和耐受性适当选择。

①硝酸酯类药物：硝酸酯类通过松弛血管平滑肌来扩张静脉、动脉和冠状动脉，为内皮依赖性血管扩张药，对微动脉不产生舒张效应，能降低心肌耗氧量。对于 CSA，其治疗的主要目标是预防和减少缺血事件的发生，提高患者生活质量。可在 β 受体阻滞药的基础上加用长效硝酸酯类（加或不加钙通道阻滞药），以控制稳定型心绞痛。对于无心绞痛的患者应避免常规应用硝酸酯类药物，避免诱导硝酸酯类的耐药，长期、持续使用硝酸酯类药物时应注意预留足够的无药间期，以减少耐药性的发生。短效硝酸酯制剂（如舌下含服或喷雾用硝酸甘油）仅作为心绞痛发作时缓解症状的用药，可间隔 5 分钟重复用药，最多 3 次，如疼痛仍未能缓解可静脉给药。长效硝酸酯类药物用于降低心绞痛发作的频率和程度，可能改善运动负荷试验时的运动耐量、推迟心绞痛发作的时间，并改善 ST 段下降。头痛和潮红是应用硝酸酯类药物治疗患者的常见症状，有时也可发生低血压，以应用短效硝酸甘油最为明显，防止首剂效应发生直立性低血压。联用磷酸二酯酶－5 抑制药者（如西地那非、伐地那非或他达拉非），24 小时内不能应用硝酸甘油等硝酸酯类药物，避免引起严重低血压风险。对因严重主动脉瓣狭窄或梗阻性肥厚型心肌病引起的心绞痛，不宜使用硝酸酯类药物，因为硝酸酯

类可诱发或加重左心室流出道梗阻程度，导致患者晕厥，甚至猝死的风险。常用硝酸酯类药物情况见表 10-8。

表 10-8　常用硝酸酯类药物

药物名称	剂量	给药途径	起效时间	作用持续时间	备注
硝酸甘油	0.3～0.6mg/次，最大1.5mg，5 分钟后可重复	舌下含服	2～3 分钟	20～30 分钟	可出现头痛、头晕、低血压避免用于严重低血压、贫血、机械性梗阻性心力衰竭、外伤性及出血性颅内高压者舌下含服需保证舌下黏膜湿润
	0.4mg/次舌下喷，5 分钟后可重复	喷剂	2～3 分钟	20～30 分钟	
	5～200mg/min	静脉制剂	立即	连续静脉滴注12～24 小时，耐药	
硝酸异山梨酯	2.5～15mg/次，5～10 分钟后可重复使用	舌下含服	3～5 分钟	1～2 小时	
	5～80mg/次，每日 2～3 次	平片	15～40 分钟	4～6 小时	
	40mg/次，每日 1～2 次	缓释制剂	60～90 分钟	10～14 小时	
	1.25～5.0mg/h，每日 2 次	静脉制剂	立即	连续静脉滴注12～24 小时，耐药	
单硝酸异山梨酯	10～20mg/次，每日 2 次	平片	30～60 分钟	3～6 小时	
	30～60mg/次，每日 1 次	缓释制剂	30～60 分钟	10～14 小时	

②β受体阻滞药：β受体阻滞药能减慢心率、降低心肌收缩力，减少心肌耗氧量及心肌缺血发作，增加患者运动耐量。只要无禁忌证，β受体阻滞药应作为 CAS 的初始治疗首选药物之一。适用于伴有高血压、左心室功能不全或既往有心肌梗死病史的心绞痛患者。对于 CSA 患者临床首选的 $β_1$ 受体阻滞药，常用药物包括美托洛尔、比索洛尔、阿替洛尔，宜从小剂量开始，若患者能够耐受，逐渐增加到目标剂量，目标心率 55～60 次/分。常用量比索洛尔 10mg/次，每日 1 次；美托洛尔 50～100mg/次，每日 2 次。β受体阻滞药给药剂量需个体化，根据症状、心率及血压监测结果调整药物剂量，撤药或停药过程应缓慢逐渐进行。有严重心动过缓、支气管哮喘急性发作、高度房室传导阻滞的患者禁用β受体阻断药。慢性阻塞性肺疾病患者可小剂量谨慎使用高选择性的 $β_1$ 受体阻断药，如比索洛尔、美托洛尔等。β受体阻滞药具体品种见高血压部分。

③钙通道阻滞药（CCB）：CCB 阻滞 L 型钙通道受体，抑制钙离子进入细胞内，减少心肌耗氧量，解除冠状动脉痉挛，改善心肌血供，扩张周围血管，减轻心脏负荷。若β受体阻滞药改善症状不明显或患者不耐受，建议加用 CCB。如果存在血管痉挛性因素，可考虑应用 CCB 替代β受体阻滞药。当 CSA 患者合并高血压时，可应用长效 CCB 作为 CSA 的初始治疗药物。非二氢吡啶类 CCB 地尔硫䓬或维拉帕米可作为对β受体阻滞药有禁忌证患者的替代治疗，但不推荐β受体阻滞药联用非二氢吡啶类 CCB。常用的制剂有：硝苯地平控释片 30～60mg qd、氨氯地平 5～10mg qd、左旋氨氯地平 2.5～5mg qd、地尔硫䓬（普通片 30～60mg，缓释片 240mg qd）、维拉帕米（普通片 40～80mg tid，缓释片 240mg qd）。

CCB常见的不良反应有头痛、外周水肿、面部潮红、便秘、心悸等，低血压也时有发生。非二氢吡啶类CCB能减慢房室传导，常用于伴有心房颤动或心房扑动的心绞痛患者，这两种药禁用于高度房室传导阻滞、严重心动过缓和病态窦房结综合征的患者。常用的CCB药物具体信息见高血压部分。

④其他抗心肌缺血药物：尼可地尔（5mg tid）与硝酸酯类制剂具有相似的药理特性，钾通道开放对于有微循环障碍的女性冠心病患者更适合。伊伐布雷定（5mg bid）能抑制心脏去极化期I_f钾离子通道，降低窦房结的节律性，降低静息心率和运动心率，推荐用于不能耐受β受体阻滞药的患者或使用β受体阻滞药后心率仍不达标的患者；雷诺嗪（30～60mg tid）能使心肌由利用脂肪酸代谢产能转变为利用葡萄糖代谢产能，降低心绞痛发作的可能性；曲美他嗪（20mg tid）能部分抑制脂肪酸氧化和增加葡萄糖代谢，提高氧的利用效率而改善心肌缺血。

（2）预防危险事件治疗的药物

①抗血小板药：长期、低剂量服用阿司匹林（75～150mg qd，常用每日100mg）可降低CSA患者发生脑卒中、心肌梗死或心血管性死亡的风险。实施介入性血运重建术后的CSA患者应终身服用阿司匹林。不能耐受阿司匹林的患者可用氯吡格雷替代。注意监测和预防消化道出血。

②他汀类药物：他汀类药物能有效降低TC和LDL-C，还有延缓斑块进展、稳定斑块和抗炎等调脂以外的作用。CSA患者应积极纠正脂代谢紊乱，尽量将CSA患者的血浆LDL-C控制于1.8mmol/L以下或至少较基础值降低50%。常用他汀类药物包括辛伐他汀20～40mg qd、阿托伐他汀10～40mg qd、普伐他汀20～40mg qd、氟伐他汀40～80mg qd、瑞舒伐他汀5～20mg。他汀类药物使用时注意监测肝功能及肌酸激酶。常用他汀类药物见血脂异常部分。

③ACEI/ARB：能降低冠心病患者的心血管疾病死亡率、非致死性心肌梗死等主要终点事件的发生风险。所有CSA伴糖尿病、高血压、合并CKD、LVEF＜40%的患者，如无禁忌证均应接受ACEI治疗，不能耐受ACEI时可改用ARB替代。常用的药物包括卡托普利12.5～50mg qd、依那普利5～10mg qd、培哚普利4～8mg qd、雷米普利5～10mg qd。ACEI类可引起干咳，不能耐受者可使用ARB类药物。常用ACEI/ARB类药物见高血压部分。

2. UA/NSTEMI的药物治疗原则和合理使用　UA患者急性期卧床休息1～3天，持续心电监护，对于合并呼吸窘迫、SaO_2＜90%或其他低氧血症高危特征的患者给予辅助氧疗。UA/NSTEMI标准的药物治疗包括抗心肌缺血治疗、抗血小板治疗和抗凝治疗，且推荐ACS患者尽早地使用他汀类药物治疗。

（1）抗缺血治疗

①硝酸酯类药物：在急性期缓解心绞痛症状及ST段回落的治疗选择中，静脉用硝酸酯类药物比舌下含服硝酸酯类药物更为有效。使用期间监测是否有头痛及低血压，在24小时内使用过磷酸二酯酶抑制药西地那非及伐地那非或48小时内使用过他达那非的患者禁用硝酸酯类药物。

②β受体阻滞药：通过降低心率、血压及心肌收缩力来减少心肌细胞耗氧量。根据患者实际情况谨慎使用，推荐用于无禁忌证的存在持续缺血症状的UA/NSTEMI患者早期（24小时内），并建议持续长期使用，目标静息心率55～60次/分。

③钙通道阻滞药：除外临床有严重左心室功能障碍、心源性休克、PR 间期＞0.24 秒或二度、三度房室传导阻滞而未置入心脏起搏器者，对于持续或反复缺血发作并且存在 β 受体阻滞药禁忌证的 NSTE – ACS 患者，CCB 可作为初始治疗选择；在应用 β 受体阻滞药和硝酸酯类药物后患者仍存在心绞痛症状或难以控制的高血压，可加用长效二氢吡啶类 CCB；可疑或证实血管痉挛性心绞痛的患者，需避免使用 β 受体阻滞药，可考虑使用 CCB 和硝酸酯类药物。短效硝苯地平一般不能用于 UA/NSTEMI。

④尼可地尔：静脉应用尼可地尔可有效控制各类心绞痛症状，尤其是微血管性心绞痛。尼可地尔建议以 2mg/h 剂量起始，最大剂量不超过 6mg/h，根据症状适当增减。

⑤肾素 – 血管紧张素 – 醛固酮受体抑制药：所有 LVEF＜40% 患者，以及糖尿病、高血压病或稳定的慢性肾病患者，如无禁忌证应开始并持续使用 ACEI，对于 ACEI 不耐受者推荐使用 ARB 替代。心肌梗死后正在接受治疗剂量的 ACEI（或 ARB）和 β 受体阻滞药且合并 LVEF≤40%、心力衰竭或糖尿病患者，如无高钾血症或明显肾功能不全（女性血肌酐＞170μmol/L 或男性血肌酐＞212.5μmol/L）者，可使用醛固酮受体拮抗药。

（2）抗血小板治疗：对于明确诊断为 NSTEMI 的患者建议无须考虑后续是否行介入治疗应尽早应用 $P2Y_{12}$ 受体拮抗药。对于 UA/NSTEMI 患者，除非有极高出血风险等禁忌证，推荐在阿司匹林基础上应联合应用一种 $P2Y_{12}$ 受体拮抗药（氯吡格雷、普拉格雷、替格瑞洛等），接受至少 1 年的双联抗血小板药（DAPT），根据缺血或出血风险的情况缩短或延长 DAPT 的时间。

①阿司匹林：通过抑制血栓素 A_2 进而抑制血小板活性，在 UA/STEMI 中使用阿司匹林可显著降低心肌梗死及死亡风险。推荐口服负荷剂量阿司匹林平片（150～300mg/次，非肠溶片），维持剂量 75～100mg/d。

②$P2Y_{12}$ 受体拮抗药：包括氯吡格雷、普拉格雷、替格瑞洛、坎格瑞洛。

氯吡格雷：氯吡格雷是无活性的前体药物（负荷剂量 300～600mg，维持剂量 75mg/d），经过肝 P450 酶系统代谢产生活性物质，该物质不可逆性抑制 $P2Y_{12}$ 受体进而影响 ADP 诱导的血小板聚集。但因个体反应差异造成的氯吡格雷抵抗值得注意，目前不推荐常规进行血小板治疗，也不推荐常规进行基因检测，需结合患者的临床个体化进行相关检测。

普拉格雷：普拉格雷也是一种前体药物（负荷剂量 60mg，维持剂量 10mg/d），对 $P2Y_{12}$ 受体产生不可逆的抑制作用，其作用效果更快、更强。推荐普拉格雷应用于氯吡格雷使用后仍有血栓事件发生的患者，但禁用于有卒中病史及 TIA 病史的患者，指南不推荐用于药物保守治疗的 ACS 患者或冠状动脉解剖不明的 UA/NSTEMI 患者。

替格瑞洛：替格瑞洛为可逆性 $P2Y_{12}$ 受体拮抗药（负荷剂量 180mg，维持剂量 90mg/次，每日 2 次），也可影响腺苷酸回摄。起效时间短，停药后血小板功能恢复较快。该药的不良反应包括非支气管痉挛所致的呼吸困难、无症状心室停搏及尿酸水平增高。替格瑞洛与其他药物有一定的相互作用，可提高辛伐他汀的血药浓度，而地尔硫䓬可能提高替格瑞洛的血药浓度，并延长替格瑞洛的消除半衰期。

坎格瑞洛：坎格瑞洛为静脉的可逆性高亲和力 $P2Y_{12}$ 受体拮抗药［负荷剂量 30μg/mg，维持剂量 4μg/（mg·h）］，半衰期极短（＜10 分钟）。能高效抑制血小板聚集，且停药后血小板功能可迅速恢复正常。

③GPⅡb/Ⅲa 受体拮抗药：可通过阻断血小板纤维蛋白原交联阻止血小板聚集。服用替格瑞洛或普拉格雷的患者因出血风险大不建议同时使用 GPⅡb/Ⅲa 受体拮抗药。阿昔单抗为

直接的 GPⅡb/Ⅲa 受体的单克隆抗体，能有效地与血小板表面的 GPⅡb/Ⅲa 受体结合从而抑制血小板的聚集。人工合成的选择性阻断血小板 GPⅡb/Ⅲa 受体的药物包括替罗非班、依替巴肽和拉米非班，主要用于计划接受 PCI 的 UA/NSTEMI 患者。

（3）抗凝治疗：抗凝药可抑制血栓生成及活性，进而减少血栓时间。常应用于中至高危的 UA/NSTEMI 患者。

①普通肝素：普通肝素使用时个体差异大，治疗窗窄，需要即时的检测［抗凝强度检测常用 ACT 和 APTT（治疗窗 50～75 秒，最高限的 1.5～2.5 倍）］。初始治疗剂量要根据血栓和出血风险及是否合并应用 GPⅡb/Ⅲa 受体拮抗药来综合确定。常用的初始剂量为 60～70U/kg，维持剂量从 12～15U/（kg·h）至最大剂量 1000U/h。PCI 过程中使用肝素可依据 ACT 控制剂量（250～350 秒，合用 GPⅡb/Ⅲa 受体拮抗药时可为 200～250 秒），也可根据体重计算用量（70～100U/kg，合用 GPⅡb/Ⅲa 受体拮抗药 50～70U/kg）。除非有特殊情况，PCI 结束后应立即停止使用普通肝素。使用期间注意及时发现特发性血小板减小性紫癜。

②低分子肝素（LMWH）：相对于普通肝素而言，LMWH 具有更好的量效曲线及安全性。NSTEMI 患者中常用依诺肝素，使用剂量为 1mg/kg，每日 2 次。当 GFR＜30ml/min（滤过面积为 $1.73m^2$）时，可减量为 1mg/kg，每日 1 次；GFR＜15ml/min（滤过面积为 $1.73m^2$）时不使用依诺肝素。常规使用无须监测 Xa 因子活性。

③磺达肝癸钠：可选择性可逆非共价结合抑制 Xa 因子的人工合成戊糖，能有效抑制血栓的形成。该药皮下给药后生物利用度可以达到 100%，清除半衰期 17 小时，无须监测 Xa 因子活性，也无须调整剂量，NSTEMI 患者推荐剂量为 2.5mg 皮下注射，每日 1 次，禁用于 GFR＜20ml/min（滤过面积为 $1.73m^2$）的患者。

④比伐卢定：比伐卢定可直接与凝血酶结合，进而有效抑制血栓形成。比伐卢定血浆半衰期为 25 分钟，肾代谢。比伐卢定剂量为静脉负荷剂量 0.1mg/kg，维持剂量 0.25mg/（kg·h）。在拟行 PCI 的患者中比伐卢定剂量可增加至 1.75mg/（kg·h），术后停用。

（4）调脂治疗：在急性期他汀类药物的应用可促使内皮细胞释放一氧化氮，长期使用他汀类药物有抗炎和稳定斑块的作用，能够降低动脉粥样硬化疾病的死亡率和发生率。对于 UA/STEMI 患者如无禁忌证应尽早启动强化他汀类药物治疗，并长期维持。对已接受中等剂量他汀类药物治疗但低密度脂蛋白胆固醇（LDL-C）仍≥1.8mmol/L 的患者，可增加他汀类药物剂量或联合依折麦布进一步降低 LDL-C。但目前我国不推荐在 PCI 术前使用负荷剂量他汀类药物。

3. STEMI 的药物治疗原则和合理使用　所有的 STEMI 患者入院后应立即给予心电图、血压和血氧饱和度监测。STEMI 发生时，应迅速给予有效镇静药，如吗啡 3mg 静脉注射，必要时每 5 分钟重复 1 次，总量不宜超过 15mg。主要是因为剧烈胸痛使患者交感神经过度兴奋而增加心肌耗氧量，并诱发快速性室性心律失常。吗啡的不良反应包括恶心、呕吐和呼吸抑制。STEMI 急救期间可静脉滴注硝酸酯类药物扩张冠状动脉并给予双联抗血小板药负荷剂量（无禁忌证时），并积极考虑再灌注治疗以挽救心肌，保护和维持心功能，并积极处理并发症。

（1）溶栓治疗：临床溶栓治疗应用促纤溶药溶解血栓，使闭塞的冠状动脉和缺血性心肌恢复血流再灌注，用以挽救濒死的心肌。不能开展急诊 PCI 的基层医院或急诊 PCI 禁忌的 STEMI 患者可首选静脉溶栓。发病 3 小时内行溶栓治疗，其临床疗效与直接 PCI 相当。当决定溶栓为再灌注策略后，推荐 STEMI 确诊后尽快启动溶栓治疗（最好在入院前开始溶栓，从确诊 STEMI 到溶栓治疗时限 10 分钟），溶栓成功后 2～24 小时内行冠状动脉造影。

第一代溶栓药物以尿激酶（UK，150 万 U 左右，于 30 分钟内静脉滴注，同时配合肝素或低分子肝素）和链激酶（SK，150 万 U 于 1 小时内静脉滴注，同时配合肝素或低分子肝素）为代表，可促使游离的纤溶酶原转变为纤溶酶溶解纤维蛋白，溶栓能力强，但作用特异性差，易发生出血、过敏等不良反应。

第二代溶栓药物以尿激酶原［pro - UK，用于 STEMI 治疗，一次用量为 50mg。先将 20mg 于 3 分钟内静脉注射完毕，余 30mg 于 30 分钟内静脉滴注完毕。同时配合肝素］、组织型纤溶酶原激活药［t - PA，首先静脉注射 15mg，继之于 30 分钟内静脉滴注 0.75mg/kg（不超过 50mg），再于 60 分钟内静脉滴注 0.5mg/kg（不超过 35mg），同时配合肝素等］，溶栓能力较第一代溶栓药物进一步提高，且特异性较好，不良反应相对较少。

第三代溶栓药物运用基因和蛋白质工程技术进行改进的瑞替普酶［r - PA，18mg（10MU）＋18mg（10MU）每次缓慢静脉注射 2 分钟以上，两次间隔 30 分钟］、替奈普酶等，溶栓快速，再通率高，半衰期长。

第四代主要为从海洋微生物中提取的血浆交联纤维蛋白降解产物 PAI - 1 抑制药，可抑制血小板脱颗粒，使血浆中 t - PA 浓度升高，增强溶栓活性，可口服，给药半衰期长。

溶栓治疗的绝对禁忌证：①既往任何时间发生过颅内出血或未知区域脑卒中；②中枢神经系统损伤、肿瘤或动、静脉畸形；③近 6 个月发生过缺血性脑卒中；④近 1 个月内有胃肠道出血；⑤近期有严重创伤/手术/头部损伤（近 2 个月内）；⑥主动脉夹层；⑦已知原因的出血性疾病（月经除外）；⑧24 小时内接受非可压迫性穿刺术（如肝活检、腰椎穿刺）。相对禁忌证：①口服抗凝药；②近 6 个月内发生短暂性脑缺血发作（TIA）；③难治性高血压［收缩压＞180mmHg 和（或）舒张压＞100mmHg］；④妊娠或产后 1 周；⑤感染性心内膜炎；⑥进展期肝病；⑦长时间或有创复苏；⑧活动性消化性溃疡。

（2）抗栓治疗

①抗血小板治疗：各种类型的 ACS 均需联合应用包括阿司匹林和 ADP 受体拮抗药在内的口服抗血小板药，负荷剂量后给予维持剂量。静脉应用 GP Ⅱb/Ⅲa 受体阻滞药主要用于接受直接 PCI 的患者。STEMI 患者抗血小板药选择和用法与 NSTEMI 相同，见本节 UA/NSTEMI 部分。

②抗凝治疗：抑制凝血酶能阻断纤维蛋白原转变为纤维蛋白这一血栓形成的关键环节。肝素在使用过程中需要监测 APTT。对于溶栓的患者，肝素/低分子肝素作为溶栓治疗的辅助联合用药。对于未溶栓治疗的患者，低分子肝素使用较为方便，对于急诊 PCI 围术期可考虑使用依诺肝素抗凝。磺达肝癸钠不推荐在急诊 PCI 期间常规使用。STEMI 患者抗凝药介绍和用法见本节 UA/NSTEMI 部分。

（3）抗心肌缺血

①硝酸酯类药物：对于 STEMI 患者，静脉滴注硝酸酯类药物用于缓解缺血性胸痛和减轻肺水肿，但须排外拟诊右心室梗死、收缩压＜90mmHg 或较基础血压降低＞30%、严重心动过缓（＜50 次/分）或心动过速（＞100 次/分）的 STEMI 患者。STEMI 患者硝酸酯类药物介绍、用法和注意事项见本节 UA/NSTEMI 部分。

②β 受体阻滞药：有利于减少复发性心肌缺血、再梗死、心室颤动及其他恶性心律失常，对降低急性期病死率有肯定的疗效。除心率＜60 次/分、中重度左心衰竭（≥killip 分级

Ⅲ级）、动脉收缩压＜100mmHg，以及二度、三度房室传导阻滞或PR间期＞0.24秒、末梢循环灌注不良、严重慢性阻塞性肺疾病、哮喘等情况，应在发病后24小时内常规口服β受体阻滞药。优选无内在拟交感活性的β受体阻滞药，但剂量应个体化。常用的有美托洛尔、比索洛尔、阿替洛尔等。

③CCB：对于STEMI不推荐使用短效二氢吡啶类CCB。地尔硫䓬和维拉帕米禁用于AMI合并房室传导阻滞、左心室功能不全、低血压（≤90mmHg）和严重窦性心动过缓患者。

（4）其他治疗

①ACEI和ARB：所有无禁忌证的STEMI患者均应给予ACEI长期治疗。小剂量起始，通常在发病24小时内起始，逐渐加量。不能耐受ACEI者用ARB替代。不推荐ACEI和ARB联合使用。

②醛固酮受体拮抗药：对STEM后LVEF≤0.40、有糖尿病或心功能不全、无明显肾功能不全且血钾≤5.0mmol/L的患者，应在ACEI治疗的基础上给予醛固酮受体拮抗药。通常剂量20～40mg/d。

③他汀类药物：STEMI患者入院后在无禁忌证情况下应尽早开始他汀类药物的治疗，且无须考虑胆固醇水平。

4.用药注意事项与患者教育　冠心病的药物治疗包括一级预防和二级预防，一级预防是指在正常人群预防冠心病的发生；二级预防是指已有冠心病，预防再发梗死和其他心血管事件的发生。

（1）一级预防：冠心病的一级预防主要针对冠心病的危险因素进行防治，主要危险因素包括年龄、性别、种族、家族史、高胆固醇血症、吸烟、糖尿病、高血压、腹型肥胖、缺乏运动、饮食缺少蔬菜水果、精神紧张等，其中高胆固醇血症、吸烟、糖尿病、高血压、腹型肥胖、缺乏运动、饮食缺少蔬菜水果、精神紧张等均是可以预防的。

①生活方式干预：控制体重、增加身体锻炼、节制饮酒、限盐、增加新鲜果蔬摄入和低脂饮食，避免过度劳累，心理平衡等。

②血脂管理：无论是否选择药物调脂治疗，都必须坚持控制饮食和改善生活方式。定期筛查血脂，强烈推荐血脂异常患者坚持日常身体锻炼和控制体重。建议低脂饮食，药物治疗推荐以他汀类药物为主。详见血脂异常章节。

③血压管理：建议定期筛查高血压，若为高血压患者，应坚持生活方式调整。在生活方式调整的同时考虑使用抗高血压药进行控制，推荐β受体阻滞药和（或）ACEI/ARB，将血压控制达标。详见高血压章节。

④血糖管理：筛查血糖，积极干预糖耐量异常，强调生活方式干预，必要时加用药物治疗，使血糖控制达标。

（2）二级预防：冠心病二级预防是指对已经发生冠心病的患者采取防治措施，目的是改善症状，降低病死、病残率，同时防止冠心病复发。冠心病二级预防用药应遵从"ABCDE"方案，一般需坚持长期的药物治疗。①A：血管紧张素转换酶抑制药（ACEI）、抗血小板治疗（anti-platelet therapy）及抗心绞痛治疗（anti-angina therapy）；②B：β受体阻滞药（β blocker）与控制血压（blood pressure control）；③C：戒烟（cigarette quitting）与控制血脂（cholesterol lowering）；④D：合理饮食（diet）与控制糖尿病（diabetes control）；⑤E：运动（exercise）与教育（education）。

（3）患者教育

①坚持生活方式改善和坚持用药：正常人群需要坚持健康的生活方式以预防冠心病，有冠心病史及其危险因素者要坚持规律用药，贯彻冠心病的一级预防和二级预防方案，防治冠心病。

②去除诱因：饱餐、烟酒摄入、精神紧张、劳累等均可能诱发冠心病，须尽量避免。

③急性发作抢救：一旦怀疑急性心肌梗死的发生，及时求救 120，若无禁忌证可立即口服 300mg 阿司匹林，舌下含服硝酸甘油，密切监测血压、心率、心律等变化。

④注意自我监测药物疗效及不良反应：冠心病二级用药方案用药品种较多，患者使用期间应密切监测血压、心率、心律等变化。如患者使用双联抗血小板药需注意监测出血相关不良反应，若发生严重出血反应需及时就诊。

三、血脂异常

【复习指导】本部分内容历年常考，应重点掌握血脂异常的药物治疗和合理用药方案优化策略，熟悉血脂异常健康教育和宣传等综合知识与技能。

（一）临床基础

血脂异常通常指血清中胆固醇和（或）甘油三酯（TG）水平升高，俗称高脂血症。近年中国成人血脂异常总体患病率高达 40.40%，较 2002 年呈大幅度上升，进而也将导致我国心血管疾病事件的增加。以低密度脂蛋白胆固醇（LDL－C）或总胆固醇（TC）升高为特点的血脂异常是动脉粥样硬化性心血管疾病（ASCVD）重要的危险因素，控制 LDL－C 或 TC 水平，可减少 ASCVD 的发病及死亡危险。

1. 血脂分型　血脂是血清中的胆固醇、TG 和类脂（如磷脂）等的总称，与临床密切相关的血脂主要是胆固醇和 TG。血脂（胆固醇和甘油三酯）不溶于水，必须与循环中的载脂蛋白（Apo）结合形成脂蛋白才能变得可溶，被运输至组织中进行代谢。脂蛋白由酯化和未酯化的胆固醇、甘油三酯、磷脂及蛋白质构成，主要为：乳糜微粒（CM）、极低密度脂蛋白（VLDL）、中间密度脂蛋白（IDL）、低密度脂蛋白（LDL）、高密度脂蛋白（HDL）和脂蛋白（a）［Lp（a）］。临床上血脂检测的基本项目为 TC、TG、LDL－C 和 HDL－C。

（1）总胆固醇（TC）：TC 是指血液中各种脂蛋白所含胆固醇的总和，受年龄与性别、饮食习惯和遗传因素等影响。①遗传因素：与脂蛋白代谢相关酶或受体基因发生突变，是引起 TC 显著升高的主要原因；②饮食习惯：长期高胆固醇、高饱和脂肪酸摄入可使 TC 升高；③年龄与性别：中青年女性低于男性，女性绝经后 TC 水平较同龄男性高。TC 水平常随年龄而上升，但 70 岁后不再上升甚或有所下降。TC 的检测结果用于计算非 HDL－C 和 VLDL－C。

（2）甘油三酯（TG）：TG 水平受遗传和环境因素的双重影响，与种族、年龄、性别及生活习惯（如饮食、运动等）有关。TG 水平受饮食和不同时间等因素的影响，测量结果波动较大。血清 TG 水平轻至中度升高者患冠心病危险性增加。当 TG 重度升高时，常可伴发急性胰腺炎。

（3）低密度脂蛋白胆固醇（LDL－C）：LDL－C 胆固醇占 LDL 比重的 50% 左右，故 LDL－C 浓度基本能反映血液 LDL 总量。影响 TC 的因素均可同样影响 LDL－C 水平。LDL－C 增高是动脉粥样硬化发生、发展的主要危险因素，LDL 很可能是这种慢性炎症始动和维持的基本要素。目前临床采用 LDL－C 作为 ASCVD 危险性的评估指标。

（4）高密度脂蛋白胆固醇（HDL－C）：HDL 负责胆固醇逆转运，减少胆固醇在血管壁的沉积，起到抗动脉粥样硬化作用。因为 HDL 中胆固醇含量比较稳定，故目前多通过检测其所含胆固醇的量，间接了解血中 HDL 水平。HDL－C 高低也明显受遗传因素影响。大量的流行病学资料表明，血清 HDL－C 水平与 ASCVD 发病危险呈负相关。

2. 血脂水平分层标准　血脂异常的主要危害是增加 ASCVD 的发病危险。目前我国的血脂水平分层标准见表 10－9（参考 2016 中国血脂异常防治指南）。

表 10－9　血脂水平分层标准（适用于中国 ASCVD 一级预防人群，单位 mmol/L）

分层	TC	LDL－C	HDL－C	非 HDL－C	TG
理想水平		<2.6		<3.4	
合适水平	<5.2	<3.4		<4.1	<1.7
边缘升高	≥5.2 且<6.2	≥3.4 且<4.1		≥4.1 且<4.9	≥1.7 且<2.3
升高	≥6.2			≥4.9	≥2.3
降低			<1.0		

3. 血脂异常的分类　血脂异常的分类较为复杂，最简单的有病因分类和临床分类 2 种，最实用的是临床分类。

（1）血脂异常病因分类

①继发性高脂血症：是指其他疾病或药物等因素所引起的血脂异常。可引起血脂异常的疾病主要有：甲状腺功能减退症、肝病、肥胖、系统性红斑狼疮、糖尿病、糖原累积综合征、肾病综合征、肾衰竭、骨髓瘤、急性卟啉病、多囊卵巢综合征、脂肪萎缩症等。此外，某些药物如利尿药、非心脏选择性 β 受体阻滞药、糖皮质激素等也可能引起继发性血脂异常。

②原发性高脂血症：在排除了继发性高脂血症后即可诊断原发性高脂血症。除了不良生活方式（如高脂高糖高能量饮食、过度饮酒等）与血脂异常有关，大部分原发性高脂血症是由于单一基因或多个基因突变所致，如 LDL 受体基因缺陷引起的家族性高胆固醇血症。

（2）血脂异常临床分类：从实用角度出发，血脂异常可进行简易的临床分类（表 10－10）。

表 10－10　血脂异常的临床分类

	TC	TG	HDL－C	相当于 WHO 表型
高胆固醇血症	增高			Ⅱa
高 TG 血症		增高		Ⅳ、Ⅰ
混合型高脂血症	增高	增高		Ⅱb、Ⅱ、Ⅳ、Ⅴ
低 HDL－C 血症			降低	

（3）血脂异常的治疗原则：血脂异常治疗的宗旨是防控 ASCVD，降低心肌梗死、缺血性卒中或冠心病死亡等心血管临床事件发生危险。由于遗传背景和生活环境不同，个体罹患 ASCVD 危险程度显著不同，调脂治疗能使 ASCVD 患者或高危人群获益。临床需根据个体 ASCVD 危险程度，决定是否启动药物调脂治疗。

①调脂治疗靶点：血脂异常尤其是 LDL－C 升高是导致 ASCVD 发生、发展的关键因

素。国内外血脂异常防治指南均强调，LDL－C 在 ASCVD 发病中起着核心作用，推荐以 LDL－C 为首要干预靶点。而非 HDL－C 可作为次要干预靶点。

②调脂目标值设定：根据 ASCVD 的不同危险程度，确定调脂治疗需要达到的胆固醇基本目标值。凡临床上诊断为 ASCVD（急性冠状动脉综合征、血运重建术后、稳定型冠心病、缺血性心肌病、短暂性脑缺血发作、缺血性卒中、外周动脉粥样硬化病等）患者均属极高危人群。符合如下条件之一者直接列为高危人群：LDL－C≥4.9mmol/L；1.8mmol/L≤LDL－C＜4.9mmol/L 且年龄在 40 岁及以上的糖尿病患者。符合上述条件的极高危和高危人群不需要按危险因素个数进行 ASCVD 危险分层。而其他非 ASCVD 人群中，则需根据胆固醇水平和危险因素的严重程度及其数目多少，进行危险评估，将其按照不同组合的 ASCVD 10 年发病平均危险按≥10%、5%～9%、＜5% 分为高危、中危或低危（表 10－11），根据评估结果再对 ASCVD10 年发病危险为中危的人群进行 ASCVD 余生危险的评估，以便识别出中青年 ASCVD 余生危险为高危的个体，对包括血脂在内的危险因素进行早期干预。对于 ASCVD 10 年发病危险为中危的人群，如果具有以下任意 2 项及以上危险因素者，其 ASCVD 余生危险为高危，这些危险因素包括：收缩压≥160mmHg 或舒张压≥100mmHg；体重指数（BMI）≥28kg/m²；吸烟；非 HDL－C≥5.2mmol/L；HDL－C＜1.0mmol/L。

表 10－11　ASCVD 危险分层方案

危险因素	个数	血清胆固醇水平分层（mmol/L）		
		3.1≤TC＜4.1 或 1.8≤LDL－C＜2.6	4.1≤TC＜5.2 或 2.6≤LDL－C＜3.4	5.2≤TC＜7.2 或 3.4≤LDL－C＜4.9
无高血压	0～1	低危	低危	低危
	2	低危	低危	中危
	3	低危	中危	中危
有高血压	0	低危	低危	低危
	1	低危	中危	中危
	2	中危	高危	高危
	3	高危	高危	高危

由个体心血管疾病发病危险程度决定需要降低 LDL－C 的目标值。不同 ASCVD 危险人群降 LDL－C/非 HDL－C 治疗达标值不同，见表 10－12。

表 10－12　不同 ASCVD 危险人群降 LDL－C/非 HDL－C 治疗达标值

危险等级	LDL－C	非 HDL－C
低危、中危	＜3.4mmol/L	＜4.1mmol/L
高危	＜2.6mmol/L	＜3.4mmol/L
极高危	＜1.8mmol/L	＜2.6mmol/L

如果 LDL－C 基线值较高，若现有的调血脂药标准治疗 3 个月后，难以使 LDL－C 降至

基本目标值，则可考虑将 LDL－C 至少降低 50% 作为替代目标。临床上也有部分极高危患者 LDL－C 基线值已在基本目标值以内，这时可将其 LDL－C 从基线值降低 30% 左右。

③调脂达标策略：为了调脂达标，临床上应首选他汀类调血脂药。他汀类药物调脂疗效的特点是每种他汀的起始剂量均有良好调脂疗效，临床上依据患者血脂基线水平起始应用中等强度他汀，根据个体调脂疗效和耐受情况，适当调整剂量，若胆固醇水平不达标，与其他调血脂药（如依折麦布）联合应用，可获得安全有效的调脂效果。

④其他血脂异常的干预措施及目标值：除积极干预胆固醇外，其他血脂异常是否也需要进行处理，尚缺乏相关临床试验获益的证据。血清 TG 的合适水平为＜1.7mmol/L，当血清 TG≥1.7mmol/L 时，首先应用非药物干预措施，包括治疗性饮食、减轻体重、减少饮酒等。若 TG 水平仅轻、中度升高（2.3～5.6mmol/L），为了防控 ASCVD 危险，经他汀类药物治疗后，如非 HDL－C 仍不能达到目标值，可在他汀类药物基础上加用贝特类、高纯度鱼油制剂等。对于严重高 TG 血症患者，即空腹 TG≥5.7mmol/L，应首先考虑使用主要降低 TG 和 VLDL－C 的药物（如贝特类、高纯度鱼油制剂或烟酸）。对于 HDL－C＜1.0mmol/L 者，主张控制饮食和改善生活方式，目前无药物干预的足够证据。

⑤生活方式干预：饮食治疗和生活方式改善是治疗血脂异常的基础措施。无论是否进行调血脂药治疗，都必须坚持控制饮食和改善生活方式。良好的生活方式包括坚持心脏健康饮食、规律运动、远离烟草和保持理想体重。

⑥治疗过程的监测：饮食与非药物治疗者，开始 3～6 个月应复查血脂水平，如血脂控制达到建议目标，则继续非药物治疗，但仍须每 6 个月至 1 年复查，长期达标者可每年复查 1 次。服用调血脂药者，需要进行更严密的血脂监测。首次服用调血脂药者，应在用药 6 周内复查血脂及转氨酶和肌酸激酶（如果血清转氨酶大于正常值上限 3 倍、肌酸激酶＞正常值 10 倍以上，并伴有弥散性的肌痛、肌无力、赤褐色尿等情况应考虑为肌病，可考虑减量或停药）。如血脂能达到目标值，且无药物不良反应，逐步改为每 6～12 个月复查 1 次；如血脂未达标且无药物不良反应者，每 3 个月监测 1 次。如治疗 3～6 个月后，血脂仍未达到目标值，则需调整调血脂药剂量或种类，或联合应用不同作用机制的调血脂药进行治疗。每当调整调血脂药种类或剂量时，都应在治疗 6 周内复查。治疗性生活方式改变和调血脂药治疗必须长期坚持，才能获得良好的临床益处。

（二）药物治疗

1. 治疗药物的选择和合理使用　临床可供选择的调血脂药有很多种，大体上可分为两大类：主要降低胆固醇的药物及主要降低 TG 的药物。他汀类药物是血脂异常药物治疗的基石，推荐将中等强度的他汀作为中国血脂异常人群的常用药物，他汀不耐受或胆固醇水平不达标者或严重混合型高脂血症者应考虑调血脂药的联合应用，注意观察调血脂药的不良反应。

（1）主要降低胆固醇的药物：包括他汀类药物、胆固醇吸收抑制药、普罗布考、胆酸螯合剂及其他调血脂药（脂必泰、多廿烷醇）等。

①他汀类药物：他汀类药物也叫羟甲戊二酰辅酶 A（HMG－CoA）还原酶（胆固醇合成的限速酶）抑制药，能够竞争性抑制胆固醇合成限速酶 HMG－CoA 还原酶，从而阻断胆固醇的合成。同时他汀类药物也能增加肝 LDL 受体的转化，加速血清 LDL 分解代谢，此外他汀类还可通过肝载脂蛋白 B 分泌介导作用减少 VLDL 的生成。因此他汀类药物能够显著降低血清 TC、LDL－C（30%～63%）和 ApoB 水平，也能在一定程度上降低血清 TG 水平

（20%～40%）和轻度升高 HDL－C 水平（约 5%）。他汀类药物适用于高胆固醇血症、混合性高脂血症和 ASCVD 患者。目前国内临床上有洛伐他汀、普伐他汀、辛伐他汀、氟伐他汀、阿托伐他汀、瑞舒伐他汀和匹伐他汀。不同种类与剂量的他汀类药物降胆固醇幅度有较大差别，但任何一种他汀剂量倍增时，LDL－C 进一步降低幅度仅约 6%，即所谓"他汀疗效6% 效应"。他汀类药物可在任何时间段每天服用 1 次，但在晚上服用时 LDL－C 降低幅度可稍有增多。他汀类药物取得预期疗效后应继续长期应用，如能耐受应避免停用。如果应用他汀类药物后发生不良反应，可采用换用另一种他汀、减少剂量、隔日服用或换用非他汀类调血脂药等方法处理。他汀治疗产生的临床获益来自 LDL－C 降低效应。不同种类与剂量的他汀降低 LDL－C 幅度见表 10－13。

表 10－13 他汀类药物降胆固醇强度

高强度 （每日剂量可降低 LDL－C≥50%）	中等强度 （每日剂量可降低 LDL－C 25%～50%）
阿托伐他汀 40～80mg	阿托伐他汀 10～20mg
瑞舒伐他汀 20mg	瑞舒伐他汀 5～10mg
	氟伐他汀 80mg
	洛伐他汀 40mg
	匹伐他汀 2～4mg
	普伐他汀 40mg
	辛伐他汀 20～40mg
	血脂康 1.2g

注：阿托伐他汀 80mg，国人须谨慎使用

绝大多数人对他汀类药物的耐受性较好，其不良反应多见于接受大剂量他汀治疗者，常见表现如下：肝功能异常，主要表现为转氨酶升高，发生率为 0.5%～3.0%，呈剂量依赖性，当肝酶＞3 倍正常值最高上限时可考虑减量或停用，一般可恢复正常；肌肉不良反应，包括肌痛、肌炎和横纹肌溶解，患者有肌肉不适和（或）无力且连续检测肌酸激酶呈进行性升高时，应减少他汀类药物剂量或停用；他汀增加新发糖尿病的风险，发生率 10%～12%，考虑利大于弊，应坚持服用；认知功能障碍，但多为一过性的，发生概率不高。他汀类药物的其他不良反应还包括头痛、失眠、抑郁及消化不良、腹泻、腹痛、恶心等消化道症状。他汀类药物不宜与环孢素、雷公藤、环磷酰胺、大环内酯类抗菌药物、唑类抗真菌药等合用。儿童、孕妇、哺乳期妇女和备孕的妇女不宜服用。

②胆固醇吸收抑制药：依折麦布口服后迅速吸收，作用于小肠细胞刷状缘，能有效抑制肠道内胆固醇的吸收，而不影响甘油三酯或脂溶性维生素的吸收。适用于高胆固醇血症和以胆固醇升高为主的混合型高脂血症，单药或联合他汀治疗。依折麦布推荐剂量为 10mg/d。依折麦布的安全性和耐受性良好，其不良反应轻微且多为一过性，主要表现为头痛和消化道症状，与他汀联用也可发生转氨酶增高和肌痛等副作用，禁用于妊娠期和哺乳期。

③普罗布考：可轻度降低 LDL－C，显著降低 HDL－C；可增强 LDL 对氧化修饰为更致动脉粥样硬化形式的抵抗力；可促进纯合子 FH 患者皮肤及肌腱黄色瘤的再吸收。普罗布考

常用剂量为每次0.5g，每日2次。主要适用于高胆固醇血症，尤其是家族性高胆固醇血症及黄色瘤患者，有减轻皮肤黄色瘤的作用。常见不良反应为胃肠道反应；也可引起头晕、头痛、失眠、皮疹等；极为少见的严重不良反应为Q-T间期延长。室性心律失常、Q-T间期延长、血钾过低者禁用。

④胆酸螯合剂：胆酸螯合剂为碱性阴离子交换树脂，可阻断肠道内胆汁酸中胆固醇的重吸收（其有效率通常为90%），包括考来烯胺、考来替泊和考来维仑。临床用法：考来烯胺每次5g，每日3次；考来替泊每次5g，每日3次；考来维仑每次1.875g，每日2次。与他汀类联用，可明显提高调脂疗效。常见不良反应有胃肠道不适、便秘和影响某些药物的吸收。此类药物的绝对禁忌证为异常β脂蛋白血症和血清TG>4.5mmol/L。

⑤其他调血脂药：脂必泰是一种红曲与中药（山楂、泽泻、白术）的复合制剂。常用剂量为每次0.24～0.48g，每日2次，具有轻中度降低胆固醇作用。该药的不良反应少见。多甘烷醇是从甘蔗蜡中提纯的一种含有8种高级脂肪伯醇的混合物，常用剂量为10～20mg/d，调脂作用起效慢，不良反应少见。

（2）主要降低TG的药物：有3种主要降低TG的药物，包括贝特类、烟酸类和高纯度鱼油制剂。

①贝特类：贝特类通过激活过氧化物酶体增殖物激活受体α（PPARα）和激活脂蛋白脂酶（LPL）而降低血清TG水平和升高HDL-C水平。适用于高甘油三酯血症和以甘油三酯升高为主的混合型高脂血症。常用的贝特类药物有：非诺贝特片每次0.1g，每日3次；微粒化非诺贝特每次0.2g，每日1次；吉非贝齐每次0.6g，每日2次；苯扎贝特每次0.2g，每日3次。常见不良反应与他汀类药物类似，包括肝、肌肉和肾毒性等，血清肌酸激酶和ALT水平升高的发生率均<1%。临床试验结果荟萃分析提示贝特类药物能使高TG伴低HDL-C人群心血管事件危险降低10%左右，以降低非致死性心肌梗死和冠状动脉血运重建术为主，对心血管疾病死亡、致死性心肌梗死或卒中无明显影响。禁用于肝、肾功能不全者及儿童、孕妇和哺乳期妇女。

②烟酸类：烟酸也称作维生素B_3，大剂量时抑制肝生成VLDL，从而抑制生成VLDL的代谢产物LDL，通过减少胆固醇从HDL到VLDL的脂质转运，以及通过延缓HDL清除这两种途径，它可使HDL-C水平升高多达30%～35%。适用于高甘油三酯血症和以甘油三酯升高为主的混合型高脂血症。烟酸有普通和缓释2种剂型，以缓释剂型更为常用。缓释片常用量为每次1～2g，每日1次。建议从小剂量（0.375～0.5g/d）开始，睡前服用，4周后逐渐加量至最大常用剂量。最常见的不良反应是颜面潮红，其他有肝损害、高尿酸血症、高血糖、棘皮症和消化道不适等。慢性活动性肝病、活动性消化性溃疡和严重痛风者禁用。阿昔莫司是不良反应较少的烟酸类衍生物，每次0.25g，每日1～3次。

③高纯度鱼油制剂：鱼油主要成分为n-3脂肪酸即ω-3脂肪酸。常用剂量为每次0.5～1.0g，每日3次，主要用于治疗高TG血症。不良反应少见，发生率2%～3%，包括消化道症状，少数病例出现转氨酶或肌酸激酶轻度升高，偶见出血倾向。

（3）其他新型调血脂药

①前蛋白转化酶枯草溶菌素/kexin9型（PCSK9）抑制药：PCSK9是肝合成的分泌型丝氨酸蛋白酶，可与LDL受体结合并使其降解，从而减少LDL受体对血清LDL-C的清除。通过抑制PCSK9，可阻止LDL受体降解，促进LDL-C的清除，显著降低LDL-C水平。PCSK9抑制药以PCSK9单克隆抗体发展最为迅速，其中alirocumab、evolocumab和bococizumab 研究较多。研究结果显示 PCSK9 抑制药无论单独应用或与他汀类药物联合应用均明显降低血清 LDL－C 水平，同时可改善其他血脂指标，包括 HDL－C，Lp（a）等。该药可使 LDL－C 降低 40%～70%，并可减少心血管事件。至今尚无严重或危及生命的不良反应报道。

②微粒体 TG 转移蛋白抑制药：洛美他派主要用于治疗家族性胆固醇血症。可使 LDL－C 降低约 40%。该药不良反应发生率较高，主要表现为转氨酶升高或脂肪肝。

③载脂蛋白 B_{100} 合成抑制药：米泊美生是第 2 代反义寡核苷酸，针对 ApoB 信使核糖核酸（mRNA）转录的反义寡核苷酸，减少 VLDL 的生成和分泌，降低 LDL－C 水平，可使 LDL－C 降低 25%。适用于家族性高胆固醇血症。该药最常见的不良反应为注射部位反应，包括局部红疹、肿胀、瘙痒、疼痛，绝大多数不良反应属于轻中度。

（4）调血脂药联合应用：联合用药可能是血脂异常干预措施的趋势，优势在于提高血脂控制达标率，同时降低不良反应发生率。由于他汀类药物作用肯定、不良反应少、可降低总死亡率，联合调脂方案多由他汀类与另一种作用机制不同的调血脂药组成。针对调血脂药的不同作用机制，有不同的药物联合应用方案。常用的有他汀联合依折麦布（协同调脂，依折麦布不增加他汀类的不良反应，联合治疗适用于中等强度他汀治疗胆固醇水平不达标或不耐受者）、他汀联合贝特（能更有效降低 LDL－C 和 TG 水平及升高 HDL－C 水平，但两者合用发生肌病的危险性增加）、他汀联合 PCSK9 抑制药（PCSK9 抑制药可阻止 LDL 受体降解，促进 LDL－C 的清除，两者合用更大程度的降低 LDL－C 水平）、他汀联合 n－3 脂肪酸（治疗混合型高脂血症，且不增加各自的不良反应。不宜长期较大剂量服用 n－3，有增加出血的危险及增加糖尿病和肥胖患者热卡摄入）。

（5）调血脂药的选择

①高胆固醇血症：首选他汀类，如单用他汀类药物不能使血脂达标可加用依折麦布，强化降脂。

②高甘油三酯血症：首选贝特类，也可选用烟酸类和 n－3 脂肪酸，对于重度高 TG 血症可联合应用贝特类和 n－3 脂肪酸制剂。

③混合型高脂血症：一般首选他汀类，但如果 TG≥5.65mmol/L 时，应首选降低 TG，以免发生急性胰腺炎的危险。如果 TC、LDL－C 与 TG 均显著升高或单药效果不佳可考虑联合用药。他汀类和贝特类联合可明显控制血脂，但由于他汀类和贝特类药物代谢途径相似，均有潜在损伤肝功能的可能，并有发生肌炎和疾病的危险，合用时发生不良反应的可能性增加，若联合使用宜用小剂量，不宜在同一时间服用，监测的情况下逐渐加量。

④低 HDL－C 血症：可供选择的药物较少，且升高 HDL－C 能否带来临床获益目前无相关证据。

（6）其他治疗措施：大部分血脂异常的患者，通过饮食、运动和药物的控制一般都能达标，然而有极少数的患者血脂水平非常高，多有基因异常，如家族性高胆固醇血症患者，可以选择脂蛋白血浆置换、部分回肠旁路手术、肝移植和门腔静脉分流术等作为辅助治疗措施，尤其是脂蛋白血浆置换效果肯定，可使 LDL－C 水平降低 55%～70%，长期治疗可使皮肤黄色瘤消退。

2. 用药注意事项与患者教育

（1）改善生活方式：血脂异常与饮食和生活方式有密切关系，饮食治疗和改善生活方式是血脂异常治疗的基础措施。无论是否选择调血脂药治疗，都必须坚持饮食和改善生活方式。

①建议每日饮食的胆固醇摄入量小于300mg，脂肪酸摄入量应小于总能量的7%。高TG血症者更应尽可能减少每日摄入脂肪总量，每日烹调油应少于30g。建议每日碳水化合物摄入量占总能量的50%～65%。每日饮食应包含25～40g膳食纤维（其中7～13g为水溶性膳食纤维）。食物添加剂如植物固醇/烷醇（2～3g/d）、水溶性/黏性膳食纤维（10～25g/d）有利于血脂控制，但应长期监测其安全性。

②控制体重，减少每日食物总能量，改善饮食结构，增加身体活动，可使超重和肥胖者体重减少10%以上。维持健康体重有利于血脂控制。

③身体活动，建议每周5～7天，每次30分钟中等强度的有氧运动，对于ASCVD患者需要先评估运动安全性再运动。

④戒烟，完全戒烟和有效避免吸入二手烟，有利于防止ASCVD，必要时选择咨询、药物等辅助戒烟。

⑤限制饮酒，中等量饮酒（女性每日10～20g酒精，男性每日20～30g酒精）能升高HDL－C水平，提倡限制饮酒。

（2）用药注意事项

①坚持长期用药：高脂血症、ASCVD疾病或糖尿病等患者均需在医师的指导下长期甚至终生接受调脂治疗。

②由于胆固醇在晚上合成较多，睡前服药效果更好。如果他汀类与贝特类药物合用，推荐贝特类在早上，他汀类在晚上服用以减少不良反应发生。

③注意调血脂药的不良反应，少数患者可能有轻微的腹部不适、厌食、恶心、呕吐和便秘等，也可能会有肝功能、肌酶的升高，注意监测。

④合用其他药品，如大环内酯类、维拉帕米、地尔硫䓬、环孢素等可能会增加他汀类药物的不良反应，尽量避免合用。

⑤不要擅自选择中草药替代或联合调血脂药使用，以免延误病情等。

四、心力衰竭

【复习指导】本部分内容历年偶考，应重点掌握发热的指标及药物治疗方案，熟悉退热药的用药注意事项。

心力衰竭（heart failure，HF）（简称心衰）是由于各种器质性或功能性心脏疾病导致的以心室收缩或舒张功能受损为特征的一组临床综合征。心衰患者的心排血量不能满足机体组织代谢需要，往往有肺循环和（或）体循环淤血，器官、组织血液灌注不足的临床表现。心衰是各种心脏疾病发展的终末期阶段，已经成为心血管疾病患者的主要死因。本章药物治疗部分侧重慢性心衰的药物治疗。

（一）临床基础

1. 病因　心衰的病因很多，原发性或继发性心肌损害、疾病导致的心脏负荷过重或不足等都可能导致心衰。其中，高血压、主动脉瓣狭窄、肺动脉高压、肺动脉狭窄等左、右心室收缩期射血阻力增加的疾病会增加心脏的压力负荷（后负荷），心肌代偿性肥厚以保证射血量，继而导致心肌重构而失代偿；而心脏瓣膜关闭不全及左、右心或动、静脉分流等先天性心脏病会导致心脏容量负荷（前负荷）过重，心室腔代偿性扩大超出限度后出现失代偿。近年来流行病学研究显示，冠心病、高血压已成为慢性心力衰竭的主要病因，风湿性心脏病的比例在逐渐下降，但瓣膜性心脏病仍不可忽视。心衰常在原有心脏疾病基础上，由一些增加心脏负荷的因素诱发或加重。心衰的常见诱因包括：感染、出血和贫血、心律失常，以及水、电解质紊乱和（或）酸碱平衡失调、肾衰竭、使用药物等。

2. 类型

（1）按照发生急缓和严重程度，心衰可分为急性心衰和慢性心衰。急性心衰发病急骤，主因急性的严重心肌损害、心律失常或突然加重的心脏负荷，使心脏在短时间内发生心排血量急剧减少而致心衰。临床上以急性左侧心衰最为常见，表现为急性肺水肿或心源性休克。慢性心衰多见于临床，起病、发展缓慢，一般均有代偿性心脏扩大或肥厚及其他代偿机制的参与。

（2）按照左心室射血分数（LVEF）情况，可分为射血分数降低性心衰（LVEF＜40%）和射血分数保留型心衰（LVEF≥50%），传统概念中前者称为收缩性心衰，后者称为舒张性心衰。LVEF 在 40%～49% 者称为中间范围射血分数心衰，这类患者常同时存在轻度的收缩功能障碍和舒张功能不全。

（3）按照心衰的临床表现，又可为左侧心力衰竭、右侧心力衰竭和全心衰竭。

3. 临床表现　不同类型的心衰临床表现不同，临床上左侧心力衰竭最为常见。

（1）左侧心力衰竭：由左心室代偿功能不全所致，以肺循环淤血为主要特征。具体可见以下临床表现。

①不同程度的呼吸困难：左侧心衰最早出现劳力性呼吸困难；当肺淤血达到一定程度时，患者不能平卧，表现为端坐呼吸；部分患者夜间会出现阵发性呼吸困难。当左侧心衰呼吸困难严重时，可出现肺部哮鸣音，称为"心源性哮喘"。长期慢性淤血肺静脉压力升高，导致肺循环和支气管血液循环之间在支气管黏膜下形成侧支，此种血管一旦破裂可引起大咯血。

②心排血量不足：器官、组织灌注不足及代偿性心率加快，会导致乏力、疲倦、头晕、心悸。

③肾灌注不足：肾灌注不足会导致少尿及肾损害症状。

（2）右侧心力衰竭：临床表现以体静脉淤血为主，具体可表现为：消化道淤血导致的腹胀、食欲缺乏、恶心、呕吐；身体低垂部位的对称性可压凹性水肿、颈静脉怒张、肝淤血、肝大等。

（3）全心衰竭：左侧心衰后继发右侧心衰，形成的全心衰竭，常表现出左侧、右侧心衰的症状。

（二）药物治疗

心衰的治疗旨在减轻疾病症状、提高生活质量、降低死亡率与住院率。治疗时应采取综合施治，包括对高血压、高血糖等危险因素的早期管理，生活方式、体重及饮食管理，合理休息、适当运动，以及针对病因、诱因的治疗。

1. 治疗药物的合理使用

慢性心衰的治疗药物包括利尿药、血管紧张素 - 肾素 - 醛固酮系统（RAAS）抑制药、β 受体阻滞药、正性肌力药等。

（1）利尿药：是心力衰竭治疗中改善症状的基石。通过促进尿钠的排泄，消除水钠潴留，利尿药能快速缓解心衰症状，消除肺水肿和外周水肿。但是使用利尿药时应谨慎，不恰当地大剂量使用利尿药则会导致血容量不足，发生低血压、肾功能不全和电解质紊乱。

①袢利尿药：为强效利尿药，主要作用于髓袢升支粗段髓质部，特别适用于有明显液体

潴留或伴肾功能受损的患者。常用药物包括呋塞米、托拉塞米、布美他尼。轻度心衰患者可口服呋塞米 20mg，每日 1 次，2～4 小时疗效达高峰；对重度慢性心力衰竭患者用量可增至 100mg，每日 2 次。40mg 呋塞米、10mg 托拉塞米、1mg 布美他尼三者利尿效果相当。低血钾是这类利尿药的主要副作用，必须注意补钾。

②噻嗪类利尿药：为中效利尿药，作用于肾远曲小管近端和髓袢升支远端，适用于有轻度液体潴留、伴高血压而肾功能正常的心力衰竭患者。常用氢氯噻嗪，起始剂量为 25mg，每日 1 次，可逐渐加量。当氢氯噻嗪的最大效应剂量为 100mg/d（剂量 - 效应曲线已达平台期），再增量亦无效。噻嗪类利尿药可引起高尿酸血症，长期大剂量应用还会干扰糖、胆固醇代谢，临床应用时需注意监测。

③保钾利尿药：低效利尿药，作用于肾远曲小管远端，干扰醛固酮的作用或直接抑制 $Na^+ - K^+$ 交换起保钾作用，常与噻嗪类利尿药或袢利尿药合用。主要药物有：螺内酯 20mg，每日 3 次；氨苯蝶啶 50～100mg，每日 2 次；阿米洛利 5～10mg，每日 2 次。可能产生高钾血症。

④血管加压素 V_2 受体阻滞药：通过结合 V_2 受体减少水的重吸收，不增加排钠，因此用于治疗伴有低钠血症或常规利尿药治疗效果不佳的心力衰竭，代表药托伐普坦，主要不良反应为高钠血症。

（2）肾素 - 血管紧张素 - 醛固酮系统（RAAS）抑制药：在心室重塑和心力衰竭的发展过程中，肾素 - 血管紧张素 - 醛固酮系统具有重要作用。短期的 RAAS 激活可以维持循环稳态，但持久激活却会导致心肌重构、心脏功能进行性恶化、肾及其他器官的损伤。具体药物如下。

①血管紧张素转换酶抑制药（ACEI）：作为心力衰竭药物治疗的基石，血管紧张素转换酶抑制药是第一类被证实能降低心力衰竭患者死亡率的药物。ACEI 用于心力衰竭的作用机制是多方面的，包括抑制肾素血管紧张素系统（RAS），抑制交感神经兴奋性的作用，改善和延缓心室重塑；抑制缓激肽的降解，增加缓激肽的浓度，进而扩张血管，对抗组织增生。除此以外，ACEI 还可改善内皮功能，降低细胞因子水平，减轻高凝状态，调节血浆纤溶活性，影响肺功能，影响舒张功能，影响动脉顺应性等。总之，ACEI 可以改善心衰患者血流动力学、减轻淤血、降低心衰患者代偿性神经 - 体液的不利影响，限制心肌、小血管的重塑，最终延缓充血性心力衰竭的进展，降低远期死亡率的目的。ACEI 目前种类很多，常用药物有：卡托普利是最早应用的 ACEI，用量 12.5～25mg，每日 2 次；贝那普利半衰期较长且为肝、肾双通道代谢，适用于早期肾损害患者，用量为 5～10mg，每日 1 次；培哚普利、咪达普利、赖诺普利亦为长效制剂。重症心衰患者应在配合其他治疗下，自极小量开始逐渐加量使用 ACEI，至慢性期长期维持终生用药。ACEI 的常见不良反应有低血压、肾功能一过性恶化、高血钾及干咳等。无尿性肾衰竭及妊娠期、哺乳期妇女，以及对 ACEI 过敏者禁用本类药物。

②血管紧张素受体阻滞药（ARB）：血管紧张素受体阻滞药作用机制与 ACEI 相同甚至更完全，但缺少抑制缓激肽降解作用，因此干咳和血管性水肿的副作用较少见。目前，ARB 治疗心力衰竭的临床对照研究的经验尚不及 ACEI，通常不作为心衰患者首选，多用于 ACEI 无法耐受者。研究证明，ACEI 与 ARB 联用并不能使心衰患者获益更多，反而增加不良反应，特别是低血压和肾损害的发生，因此不主张心衰患者 ACEI 与 ARB 联合应用。常用 ARB 有坎地沙坦、氯沙坦、缬沙坦等，除干咳外，ARB 的不良反应及用药注意事项与 ACEI

类似。

③醛固酮受体阻滞药的应用：螺内酯等抗醛固酮制剂作为保钾利尿药，能阻断醛固酮效应，抑制心血管重塑，改善心衰的远期预后。但应注意监测血钾，近期有肾功能不全、血肌酐升高或高钾血症者不宜使用。包括依普利酮等。

④肾素抑制药：血浆肾素活性是动脉粥样硬化、糖尿病和心力衰竭等患者发生心血管事件和预测死亡率的独立危险因素。阿利吉仑直接抑制肾素，并阻断噻嗪类利尿药、ACEI/ARB 应用所致的肾素堆积，有效降压且对心率无明显影响。其安全性及疗效仍有待进一步研究。

（3）β 受体阻滞药：β 受体阻滞药可抑制交感神经激活对心力衰竭的不利作用，降低心率，减少儿茶酚胺类刺激，从而减轻心衰患者症状、降低死亡率和住院率、改善预后。在已接受 ACEI 治疗的患者中仍能观察到 β 受体阻滞药的上述益处，说明这两种神经内分泌系统阻滞药的联合应用具有叠加效应。在无禁忌证的情况下，推荐对当前或既往存在心力衰竭且 LVEF≤40% 的患者，使用卡维地洛、琥珀酸美托洛尔缓释制剂或比索洛尔。经证明以上三种 β 受体阻滞药可降低心衰患者死亡率，其他 β 受体阻滞药的临床试验尚未发现类似获益，心衰患者应避免使用具有内在拟交感活性的 β 受体阻滞药。心功能不全的患者起始应小剂量应用 β 受体阻滞药，其中琥珀酸美托洛尔每日 12.5mg、比索洛尔每日 1.25mg、卡维地洛每日 6.25mg，并逐渐增加达最大耐受剂量并长期维持。临床疗效常在用药后 2～3 个月才出现。对于存在体液潴留的患者应与利尿药同时使用。

（4）正性肌力药：又称正变力性药物或强心药，是指能够增强心肌收缩力的药物，使心肌收缩敏捷而有力、心搏出量明显增加、左心室压力上升的最大速率加快，从而改善心力衰竭时的血流动力学状况。射血分数正常的心力衰竭不需要正性肌力支持。常用的正性肌力药主要分为洋地黄苷类和其他正性肌力药物，前者有地高辛、毒毛花苷 K、毛花苷丙和去乙酰毛花苷；后者包括儿茶酚胺类强心药（如多巴酚丁胺和多巴胺）、磷酸二酯酶抑制药（如米力农）。

①洋地黄类药物：洋地黄用于治疗心力衰竭已经有超过 200 年的历史，临床试验证据支持左心室收缩功能障碍的心衰患者使用地高辛治疗，尤其是有晚期症状的患者，但并没有证据表明地高辛可改善生存率。洋地黄通过抑制心肌细胞中钠钾 - ATP 酶，导致细胞内钙离子浓度升高，进而改善单个心肌细胞的收缩性能及总体左心室收缩功能。同时，洋地黄还可通过抑制交感神经传出信号和增加副交感神经张力来发挥抗肾上腺素作用。此外，洋地黄类药物可作用于肾小管细胞，减少钠的重吸收并抑制肾素分泌。

地高辛口服片剂每日 1 次 0.125mg 起始并维持，70 岁以上老年患者或肾功能障碍的患者宜减量，口服后经小肠吸收 2～3 小时血药浓度达高峰，4～8 小时获最大效应，连续口服相同剂量 7 天后血药浓度可达有效稳态，相比于既往负荷剂量给药法可有效降低洋地黄中毒的发生率。毒毛花苷 K、毛花苷丙和去乙酰毛花苷为快速起效的静脉注射制剂，适用于心力衰竭急性期或急性加重期。

洋地黄的适应证：主要有伴有快速心房颤动/心房扑动的收缩性心力衰竭，是应用洋地黄的最佳指征，包括扩张型心肌病、二尖瓣或主动脉瓣病变、陈旧性心肌梗死及高血压性心脏病所致慢性心力衰竭。但是，洋地黄对代谢异常引起的高排量心衰如贫血性心脏病、甲状腺功能亢进及心肌炎、心肌病等病因所致的心衰治疗效果欠佳。肺源性心脏病常伴有低氧血症，与心肌梗死、缺血性心肌病均易发生洋地黄中毒，应慎用；应用其他可能抑制窦房结或房室结功能或可能影响地高辛血药浓度的药物（如胺碘酮或 β 受体拮抗药）时须慎用或减量；存在流出道梗阻如肥厚型心肌病、主动脉瓣狭窄的患者禁用洋地黄；风湿性心脏病单纯二尖瓣狭窄伴窦性心律的肺水肿患者，因增加右心室收缩功能可能加重肺水肿程度而禁用洋地黄；严重窦性心动过缓或房室传导阻滞患者在未植入起搏器前禁用。对于体液潴留或低血压等心衰症状急性加重的患者，应首选静脉制剂，待病情稳定后再应用地高辛作为长期治疗策略之一。

　　洋地黄用药安全窗很小，轻度中毒剂量约为有效治疗量的两倍。洋地黄制剂应用过程中应警惕洋地黄中毒的发生。心肌缺血、缺氧及低血钾、低血镁、甲状腺功能减退、肾功能不全的情况下更易出现洋地黄中毒。洋地黄类药物导致细胞内钠水平升高，钾水平降低，钙离子浓度升高。细胞内钙离子过量可引起后去极化延迟，从而导致期前收缩并诱发心律失常。室性期前收缩最为常见（多表现为二联律），也可见非阵发性交界区心动过速、房性期前收缩、心房颤动及房室传导阻滞等。快速房性心律失常伴传导阻滞是洋地黄中毒的特征性表现。胃肠道表现如恶心、呕吐，以及神经系统症状如视物模糊、黄视、绿视，定向力障碍、意识障碍等则较少见。洋地黄中毒的处理方案如下：发生中毒应立即停药；停药后单发性室性期前收缩、一度房室传导阻滞等可自行消失；快速性心律失常伴低钾者可静脉补钾，单纯快速性心律失常可用利多卡因或苯妥英钠；传导阻滞、缓慢性心律失常者可给予阿托品静脉注射。

　　②非洋地黄类正性肌力药：多巴胺与多巴酚丁胺是常用的静脉制剂。多巴胺是去甲肾上腺素前体，剂量 < 2μg/（kg·min）激动多巴胺受体，降低外周阻力，扩张肾血管、冠状动脉和脑血管；剂量 2～5μg/（kg·min）激动 $β_1$ 和 $β_2$ 受体，增强心肌收缩力，扩张血管，能显著改善心力衰竭的血流动力学异常；剂量 5～10μg/（kg·min）则兴奋 α 受体，出现缩血管作用，增加左心室后负荷。多巴胺的衍生物——多巴酚丁胺，扩张血管和加快心率的作用均弱于多巴胺，两者均只在心衰急性加重时短期静脉应用，连续用药超过 72 小时可能出现耐药，长期使用甚至会增加死亡率。磷酸二酯酶抑制药如米力农、氨力农等，短期应用可改善心衰症状，但已有大规模前瞻性研究证明，长期应用米力农治疗重症慢性心力衰竭，死亡率增加，其他的相关研究也得出同样的结论。因此，仅对心脏术后急性收缩性心力衰竭、难治性心力衰竭及心脏移植前的终末期心力衰竭的患者短期应用。

　　（5）伊伐布雷定：为选择性特异性窦房结 I_f 电流抑制药，减慢窦性心律，延长舒张期，改善左心室功能及生活质量，对心脏内传导、心肌收缩或心室复极化无影响，且无 β 受体阻滞药的不良反应或反跳现象。

　　（6）血管扩张药：不推荐慢性心力衰竭患者使用血管扩张药进行治疗，仅用于伴有心绞痛或高血压患者的联合治疗。存在心脏流出道或瓣膜狭窄的患者应禁用血管扩张药。

　　2. 用药注意事项与患者教育

　　（1）心力衰竭是各种心脏病的严重、甚至终末期阶段，也是一种复杂的临床综合征，可能累及心脏以外的全身各个脏器，包括神经、精神系统等。慢性心衰患者的自我管理，对于延缓疾病进程、降低再住院率具有重要意义。

　　（2）对于高血压、冠心病、糖尿病、代谢综合征等可能损害心功能的疾病，应尽早进行治疗。感染是慢性心衰急性加重的常见诱因，特别是呼吸道感染，应积极抗感染治疗。

　　（3）慢性心衰患者的自我管理包括很多方面。首先，心衰患者及家属应得到准确的有关疾病知识和管理的指导，内容包括健康的生活方式、平稳的情绪、适当的诱因规避、规范的药物服用、合理的随访计划等。

（4）慢性心衰患者需进行体重管理，务必每日记录体重，短时间内体重增加往往提示患者出现体液潴留，而大量体重丢失则提示患者可能存在营养不良。如果体重一日增加 1kg，或者一周增加 2kg，应及时就医。

（5）心衰患者应限制钠的摄入，否则体内水钠潴留，血容量增加，增加心脏负荷。此外，心衰患者多会使用利尿药，在应用强效排钠利尿药时可适当提高钠限量以避免低钠血症。目前心衰患者限钠量尚无统一标准。心衰患者应避免盒装和罐装食品，最佳的食物选择是新鲜食品或新鲜冰冻食品。

（6）如果患者超重，心脏负荷会增加，建议减重。吸烟可加重心力衰竭和增加心肌梗死或死亡的风险，建议患者戒烟。心衰患者应限制饮酒，女性患者每日饮酒量不应超过 1 标准杯，男性患者则不应超过 2 标准杯。

（7）急性期或病情不稳定患者应限制体力活动，多卧床休息，以降低心脏负荷。同时应预防深静脉血栓、消化功能减低、肌萎缩、坠积性肺炎、压疮等。病情稳定的心衰患者应主动运动，适宜的活动能提高骨骼肌功能，改善活动耐量。心衰患者应根据病情轻重，在不诱发症状的前提下逐步增加有氧运动，如果运动过程中有不适感则不要进行运动。

（8）一些非处方药、"自然"疗法和补充剂不利于心力衰竭患者，布洛芬和萘普生等药物可能加重心力衰竭，使用任何新药或补充剂前应先咨询医师。

（9）使用地高辛期间，应定期监测地高辛血药浓度、血压、心率及心律、心电图、心功能、电解质。应用本品剂量应个体化。不能与含钙注射药合用。

（10）ACEI、ARB 及 β 受体阻滞药用药注意事项见前文（本章第一部分"高血压"。）

五、心房颤动

【复习指导】本部分内容历年偶考，应重点掌握发热的指标及药物治疗方案，熟悉退热药的用药注意事项。

心房颤动（AF），简称房颤，是最常见的、持续时间超过 30 秒的心律失常。是指规则有序的心房电活动丧失，代之以快速无序的颤动波，是严重的心房电活动紊乱。房颤常发生于罹患高血压性心脏病、冠心病、风湿性心脏病二尖瓣狭窄、心肌病及甲状腺功能亢进等器质性心脏病患者及缩窄性心包炎、慢性肺源性心脏病、预激综合征患者。在人群中，房颤患病率随年龄的增长而增加，据估计超过 4% 的 60 岁以上人群患有该病。在无结构性心脏病的中青年中发生的房颤，称为孤立性房颤或特发性房颤。房颤患者的主要病理、生理特点是心室律（率）紊乱、心功能受损和心房附壁血栓形成。

（一）临床基础

根据美国心脏协会/美国心脏病学会/美国心律协会的心房颤动治疗指南，房颤可分为阵发性 AF（7 天内自行终止或经干预可终止）、持续性 AF、长期持续性 AF（超过 12 个月）和永久性 AF。

房颤最常见的主诉包括：不规则心悸（常在呼吸急促加重的情况下发生）、劳力性呼吸困难和（或）头晕目眩感。其他症状包括较一般的主诉，如疲劳、无力或全身不适。症状的严重程度和范围通常取决于患者的基础心脏状况、年龄及心室率的快速性和规律性。对于存在基础冠状动脉疾病的患者，快速心室率（心室率超过 150 次/分）可能促发心绞痛，心绞痛可表现为急性冠脉综合征，偶有患者可能在转为窦性心律后出现晕厥，其机制可能归因于长时间窦性停搏。

心电图可以证实 AF，且在 AF 的诊断中必不可少。体格检查时，在脉搏绝对不齐的情况下，可能存在第一心音强度的微小变化。当心室率快时可发生脉搏短绌，原因是许多心室搏动过弱以致未能开启主动脉瓣，或因动脉血压波太小，未能传导至外周动脉。一旦房颤患者的心室律变得规则，应考虑以下的可能性：①恢复窦性心律；②转变为房性心动过速；③转变为心房扑动（固定的房室传导比率）；④发生房室交界区性心动过速或室性心动过速。房颤患者并发房室交界区性与室性心动过速或完全性房室传导阻滞，最常见原因为洋地黄中毒。

连续性监测研究表明，大约 90% 的患者反复发生房颤，但其多达 90% 的发作都未被患者察觉，持续 48 小时以上的无症状发作约占 17%。房颤并发血栓栓塞的危险性甚大，尤以脑栓塞危害最大，常可危及生命并严重影响患者的生存质量。非瓣膜性心脏病合并房颤者发生脑卒中的机会较无房颤者高出 5～7 倍。二尖瓣狭窄或二尖瓣脱垂合并房颤时，脑栓塞的发生率更高。多数心房颤动患者都能正常生活，但长期快速心室率的房颤可导致心力衰竭，房颤并发体循环栓塞具有极高的风险性。不论男女，房颤在很大的年龄跨度内都是发生死亡的独立危险因素。

（二）药物治疗

心房颤动治疗强调长期综合管理，即在治疗原发疾病和诱发因素基础上，积极预防血栓栓塞、转复并维持窦性心律及控制心室率，这是房颤治疗的基本原则。

1. 治疗药物的合理使用和监测

（1）抗凝治疗：房颤患者的栓塞发生率较高，因此抗凝治疗是房颤治疗的重要内容。对于合并瓣膜病患者，需应用华法林抗凝。对于非瓣膜性房颤患者，使用华法林、达比加群、利伐沙班、阿哌沙班或依度沙班进行抗凝治疗可使该风险降低 70% 左右。当然，抗凝治疗也会增加大出血风险，临床用药时需要仔细考虑风险－获益比。对于非瓣膜病患者，需使用 $CHADS_2$ 或 $CHA_2DS_2 - VASc$ 评分系统进行血栓栓塞的危险分层。$CHADS_2$ 评分简单易行，但对脑卒中低危患者的评估不够准确。故临床上多采用 $CHA_2DS_2 - VASc$ 评分系统（表 10-14）。

$CHA_2DS_2 - VASc$ 评分≥2 分者，需抗凝治疗；评分 1 分者，根据获益与风险权衡优选抗凝治疗；评分为 0 分者，无须抗凝治疗。房颤患者抗凝治疗前需同时进行出血风险评估，临床上常用 HAS - BLED 评分系统。HAS - BLED 评分≥3 分为高出血风险。对于高出血风险患者应积极纠正可逆的出血因素，不应直接视为抗凝治疗的禁忌证。

表 10-14　非瓣膜病性心房颤动脑卒中危险 $CHA_2DS_2 - VASc$ 评分

危险因素	$CHA_2DS_2 - VASc$（分）
充血性心力衰竭/左心室功能障碍（C）	1
高血压（H）	1
年龄≥75 岁（A）	2
糖尿病（D）	1
脑卒中/短暂性脑缺血发作/血栓栓塞病史（S）	2
血管疾病（包括既往心肌梗死、外周动脉疾病、主动脉斑块）（V）	1
年龄 65～74 岁（A）	1
性别（女性，Sc）	1

口服华法林抗凝治疗，应使凝血酶原时间国际标准化比值（INR）维持在 2.0～3.0（至少 65% 的时间处于治疗范围内），能安全而有效地预防脑卒中发生。对于持续不超过 24 小时的房颤，复律前无须做抗凝治疗；如持续时间超过 24 小时，则应在复律前接受华法林抗凝治疗 3 周，复律成功后继续抗凝治疗 3～4 周；或行食管超声心动图除外心房血栓后再行复律，复律成功后仍需华法林抗凝治疗 4 周。因华法林起效需要 2～3 天，故而紧急复律时应使用肝素或低分子量肝素快速抗凝。

新型口服抗凝药（NOACs），如达比加群酯、利伐沙班、阿哌沙班等目前主要用于非瓣膜性房颤的抗凝治疗。NOACs 的特点是不需要常规凝血指标监测，较少受食物或药物的影响，安全性较好。达比加群、利伐沙班、阿哌沙班和依度沙班不应用于有人工心脏瓣膜的患者、风湿性二尖瓣病变患者、任何原因所致二尖瓣狭窄患者、伴有中至重度心力衰竭而在不久的将来可能会进行瓣膜置换的其他瓣膜病变患者，以及肾功能严重受损的患者。对于达比加群酯和利伐沙班而言，GFR ＜30ml/min（滤过面积为 $1.73m^2$）；对于阿哌沙班而言，GFR ＜25ml/min（滤过面积为 $1.73m^2$）。对于 GFR ＞95ml/min（滤过面积为 $1.73m^2$）的患者，也不应开具依度沙班。

对于大多数患者，使用抗血小板治疗可能无法产生净临床获益。对于极少数因出血风险以外的原因而不能使用抗凝治疗的患者，可以考虑使用阿司匹林 75～100mg/d 联合氯吡格雷 75mg/d 双联抗血小板药治疗方案。

（2）转复并维持窦性心律：对于首发 AF、有症状的持续性 AF 等患者，行窦性心律转复（心脏复律）可以有效改善症状。直流电复律、药物复律及导管消融治疗是心脏复律的常用方法，其中，直流电复律是最有效的复律方法，药物复律的主要目的是通过降低心房颤动（AF）发作的频率和持续时间来减轻症状。理想的抗心律失常药治疗应该是既有效且毒性作用（包括致心律失常）的发生率低。胺碘酮、索他洛尔、多非利特、决奈达隆、氟卡尼和普罗帕酮都可有效进行房颤的药物复律。如果房颤持续不超过 7 天，建议优选氟卡尼或普罗帕酮；如果超过 7 天，多非利特或胺碘酮或伊布利特对药物复律具有一定作用。结构性心脏病使用氟卡尼或普罗帕酮可导致室性心律失常，是二药的禁忌证。奎尼丁可诱发致命性室性心动过速，增加死亡率，目前已很少应用。胺碘酮致心律失常发生率最低，是目前常用的维持窦性心律药物，特别适用于合并器质性心脏病的患者。临床上使用中成药制剂稳心颗粒或参松养心胶囊对维持窦性心律亦有一定效果。药物复律无效或患者房颤发作呈现急性心力衰竭或血压下降明显时，可改用电复律；对于症状明显、药物治疗无效的阵发性房颤，导管消融可以作为一线治疗；此外，外科迷宫手术也可用于维持窦性心律。

（3）控制心室率：许多维持窦性心律的患者需要长期使用减慢心率的药物，以免房颤复发时心室率过快增加血栓风险。临床研究表明，持续性房颤患者选择控制心室率加抗凝治疗，预后与经复律后维持窦性心律者并无显著差异。对于复发性房颤患者，更优选心室率控制。控制心室率的药物包括 β 受体阻滞药、钙通道阻滞药、洋地黄制剂和某些抗心律失常药（如胺碘酮、决奈达隆），可单用或者联合应用，但应注意这些药物的禁忌证。对于无症状的房颤，且左心室收缩功能正常，控制静息心室率＜110 次/分。对于症状明显或出现心动过速心肌病时，应控制静息心室率＜80 次/分且中等运动时心室率＜110 次/分。达到严格心室率控制目标后，应行 24 小时动态心电图监测以评估心动过缓和心脏停搏情况。对于心房颤动伴快速心室率、药物治疗无效者，可施行房室结消融或改良术，并同时安置永久起搏器。对于心室率较慢的房颤患者，最长 RR 间期＞5 秒或症状显著者，亦应考虑起搏器治疗。

2. 用药注意事项与患者教育

（1）对于高血压、糖尿病、心肌梗死、心脏瓣膜病、慢性阻塞性肺疾病、慢性肾病、肥胖、耐力运动、睡眠呼吸暂停、甲状腺功能异常、吸烟、饮酒等房颤危险因素应积极干预。

（2）血管紧张素转换酶抑制药（ACEI）/受体阻滞药（ARB）或可降低心房颤动发生率；二甲双胍似乎可降低糖尿病患者发生房颤及脑卒中的概率。

（3）BMI 每增加 1，房颤发生率增加 3%～7%，导管消融复发率增加 3.1%。因此，积极进行体重控制对房颤患者有益。

（4）酒精摄入是发生房颤、血栓栓塞事件及导管消融术后复发的危险因素。限制饮酒每日 1～2 标准杯是房颤患者管理的重要组成部分。此外，减少咖啡因摄入量。

（5）运动量过少及过多均增加房颤发作的风险。其机制可能与炎症反应、纤维化等相关。静坐为主的生活方式使房颤发生率增加 5 倍。提倡适量运动可能对防治房颤有益。

（6）胺碘酮的维持量宜应用最小有效剂量，可根据个体反应，一日给予 100～400mg。由于胺碘酮半衰期长，可给予隔日 200mg 或一日 100mg。极少数患者用药后有 AST、ALT 及碱性磷酸酶增高。

（7）药物相互作用方面，胺碘酮可增加华法林的抗凝作用，合用时应密切监测凝血酶原时间，调整抗凝药的剂量。胺碘酮联合其他抗心律失常药时会增加后者对心脏的作用，与 Ia 类药合用可加重 Q-T 间期延长，极少数可致尖端扭转型室性心动过速。建议从加用胺碘酮起，原抗心律失常药应减少 30%～50% 剂量并逐渐停药，如必须合用则通常推荐剂量减少 50%。

（8）建议使用华法林的初始剂量为 2.5mg，并逐渐在 2～4 周达到目标范围（INR 2.0～3.0）。出血高风险患者，如老年、肝功能受损、充血性心力衰竭等，初始剂量可适当降低。需要快速抗凝，应给予普通肝素或低分子肝素与华法林重叠使用，在给予肝素的第 1 日或第 2 日即给予华法林，当 INR 达到目标范围后，停用肝素。使用华法林后监测 INR 流程如下：首次服用华法林后 2～3 天后开始每日或隔日监测 INR，直到 INR 达到治疗目标并维持至少 2 天。此后，根据 INR 结果的稳定性数天至 1～4 周监测 1 次，门诊患者可以每 4～12 周监测 1 次。

（9）使用华法林时，需规律饮食，维持体内维生素 K 尽量稳定。限制饮酒量。如出现腹泻、发热或需要做手术时应及时告知医师。

六、深静脉血栓形成

【复习指导】本部分内容历年偶考，应重点掌握发热的指标及药物治疗方案，熟悉退热药物的用药注意事项。

（一）临床基础

深静脉血栓形成（DVT）是血液在深静脉内不正常凝结引起的静脉回流障碍性疾病，常发生于下肢。血栓脱落可引起肺动脉栓塞（PE），DVT 与 PE 统称为静脉血栓栓塞症（VTE），是同种疾病在不同阶段的表现形式。

DVT 的主要原因是静脉壁损伤、血流缓慢和血液高凝状态。危险因素包括原发性因素和继发性因素，前者包括抗凝血酶缺乏、先天性异常纤维蛋白原血症、高同型半胱氨酸血症、抗心磷脂抗体阳性等，后者包括髂静脉压迫综合征、损伤/骨折、脑卒中、瘫痪或长期卧床、高龄、中心静脉留置导管、下肢静脉功能不全等。DVT 的危险因素包括近期手术或创伤、长期卧床/肢体制动、肥胖、妊娠、肿瘤、口服避孕药或激素替代治疗、高龄等。

根据发病时间，DVT 分为急性期、亚急性期和慢性期。下肢 DVT 症状特异性较差，部分慢性患者甚至无明显症状。患肢突然肿胀、疼痛等往往提示可能是急性 DVT，体检患肢可呈压凹性水肿、软组织张力增高、皮温高，可伴有压痛。急性下肢 DVT 6 个月后，出现慢性下肢 DVT 症状，如患肢的沉重、胀痛、静脉曲张、皮肤瘙痒、色素沉着、湿疹等，严重者出现下肢的高度肿胀、脂性硬皮病、经久不愈的溃疡。在诊断为下肢 DVT 的最初 2 年内，即使经过规范的抗凝治疗，仍有 20%～55% 的患者发展为 PTS，其中 5%～10% 的患者发展为严重的 PTS，从而严重影响患者的生活质量。

（二）药物治疗

急性 DVT 可以使用抗凝、溶栓等药物治疗，结合外科手术治疗；慢性 DVT 患者多使用长期抗凝及其他药物治疗。

1. 深静脉血栓的药物治疗与预防

（1）抗凝治疗：是 DVT 的主要治疗，所有 DVT 患者均需要抗凝治疗。抗凝的首要目标是预防血栓蔓延，减少并发症，降低 PE 发生率和病死率。抗凝治疗可分为初始抗凝、长期抗凝及终身抗凝 3 类。初始抗凝为诊断 DVT 后最初数日进行的全身性抗凝治疗，对于多数患者应立即开始抗凝治疗，可以选择的药物包括低分子肝素、普通肝素、新型口服抗凝药。长期抗凝治疗是指在最初数日抗凝后继续给予一段时间的抗凝，通常为 3～6 个月，部分情况下最长可达 12 个月。长期抗凝治疗需充分考虑患者意愿、经济承受能力、出血风险、用药便捷性等，可以选择口服抗凝药（利伐沙班、阿哌沙班或依度沙班、达比加群、华法林）；皮下注射低分子肝素、磺达肝癸钠。

普通肝素用药剂量个体差异较大，使用时需监测凝血功能。建议起始剂量为 80～100U/kg 静脉注射，之后以 10～20U/（kg·h）静脉持续泵入，以后每 4～6 小时根据活化部分凝血活酶时间（APTT）做调整，使其延长至正常对照值的 1.5～2.5 倍。普通肝素可引起血小板减少症，一旦成立，应立即停用，改为非肝素抗凝药（如阿加曲班、利伐沙班等）治疗。低分子肝素（如那曲肝素等）出血不良反应少，使用时大多数患者无须监测。临床按体重给药，每次 100U/kg，每 12 小时 1 次，皮下注射，肾功能不全者慎用。维生素 K 拮抗药（如华法林）是长期抗凝治疗的主要口服药物，效果评估需监测凝血功能的国际标准化比值（INR），使 INR 维持在 2.0～3.0。利伐沙班是直接 X a 因子抑制药，已经被批准用于 DVT 的预防和治疗，推荐用法为前 3 周 15mg，每日 2 次，维持剂量为 20mg，每日 1 次。阿加曲班是直接 II a 因子抑制药，静脉给药适用于急性期 DVT 的患者。

（2）溶栓治疗：适用于急性近端 DVT（髂、股、腘静脉）；全身状况好；预期生命＞1 年和低出血并发症的危险。研究最充分的急性 PE 溶栓药是重组 tPA（也称阿替普酶）、链激酶（SK）及重组人尿激酶（UK），其他溶栓剂包括拉诺替普酶、替奈普酶和瑞替普酶。溶栓治疗通常会通过外周静脉置管输注给药，进行溶栓治疗时应尽量减少不必要的侵入性操作（尤其是动脉穿刺），以免发生出血并发症，输注溶栓剂期间一般要停止抗凝治疗。常见的不良反应是出血。降纤药物巴曲酶，可通过降低血中纤维蛋白原的水平、抑制血栓的形成，治疗 DVT 的安全性高。

（3）其他治疗药物：静脉活性药包括七叶皂苷类、黄酮类等。七叶皂苷类（如迈之灵、威利坦）具有抗炎、减少渗出、增加静脉血管张力、改善血液循环、保护血管壁等作用。黄酮类（如地奥司明）具有抗炎、促进静脉血液回流，减轻患肢肿胀和疼痛作用，从而改善症状。

2. 用药注意事项与患者教育

（1）物理治疗间歇气压治疗（又称循环驱动治疗），可促进静脉回流，减轻淤血和水肿，是预防深血栓形成和复发的重要措施。弹力袜治疗在预防 PTS 发生率、静脉血栓复发率等方面的作用有待进一步验证。推荐：对于 DVT 慢性期患者，建议服用静脉活性药，有条件者可使用肢体循环驱动治疗。

（2）深静脉血栓脱落可导致肺动脉栓塞，患者会出现气喘、呼吸急促或呼吸困难，吸气时或用力时出现尖锐的刀割样胸痛、咳嗽或咯血、心动过速等症状。如出现上述症状，尤其是在短时间（数小时或数日）内出现或迅速加重的情况下，请立即拨打 120 急救电话。

（3）形成血凝块的原因是静坐的时间过久。建议经常久坐者每 1～2 小时站起并在周围走动，穿宽松舒适的衣物，就座期间变换姿势，并经常活动双腿和双足，饮用大量液体，穿着及膝的加压袜等。

【同步练习】

一、A 型题（最佳选择题）

1. 以下血压属于 1 级高血压的是（　　　）

A. 收缩压（SBP）＜120mmHg 和舒张压（DBP）＜80mmHg

B. 收缩压（SBP）≥140mmHg 和（或）舒张压（DBP）≥90mmHg

C. 收缩压（SBP）≥140～159mmHg 和（或）舒张压（DBP）≥90～99mmHg

D. 收缩压（SBP）≥160～179mmHg 和（或）舒张压（DBP）≥100～109mmHg

E. 收缩压（SBP）≥180mmHg 和（或）舒张压（DBP）≥100mmHg

本题考点：高血压的定义与分类。

2. 一般高血压患者的目标值应降至（　　　），能耐受者和部分高危人群及以上的患者可进一步降至＜130/90mmHg。

A. 140/90mmHg　　　B. 150/90mmHg　　　C. 130/80mmHg　　　D. 150/100mmHg

E. 180/110mmHg

本题考点：高血压的降压目标。

3. 患者，男性，68 岁。既往有高血压、双侧肾动脉狭窄病史，因水肿复诊，体格检查和实验室检查，血压 172/96mmHg，尿蛋白 2g/24h（正常值＜150mg/24h），血尿酸 416μmol/L（正常值 180～440μmol/L），血钾 6.1mmol/L（正常值 3.5～5.5mmol/L）在已经服用氨氯地平的基础上，应考虑联合应用的抗高血压药是（　　　）

A. 螺内酯　　　　B. 依那普利　　　　C. 卡托普利　　　　D. 呋塞米

E. 拉西地平

本题考点：常用抗高血压药的种类及合理选用。

4. 患者，男性，50 岁。血压 170/95mmHg，伴有双侧肾动脉狭窄，单药治疗控制血压效果不佳，宜选用的联合用药方案是（　　　）

A. 利尿药 + ARB　　　　　　　　　　B. β 受体阻滞药 + ARB

C. 利尿药 + CCB　　　　　　　　　　D. α 受体阻滞药 + ACEI

E. ACEI + CCB

本题考点：常用抗高血压药的种类及合理选用。

5. 患者稳定型心绞痛，24小时内口服西地那非，以下药物不宜选用的是（　　）
A. 硝酸甘油　　　　　B. 卡托普利　　　　　C. 美托洛尔　　　　　D. 辛伐他汀
E. 阿司匹林
本题考点：稳定型心绞痛的治疗药物的种类及合理选用。

6. 患者，男性，70岁。血压160/90mmHg，心率90次/分，既往心肌梗死病史，双侧肾动脉狭窄，心功能不全，以下药物可优先考虑的是（　　）
A. 卡托普利　　　　　B. 氨氯地平　　　　　C. 美托洛尔　　　　　D. 哌唑嗪
E. 缬沙坦
本题考点：高血压、冠心病药的合理使用。

7. 患者，女性，68岁。既往有卒中病史，因急性胸痛入院，诊断 UA/NSTEMI，以下抗血小板药不宜选用的是（　　）
A. 阿司匹林　　　　　B. 替格瑞洛　　　　　C. 氯吡格雷　　　　　D. 西洛他唑
E. 普拉格雷
本题考点：冠心病的抗血小板药的合理使用。

8. 血脂异常中的高胆固醇血症患者首选药物治疗的种类是（　　）
A. 他汀类　　　　　B. 烟酸类　　　　　C. 依折麦布　　　　　D. 贝特类
E. 胆酸螯合剂
本题考点：血脂异常治疗药物的选择和合理使用。

9. 心血管疾病的终末期表现和最主要死因是（　　）
A. 心肌炎　　　　　B. 主动脉狭窄　　　　　C. 慢性心力衰竭　　　　　D. 肥厚型心肌病
E. 先天性心脏病
本题考点：慢性心力衰竭是心血管疾病的终末期表现和最主要的死因。

10. 射血分数降低性心衰是指左心室射血分数 LVEF＜（　　）
A. 15%　　　　　B. 20%　　　　　C. 25%　　　　　D. 30%
E. 40%
本题考点：按照左心室射血分数（LVEF）情况，可分为射血分数降低性心衰（LVEF＜40%）和射血分数保留型心衰（LVEF≥50%），传统概念中前者称为收缩性心衰，后者称为舒张性心衰。LVEF 在40%～49%者称为中间范围射血分数心衰，这类患者常同时存在轻度的收缩功能障碍和舒张功能不全。

11. 能逆转心肌重构，降低心力衰竭患者死亡率的药物是（　　）
A. 呋塞米　　　　　B. 卡托普利　　　　　C. 硝酸甘油　　　　　D. 地高辛
E. 美托洛尔
本题考点：ACEI是第一类证实能降低心力衰竭患者死亡率的药物，是治疗心力衰竭的基石。可以限制心肌、小血管的重塑，以达到维护心肌的功能，推迟充血性心力衰竭的进展，降低远期死亡率的目的。

12. 治疗窗较窄需进行治疗药物监测（TDM）的药物是（　　）
A. 呋塞米　　　　　B. 卡托普利　　　　　C. 硝酸甘油　　　　　D. 地高辛

E. 万古霉素

本题考点：地高辛用药安全窗很小，轻度中毒剂量约为有效治疗量的 2 倍。使用地高辛期间，应定期监测地高辛血药浓度、血压、心率及心律、心电图、心功能，以及电解质尤其是钾、钙、镁和肾功能。疑有洋地黄中毒时，应做地高辛血药浓度测定。过量时，由于蓄积性小，一般停药后 1～2 天中毒表现可以消退。应用本品剂量应个体化。不能与含钙注射药合用。

13. 洋地黄中毒的特征性表现是（　　）

A. 快速房性心律失常伴传导阻滞　　　　　　B. 恶心、呕吐

C. 绿视、黄视　　　　　　　　　　　　　　D. 定向力障碍

E. 意识障碍

本题考点：快速房性心律失常伴传导阻滞是洋地黄中毒的特征性表现。

14. 心房颤动患者口服华法林预防脑卒中，建议控制国际标准化比值（INR）在（　　）

A. 1.0～2.0　　　B. 1.5～2.5　　　C. 2.0～2.5　　　D. 2.0～3.0

E. 2.5～3.5

本题考点：心房颤动患者口服华法林 INR 应维持在 2.0～3.0（至少 65% 的时间处于治疗范围内），能安全而有效地预防脑卒中发生。

15. 普通肝素用药期间，需监测（　　）指标，以调整药物剂量

A. PT　　　　　　B. APTT　　　　　　C. INR　　　　　　D. TT

E. AST

本题考点：普通肝素用药剂量个体差异较大，使用时必须监测凝血功能（APTT），使其延长至正常对照值的 1.5～2.5 倍。

16. 可用于急性近端深静脉血栓形成（DVT）溶栓治疗的药物是（　　）

A. 阿司匹林　　　　B. 华法林　　　　C. 地奥司明　　　　D. 尿激酶

E. 低分子肝素

本题考点：急性近端 DVT 溶栓治疗常用尿激酶。

二、B 型题（配伍选择题）

[17～22 题共用备选答案]

A. 140/90mmHg　　　B. 150/90mmHg　　　C. 130/80mmHg　　　D. 150/100mmHg

E. 180/110mmHg

17. 老年患者：65～79 岁的老年人，首先降至（　　），能耐受者可进一步降至＜140/90mmHg

18. 妊娠高血压患者的血压降至（　　）

19. 病情稳定的脑卒中患者的血压降至（　　）

20. 急性缺血性卒中并准备溶栓的患者血压降至（　　）

21. 一般糖尿病患者的血压目标为（　　）

22. 肾病患者，有蛋白尿者的血压降至（　　）

本题考点：高血压的目标值。

[23～24 题共用备选答案]

A. 双侧肾动脉狭窄　　B. 心力衰竭　　　　C. 痛风　　　　　　D. 冠心病

E. 哮喘

23. 患者，男性，46 岁。因心绞痛伴心房颤动，给予维拉帕米治疗。维拉帕米的禁忌证是（　　）

24. 患者，女性，60 岁。因心绞痛给予普萘洛尔治疗。普萘洛尔的禁忌证是（　　）

本题考点：抗高血压药的种类及合理使用。

[25～26 题共用备选答案]

A. 富马酸比索洛尔片　　　　　　　　　B. 单硝酸异山梨酯缓释片

C. 瑞舒伐他汀钙片　　　　　　　　　　D. 阿司匹林肠溶片

E. 吲达帕胺缓释片

患者，男性，62 岁。既往有高血压病史和磺胺药过敏史。近 1 年内出现阵发性胸痛多发生于劳累及情绪激动时，每次发作持续时间为 4～5 分钟，休息 2～3 分钟后可自缓解。体格检查：体温 36.3℃、脉搏 85 次/分、呼吸 16 次/分、血压 150/80mmHg，辅助检查提示血常规、尿常规、心肌酶谱等均正常，总胆固醇 8mmol/L、LDL-C 4.0mmol/L，心电图检查提示窦性心律，胸导联 ST 段下移，T 波倒置，初步诊断为稳定型心绞痛、高血压、高脂血症。

25. 该患者应禁用的药物是（　　）

26. 该患者服药 20 天后自觉全身肌肉酸痛，实验室检查结果显示肌酸肌酶升高，引起此不良反应的药物是（　　）

本题考点：高血压、冠心病、血脂异常的药物合理使用。

[27～28 题共用备选答案]

A. 肺循环淤血　　　　B. 肝淤血　　　　　C. 体静脉淤血　　　　D. 体动脉淤血

E. 局部循环淤血

27. 右侧心力衰竭主要临床表现为（　　）

28. 左侧心力衰竭主要临床表现为（　　）

本题考点：左侧心力衰竭由左心室代偿功能不全所致，以肺循环淤血为主要特征；右侧心力衰竭以体静脉淤血的表现为主，具体可表现为消化道症状、劳力性呼吸困难、水肿、颈静脉征、肝大。

[29～31 题共用备选答案]

A. 髓袢升支细段　　B. 髓袢升支粗段　　C. 近曲小管　　　　D. 远曲小管近端

E. 远曲小管远端

29. 螺内酯作用于（　　）

30. 氢氯噻嗪作用于（　　）

31. 呋塞米作用于（　　）

本题考点：呋塞米是袢利尿药，作用于髓袢升支粗段髓质部；氢氯噻嗪是噻嗪类利尿药，作用于肾远曲小管近端和髓袢升支远端；螺内酯是醛固酮受体阻滞药，作用于肾远曲小管远端。

[32～34 题共用备选答案]

A. 卡托普利　　　　B. 拉贝洛尔　　　　C. 螺内酯　　　　D. 氢氯噻嗪

E. 地高辛

32. 罹患支气管痉挛的心衰患者禁用（　　）

33. 伴高尿酸血症的心衰患者不宜使用（　　）

34. 妊娠期心衰患者禁用（　　）

本题考点： 考查心衰治疗药物的不良反应与禁忌证。噻嗪类利尿药可抑制尿酸的排泄，引起高尿酸血症；临床上无尿性肾衰竭、妊娠期及哺乳期妇女禁用 ACEI；β 受体阻滞药禁用于支气管痉挛性疾病、严重心动过缓、二度及二度以上房室传导阻滞、严重周围血管疾病和重度急性心衰。

[35～36 题共用备选答案]

A. 0　　　　　　　B. 1　　　　　　　C. 2　　　　　　　D. 3

E. 4

35. CHA_2DS_2-VASc 评分为（　　）分者，无须抗凝治疗

36. CHA_2DS_2-VASc 评分大于等于（　　）分者，须抗凝治疗

本题考点： 对于非瓣膜病患者，需使用 $CHADS_2$ 或 CHA_2DS_2-VASc 评分系统进行血栓栓塞的危险分层。$CHADS_2$ 评分简单易行，但对脑卒中低危患者的评估不够准确。故临床上多采用 CHA_2DS_2-VASc 评分系统。CHA_2DS_2-VASc 评分≥2 分者，须抗凝治疗；评分 1 分者，根据获益与风险权衡优选抗凝治疗；评分为 0 分者，无须抗凝治疗。

三、X 型题（多项选择题）

37. 高血压的主要并发症涉及的器官是（　　）

A. 心脏　　　　　　B. 肾　　　　　　C. 脑血管　　　　　　D. 眼

E. 外周血管

本题考点： 高血压的主要并发症或靶器官损害。

38. STEMI 溶栓治疗的绝对禁忌证有（　　）

A. 既往任何时间发生过颅内出血或未知区域脑卒中

B. 近 6 个月发生过缺血性脑卒中

C. 中枢神经系统损伤、肿瘤或动静脉畸形

D. 近期有严重创伤/手术/头部损伤（近 2 个月内）

E. 近 1 个月内有胃肠道出血

本题考点： STEMI 溶栓治疗的合理使用。

39. 冠心病的二级预防方案包括（　　）

A. 血管紧张素转换酶抑制药（ACEI）、抗血小板治疗（Anti-platelet therapy）及抗心绞痛治疗（Anti-angina therapy）

B. β 受体阻滞药与控制血压

C. 戒烟与控制血脂

D. 合理饮食与控制糖尿病

E. 运动与教育

本题考点：冠心病二级预防的方案。

40. 他汀类药物常见的不良反应是（　　）

A. 肝功能异常，转氨酶升高　　　　B. 新发糖尿病的风险

C. 肌病　　　　　　　　　　　　　D. 认知障碍

E. 大疱松解性皮疹

本题考点：血脂异常治疗药物他汀类药物的不良反应。

41. 他汀类药物不宜与下列药物合用的是（　　）

A. 环孢素　　　　　　　　　　　　B. 雷公藤

C. 环磷酰胺　　　　　　　　　　　D. 大环内酯类抗菌药

E. 唑类抗真菌药

本题考点：血脂异常治疗药物他汀类药物的合理使用。

42. 可导致心脏压力负荷增加的疾病有（　　）

A. 高血压　　　　　　　　　　　　B. 肺动脉狭窄

C. 肺动脉高压　　　　　　　　　　D. 二尖瓣关闭不全伴反流

E. 动、静脉分流

本题考点：高血压、主动脉瓣狭窄、肺动脉高压、肺动脉狭窄等左、右心室收缩期射血阻力增加的疾病会增加心脏的压力负荷（后负荷），心肌代偿性肥厚以保证射血量，继而导致心肌重构而失代偿；而心脏瓣膜关闭不全及左、右心或动、静脉分流等先天性心脏病会导致心脏容量负荷（前负荷）过重，心室腔代偿性扩大超出限度后出现失代偿。

43. 慢性心衰的治疗药物包括（　　）

A. 利尿药　　　　　　　　　　　　B. 血管紧张素转换酶抑制药

C. 血管扩张药　　　　　　　　　　D. 正性肌力药

E. β 受体阻滞药

本题考点：慢性心衰的治疗药物包括利尿药、血管紧张素 – 肾素 – 醛固酮系统（RAAS）抑制剂、β 受体阻滞药、正性肌力药等。

44. 洋地黄的临床应用有（　　）

A. 伴快速心房扑动的收缩性心衰　　B. 甲状腺功能亢进所致心衰

C. 快速心房颤动　　　　　　　　　D. 贫血性心脏病所致心衰

E. 扩张型心肌病所致心衰

本题考点：洋地黄的临床应用有：伴有快速心房颤动/心房扑动的收缩性心力衰竭是应用洋地黄的最佳指征，包括扩张型心肌病、二尖瓣或主动脉瓣病变、陈旧性心肌梗死及高血压性心脏病所致慢性心力衰竭。在利尿药、ACEI/ARB 和 β 受体阻滞药治疗过程中仍持续有心衰症状的患者可考虑加用地高辛。但对代谢异常引起的高排量心衰，如贫血性心脏病、甲状腺功能亢进及心肌炎、心肌病等病因所致的心衰，洋地黄治疗效果欠佳。此外，地高辛可用于快速心房颤动患者的心室率控制。

45. 洋地黄中毒的处理方案是（　　）

A. 立即停药

B. 对快速性心律失常者，如血钾浓度低则可用静脉补钾

C. 对快速性心律失常者，如血钾不低可用利多卡因或苯妥英钠

D. 传导阻滞及缓慢性心律失常者可给予阿托品静脉注射

E. 传导阻滞及缓慢性心律失常者可给予异丙肾上腺素

本题考点： 发生洋地黄中毒后应立即停药。单发性室性期前收缩、一度房室传导阻滞等停药后常自行消失；对快速性心律失常者，如血钾浓度低则可用静脉补钾，如血钾不低可用利多卡因或苯妥英钠，电复律因易致心室颤动，一般禁用；有传导阻滞及缓慢性心律失常者可给予阿托品静脉注射；异丙肾上腺素易诱发室性心律失常，故不宜应用。

46. 下列药物中，属于新型口服抗凝药（NOAC）的是（　　　）

A. 华法林　　　　　　B. 替罗非班　　　　　C. 达比加群　　　　　D. 利伐沙班

E. 那曲肝素

本题考点： 新型口服抗凝药（NOAC）如达比加群酯、利伐沙班、阿哌沙班等目前主要用于非瓣膜性房心颤动的抗凝治疗。NOAC 的特点是不需常规凝血指标监测，较少受食物或药物的影响，安全性较好。

参考答案：

一、1. C　2. A　3. D　4. C　5. A　6. C　7. E　8. A　9. C　10. E　11. B　12. D　13. A　14. D　15. B　16. D

二、17. B　18. D　19. A　20. E　21. C　22. C　23. B　24. E　25. E　26. C　27. C　28. A　29. E　30. D　31. B　32. B　33. D　34. A　35. A　36. C

三、37. ABCDE　38. ABCDE　39. ABCDE　40. ABCD　41. ABCDE　42. ABC　43. ABCDE　44. ACD　45. ABCD　46. CD

第11章 神经系统常见病

一、缺血性脑血管病

【复习指导】本部分内容较简单，历年偶考。其中，脑梗死的分期治疗需要熟练掌握。

(一) 临床基础

1. 短暂性脑缺血发作 短暂性脑缺血发作（TIA）是指脑、脊髓或视网膜局部供血障碍，所导致的历时短暂的发作性神经功能缺损表现，但并没有形成急性梗死灶，不遗留神经功能缺损症状和体征。

短暂性脑缺血发作的临床表现为：①起病突然，迅速出现局灶性的神经系统症状和体征；②临床表现随受累血管不同而表现不同；③历时短暂，持续数分钟至数小时，不超过1天；④完全恢复，不留后遗症；⑤常反复发作；⑥颈动脉超声及经颅彩色多普勒超声可提示存在动脉硬化斑块、血管狭窄或循环障碍等。超声心动图有助于发现心源性栓子。脑血管造影可评估颅内、外动脉血管病变情况。

短暂性脑缺血发作根据受累部位不同可分为前循环短暂性脑缺血发作（颈内动脉系统短暂性脑缺血发作）和后循环短暂性脑缺血发作（椎－基底动脉短暂性脑缺血发作）。随受累血管不同其临床表现也不相同。①颈内动脉短暂性脑缺血发作：一侧肢体或单肢的发作性轻瘫最常见。主侧半球的颈动脉系统缺血可表现为失语、偏瘫、偏身感觉障碍和偏盲等。②椎－基底动脉短暂性脑缺血发作：常见症状有眩晕、平衡障碍、复视和眼球运动异常、构音障碍、吞咽困难、交叉性或双侧肢体瘫痪，或感觉障碍、皮质性盲和视野缺损等。

2. 脑梗死的临床表现及分期治疗原则

（1）脑梗死的临床表现：脑梗死，又称缺血性脑卒中，是指由于大脑血液供应障碍，导致局限性的脑组织缺血、缺氧性坏死。其临床表现为：①急性起病；②临床表现可因为梗死灶的大小和部位不同而不同，主要为局灶性神经功能缺损的症状和体征，如偏瘫、偏身感觉障碍、失语、共济失调等，部分可有头痛、呕吐、昏迷等全脑症状；③脑影像学检查可显示脑梗死的范围、部位、血管分布等情况。

为了帮助判断预后、指导治疗和选择二级预防措施，因此对急性脑梗死患者进行病因与发病机制分型。当前国际广泛使用急性卒中 Org10172 治疗试验（TOAST）病因/发病机制分型，将脑梗死分为：大动脉粥样硬化型、心源性栓塞型、小动脉闭塞型、其他明确病因型和不明原因型等五型。

（2）脑梗死的分期治疗原则

①急性期（1个月）：符合溶栓条件且没有禁忌证者应给予溶栓治疗，可极大降低致残率，溶栓治疗时间窗为＜3小时；大、中型脑梗死应积极抗脑水肿降颅压，防止脑疝。轻型脑梗死（如腔隙性脑梗死）主要改善循环，不需要脱水治疗。

②恢复期（大于1个月，小于6个月）：目标为康复锻炼、改善功能，并开始心脑血管疾病的二级预防。

③后遗症期（大于6个月）：护理和功能代偿，继续进行心脑血管疾病的二级预防。

（二）药物治疗

1. 短暂性脑缺血发作治疗药物的合理使用　短暂性脑缺血发作的处理原则与脑梗死的二级预防基本一致，包括控制危险因素（高血压、糖尿病、高脂血症、吸烟、肥胖等）、抗血小板治疗、口服抗凝药、手术及血管内治疗。

（1）抗血小板治疗：首选肠溶阿司匹林，推荐剂量为 75～150mg/d，对阿司匹林不耐受者可选用氯吡格雷 75mg/d，急性期可增加剂量，最大不超过 300mg/d，其他药物还包括双嘧达莫、噻氯匹定等。

（2）抗凝治疗：对心源性短暂性脑缺血发作（如伴心房颤动、风湿性心脏病、人工机械瓣膜）的患者（感染性心内膜炎除外），首选华法林抗凝治疗，应定期监测国际标准化比值（INR），将 INR 控制在 2.0～3.0。对于非心源性 TIA 不推荐使用抗凝药。

（3）降纤药物：某些短暂性脑缺血发作患者可能出现纤维蛋白原含量明显增高，可考虑使用巴曲酶或降纤酶进行降纤治疗。

2. 脑梗死治疗药物的合理使用

（1）脱水治疗：脑梗死区周围常伴有脑水肿，减轻脑水肿对缩小脑梗死面积、预防残疾有一定作用。常选用 20% 甘露醇注射液，根据患者颅内压、症状和心、肾功能状况调节剂量或更换其他的脱水药，如甘油果糖（由 10% 甘油、5% 果糖和 0.9% 氯化钠组成）、呋塞米等。甘露醇通常 125～250ml，静脉滴注，每 6～8 小时 1 次，疗程 7～10 天。甘油果糖 500ml，静脉滴注，每日 1～2 次，3～6 小时滴完。一般用药后 20 分钟起效，维持 6 小时左右。有轻微反跳现象，可引起水、电解质紊乱、肾损害等。甘油果糖的脱水、降颅压作用较甘露醇缓慢温和，无反跳现象，不引起水、电解质紊乱，对肾功能影响较小。

（2）溶栓治疗：常用药物为阿替普酶（rt–PA），在发病 3 小时内进行静脉溶栓治疗，国内推荐剂量为 0.9mg/kg，其中 10% 用于静脉注射，剩余的 90% 在 60 分钟内静脉滴注，总量不大于 90mg。主要的禁忌证为：出血性疾病（如近期有严重内出血或 2 个月内曾进行过颅脑手术者、10 天内发生严重创伤或经历过大型手术者、未能控制的严重的高血压、妊娠期和产后 2 周内的妇女、细菌性心内膜炎和急性胰腺炎）患者、近 3 个月内有心脑血管栓塞性事件病史及严重的心、肾、肝功能不全或严重的糖尿病史、血小板计数＜$100 \times 10^9/L$，以及不合作者。

（3）抗血小板治疗：不符合溶栓适应证且无禁忌证的脑梗死患者应在发病后尽早给予口服阿司匹林 150～300mg/d，急性期后可改为预防剂量（50～325mg/d）。溶栓治疗者，阿司匹林等抗血小板药应在溶栓后 24 小时后开始使用。对阿司匹林不耐受者可选用氯吡格雷 75mg/d，急性期可增加剂量，最大不超过 300mg/d，其他药物还包括双嘧达莫、噻氯匹定等。

（4）抗凝治疗：一般急性脑梗死患者不推荐无选择地早期进行抗凝治疗，特殊情况下溶栓后还需要抗凝治疗的患者，应在溶栓 24 小时后使用抗凝药。对于心源性脑梗死患者，若血栓风险较大可在谨慎评估风险/效益比后慎重进行抗凝治疗。常用药物包括普通肝素和低分子肝素。之后可同时口服华法林，重叠使用 5 天后单用华法林，使 INR 控制在 2.0～3.0。也可直接将肝素或低分子肝素换为新型口服抗凝药如利伐沙班、达比加群酯等。

（5）降纤治疗：研究显示脑梗死急性期患者可出现血浆纤维蛋白原和血液黏度增高，降纤制剂如巴曲亭、降纤酶、巴曲酶等，可显著降低血浆蛋白纤维蛋白原，并有轻度溶栓和抑制血栓形成的作用。故对不适合溶栓并经过严格筛选的脑梗死患者，特别是高纤维蛋白血症者可选用降纤治疗。

（6）中药治疗：如丹参、三七、银杏叶制剂等在某些动物实验中显示出抗血小板聚集、抗凝、改善脑血流、降低血液黏度等作用。

（7）神经保护药：神经保护药的疗效与安全性尚需要开展更多高质量的临床试验进一步证实，在临床实践中应根据患者情况个体化使用神经保护药，如丁苯酞、胞磷胆碱、依达拉奉、吡拉西坦等。

3. 患者教育

（1）一级预防指针对尚未发病但有相关危险因素的高危人群开展实施的综合性预防措施。二级预防指对已经发病的患者进行相应的治疗及控制危险因素以防止其复发。在缺血性脑血管疾病中，预防胜于治疗。

（2）缺血性脑血管疾病的危险因素包括：高血压、高脂血症、糖尿病、吸烟、饮酒、肥胖等。患者除了服用抗血栓形成等药物进行预防心脑血管疾病发生之外，还应改变不良生活习惯，积极控制上述危险因素。坚持服药，积极进行缺血性脑血管疾病的二级预防。

（3）患者与家属都应熟悉缺血性脑血管疾病发作的临床表现，若有相关症状出现立即就医，卒中后 3 小时内溶栓可极大降低致残率。

【同步练习】

一、A 型题（最佳选择题）

1. 患者，男性，70 岁。两周前因脑梗死入院治疗，经积极治疗，病情显著缓解后出院，目前无其他伴随疾病。为进行心脑血管事件的二级预防，应首选的药物是（　　）

A. 肝素　　　　　B. 氯吡格雷　　　　　C. 阿司匹林　　　　　D. 利伐沙班

E. 噻氯匹定

本题考点：脑梗死的二级预防。该患者因为没有伴随其他疾病，故可判断其脑梗死不是心源性的，故其二级预防应选用抗血小板聚集药。抗血小板聚集药在预防和治疗缺血性脑血管疾病方面常用药物为阿司匹林，推荐剂量为急性期 150～300mg/d，急性期后改为预防剂量 50～150mg/d。

2. 下列关于脑梗死急性期药物治疗的说法，正确的是（　　）

A. 急性脑梗死的溶栓治疗时间窗是 48 小时

B. 血小板计数 $< 100 \times 10^9/L$ 时应禁止溶栓

C. 甘油果糖脱水作用较甘露醇强且快

D. 应在使用溶栓药的同时联合使用阿司匹林

E. 应在使用溶栓药的同时联合使用抗凝药

本题考点：脑梗死急性期的治疗。急性期溶栓治疗的时间窗为 3 小时，故 A 选项错误；甘露醇脱水作用较甘油果糖强且快，故 B 选项错误；溶栓治疗时抗血小板药应该在溶栓后 24 小时使用，故 C 选项错误；不主张溶栓后 24 小时使用抗凝药，故 E 选项错误。

3. 患者，男性，59 岁。哮喘病史 8 年，近日因急性脑梗死，住院治疗 2 周后出院。对于该患者脑血管疾病的二级预防，宜选用的抗血小板药是（　　）

A. 氯吡格雷　　　　　B. 阿司匹林　　　　　C. 对乙酰氨基酚　　　　　D. 华法林

E. 依诺肝素

本题考点： 脑梗死的二级预防。阿司匹林的不良反应。脑梗死的二级预防首选阿司匹林，当阿司匹林不耐受时可选用氯吡格雷。阿司匹林由于抑制了 COX，使 PG 合成受阻。导致通过脂加氧酶途径生成的白三烯增多，引起支气管痉挛，诱发哮喘。该患者有哮喘病史，故阿司匹林不适用。

4. 下列属于神经保护药的是（　　）

A. 巴曲酶　　　　B. 阿替普酶　　　　C. 阿司匹林　　　　D. 低分子肝素

E. 胞磷胆碱

本题考点： 神经保护药。目前常用的有丁苯酞、胞磷胆碱、依达拉奉、钙通道阻滞药等。

二、X 型题（多项选择题）

5. 属于抗血小板药的是（　　）

A. 阿司匹林　　　　B. 华法林　　　　C. 氯吡格雷　　　　D. 利伐沙班

E. 阿替普酶

本题考点： 主要考查抗血小板药。常见的抗血小板药有阿司匹林、氯吡格雷、双嘧达莫、噻氯匹定等；华法林与利伐沙班为抗凝药；阿替普酶为纤维蛋白溶解药。

6. 属于抗凝药的有（　　）

A. 阿司匹林　　　　B. 华法林　　　　C. 氯吡格雷　　　　D. 利伐沙班

E. 低分子肝素

本题考点： 主要考查抗凝药。常见的抗凝药有华法林、利伐沙班、肝素、低分子肝素等；阿司匹林与氯吡格雷为抗血小板药。

7. 下列对短暂性脑缺血发作（TIA）的临床表现的叙述，正确的是（　　）

A. 颈动脉超声常可显示动脉硬化斑块

B. 椎 - 基底动脉的短暂性脑缺血发作多表现为眩晕、头晕、构音障碍、跌倒和共济失调

C. 部分患者遗留神经功能缺损体征

D. 持续时间短暂，最长不超过 1 天

E. 起病突然

本题考点： 短暂性脑缺血发作（TIA）的临床表现：①起病突然，迅速出现局灶性的神经系统症状和体征。②临床表现随受累血管不同而表现不同。颈内动脉短暂性脑缺血发作表现为一侧肢体或单肢的发作性轻瘫最常见。主侧半球的颈动脉系统缺血可表现为失语、偏瘫、偏身感觉障碍和偏盲；椎 - 基底动脉短暂性脑缺血发作的常见症状有眩晕、平衡障碍、复视和眼球运动异常、构音障碍、吞咽困难、交叉性或双侧肢体瘫痪，或感觉障碍、皮质性盲和视野缺损。③历时短暂，持续数分钟至数小时，不超过 1 天。④完全恢复，不留后遗症。⑤常反复发作。⑥颈动脉超声常显示动脉硬化斑块。短暂性脑缺血发作患者可恢复完全，不遗留神经功能缺损体征。

8. 下列关于溶栓治疗的叙述，正确的是（　　）

A. 急性脑梗死的溶栓治疗时间窗是 72 小时

B. 血小板计数 $< 100 \times 10^9/L$ 时应禁止溶栓

C. 常使用华法林进行抗栓治疗

D. 正确的溶栓治疗可以显著减少脑梗死患者的死亡率及严重残疾的危险性

E. 既往有颅内出血的患者应禁止溶栓

本题考点： 急性期溶栓治疗的时间窗为 3 小时，常用药物包括阿替普酶、尿激酶等，华法林为抗凝药，不是溶栓药。溶栓主要的禁忌证为：出血性疾病（如近期有严重内出血或 2 个月内曾进行过颅脑手术者、10 天内发生严重创伤或经历过大型手术者、未能控制的严重的高血压、妊娠期和产后 2 周内的妇女、细菌性心内膜炎和急性胰腺炎）患者，近 3 个月内有心脑血管栓塞性事件病史，严重的心、肾、肝功能不全或严重的糖尿病史，血小板计数 $< 100 \times 10^9/L$，以及不合作者。

9. 下列关于脑梗死的抗血小板治疗的叙述中，正确的是（　　　）

A. 可以选择肠溶阿司匹林治疗

B. 阿司匹林不耐受时可选用氯吡格雷

C. 对于非心源性脑卒中，应该首选华法林

D. 使用抗血小板药可以在一定程度上降低卒中的再发

E. 既往有消化性溃疡的患者应谨慎使用抗血小板药

本题考点： 脑梗死的抗血小板治疗药物首选阿司匹林，阿司匹林不耐受时可选用氯吡格雷。对于非心源性脑卒中，应该首选抗血小板药。华法林主要用于心源性脑卒中。使用抗血小板药可以在一定程度上降低卒中的再发。抗血小板药可能会引起消化道出血，故既往有消化性溃疡的患者应谨慎使用抗血小板药。

参考答案： 1. C　2. B　3. B　4. E　5. AC　6. BDE　7. ABDE　8. BDE　9. ABDE

二、脑出血

【复习指导】本部分内容较简单，2015—2018 年均未考到。根据考试大纲需要熟练掌握的内容包括：脑出血的治疗原则与患者教育。

（一）临床基础

脑出血是指原发性非外伤性脑实质内出血，也称为自发性脑内出血，其发病率占急性脑血管疾病的 20%～30%。是死亡率或致残率极高的一种常见病。

常见病因为高血压、脑动脉畸形、动脉瘤、血液病、脑梗死后出血、脑淀粉样血管病、烟雾病、脑动脉炎、抗凝或溶栓治疗、滥用安非他命或可卡因等药物、原发性或转移性脑肿瘤破坏血管等。出血部位常见于大脑中动脉系统，因为该动脉腔内压力高，易发生动脉硬化。

临床表现：①突发的局灶性神经功能缺损症状，如偏瘫、失语等，具体根据出血部位与出血量的不同而不同；②头痛、恶心、呕吐等颅内压增高是脑出血最常见的症状；③可伴有意识障碍，其严重程度是判断病情轻重和预后的重要指标；④可见脑膜刺激征。脑出血已破入脑室、蛛网膜下腔出血及脑室原发性出血时，可有颈强直或强迫头位；⑤可通过头颅 CT 检查进行有效而迅速地诊断。

脑出血根据出血部位，可分为深部脑出血（50%）、脑叶出血（35%）、小脑出血（10%）、脑干出血（6%）。①深部脑出血若壳核出血可出现"三偏"，若优势半球受累可出现失语，病情严重者可伴有意识障碍；若丘脑出血则大部分会表现为昏迷及偏瘫，丘脑内侧或下部出血者可出现垂直凝视麻痹；脑室内出血的临床表现取决于原发出血部位、血肿量及

脑室受累范围，主要表现为脑干受累及颅内压迅速增高，意识障碍，常伴有高热与强直发作。②脑叶出血意识障碍相对较轻，常见脑膜刺激征，若枕叶出血可能有一过性的黑蒙与皮质盲；顶颞叶出血可有同向偏盲及轻偏瘫，优势半球受累者可有失语；额叶出血可有智力障碍、尿失禁。③小脑出血主要表现为突发眩晕、头痛、频繁呕吐，以及躯干性共济失调、眼震和构音障碍。④脑干出血表现为突然深昏迷，多在短时间内死亡，眼球活动障碍，眼－头反射检查消失。

（二）脑出血治疗原则

脑出血整体治疗包括在发病早期阻止或延缓初次出血，血肿清除以减轻机械或化学因素造成的脑损伤，治疗血肿引起的颅内压增高和脑灌注压下降，以及一般支持治疗。由于脑出血的主要死因为脑水肿和颅内高压导致的脑疝，故主要治疗原则是防止进一步出血，降低颅内压。

1. 降颅内压药　积极控制脑水肿、降低颅内压是脑出血急性期治疗的重要环节。主要以高渗脱水药为主，包括甘露醇、甘油果糖及甘油氯化钠等。甘露醇通常 125～250ml，静脉滴注，每 6～8 小时 1 次，疗程 7～10 天。甘油果糖 500ml，静脉滴注，每日 1～2 次，3～6 小时滴完。甘露醇注射液治疗脑水肿疗效快，效果好，但若剂量过大、用药时间长，可引起水、电解质紊乱，心、肾损伤等。甘油果糖的脱水、降颅压作用较甘露醇缓慢温和，不良反应小，用于轻症、重症患者好转期和肾功能不全者。可酌情选用呋塞米。药物治疗不佳者可选择手术治疗。

2. 控制血压　脑出血时应先降颅内压，再根据血压情况决定是否降压治疗。血压过高对止血不利，有促发再出血和血肿破入脑室的危险。如果血压降得太低会使脑组织缺血、缺氧，脑水肿进一步加重。

（1）血压≥200/110mmHg 时，可进行慎重平稳的降压治疗，维持血压在 180/105mmHg 左右或略高于发病前水平，降压幅度不宜过大。收缩压＜165mmHg 或舒张压＜95mmHg，不需要抗高血压治疗。

（2）血压过低者为保持脑灌注压，应及时给予升压治疗。

3. 止血药　一般不使用，除非有凝血功能障碍，但时间不超过 1 周。盲目使用止血药可能会对动脉硬化患者产生不利影响，如导致脑梗死、心肌梗死等血管栓塞性疾病。

4. 防治脑血管痉挛　蛛网膜下腔出血者症状性脑血管痉挛发生率约为 46%，发生高峰期在出血后 4～12 天。可早期使用钙通道阻滞药（口服尼莫地平 40～60mg，每日 4～6 次，疗程 3 周，也可选用注射药）以防治脑血管痉挛。

5. 亚低温治疗　常采用人工冬眠头部降温疗法。一方面可以通过降温使脑组织的基础代谢率降低，从而提高脑组织对缺氧的耐受力，对脑组织有保护作用。另一方面冬眠疗法还可保持患者安静，减少或避免再出血的发生。方法：头部局部降温，如使用冰袋、冰帽，采用冬眠合剂（氯丙嗪 50mg ＋异丙嗪 50mg ＋哌替啶 100mg），同时注意监测患者血压、呼吸、体温、意识状态等生命体征。

6. 并发症的处理　脑出血患者可能会发生一系列并发症，如应激性溃疡，继发性癫痫。可相应使用抑酸药或抗癫痫药进行相应的处理。

7. 手术治疗　有脑出血指征的患者，如小脑出血＞3cm，有继续恶化的趋势，脑干受压和（或）脑室梗阻引起脑积水的应尽快手术切除血肿；靠近脑表面不足 1cm 的幕上脑叶血块，可考虑标准颅骨切开术清除血块。手术可及时清除血肿降低颅内压，同时也能及时减少血肿对周围组织的压迫，从而挽救生命，降低致残率。

（三）患者教育

急性期应绝对的卧床休息，定期翻身。注意饮食，避免发病诱因，病情平稳后及早进行康复锻炼。重复使用甘露醇需要监测患者 24 小时出入量，液体丢失应用生理盐水补充，静脉滴注时避免外漏。用药期间随访检查血压、肾功能、电解质、尿量。

【同步练习】

一、A 型题（最佳选择题）

1. 患者，男性，57 岁。有高血压病史，饮酒后突然起病，言语不清、左侧肢体无力、意识障碍，体格检查：血压 220/120mmHg，中度昏迷，瞳孔不等大，对光反射消失，强痛刺激，左侧肢体不活动，脑膜刺激征阳性。该患者最可能的诊断为（　　　）

A. 脑出血　　　　　　　　　　　　　B. 脑梗死

C. 癫痫急性发作　　　　　　　　　　D. 短暂性脑缺血发作

E. 急性左侧心衰

本题考点：脑出血的临床表现。脑出血的临床表现：急性起病，冬春季多发，表现为突发局灶性神经功能缺损症状，常有头痛、呕吐，可伴血压增高、意识障碍和脑膜刺激征。临床表现的轻重取决于出血量和出血部位。通过题干中关键词"突然起病""左侧肢体无力，意识不清""脑膜刺激征阳性"可以初步判断为脑出血。

2. 下列关于脑出血急性期药物治疗的说法，正确的是（　　　）

A. 应立即进行溶栓治疗

B. 应该立即进行降血压治疗

C. 甘油果糖降颅内压作用较甘露醇强且快

D. 如果患者出现颅内压增高的症状，可选用甘露醇进行降颅内压治疗

E. 立即给予阿司匹林治疗

本题考点：脑出血的治疗。脑出血期间应禁止溶栓，不建议使用抗血小板药；脑出血时应先降颅内压，再根据血压情况决定是否降压治疗；甘露醇脱水作用较甘油果糖强且快；降低颅内压是脑出血急性期治疗的重要环节，常用药物有甘露醇、甘油果糖等。

3. 患者，男性，57 岁。有高血压病史，饮酒后突然起病，言语不清、左侧肢体无力、意识障碍，体格检查：血压 220/120mmHg，中度昏迷，瞳孔不等大，对光反射消失，强痛刺激，左侧肢体不活动，脑膜刺激征阳性。该患者的首选治疗方法为（　　　）

A. 止血　　　　　B. 脱水降颅内压　　　　C. 扩容　　　　　D. 降压治疗

E. 预防感染

本题考点：脑出血时应先降颅内压，再根据血压情况决定是否降压治疗。以高渗脱水药为主，如甘露醇或甘油果糖、甘油氯化钠等，注意尿量、血钾及心、肾功能。可酌情选用呋塞米。

二、B 型题（配伍选择题）

[4～8 题共用备选答案]

A. 甘露醇　　　　B. 氨氯地平　　　　C. 阿司匹林　　　　D. 华法林

E. 依达拉奉

4. 脑出血患者降颅内压常用药物为 （　　　）

5. 脑出血患者若血压过高可考虑使用的抗高血压药为 （　　　）

6. 用于心源性的脑梗死患者二级预防的抗凝药为 （　　　）

7. 属于抗血小板药的为 （　　　）

8. 属于脑保护剂的为 （　　　）

本题考点： 本题主要考查常见的抗血小板药、抗凝药、脱水药、抗高血压药。常用的脱水药有甘露醇、呋塞米、甘油果糖、七叶皂苷、甘油氯化钠等；常用的钙通道阻滞药有氨氯地平、硝苯地平；抗凝药主要有双香豆素类的华法林，非双香豆素类的包括肝素、低分子肝素等，新型口服抗凝药包括利伐沙班、达比加群；常用的抗血小板药有阿司匹林、氯吡格雷、双嘧达莫；常用的脑保护剂有丁苯酞、胞磷胆碱、依达拉奉等。

三、X 型题（多项选择题）

9. 属于脱水药的是 （　　　）

A. 甘露醇　　　　　　B. 甘油果糖　　　　　　C. 尼莫地平　　　　　　D. 呋塞米

E. 甘油氯化钠

本题考点： 常用的脱水药有甘露醇、呋塞米、甘油果糖、七叶皂苷、甘油氯化钠，尼莫地平为钙通道阻滞药。

10. 下列对脑出血的临床表现的叙述，正确的是 （　　　）

A. 急性起病

B. 可出现局灶性神经功能缺损症状，如偏瘫、失语等

C. 头痛、恶心、呕吐等颅内压增高是脑出血最常见的症状

D. 可伴有意识障碍持续

E. 可见脑膜刺激征

本题考点： 脑出血的临床表现。①突发的局灶性神经功能缺损症状，如偏瘫、失语等，具体根据出血部位与出血量的不同而不同。②头痛、恶心、呕吐等颅内压增高是脑出血最常见的症状。③可伴有意识障碍，其严重程度是判断病情轻重和预后的重要指标。④可见脑膜刺激征。脑出血已破入脑室、蛛网膜下腔出血及脑室原发性出血时，可有颈强直或强迫头位。

参考答案： 1. A　2. C　3. B　4. A　5. B　6. D　7. C　8. D　9. ABDE　10. ABCDE

三、癫痫

【复习指导】本部分内容历年较常考。不同类型癫痫的首选药是需要重点复习的内容，应熟练掌握癫痫的临床表现、治疗原则与患者教育。

（一）临床基础

1. 临床表现　癫痫是一种神经系统常见疾病，是由多种病因引起的慢性脑部疾患，是以脑部神经元异常过度放电所致的突然、反复（2 次或更多）和短暂的中枢神经系统功能失常为特征的疾病或综合征。

癫痫发作是指脑神经元反复性、自限性、过度的和（或）超同步化电活动性，导致一过性神经功能障碍表现，可由多种病因引起，如各种染色体异常或遗传病、先天畸形、感染、中毒、肿瘤、脑血管疾病、营养与代谢性疾病、变性疾病等。

2. 癫痫的分类

（1）根据病因分类：引起癫痫的病因非常复杂，各种导致神经系统结构或功能改变的因素均可能导致癫痫，按病因可将癫痫分为四大类。

①原发性癫痫：又称为特发性癫痫。此类癫痫无明确的病因，可能与遗传有关，通常起病在儿童和青少年期。

②继发性癫痫：又称为症状性癫痫。此类癫痫是因中枢神经系统各种明确的病变引起的，如脑外伤、脑血管疾病、颅内肿瘤等。

③隐源性癫痫：指临床表现提示为继发性癫痫，但是没有找到明确病因的。

④状态关联性癫痫发作：此类发作与特定条件状态有关，发作的性质为痫性发作，但一般不诊断为癫痫，因为若将条件状态纠正后便不再发作。常见的条件状态为高热、内分泌改变、睡眠剥夺、过度饮水等。

（2）根据临床表现及脑电图特点分类：由于异常放电神经元所在的病灶部位和扩散范围程度不同，临床表现为不同的运动、感觉、意识、行为和自主神经功能紊乱的症状，可将癫痫分为全面性发作和部分性发作。

①全面性发作的最初临床表现提示两侧半球从一开始即同时受累，意识障碍可以为其最初表现，运动症状也多为双侧，发作期脑电图异常开始即为双侧性。主要包括：大发作（又称为强直－阵挛发作，以全身骨骼肌强直和阵挛为主要表现，突然丧失意识及自主神经功能障碍的一种发作）、小发作（又称失神发作，表现为突然的活动中断，凝视，持续数秒，突然恢复）、阵挛发作（多发于婴幼儿，最开始表现为意识丧失伴突然肌张力降低或短暂的、类似整体性的肌阵挛样全身强直痉挛，接着出现双侧痉挛，可持续数分钟）、强直发作（发作时全身或部分肌肉强烈持续性收缩）、肌阵挛发作（主要表现为突然而短暂的闪电样肌肉收缩）、失张力发作（突发的肌张力降低并伴有相应姿势变化，通常持续 1～2 秒，多不伴有意识丧失）。

②部分性发作起源于一侧半球仅涉及局限范围内的神经元放电。根据是否伴有意识障碍，又分为单纯部分性发作（不伴意识障碍）、复杂部分性发作（伴意识障碍）和部分发作继发全面性发作。单纯部分性发作的持续时间较短，一般不超过 1 分钟，发作时可在局部皮质发现异常放电，发作时意识清楚，可进一步细分为部分运动性发作和部分感觉性发作。复杂部分性发作的异常放电常起源于颞叶或额叶内侧，伴有不同程度的意识障碍的部分性发作。单纯部分性发作可以继发为复杂部分性发作，单纯及复杂部分性发作也可泛化为全面发作，常泛化称为全面强直阵挛发作。

（3）癫痫持续状态：癫痫持续状态是指癫痫持续发作超过该类型的大多数患者的发作时间，或反复发作，在发作间期患者的意识状态不能恢复到基线水平。1 岁以内及 65 岁以上发病率最高。15% 的癫痫患者曾有癫痫持续状态。

（4）癫痫综合征：癫痫综合征是指以一组联合出现的症状和体征为特征，具体包括癫痫发作类型、病因、解剖结构、触发因素、发病年龄、严重性、症状出现的时间次序、发作的昼夜分布及预后。如 Lennox－Gastaut 综合征、婴儿痉挛（West 综合征）、额叶癫痫、颞叶癫痫、良性家族性新生儿惊厥等。

3. 治疗原则

（1）病因治疗：癫痫的治疗关键为针对病因积极治疗，对已经判明病因而又可以进行病因治疗的癫痫患者，去除病因则有望根治。如低血糖、低血钙、维生素 B_6 缺乏者应给予纠正,颅内肿瘤、脑血管畸形者等,则可考虑外科手术治疗。

(2)药物治疗原则:药物治疗属于对症治疗手段,也是对于几乎各类型癫痫的重要治疗手段。其用药原则主要包括以下几点。

①早期治疗:一旦确诊,立即治疗。首次痫性发作无明确证据提示易再次发作的患者可不需要马上使用抗癫痫治疗,若诊断为癫痫(两次或两次以上发作的患者)则应该及时治疗。

②药物选择:根据发作类型选择抗癫痫药物,癫痫的发作类型是重要的选药依据,并且还要结合患者既往用药情况及疗效,综合患者年龄、性别、全身情况、耐受性及经济情况,选择疗效高、毒性小的抗癫痫药物。单药控制为主,大部分患者单药治疗即可控制癫痫,并且单药治疗便于观察不良反应,避免药物相互作用,增加患者依从性,降低费用。合并用药一般不超过3种。避免合用相同作用机制、相似不良反应的药物。

③药物剂量的调整:从低剂量开始,缓慢加药,直至完全控制且耐受。抗癫痫药起效较慢,一般需要5个半衰期方可达到稳态血药浓度,为保持稳态有效血药浓度,发挥最佳疗效,应长期规律用药。有条件应监测药物的血药浓度。如苯妥英钠为非线性代谢,治疗窗窄,易发生中毒反应;丙戊酸钠治疗范围大,可以早期给予治疗剂量;卡马西平可1周达到常规剂量;拉莫三嗪应缓慢加量以避免皮疹等副作用。

④药物更换原则:当一种抗癫痫药使用无效或毒副作用过大需要换药时,应逐步替换。切忌突然停药和更换药物。

⑤减量或停药原则:停用抗癫痫药目前无公认的标准,应结合患者自身的病情决定。一般于发作完全控制后再继续按原剂量服用2～3年方可停药,青少年肌阵挛癫痫以5年为宜,儿童良性癫痫1年即可。应逐渐停药,停药过程为0.5～1年。停药后复发率为20%～40%,多出现在停药后2年以内。如果减量后有复发趋势或脑电图有明显恶化,应再恢复原剂量。

⑥长期坚持,定期复查:癫痫治疗是个长期过程,教育患者应长期规律服药,随时观察和定期监测患者对药物的耐受性和不良反应,并做出相应的处理。

(3)癫痫持续状态的治疗原则:一旦考虑为癫痫持续状态,要尽快采取措施,终止其发作;进行生命体征监护及并发症的防治;尽量静脉给药并快速阻止发作;某些药物口服或肌内注射方式给药吸收不稳定,容易耽误病情或增加治疗的复杂性,故不应视为正规给药途径;在处理发作同时应积极寻找病因并给予相应的处理;停止发作后应制定相应的治疗方案预防再次发作。

(二)药物治疗

1. 常用的抗癫痫药物 常用的口服抗癫痫药包括:①一线抗癫痫药有丙戊酸钠、卡马西平、苯妥英钠等;②二线抗癫痫药有奥卡西平、托吡酯、拉莫三嗪、左乙拉西坦、普瑞巴林、加巴喷丁等。根据患者实际情况,结合患者的年龄、性别、基础疾病,考虑药物的禁忌证、可能的不良反应、药物相互作用及费用等实施个体化给药。

(1)卡马西平:部分性发作的首选药物。对部分性发作、部分继发全面性发作均有明确作用,但对失神发作及肌阵挛发作有加重作用。常用剂量为10～20mg/(kg·d),分3次服用。主要副作用为头晕、共济失调,偶发皮疹或剥脱性皮炎。

(2)丙戊酸钠:为广谱抗癫痫药,为全面性发作的首选药物,也可用于部分性发作。常规剂量为成人600～1500mg/d,儿童20～50mg/(kg·d),有可能出现对肝功能的影响,少见副作用为血小板减少。

（3）苯妥英钠：对全面强直阵挛性发作、部分发作、部分继发全面性发作均有作用，但可加重失神发作和肌阵挛发作。主要不良反应为皮疹、齿龈增生、毛发增生等。

（4）苯巴比妥：对全面及部分性发作均有作用。常见不良反应为过度镇静、多动及认知障碍。现已较少使用。

（5）乙琥胺：对失神发作效果好，对肌阵挛也有一定疗效，而对其他类型发作无效，我国目前没有该药。

（6）奥卡西平：为新型抗癫痫药，卡马西平的 10 - 酮基衍生物。适用范围与卡马西平相同，优点是副作用较小。

（7）托吡酯：为新型抗癫痫药，对部分性发作、部分继发全面性发作及全面性发作均有效。主要不良反应为认知功能下降、体重下降、厌食等。

（8）拉莫三嗪：为新型抗癫痫药，对部分性发作、部分继发全面性发作及全面性发作均有效。与丙戊酸钠联用时需减量。不良反应较少，也有出现皮疹及剥脱性皮炎的风险。

（9）左乙拉西坦：为新型抗癫痫药，主要用于难治性癫痫的单药或添加治疗。主要不良反应为嗜睡。

2. *治疗药物的选择*

（1）全身强直阵挛发作（大发作）：主要代表药物是丙戊酸钠、苯妥英钠、苯巴比妥、托吡酯等。

（2）失神发作（小发作）：乙琥胺为失神发作的首选，也可选用丙戊酸钠。

（3）复杂部分性发作（精神运动性发作）：可选卡马西平。

（4）癫痫持续状态的药物治疗：首次用药要足量，选用起效快、持续时间长、副作用小的药物，或先用起效快，然后与起效慢作用维持时间长的药物联合使用。常选用苯二氮䓬类药物，如地西泮、劳拉西泮、咪达唑仑和氯硝西泮。地西泮：$10 \sim 20mg$ 静脉注射（不超过 $2 \sim 5mg/min$），儿童为 $0.1 \sim 1.0mg/kg$。若无效可于 20 分钟后重复使用。也可选用苯妥英钠。

3. *用药注意事项与患者教育*

（1）开始用药前应做基础记录，包括脑电图、血常规及肝、肾功能检查。开始用药后应按医嘱服药。定期随访，一般 1 个月随访 1 次，发作频繁者每 2 周随访 1 次。

（2）定期监测肝功能，丙戊酸钠应每月监测 1 次，其他药物每月监测 1 次。

（3）每 3 个月监测 1 次血常规，服用卡马西平者由于可能导致再生障碍性贫血，应定期监测全血细胞。

（4）每半年行脑电图检查，如果药物疗效不佳发作次数增多应及时做脑电图检查。

（5）有条件者可以监测患者抗癫痫药的血药浓度。

（6）肝功能损害者慎用丙戊酸钠，可考虑选用拉莫三嗪、左乙拉西坦等。注意卡马西平、奥卡西平、拉莫三嗪的皮肤不良反应，过敏体质者慎用。

（7）注意药物的相互作用，如丙戊酸钠可以治部分抗癫痫药的代谢，合用时应注意调整剂量。

（8）患者及其家属应注意记录发作频率、发作时症状类型、是否有药物不良反应发生。

（9）育龄期妇女可选卡马西平或奥卡西平、拉莫三嗪。老年患者酌情减量，儿童患者按体重计算药物用量。

【同步练习】

一、A 型题（最佳选择题）

1. 控制癫痫持续状态应首选（   ）

A. 静脉注射地西泮   B. 肌内注射地西泮

C. 静脉注射丙戊酸钠   D. 口服硫酸镁

本题考点： 癫痫持续状态的药物治疗。癫痫持续状态应首选起效快，持续时间长的药物，常用苯二氮䓬类如地西泮，地西泮肌内注射吸收慢且不规则，故应静脉用药；口服硫酸镁在肠道吸收很少，口服硫酸镁有良好的导泻功能。

2. 育龄期癫痫患者可酌情选用（   ）

A. 丙戊酸钠   B. 卡马西平   C. 乙琥胺   D. 托吡酯

E. 苯巴比妥

本题考点： 本题考查特殊人群抗癫痫药的选择。育龄期妇女患者可酌情选用卡马西平或奥卡西平、拉莫三嗪。

3. 患儿，女，6 岁，2 个月来反复出现意识障碍，表现为突然动作中断，呆立凝视，呼之不应，手中物体掉落，但无跌倒的现象，持续数秒钟后缓解。该患儿最可能的诊断为（   ）

A. 失神发作   B. 复杂部分性发作

C. 肌阵挛发作   D. 简单部分性发作

E. 癫痫持续状态

4. 上题中该患儿首选的治疗药物是（   ）

A. 苯妥英钠   B. 卡马西平   C. 地西泮   D. 丙戊酸钠

E. 苯巴比妥

本题考点： 3～4 题考查癫痫失神发作的临床表现和治疗药物的选择。3 题：该患儿的临床表现为典型失神发作表现（短暂意识丧失、停止活动、颤动，手持物品跌落）。4 题：失神发作可选用的抗癫痫药有乙琥胺、丙戊酸钠。

二、B 型题（配伍选择题）

[5～9 题共用备选答案]

A. 卡马西平   B. 丙戊酸钠   C. 乙琥胺   D. 拉莫三嗪

E. 地西泮

5. 局灶性发作首选（   ）

6. 失神发作首选（   ）

7. 癫痫持续状态首选（   ）

8. 适用于各型癫痫的药物（   ）

9. 第二代抗癫痫药物为（   ）

本题考点： 本题主要考查各类型抗癫痫药的特征及不同类型癫痫的首选药物。局灶性发作首选卡马西平；失神发作首选乙琥胺，也可选择丙戊酸钠；癫痫持续状态首选苯二氮䓬类药物如地西泮、咪达唑仑等；丙戊酸钠为广谱的抗癫痫药，适用于各类型的癫痫。一线抗癫痫药：丙戊酸钠、卡马西平、苯妥英钠等。二线抗癫痫药：奥卡西平、托吡酯、拉莫三嗪、左乙拉西坦、普瑞巴林、加巴喷丁等。A、B、C、E 选项均为第一代抗癫痫药，拉莫三嗪为第二代抗癫痫药。

三、X 型题（多项选择题）

10. 一线抗癫痫药有（　　）

A. 奥卡西平　　　　　B. 卡马西平　　　　　C. 丙戊酸钠　　　　　D. 苯妥英钠

E. 拉莫三嗪

本题考点： 本题主要考查抗癫痫药的分类。一线抗癫痫药：丙戊酸钠、卡马西平、苯妥英钠等。二线抗癫痫药：奥卡西平、托吡酯、拉莫三嗪、左乙拉西坦、普瑞巴林、加巴喷丁等。B、C、D 选项均为第一代抗癫痫药，拉莫三嗪与奥卡西平为第二代抗癫痫药。

11. 癫痫的治疗原则包括（　　）

A. 依发作类型、用药史及疗效情况选择抗癫痫药

B. 需根据患者情况，个体化给药

C. 尽量单药治疗

D. 小剂量开始

E. 及时停药

本题考点： 本题考查癫痫的治疗原则。①应依发作类型及以前用药及疗效情况选择抗癫痫药；②药物选择时还需要考虑以下因素：禁忌证、可能的副作用、特殊治疗人群（如育龄妇女、儿童、老年人等）、药物之间的相互作用及药物来源和费用等，个体化给药；③遵循单药治疗原则；④在专科医师指导下进行药物治疗。小剂量起始，滴定增量，长期规律用药；⑤定期随诊患者对药物的耐受性和不良反应；⑥逐渐停药，停药的过程为 0.5～1 年。

12. 癫痫患者的用药注意事项为（　　）

A. 肝功能损害的患者慎用丙戊酸钠

B. 根据肾功能情况酌减药物用量

C. 过敏体质患者慎用卡马西平、奥卡西平、拉莫三嗪等

D. 治疗过程中应定期随访，发作频繁者应每 2 周、一般患者应每月随访 1 次

E. 丙戊酸钠每月测肝功能 1 次

本题考点： 本题考查癫痫患者的用药注意事项。开始用药前应做基础记录，包括脑电图、血常规及肝、肾功能检查。开始用药后应按医嘱服药。定期随访，一般 1 个月随访 1 次，发作频繁者每 2 周随访 1 次；定期监测肝功能，丙戊酸钠应每月监测 1 次，其他药物每月监测 1 次；每 3 个月监测 1 次血常规，服用卡马西平者由于可能导致再生障碍性贫血，应定期监测全血细胞；每半年行脑电图检查，如果药物疗效不佳，发作次数增多应及时做脑电图检查；有条件者可以监测患者抗癫痫药的血药浓度。肝功能损害者慎用丙戊酸钠，注意卡马西平、奥卡西平、拉莫三嗪的皮肤不良反应。注意药物的相互作用，如丙戊酸钠可以治部分抗癫痫药的代谢，合用时应注意调整剂量。

参考答案： 1. A　2. B　3. A　4. D　5. A　6. C　7. E　8. B　9. D　10. BCD
11. ABCD　12. ABCDE

四、帕金森病

【复习指导】 本部分内容属于高频考点，历年必考，应重点复习。各类抗帕金森病药物的特点与选择是需要重点掌握的内容。

（一）帕金森病的临床基础

帕金森病是一种慢性退行性神经系统疾病，也被称为震颤麻痹。主要发生于 50 岁以上的中老年人，是一种较常见的运动障碍疾病。

1. 临床表现　病理变化主要表现为黑质多巴胺能神经元变性、缺失和路易小体形成；生化改变主要表现为纹状体区的多巴胺递质减少、多巴胺与乙酰胆碱递质失平衡；临床表现为缓慢发展的静止性震颤、肌强直、运动迟缓和姿势步态异常等运动症状，以及嗅觉减退、便秘、睡眠异常和抑郁等非运动症状。

2. 帕金森病的治疗原则　对帕金森病的治疗应是全面综合的。因为每一个帕金森病患者都可以先后或同时出现运动症状和非运动症状，而这两类症状均会影响患者的生活和工作。

帕金森病的治疗手段和方法主要包括药物治疗、手术治疗、运动疗法、心理疏导及照料护理等。药物治疗为整个治疗过程中的主要治疗手段，也是首选治疗方案。然而目前所有的治疗手段都只能改善患者的症状，不能阻止病情的发展，更无法治愈疾病。其用药原则包括以下几个方面。

（1）可适当延缓治疗：如果早期只有动作徐缓或轻度震颤，又不影响日常生活时，可延缓治疗。早期病情较轻的患者先单药治疗为宜，晚期或重症患者可多药联合。药物治疗在病程晚期多数疗效不佳。

（2）最低有效剂量：给药应从最小剂量开始，逐渐加量，达到能使症状改善约 80%，或在获得最佳疗效后将剂量减少 15%～20% 为宜，同时又没有药物不良反应出现，并以此剂量长期维持治疗。治疗应结合患者基本情况，个体化给药。

（3）调整剂量：药效可能会随着用药时间的延长而降低，从而出现症状波动。故可能需要根据患者的症状改善程度及不良反应等适当调整用药剂量。

（4）缓慢停药：长期服用抗帕金森病药物的患者，若突然停药会出现症状急剧恶化加重，故若非必须停药者，应逐渐减量或加用其他抗帕金森病药物。

（二）帕金森病的药物治疗

1. 常见的抗帕金森病药物

（1）抗胆碱药：苯海索。能拮抗胆碱受体，减弱黑质纹状体通路中乙酰胆碱的作用，从而缓解帕金森病的症状。以震颤与强直症状为主的患者可首选这类药物。而对无震颤的患者不推荐使用。如果联合使用左旋多巴，需间隔 2～3 小时，如果与三环类抗抑郁药或单胺氧化酶抑制药合用，会增强抗胆碱作用，停药时须逐渐减量。

（2）多巴胺受体激动药：主要分为麦角类与非麦角类。目前大多推崇非麦角类多巴胺受体激动药为首选药物，尤其适用于早发型帕金森病患者的病程初期，因为这类制剂半衰期长，可以避免对纹状体突触后膜的多巴胺受体产生脉冲样刺激，从而预防或减少运动并发症的发生。常用的非麦角类多巴胺受体激动药有普拉克索、吡贝地尔、罗替戈汀等。麦角类多巴胺受体激动药包括溴隐亭、培高利特、卡麦角林等。麦角类药物因可导致心脏瓣膜病变和肺胸膜纤维化，目前已不主张使用。

（3）拟多巴药：此类药物可直接增加脑内多巴胺的浓度，为晚发型或伴有智能减退患者的首选治疗药物。其代表药物为左旋多巴，因其容易在外周组织被多巴脱羧酶代谢为多巴胺而无法通过血脑屏障，故会降低疗效，增加其副作用，故应该与外周多巴脱羧酶抑制药联合使用。目前常用的复方左旋多巴制剂包括左旋多巴苄丝肼、卡比多巴左旋多巴等。使用此类药物应该注意不能突然停药，以免发生撤药恶性综合征。活动性消化性溃疡者慎用，闭角型青光眼、精神病患者禁用。

（4）单胺氧化酶抑制药（MAO）：主要有司来吉兰和雷沙吉兰。应避免在傍晚或晚上服用。胃溃疡者慎用，禁止与 5 - 羟色胺再摄取抑制药合用。

（5）儿茶酚氧位甲基转移酶抑制药（COMT）：包括恩托卡朋与托卡朋。在疾病早期选用复方左旋多巴联合儿茶酚氧位甲基转移酶抑制药可以改善患者症状，并且有可能预防或延迟运动并发症的发生。该类药物单独使用无效。托卡朋有严重的肝损害已退出欧洲市场，但在我国仍然有使用，故需严密监测肝功能。

（6）金刚烷胺：金刚烷胺为合成抗病毒药，后来发现对帕金森病有效。对少动、强直、震颤均有改善作用，并对改善异动症有帮助。如需减量需要缓慢，突然停药会导致病情恶化。不宜晚上服用，因其有幻觉、噩梦的不良反应。肾功能不全、癫痫、严重胃溃疡、肝病患者慎用，哺乳期妇女禁用。

2. 帕金森病的治疗药物选择

（1）早期帕金森病的治疗：一般疾病初期多给予单药治疗。首选药物治疗原则包括以下几方面。

①早发型患者（年龄在 65 岁以下），在没有智能减退的情况下，有以下药物治疗方案：非麦角类多巴胺受体激动药、单胺氧化酶抑制药、金刚烷胺、复方左旋多巴及复方左旋多巴联合儿茶酚氧位甲基转移酶抑制药。目前根据各大国际指南首选非麦角类多巴胺受体激动药或单胺氧化酶抑制药或复方左旋多巴联用儿茶酚氧位甲基转移酶抑制药。如果因经济原因无力承担高价格药物，可首选金刚烷胺；如果患者力求显著改善运动症状可首选复方左旋多巴联用或不联用儿茶酚氧位甲基转移酶抑制药，也可在小剂量使用其他单药方案基础上联合应用小剂量的复方左旋多巴。对于震颤明显的患者，如果其他抗帕金森病药物疗效欠佳，可选用抗胆碱药，如苯海索。

②晚发型（65 岁以上）患者或者同时存在智能减退的患者，一般首选复方左旋多巴治疗。症状加重、疗效减退的情况下可添加多巴胺受体激动药、单胺氧化酶抑制药或儿茶酚氧位甲基转移酶抑制药。尽量不选用抗胆碱药，尤其针对老年男性患者，因为其易引起记忆及认知功能减退。且前列腺增生及青光眼患者禁用。

（2）中晚期帕金森病的治疗：中晚期帕金森病，尤其是晚期帕金森病的临床表现非常复杂，对这类患者的治疗，一方面要继续力求改善患者的运动症状，另一方面也要妥善处理一些运动并发症和非运动并发症。

1）运动并发症（症状波动和异动症）的治疗：一般可通过调整药物种类、剂量及服药次数改善。

症状波动主要包括剂末恶化和开关现象。剂末恶化又称为疗效减退，主要表现为服药后有效时间缩短，在下一次服药前 1～2 小时症状恶化，再服药恶化的症状消失。对于剂末恶化的处理方法为：①不改变每日服用复方左旋多巴的总剂量，适当增加每日服药次数，减少单次剂量，或适当增加每日总剂量，增加服药次数，不改变单次剂量；②由常释制剂换用控释制剂以延长左旋多巴的作用时间；③加用长半衰期的多巴胺受体激动药；④加用多纹状体产生持续性多巴胺能刺激的儿茶酚氧位甲基转移酶抑制药；⑤加用单胺氧化酶抑制药；⑥含蛋白质饮食会影响左旋多巴的吸收及血脑屏障的透过，应该避免这种影响的发生，故宜在餐前 1 小时或餐后 1.5 小时服药，调整蛋白质饮食；⑦手术治疗。

开关现象主要表现为一日当中，患者的症状在突然缓解（开期）与加重（关期）之间波动，可反复迅速交替出现多次。这种变化速度非常快，且不可预测，如同电源开关一样，故临床上形象地称这种生理现象为开关现象。对开关现象的处理较困难，可以选用口服多巴胺受体激动药或采用持续输注静脉制剂。

异动症又称为运动障碍，表现为舞蹈样或手足徐动样不自主运动，有时表现为单调刻板的不自主动作或肌张力障碍。异动症包括剂峰异动症（出现在用药 1～2 小时的血药浓度高峰期）、双相异动症（剂初和剂末均可出现）和肌张力障碍（多发于清晨）。

对剂峰异动症的处理方法为：①减少单次复方左旋多巴的剂量；②适当减少每日复方左旋多巴的剂量，同时联用多巴胺受体激动药或儿茶酚氧位甲基转移酶抑制药；③加用金刚烷胺；④加用非典型抗精神病药，如氯氮平；⑤将复方左旋多巴控释药换为常释制剂。对双相异动症的处理方法：①将复方左旋多巴控释药换为常释制剂；②加用长半衰期的多巴胺受体激动药或儿茶酚氧位甲基转移酶抑制药。对于晨起肌张力障碍的处理方法为：睡前增加复方左旋多巴控释片或长效的多巴胺受体激动药，或者在起床前服用复方左旋多巴的常释药或水溶药。"开"期的肌张力障碍处理方法与剂峰异动症的处理方法相同。

2）非运动症状的治疗：帕金森病的非运动症状主要包括感觉障碍、精神障碍、自主神经功能障碍和睡眠障碍。对于精神症状的处理主要是：减少帕金森病治疗药物用量；减少或停用抗胆碱药或金刚烷胺，减少或停用多巴胺受体激动药，将左旋多巴减至最低有效剂量；给予抗精神病药，如氯氮平等。

【同步练习】

一、A 型题（最佳选择题）

1. 不宜晚上服用的抗帕金森病药物为（　　）

A. 苯海索　　　　　　B. 普拉克索　　　　　　C. 左旋多巴　　　　　　D. 恩托卡朋

E. 金刚烷胺

本题考点： 本题考查抗帕金森病药物合理用药。因金刚烷胺的副作用有幻觉、噩梦，不宜晚上服用。

2. 晚发型患者，抗帕金森病首选药物为（　　）

A. 司来吉兰　　　　　B. 复方左旋多巴　　　　C. 苯海索　　　　　　D. 金刚烷胺

E. 恩托卡朋

本题考点： 本题考查抗帕金森病药物合理选用。晚发型（65 岁以上）患者或同时存在智能减退的患者，一般首选复方左旋多巴治疗。症状加重、疗效减退的情况下可添加多巴胺受体激动药、单胺氧化酶抑制药或儿茶酚氧位甲基转移酶抑制药。尽量不选用抗胆碱药。

3. 对于剂峰异动症的治疗，下列处理正确的是（　　）

A. 增加每日复方左旋多巴的总剂量　　　　　B. 减少每日复方左旋多巴的总剂量

C. 增加每次复方左旋多巴的剂量　　　　　　D. 减少金刚烷胺的用量

E. 不改变复方左旋多巴的剂量，同时增加半衰期长的多巴胺受体激动药

本题考点： 本题考查异动症合理用药。异动症包括剂峰异动症、双向异动症和肌张力障碍。对剂峰异动症的处理方法为：①减少单次复方左旋多巴的剂量；②适当减少每日复方左旋多巴的剂量，同时联用多巴胺受体激动药或儿茶酚氧位甲基转移酶抑制药；③加用金刚烷胺；④加用非典型抗精神病药，如氯氮平；⑤将复方左旋多巴控释药换为常释制剂。

4. 在使用左旋多巴时，饮食方面应注意（　　）

A. 避免同时进食蛋白质类食物　　　　　B. 同时补充蛋白质类食物

C. 避免同时进食淀粉类食物　　　　　　D. 避免同时进食脂肪类食物

E. 同时补充脂肪类食物

本题考点： 本题考查左旋多巴注意事项。肉类蛋白质中某些氨基酸会影响左旋多巴作用，应限制摄入，早、中餐低蛋白饮食，以碳水化合物为主，应避免同时进食蛋白质类食物，应隔开 2～3 小时。

二、B 型题（配伍选择题）

[5～9 题共用备选答案]

A. 苯海索　　　　　　B. 左旋多巴　　　　　　C. 司来吉兰　　　　　　D. 恩托卡朋

E. 普拉克索

5. 抗胆碱药（　　）

6. MAO－B 抑制药（　　）

7. COMT 抑制药（　　）

8. 多巴胺受体激动药（　　）

9. 拟多巴药

本题考点： 本题主要考查常见的抗帕金森病药的作用机制。苯海索为抗胆碱药；左旋多巴为拟多巴药；司来吉兰为单胺氧化酶抑制药；恩托卡朋为儿茶酚氧位甲基转移酶抑制药；普拉克索为多巴胺受体激动药。

三、X 型题（多项选择题）

10. 关于苯海索的使用，下列说法正确的为（　　）

A. 与左旋多巴联合使用，需隔开 2～3 小时

B. 与三环类抗抑郁药合用，会增强抗胆碱作用

C. 与 MAO 抑制药合用，会增强抗胆碱作用

D. 症状一旦控制，需立即停药

E. 闭角型青光眼及前列腺增生患者禁用

本题考点： 本题考查使用苯海索时应注意事项。如果联合使用左旋多巴，需隔开 2～3 小时；如果与三环类抗抑郁药或 MAO 抑制药合用，会增强抗胆碱作用；停药时逐渐减量；闭角型青光眼及前列腺增生患者禁用。

11. 帕金森病的治疗原则包括（　　）

A. 疾病早期适当暂缓用药　　　　　　　B. 停药时应逐渐减量

C. 药物治疗的目标是治愈　　　　　　　D. 药物治疗应坚持最低有效剂量原则

E. 治疗要对运动症状与非运动症状综合治疗

本题考点： 本题考查帕金森病药物治疗原则。对帕金森病的治疗是全面综合的。然而目前所有的治疗手段都只能改善患者的症状，不能阻止病情的发展，更无法治愈疾病。其用药原则为：①最低有效剂量。给药应从最小剂量开始，逐渐加量，达到能使症状改善约 80%，或在获得最佳疗效后将剂量减少 15%～20% 为宜，同时又没有药物不良反应出现，并以此剂量长期维持治疗。②延缓治疗。如果早期只有动作徐缓或轻度震颤，又不影响日常生活时，可延缓治疗。早期病情较轻的患者先单药治疗为宜，晚期或重症患者可多药联合。③调整剂

量。药效可能会随着用药时间的延长而降低，从而出现症状波动。故可能需要根据患者的症状改善程度及不良反应等适当调整用药剂量。④缓慢停药。长期服用抗帕金森病药物的患者，若突然停药会出现症状急剧恶化加重，故若非必须停药者，应逐渐减量或加用其他抗帕金森病药物。

参考答案： 1. E　2. B　3. B　4. A　5. A　6. C　7. D　8. E　9. B　10. ABCE　11. ABDE

五、痴呆

【复习指导】本部分内容是属于低频考点，历年较少考到。痴呆的药物选择为需要重点掌握的内容。

（一）痴呆的临床基础

1. 痴呆的分类与临床表现　痴呆是因多种原因导致的大脑皮质功能衰退的一种临床综合征，以记忆功能障碍为突出表现，痴呆可呈进行性加重的趋势，或较长期间维持在一个水平。有的是可逆的，有的是不可逆的。根据病因的不同，分为以下几种类型。

（1）阿尔茨海默病：是老年人常见的病因不明的慢性、进行性中枢神经系统变性疾病，是痴呆的最常见病因，占痴呆患者的50%～60%。其病理特征为：脑萎缩、中枢神经系统内神经元和神经突触明显减少或消失，布满衰老斑和神经元内纤维缠结。关于阿尔茨海默病的病因学说，主要有β淀粉样蛋白假说、tau蛋白异常修饰学说、神经血管的功能异常学说等。除此之外，还有众多与阿尔茨海默病相关的危险因素，如家族史、高龄、女性雌激素水平降低、低教育程度、高血糖、高胆固醇、高血压、心房颤动、抑郁、头部外伤等。

其临床特征为起病隐匿、认知功能障碍、记忆障碍（主要为近记忆障碍）、人格改变及言语障碍等。病程通常为5～10年。根据认知功能损害情况和临床症状，阿尔茨海默病分为如下几期：①AD－MCI（轻度认知功能障碍）。患者此间表现为记忆障碍，首先出现近记忆障碍，随着病情发展可出现远期记忆减退，还会表现出人格方面的障碍，但无功能受损。②AD早期（轻度功能障碍）。出现症状的第1～3年。患者除记忆力障碍外，还有其他临床表现，如时间定向力、社交能力等障碍。简易智能状态检查20～26分。③AD中期（中度功能障碍）。为出现症状第2～8年。时间、定向力障碍，以及失语、学习能力下降、错觉、烦躁、焦虑、抑郁、日常生活能力下降。简易智能状态检查10～19分。④AD晚期（严重功能障碍）。为出现症状第6～12年。失语、远期记忆丧失、丧失日常生活能力、大便失禁、有异常行为。疾病终末期出现类植物人状态。简易智能状态检查＜10分。

（2）血管性痴呆：是指脑血管疾病所导致的痴呆综合征。是引起痴呆的第二大病因，占总数的20%左右。血管性痴呆的根本原因是脑动脉硬化引起脑组织长期供血不足。

（3）其他痴呆：如路易体痴呆、正常颅压性脑积水、克罗伊茨费尔特－雅各布病、锥体外系疾病伴发痴呆、药物（抗胆碱药）引起的痴呆等。

2. 痴呆的治疗原则

（1）阿尔茨海默病：由于阿尔茨海默病的病因及发病机制未明，目前尚无特效治疗可逆转脑功能缺损或阻止病情进展，主要以对症治疗为主，其治疗目标是最大限度地维持患者的功能状态，诊治共存疾病，避免使用抗胆碱药。

治疗主要包括：①对行为障碍的治疗。识别和治疗妄想、幻觉、抑郁、激越、攻击行为和睡眠障碍是痴呆患者治疗的重要方面。应针对特定的症状采用相应的抗精神病药治疗。

②改善患者的记忆功能和认知功能，常采用中枢胆碱酯酶抑制药。③良好的护理延缓病情进展。

（2）血管性痴呆：血管性痴呆的治疗类似于阿尔茨海默病，但更重视改善脑循环，主要针对脑血管疾病进行二级预防。

（3）甲状腺功能减低者进行甲状腺替代治疗；叶酸及维生素 B_{12} 缺乏者，补充叶酸及维生素 B_{12}；酒精中毒者补充维生素 B_1。

（二）痴呆的药物治疗

1. 痴呆的治疗药物

（1）改善认知功能的药物：胆碱酯酶抑制药。使用胆碱酯酶抑制药可延缓乙酰胆碱代谢，从而增强中枢神经系统中乙酰胆碱的含量，增强其功能。多用于治疗轻-中度阿尔茨海默病的患者。常见的有多奈哌齐、卡巴拉汀与加兰他敏。多奈哌齐的有效剂量是每日 5mg 或10mg，每日 1 次；起始剂量为 5mg，若需加量应在 1 个月后增至 10mg，主要用于轻-重度阿尔茨海默病患者的治疗。卡巴拉汀起始剂量为 1.5mg，每日 2 次，至少间隔 2 周后增加药量，每日最大剂量为 12mg，需与食物同时服用，主要用于阿尔茨海默病和帕金森病的轻-中度痴呆。加兰他敏的推荐剂量为 8～12mg，起始剂量为 4mg，每日 2 次。4 周后加量至8mg，每日 2 次，主要用于早期阿尔茨海默病患者的治疗。上述三种胆碱酯酶抑制药的疗效相似，不良反应均较轻微，不同患者对不同制剂的反应可能会出现差异，若患者对某一制剂无效时，更换另一种可能有效，并且无须"清洗期"。应用胆碱酯酶抑制药要监测有无胃出血。

（2）NMDA 受体拮抗药：美金刚能够拮抗 N-甲基-D-门冬氨酸受体，具有调节谷氨酸活性的作用，阿尔茨海默病患者脑内谷氨酸能系统存在异常，故美金刚能发挥作用。美金刚对认知功能、行为症状都有较好的疗效，现用于中晚期阿尔茨海默病患者的治疗，可单独使用或与多奈哌齐联用。

（3）促智药：促智药能增强记忆和学习能力，促进沟通大脑半球间信息，增强大脑对物理和化学损伤的抵抗力。常见的促智药有吡拉西坦、尼麦角林、银杏叶制剂等。

（4）痴呆行为和心理症状用药：很多患者在疾病的某一阶段会出现精神症状，如幻觉、妄想、焦虑、抑郁、睡眠紊乱等，可给予抗抑郁药和抗精神病药。这类药物应低剂量起始，缓慢加量，尽量使用最低有效剂量进行个体化治疗。经典的抗精神病药如氯丙嗪、氟哌啶醇等一直是治疗老年痴呆行为和心理症状的主要药物，主要缺点是易产生锥体外系不良反应。新型抗精神病药包括利培酮、奥氮平等疗效优于经典抗精神病药，并且其锥体外系反应轻微。当痴呆患者伴发抑郁症状时，首选选择性 5-羟色胺再摄取抑制药，如舍曲林、氟西汀等，新一代的单胺氧化酶抑制药对阿尔茨海默病伴发抑郁也有效，如司来吉兰。当痴呆患者伴发轻度焦虑与夜间失眠时，可应用苯二氮䓬类药物，如艾司唑仑、地西泮等；当痴呆患者伴有躁狂样症状、攻击行为时，可以使用丙戊酸钠或卡马西平。

（5）钙通道阻滞药：血管性痴呆的患者可使用钙通道阻滞药，如尼莫地平。尼莫地平脂溶性高，容易通过血脑屏障进入神经中枢，在脑血管周围有较高浓度，对脑血管的作用强于其他血管，能选择性地作用于脑血管，解除脑血管痉挛，从而恢复脑血流和脑部供养。尼莫地平口服给药可有一过性消化道不适、头晕、嗜睡和皮肤瘙痒等反应，静脉给药可致血压轻微下降、头痛、头晕等。

2. 痴呆的患者教育

（1）加强患者对疾病认识的教育。老年痴呆是缓慢发生的疾病，改善认知功能的药物仅能改善症状、维持功能，不能治愈疾病。

（2）患者及患者家属应积极防治导致痴呆的各种危险因素，如不良生活方式和饮食习惯、情绪抑郁等。教育患者应积极参加社会活动，从事力所能及的锻炼，不脱离家庭和社会。家属或照顾者应在饮食、卫生、大小便、起居等日常生活中督促或协助患者，为患者安排规律的生活，加强患者的功能训练和生活自理能力的训练，鼓励患者，并加强患者的安全护理，防止患者迷路、走失、跌倒、呛食等。

（3）按时服用药物，卡巴拉汀需早上和晚上与食物同时服用，避免出现漏服，如果漏服但与下次服药时间间隔较长应尽快补服，若间隔时间很短，则无须补服。美金刚应避免与金刚烷胺、氯胺酮和右美沙芬同时使用。多奈哌齐与加兰他敏应避免与肝药酶抑制药联用。

（4）如果出现新的症状，如眩晕、精神行为异常、睡眠障碍等应及时就诊。

【同步练习】

一、A 型题（最佳选择题）

1. 用于治疗痴呆的胆碱酯酶抑制药不包括（　　）

A. 多奈哌齐　　　　B. 卡巴拉汀　　　　C. 加兰他敏　　　　D. 美金刚

E. 石杉碱甲

本题考点： 痴呆的药物治疗。常用的胆碱酯酶抑制药有 3 种：①多奈哌齐；②卡巴拉汀；③加兰他敏。石杉碱甲也属于胆碱酯酶抑制药。

2. 下列关于抗痴呆药物，说法不正确的是（　　）

A. 多奈哌齐主要用于轻 – 重度阿尔茨海默病患者

B. 卡巴拉汀需要于早晨和晚上与食物同服

C. 应用胆碱酯酶抑制药要监测患者有无胃出血

D. 漏服改善认知功能的药物 1 次，如果接近下次服药时间，也需补服

E. 美金刚单药或与多奈哌齐合用对中至重度阿尔茨海默病患者有一定疗效

本题考点： 抗痴呆药物的使用。多奈哌齐主要用于轻 – 重度阿尔茨海默病患者的治疗；卡巴拉汀主要用于阿尔茨海默病和帕金森病的轻 – 中度痴呆；加兰他敏主要用于早期阿尔茨海默病患者的治疗；美金刚单药或与多奈哌齐合用对中至重度阿尔茨海默病患者有一定疗效；卡巴拉汀需要于早晨和晚上与食物同服；应用胆碱酯酶抑制药要监测患者有无胃出血；如果漏服改善认知功能的药物 1 次，如果接近下次服药时间，则无须补服。

3. 美金刚的作用机制为（　　）

A. 抑制 N – 甲基天冬氨酸受体　　　　B. 抑制胆碱酯酶

C. 改善脑循环　　　　D. 拮抗钙离子

E. 促进多巴胺的合成和释放

本题考点： 美金刚为 N – 甲基天冬氨酸受体拮抗药，故其作用机制为抑制 N – 甲基天冬氨酸受体。

4. 下列关于痴呆的说法正确的是（　　）

A. 阿尔茨海默病的治疗目标是完全治愈

B. 阿尔茨海默病主要表现为肌肉震颤、肌阵挛

C. 尼莫地平主要用于阿尔茨海默病

D. 阿尔茨海默病的治疗主要包括控制症状、改善认知功能及支持治疗

E. 美金刚为胆碱酯酶抑制药，常用于阿尔茨海默病

本题考点： 痴呆的临床表现与治疗。阿尔茨海默病目前无法治愈，药物治疗只能缓解疾病进展与功能衰退，故 A 选项错误；阿尔茨海默病主要表现为记忆障碍、认知障碍与行为障碍，故 B 选项错误；尼莫地平为钙通道阻滞药，主要用于血管性痴呆，故 C 选项错误。常用的胆碱酯酶抑制药有 3 种：①多奈哌齐；②卡巴拉汀；③加兰他敏。美金刚为 NMDA 受体拮抗药，故 E 选项错误。阿尔茨海默病的治疗主要包括控制症状、改善认知功能及支持治疗。

5. 下列关于痴呆的药物治疗，说法正确的是（　　）

A. 常用的胆碱酯酶抑制药包括多奈哌齐、卡巴拉汀、加兰他敏与美金刚

B. 美金刚可单药或与多奈哌齐联用治疗阿尔茨海默病

C. 阿尔茨海默病患者可以合并使用抗胆碱药

D. 美金刚可以与金刚烷胺同时使用

E. 卡巴拉汀不能和食物同服

本题考点： 抗痴呆药物的使用。常用的胆碱酯酶抑制药有 3 种：①多奈哌齐；②卡巴拉汀；③加兰他敏。美金刚为 N-甲基天冬氨酸受体拮抗，故 A 选项错误；阿尔茨海默病患者应避免合并使用抗胆碱药，故 C 选项错误；美金刚避免与金刚烷胺、氯胺酮和右美沙芬同时使用，故 D 选项错误；卡巴拉汀需要于早晨和晚上与食物同服，故 E 选项错误；美金刚可单药或与多奈哌齐联用治疗中至重度阿尔茨海默病患者的治疗，故 B 选项正确。

二、X 型题（多项选择题）

6. 属于胆碱酯酶抑制药的是（　　）

A. 加兰他敏　　　　　B. 新斯的明　　　　　C. 卡巴拉汀　　　　　D. 多奈哌齐

E. 美金刚

本题考点： 胆碱酯酶抑制药。对于痴呆的治疗常用的胆碱酯酶抑制药有 3 种：①多奈哌齐；②卡巴拉汀；③加兰他敏。新斯的明为治疗重症肌无力等的胆碱酯酶抑制药。美金刚为 NMDA 受体拮抗药。

参考答案： 1. D　2. D　3. A　4. D　5. B　6. ABCD

六、焦虑障碍

【复习指导】本部分内容属于低频考点，历年几乎未考到。焦虑症的药物治疗为大纲要求掌握的内容。

（一）焦虑障碍的临床基础

1. 临床表现　焦虑通常是一种正常情绪反应，通常发生在处于应激状态时，表现为内心紧张不安、预感到好像要发生某种不利情况，属于人体防御性的心理反应，多数不需要医学处理。

焦虑状态主要包括躯体性焦虑症状、精神性焦虑症状及运动性焦虑症状，如坐立不安等，个体有与处境不相符的情绪体验，可伴睡眠困难。是一组症状综合征，属病理性，一般

需要医学处理。

焦虑障碍又称为焦虑性神经症，是一组以焦虑综合征为主要表现的精神疾病。包括广泛性焦虑、惊恐障碍、社交焦虑、单纯恐惧症、强迫症、应激相关障碍。主要临床表现为精神症状（恐惧、忧虑、紧张不安等）与躯体症状（心悸、气短、胸闷、口干、出汗等）。焦虑障碍主要分为以下几种类型。

（1）惊恐障碍：又被称为急性焦虑发作，主要表现为不明原因的突然惊慌、恐惧、紧张不安、濒死感、窒息感、失去自我控制感、不真实感或大祸临头感，并伴有严重的自主神经功能失调，如心悸、呼吸困难、头痛或晕厥等。

（2）广泛性焦虑症：又被称为慢性焦虑症，主要表现为广泛持续的精神性焦虑，以及自主神经功能紊乱、运动不安等躯体性焦虑。

（3）社交焦虑障碍：又被称为社交恐惧症，主要表现为对社交或表现性活动明显而持久的恐惧。

（4）特定恐惧症：又被称为单一恐惧症，是指恐惧局限于特定物体、特定场景或活动，如怕雷电、怕黑暗、怕封闭空间等。

（5）强迫症：主要表现为反复的、持久的强迫观念和（或）强迫动作，有意识的自我强迫与自我反强迫同时存在，但不能摆脱而感到痛苦。

（6）创伤后应激障碍：主要表现为对异乎寻常的威胁性、灾难性事件的延迟和（或）持久的反应。

2. 焦虑障碍的治疗原则　焦虑障碍的治疗目标在于缓解或消除患者的焦虑症状，减轻对躯体健康的影响；重建治疗信心，提高治疗依从性，促进躯体与心理全面康复；提高应对能力，恢复社会功能，改善生活质量。

药物治疗可控制焦虑症状，但心理治疗也必不可少。综合药物治疗和心理治疗，有助于更快、更有效地改善患者的预后。

焦虑障碍的治疗应全面考虑患者的躯体疾病性质、严重程度、当前焦虑障碍的临床表现、年龄特点、既往用药史及其他社会心理应激因素、自杀风险等，因人而异个体化制定治疗方案。

（二）焦虑障碍的药物治疗

1. 常用药物　临床上根据药物作用机制分为抗焦虑药物（苯二氮䓬类药物、$5-HT_{1A}$受体部分激动药）和有抗焦虑作用的药物（选择性5-羟色胺再摄取抑制药、5-羟色胺和去甲肾上腺素再摄取抑制药、去甲肾上腺素及特异性5-羟色胺能抗抑郁药、三环类抗抑郁药、单胺氧化酶抑制药和可逆性单胺氧化酶A抑制药）。

（1）苯二氮䓬类药物：它能与内源性的GABA受体复合体上的苯二氮䓬类受体结合，促进氯离子的内流，使细胞超极化而抑制神经元的兴奋。包括阿普唑仑、艾司唑仑、氯硝西泮、地西泮、劳拉西泮等。其特点是抗焦虑作用强、起效快，兼具镇静、催眠作用。需从小剂量开始，逐渐加量。长期大量服用可导致药物依赖，一般短期（不超过2～3周）使用。突然撤药时会出现戒断症状，应在症状消失并稳定后逐渐减少剂量，缓慢停药。通常在治疗早期其他药物未起效时作为辅助用药使用，尤其是严重焦虑、激越或者急性应激患者。

（2）$5-HT_{1A}$受体部分激动药：主要包括丁螺环酮和坦度螺酮，为新型抗焦虑药的代表。其无成瘾性，无嗜睡的副作用，较少引起运动障碍，无呼吸抑制，对认知功能影响小，但是起效时间慢，需要2～4周，甚至6～7周。此类药物禁止与单胺氧化酶抑制药联用。

（3）三环类药物（TCAs）：可用于治疗伴有抑郁的焦虑症患者。包括阿米替林、多塞平、氯米帕明等。禁止与单胺氧化酶抑制药联用。

（4）选择性 5–羟色胺再摄取抑制药（SSRIs）：主要包括氟西汀、帕罗西汀、舍曲林、氟伏沙明、西酞普兰、艾司西酞普兰。此类药物疗效好，每日服药 1 次，依从性高，不良反应少，安全性高。起始剂量应低，小剂量开始逐渐加量，起效时间较慢，通常需 2～3 周。禁与单胺氧化酶抑制药、色氨酸联用。

（5）5–羟色胺和去甲肾上腺素再摄取抑制药（SNRI）：主要有文拉法辛和度洛西汀。文拉法辛的缓释药疗效显著，长期治疗药效稳定、耐受性好。禁止与单胺氧化酶抑制药及其他 5–羟色胺激动药联用。

（6）其他药物：如米氮平、曲唑酮、β 受体阻滞药（如普萘洛尔）、抗精神病药（如氯氮平等）均对焦虑症有效。

2. 治疗药物的合理使用

（1）早期用药：在焦虑症早期，应该选用起效快的药物，首选苯二氮䓬类药物，如阿普唑仑 0.4mg，每日 2～3 次，或氯硝西泮 2mg，每日 2 次。此类药物有耐受性、依赖性、成瘾性，因此不应长期大量使用，若 4～6 周不能控制症状应换药。

（2）迁延期用药：焦虑症控制不佳进入迁延期后，应首选三环类抗抑郁药，如多塞平 25mg，每日 3 次，逐渐加量至每日 150mg。此类药物起效较慢，故治疗初期可短时间联用苯二氮䓬类药物。因三环类抗抑郁药无成瘾性，可长期使用。

（3）维持期用药：症状控制后，即应将重心转移到心理治疗上，此时应减少药物用量，逐渐停药。

3. 治疗药物的选择

（1）惊恐障碍：一线治疗用药包括所有 SSRIs 药物和文拉法辛；二线用药包括米氮平、苯二氮䓬类、瑞博西汀、氯丙咪嗪和丙咪嗪。特殊情况下，苯二氮䓬类药物阿普唑仑和氯硝西泮及非经典抗精神病药和丙戊酸联合应用。

（2）广泛性焦虑障碍（GAD）：一线药物包括 SNRI、SSRIs（帕罗西汀、艾司西酞普兰、舍曲林）、阿戈美拉汀和普瑞巴林；二线药物包括丁螺环酮、安非他酮、BZ 类、丙咪嗪和喹硫平；三线药物包括西酞普兰、氟西汀、米氮平和曲唑酮。

（3）社交焦虑障碍：一线药物包括大部分 SSRIs（艾司西酞普兰、帕罗西汀、氟伏沙明、舍曲林）、文拉法辛和普瑞巴林；二线药物包括西酞普兰、阿普唑仑、氯硝西泮、加巴喷汀；三线药物包括氟西汀、米氮平、度洛西汀、氯丙咪嗪、奥氮平。

（4）特定恐怖症：治疗以暴露为基础的心理治疗为主，药物治疗方面研究较少，不占重要地位，故未推荐一线用药。有小样本 RCT 研究显示帕罗西汀能有效改善患者焦虑症状；联合使用苯二氮䓬类药物，能改善患者急性焦虑症状；艾司西酞普兰可能也有一定疗效。

（5）强迫障碍（OCD）：一线药物除氟伏沙明、帕罗西汀、舍曲林、氟西汀外，还增加了艾司西酞普兰；二线药物包括西酞普兰、氯丙咪嗪、米氮平和文拉法辛；三线药物包括度洛西汀。

（6）创伤后应激障碍（PTSD）：一线治疗药物包括氟西汀、帕罗西汀、舍曲林和文拉法辛；二线药物包括氟伏沙明、米氮平和苯乙肼；三线药物包括度洛西汀、艾司西酞普兰、丙米嗪、阿立哌唑、喹硫平、利培酮。

4. 用药注意事项与患者教育

（1）用药注意事项

①治疗期间监测患者的病情变化、药物疗效和药物相关不良反应，定期监测血常规及肝、肾功能等。

②注意苯二氮䓬类药物的依赖性及肌肉松弛作用导致的跌倒。

③注意特殊人群接受药物治疗时的风险。妊娠期或哺乳期女性接受药物治疗时需权衡风险，老年患者接受苯二氮䓬类药物时跌倒的风险。

④首选单药治疗，足量、足疗程。尽量避免联用两种相同作用机制的抗焦虑药。

（2）患者教育

①告知患者药物可能存在的不良反应，如可能引起嗜睡、跌倒等。

②避免与酒精或其他相同作用的药物联用，不要过量使用。在医师指导下调整药物剂量，避免突然停药。

③如果出现行为异常、病情恶化或者出现了药物相关的不良反应，应及时就医。

【同步练习】

一、A 型题（最佳选择题）

1. 关于焦虑障碍的治疗，下列说法不正确的为（　　）

A. 尽可能单一用药 　　　　　　　　　B. 足量治疗

C. 足疗程治疗 　　　　　　　　　　　D. 一般不主张联用超过两种抗焦虑药

E. 妊娠期或哺乳期间禁止药物治疗

本题考点：焦虑障碍的药物治疗。首选单药治疗，足量、足疗程，尽量避免联用两种相同作用机制的抗焦虑药，故 A、B、C、D 正确；妊娠期或哺乳期女性接受药物治疗时需权衡风险，而不是禁止药物治疗，故 E 错误。

2. 关于抗焦虑药，下列说法不正确的为（　　）

A. 苯二氮䓬类药物有镇静、催眠、抗焦虑的作用

B. 文拉法辛属于选择性 5－羟色胺再摄取抑制药

C. 普萘洛尔可以用于焦虑障碍的治疗

D. 选择性 5－羟色胺再摄取抑制药禁止与单胺氧化酶抑制药联用

E. 长期使用苯二氮䓬类药物会引起依赖性

本题考点：焦虑障碍的药物治疗。苯二氮䓬类药物的特点是抗焦虑作用强、起效快，兼具镇静、催眠作用，长期使用苯二氮䓬类药物会引起依赖性，故 A、E 选项正确；普萘洛尔为 β 受体阻滞药，主要用于解除焦虑症的各种躯体性症状，故 C 选项正确；选择性 5－羟色胺再摄取抑制药禁止与单胺氧化酶抑制药联用，故 D 选项正确；文拉法辛属于 5－羟色胺和去甲肾上腺素再摄取抑制药，故 B 选项错误。

3. 丁螺环酮是何种受体的激动药（　　）

A. 多巴胺 　　　　B. 去甲肾上腺素 　　　C. 5－羟色胺 1A 　　　D. 单胺氧化酶

E. GABA

本题考点：丁螺环酮的作用机制。丁螺环酮为 5－羟色胺 1A 受体激动药。

4. 苯二氮䓬类药物不能作为一线药物的原因是（　　）

A. 价格昂贵 　　　　　　　　　B. 起效慢

C. 疗效低 　　　　　　　　　　D. 易导致药物依赖

E. 心脏副作用大

本题考点：苯二氮䓬类药物的特点。苯二氮䓬类药物的特点是抗焦虑作用强、起效快，兼具镇静、催眠作用，长期使用苯二氮䓬类药物会引起依赖性。

5. 治疗急性焦虑障碍需要快速起效，可以选用（　　）

A. 普萘洛尔　　　　B. 氯硝西泮　　　　C. 阿米替林　　　　D. 丁螺环酮

E. 氟西汀

本题考点：苯二氮䓬类药物的特点。苯二氮䓬类药物的特点是抗焦虑作用强、起效快。在焦虑症急性期，应该选用起效快的药物，首选苯二氮䓬类药物，如阿普唑仑 0.4mg，每日 2～3 次，或氯硝西泮 2mg，每日 2 次。

二、B 型题（配伍选择题）

[6～10 题共用备选答案]

A. 文拉法辛　　　　B. 丁螺环酮　　　　C. 地西泮　　　　D. 舍曲林

E. 米氮平

6. NE 和特异性 5 - 羟色胺抗抑郁药（NaSSAs）为（　　）

7. 苯二氮䓬类药物为（　　）

8. 5 - 羟色胺和去甲肾上腺素再摄取抑制药为（　　）

9. 5 - 羟色胺 1A 受体部分激动药为（　　）

10. 选择性 5 - 羟色胺再摄取抑制药为（　　）

本题考点：本题主要考查常见的抗焦虑药。苯二氮䓬类药物包括阿普唑仑、艾司唑仑、氯硝西泮、地西泮、劳拉西泮等；5 - HT_{1A} 受体部分激动药主要包括丁螺环酮和坦度螺酮；选择性 5 - 羟色胺再摄取抑制药（SSRI）主要包括氟西汀、帕罗西汀、舍曲林、氟伏沙明、西酞普兰、艾司西酞普兰；5 - 羟色胺和去甲肾上腺素再摄取抑制药（SNRI）主要有文拉法辛和度洛西汀；米氮平为 NE 和特异性 5 - 羟色胺能抗抑郁药（NaSSAs）。

三、X 型题（多项选择题）

11. 属于选择性 5 - 羟色胺再摄取抑制药的是（　　）

A. 文拉法辛　　　　B. 西酞普兰　　　　C. 氟西汀　　　　D. 米氮平

E. 丁螺环酮

本题考点：选择性 5 - 羟色胺再摄取抑制药（SSRI）主要包括氟西汀、帕罗西汀、舍曲林、氟伏沙明、西酞普兰、艾司西酞普兰。

参考答案：1. E　2. B　3. C　4. B　5. D　6. E　7. C　8. A　9. B　10. D　11. BC

七、抑郁症

【复习指导】本部分内容较简单，历年偶考。其中，抗抑郁药的分类、抗抑郁药的用药注意事项，以及治疗抑郁症的基本原则需要重点掌握。

（一）疾病基本概述

抑郁是一种持续的心境状态，表现为一段时间无法自我恢复的悲伤、绝望、沮丧或空虚的感觉。可能表现为一种综合征，如重度抑郁、轻度抑郁、恶劣心境等；也可能是精神障碍中出现的一种症状，如双相障碍、精神分裂症、物质依赖等均可以伴发抑郁症状；还可能是一般躯体疾病导致的一种持续抑郁情绪症状。抑郁症患者发病可能与应激事件相关，所以可能反复发作，需要长期使用药物治疗。

抑郁症患者除精神症状外，常伴随各种躯体症状，主要有睡眠障碍、躯体各部位疼痛、食欲缺乏、体重下降、便秘等，通过有效的抗抑郁治疗后，伴发的躯体症状往往可以得到改善，有时也需根据不同的躯体症状选择适合患者的抗抑郁药。

抑郁症具有很高的患病率和致残率，对于轻度抑郁症患者，建议给予心理治疗作为初始治疗，常用的心理治疗方法有认知行为治疗、行为激活治疗，以及人际心理治疗和问题解决治疗等。初始治疗无效的患者及难治性的患者建议给予抗抑郁药治疗。

（二）抑郁症的药物治疗

1. 抑郁症的治疗原则　抑郁症的发生在于生物个体、心理、社会各因素统一体中共同作用产生的最终结果。生物个体因素可以遵循经典单胺假说，认为与人体情感调节密切相关的两种神经递质为去甲肾上腺素和 5 - 羟色胺。某种单胺水平减少或几种单胺水平同时减少则个体会出现抑郁症状。心理、社会外界因素则包括儿童期或成年期创伤、过去 1 年中有应激性生活事件、失去父母、婚姻问题、受教育程度低、孤立、社会支持不良、物质滥用等方面。

抑郁症的治疗包括药物治疗及非药物治疗，药物治疗应该从小剂量开始，逐渐加量，并保证足量、足疗程的原则，包括急性期、巩固期、维持期三个阶段的治疗。急性期治疗 6～8 周，巩固期治疗 4～6 个月，维持期治疗时间因发病次数不同而异，第一次发病的患者一般维持治疗 6～12 个月，第二次发病的患者需要维持治疗 3～5 年，第三次发病的患者，可能需要长期维持治疗。非药物治疗包括电抽搐治疗和心理治疗。电抽搐治疗是对具有严重消极自杀想法或行为、拒食、紧张性木僵患者的首选治疗，该方法起效快，疗效好，可以迅速改善患者症状，快速消除患者自杀等消极想法，保证患者人身安全。心理治疗适用于有明显心理社会因素的抑郁症患者，可在药物治疗的同时合并心理治疗给予辅助，以减轻和缓解患者的抑郁症状，改善患者的心理适应能力、人际交往能力、应对处理应激能力等，心理治疗对于预防抑郁症的复发有一定的作用。

2. 传统抗抑郁药

（1）三环类和四环类抗抑郁药：1958 年，三环类抗抑郁药最早报道出被应用于抑郁症患者，第一个被报道的药物为丙米嗪，随之研发出其他三环类抗抑郁药，包括阿米替林、氯米帕明、多塞平，以及四环类抗抑郁药马普替林。三环类抗抑郁药的化学结构为以 7 个元素的杂环两边各连接一个苯环为核心结构加一个侧链，四环类抗抑郁药的化学结构为四环的中心结构加一个侧链。此类药物的药理作用为非选择性地抑制去甲肾上腺素和 5 - 羟色胺的再摄取，其中阿米替林、氯米帕明、多塞平和丙米嗪对 5 - 羟色胺再摄取的抑制作用更强，从而镇静和抗胆碱作用更强，而马普替林对去甲肾上腺素再摄取的抑制作用更强。

三环类和四环类抗抑郁药可与多种神经递质系统发生相互作用，这些相互作用是其抗抑郁作用及副作用的基础。该类药物通常会引起心脏毒性、抗胆碱作用、抗组胺作用、癫痫发作的阈值降低、性功能障碍、出汗和震颤等不良反应。其中心脏毒性是严重的不良反应，在三环类抗抑郁药血清浓度处于治疗水平时即可能引起直立性低血压、心动过速等症状，需立即停止用药。

（2）单胺氧化酶抑制药：单胺氧化酶抑制药是临床上使用的第一类抗抑郁药。该类药物的药理作用主要包括升高突触间隙 5 - 羟色胺、去甲肾上腺素及多巴胺各神经递质浓度。单胺氧化酶分为 2 种类型，为 MAO - A 和 MAO - B，可以同时抑制这 2 种酶的药物称为非选择性单胺氧化酶抑制药，包括苯乙肼、异卡波肼、反苯环丙胺。另外，还有一种新型的单胺氧化酶抑制药为选择性单胺氧化酶抑制药，其选择性抑制存在于中枢的去甲肾上腺素和 5 - 羟色胺的代谢酶 MAO - A，对其他部位的单胺氧化酶抑制作用轻微，代表药物为吗氯贝胺。

单胺氧化酶抑制药既不是一线抗抑郁药也不是二线抗抑郁药，因为这类药物的副作用相对较多，包括严重的不良反应有高血压危象和 5 - 羟色胺综合征等。为了避免这些潜在的严重不良反应的发生，患者用药时需要严格限制饮食，且要谨慎药物间的相互作用。其他常见的不良反应包括口干、头晕、腹痛、腹泻、直立性低血压、震颤、心血管休克等。

常用单胺氧化酶抑制药推荐治疗剂量为：苯乙肼，开始用药第 1 日可给予 15mg，并根据耐受情况用 2～3 日增加至 1 次 15mg，每日 3 次，根据耐受情况可逐渐增加剂量至每日 60～90mg；反苯环丙胺，保守起始治疗剂量为每日 10mg，如果患者能耐受，剂量可增加至每日 30mg，分次给药，可根据需要按每周 10mg 的方式进一步增加剂量至每日 60mg。

3. 新型抗抑郁药

（1）选择性 5 - 羟色胺再摄取抑制药：选择性 5 - 羟色胺再摄取抑制药因对抑郁症患者有效性良好，耐受性强，且过量使用时一般安全性较高而成为临床一线抗抑郁药，其作用机制为选择性抑制突触前膜对 5 - 羟色胺的再摄取，使突触间隙的 5 - 羟色胺浓度升高，从而达到抗抑郁作用。常用药物有西酞普兰、艾司西酞普兰、氟西汀、氟伏沙明、帕罗西汀、舍曲林。

患者在接受一种选择性 5 - 羟色胺再摄取抑制药治疗 1～2 周后开始起效，建议从最低有效剂量的最低值开始给药，之后根据患者的耐受程度逐渐增加药物剂量。选择性 5 - 羟色胺再摄取抑制药推荐用药剂量见表 11 - 1。

表 11 - 1　选择性 5 - 羟色胺再摄取抑制药推荐剂量

药物	起始剂量/日（mg）	常用剂量/日（mg）	最大剂量/日（mg）
西酞普兰	20	20～40	40
艾司西酞普兰	10	10～20	20
氟西汀	10～20	20～60	80
氟伏沙明	50～100	100～200	300
帕罗西汀	20	20～40	50
舍曲林	25～50	50～200	200

抑郁症患者常伴有焦虑、厌食、失眠等不同症状，临床在选择抗抑郁药时可以针对药物不同特性有的放矢。如伴随焦虑症状的抑郁症患者推荐优先选择帕罗西汀、西酞普兰或艾司西酞普兰；伴随贪食症的抑郁症患者推荐优先选择氟西汀；如果是精神病患者伴有的抑郁情绪，或以兴趣下降为主要症状的抑郁症患者则推荐优先选择舍曲林。

选择性 5 - 羟色胺再摄取抑制药相关的副作用包括：①常见的有胃肠道反应：腹泻、便秘、消化不良、口干、恶心、厌食；神经精神系统：头晕、嗜睡、失眠、震颤、静坐不能；生殖系统：性功能障碍；皮肤及皮下组织：多汗、皮疹或瘙痒。②少见副作用有心血管系统：心悸、心动过速、Q-T间期延长。③过量使用可能引起5-羟色胺综合征。

（2）去甲肾上腺素和5-羟色胺再摄取抑制药：去甲肾上腺素和5-羟色胺再摄取抑制药的作用机制是同时作用于5-羟色胺能和去甲肾上腺素能神经元双通道，抑制5-羟色胺及去甲肾上腺素两种单胺递质在突触前膜的重吸收，从而起抗抑郁的作用，对胆碱或组胺受体几乎没有作用。常用药物有度洛西汀、文拉法辛、米那普仑等。

在经过选择性5-羟色胺再摄取抑制药充分治疗后，病情或症状无明显改善的抑郁症患者，或者伴有躯体疼痛症状的抑郁症患者适宜选择去甲肾上腺素和5-羟色胺再摄取抑制药进行抗抑郁治疗。去甲肾上腺素和5-羟色胺再摄取抑制药推荐用药剂量见表11-2。

表11-2 去甲肾上腺素和5-羟色胺再摄取抑制药推荐剂量

药物	起始剂量/日（mg）	常用剂量/日（mg）	最大剂量/日（mg）
度洛西汀	30～60	60～120	120
文拉法辛	37.5～75	75～225	225
米那普仑	12.5	100～200	300

去甲肾上腺素和5-羟色胺再摄取抑制药的常见不良反应与选择性5-羟色胺再摄取抑制药类似。其中恶心是其最常见，也是最有可能导致停药的不良反应，将药物与食物同服可能减轻患者恶心症状。另外，度洛西汀需避免应用于肾功能严重受损、终末期肾病或肝功能受损的患者。

（3）去甲肾上腺素和多巴胺再摄取抑制药：去甲肾上腺素和多巴胺再摄取抑制药属于非典型抗抑郁药，对于使用选择性5-羟色胺再摄取抑制药一线治疗方案疗效不佳，或无法耐受药物不良反应的患者可以选择此类药物进行抗抑郁治疗。常用药物为安非他酮，其药理作用为抑制多巴胺和去甲肾上腺素的突触前再摄取，对其他神经递质几乎没有影响。推荐剂量为：起始剂量每次75～100mg，每日2次；常用剂量每日300mg，分3次服用；最大剂量一日450mg，分次服用且每次最大剂量不超过150mg。

安非他酮常见的不良反应有激越、口干、恶心、失眠、焦虑、消化不良、震颤等。安非他酮过量使用可导致癫痫发作、高血压、心动过速、心律失常和死亡等。对于使用选择性5-羟色胺再摄取抑制药及去甲肾上腺素和5-羟色胺再摄取抑制药发生性功能障碍不良反应的患者，可以联合应用安非他酮以减轻性功能障碍方面的不良反应。

（4）其他多机制抗抑郁药

①5-羟色胺受体拮抗和5-羟色胺再摄取抑制药：曲唑酮是三唑吡啶类化合物，其药理机制为作用于突触后5-HT$_{2A}$和5-HT$_{2C}$受体，并轻度抑制突触前5-羟色胺再摄取，对去甲肾上腺素和多巴胺再摄取的影响极小。具有抗抑郁作用及镇静作用，适宜夜晚给药，对于抑郁症伴有睡眠障碍或单纯失眠症的患者有较好的疗效。推荐剂量：起始剂量每次50mg，每日2次；常用剂量一日200mg，分次服用；最大剂量每日不超过400mg。

曲唑酮常见的药物不良反应有嗜睡、疲乏、头晕、口干、恶心、直立性低血压，罕见但严重的药物不良反应有异常勃起、心律失常。

②去甲肾上腺素及特异性5-羟色胺抗抑郁药：米氮平是哌嗪-氮䓬类化合物，其药理机制为通过拮抗突触前α$_2$肾上腺素受体而增加去甲肾上腺素的释放，拮抗突触后5-羟色胺受体而间接提高5-羟色胺的浓度而发挥抗抑郁作用。此外，米氮平对组胺H$_1$受体有很高的

亲和力，从而具有较强的镇静作用；其抗胆碱作用能够显著增加食欲，对伴随食欲缺乏的抑郁症患者有较好的疗效。推荐剂量：起始剂量一日 15mg，睡前服用；常用剂量一日 30 ～ 45mg；最大剂量一日 45mg。

米氮平常见的不良反应有口干、嗜睡、过度镇静、体重增加，罕见不良反应有粒细胞缺乏、中性粒细胞减少。用药过量时可能导致 Q－T 间期延长、心动过速、心室颤动或猝死。

（三）抗抑郁药用药注意事项与患者教育

1. 抑郁症患者应在确切诊断后给予抗抑郁药进行正规治疗，为减少不良反应的发生，抗抑郁药应选择单药治疗，从小剂量开始给药并缓慢增量，根据患者的疗效及对不良反应的耐受性给予足量、足疗程的治疗。抗抑郁药起效慢，一般用药 2 ～ 4 周才开始起效，如果在使用药物有效最大剂量经过足够长的疗程后效果不明显，可考虑换用另一种作用机制不同的抗抑郁药，前一药物停药时应注意需缓慢减量，以免患者发生撤药反应。对于难治性抑郁症患者，可以考虑使用两种作用机制不同的抗抑郁药联合应用，或给予小剂量抗精神病药、情绪稳定药等作为增效剂使用，但一般不推荐联用两种以上抗抑郁药。

2. 抑郁症患者在抑郁症状缓解后仍需遵照医嘱继续使用抗抑郁药进行维持治疗，不可擅自减少药物剂量或停止用药，擅自减药或停药会导致症状反弹、抑郁症复发或戒断综合征。

3. 三环类抗抑郁药的心血管不良反应较严重，常见 Q－T 间期延长、严重心律失常等。对于有必要选择三环类抗抑郁药的患者在用药前应检查心电图，并在用药期间定期对心电图、Q－T 间期等进行监测。患者如果有先天性长 Q－T 间期综合征家族史，或者基础疾病患心血管疾病、代谢性疾病等应谨慎选用三环类抗抑郁药。

4. 在服用非选择性的单胺氧化酶抑制药的同时应注意饮食限制，以避免去甲肾上腺素的蓄积，从而导致发生高血压危象等严重不良反应。需要避免使用的食物包括大豆制品、酒精、酸牛奶、成熟干酪等。

5. 米氮平罕见的不良反应有粒细胞缺乏，在治疗期间应注意监测患者血常规，如果发现指标降低应及时减量或停药。

6. 选择性 5－羟色胺再摄取抑制药可以抑制细胞色素 CYP2D6 酶，使三环类抗抑郁药代谢降低，造成三环类抗抑郁药蓄积，血药浓度升高 2 ～ 4 倍，导致药物不良反应。因此选择性 5－羟色胺再摄取抑制药与三环类抗抑郁药联用应权衡利弊，并注意药物剂量的调整以防出现药物不良反应。

7. 选择性 5－羟色胺再摄取抑制药与单胺氧化酶抑制药联用时，因为前者抑制 5－羟色胺再摄取，后者抑制 5－羟色胺降解，两者对 5－羟色胺系统共同的激动作用使突触间隙 5－羟色胺浓度显著升高，导致出现腹痛、腹泻、出汗、发热、心动过速、血压升高、谵妄、肌阵挛、激惹等 5－羟色胺综合征表现，严重者可导致高热、休克，甚至死亡。所以，换药时应注意单胺氧化酶抑制药停药 2 ～ 5 周后才可使用选择性 5－羟色胺再摄取抑制药。

八、失眠症

【复习指导】本部分内容较简单，历年偶考。其中，治疗失眠症的药物及治疗失眠症的基本原则需要重点掌握。

（一）疾病基本概述

失眠症是以频繁而持续的入睡困难和（或）睡眠维持困难并导致睡眠感不满意为特征的睡眠障碍，是一种严重损害患者身心健康、影响患者生活质量的慢性疾病。现中国内地成人存在失眠症状者高达57%，比例已超过欧美等发达国家。失眠可能是独立存在的原发睡眠障碍，也可能是患者本身抑郁症、焦虑症、躯体疾病或物质滥用的伴随症状。根据失眠症状表现的不同，失眠可以分为四类。第一类称为入睡困难，表现在睡眠行为的初期，在开始了卧床入睡这个行为之后，超过30分钟仍然无法进入睡眠的状态；第二类称为睡眠维持困难，表现在睡眠的过程中频繁地觉醒，且无法在觉醒后快速的重新入睡，一般夜间觉醒次数≥2次；第三类称为早醒，表现为睡眠总时间与之前不失眠相比减少，如清晨过早的苏醒后无法再次入睡；第四类称为睡眠感缺失，表现为经过夜间正常的睡眠后，却感受不到精力、体力的恢复，或自诉有一种自己整晚都没有睡着的自觉感。针对不同类型的失眠，在治疗方案的选择上会有所差异。

（二）失眠的药物治疗

1. 失眠的治疗原则　失眠的发病机制主要有过度觉醒假说和3P假说。过度觉醒假说认为失眠是一种横跨24小时的日周期过度觉醒。失眠患者在睡眠和清醒时表现出更快的脑电频率、日间多次小睡潜伏期延长、24小时代谢率增加、自主神经功能活性增加、下丘脑－垂体－肾上腺轴过度活跃及炎症介质释放增加等。3P假说认为失眠的发生和持续是由易感因素、促发因素和维持因素累积超过了发病阈值所致。其中，易感因素包括年龄、性别、遗传及性格特征等，不同群体对失眠的易感情况不同；促发因素包括生活事件及应激事件等，是可能引起急性失眠症的因素；维持因素是指导致失眠持续存在的行为和信念，包括不良睡眠行为及由失眠所导致的焦虑和抑郁情绪等，尤其是患者对失眠本身的焦虑和恐惧会更加重失眠症状。

失眠症患者的治疗包括对于有诱发因素的失眠症患者去除其诱因，改变患者不良睡眠认知和行为因素的心理治疗，物理治疗及正规的药物治疗。心理治疗最常见的是认知行为治疗，通过治疗，帮助患者学习正确的睡眠卫生，建立自我控制缓解失眠症状的信心，并逐渐形成健康的睡眠习惯和规律的作息时间。物理治疗是一种失眠治疗的补充技术，且不良反应小，包括光照疗法、重复经颅磁刺激、生物反馈疗法、电疗法，以及超声波疗法、音乐疗法等。药物治疗包括对于原发性失眠症患者的治疗，以及对于患有其他原发疾病继发失眠症的治疗，如对于本身有焦虑、抑郁等疾病伴发失眠的患者，应给予相应的抗焦虑药、抗抑郁药等治疗。目前批准的可以用于治疗失眠症的药物包括部分苯二氮䓬受体激动药、褪黑素受体激动药、具有镇静作用的抗抑郁药，以及针对某些特殊情况和人群使用的抗精神病药等。

2. 苯二氮䓬受体激动药　苯二氮䓬受体激动药是通过结合γ－氨基丁酸A受体，作用于α亚基协同增加γ－氨基丁酸介导的氯离子通道开放频率，促进氯离子内流，增强γ－氨基丁酸的抑制作用，抑制兴奋中枢从而产生镇静催眠的作用。苯二氮䓬受体激动药包含两大类，一类是苯二氮䓬类药物，如中、短效的艾司唑仑、阿普唑仑、劳拉西泮，以及长效的地西泮、氯硝西泮。这一类药物在镇静催眠的同时具有抗焦虑的作用，所以尤其适用于由焦虑等原发疾病导致失眠的患者，可以延长总睡眠时间，对缩短入睡时间、减少夜间觉醒次数也有一定的作用。但不同的半衰期可能会带给服药者次日尚残留的镇静作用，导致头晕、跌倒等不良反应，其他常见的不良反应还有口干、食欲缺乏、便秘、谵妄、遗忘、跌倒、潜在的依赖性等。另一类称为非苯二氮䓬类药物，常用的有右佐匹克隆、唑吡坦。这一类药物的半衰期短，与苯二氮䓬类药物相比，服药次日残余的效应被很大程度的降低，主要的优势在于一般不会对服药者产生次日的镇静作用，避免日间的困倦，所以更适用于一些年轻患者。这类药物可以缩短睡眠潜伏期，所以对于那些睡眠时间已经足够，但仅仅表现为入睡困难患者有较好的改善作用。

3. 褪黑素受体激动药　褪黑激素是松果体利用色氨酸合成的一种激素，会被分泌至血液和脑脊液中。褪黑激素可将生物信号传递给远处的器官（主要是脑部），影响第二信使的合成，并最终影响机体睡眠和昼夜节律。雷美替胺是一种合成褪黑素受体激动药，其与视交叉上核表达的褪黑素受体结合，且亲和力远高于内源性褪黑素，可以改善患者的主观睡眠潜伏期和总睡眠时间，用于治疗以入睡困难为主的患者，或者昼夜节律失调导致失眠的患者。

4. 具有镇静作用的抗抑郁药　除了原发性失眠症之外，抑郁症是导致患者继发失眠的一大病因。对于这部分患者，原发疾病的治疗显得尤为重要。抗抑郁药中具有镇静作用的药物有：①曲唑酮。该药属于 5 - 羟色胺受体拮抗药和 5 - 羟色胺再摄取抑制药，具有较强的镇静作用，适合合并抑郁症、重度睡眠呼吸暂停综合征及有药物依赖史的患者。②米氮平。该药属于去甲肾上腺素及特异性 5 - 羟色胺抗抑郁药，因其强效抗组胺作用，具有抗抑郁药中最强的镇静效果，可以增加睡眠的连续性和慢波睡眠，客观改善患者睡眠参数。③氟伏沙明。该药属于选择性 5 - 羟色胺再摄取抑制药，主要通过延缓体内褪黑素的代谢，升高内源性褪黑素的浓度来改善睡眠，可以缩短快速动眼期睡眠的时间，延长抑郁患者的快速动眼期睡眠潜伏期。④多塞平。该药属于三环类抗抑郁药，通过强效拮抗组胺 H_1 受体发挥镇静催眠的作用。这些药物治疗失眠症时的剂量低于抗抑郁作用时所需要的剂量，在改善睡眠方面，可以缩短入睡时间，延长患者的总睡眠时间，并改善患者的睡眠效率。

但是并不是说具有兴奋作用的抗抑郁药就完全不能用于合并抑郁症状的患者，因为对于这类患者来说，有效地控制他们的抑郁情绪及症状，是可以帮助他们改善睡眠情况的，但在使用这些具有兴奋作用的抗抑郁药时需要注意服药时间，如早上服用抗抑郁药，夜间睡前联合使用苯二氮䓬类药物，既可以相互提高抗抑郁、焦虑的疗效，有效的改善患者的焦虑型失眠症状，又可以降低高剂量的单一用药可能带来的不良反应。联合应用苯二氮䓬类药物和抗抑郁药所致的不良反应一般包括头痛、困倦、口干等，均为轻至中度的不良反应。

5. 其他治疗药物

（1）第二代抗精神病药：①喹硫平。小剂量用药时主要发挥抗组胺作用而起到镇静催眠的疗效，但一般不会对没有明显精神症状的患者选择应用该药。②奥氮平。主要通过拮抗组胺 H_1 受体发挥镇静作用，可用于治疗矛盾性失眠。

（2）加巴喷丁：可用于对其他药物治疗无效时对苯二氮䓬类药物有禁忌的患者、对酒精依赖患者戒断后的焦虑性失眠、慢性疼痛性失眠。

6. 特殊人群失眠症的治疗

（1）妊娠期妇女：妊娠期妇女因疼痛、排尿次数增加、呕吐或焦虑等因素可能引起失眠症状。为了避免潜在的致畸作用，一般推荐非药物治疗方法，如认知行为治疗、运动或冥想。如果有使用镇静催眠药的必要时，应注意尽量选择更安全的药物，并采用小剂量、短疗程给药。苯二氮䓬类药物对于妊娠期妇女而言，在妊娠早期使用可能增加低血糖风险，在妊娠晚期可能增加呼吸相关风险。另外，该类药物能透过胎盘，具有在胚胎或胎儿蓄积的潜力，可能增加早产、低出生体重和小于胎龄儿的发生率。原则上非苯二氮䓬类药物比苯二氮䓬类药物安全，其中佐匹克隆的安全性高于唑吡坦。抗抑郁药中米氮平、曲唑酮的 FDA 妊娠安全性分级为 C，避免使用选择性 5 - 羟色胺再摄取抑制药和抗组胺药。选择性 5 - 羟色胺再摄取抑制药虽不会增加重大畸形的风险，但会增加低体重和早产的风险，在妊娠晚期使用选择性 5 - 羟色胺再摄取抑制药会使 10%～30% 的新生儿出现呼吸、运动、中枢神经系统或消化系统的症状。

（2）老年人：65 岁以上的老年人中有 42% 出现过至少一种睡眠问题，包括入睡困难、早醒及清晨醒后感觉体力未恢复。对于老年患者的失眠心理治疗及行为干预治疗为首选治疗方式。需要使用药物治疗时首选非苯二氮䓬类药物，如果需要使用苯二氮䓬类药物，因为老年人中枢神经系统较敏感，用药易产生呼吸困难、低血压、心动过缓甚至心搏骤停等不良反应，所以应使用更小的剂量，并密切监护。

（3）儿童：儿童失眠症指在睡眠时间安排符合该年龄儿童需求且睡眠环境条件适合的情况下，儿童持续存在睡眠启动、睡眠持续或睡眠质量等问题，并导致儿童及整个家庭的日间功能受损。儿童失眠适用行为治疗疗效显著，是首选方案。对于儿童慢性失眠，行为治疗效果不显著时，可采用药物联合治疗，用药疗程不宜过长，并需要密切监测。因为儿童失眠药物治疗有效性、安全性和耐受性缺乏足够的循证证据，所以目前 FDA 未批准任何一种专门治疗 16 岁以下儿童失眠的药物，且治疗成人失眠的多数药物不推荐用于儿童。在权衡利弊下，儿童失眠可选用的治疗药物包括抗组胺药、α 受体激动药、褪黑素、铁剂、苯二氮䓬受体激动药等。

（三）失眠药物用药注意事项与患者教育

1. 镇静催眠药用药剂量应遵循个体化原则，从小剂量开始给药，达到最小有效剂量后则不轻易增加药物剂量。

2. 使用镇静催眠药应遵循按需、间断、足量的给药原则。需要长期治疗的慢性失眠症患者不需要每晚连续用药，而是按需服药，即上床 30 分钟后仍不能进入睡眠状态的入睡困难患者，服用镇静催眠药。对于早醒的患者，如果比通常起床时间提前 ≥5 小时醒来，且无法再次入睡时可服用半衰期短的镇静催眠药。需要注意的是，抗抑郁药不能采用间歇用药的给药方式。

3. 患者使用镇静催眠药超过 6 个月，或病情复发时，需对失眠症状及疗效重新进行评估，以评价患者药物治疗方案，及时调整患者用药而改善睡眠状况。

4. 使用苯二氮䓬类药物时需要注意，由于药物的肌肉松弛作用，服药后须提防其导致的跌倒风险，尤其是老年患者，药物代谢较年轻人缓慢，跌倒后引起的后果也可能更为严重。

5. 长期使用苯二氮䓬类药物的患者停药应逐渐减量，突然停药可能出现反跳性失眠或戒断综合征。

6. 褪黑素受体激动药雷美替胺经过肝代谢，肝功能不全的患者应慎用。另外，氟伏沙明可能降低雷美替胺的代谢，明显升高雷美替胺的血药浓度，因此，正在使用氟伏沙明的患者禁用雷美替胺。

【同步练习】

一、A 型题（最佳选择题）

1. 下列关于抗抑郁药的合理应用的叙述，错误的是（　　）

A. 选择性 5 - 羟色胺再摄取抑制药突然停药可引起戒断反应

B. 抗抑郁药尽量单一用药，不主张联用两种以上的抗抑郁药

C. 难治性抑郁症可尝试抗抑郁药与情绪稳定药或非典型抗精神病药联合应用

D. 抗抑郁药起效较快，因此使用 2 周后即可判定疗效

E. 抗抑郁药足量、足疗程单一用药无效时，可考虑合用两种药物，但应注意选择作用

机制不同的药物

本题考点： 抑郁症患者应在确切诊断后给予抗抑郁药进行正规治疗，为减少不良反应的发生，抗抑郁药应选择单药治疗，从小剂量开始给药并缓慢增量，根据患者的疗效及对不良反应的耐受性给予足量、足疗程的治疗。抗抑郁药起效慢，一般用药 2～4 周才开始起效，如果在使用药物有效最大剂量经过足够长的疗程（4～6 周）后效果不明显，可考虑换用另一种作用机制不同的抗抑郁药，前一药物停药时应注意需缓慢减量，以免患者发生撤药反应。对于难治性抑郁症患者，可以考虑使用两种作用机制不同的抗抑郁药联合应用，或给予小剂量抗精神病药、情绪稳定药等作为增效剂使用，但一般不推荐联用两种以上抗抑郁药。

2. 以下药物属于抑郁症的一线治疗药物的是（　　）

A. 丙米嗪　　　　　　B. 曲唑酮　　　　　　C. 氟西汀　　　　　　D. 米氮平

E. 文拉法辛

本题考点： 选择性 5 - 羟色胺再摄取抑制药是目前临床应用最为广泛的一类抗抑郁药，在大部分诊疗流程中，均作为抗抑郁症的一线治疗药物。包括氟西汀、帕罗西汀、舍曲林、西酞普兰、艾司西酞普兰及氟伏沙明。

3. 对于伴发有睡眠障碍的抑郁症患者，适宜选用下列抗抑郁药物是（　　）

A. 喹硫平　　　　　　B. 雷美替胺　　　　　　C. 米氮平　　　　　　D. 唑吡坦

E. 氯硝西泮

本题考点： 除了原发性失眠症之外，抑郁症是导致患者继发失眠的一大病因。对于这部分患者，原发疾病的治疗显得尤为重要，宜选用具有镇静作用的抗抑郁药，包括曲唑酮、米氮平、氟伏沙明、多塞平。

二、X 型题（多项选择题）

4. 下列关于镇静催眠药治疗失眠症策略的说法，正确的是（　　）

A. 镇静催眠药应用应遵循足量、足疗程原则

B. 失眠继发于或伴发于其他疾病时，应同时治疗原发或伴发疾病

C. 长期使用苯二氮䓬类药物的患者在病情好转后可直接停药

D. 因为焦虑症导致失眠的患者适宜选用苯二氮䓬类药物改善症状

E. 对于需要长期应用镇静催眠药的慢性失眠症患者，提倡药物连续治疗

本题考点： 使用镇静催眠药应遵循按需、间断、足量的给药原则，需要长期治疗的慢性失眠症患者不需要每晚连续用药，而是按需服药，即上床 30 分钟后仍不能进入睡眠状态的入睡困难患者，服用镇静催眠药；对于早醒的患者，如果比通常起床时间提前 ≥5 小时醒来，且无法再次入睡时可服用半衰期短的镇静催眠药。苯二氮䓬类药物，如中、短效的艾司唑仑、阿普唑仑、劳拉西泮，以及长效的地西泮、氯硝西泮，这一类药物在镇静催眠的同时具有抗焦虑的作用，所以尤其适用于由焦虑等原发疾病导致失眠的患者。长期使用苯二氮䓬类药物的患者停药应逐渐减量，突然停药可能出现反跳性失眠或戒断综合征。除了原发性失眠症之外，抑郁症是导致患者继发失眠的一大病因，对于这部分患者，对于原发疾病的治疗尤为重要。

参考答案： 1. D　2. C　3. C　4. BD

第 12 章　消化系统常见病

一、胃食管反流病

【复习指导】本部分内容较简单，历年偶考。其中，常用抑酸药、抗酸药、促胃肠动力药的合理应用需要重点掌握。

（一）疾病基本概述

胃食管反流病是一种由胃十二指肠内容物反流入食管引起不适症状和（或）并发症的疾病，在我国人群中的发病率为 5%～10%，是常见的消化系统疾病。其典型症状是感胸骨后烧灼感的胃灼热症状和胃内容物向咽部或口腔方向流动感的反流症状，其他症状包括胸痛、上腹痛、上腹烧灼感、嗳气，以及食管外症状等。其中胸痛患者在进行胃食管反流评估前需先排除心脏疾病的因素。胃食管反流病可分为糜烂性食管炎和非糜烂性反流病两类，主要区别在于食管黏膜是否发生糜烂或溃疡。

正常生理状况下，吞咽时食管下括约肌松弛，食物进入胃内，非吞咽情况下，也可发生一过性食管下括约肌松弛，出现少量、短暂的胃食管反流，但由于食管－胃抗反流屏障、食管清除作用、食管黏膜屏障抗反流机制的存在，可以避免胃食管反流的发生。胃食管反流病是因为食管下括约肌功能障碍，导致胃酸、胃蛋白酶、非结合胆盐、胰酶等反流物直接损伤食管黏膜。其发病机制包括以下内容。

1. **抗反流屏障结构与功能异常**　可能引起食管下括约肌功能障碍或一过性松弛延长的因素有贲门失弛缓症术后、食管裂孔疝、腹内压增高（妊娠、肥胖、腹水、便秘、呕吐、负重劳动等）、长期胃内压增高（胃排空延迟、胃扩张等）、激素（缩胆囊素、胰高血糖素等）、食物（高脂食品、巧克力等）、药物（钙通道阻滞药、地西泮）等。在上述情况下当食管黏膜受到反流物损伤时，可导致胃食管反流病。

2. **食管清除作用降低**　当食管对反流物的清除功能降低时也可导致胃食管反流病，常见于导致食管蠕动异常和唾液分泌减少的疾病，如干燥综合征等。

3. **食管黏膜屏障功能降低**　长期饮酒、吸烟、进食刺激性食物或药物可使食管黏膜抵御反流物损害的屏障功能降低而导致胃食管反流病。

（二）胃食管反流病的药物治疗

1. **胃食管反流病的治疗原则**　胃食管反流病的患者首先应进行生活方式的干预，改变其原有的生活方式，如戒烟、戒酒、减肥、避免睡前进食，以及避免食用巧克力、辛辣、酸性、高脂等易诱发反流症状的食物、抬高床头等。改变生活方式可能对减轻胃食管反流病症状有效，同时，给予适宜的药物抑制胃酸分泌使食管腔酸度降低。其次，如果存在大的裂孔疝会导致容量相关的反流症状，可能考虑给予抗反流手术。

2. **胃食管反流病的治疗药物**

（1）质子泵抑制药：抑酸药质子泵抑制药抑酸作用强，对缓解胃食管反流病的症状和愈合反流性食管炎均有很好疗效，是治疗胃食管反流病的首选药物，治疗疗程应至少持续8周。

治疗过程中对胃酸抑制的要求为在 24 小时中患者胃内 pH ＞4 的时间达到 16 小时，而使用质子泵抑制药的标准剂量 1 日 1 次用药时，大多难以达到此最优胃酸抑制标准。仅仅增加质子泵抑制药的剂量，可以提高一时胃内 pH，而增加质子泵抑制药的用药频次，可以通过增加其与质子泵结合的机会，而使抑酸作用时间延长，因此增加给药频次的抑酸效果优于增加给药剂量的效果。所以，单剂量质子泵抑制药治疗无效时，可使用原有质子泵抑制药双倍剂量，使用双倍剂量时，应分两次分别在早餐前和晚餐前服用，或者尝试换用另一种质子泵抑制药。对于重度食管炎及合并食管裂孔疝的胃食管反流病患者，应适当延长疗程或质子泵抑制药剂量加倍。

常用的质子泵抑制药包括奥美拉唑、泮托拉唑、雷贝拉唑、兰索拉唑和埃索美拉唑。治疗胃食管反流病的剂量为：奥美拉唑，每次 $20 \sim 60mg$，每日 $1 \sim 2$ 次；泮托拉唑，一日 $40mg$；雷贝拉唑，一日 $10 \sim 20mg$；兰索拉唑，一日 $15 \sim 30mg$；埃索美拉唑，一日 $20 \sim 40mg$。

（2）H_2 受体阻滞药：抑酸药 H_2 受体阻滞药抑酸能力较质子泵抑制药弱，可适用于轻至中度胃食管反流病患者。推荐剂量按治疗消化性溃疡的常规用量，分次服用，疗程 $8 \sim 12$ 周。

常用的 H_2 受体拮抗药包括西咪替丁、雷尼替丁、法莫替丁。治疗推荐剂量为：西咪替丁，每次 $0.2 \sim 0.4g$，每日 $2 \sim 4$ 次；雷尼替丁，每日 $150 \sim 300mg$，分 $1 \sim 2$ 次使用；法莫替丁，每次 $20mg$，每日 2 次。

（3）抗酸药：抗酸药能直接中和过多的胃酸，解除胃酸对胃、十二指肠黏膜的侵蚀和刺激，降低胃蛋白酶分解胃壁蛋白的活性，具有促进溃疡愈合和缓解疼痛的作用。但该类药物仅适用于症状轻、间歇发作的患者临时缓解症状。

常用的抗酸药包括氢氧化铝、铝碳酸镁、碳酸钙。其中氢氧化铝不仅可以中和胃酸，还可以形成凝胶在溃疡面起收敛止血的作用，在吸附胃酸的同时对溃疡面起到保护作用。铝碳酸镁可以吸附胆盐，用于胆汁反流的患者。

（4）胃肠促动药

胃肠促动药的药理作用为促进乙酰胆碱的释放，产生胃肠道促动力作用，加快胃排空、协调胃肠运动，使胃十二指肠内容物在食管的暴露时间减少，达到改善症状的作用。此类药物仅用于轻度胃食管反流病患者，或与抑酸药联合应用。

常用的胃肠促动药包括：①多潘立酮，通过阻断多巴胺对胃肠肌层神经丛突触后胆碱能神经元的抑制作用，促进乙酰胆碱释放而加强胃肠蠕动，促进胃排空并增加食管较低位置括约肌张力，防止食物反流；②莫沙必利，通过选择性激动为常规岛胆碱能中间神经元及肌间神经丛的 $5-HT_4$ 受体，促进乙酰胆碱释放而起到促进胃排空的作用；③依托必利，通过拮抗多巴胺 D_2 受体和胆碱酯酶，一方面增加内源性乙酰胆碱的释放，另一方面减少乙酰胆碱的水解，显著增强胃、十二指肠的运动。

3. **胃食管反流病的维持治疗** 维持治疗方法包括按需治疗和长期治疗。非糜烂性反流病和轻度食管炎患者采用按需治疗的方法即能很好地控制症状，有效持续改善患者生活质量，促使黏膜愈合。治疗首选质子泵抑制药，也可选择 H_2 受体阻滞药和抗酸药。质子泵抑制药停药后症状复发、重度食管炎患者通常需要使用质子泵抑制药长期维持治疗。

4. **难治性胃食管反流病的治疗** 患者在经过 $8 \sim 12$ 周质子泵抑制药双倍剂量的治疗后，如果胸骨后烧灼感和（或）反流等症状无明显改善，可以认为是难治性胃食管反流病。首先应寻找质子泵抑制药治疗失败的原因，如患者用药依从性，不正确的用药方法或患者较差的依从性都可能使质子泵抑制药疗效较差。另外，患者本身对质子泵抑制药的快代谢也会导致治疗失败，所以在选择质子泵抑制药的时候，应该首选抑酸强度高、个体间代谢速率差异小的药物。一种质子泵抑制药治疗效果不佳时，可以换用另一种质子泵抑制药。

5. 胃食管反流病合并症的治疗　反流性食管炎患者经过质子泵抑制药 8 周的治疗后有 83.6% 的患者食管炎愈合，症状得到改善，但重度食管炎患者在初始治疗成功后容易复发，治疗后仍需进行定期随访。食管慢性溃疡性炎性反应可导致瘢痕形成和食管狭窄，合并食管狭窄的患者主要治疗方法为气囊扩张，但术后复发率较高，经扩张后需要使用质子泵抑制药进行维持治疗，以改善吞咽困难的症状和减少再次扩张的需要。

（三）用药注意事项与患者教育

1. 食管下括约肌结构受损或功能异常的患者，进食后不宜立即卧床；睡前 2 小时内不要进食，以减少卧位及夜间反流；睡眠时可将床头抬高 10～20cm。

2. 胃食管反流病患者应戒烟、戒酒、适当减肥，并避免使用降低食管下括约肌压力的食物和药物。常见食物有巧克力、咖啡、浓茶及高脂肪食物；常见药物有硝酸甘油、钙通道阻滞药、抗胆碱药、茶碱类药物、镇静药、雌激素等。

3. 质子泵抑制药宜在每日晨起顿服，需要增加频次时宜在餐前服用；抗酸药在餐后服用可延长药物作用时间。

4. 需要使用质子泵抑制药长期治疗的患者需注意，可能出现钙、维生素 C 和维生素 B_{12} 吸收不良，导致骨质疏松、脆性骨折，以及增加肠道感染的不良反应。但对于需要补钙的患者建议使用枸橼酸钙，阿仑膦酸钠等二磷酸盐类的药物对上消化道黏膜会产生局部刺激作用，因此胃食管反流病患者应避免使用。

二、消化性溃疡

【复习指导】本部分内容较难，历年常考。其中，消化性溃疡的发病机制、临床表现及根治幽门螺杆菌的治疗方案需要重点掌握。

（一）疾病基本概述

1. 病因和发病机制　消化性溃疡病是指在各种致病因子的作用下，胃肠黏膜发生的炎症反应与坏死性病变，通常与胃液的胃酸和消化作用有关，病变可深达黏膜肌层，其中以胃、十二指肠最为常见，也可发生于食管－胃吻合口、胃－空肠吻合口或附近等。

消化性溃疡病的最主要诱发因素为胃酸分泌过多、幽门螺杆菌感染、非甾体抗炎药（包括阿司匹林）的使用。其他病因有药物因素（如糖皮质激素、对乙酰氨基酚、双磷酸盐、选择性 5－羟色胺再摄取抑制药等）、胃泌素瘤、胃窦 G 细胞功能亢进、胃远端手术和术后溃疡形成等。

（1）胃酸：当正常黏膜的防御和修复功能受损时，胃酸才会对消化道黏膜产生损害。同时，多种致病因素引起的胃酸对胃黏膜侵袭作用的增强也可导致消化性溃疡。许多十二指肠溃疡患者都存在基础酸排量、夜间酸分泌、最大酸排量、十二指肠酸负荷等增高的情况。正常人胃黏膜约有 10 亿壁细胞，每小时泌酸约 22mmol，而十二指肠溃疡患者往往壁细胞总数平均有 19 亿，每小时泌酸约 42mmol。另外，胃蛋白酶是消化性溃疡发病的另一个重要因素，其活性依赖于胃液的 pH，pH 在 2～3 时，胃蛋白酶原易被激活；pH＞4 时，胃蛋白酶失活。因此，抑制胃酸可同时抑制胃蛋白酶的活性。

（2）幽门螺杆菌：幽门螺杆菌感染是消化性溃疡病患者重要的发病原因，也是消化性溃疡患者复发的主要因素。应对所有感染幽门螺杆菌的消化性溃疡患者进行根除治疗，以减少溃疡复发。

（3）药物：长期使用非甾体抗炎药、糖皮质激素、抗肿瘤药、氯吡格雷、双磷酸盐、西罗莫司等药物的患者容易发生消化性溃疡病。其中常用于抗炎镇痛、风湿性疾病、骨关节炎、心脑血管疾病等的非甾体抗炎药是最常见的容易导致消化性溃疡的常用药物，包括布洛芬、吲哚美辛、阿司匹林等。使用非甾体抗炎药引起消化道出血、穿孔等并发症的危险性增加 4～6 倍。非甾体抗炎药引起消化性溃疡的机制为激活中性粒细胞介导的炎症反应，使上皮糜烂、溃疡形成；抑制环氧合酶 -1，使前列腺素合成减少，使胃黏膜保护作用降低。

（4）黏膜防御与修复异常：正常人胃黏膜细胞 1～3 日更新一次，细胞的不断再生与脱落间保持动态平衡，有利于抵御损伤因子的作用。胃黏膜的防御和修复功能对维持黏膜的完整性、促进溃疡愈合具有非常重要的作用。防御功能受损及修复能力下降，都对溃疡的发生和转归产生不良的影响。

（5）其他：大量饮酒、长期吸烟、应激等也是引起消化性溃疡常见的病因。消化性溃疡也会在伴随其他一些疾病的应激状态下发生，如克罗恩病、肝硬化、慢性阻塞性肺疾病、休克、全身严重感染、急性心肌梗死、脑卒中等。

2. 临床表现　消化性溃疡病是一种全球性常见疾病，一般认为人群中约有 10% 在其一生中患过消化性溃疡病。发病可见于任何年龄段，十二指肠溃疡多发病于青壮年，胃溃疡多发病于中老年人。临床表现为起病缓慢，病程可达数年或 10 余年；上腹痛可见钝痛、灼痛、胀痛、剧痛、饥饿样不等，具有周期性、节律性的特点，发作具有季节性，常在秋冬和冬春之交发病，发病期可持续数周或数个月，胃溃疡患者多见餐后 1 小时内发生上腹痛，经 1～2 小时后会逐渐缓解，直至下一餐进食后再发，十二指肠溃疡患者多见饥饿痛或夜间痛，疼痛持续不会减轻，直到进餐后多能缓解；部分患者伴反酸、嗳气、上腹部有局限性压痛、上腹胀等消化不良症状，也可有神经功能综合征。另外，还有一类无症状性溃疡的患者，无腹痛或消化不良症状，而表现为消化道出血、穿孔等为首发症状，这类患者多见于长期服用非甾体抗炎药的患者及老年人。

消化性溃疡病可能发生的并发症包括出血、穿孔、幽门梗阻、癌变。上消化道出血中最常见的病因即是消化性溃疡，轻者表现为粪便隐血阳性、黑粪；重者出现大出血，表现为呕血或暗红色血便。当溃疡穿透胃、十二指肠壁时，发生穿孔。1/3～1/2 的穿孔患者与长期服用非甾体抗炎药有关。幽门梗阻多由十二指肠溃疡或幽门管溃疡反复发作所致，临床症状可见上腹胀痛，餐后加重，呕吐后腹痛可稍缓解。反复发作、病程持续时间长的胃溃疡癌变风险高。十二指肠溃疡一般不发生癌变。

（二）消化性溃疡病的药物治疗

1. 消化性溃疡病的治疗原则　幽门螺杆菌感染患者应接受以根除幽门螺杆菌为目标的治疗，非幽门螺杆菌感染患者应以抑酸治疗为主要治疗。

2. 消化性溃疡病的抑酸治疗　抑酸治疗需要使每日胃内 pH 升高至 ≥3 的时间达到 18～20 小时，才可以起缓解症状、促进溃疡愈合的作用。

（1）质子泵抑制药：抑酸治疗首选药物为质子泵抑制药，通常采用标准剂量，每日 1 次在早餐前 30 分钟服药。治疗疗程：十二指肠溃疡 4 周；胃溃疡 6～8 周；存在高危因素及巨大溃疡患者适当延长疗程。对于行幽门螺杆菌根除治疗的患者，在抗幽门螺杆菌治疗结束后，仍应继续使用质子泵抑制药至疗程结束。

胃泌素瘤患者需采用双倍标准剂量的质子泵抑制药，每日分 2 次服药。如果患者基础酸排量 >10mmol/h，为了达到理想的抑酸效果，需要继续增加质子泵抑制药使用剂量。

（2）H_2 受体阻滞药：H_2 受体阻滞药的抑酸效果略低于质子泵抑制药，通常采用标准剂量，每日 2 次服药。治疗疗程：十二指肠溃疡 8 周；胃溃疡需适当延长疗程。H_2 受体阻滞药用于非酸溃疡患者时应与胃黏膜保护药联合应用。消化性溃疡病抑酸治疗的药物及标准治疗剂量见表 12 - 1。

表 12 - 1　消化性溃疡病抑酸治疗的药物及标准治疗剂量

分类	药品通用名	标准剂量/次	频次
质子泵抑制药	奥美拉唑	20mg	每日 1 次
	兰索拉唑	30mg	
	泮托拉唑	40mg	
	雷贝拉唑	20mg	
	埃索美拉唑	40mg	
H_2 受体拮抗药	法莫替丁	20mg	每日 2 次
	尼扎替丁	150mg	
	雷尼替丁	150mg	
	西咪替丁	400mg	

（3）抗酸药：抗酸药具有中和胃酸的作用，有助于缓解患者腹痛、反酸等症状，促进溃疡愈合。用于治疗消化性溃疡病时应与抑酸药联合应用。

（4）胃黏膜保护药：胃黏膜保护药主要通过促进胃黏液和碳酸氢盐的分泌，促进胃黏膜细胞前列腺素的合成，增加胃黏膜血流量，从而发挥预防和治疗胃黏膜损伤、促进组织修复的作用。此类药物通常与抑酸治疗联合应用。常用的胃黏膜保护药包括：①胶体果胶铋、枸橼酸铋钾。在酸性环境下铋剂与溃疡面的黏蛋白形成螯合剂，覆盖于胃黏膜上发挥治疗作用，除对胃黏膜的保护作用外，还可干扰幽门螺杆菌的代谢，使菌体与黏膜上皮失去黏附作用，有杀灭幽门螺杆菌的作用。②硫糖铝。在酸性环境下凝聚成糊状黏稠物，附着于胃、十二指肠黏膜表面，组织胃蛋白酶侵袭溃疡面，有利于黏膜上皮细胞的再生，促进溃疡愈合。③米索前列醇。可以抑制胃酸分泌，加强胃肠黏膜的防卫能力，加速黏膜修复。④其他。替普瑞酮、铝碳酸镁等。

3. 消化性溃疡病的抗幽门螺杆菌治疗　根除幽门螺杆菌是溃疡愈合及预防复发的有效措施，所以对于幽门螺杆菌阳性的患者，根除幽门螺杆菌治疗是消化性溃疡病的基本治疗。标准三联疗法（质子泵抑制药＋克拉霉素＋阿莫西林）抗菌药耐药率高，根除率已低于或远低于80%，现在推荐使用铋药＋质子泵抑制药＋2 种抗生素组成的四联疗法。

（1）抗生素方案应根据当地是否存在大环内酯类抗生素耐药的危险因素及患者是否对青霉素过敏进行选择，如果存在大环内酯类抗生素耐药危险因素，应避免选择克拉霉素，如果有青霉素过敏史的患者，应避免选择阿莫西林。

（2）抑酸药应选择作用稳定、疗效高、受 CYP2C19 基因多态性影响较小的质子泵抑制药，可提高幽门螺杆菌根除率。

（3）疗程为 10 ～ 14 天。

根除幽门螺杆菌标准四联治疗方案选药推荐见表 12 - 2。

表 12 - 2　根除幽门螺杆菌推荐四联治疗方案

药物 1	药物 2	药物 3	药物 4
标准剂量质子泵抑制药，每日 2 次	铋剂：首选枸橼酸铋钾每次 220mg，每日 2 次	无青霉素过敏史患者 阿莫西林每次 1g，每日 2 次	克拉霉素每次 500mg，每日 2 次
			左氧氟沙星每次 500mg，每日 1 次或每次 200mg，每日 2 次
			呋喃唑酮每次 100mg，每日 2 次
		四环素每次 750mg，每日 2 次	甲硝唑每次 400mg，每日 2 次或每日 3 次
			呋喃唑酮每次 100mg，每日 2 次
	青霉素过敏患者（剂量同上）	克拉霉素	左氧氟沙星
			甲硝唑/呋喃唑酮
		四环素	甲硝唑/呋喃唑酮

4. 消化性溃疡病并发出血的治疗

（1）止血：消化性溃疡出血患者首先应进行胃镜下止血，给予大剂量质子泵抑制药用于预防再次出血，降低死亡率。

（2）抗酸药：止血的过程对环境 pH 非常敏感，质子泵抑制药通过抑制胃酸分泌，提高胃内 pH，降低胃蛋白酶活性，可以促进血小板聚集和纤维蛋白凝块的形成，减少血凝块的过早溶解，从而有助于巩固胃镜治疗的止血效果。

（3）生长抑素止血治疗：对于在内镜治疗前、内镜止血不成功、或有内镜使用禁忌的患者，可使用生长抑素进行止血治疗。其药理机制为抑制促胃液素、胃酸及胃蛋白酶的分泌，同时减少内脏器官的血流量，而又不引起体循环动脉血压的显著变化。生长抑素在显著改善出血控制率的情况下，不良反应更少、更轻微。推荐用法：首剂负荷量 250μg，静脉滴注，之后以 250μg/h 微量泵，泵入 5 日。

5. 非甾体抗炎药—溃疡的防治

（1）非甾体抗炎药的分类：环氧化酶是花生四烯酸转化成前列腺素过程中重要的限速酶。它催化产生的前列腺素参与机体多种生理及病理生理过程，如炎症、发热、出凝血过程等。环氧化酶有两个亚型：COX - 1 和 COX - 2，诱导酶 COX - 2 与炎症反应有关，组成酶

COX-1与胃和十二指肠部位的胃保护性前列腺素的合成有关。

传统的非甾体抗炎药如阿司匹林、吲哚美辛、双氯芬酸、萘普生等对COX-1和COX-2无选择性，称为非选择性COX抑制药。其对COX-2的抑制作用是其治疗基础，而对COX-1的非选择性抑制作用，会减少对胃黏膜具有保护作用的前列腺素合成，成为严重的全消化道损伤的原因。

一些现有的非甾体抗炎药在使用低剂量时对COX-2优先抑制，称为选择性COX-2抑制药，如美洛昔康、尼美舒利、依托度酸。此类药物的临床疗效与非选择性COX抑制药相当，但胃肠道不良反应发生率较低。所以使用选择性COX-2抑制药可避免非甾体抗炎药对COX-1的非选择性抑制，以减少消化道黏膜损伤的发生。

特异性COX-2抑制药，如塞来昔布、罗非昔布、伐地昔布、帕瑞昔布和艾托昔布，治疗范围很小或没有COX-1抑制作用。特异性COX-2抑制药在胃肠道安全性方面有显著的优势，但长期用药的安全性仍需开展进一步的研究和评价。

（2）治疗药物选择：质子泵抑制药仍然是对非甾体抗炎药—溃疡治疗效果最好的首选药物。胃黏膜保护药可以增加前列腺素的合成，清除并抑制自由基、增加胃黏膜血流等，从而对非甾体抗炎药—溃疡有一定疗效。

6. 消化性溃疡病的复发及预防 幽门螺杆菌感染、长期服用非甾体抗炎药、吸烟、饮酒等不良生活习惯是导致消化性溃疡病复发的主要原因。在行根除幽门螺杆菌治疗后，溃疡复发率会明显降低。对于非幽门螺杆菌感染、幽门螺杆菌根除失败，以及不明原因的复发性溃疡患者的预防，建议使用质子泵抑制药或H_2受体拮抗药维持治疗。长期服用非甾体抗炎药的患者，如果原发疾病不能停药，可更换为选择性COX-2抑制药，并长期服用质子泵抑制药。

（三）用药注意事项与患者教育

1. 消化性溃疡病患者应戒烟、戒酒、少饮浓茶、浓咖啡，改变不良生活习惯，进食规律，适当休息。停止服用不必要的非甾体抗炎药，以及其他对胃有刺激的药物。如果必须继续服用非甾体抗炎药或其他药物，应与食物一起服用或餐后服用，以减少对胃肠道的刺激。

2. 胃黏膜保护药使用注意事项：①米索前列醇与抗酸药（特别是含镁离子的抗酸药）合用会加重腹泻的不良反应。还能引起子宫收缩，所以孕妇禁用。②硫糖铝与西咪替丁合用会降低硫糖铝的疗效。习惯性便秘和肾功能不全患者不宜长期服用。③枸橼酸铋钾服药期间舌、粪会被染黑。肾功能不良患者及孕妇禁用。

3. 根除幽门螺杆菌推荐方案中，质子泵抑制药和铋剂应在餐前30分钟服药，抗菌药应在餐后立即服用。

三、胆石症和胆囊炎

【复习指导】本部分内容较简单，历年偶考。其中，胆石症及胆囊炎的临床表现、治疗原则，以及抗感染治疗方案的选择需要重点掌握。

（一）胆石症

1. 疾病基本概述

（1）临床表现：胆石症是指胆道系统（包括胆囊和胆管）的任何部位发生结石的疾病，也称胆结石。按照发生结石部位的不同，分为胆囊结石、胆总管结石和肝内胆管结石。根据结石成分的不同，又分为胆固醇结石、胆色素结石和混合性结石。在亚洲地区，多见发生于胆管内的胆色素结石。胆固醇结石形成的原因是胆道内胆固醇排泌增多，或胆汁酸排泌减少造成胆汁超饱和，而析出结晶。胆色素结石的形成包括胆红素的分泌增加，胆囊淤积或炎症。易引起胆石症的危险因素包括年龄＞40 岁、女性、妊娠、口服避孕药和雌激素替代治疗、肥胖、减肥期间的极低热量膳食和体重快速减轻、糖尿病、肝硬化、胆囊动力下降、克罗恩病和溶血等。

胆石症的临床表现与结石所在的部位、大小、性质、动态和并发症有关。包括：①无症状胆囊结石。患者从未出现过临床症状，仅在体检、手术或尸检时发现结石存在。②胆绞痛。胆绞痛是胆结石患者的典型症状，是由于结石堵塞胆道，胆囊排空胆汁受阻，胆囊内压力升高，造成强直性痉挛所致的内脏痛。疼痛常发生在饱餐、进食油腻食物后，为发作性剧痛，通常位于中上腹或右上腹，有些情况下可向肩胛部和背部放射。胆绞痛发作在 15 分钟之内会加剧至最高峰并可持续 3 小时，消退较慢。③消化不良等胃肠道症状。胆石症患者在饱食或进食油腻食物后会出现上腹部或右上腹部隐痛、饱胀，伴嗳气、呃逆等症状。

（2）胆石症的治疗原则：无症状且无并发症的胆石症患者多采取随访观察的措施，待患者出现症状时，胆囊切除术为症状性胆囊结石的优先治疗选择。胆总管结石病患者应行胆囊切除术加胆总管探查和取石，肝内胆管结石伴局限性的肝硬化或肝内胆管狭窄患者首选肝叶切除术。对于无法耐受手术的胆总管胆石症患者可行内镜十二指肠乳头切开取石。药物溶石仅限用于无法行腹腔镜或开腹手术的患者。

2. 胆石症的药物治疗

（1）胆汁酸溶石治疗：口服胆酸溶石的成功率为 60%～70%，适用于主要由胆固醇组成的结石、表面积大的结石、直径＜1.5 的结石，以及口服胆囊造影或肝胆扫描证实胆囊管未闭的患者。用于溶石的药物包括：①熊去氧胆酸，通过抑制胆固醇合成酶，减少胆固醇的生成，使胆石逐渐溶解，该药主要的不良反应为腹泻，孕妇及严重肝病患者禁用；②鹅去氧胆酸，为熊去氧胆酸的异构体，作用与熊去氧胆酸基本相同。但服药量较大，耐受性较差，腹泻发生率高，对肝有一定毒性。目前已经基本被熊去氧胆酸取代。

（2）利胆药：胆石溶解药能促进结石溶解，而利胆药能促进胆汁排出和胆囊排空。苯丙醇无溶石作用，但对胆道平滑肌有轻微的解痉作用，松弛奥迪括约肌，达到利胆的作用，以促进胆汁分泌及小结石排出，所排结石为泥沙样。该药主要的不良反应有恶心、呕吐、腹泻等。胆汁淤积性黄疸患者禁用。

（3）胆绞痛治疗：针对胆石症患者的典型症状胆绞痛，可以给予适当药物以改善症状：①非类固醇类抗炎药，如双氯芬酸、吲哚美辛；②解痉药，如丁基莨菪碱；③阿片类药物在症状严重时可以选用，如丁丙诺啡。

3. 用药注意事项与患者教育　健康的生活方式与饮食结构、适当运动、保持理想体重对胆固醇结石和有症状的胆石症患者有预防的作用。但应避免快速减重。不推荐胆石症患者单独使用胆汁酸溶石治疗，也不推荐一般人群长期服用溶石药物预防胆石症。

（二）胆囊炎

1. 疾病基本概述

（1）临床表现：急性胆囊炎是一种由于胆囊管梗阻、化学性刺激和细菌感染所引起的胆囊急性炎症性病变，慢性胆囊炎是胆囊慢性炎症性病变，可由结石、慢性感染、化学刺激及急性胆囊炎反复迁延发作所致。90% 的急性胆囊炎患者是由于结石梗阻胆囊管所致，此外易导致梗阻的危险因素还包括蛔虫、梨形鞭毛虫、黏稠炎性渗出物等；其次，胰液反流、细菌感染也是导致急性胆囊炎的因素。急性胆囊炎的发病早期常无细菌感染，但发病后1周50%以上的患者可继发细菌感染，感染致病菌多从胆道逆行进入胆囊，或循血液循环/淋巴途径进入胆囊，在胆汁流出不畅时引起感染。胆盐可被细菌分解，产生有毒性的胆汁酸，从而进一步损伤胆囊黏膜。另外，急性无结石性胆囊炎是一种特殊类型的急性胆囊炎，大多数与严重创伤、烧伤、肠外营养、肿瘤、腹部手术、继发细菌感染等病因相关。

急性胆囊炎多见于中年人、肥胖者，女性患病率高于男性。腹痛是最主要的症状，为持续性、膨胀样或绞痛性疼痛，可能向右肩和右肩胛下区放射。疼痛部位会随着发病时间的推移从中上腹部、右上腹部慢慢转移至右肋缘下的胆囊区。疼痛的发作通常于饱餐后或高脂饮食后，也可能因为夜间仰卧时胆囊内结石滑入胆囊管形成嵌顿而发生于夜间。此外，急性胆囊炎的患者常发的症状还有食欲缺乏、反射性恶心和呕吐，但呕吐后腹痛症状不能缓解，严重呕吐的患者可能导致失水、电解质紊乱等；当发生化脓性胆囊炎时，可有寒战、高热、烦躁、谵妄等症状，甚至可发生感染性休克；10%的患者可能出现轻度黄疸。

慢性胆囊炎患者的主要症状为反复发作性的上腹部疼痛，常发生于晚上和饱餐后，呈持续性疼痛，一般经过1～6小时后可自行缓解。部分患者在发作时伴有反射性恶心、呕吐症状。一般不会发热及出现黄疸。发作间歇期患者可能常有右上腹饱胀不适、胃部灼热、嗳气、反酸、厌油腻、食欲缺乏等胃肠道症状。

（2）胆囊炎的治疗原则：急性胆囊炎患者需要卧床休息、禁食、吸氧，伴严重腹胀、呕吐的患者可安置胃肠减压管，使胆汁分泌减少，有利于胆汁的引流。同时给予适当静脉补液、纠正电解质紊乱、营养的补充及镇痛治疗。急性胆囊炎患者、反复急性发作的慢性胆囊炎患者，以及伴有较大胆石、胆囊积水或有胆囊壁钙化的患者，其主要的治疗选择均为行胆囊切除术。非结石性慢性胆囊炎则以非手术治疗为主，并注意低脂饮食。对于急性胆囊炎及慢性胆囊炎急性发作的患者均需给予抗感染治疗。

2. 胆囊炎的药物治疗

（1）抗感染治疗：抗菌药的使用是为了预防菌血症和治疗化脓性并发症，应选择在血液和胆汁中浓度较高的抗菌药。同时，还应根据最常见病原体的经验，以及血液和胆汁细菌培养和药物敏感试验结果选择抗生素。在我国引起胆道系统感染的致病菌中，约2/3为革兰阴性细菌，其中最常见的为大肠埃希菌、铜绿假单胞菌、肺炎克雷伯菌。另外革兰阳性菌中最常见的为粪肠球菌、表皮葡萄球菌。部分患者会合并厌氧菌感染，特别是脆弱拟杆菌。社区获得性感染并既往频繁服用抗生素的患者常产生超广谱β-内酰胺酶的肠杆菌。医院获得性感染则常由多耐药菌株引起。

抗菌药中透过胆囊能力较强的抗生素有青霉素、哌拉西林他唑巴坦、氨苄西林舒巴坦、阿莫西林克拉维酸、头孢吡肟、环丙沙星、左氧氟沙星、替加环素、亚胺培南。

轻度急性胆囊炎如需抗菌药治疗，应使用口服抗菌药单药治疗，首选药物为第一代或第二代头孢菌素、氟喹诺酮类，或含β-内酰胺酶抑制药的复合制剂。中度急性胆囊炎应给予静脉抗菌药治疗，经验性用药首选含β-内酰胺酶抑制药的复合制剂、第二代头孢菌素或氧头孢烯类药物。重度急性胆囊炎常为多重耐药菌感染，也应给予静脉抗菌药治疗，首选β-内酰胺酶抑制药的复合制剂，以及第三、第四代头孢菌素。当首选药物无效时，可改用碳青霉烯类药物。合并厌氧菌感染的患者，宜加用甲硝唑静脉滴注治疗。

（2）解痉、镇痛：阿托品、硝酸甘油、哌替啶、美沙酮等药物可以用于解除肝胰壶腹括约肌的痉挛而发挥镇痛作用。

（3）利胆治疗：硫酸镁有松弛肝胰壶腹括约肌的作用，帮助滞留的胆汁排出，用药方法为：50% 硫酸镁，每次 10ml，每日 3 次。

（4）其他药物：吲哚美辛可以逆转胆囊的炎症和急性胆囊炎早期的胆囊收缩功能障碍，改善餐后胆囊的排空，用药方法为：每次 25mg，每日 3 次，持续使用 1 周。

3. 用药注意事项与患者教育 胆囊炎患者同胆石症患者一样，应注意保持健康的生活方式，调整饮食结构、少食油腻食物、增加膳食纤维的摄入，适当运动以维持理想的体重。

【同步练习】

一、A 型题（最佳选择题）

1. 患者，女性，48 岁。患有胃食管反流病、高血压，在服用兰索拉唑治疗的同时，为了避免加重胃食管反流症状，应避免使用的抗高血压药是（ ）

A. 卡托普利　　　　B. 氨氯地平　　　　C. 厄贝沙坦　　　　D. 呋塞米

E. 普萘洛尔

本题考点： 胃食管反流病患者应避免使用降低食管下括约肌压力的药物，常见的有硝酸甘油、钙通道阻滞药、抗胆碱药、茶碱类药物、镇静药、雌激素等。抗高血压药中钙通道阻滞药有硝苯地平、氨氯地平、地尔硫䓬、维拉帕米等。卡托普利为血管紧张素转换酶抑制药，厄贝沙坦为血管紧张素 II 受体阻滞药，呋塞米为袢利尿药，普萘洛尔为非选择性 β 受体阻滞药。

2. 关于奥美拉唑肠溶片，以下说法中错误的是（ ）

A. 适宜在晨起或餐前服用　　　　　　　B. 应整片吞服，不可咀嚼或压碎

C. 用药后可能出现黑粪　　　　　　　　D. 长期用药后可能会出现维生素 B_{12} 缺乏

E. 长期用药后可能会出现骨质疏松

本题考点： 质子泵抑制药抑酸作用强，对缓解胃食管反流病的症状和愈合反流性食管炎均有很好疗效，是治疗胃食管反流病的首选药物，宜在每日晨起顿服。使用质子泵抑制药的标准剂量每日 1 次用药治疗无效时，可使用原有质子泵抑制药双倍剂量，分 2 次分别在早餐前和晚餐前服用。常用的质子泵抑制药包括奥美拉唑、泮托拉唑、雷贝拉唑、兰索拉唑和埃索美拉唑。奥美拉唑肠溶片必须整片吞服，药片不可咀嚼或压碎。使用质子泵抑制药长期治疗的患者须注意，可能出现钙、维生素 C 和维生素 B_{12} 吸收不良，导致骨质疏松、脆性骨折，以及增加肠道感染的不良反应。

3. 幽门螺杆菌感染是消化性溃疡的主要原因，下列描述中正确的是（ ）

A. 消化性溃疡患者检查幽门螺杆菌试验均为阳性结果

B. 幽门螺杆菌不能定植于正常人的十二指肠黏膜

C. 根除幽门螺杆菌不能降低消化性溃疡的复发率

D. 根除幽门螺杆菌可以促进消化性溃疡的愈合

E. 幽门螺杆菌感染只能通过引起胃酸分泌增加而致病

本题考点： 幽门螺杆菌是消化性溃疡病重要的发病原因和复发因素之一。消化性溃疡病患者的幽门螺杆菌检出率显著高于普通人群，而根除幽门螺杆菌后有助于消化性溃疡的愈合，明显减少溃疡复发率。但幽门螺杆菌感染者中仅 15% 发生消化性溃疡病，说明除了细菌毒力，遗传易感性也在消化性溃疡病的发病中发挥一定的作用。胃体部感染为主的患者中，

幽门螺杆菌直接作用于壁细胞引起胃酸分泌减少，以及胃黏膜防御能力下降而致溃疡。

4. 消化性溃疡病的抗幽门螺杆菌治疗疗程为（　　）

A. 7～10 天　　　　B. 10～14 天　　　　C. 7～14 天　　　　D. 14～21 天

E. 21～28 天

本题考点：消化性溃疡病的抗幽门螺杆菌治疗疗程为 10～14 天。

5. 以下症状不是十二指肠溃疡的发病特点及临床表现的是（　　）

A. 多数疼痛具有周期性和节律性　　　　B. 多在夏季发病

C. 上腹痛多见钝痛、灼痛、胀痛等　　　　D. 上腹痛多见于饥饿时和夜间

E. 进食后上腹痛可有所缓解

本题考点：临床表现为起病缓慢，病程可达数年或 10 余年；上腹痛可呈钝痛、灼痛、胀痛、剧痛、饥饿样不等，具有周期性、节律性的特点，发作具有季节性，常在秋冬和冬春之交发病，发病期可持续数周或数个月，胃溃疡患者多见餐后 1 小时内发生上腹痛，经 1～2 小时后会逐渐缓解，直至下一餐进食后再发，十二指肠溃疡患者多见饥饿痛或夜间痛，疼痛持续不会减轻，直到进餐后多能缓解；部分患者伴反酸、嗳气、上腹部有局限性压痛，上腹胀等消化不良症状，也可有神经功能综合征。

6. 以下药物长期服用会引发消化性溃疡病的是（　　）

A. 厄贝沙坦　　　　B. 阿普唑仑　　　　C. 阿司匹林　　　　D. 奥美拉唑

E. 枸橼酸铋钾

本题考点：长期使用非甾体抗炎药、糖皮质激素、抗肿瘤药、氯吡格雷、双磷酸盐、西罗莫司等药物的患者容易发生消化性溃疡病。其中常用于抗炎镇痛、风湿性疾病、骨关节炎、心脑血管疾病等的非甾体抗炎药是最常见的容易导致消化性溃疡的常用药物，包括布洛芬、吲哚美辛、阿司匹林等。

7. 急性胆囊炎的临床表现为（　　）

A. 持续性、膨胀样或绞痛性腹痛　　　　B. 头晕、乏力

C. 周期性、钝痛、灼痛性腹痛　　　　D. 腹痛多于饥饿时发生

E. 进食对腹痛没有影响

本题考点：急性胆囊炎多见于中年人、肥胖者，女性患病率高于男性。腹痛是最主要的症状，为持续性、膨胀样或绞痛性疼痛，可能向右肩和右肩胛下区放射。疼痛部位会随着发病时间的推移从中上腹部、右上腹部慢慢转移至右肋缘下的胆囊区。疼痛的发作通常于饱餐后或高脂饮食后，也可能因为夜间仰卧时胆囊内结石滑入胆囊管形成嵌顿而发生于夜间。

8. 下列药物中可用于急性胆囊炎患者抗感染治疗的为（　　）

A. 替硝唑　　　　B. 阿奇霉素　　　　C. 呋喃唑酮　　　　D. 四环素

E. 哌拉西林他唑巴坦

本题考点：抗菌药的使用是为了预防菌血症和治疗化脓性并发症，应选择在血液和胆汁中浓度较高的抗菌药。同时，还应根据最常见病原体的经验，以及血液和胆汁细菌培养和药物敏感试验结果选择抗生素。轻度急性胆囊炎首选药物为第一代或第二代头孢菌素、氟喹诺酮类，或者含 β-内酰胺酶抑制药的复合制剂。中度急性胆囊炎经验性用药首选含 β-内酰胺酶抑制药的复合制剂、第二代头孢菌素或氧头孢烯类药物。重度急性胆囊炎常为多重耐药

菌感染，首选 β - 内酰胺酶抑制药的复合制剂，以及第三、第四代头孢菌素。当首选药物无效时，可改用碳青霉烯类药物。合并厌氧菌感染的患者，宜加用甲硝唑静脉滴注治疗。

二、B 型题（配伍选择题）
[9～11 题共用备选答案]
A. 西咪替丁　　　　B. 伊托必利　　　　C. 米索前列醇　　　　D. 碳酸钙
E. 泮托拉唑
9. 属于质子泵抑制药的药物是（　　）
10. 属于胃黏膜保护药的药物是（　　）
11. 属于 H_2 受体拮抗药的药物是（　　）
本题考点： 常用的质子泵抑制药包括奥美拉唑、泮托拉唑、雷贝拉唑、兰索拉唑和埃索美拉唑；常用的 H_2 受体阻滞药包括西咪替丁、雷尼替丁、法莫替丁；常用的胃黏膜保护药包括胶体果胶铋、枸橼酸铋钾、硫糖铝、米索前列醇、替普瑞酮、铝碳酸镁等。

三、X 型题（多项选择题）
12. 以下行为有利于胃食管反流病患者症状改善的是（　　）
A. 戒烟、戒酒　　　B. 避免高脂饮食　　　C. 控制体重　　　D. 睡前进食
E. 抬高床头
本题考点： 胃食管反流病的患者首先应进行生活方式的干预，改变其原有的生活方式以改善疾病症状，如戒烟、戒酒、减肥，以及避免食用巧克力、辛辣、酸性、高脂等易诱发反流症状的食物，食管下括约肌结构受损或功能异常的患者进食后不宜立即卧床，睡前 2 小时内不要进食以减少卧位及夜间反流，睡眠时可将床头抬高 10～20cm 等。

13. 患者苏某，因 ^{14}C 呼气试验（＋），需行抗幽门螺杆菌治疗，下列可组合成一个完成四联治疗方案的药物为（　　）
A. 阿莫西林　　　B. 枸橼酸铋钾　　　C. 埃索美拉唑　　　D. 四环素
E. 克拉霉素
本题考点： 根除幽门螺杆菌是溃疡愈合及预防复发的有效措施，对于幽门螺杆菌阳性的患者，根除幽门螺杆菌治疗是消化性溃疡病的基本治疗。推荐使用铋剂 + 质子泵抑制药 +2 种抗生素组成的四联疗法。抗生素的组成方案包括：①阿莫西林 + 克拉霉素；②阿莫西林 + 左氧氟沙星；③阿莫西林 + 呋喃唑酮；④四环素 + 甲硝唑或呋喃唑酮。青霉素过敏者推荐的抗菌药组成方案为：①克拉霉素 + 左氧氟沙星；②克拉霉素 + 甲硝唑或呋喃唑酮；③四环素 + 甲硝唑或呋喃唑酮。

参考答案： 1. B　2. C　3. D　4. B　5. B　6. C　7. A　8. E　9. E　10. A　11. C　12. ABCE　13. ABCE

第13章 内分泌及代谢性病

一、甲状腺功能减退症

【复习指导】 本部分内容较简单，历年偶考。其中，对甲状腺功能减退症的药物治疗策略需要熟练掌握。

(一) 概述

1. **定义** 甲状腺功能减退症（hypothyroidism，甲减）是指由甲状腺激素合成、分泌减少及生物效应不足或缺如所致的一种以全身代谢功能降低为主要特征的内分泌疾病。

2. **流行病学** 甲减的发病率有年龄、性别、地区及种族的差异。碘缺乏地区的发病率较高，女性甲减患病率较男性高，且患病率随年龄增长而升高。我国临床甲减患病率约为1.1%，年发病率约为2.9%。

3. **病因与发病机制** 99%以上的甲减为原发性甲减，仅不足1%为促甲状腺激素缺乏引起。甲状腺功能减退症按病因可分为原发性甲减、继发性甲减或中枢性甲减、消耗性甲减和甲状腺激素抵抗综合征。

(1) 原发性甲减：多由甲状腺本身病变所致，常见于自身免疫性甲状腺炎、甲状腺放射性^{131}I治疗及甲状腺全切或次全切术后、抗甲状腺药物治疗过量，摄入碘化物过多或使用阻碍碘化物进入甲状腺的药物也可引起原发性甲减。

(2) 继发性甲减或中枢性甲减：又分为垂体性甲减与下丘脑性甲减，其中由于腺垂体功能减退使促甲状腺激素（TSH）分泌不足所致的称为垂体性甲减；由于下丘脑疾患使促甲状腺激素释放激素（TRH）分泌不足所致的称为下丘脑性甲减。

(3) 消耗性甲减：是指因D_3代偿性活性增加而致甲状腺素灭活或丢失过多引起的甲减。

(4) 甲状腺激素抵抗综合征（RTH）：是由于垂体对甲状腺激素的敏感性降低，其负反馈受抑，导致促甲状腺激素升高，甲状腺激素分泌增加，而外周组织对甲状腺激素不敏感，临床表现为甲减症状。

(二) 临床表现

1. **一般表现** 本病起病常隐匿，病程较长，症状不典型，病情轻重取决于激素不足的程度、速度和病程。临床表现以代谢率减低和交感神经兴奋性下降为主。早期症状是乏力、少汗、怕冷、精神迟钝、动作缓慢、嗜睡、记忆力减退、胃口欠佳、体重增加和便秘等。典型症状出现时有以下表现：表情呆滞、反应迟钝、面色苍白、颜面和（或）眼睑水肿，鼻、唇增厚，舌大而发音不清、声音嘶哑，皮肤干燥、粗糙多脱屑，毛发稀疏、睫毛和眉毛脱落，手掌皮肤发黄、手足麻木、跟腱反射时间延长等。严重者还可出现精神失常，呈木僵、痴呆或昏睡状。甲状腺体征因病因的不同而表现各异。桥本甲状腺炎表现为甲状腺显著肿大，质地中、重度硬，萎缩性甲状腺炎表现为甲状腺不能触及。

2. **肌肉与骨骼** 肩、背部肌肉松弛无力，可出现暂时性强直、痉挛、疼痛或齿轮样动作。关节也常有疼痛，骨密度可增高。

3. **心血管系统** 心率降低、心音减弱，心排血量降低，易并发动脉粥样硬化及冠心病。严重甲减者可表现为心脏增大和心包积液，称为"甲减性心脏病"。

4. **消化系统** 消化不良、厌食、腹胀、便秘、肠胀气，重者可出现麻痹性肠梗阻，可伴有胃酸缺乏，严重者可导致恶性贫血与缺铁性贫血。

5. 内分泌系统 长期患本病且病情严重者，可能发生垂体和肾上腺功能降低，促肾上腺皮质激素分泌正常或降低。少部分患者可有垂体增大，催乳素增高，从而出现溢乳。胰岛素的降解减慢，且患者对于胰岛素的敏感性增强。

6. 黏液性水肿昏迷 黏液性水肿昏迷最常见的诱因包括受寒和感染，创伤、手术、麻醉及使用镇静药等也可诱发，多见于年老长期未获治疗者。患者昏迷时可表现为低体温、低血压、四肢肌肉松弛、反射消失、呼吸徐缓甚至暂停、心动过缓、心音减弱，严重时可发生休克，并可伴发心、肾衰竭。

（三）诊断

1. 血清甲状腺激素和 TSH 血清 TSH 增高，血清 TT_3、TT_4、FT_3 和 FT_4 均可减低，但以 FT_4 减低为主。血清 TSH 增高，FT_4 减低，即可诊断原发性甲减。如血清 TSH 正常，FT_4 减低，可考虑为垂体性甲减或下丘脑性甲减，需做 TRH 试验来区分。

2. 甲状腺自身抗体 自身免疫性甲状腺炎患者的血清甲状腺过氧化物酶抗体（TPO－Ab）、甲状腺球蛋白抗体（TGAb）呈阳性。

3. 其他 轻、中度正细胞正色素性贫血；高胆固醇血症和高低密度脂蛋白胆固醇血症，甘油三酯也可增高；血肌酸激酶、天冬氨酸氨基转移酶、乳酸脱氢酶也可升高；血同型半胱氨酸增高；发生严重的原发性甲减时可有高催乳素血症，甚至可伴有溢乳和蝶鞍增大。

（四）治疗

1. 甲状腺激素替代治疗

（1）左甲状腺素（L－T_4）：甲减是终身性疾病，需要进行长期甲状腺激素维持治疗，使血清 TSH 和 TT_4、FT_4 水平维持在正常水平。此外，还应积极治疗原发病，若是由抗甲状腺药物导致的甲减，停药后可自行消失；若是下丘脑或垂体患有肿瘤，肿瘤切除术后可有不同程度改善；若是亚急性甲状腺炎引起，治愈后甲减也会消失；若是缺碘引起，则需补充碘的摄入。甲状腺功能的纠正有助于改善血脂，对伴有甲状腺肿大者还有助于抑制其肿大。甲状腺激素替代强调"早""适量起始""正确维持"及"注意调整"等，随着甲减病程的延长，甲状腺激素的替代量会有所变化，应及时评估，酌情调整剂量。

左甲状腺素是治疗甲状腺功能减退的主要替代药物，作用较慢且持久，疗效可靠、不良反应小、依从性好。左甲状腺素在外周组织可转换为活性代谢产物 T_3 起治疗作用，胃肠道吸收率可达到 70%～80%，血清半衰期约 7 天，每日 1 次给药便可以获得稳定的血清 T_4 和 T_3 水平。左甲状腺素的治疗剂量取决于患者的病情、年龄、体重及心脏功能状态，且需随病程进行调整。成年患者的左甲状腺素日剂量为 50～200μg，平均日剂量为 125μg，按照体重计算的日剂量是 1.6～1.8μg/kg；儿童日剂量为 2.0μg/kg；老年患者日剂量为 1.0μg/kg；妊娠时剂量需要增加 30%～50%；甲状腺癌术后的患者需要的日剂量为 2.2μg/kg。

左甲状腺素初治时剂量宜偏小，然后依据症状改善程度（血甲状腺激素和 TSH 水平）逐步递增调整至生理需要量。患冠心病的患者起始剂量宜小，调整剂量宜慢，防止诱发和加重冠心病。左甲状腺素的起始日剂量为 25～50μg，每 1～2 周复查，每次增加 25μg，直至达到治疗目标。每次剂量调整后一般应在 6～8 周后复查甲状腺功能以评价剂量是否适当。原发性甲减患者在 TSH 降至正常水平后需每 6～12 个月复查 1 次甲状腺功能。

（2）甲状腺片：甲状腺片也可用于甲减的治疗，由于其含量不甚稳定，一般不作为首选药物。甲状腺片在使用时应从小剂量开始，甲减病情较重、老年患者及伴有心血管疾病患者更应注意，起始日剂量一般为 10 ~ 20mg，之后可根据症状缓解情况和甲状腺功能检查结果逐渐增加。

2. 黏液性水肿昏迷的治疗

（1）补充甲状腺激素，严重者可静脉注射三碘甲状腺原氨酸（L - T$_3$），该药起效较快，维持时间较短，但要避免 L - T$_3$ 剂量过高导致的医源性甲亢。抢救时可先给予三碘甲状腺原氨酸 5 ~ 20μg 负荷剂量静脉注射，随后以每 8 小时静脉注射 2.5 ~ 10μg 维持，对于年幼或老年患者及有冠状动脉疾病或心律失常病史的患者则采用较低的剂量；也可先静脉注射左甲状腺素 200 ~ 400μg 作为负荷剂量，随后以每日静脉注射左甲状腺素 1.6μg/kg 维持，直至患者症状改善后改为口服制剂。如果没有 L - T$_4$ 的注射剂型，可将其片剂磨碎后胃管鼻饲，待患者清醒后改为口服。

（2）进行支持、对症治疗，包括吸氧、保温、抗感染、保持呼吸道通畅等。

（3）谨慎补液，每日补液量宜控制在 1000ml 以内，以免引起心衰与脑水肿。

（4）必要时每日可静脉滴注氢化可的松 200 ~ 400mg，症状改善后逐渐减量。

（5）经处理后血压仍低者可用少量升压药，但升压药和甲状腺激素合用易发生心律失常。

（五）用药注意事项和患者教育

1. 用药注意事项

（1）左甲状腺素应于每日晨起时空腹服药 1 次，如果因剂量大有不良反应时可以分多次服用。早餐前 1 小时服用药物的吸收效果最佳，考虑到患者的依从性，如果不能早餐前 1 小时服用，也可选择睡前服药。左甲状腺素与其他药物的服用间隔应当在 4 小时以上，因为有些药物和食物会影响其在体内的吸收和代谢，氢氧化铝、碳酸钙、考来烯胺、硫糖铝、硫酸亚铁、食物纤维添加剂等均可影响其在小肠的吸收；苯巴比妥、苯妥英钠、卡马西平、利福平、异烟肼、洛伐他汀、胺碘酮、舍曲林、氯喹等药物可以加速左甲状腺素在体内的清除。因此甲减患者同时合用这些药物时，需要增加左甲状腺素的剂量。左甲状腺素可能会降低降血糖药的疗效，两者合用时应经常监测患者的血糖水平，必要时调整降血糖药的剂量；左甲状腺素还可增强抗凝药的作用，两者合用时应定期监测患者的凝血功能，必要时应调整抗凝药的剂量。

（2）若患者同时伴有肾上腺皮质功能减退，应先进行有效的糖皮质激素治疗后再进行甲状腺激素替代治疗。

（3）老年患者、冠心病患者及有精神症状者，甲状腺激素的起始用量更应从较低剂量开始，并更缓慢递增，如果出现心绞痛发作、心律不齐或精神症状严重者，应及时减量并常规测定甲状腺功能。

（4）妊娠多数甲减患者在妊娠期须增加左甲状腺素剂量。既往患有甲减的育龄妇女计划妊娠，正在服用左甲状腺素治疗，需先调整左甲状腺素剂量，使 TSH 水平在正常范围后再妊娠。妊娠前半期每 4 周应监测一次血清 TSH 和 FT$_4$/TT$_4$ 水平，平稳后可每 6 周复查一次，并根据 TSH 浓度调整左甲状腺素用量。分娩后左甲状腺素剂量即应恢复妊娠前水平，并应对其血清左甲状腺素浓度进行随访。

（5）初始使用左甲状腺素进行治疗时剂量增加过快可出现手抖、心悸、心律不齐、肌肉无力和痉挛、月经紊乱、失眠、多汗、体重减轻和腹泻等甲亢的临床表现，此时应减少左甲状腺素的使用剂量，必要时停药。

2. 患者教育

（1）建议在以下高危人群中积极筛查：有自身免疫病者；直系亲属有甲状腺疾病者；既往有甲状腺手术史者；甲状腺检查异常者；血脂异常者；有颈部及甲状腺的放射治疗史者，包括甲亢患者的放射性^{131}I 治疗以及头颈部恶性肿瘤患者的外放射治疗。

（2）对于 TSH 轻度升高并伴有心血管疾病的老年人应密切随访。

（3）长期进行甲状腺激素替代治疗的患者建议定期复查甲功，并根据病情调整药物剂量。

二、甲状腺功能亢进症

【复习指导】本部分内容较简单，历年偶考。其中，对甲状腺功能亢进的基本概念、临床表现、药物治疗的策略和常用抗甲状腺药物的临床应用及主要不良反应需要熟练掌握。

（一）概述（包括病因和分类）

1. 定义 甲状腺功能亢进症（hyperthyroidism，甲亢）是指由于甲状腺功能增高，甲状腺激素合成、释放入血过多，从而引起神经、循环和消化等系统的兴奋性增高及代谢亢进的一种常见内分泌疾病。

2. 流行病学 我国学者报道的临床甲亢患病率约 1.3%，多见于女性，且以 20～40 岁最为多见。

3. 病因与发病机制 甲亢最常见的病因为毒性弥漫性甲状腺肿（Graves 病），约占所有甲亢的 85%，其次是毒性多结节性甲状腺肿，其他还包括甲状腺自主性高功能腺瘤和垂体性甲亢等。Graves 病是一种以甲状腺激素分泌异常增多为主要特征的自身免疫病，其临床表现主要有高代谢综合征、弥漫性甲状腺肿、突眼征、特征性皮损和甲状腺肢端病等。有易感基因的 Graves 病患者在受到一些触发因子（如碘摄入过量、感染、应激、分娩、精神压力等）的刺激下，会促使 B 淋巴细胞在免疫耐受缺陷时形成促甲状腺激素（TSH）受体抗体（TRAb），此抗体能刺激甲状腺的增长并产生过多的甲状腺激素。

（二）临床表现

1. 高代谢与高交感神经兴奋症候群 高代谢综合征主要表现为易激动；畏热多汗；疲乏无力；食欲亢进而消瘦，可伴发周期性麻痹（男性多见）、排便次数增多或腹泻；月经稀少，常有低热，发生危象时可出现高热；神经和血管兴奋增强，易激动或烦躁、失眠、手颤，以及心悸、心动过速、心房颤动，严重者可有心脏扩大和心力衰竭等。

2. 甲状腺肿 甲状腺呈弥漫或结节性肿大，具有对称性，质地柔软或坚硬，吞咽时上下移动，可触及震颤和闻及血管杂音。少数患者甲状腺肿大不对称或肿大不明显。

3. 眼征 Graves 病可有浸润性或非浸润性突眼两种眼征。浸润性突眼（Graves 眼病）可有眼眶疼痛、畏光、流泪、复视、眼球明显突出、眼外肌和球后组织增生；充血和水肿、眼球活动障碍、角膜溃疡、失明等表现；非浸润性突眼仅表现为交感神经兴奋所致的上眼睑挛缩、眼裂增宽、瞬目减少和凝视等。

4. 其他 小部分患者可有胫前黏液性水肿。少数老年患者高代谢症状不明显，反而表现为乏力、心悸、食欲缺乏、抑郁、嗜睡及体重减轻等（淡漠型甲亢）。

（三）诊断

1. 高代谢症状和体征。

2. 甲状腺肿大和（或）甲状腺结节。

3. 血清总甲状腺素（TT_4）、血清游离甲状腺素（FT_4）、总三碘甲状腺原氨酸（TT_3）和血清游离三碘甲状腺原氨酸（FT_3）增高，血清促甲状腺激素（TSH）降低（一般 < 0.1mU/L）。

4. 血清促甲状腺激素受体抗体（TRAb）呈阳性。

5. 甲状腺摄^{131}I率增高。

6. 超声检查可见患者甲状腺腺体呈弥漫性或局灶性回声减低，部分有低回声小结节变化，回声减低处血流增多。甲状腺核素显像可协助判定甲状腺结节性质，有功能的结节呈"热"结节。

（四）治疗

甲亢的一般治疗包括适当休息，避免过度劳累，并给予足够的热量和营养。甲亢的治疗方式主要有以下 3 种：①抗甲状腺药治疗；②放射性^{131}I 治疗；③甲状腺次全切除术。

1. 药物治疗

（1）抗甲状腺药：抗甲状腺药以硫脲类药物为主，包括咪唑类（imidazoles）和硫氧嘧啶类（thiouracils）两类，代表药物分别为甲巯咪唑（MMI）和丙硫氧嘧啶（PTU）。

（2）作用机制：抗甲状腺药可通过抑制甲状腺内的过氧化物酶，从而抑制碘化物的氧化及酪氨酸的偶联，使得甲状腺激素的合成和释放减少，同时甲状腺自身抗体合成也可受到抑制。丙硫氧嘧啶还具有抑制 T_4 在外周组织转换为 T_3 的作用。

（3）适用人群（适应证）：抗甲状腺药治疗适用于症状较轻，甲状腺轻、中度肿大的患者，不宜手术或^{131}I 治疗者，如儿童、青少年、妊娠期妇女、术后复发又不适合放射性治疗的患者、伴有增加手术风险疾病的老年患者或合并严重心、肝、肾疾病的患者。抗甲状腺药亦可用于甲亢手术治疗的术前准备及术后的辅助治疗。一般情况下甲巯咪唑是甲亢患者的首选药物，以下情况则可考虑选用丙硫氧嘧啶进行治疗：①妊娠早期；②甲状腺危象患者；③使用甲巯咪唑治疗过敏或无效且拒绝^{131}I 治疗或手术治疗者。抗甲状腺药不宜用于周围血白细胞水平持续低于 3×10^9/L 或对该类药物有过敏反应及其他严重不良反应的患者。甲巯咪唑的作用较强且可以长时间存在于甲状腺中，因此可以单次给药，而丙硫氧嘧啶则需分次间隔给药。

（4）剂量疗程：抗甲状腺药治疗的总疗程一般为 1.5～2 年，通常分为症状控制期、减量期和维持期等 3 个阶段。

症状控制期为 1～3 个月，药物剂量应考虑到患者的症状、甲状腺腺体的大小及 T_3 水平，并根据治疗前的 FT_4 水平粗略确定抗甲状腺药的起始剂量。当 FT_4 为正常上限 1.0～1.5 倍时，MMI 的起始剂量为 5～10mg/d；当 FT_4 为正常上限 1.5～2.0 倍时，MMI 的起始剂量为 10～20mg/d；当 FT_4 为正常上限 2～3 倍时，MMI 的起始剂量为 30～40mg/d。丙硫氧嘧啶的起始剂量根据病情可在 150～450mg/d，分 3 次服用。早期需对血清 T_3 水平进行监测，少数经 MMI 治疗的患者可表现为 FT_4 水平正常，但 FT_3 水平持续升高，TSH 低于正常，此时甲亢仍未控制。

减量期为 2～4 个月，约每 4 周减药 1 次，每次减少 MMI 5～10mg 或 PTU 50～100mg，避免甲状腺肿和突眼加重。减量期开始时，可加用小剂量甲状腺制剂预防和治疗由于 ATD 过量而导致的甲状腺功能减退。

MMI 的维持剂量为 5～10mg/d，PTU 的维持剂量为 50～100mg/d，维持期可持续 1 年或更长。

抗甲状腺药用于甲状腺危象时用量约为一般治疗量的 2 倍，推荐的 PTU 首次剂量为 600mg/d，口服或经胃管注入，如无 PTU 时可用等量 MMI 60mg/d，待症状减轻后改用一般治疗剂量。

2. ^{131}I 治疗　放射性 ^{131}I 的有效半衰期平均为 $3.5 \sim 4.5$ 天，可被甲状腺高选择性摄取。^{131}I 产生的 β 射线在组织内的平均射程仅约 0.8mm，且只作用于甲状腺组织而不影响其他邻近组织，其辐射可使大部分甲状腺滤泡上皮细胞受到破坏，从而使甲状腺激素的合成及分泌减少。^{131}I 治疗具有简便、快捷、安全和疗效确切等优点。以下情况可使用 ^{131}I 进行治疗：①成人 Graves 病患者且伴有甲状腺中重度肿大；②抗甲状腺药治疗无效或过敏者；③不宜进行甲状腺次全切除术者或术后复发者；④甲亢患者合并心、肝、肾等脏器功能损害；⑤甲亢患者合并白细胞减少或血小板减少；⑥病程较长的患者；⑦老年患者；⑧在某些特殊情况下 ^{131}I 可应用于青少年和儿童甲亢；⑨浸润性突眼患者也可用 ^{131}I 治疗甲亢，处于进展期的患者需加用泼尼松。对于重症患者、老年人伴心脏病患者、甲状腺肿大显著者，在治疗前应当先给予 ATD 治疗，待甲状腺功能控制至正常后再给予放射碘治疗。禁忌证：①妊娠期和哺乳期妇女；②白细胞水平持续低于 $3 \times 10^9/L$ 或中性粒细胞水平低于 $1.5 \times 10^9/L$ 者；③严重浸润性突眼者；④有活动性肺结核者；⑤有严重心、肝、肾疾病患者；⑥甲状腺危象。治疗方法和剂量可以根据甲状腺的大小、临床估测及摄 ^{131}I 率等来计算放射性 ^{131}I 的剂量，给药方法一般采用一次口服法。^{131}I 治疗的主要并发症是甲状腺功能减退症，一旦发生甲状腺功能低下可补充甲状腺激素对抗之。

3. 手术　甲状腺次全切除术是切除患者的部分甲状腺组织，可以减少甲亢的复发。适应证：①药物治疗无效，或者有明显不良反应，或停药后复发者；②甲状腺显著肿大且不适合放射性 ^{131}I 治疗的患者；③结节性甲状腺肿伴甲亢者。手术治疗前应先用抗甲状腺药控制甲状腺功能至正常，手术并发症包括：①术后出血；②喉返神经受损；③甲状旁腺功能减退；④甲状腺功能减退。

（五）用药注意事项与患者教育

1. 用药注意事项

（1）妊娠期甲亢：虽然 MMI 与 ATD 在治疗妊娠期的甲亢患者时慎用，但是根据指南推荐，若必须药物治疗时，妊娠期伴甲亢在妊娠期的前 3 个月宜首选 PTU，丙硫氧嘧啶和甲巯咪唑虽都可以通过胎盘，然而丙硫氧嘧啶有更好的水溶性，故较少进入胎儿体内。在妊娠的中期和晚期，建议使用 MMI。

（2）不良反应：抗甲状腺药常见的不良反应包括皮疹、皮肤瘙痒、白细胞减少症和粒细胞减少症等，罕见的不良反应包括粒细胞缺乏症、肝毒性和血管炎等。MMI 的不良反应呈剂量依赖性，而 PTU 的不良反应却呈非剂量依赖性。MMI 和 PTU 之间可能会发生交叉过敏反应，因此当使用其中一种药物出现过敏反应时不应换用另外一种药物继续治疗。

患者用药期间应定期监测白细胞水平，当白细胞水平低于 $4.0 \times 10^9/L$ 而中性粒细胞水平高于 $1.5 \times 10^9/L$ 时通常不需要停药，此时 ATD 可减量使用并加用升白细胞药物；当白细胞水平低于 $3 \times 10^9/L$ 或粒细胞水平低于 $1.5 \times 10^9/L$ 时应当停用此类药物。粒细胞缺乏症是 ATD 的严重且罕见的并发症，此时外周血中性粒细胞水平低于 $0.5 \times 10^9/L$，多发生于 ATD 治疗的前 $2 \sim 3$ 个月，也可发生于再次用药的 $1 \sim 2$ 个月。发生粒细胞缺乏症时患者可表现为发热、咽痛和全身不适等，严重时甚至可出现败血症，病死率较高，粒细胞集落刺激因子（G-CSF）可以促进骨髓恢复，糖皮质激素在粒细胞缺乏症时也可以使用。

肝毒性多发生在用药后 3 个月内，表现为血清转氨酶升高或胆汁淤积性黄疸，MMI 可导致胆汁淤积型肝炎，PTU 可导致肝细胞损伤型肝炎，轻度肝损伤患者停药后可恢复。

2. 患者教育

（1）嘱患者注意休息，避免劳累和精神刺激，不要经常按压颈部，注意保暖和预防感染。

（2）嘱患者注意营养物质的补充。在代谢水平恢复正常以及之后的一段时间内，患者都需要较多的热量、蛋白质及多种维生素，应给予适当补充。

（3）嘱患者禁食海带、紫菜、深海鱼油、含碘复合维生素类等。

（4）嘱患者戒烟，吸烟可加重 Graves 眼病。

三、糖尿病

【复习指导】本部分内容较复杂，历年常考。其中，对糖尿病的基本概念、临床表现、治疗原则及药物治疗的策略需要熟练掌握。

（一）概述

1. 定义　糖尿病（diabetes mellitus，DM）是由多种遗传和环境因素导致的胰岛素分泌相对或绝对不足或胰岛素作用缺陷而造成的以糖、蛋白质、脂肪、水和电解质紊乱，以及血中葡萄糖（血糖）水平持续性增高为特征的代谢性综合征。

2. 流行病学　近年来我国成人糖尿病患病率显著增加。2010 年我国 18 岁及以上人群糖尿病的患病率为 9.7%；2013 年我国 18 岁及以上人群糖尿病患病率为 10.4%；各民族、地区间糖尿病患病率存在较大差异。2 型糖尿病占 90% 以上，且 20 岁以下的人群中 2 型糖尿病患病率显著增加。

3. 病因和发病机制　糖尿病按病因可分为 4 种。

（1）1 型糖尿病：1 型糖尿病（insulin‑dependent diabetes mellitus，胰岛素依赖型糖尿病）是由于胰岛 B 细胞数量显著减少和消失而导致胰岛素绝对缺乏或分泌不足。1 型糖尿病按照是否有自身免疫机制参与发病又可分为自身免疫性和特发性，自身免疫性 1 型糖尿病按起病急缓又可分为急发型和缓发型。常见于儿童及青少年，但也可以发生于其他年龄段，具有酮症倾向的患者需要终身依赖胰岛素维持生命。

（2）2 型糖尿病：2 型糖尿病（noninsulin‑dependent diabetes mellitus，非胰岛素依赖型糖尿病）是以胰岛素抵抗为主并伴有胰岛素相对缺乏或胰岛素分泌受损的病理状态，分为肥胖和非肥胖两种类型。该型大部分的患者伴肥胖，肥胖症本身也可引起胰岛素抵抗。2 型糖尿病患者血糖升高的原因还包括胰岛素分泌不足、胰岛素释放延迟、周围组织葡萄糖利用减少、肝糖原合成减少且分解增加、高热量饮食、精神紧张、缺少运动等。

（3）其他特殊类型糖尿病：其他特殊类型的糖尿病包括：①B 细胞功能遗传性缺陷；②胰岛素受体缺陷；③胰腺外分泌腺疾病；④内分泌疾病；⑤药物或化学物质诱发的糖尿病；⑥感染；⑦不常见型免疫调节介导性糖尿病；⑧伴糖尿病的其他遗传疾病。

（4）妊娠期糖尿病：妊娠期糖尿病是在妊娠期间初次发现的任何程度的糖耐量异常。

（二）临床表现

糖尿病患者因血糖升高和渗透性利尿会出现多饮、多尿和口干等症状，体内葡萄糖利用率降低和胰岛素水平升高可导致患者食欲亢进、多食。胰岛素的相对不足和绝对不足使得糖、脂肪和蛋白质代谢紊乱，大部分患者可出现体重减轻，形成典型的"三多一少"症状。

2 型糖尿病患者早期可表现为肥胖，胰岛功能逐渐减退，有"三多"症状时才出现体重减轻，而此时患者血糖已呈中、重度升高。糖尿病患者还可伴有疲乏无力、视力模糊、皮肤感觉异常和麻木、性欲减退和月经失调等症状。

1. 1 型糖尿病临床表现　1 型糖尿病的特点主要有：①起病年龄通常小于 30 岁，常见于儿童或青少年；②起病迅速，病情重，有多饮、多尿、多食和消瘦等典型的"三多一少"症状；③血糖升高明显，常以酮症或酮症酸中毒起病；④空腹或餐后的血清 C 肽水平明显降低，服糖刺激后分泌仍呈低平曲线；⑤胰岛素自身抗体呈阳性反应；⑥患者胰岛功能基本丧失，必须依赖胰岛素替代治疗和维持生命；⑦可伴有其他相关的自身免疫病。

2. 2 型糖尿病临床表现　2 型糖尿病的特点主要有：①起病隐匿、缓慢；②有较强的家族遗传史；③多数患者早期可有肥胖、食欲好；④多在体检时发现；⑤随着病程延长，血糖逐渐升高，可出现糖尿病的多种慢性并发症；⑥早期单用口服降血糖药一般可控制血糖。

3. 并发症

（1）急性并发症

①糖尿病酮症酸中毒：糖尿病酮症酸中毒常见于 1 型糖尿病患者，2 型糖尿病患者在感染、手术、创伤、胰岛素治疗中断或用量不足等诱因下也可发生酮症酸中毒。糖尿病酮症酸中毒可分为轻度、中度和重度，轻度仅表现为酮症；中度可有轻至中度酸中毒；重度可伴有意识障碍。在糖尿病酮症酸中毒早期，多尿、烦渴多饮和乏力等症状可呈进行性加重；失代偿期有恶心、呕吐、头痛、烦躁和嗜睡等症状，呼吸加深加快，可闻及烂苹果味；病情恶化时严重失水，可有少尿或无尿症状，晚期可出现昏迷。

②高血糖高渗综合征：高血糖高渗综合征患者发病前可出现口渴、多尿和乏力等糖尿病症状，病情加重主要表现为严重高血糖而无明显酮症酸中毒、脱水、血浆渗透压显著升高、淡漠、嗜睡，严重时可有意识障碍。

（2）慢性并发症

①糖尿病肾病：糖尿病肾病多在起病 10～20 年发生，早期可出现微量白蛋白尿，病情逐步进展可有大量白蛋白尿、水肿、高血压、肾功能减退等临床表现，最终发生肾衰竭。

②糖尿病视网膜病变：糖尿病可损害视网膜微血管并引起一系列典型病变，严重时可影响视力甚至致盲。早期可无明显临床症状；非增殖期视网膜病变时可出现微动脉瘤、视网膜内出血和视网膜内微血管异常；增殖期视网膜病变可有新生血管形成、玻璃体积血或视网膜前出血等。

③糖尿病神经病变：糖尿病神经病变以周围神经病变最为常见。远端对称性多发性神经病变可表现为双侧肢体疼痛、麻木、感觉异常等，有时还可伴有痛觉过敏；近端运动神经病变多表现为一侧下肢近端严重疼痛，也可累及双侧远端运动神经，并伴肌无力和肌萎缩；颅神经损伤以上睑下垂最常见，其次是面瘫、眼球固定、面部疼痛和听力损害；自主神经病变可累及心血管、消化、呼吸和泌尿生殖等系统。

④下肢血管病变：下肢血管病变常表现为下肢动脉的狭窄或闭塞，且更易累及糖尿病患者的股深动脉及胫前动脉等中小动脉，与动脉粥样硬化有关，常与冠状动脉疾病及脑血管疾病等动脉血栓性疾病同时存在。下肢动脉病变的症状可有下肢疼痛、感觉异常和间歇性跛行等，严重供血不足者可出现下肢缺血性溃疡、肢体坏疽，甚至需要截肢。

⑤糖尿病足：下肢远端神经异常和血管病变可使糖尿病患者足部出现感染、溃疡和（或）深层组织破坏等，部分患者需要截肢治疗，严重者有致死风险。糖尿病足溃疡的患者

常易合并感染，而感染可加重糖尿病足溃疡，有感觉减退的末梢神经病和合并严重周围动脉病变而无间歇性跛行症状的糖尿病患者也易发生足溃疡。

（三）诊断

1. 典型的糖尿病症状加随机血糖水平≥11.1（mmol/L）。

2. 空腹血糖水平≥7.0（mmol/L）。

3. 葡萄糖负荷后2h血糖水平≥11.1（mmol/L），无典型糖尿病症状者需改日复查确认。

4. 糖化血红蛋白（HbA1c）水平≥6.5%。

（四）治疗

糖尿病治疗目前强调早期、长期、综合治疗及治疗措施个体化。糖尿病治疗的五个要点包括饮食控制、运动疗法、血糖监测、药物治疗和患者教育，其治疗目的是改善血糖控制并使代谢恢复正常。良好的血糖控制有利于降低糖尿病急、慢性并发症的发生率，提高患者生活质量，延长患者生存率，降低病死率。

1. 非药物治疗

（1）饮食疗法：饮食疗法的原则是控制每日摄入的总热量，减少食物中脂肪含量，增加膳食纤维含量，使各营养成分的比例合理，并适当补充微量营养素，同时还应减少钠的摄入，并戒烟限酒。肥胖者的总热量限制应更加严格，消瘦者可偏宽，以维持健康体重。

（2）运动：运动疗法适用于轻中度2型糖尿病患者，尤其是肥胖者，每周至少150min中等强度的有氧运动，运动形式包括步行、慢跑、骑车、游泳、太极拳、徒手体操、羽毛球和高尔夫球等。

2. 药物治疗　经糖尿病饮食营养疗法及运动疗法1个月血糖控制不佳者，应在上述基础上加用降血糖药治疗。对于同时伴有高血压、血脂紊乱和冠心病等疾病的患者可加用抗高血压药、调血脂药和抗血小板药等。

（1）口服降血糖药治疗：口服降血糖药的作用机制各不相同，应根据患者的糖尿病分型、肥胖与消瘦、血糖水平、胰岛功能、是否有并发症、药物敏感性及个体差异等因素进行综合考虑。目前批准使用的口服降血糖药包括双胍类、磺酰脲类、噻唑烷二酮类、格列奈类、α-葡萄糖苷酶抑制药、二肽基肽酶-4抑制药和钠-葡萄糖共转运体抑制药等。口服降血糖药的联合应用原则包括机制互补、覆盖血糖谱、副作用不重叠。一般联合应用2种药物，必要时可联用3种药物，并可与胰岛素合用，联合用药时各制剂均应减少剂量，避免联用4种及以上药物。

①双胍类：二甲双胍是目前临床上广泛应用的双胍类药物，其作用机制是通过减少肝葡萄糖的生成、增加外周组织对葡萄糖的摄取利用、降低空腹和餐后血糖及减轻胰岛素抵抗从而降低血糖。二甲双胍是2型糖尿病患者的一线用药及联合用药中的基本药物，尤其适用于肥胖患者的治疗，可减轻患者体重，治疗效应可呈剂量依赖效应。二甲双胍禁用于肝肾功能不全的患者，以及伴严重感染、缺氧或接受大手术的患者。在使用碘化造影剂进行造影检查期间，也需考虑暂停使用二甲双胍。二甲双胍需在餐时服用，从小剂量开始，初始日剂量为500mg，每日1～2次，此后依据血糖水平每1～3周进行加量，每日2～3次，最有效的日剂量是2000mg，最大日剂量为2550mg。

②磺酰脲类：临床上常用的磺酰脲类药物主要有格列本脲、格列齐特、格列吡嗪、格列喹酮和格列美脲等。磺酰脲类药物属于胰岛素促泌药，可通过刺激胰岛B细胞来促使胰岛素分泌增加，从而降低血糖水平，此类药物还可降低糖尿病微血管病变和大血管病变的发生风

险。磺酰脲类适用于有一定胰岛素分泌功能且肝、肾功能正常的 2 型糖尿病患者。轻、中度肾功能不全的患者宜选择格列喹酮，因其不影响肾功能。格列本脲的常用日剂量为 2.5～15mg，格列齐特的常用日剂量为 80～320mg，格列吡嗪的常用日剂量为 5～30mg，格列喹酮的常用日剂量为 30～160mg，以上各种药物日剂量可分为 2～3 次给药；格列美脲的常用日剂量为 1～6mg，每日 1 次。

③噻唑烷二酮类：临床上常用的噻唑烷二酮类药物主要有罗格列酮和吡格列酮，可通过增加靶细胞对胰岛素的敏感性起降糖作用，同时还可防治糖尿病血管并发症。仅用于其他药物不能控制病情的 2 型糖尿病，起效时间较其他降血糖药慢。噻唑烷二酮类药物禁用于合并心衰、活动性肝病或转氨酶升高超过正常上限 2.5 倍及伴有严重骨质疏松或有骨折病史的患者。罗格列酮的常用日剂量为 4～8mg，最大日剂量为 8mg；吡格列酮的常用日剂量为 15～30mg，单药治疗时最大日剂量为 45mg，联合治疗时的日剂量为 30mg。

④格列奈类：临床上常用的格列奈类药物主要包括瑞格列奈和那格列奈，此类药物主要通过刺激胰岛素的早时相分泌来降低餐后血糖，胰岛素释放更为迅速，达峰时间更快，故又称餐时血糖调节药。格列奈类药物主要用于饮食疗法和运动疗法仍不能获得良好控制的 2 型糖尿病患者，其中新诊断的非肥胖者可作为首选，适合餐后血糖增高者，可单独使用或与其他降血糖药联合应用。格列奈类药物也可用于肾功能不全的 2 型糖尿病患者。1 型糖尿病患者、糖尿病酮症酸中毒、妊娠期及哺乳期妇女、严重肝功能不全及对本品过敏者禁用。瑞格列奈的常用日剂量为 1～4mg，最大日剂量为 16mg；那格列奈的常用日剂量为 1～4mg，最大日剂量为 16mg，均需在餐前即刻服用。

⑤ α-葡萄糖苷酶抑制药：临床上常用的 α-葡萄糖苷酶抑制药有阿卡波糖和伏格列波糖，其作用机制是通过抑制小肠刷状缘的 α-葡萄糖苷酶，使碳水化合物转变为葡萄糖减慢，从而降低餐后血糖，而且不影响葡萄糖利用和胰岛素分泌。α-葡萄糖苷酶抑制药适用于以碳水化合物为主要食物成分和餐后血糖升高的轻、中度 2 型糖尿病，可单独应用，也可与其他类口服降血糖药或胰岛素联合使用。阿卡波糖的常用日剂量为 50～150mg，伏格列波糖的常用日剂量为 0.2～0.6mg，适用于老年人，但有明显消化道症状者慎用。

⑥二肽基肽酶 4-抑制药（DPP-4 抑制药）：临床上常用的二肽基肽酶-4 抑制药包括西格列汀、沙格列汀、阿格列汀、维格列汀和利格列汀等，可通过抑制 DPP-4 而减少胰高血糖素样肽-1（GLP-1）在体内的失活，使得内源性 GLP-1 的水平升高，从而增强胰岛素分泌，抑制胰高血糖素分泌。DPP-4 抑制药适用于运动、饮食或药物控制不佳的 2 型糖尿病患者，不适用 1 型糖尿病及糖尿病酮症酸中毒的治疗。肾功能不全的患者在使用西格列汀、沙格列汀、阿格列汀及维格列汀时需调整药物剂量，而使用利格列汀时不需要调整剂量。西格列汀的常用日剂量为 100mg；沙格列汀的常用日剂量为 5mg；阿格列汀常用日剂量为 25mg；维格列汀的常用日剂量为 100mg；利格列汀的常用日剂量为 5mg。

⑦钠-葡萄糖共转运体抑制药（SGLT-2 抑制药）：临床上常用的钠-葡萄糖共转运体抑制药主要有达格列净、恩格列净和坎格列净等，可通过抑制肾小管对尿糖的重吸收来增加尿糖排泄，从而降低血糖水平。钠-葡萄糖共转运体抑制药适用于经饮食、运动血糖控制不佳的 2 型糖尿病患者，可单独使用，也可与其他降血糖药联用。中度肾功能不全的患者可以减量使用，不建议重度肾功能不全患者使用。达格列净的常用日剂量为 10mg；恩格列净的常用日剂量为 10mg；坎格列净的常用日剂量为 100mg。

（2）胰高血糖素样肽-1 受体激动药（GLP-1 受体激动药）：临床上应用的胰高血糖素

样肽 - 1 受体激动药有艾塞那肽和利拉鲁肽，其作用机制是以葡萄糖浓度依赖的方式促使胰岛素分泌增加，并抑制胰高血糖素分泌，并且能延缓胃排空，还可通过中枢性的食欲抑制来增加饱腹感、减少进食量。GLP - 1 受体激动药适用于二甲双胍加用磺酰脲类和（或）噻唑烷二酮类血糖控制仍不佳的 2 型糖尿病患者，不宜用于中至重度肾损害或终末期肾病患者。利拉鲁肽的常用日剂量是 $0.6 \sim 1.8\mu g/d$；艾塞那肽的常用日剂量是 $10 \sim 20\mu g/d$，这两种药均需皮下注射（表 13 - 1）。

（3）胰岛素治疗：胰岛素可根据来源、作用特点和效用特点等进行分类，根据其效用可分为餐时胰岛素、基础胰岛素和预混胰岛素。胰岛素的应用原则是尽可能模拟胰岛素的生理性分泌模式，并依据自我血糖监测（SMBG）或持续葡萄糖监测（CGM）的监测结果进行个体化的剂量调整，尽量避免低血糖的发生。

胰岛素的适应证为：①1 型糖尿病患者；②严重高血糖、发生酮症或酮症酸中毒等各种急性并发症、手术前后、并发严重感染、妊娠期糖尿病或分娩前后；③新诊断且与 1 型糖尿病鉴别困难者；④改变生活方式及多种口服降血糖药联合使用的基础上血糖控制仍未达标的 2 型糖尿病患者；⑤伴有严重慢性并发症或糖尿病病程中出现无明显诱因的体重显著下降者。

胰岛素的剂量可先根据病情先给予 $10 \sim 30U/d$，以后根据血糖控制情况逐步调整，一般于餐前 30 分钟皮下注射。起始治疗时基础胰岛素的剂量为 $0.1 \sim 0.3U/$（$kg \cdot d$），预混胰岛素的胰岛素剂量为 $0.2 \sim 0.4U/$（$kg \cdot d$），根据血糖水平调整胰岛素用量，每 $3 \sim 5$ 日调整 1 次，每次调整的剂量为 $1 \sim 4U$，直到血糖达标。胰岛素的强化治疗方案包括多次皮下注射胰岛素和持续皮下胰岛素输注（CSII）。常用胰岛素及其作用特点见表 13 - 2。

表 13 - 1　常用降血糖药（不包括胰岛素）

通用名	剂量范围（mg/d）	作用时间（小时）	主要不良反应
双胍类			
二甲双胍	$500 \sim 2000$	$5 \sim 6$	胃肠道反应、乳酸性酸中毒
二甲双胍缓释片	$500 \sim 2000$	8	胃肠道反应、乳酸性酸中毒
磺酰脲类			
格列本脲	$2.5 \sim 20.0$	$16 \sim 24$	低血糖、胃肠道反应、体重增加
格列吡嗪	$2.5 \sim 30.0$	$8 \sim 12$	低血糖、胃肠道反应、体重增加
格列吡嗪控释片	$5.0 \sim 20.0$	$6 \sim 12$（最大血药浓度）	低血糖、体重增加
格列齐特	$80 \sim 320$	$10 \sim 20$	低血糖、胃肠道反应、体重增加
格列齐特缓释片	$30 \sim 120$		低血糖、体重增加
格列喹酮	$30 \sim 180$	8	低血糖、胃肠道反应、体重增加
格列美脲	$1.0 \sim 8.0$	24	低血糖、胃肠道反应、体重增加
噻唑烷二酮类			
罗格列酮	$4 \sim 8$		肝功能异常、心力衰竭、水肿、头痛

续表

通用名	剂量范围（mg/d）	作用时间（小时）	主要不良反应
吡格列酮	15～45	2（达峰时间）	肝功能异常、水肿、头痛、肌痛
格列奈类			
瑞格列奈	1～16	4～6	低血糖、胃肠道反应、肝功能异常、体重增加
那格列奈	120～360	1.3	低血糖、肝功能异常、过敏反应、体重增加
α-葡萄糖苷酶抑制药			
阿卡波糖	100～300		胃肠道不良反应
伏格列波糖	0.2～0.9		胃肠道不良反应
DPP-4 抑制药			
西格列汀	100	24	低血糖、头痛、上呼吸道感染
沙格列汀	5	24	头痛、上呼吸道感染、尿路感染
阿格列汀	25	1～2（达峰时间）	头痛、上呼吸道感染
维格列汀	100	24	低血糖、眩晕、头痛、关节痛
利格列汀	5	1.5（达峰时间）	胃肠道反应、咳嗽
SGLT-2 抑制药			
达格列净	10	24	生殖道感染、尿路感染
恩格列净	10～25	1.3～3.0（达峰时间）	生殖道感染、尿路感染
卡格列净	100～300	1～2（达峰时间）	生殖道感染、尿路感染
GLP-1 受体激动药			
艾塞那肽	0.01～0.02	10	低血糖、胃肠道不良反应
利拉鲁肽	0.6～1.8	24	低血糖、胃肠道不良反应

表 13-2　常用胰岛素及其作用特点

胰岛素制剂	起效时间	峰值时间	作用持续时间
短效胰岛素（RI）	15～60 分钟	2～4 小时	5～8 小时
速效胰岛素类似物（门冬胰岛素）	10～15 分钟	1～2 小时	4～6 小时
速效胰岛素类似物（赖脯胰岛素）	10～15 分钟	1.0～1.5 小时	4～5 小时
中效胰岛素（NPH）	2.5～3.0 小时	5～7 小时	13～16 小时
长效胰岛素（PZI）	3～4 小时	8～10 小时	长达 20 小时
长效胰岛素类似物（甘精胰岛素）	2～3 小时	无峰	长达 30 小时
长效胰岛素类似物（地特胰岛素）	3～4 小时	3～14 小时	长达 24 小时
预混胰岛素（HI 30R，HI 70/30）	0.5 小时	2～12 小时	14～24 小时
预混胰岛素（50R）	0.5 小时	2～3 小时	10～24 小时
预混胰岛素类似物（预混门冬胰岛素 30）	0.17～0.33 小时	1～4 小时	14～24 小时
预混胰岛素类似物（预混赖脯胰岛素 25）	0.25 小时	0.50～1.17 小时	16～24 小时

（五）用药注意事项与患者教育

1. 用药注意事项

（1）妊娠期患者：胰岛素是妊娠期治疗高血糖的首选药物，因为它在一定程度上不能穿过胎盘，且推荐使用人胰岛素。

（2）低血糖：可引起低血糖的药物包括胰岛素、磺酰脲类和格列奈类等，基础血糖水平不高及血糖的下降速度过快都可以导致低血糖的发生。低血糖发生时可有心悸、焦虑、出汗、饥饿感、抽搐和昏迷等临床表现，老年患者应警惕夜间低血糖的发生。使用胰岛素后发生低血糖的患者应积极搜寻原因，及时调整胰岛素治疗方案和用量，并随身备用碳水化合物类食品。

（3）不良反应

①二甲双胍的主要不良反应为胃肠道反应，可增加乳酸酸中毒的危险，但非常罕见。单独使用二甲双胍治疗一般不会导致低血糖的发生，但长期的剧烈运动及与胰岛素或胰岛素促泌药联用时低血糖的发生风险可增加。二甲双胍从小剂量开始逐渐加量可减少其不良反应的发生。

②磺酰脲类药物的不良反应主要有低血糖和体重增加，其中低血糖多见于老年患者和肝、肾功能不全者。磺酰脲类药物应从小剂量开始，每4～7日增减剂量1次，根据自我监测血糖结果调整药量，餐前30分钟服用疗效较好。磺酰脲类药物都在肝内代谢，建议定期评估肝功能，同时还要注意与其他药物的相互作用。

③噻唑烷二酮类药物单独使用时不导致低血糖，然而与胰岛素或胰岛素促泌药联用时可使低血糖的发生风险增加。噻唑烷二酮类药物常见的不良反应有体重增加和水肿，与胰岛素联用时不良反应更加明显，还可增加骨折和心力衰竭的发生风险。

④格列奈类药物的常见不良反应是低血糖和体重增加，但其低血糖的风险和程度较磺酰脲类药物轻。某些药物如磺胺药、水杨酸制剂等可增强磺酰脲类药物的降糖作用，而呋塞米、糖皮质激素等可抑制胰岛素释放，同时使用时应予以注意。

⑤α-葡萄糖苷酶抑制药常见的副作用为胃肠道不良反应，如胀气、腹泻等。α-葡萄糖苷酶抑制药应从小剂量开始并逐渐加量，且服药时要和第一口食物同时摄入，以减少不良反应的发生。单独服用此药通常不会发生低血糖，但若与磺酰脲类或胰岛素联用时则可能引发低血糖，此时应食用葡萄糖或蜂蜜而非蔗糖或淀粉类食物。

⑥SGLT-2抑制药与胰岛素或磺酰脲类药物联合使用时低血糖的发生风险增加，生殖道感染和尿路感染是其主要的不良反应，其他不良反应如酮症酸中毒、急性肾损伤、骨折风险和足趾截肢等较为罕见。

⑦胰岛素的不良反应主要包括低血糖、水肿、屈光不正和过敏反应等。低血糖是胰岛素最常见的不良反应，强化治疗患者更易发生。未开封的胰岛素应储藏在2～8℃的环境中，避免冷冻和阳光直射，防止反复震荡，冷冻后的胰岛素不可再应用。已开封的胰岛素可在室温保存，随着存放时间的延长效价呈下降趋势，在室温下最长可存放4周。不宜在同一部位进行注射，两次注射点需间隔2cm，以确保胰岛素稳定吸收，同时防止发生皮下脂肪营养不良。对动物胰岛素过敏者可使用人胰岛素。

2. 患者教育

（1）对糖尿病高危人群应加强筛查，一旦发现有糖耐量或空腹血糖受损的情况，应及早控制好患者的血糖、血压和血脂，并坚持运动和戒烟，以降低糖尿病的发病率。

（2）糖尿病自我管理教育应以患者为中心，内容涵盖合理饮食、适量运动、戒烟限酒、血糖监测、胰岛素注射方法及心理平衡等。

（3）HbA1c 是评价长期控制血糖的金指标，治疗初期建议每 3 个月检查 1 次，一旦达标可 6 个月检查 1 次。糖尿病患者可在家中进行自我血糖监测，了解自身血糖的控制水平及波动情况。自我血糖监测时间包括餐前血糖、餐后血糖、睡前血糖、夜间血糖、出现低血糖症状或怀疑低血糖时和剧烈运动前后等。

（4）糖尿病伴高血压患者在家中还应进行自我血压监测并记录；糖尿病伴血脂紊乱患者每年至少应检查 1 次血脂，接受调脂治疗者可根据需要增加检测次数；有心血管疾病史的糖尿病患者可常规使用阿司匹林作为二级预防措施，最佳剂量为 75～150mg/d。

四、骨质疏松症

【复习指导】本部分内容较复杂，历年常考。其中，对骨质疏松症的基本概念、临床表现、治疗原则及主要治疗药物需要熟练掌握。

（一）概述

1. 定义　骨质疏松症（osteoporosis，OP）是一种最常见的全身性骨骼疾病，以骨量减低、骨微结构损坏、骨脆性增加及易发生骨折为主要特征，表现为单位体积内骨组织量减少，矿盐和骨基质等比例减少，骨髓腔增宽，骨骼荷载能力减弱。

2. 流行病学　骨质疏松症多发生于绝经后女性和老年男性，60 岁以上人群的患病率明显增高。2003—2006 年我国 50 岁以上人群以椎体和股骨颈骨密度值为基础的骨质疏松症患病率女性为 20.7%，男性为 14.4%。骨质疏松性骨折是骨质疏松症的严重并发症，可致残和致死，在老年患者中尤为常见。

3. 病因与发病机制　骨质疏松症可分为原发性骨质疏松症和继发性骨质疏松症。原发性骨质疏松症又可分为以下 3 种：①绝经后骨质疏松症（Ⅰ型），多发生于女性绝经后 5～10 年内，绝经后雌激素分泌不足可使骨吸收功能增强，而成骨细胞介导的骨形成不足以代偿过度的骨吸收，导致骨重建失衡，骨强度下降；②老年骨质疏松症（Ⅱ型），多发生于 70 岁以后，年龄增加可使骨重建失衡，骨丢失增加，且增龄和雌激素缺乏可诱发炎症反应，M-CSF 和 RANKL 的表达增加，骨量减少；③特发性骨质疏松症，多发生于青少年，病因尚不明确。继发性骨质疏松症多是由于影响骨代谢的疾病和（或）药物所导致。影响骨代谢的疾病主要涉及内分泌、风湿免疫、胃肠道、血液、神经肌肉、呼吸和循环等系统。影响骨代谢的药物主要有糖皮质激素、抗癫痫药和芳香化酶抑制药等。

（二）临床表现

1. 疼痛　初期主要表现为腰背疼痛或全身骨痛，疼痛多见于翻身、起坐或长时间行走后，夜间或负重活动时疼痛明显加重，并可伴肌肉痉挛和活动受限等。

2. 脊柱变形　严重者可因椎体压缩性骨折而出现身高缩短或驼背，还可导致胸廓畸形及腹部脏器功能异常等。

3. 骨折　骨质疏松性骨折多为脆性骨折，多发生于承受压力最大的部位，如脊柱胸腰段、股骨近端、桡尺骨远端及肱骨近端。当胸、腰椎出现新鲜压缩性骨折时，腰背部疼痛剧烈。

（三）诊断

1. 基于骨密度测定的诊断　双能 X 线吸收检测法（DXA）测量的骨密度是诊断骨质疏松

症的"金标准"。与健康成人相比，骨密度值（T 值）降低 1 个标准差及以内，即 T 值 ≥ -1.0 属正常；-2.5 ≤ T 值 ≤ -1.0 为低骨量；T 值 ≤ -2.5 为骨质疏松；T 值 ≤ -2.5 且有一处或多处脆性骨折为严重骨质疏松。

2. 基于脆性骨折的诊断　以下情况也可诊断为骨质疏松症：①髋部或椎体脆性骨折；②中轴骨骨密度或桡骨远端 1/3 骨密度的 T 值 ≤ -2.5；③肱骨近端、骨盆或前臂远端脆性骨折且 -2.5 ≤ T 值 ≤ -1.0。

3. 实验室检查　实验室检查包括：①骨矿物质指标。血清钙、磷及碱性磷酸酶，尿钙、磷。②骨形成指标。血清碱性磷酸酶（ALP）、骨钙素（BGP）、骨源性碱性磷酸酶（BALP）、血清 I 型前胶原羧基端前肽（P1CP）和血清 I 型前胶原氨基端前肽（P1NP）。③骨吸收指标。空腹 2 小时尿钙/肌酐比值，空腹血清 I 型胶原 C - 末端肽交联（S - CTX）。这些指标的测定有助于评估骨质疏松和骨转换的类型、预测骨丢失速率和评估骨折风险等。

（四）治疗

骨质疏松症的治疗原则是缓解疼痛、提高骨密度、降低骨折发生率，进而改善生存质量。

1. 非药物治疗　骨质疏松症的非药物治疗包括营养治疗、运动治疗和物理治疗等。营养治疗的关键是加强营养，均衡膳食，低盐饮食，戒烟限酒，避免过量饮用咖啡、浓茶、碳酸饮料，慎用影响骨代谢的药物。运动治疗包括增加户外活动和日光照射，充足日照可促进体内维生素 D 的合成，有助于骨健康和康复治疗。物理治疗包括磁疗、热疗和超短波等。

2. 药物治疗

（1）骨矿化物

①钙剂：临床上应用的钙剂包括碳酸钙、枸橼酸钙和氨基酸螯合钙等，适量的钙补充可减缓骨丢失，改善骨矿化，适用于绝经后妇女和老年性骨质疏松症患者。钙剂长期服用效果会降低，可与其他药物联合使用。高钙血症时应该避免使用钙剂。补钙时宜适量，剂量过大可使肾结石和心血管疾病的发生风险增加。我国营养学会推荐的绝经后妇女和老年人的每日钙摄入量为 1000mg。若饮食中钙供给不足可口服补充钙剂，我国老年人从饮食中获取的钙大约为 400mg/d，故应补充钙 500～600mg/d。

②维生素 D 及活性维生素 D：维生素 D 和活性维生素 D 可以帮助肠道钙吸收，促进骨骼矿化，保持肌力和降低骨折风险。临床上应用的活性维生素 D 及其类似物包括 1，25 - 双羟维生素 D_3（骨化三醇）和 1α - 羟维生素 D_3（α - 骨化醇），适用于老年人、肾功能不全及 1α - 羟化酶缺乏的患者，肾结石患者慎用，高钙血症者禁用。维生素 D 用于治疗骨质疏松症时的推荐日剂量为 800～1200U，饭后服用有利于吸收，还可与其他药物联用。α - 骨化醇的常用日剂量为 0.25～1.0μg；骨化三醇的常用日剂量为 0.25～0.5μg。应用维生素 D 制剂时应定期监测血钙和尿钙，并酌情调整剂量。

（2）骨吸收抑制药

①双膦酸盐类：临床上常用的双膦酸盐主要有阿仑膦酸、唑来膦酸、利塞膦酸、伊班膦酸、依替膦酸和氯膦酸等，其作用机制是与骨骼羟磷灰石的亲和力高，在骨重建表面抑制破骨细胞对骨的吸收，但该类药物对成骨细胞亦有抑制作用，长期过量应用可抑制骨形成和骨矿化。双膦酸盐类药物的适应证包括绝经后骨质疏松症、男性骨质疏松症和糖皮质激素诱发的骨质疏松症等。阿仑膦酸钠的常用剂量为 10mg/d 或每周 70mg；唑来膦酸的常用剂量为每次 5mg，每年 1 次，静脉滴注；利塞膦酸钠的常用剂量为 5mg/d 或每周 35mg；伊班膦酸钠

的常用剂量为每次 2mg，每 3 个月 1 次，静脉滴注；依替膦酸二钠的常用日剂量为 0.4g；氯膦酸二钠的常用日剂量为 200～400mg。服用此类药物时应严格限制在空腹状态。

②绝经激素治疗：绝经激素治疗（menopausal hormone therapy，MHT）包括雌激素补充疗法和雌、孕激素补充疗法，其作用机制是能抑制骨转换，减少骨丢失。绝经激素治疗适用于围绝经期和绝经后女性的治疗，也可用于绝经后骨质疏松症的预防，同时伴有子宫肌瘤、子宫内膜异位症、胆囊疾病、垂体催乳素瘤及有乳腺癌家族史的患者应慎用。禁用于有乳腺癌、子宫内膜癌、不明原因阴道出血、血栓性疾病、活动性肝炎、结缔组织病及凝血功能障碍的患者。激素的补充治疗应个体化，且所有接受治疗的患者应在治疗前和治疗期间定期进行妇科和乳腺检查。

③选择性雌激素受体调节药：临床上常用的选择性雌激素受体调节药（SERMs）主要是雷洛昔芬，可通过与骨骼中的雌激素受体结合从而产生类雌激素作用，抑制骨吸收。雷洛昔芬适用于绝经后骨质疏松症的预防和治疗，正在或既往患有静脉血栓栓塞性疾病者、肝功能减退者、不明原因的子宫出血者和有子宫内膜癌者禁用。雷洛昔芬的常用日剂量为 60mg。

④降钙素：临床上常用的降钙素类制剂主要有鳗鱼降钙素类似物和鲑降钙素。降钙素是一种钙调节激素，可抑制破骨细胞活性并减少破骨细胞数量，并且能明显缓解骨痛。降钙素类适用于骨质疏松症及骨质疏松引起的疼痛的治疗。鳗鱼降钙素的常用剂量为每周 20U，肌内注射；鲑鱼降钙素的常用剂量为每日 50U 或隔日 100U，皮下或肌内注射，根据病情每周 2～5 次；鲑鱼降钙素鼻喷制剂的常用日剂量为 200U，宜双鼻孔交替使用。

⑤RANKL 抑制药：临床上应用的 RANKL 抑制药有狄诺塞麦，其作用机制是通过抑制 RANKL 与其受体 RANK 的结合来抑制破骨细胞的形成和活化，从而减少骨吸收、增加骨量和骨强度。RANKL 抑制药适用于较高骨折风险的绝经后骨质疏松症的治疗，禁用于低钙血症者。狄诺塞麦的常用剂量为每半年使用 60mg，皮下注射。

（3）骨形成促进药：临床上应用的甲状旁腺素类似物（PTHa）主要是特立帕肽，其作用机制是通过增加成骨细胞数目和活性来促进骨形成，从而提高骨密度。特立帕肽适用于有高骨折风险的绝经后骨质疏松症的治疗，禁用于并发畸形性骨炎、骨骼疾病放射治疗史、肿瘤骨转移及高钙血症者；肾功能异常者；小于 18 岁的青少年和骨骺未闭合的青少年。特立帕肽的常用日剂量为 20μg，皮下注射，治疗时间不宜超过 24 个月。

（4）其他

①锶盐：临床上应用的锶盐是雷奈酸锶，该药可同时作用于成骨细胞和破骨细胞，具有抑制骨吸收和促进骨形成的双重作用，可降低椎体和非椎体骨折的发生风险。雷奈酸锶适用于绝经后骨质疏松症的治疗，有高静脉血栓风险的患者应慎用，有卒中疾病史和心脏病发作史的患者及高钙血症患者禁用。雷奈酸锶干混悬剂的常用日剂量为 2g，睡前口服，最好在进食 2 小时之后服用。

②维生素 K_2 类：临床上应用的维生素 K_2 类药物主要是四烯甲萘醌，可在 γ-羧基谷氨酸的形成中起作用，促进骨形成并抑制骨吸收，提高骨量。四烯甲萘醌禁用于同时服用华法林的患者，常用日剂量为 45mg，饭后服用。

（五）用药注意事项与患者教育

1. 用药注意事项

（1）双膦酸盐类的主要不良反应包括胃肠道不良反应、一过性"流感样"症状和肾毒性，罕见不良反应有下颌骨坏死和非典型股骨骨折。建议患者晨起空腹时用 200～300ml 水送服，并保持坐位或立位至少30分钟。应避免同时使用两种双膦酸盐。有胃及十二指肠溃疡、反流性食管炎者应慎用，肾功能异常者应慎用或减量使用，肌酐清除率＜35ml/min的患者禁用。静脉滴注唑来膦酸的时间应不少于15分钟，伊班膦酸应不少于2小时。

（2）降钙素的不良反应包括面部潮红、恶心、腹泻、尿频、鼻炎和呼吸道刺激症状等，偶有过敏现象。大剂量使用降钙素时可出现继发性甲状腺功能低下，因此主张应使用小剂量降钙素，同时摄入足够的钙剂和维生素D。

（3）狄诺塞麦的常见不良反应有低钙血症、严重感染、皮疹、肌痛或骨痛等；长期应用可出现下颌骨坏死或非典型性股骨骨折。

（4）特立帕肽常见的不良反应为恶心、肢体疼痛、头痛和眩晕。用药期间应监测血钙水平，防止高钙血症的发生。

（5）雷奈酸锶的主要不良反应有恶心与腹泻，程度较轻且短暂，偶可发生超敏反应，多在用药3～6周出现，需立即停药。

2. 患者教育

（1）保持健康生活方式包括适度运动、适当光照、戒烟限酒、少饮含咖啡因和碳酸的饮料、加强营养、均衡膳食及补充钙和维生素D等。

（2）避免跌倒和骨折。规律的负重及肌肉力量练习可以减少跌倒和骨折风险。

（3）在药物治疗初期或更改治疗方案后每年、效果稳定后每1～2年需重新进行骨密度测量，以监测疗效。

（4）可使用WHO推荐的骨折风险预测工具（FRAX）来评估患者未来10年髋部骨折及主要骨质疏松性骨折的概率。

五、佝偻病

【复习指导】本部分内容较简单，历年偶考。其中，对佝偻病的药物治疗策略需要熟练掌握。

（一）概述

1. 定义　维生素D缺乏引起钙、磷代谢紊乱，新形成的骨基质不能正常矿化，导致骨骼生长障碍，在婴幼儿和儿童骨骺生长板闭合以前发病的称佝偻病（rickets），在成人骨骺生长板闭合以后发病的称骨软化症（osteomalacia）。

2. 流行病学　佝偻病多见于6个月至2岁的婴幼儿。

3. 病因与发病机制　维生素D缺乏的原因包括：①日光照射不足；②维生素D摄入不足，多见于早产儿、妊娠期和哺乳期妇女；③维生素D吸收不良及活化障碍，可见于胃肠大部切除术后，慢性肝、胆、胰疾病和肝硬化等；④遗传因素包括先天性1α-羟化酶缺陷和维生素D受体突变等；⑤药物因素如苯巴比妥可使维生素D降解加快。

（二）临床表现

1. 佝偻病

（1）早期：6个月以内（特别是3个月以内）婴儿常表现为情绪异常和发育延迟，可有多汗、枕秃、易激惹、烦躁和夜惊等症状，严重者不能站立和行走。佝偻病伴低磷时可表现为肌无力和肌张力减低，伴低钙时可表现为手足搐搦。

（2）激期：骨骼改变多见于佝偻病活动激期。3～6个月婴儿可出现头部颅骨软化，以枕骨或顶骨为明显；6个月至1岁婴儿可出现方颅，严重时可呈十字颅或鞍状颅，还可出现肋串珠、郝氏沟、鸡胸、漏斗胸及腕和踝部膨大似"手镯""脚镯"等症状；1岁后小儿开始行走，下肢长骨因负重可呈"O"形或"X"形腿。重症患者可伴贫血和肝大。

2. 骨软化症　常见的症状是骨痛、骨畸形、肌无力和肌痉挛等，严重者可出现肋骨、骨盆和脊柱骨折，身高矮小，甚至卧床不起。

（三）诊断

1. 血液生化检查　血钙可正常或偏低，血磷降低，血清甲状旁腺激素升高和血碱性磷酸酶升高；尿钙下降，尿磷升高；$25-(OH)-D_3 < 50nmol/L$（$20ng/ml$）。

2. X线骨骼检查　佝偻病早期仅表现长骨干骺端临时钙化带模糊变薄，激期骨骺软骨增宽，因而边缘模糊呈毛刷样和杯口状改变，可有骨干弯曲或骨折。

骨软化症可表现为全身骨密度降低、椎体双凹畸形、骨盆狭窄变形和假性骨折（Looser线）等。

（四）治疗

1. 维生素D

（1）口服维生素D：维生素D缺乏的预防剂量一般为$400 \sim 800U/d$，妊娠期及哺乳期时的预防剂量可增加至$1500 \sim 2000U/d$。治疗佝偻病时，维生素D的常用剂量为$50 \sim 100\mu g/d$（$2000 \sim 4000U/d$），1个月后改为$10\mu g/d$（$400U/d$）进行维持治疗。

（2）肌内注射维生素D：胃肠吸收不良或口服困难的婴幼儿常采用肌内注射维生素D_3 $7500\mu g$（30万U）的方式作为突击疗法。早期或轻度者注射1次即可，中重度者需连续注射$2 \sim 3$次，每次间隔$1 \sim 2$个月，此后仍需口服维持剂量至2岁。成人在活动激期可肌内注射维生素D_3 $15\,000\mu g$（60万U）$1 \sim 2$次，每次间隔1个月，此后口服维持剂量。

2. 钙剂　在口服或肌内注射大剂量维生素D前和治疗中，应同时补充钙剂$800 \sim 1000mg/d$，并定期监测血钙、血磷和血清碱性磷酸酶水平。中国营养学会推荐$0 \sim 6$个月的婴儿每日的钙参考摄入量应为$300mg$；7个月至1岁应为$400mg$；$1 \sim 3$岁应为$600mg$；$4 \sim 10$岁应为$800mg$；青少年为应$1000mg$；孕妇和哺乳期妇女、绝经期妇女和老年人应为$1000 \sim 1200mg$，多食奶制品有助于钙的补充。应服用含元素钙高、胃肠道不良反应少的钙剂，如碳酸钙D_3片。

6个月以下有手足搐搦症病史的婴儿，在肌内注射维生素D_3的前3天可先口服10%氯化钙5ml，每日3次，稀释后口服，使用$3 \sim 5$天后可更换为葡萄糖酸钙$0.5mg$，每日3次，维持2周后减量，以防止高氯酸中毒。因血钙过低而导致手足搐搦时应即刻给予10%葡萄糖酸钙$5 \sim 10ml$加入25%葡萄糖注射液20ml中缓慢静脉注射，防止因血钙骤升导致呕吐或心搏骤停。

（五）用药注意事项和患者教育

1. 用药注意事项　维生素D安全剂量范围较宽，生理剂量补充维生素D导致高钙血症的风险较小，不需常规监测血钙和尿钙。长期大剂量服用维生素D可引起维生素D中毒。一般超过正常生理剂量$50 \sim 100$倍，如小儿每日服用维生素D $500 \sim 1250\mu g$（2万$\sim$5万U），连续服用数周或数月可发生中毒。此外，对维生素D敏感及误服过量的维生素D制剂也可导致急性中毒的发生。

维生素D中毒时常伴有高血钙，早期表现为低热、厌食、恶心、呕吐、烦渴、乏力、腹泻或便秘等，晚期可表现为高热、肾结石、多尿、少尿、脱水、嗜睡、昏迷和抽搐等，严重者可因为高钙血症及肾衰竭而致死。

实验室检查表现为血钙＞3mmol/L（12mg/dl），血清25-（OH）-D₃＞375nmol/L（＞150ng/ml）；尿蛋白阳性，镜检可见红细胞和管型，尿钙增加。X线检查表现为长骨干骺端临时钙化带钙化过度，密度增加，骨皮质增厚，其他组织器官可出现异位钙化灶。

维生素D过量中毒时应立即停药，限制钙和维生素D的摄入，并口服泼尼松2mg/（kg·d）以抑制肠道对钙的吸收；降钙素50～100U/d可抑制骨钙释出，也可使用二磷酸盐。给予利尿药及补充水分可加速钙的排泄。患儿在应用突击疗法前，应仔细询问既往用药史，避免重复用药导致过量。

2. 患者教育

（1）孕妇应经常进行户外活动，多摄入富含钙、磷的食物。妊娠后期在秋冬季的妇女每日应当补充适量维生素D 10～25μg（400～1000U）。必要时需对妊娠期或哺乳期妇女的血25-（OH）-D₃浓度进行监测，维生素D明显缺乏时应及时补充，同时还可适当补充钙剂。服用维生素AD制剂时需警惕维生素A中毒。

（2）新生儿应提倡母乳喂养，可尽早开始户外活动，活动时间逐渐增加至每日1～2小时，尽量暴露头面部、手足等。新生儿（包括母乳喂养的婴儿）出生两周后，即可开始补充维生素D 10μg/d（400U/d），维生素D的补充可持续至2岁。婴幼儿应及时添加辅食，增加维生素D强化奶制品的摄入。对于早产儿、双胎或体弱儿，可先给予维生素D 20～25μg/d（800～1000U/d）进行治疗，3个月后以10μg/d（400U/d）的剂量进行维持治疗。

（3）青少年、成人、老年患者和绝经期妇女应适当补充维生素D和钙剂以预防佝偻病的发生。

六、高尿酸血症和痛风

【复习指导】本部分内容较复杂，历年常考。其中，对痛风的基本概念、临床表现和分期、治疗原则、常用药物及药物治疗的策略需要熟练掌握。

（一）概述

1. 概述　高尿酸血症是指在正常嘌呤饮食下，非同日两次空腹血尿酸水平大于420μmol/L会引起尿酸盐结晶析出，并在关节腔和其他组织中沉积。

痛风是嘌呤代谢障碍和（或）尿酸排泄减少所致的高尿酸血症，并由此引起急性痛风性关节炎反复发作、慢性关节炎和关节破坏，甚至畸形、痛风石沉积、尿酸性尿路结石和间质性肾炎等临床表现的异质性疾病。

2. 流行病学　我国不同地区高尿酸血症的患病率差别较大，为5.46%～19.30%；痛风的患病率为0.86%～2.20%不等。高尿酸血症及痛风的患病率随年龄增长而增高，好发于40岁以上的中老年男性（约占95%）。

3. 病因和发病机制　血尿酸水平可受年龄、性别、种族、遗传、饮食、药物和环境等多种因素的影响。高尿酸血症和痛风按病因可分为原发性和继发性两种，原发性占绝大多数。原发性高尿酸血症和痛风患者常有家族遗传史，多基因遗传是发病的关键原因，大多数为尿酸排泄减少，少数为尿酸生成增多，并伴有肥胖、糖脂代谢紊乱、高血压、动脉硬化和冠心病等。继发性高尿酸血症和痛风可由骨髓增生性疾病及多种癌症化疗、肾病、高血压、动脉硬化晚期和药物如噻嗪类利尿药或小剂量的水杨酸钠等多种原因引起。

（二）临床表现

1. 无症状高尿酸血症期　无症状期患者仅有血尿酸水平持续增高，甚至可以持续终生不发生明显症状，称为无症状高尿酸血症，只有 5%～12% 的高尿酸血症患者最终会表现为痛风发作。

2. 急性痛风性关节炎发作期　急性关节炎是痛风的首发症状，常见的诱因包括劳累、受寒、酗酒、高嘌呤饮食、感染、创伤和手术等。患者常于午夜突然起病，因疼痛而惊醒。最初大多侵犯单一关节，常以足踇趾的趾关节为好发部位，以后累及足底、踝、足跟、膝、腕、指和肘等关节，偶有双侧发作，反复发作则受累关节增多，发展为多关节炎。关节及周围软组织常有红、肿、热、痛等表现，活动受限，可伴有头痛、发热等全身症状。初次发作呈自限性，1～2 日或几周后自然缓解，关节功能恢复，受累关节皮肤出现脱屑和瘙痒。

3. 痛风发作间隙期　痛风发作持续数天至数周可自然缓解，少数患者终身可只发作一次便不再复发，多数患者可于 1 年内复发。通常病程越长、发作越多，病情也越重，并出现 X 线影像学改变。

4. 慢性痛风石性关节炎期　痛风石的形成是由于尿酸盐结晶沉积在软骨、滑膜、肌腱、腱鞘和软组织形成黄白色赘生物的结果，可小如芝麻，大如鸡蛋或更大，为本期常见的特征性表现。痛风石的过多形成可引起软骨的退行性变、血管翳形成、滑囊增厚、关节骨质侵蚀及周围组织纤维化，有的患者发作频次和受累关节增多会逐渐发展为慢性关节炎，甚至出现关节畸形。此期关节炎可频繁发作，间歇期缩短，疼痛加剧，且发作后不能完全缓解。

5. 痛风性肾病　痛风性肾病是由过多的尿酸盐沉积肾组织引起的间质性肾炎。早期病变为间质反应和肾小球损害，可仅有蛋白尿和显微镜下血尿；随着病程进展转为持续性蛋白尿，夜尿增多、尿比重降低；晚期可发展为慢性肾功能不全甚至尿毒症。由于大量尿酸结晶沉积在肾小管、肾盂和输尿管内，可导致尿路梗阻、少尿甚至无尿，甚至迅速发展为肾衰竭。20%～25% 的患者可并发尿酸性尿路结石，可有肾绞痛、血尿及尿路感染等症状。

（三）诊断

1. 高尿酸血症的诊断　正常嘌呤饮食下，非同日两次空腹血尿酸水平大于 420μmol/L 即可诊断为高尿酸血症。

2. 痛风的诊断

（1）痛风性关节炎。

（2）痛风石活检或穿刺液内可发现尿酸盐结晶。

（3）急性期关节滑膜囊穿刺液可见双折光的针形尿酸盐晶体，常伴多形核白细胞增多。

（4）关节 B 超检查可见典型的"暴雪征"和"双轨征"，关节内可出现点状强回声及强回声团伴声影。

（5）双能（源）CT 可特异性区分组织与关节周围尿酸盐结晶。

（6）X 线检查早期急性关节炎可见软组织肿胀，反复发作后可有骨质改变，表现为关节软骨缘破坏、关节面不规则及关节间隙狭窄等；痛风石沉积者可见骨质有圆形或不整齐的穿凿样透亮缺损，边缘锐利，为尿酸盐侵蚀骨质所致，骨质边缘可有骨质增生反应。

（四）治疗

痛风的治疗原则：①合理的饮食，主要是控制蛋白质的摄入量，控制高嘌呤食物的摄入，饮食应以低嘌呤食物为主；②戒烟、戒酒，坚持运动，控制体重；③充足的水分摄入，使排尿量在 2000ml 以上；④当尿 pH 在 6.0 以下时，需适当碱化尿液，可口服碳酸氢钠 3g/d，碱化尿液过程中注意检测尿 pH，尿 pH＞7.0 时易形成草酸钙结石；⑤避免过度劳累、紧张、受冷、受湿及关节损伤等诱发因素。

1. 降尿酸治疗

（1）抑制尿酸生成药物

①别嘌醇：别嘌醇为黄嘌呤氧化酶抑制药，可通过抑制黄嘌呤氧化酶减少尿酸的生成，与促进尿酸排泄药合用可使血尿酸迅速下降，但一般不可同时联用。本药适用于慢性原发性或继发性痛风的治疗，在控制急性痛风发作时可加用秋水仙碱，也可用于尿酸性结石和（或）尿酸性肾病，以及肾功能不全的高尿酸血症的治疗。对别嘌醇过敏者、严重肝功能不全者、慢性肾病 G5 期患者和明显血细胞低下者、孕妇及哺乳期妇女禁用别嘌醇。HLA－B＊5801 基因阳性者禁用。成人初始日剂量为 50～100mg（慢性肾病 G4 期及以上者为 50mg），每 2～5 周测 1 次血尿酸水平，未达标者每次逐渐加量 50～100mg，最大日剂量为 600mg。

②非布司他：非布司他可通过抑制氧化型和还原型的黄嘌呤氧化酶（XOR）来抑制尿酸生成。本药适用于痛风伴高尿酸血症患者的长期治疗，不推荐用于无症状性高尿酸血症患者。服用非布司他的初期痛风发作频率可增加，此时可加用非甾体抗炎药或秋水仙碱。正在接受硫唑嘌呤、巯嘌呤治疗的患者禁用此药。非布司他的初始日剂量为 40mg，最大日剂量为 80mg，需根据血尿酸监测结果调整剂量，轻、中度肾功能不全者无须调整剂量，重度肾功能不全患者慎用。

（2）促尿酸排泄药物

①丙磺舒：丙磺舒可通过抑制肾小管对尿酸的重吸收而使尿酸的排泄增加。丙磺舒适用于高尿酸血症伴慢性痛风性关节炎及痛风石的患者。对丙磺舒及磺胺类药过敏者及肝、肾功能不全者禁用。如在治疗期间有急性发作，可继续应用原来的用量，并加用非甾体抗炎药或秋水仙碱。丙磺舒的起始日剂量为 0.25g，逐步增至 1.5g，最大日剂量为 2g，可根据临床症状和血尿酸水平及时调整药物剂量，原则上以最小有效剂量维持。

②磺吡酮：磺吡酮是保泰松的衍生物，其作用机制是通过可抑制肾小管尿酸的重吸收促进尿酸排泄，与丙磺舒合用时有协同作用。磺吡酮的起始日剂量一般为 100mg，每日 2 次；日剂量可逐渐增至 300mg，每日 3 次；最大日剂量为 600mg。因磺吡酮会刺激胃黏膜，溃疡病患者须慎用。

③苯溴马隆：苯溴马隆可通过抑制肾小管对尿酸的重吸收促使尿酸排泄增加，血尿酸水平降低。苯溴马隆的适应证包括原发性高尿酸血症、继发性高尿酸血症、痛风性关节炎间歇期及痛风结节肿等。对苯溴马隆过敏者、严重肾功能损害者、严重肾结石患者、孕妇及哺乳期妇女禁用。苯溴马隆的起始日剂量为 25～50mg，逐渐增至 100mg，早餐后服用。在服用苯溴马隆的过程中需同时注意碱化尿液，每日可服用碳酸氢钠 3～6g，心、肾功能正常者可多饮水，保证每日尿量维持在 2000ml 以上，以利于尿酸排出。

（3）新型降尿酸药物

①尿酸氧化酶：临床上应用的尿激酶包括拉布立酶和普瑞凯希，其作用机制是将尿酸分解为可溶性产物排出。拉布立酶为重组尿酸氧化酶，可用于血液系统恶性肿瘤患者放、化疗所致的急性高尿酸血症的预防和治疗。普瑞凯希为聚乙二醇重组尿酸氧化酶，可用于多数难治性痛风的治疗，尤其适用于肿瘤溶解综合征患者的治疗。

②选择性尿酸重吸收抑制药：选择性尿酸重吸收抑制药 RDEA594（lesinurad）的作用机制是通过抑制 URAT1 和有机酸转运子 4（OAT4）起治疗作用，可与黄嘌呤氧化酶抑制药联合使用。服药的同时应加强水化，服药前须评估肾功能，中、重度肾功能不全的患者不建议

使用。

2. 碱化尿液治疗

（1）碳酸氢钠：碳酸氢钠适用于慢性肾功能不全合并高尿酸血症和（或）痛风患者。碳酸氢钠的起始日剂量为 1.5～3.0g，与其他药物应相隔 1～2 小时服用。

（2）枸橼酸盐制剂：临床上常用的枸橼酸盐制剂包括枸橼酸氢钾钠、枸橼酸钾和枸橼酸钠，其作用机制是抑制尿中内源性结石形成，同时可碱化尿液，溶解尿酸结石并防止新的结石形成。枸橼酸氢钾钠的起始日剂量为 2.5～5.0g，可根据服药期间尿 pH 的监测结果调整剂量。急性肾损伤、慢性肾衰竭、严重酸碱平衡失调及肝功能不全患者禁用。

3. 痛风急性发作期的药物治疗

（1）秋水仙碱：秋水仙碱的作用机制是通过抑制白细胞趋化、吞噬作用及减少乳酸形成和尿酸结晶的沉积，减轻炎症反应从而发挥镇痛作用。秋水仙碱适用于治疗痛风，尤其是重症急性发作患者的治疗。患者有骨髓抑制或肝、肾功能损害时应调整剂量，同时注意密切观察。骨髓增生低下、重度肾功能损害者或透析患者禁用。秋水仙碱的起始负荷剂量为 1.0mg，1 小时后追加 0.5mg，12 小时后按照 0.5～1.5mg/d 给药，推荐在 12 小时内尽早使用，超过 36 小时后疗效显著降低，一般服药后 6～12 小时症状可减轻。

（2）非甾体抗炎药：非甾体抗炎药包括非选择性环氧化酶（COX）抑制药和 COX‐2 抑制药，临床上常用的非甾体抗炎药有吲哚美辛、布洛芬、萘普生和塞来昔布等，其中吲哚美辛的应用最广。非甾体抗炎药的作用机制是通过抑制环氧化酶的活性使前列腺素的生成减少，从而改善关节、滑膜的炎症反应，减轻关节肿痛。非甾体抗炎药主要用于痛风急性发作的治疗，尤其适用于不能耐受秋水仙碱的患者，与秋水仙碱合用时镇痛效果增强。为了减轻胃肠道不良反应的发生，一般建议在餐后服用。伴活动性消化性溃疡/出血，或有消化性溃疡/出血既往史的患者禁用，重度肾功能不全者亦不建议使用。治疗初期可给予接近最大剂量的非甾体抗炎药对急性症状进行控制，症状缓解后可逐渐减量。吲哚美辛的常用日剂量为 75～150mg，症状减轻后逐渐减量；布洛芬的常用日剂量为 0.6～1.2g，最大日剂量为 2.4g；萘普生的常用日剂量是 0.5～0.75g；塞来昔布的常用日剂量为 200mg。

（3）糖皮质激素：糖皮质激素适用于严重急性痛风发作且伴较重全身症状的患者的治疗，对于不能耐受秋水仙碱、非甾体抗炎药或有禁忌证者可考虑短期使用糖皮质激素。糖皮质激素停药后易复发，撤药前最好应用秋水仙碱或尼美舒利 1 周避免出现反跳现象。全身给药时，口服泼尼松 0.5mg/（kg·d）连续用药 5～10 天停药，或者 0.5mg/（kg·d）用药 2～5 天后逐渐减量，总疗程 7～10 天。全身治疗效果不佳者，可考虑关节腔内注射短效糖皮质激素。

（4）新型药物：IL‐1 受体拮抗药是一种新型药物，可用于非甾体抗炎药、秋水仙碱或糖皮质激素治疗无效的难治性急性痛风。

（五）用药注意事项和患者教育

1. 用药注意事项

（1）用药前及用药期间应定期监测血尿酸及 24 小时尿酸水平，可据此调整药物剂量，同时还需定期监测血常规和肝、肾功能。

（2）别嘌醇的常见不良反应有胃肠道不良反应、皮疹、肝功能损害和骨髓抑制等。别嘌醇的严重不良反应为致死性剥脱性皮炎等超敏反应综合征，与剂量有关，应用最小有效剂量有效时尽量不要增加剂量。

（3）非布司他的不良反应包括肝功能损害、恶心、关节痛和皮疹等。

（4）丙磺舒的不良反应包括皮疹、发热、胃肠刺激、肾绞痛及诱发急性发作等。丙磺舒不宜与水杨酸类药、噻嗪类利尿药及口服降血糖药同服，同时应保持摄入充足的水分以防止形成肾结石，必要时加用碱化尿液的药物，定期检测血和尿 pH。

（5）苯溴马隆的不良反应包括胃肠不适、腹泻、皮疹和肝功能损害。

（6）普瑞凯希的主要不良反应包括严重心血管事件、输液反应和免疫反应等。

（7）碳酸氢钠的主要不良反应为胀气、胃肠不适，长期应用需警惕钠负荷过重、高血压及磷酸钙和碳酸钙等结石形成。

（8）秋水仙碱的不良反应随剂量增加而增加，包括恶心、呕吐、腹泻、腹痛等胃肠道不良反应，中毒时可出现腹泻、血便、脱水、休克；严重时还可出现肝细胞损害、肾损害和骨髓抑制等。使用环孢素 A、克拉霉素、维拉帕米、酮康唑等细胞色素 P450 3A4 酶或磷酸化糖蛋白抑制药的患者应避免使用秋水仙碱。

（9）非选择性 COX 抑制药均有胃肠道不良反应，如消化性溃疡、胃肠道穿孔和上消化道出血等，非选择性 COX 抑制药不耐受的患者可选用 COX – 2 抑制药。COX – 2 抑制药可能会增加心血管事件的发生风险，心肌梗死、心功能不全者痛风急性发作期应避免使用。

（10）避免使用可使尿酸升高的药物，如阿司匹林、噻嗪类利尿药、胰岛素、环孢素 A、他克莫司、吡嗪酰胺、乙胺丁醇、细胞毒药物等。

2. 患者教育

（1）高尿酸血症患者应改变生活方式，坚持长期治疗，定期筛查并预防痛风及并发症，尽量避免使用引起血尿酸升高的药物。

（2）避免食用高嘌呤食物，如肉类、海鲜、动物内脏、浓的肉汤和酒类等可使血尿酸水平升高的食物，鼓励食用蔬菜、鸡蛋，以及低脂或脱脂奶及其制品等。

（3）合并高血糖、高血压和血脂紊乱者需同时积极进行降糖、降压和调脂治疗，并尽可能选择有利于尿酸排泄的药物。

（4）高尿酸血症的高危人群包括有高尿酸血症或痛风家族史者，久坐、高嘌呤高脂饮食者、伴代谢异常性疾病、心脑血管疾病及慢性肾病等的患者，这类人群应定期监测血尿酸水平。

【同步练习】

一、A 型题（最佳选择题）

1. 下列哪个不是糖尿病主要症状（　　　）

A. 多饮、多尿　　　　　　　　　　B. 多食

C. 消瘦与体重减轻　　　　　　　　D. 面部水肿、脱发

E. 常感疲乏无力、性欲减退、月经失调

本题考点： 糖尿病的主要症状是多饮、多尿、多食、消瘦与体重减轻、乏力、性欲减退、月经失调等。

2. 甲硫氧嘧啶最主要的严重不良反应是（　　　）

A. 药物过敏　　　　B. 肝功能异常　　　　C. 胃肠道反应　　　　D. 脱发

E. 粒细胞减少

本题考点： 甲硫氧嘧啶最主要的严重不良反应是粒细胞减少。

3. 不属于双膦酸盐的抗骨质疏松药是（　　）

A. 阿仑膦酸钠　　　B. 利塞膦酸钠　　　C. 唑来膦酸钠　　　D. 雌激素

E. 依替膦酸钠

本题考点：抗骨质疏松药是双膦酸盐的具体药物。

4. 阿仑膦酸钠治疗骨质疏松，注意事项错误的是（　　）

A. 口服后 30 分钟内应保持立位或坐位　　　B. 应避免同时使用两种双膦酸盐

C. 会出现恶心、呕吐　　　D. 随餐服用，并大量饮水，可增加吸收

E. 减少胃肠道刺激

本题考点：使用阿仑磷酸钠治疗骨质疏松的注意事项。

5. 痛风急性期推荐使用的药物是（　　）

A. 秋水仙碱　　　B. 非布司他　　　C. 别嘌醇　　　D. 碳酸氢钠

E. 苯溴马隆

本题考点：痛风急性期推荐使用秋水仙碱。

二、B 型题（配伍选择题）

[6～8 题共用备选答案]

A. 二甲双胍　　　B. 胰岛素　　　C. 阿卡波糖　　　D. 利拉鲁肽

E. 格列齐特

6. 用餐前即刻整片吞服或与前几口食物一起咀嚼服用的药物是（　　）

7. 接受碘剂 X 线摄影检查前患者暂时停止口服的药物是（　　）

8. 不能与胰岛素一块儿合用的药物是（　　）

本题考点：降血糖药物使用的注意事项。

三、X 型题（多项选择题）

9. 老年患者对低血糖的耐受能力差，治疗糖尿病时用首选不易导致低血糖反应的降血糖药，下列降血糖药中，单独使用不会出现低血糖的有（　　）

A. 二甲双胍　　　B. 阿卡波糖　　　C. 胰岛素　　　D. 格列本脲

E. 罗格列酮

本题考点：易引起低血糖的降血糖药物。

参考答案：1. D　2. E　3. D　4. C　5. A　6. C　7. A　8. E　9. ABE

第14章　泌尿系统常见病

一、尿路感染

【复习指导】本部分内容较简单，历年常考。需要熟练掌握尿路感染主要病原菌及其用药。

（一）临床基础

尿路感染是指病原体在尿路中生长繁殖，并侵犯尿路黏膜或组织而引起的炎症，包括膀胱炎（膀胱/下尿路感染）和肾盂肾炎（肾/上尿路感染）。根据有无合并疾病又分为单纯性尿路感染和复杂性尿路感染，复杂性尿路感染是指尿路感染同时伴有获得感染或治疗失败风险的合并疾病，如泌尿生殖道的结构或功能异常，或其他潜在疾病。尿路感染多发于女性，尤其多发于性生活活跃期及绝经后女性。多由细菌（极少数可由真菌、原虫、病毒）直接侵袭所致，急性单纯性上、下尿路感染病原体80%以上为**大肠埃希菌**；而复杂性尿路感染的病原体除仍以大肠埃希菌多见（30%～50%），也可为肠球菌属、变形杆菌属、克雷伯菌属、铜绿假单胞菌等；医院获得性尿路感染的病原体尚有葡萄球菌属、念珠菌属等。发病机制是来自粪便菌群的尿路病原体先定植于阴道口或尿道口，随后经尿道上行进入膀胱。病原体经输尿管上行至肾时，即可发生肾盂肾炎。肾盂肾炎也可由菌血症时细菌播散至肾导致。某些肾盂肾炎病例可能是由淋巴管中的细菌播散至肾所致。

临床表现　不同感染部位的尿路感染有不同的临床表现。

（1）膀胱炎：50岁以上男性因前列腺增生，膀胱炎发生率增高，临床表现包括尿痛、尿频、尿急和（或）耻骨上疼痛。若男性膀胱炎症状反复发作或伴有盆腔痛、会阴痛或发热，应考虑前列腺炎。对于存在典型尿路症状（尿急、尿频及尿痛）、脓尿（通过显微镜或试纸尿干化学检测）及细菌尿（通过尿液培养）的男性患者，若不存在发热或其他全身症状、盆腔或会阴疼痛、肋脊角压痛及提示肾盂肾炎或前列腺炎的其他特征，则可诊断为急性单纯性膀胱炎。

（2）肾盂肾炎：发热、畏寒、寒战及全身性疾病的其他征象，应考虑肾盂肾炎可能。分为急性、慢性肾盂肾炎。

急性肾盂肾炎：症状和体征通常包括发热、畏寒、腰痛、恶心/呕吐、肋脊角压痛，常合并膀胱炎的症状。体格检查时应评估有无肋脊角、腹部和耻骨上的压痛。腰痛和（或）肋脊角压痛伴脓尿、细菌尿，提示肾盂肾炎。急性肾盂肾炎也可因上尿路感染进展至肾皮髓质脓肿、肾周围脓肿、气肿性肾盂肾炎或肾乳头坏死而变得复杂。

慢性肾盂肾炎：临床表现不典型，有急性肾盂肾炎疾病史，多数症状隐匿。较典型者呈反复发作型，有尿急、尿频、尿痛等尿路刺激征，以及腰痛、低热或中度发热；有的仅长期不规则低热，或仅有血尿或血压升高。晚期患者有肾小管功能减退、肾小管性酸中毒和尿毒症，可有坏死性肾乳头炎、肾周围脓肿等并发症。临床诊断本病的主要依据是病史长，且有反复发作的尿路感染史，清洁中段尿细菌培养 $> 10^5/ml$，肾有形态改变（包括肾内疤痕形成，肾盂肾盏变形或肾萎缩体积缩小）。诊断标准：病程超过半年，同时伴有在静脉肾盂造影片上可见肾盂肾盏变形、缩窄；或肾外形凹凸不平，且两肾大小不等；或肾小管功能有持续性损害。

（3）特殊类型的尿路感染

①无症状菌尿：又称无症状尿路感染，即尿标本中分离出一定量的细菌，而患者无任何尿路感染的症状或体征。无症状菌尿的诊断标准为：对无症状女性患者或留置尿路导管的患者，尿培养细菌菌落计数 $\geqslant 10^5/ml$；男性患者清洁尿标本培养出 1 种菌株菌落计数 $\geqslant 10^3/ml$；男性或女性患者的导尿标本 1 次菌落计数 $\geqslant 10^2/ml$。

②复发性尿路感染：发作时的症状、体征和实验室检查均与一般尿路感染类似。诊断复发性尿路感染最为重要的是其发病的次数必须满足诊断标准：尿路感染 6 个月内发作 $\geqslant 2$ 次，或 1 年内发作 $\geqslant 3$ 次。

③导管相关性尿路感染：留置尿路导管、留置耻骨上导管或使用间歇性导尿的患者出现发热、耻骨上或肋脊角压痛且无其他明确感染源，同时培养结果显示尿路致病性细菌 $\geqslant 10^5/ml$。

④妊娠期尿路感染：妊娠期尿路感染包括无症状菌尿、急性膀胱炎和急性肾盂肾炎以及反复发作的尿路感染。

⑤泌尿生殖系统真菌感染：念珠菌属是原发性累及泌尿生殖道最常见的真菌，其中白念珠菌是最常见的医院内真菌尿路感染病原体。膀胱和前列腺真菌感染多无症状，膀胱镜检查可发现膀胱壁白色斑片、黏膜水肿和红色斑点等；肾是念珠菌血症侵犯的主要靶器官，有腰部疼痛和发热，并可能产生输尿管梗阻，形成念珠菌感染性肾周脓肿或脓肾等。

（二）药物治疗

1. 治疗药物的合理使用　以抗菌药治疗为主。给予抗菌药前留取清洁中段尿，做病原体培养及药物敏感试验。经验治疗时按常见病原体给药，获知病原体及药物敏感试验结果后，根据经验治疗效果及药物敏感试验结果酌情调整。对抗菌药治疗无效的患者应进行全面尿路系统检查，若发现存在尿路结石、尿路解剖畸形或功能异常等复杂因素者，应给予矫正或相应处理。尿管相关尿路感染，宜尽早拔除或更换导尿管；绝经后妇女反复尿路感染，应注意是否与妇科疾患相关，酌情请妇科协助治疗。

（1）急性膀胱炎：急性初发患者，首选口服用药，宜用毒性小、口服吸收好的抗菌药，呋喃妥因、磷霉素、复方磺胺甲噁唑任选一种即可，β - 内酰胺类药物是替代选择。这些药物的选择应当个体化，需考虑到患者的情况（过敏、耐受性及预期依从性）、当地社区耐药率、可用性及成本。如果患者在之前 3 个月内使用过其中一种抗菌药，则应另选一种抗菌药治疗。呋喃妥因、磷霉素和 β - 内酰胺类药物并不能在前列腺中达到可靠的组织浓度，因此对于存在较严重膀胱炎症状或担忧前列腺早期受累的男性，推荐使用氟喹诺酮类（如左氧氟沙星，口服，每次 500mg，每日 1 次）进行经验性治疗，因为它们能达到更可靠的组织浓度。疗程通常为 3～5 天，磷霉素以单次剂量给药。

（2）肾盂肾炎：许多患者可在门诊治疗。存在脓毒症或其他危重表现，持续高热或疼痛，疑似尿路梗阻或无法口服用药者通常需要住院。伴发热等明显全身症状的患者应注射给药，热退后可改为口服给药，疗程一般 2 周。

轻中度患者：近期未用过氟喹诺酮类可选择左氧氟沙星 500mg 静脉滴注或口服，每日 1 次。中国大肠埃希菌对氟喹诺酮类耐药率达 50% 以上，需结合药物敏感试验结果用药。可静脉滴注第二、第三代头孢菌素或头霉素，如头孢呋辛 1.5g q8h，头孢西丁 2g q8h，或口服头孢地尼 100mg q8h、头孢泊肟 200mg q12h，或口服阿莫西林克拉维酸 1g q12h。磷霉素氨丁三醇（3g，口服，隔日 1 次）对大肠埃希菌、粪肠球菌、肺炎克雷伯菌等均有很好的抗菌活性，可用于经验治疗。

重症患者或初始经验治疗失败者：第三代头孢菌素增加对铜绿假单胞菌的抗菌作用，如头孢他啶 2g q8h 静脉滴注。β-内酰胺类/β-内酰胺酶抑制复方制药具有广谱抗菌活性，包括大多数铜绿假单胞菌、肠杆菌科、肠球菌，因为同时带有 β-内酰胺酶抑制药，对产 ESBLs 的肠杆菌有很好的抗菌作用，可选用哌拉西林/他唑巴坦 3.375～4.5g，静脉滴注，每6小时1次。对于病情危重（即存在脓毒症或其他需入住 ICU 的情况）急性患者，可以选用抗假单胞菌的碳青霉烯类药物（亚胺培南 500mg，每6小时1次，美罗培南 1g，每8小时1次，或多尼培南 500mg，每8小时1次，均为静脉给药）。如果患者病情严重且尿培养提示革兰阳性球菌，应经验性选择万古霉素（1g，静脉滴注，每12小时1次），但应检测血药浓度，肾功能不全者根据肌酐清除率调整剂量。一旦培养结果及药物敏感试验结果回报，应尽可能改为窄谱敏感抗菌药。

（3）无症状菌尿：无症状菌尿抗菌治疗仅推荐于妊娠期女性，以及接受泌尿外科操作且预期会发生黏膜出血的患者。绝经前非妊娠女性、男性、糖尿病患者、老年人、存在脊髓损伤或留置导尿管的患者，以及行关节成形术的患者，无须治疗无症状菌尿。

（4）复发性尿路感染：应区分患者是细菌持续存在还是再感染。如果是细菌持续存在，则患者多为复杂性尿路感染，采取外科手术方式去除或治疗感染灶并给予相应的抗菌药治疗。若为再感染患者，通常尿路解剖和功能是正常的，治疗主要分为两个方面：急性发作期的抗菌药治疗，发作间期的抗菌药低剂量、长疗程预防。预防方案包括：甲氧苄啶磺胺甲噁唑（TMP/SMX）40～200mg 口服，每24小时或48小时1次；甲氧苄啶 100mg 口服，每日2次；头孢氨苄 125～250mg 口服，每日1次；头孢克洛 250mg 口服，每日1次；呋喃妥因 50～100mg 口服，每日1次或磷霉素氨丁三醇 3g 口服，每10日1次，以上所有药物疗程为长期服用 3～6 个月。另一种方案是性生活后单次服用，包括：TMP/SMX 40～200mg 口服、环丙沙星 125mg 口服、头孢氨苄 250mg 口服、氧氟沙星 100mg 口服、呋喃妥因 50～100mg 口服或磷霉素氨丁三醇 3g 口服。

（5）导管相关性尿路感染：不再需要置管的患者应拔除导管并接受适当的抗菌治疗。对需要延长置管的患者采用间歇性导尿术。根据临床疗效、感染的微生物和治疗药物，适当的疗程通常为 7～14 日（起效较慢的患者使用 10～14 日）。

（6）妊娠期尿路感染：避免使用氨基糖苷类、喹诺酮类药物。妊娠期妇女无症状性菌尿，可选用阿莫西林/克拉维酸（每次 500mg，口服，每12小时1次，连用 3～7 日）、磷霉素（每次 3g，口服，单次剂量）治疗。妊娠期急性膀胱炎可选择呋喃妥因（每次 100mg，口服，每12小时1次，连用5日）、头孢泊肟（每次 100mg，每日2次，连用 3～7 日）、阿莫西林/克拉维酸（每次 500mg，口服，每12小时1次，连用 3～7 日）、磷霉素（3g，口服，单次剂量）治疗。妊娠期急性肾盂肾炎可选择头孢噻肟 1～2g，静脉或肌内注射，每8小时1次；氨曲南 2g，静脉滴注，每8小时1次；哌拉西林他唑巴坦 3.375～4.5g，静脉滴注，每 6～8 小时1次；头孢吡肟 1g 静脉滴注，每12小时1次；厄他培南 1g，静脉滴注，每日1次；亚胺培南 500mg，静脉滴注，每6小时1次或美罗培南 500mg，每8小时1次。退热及症状改善后可改成口服抗菌药维持 7～10 天的疗程。妊娠期患者反复发作的尿路感染同样需要长期低剂量抗菌药预防感染复发，如头孢克洛 250mg 口服，每日1次。

（7）泌尿生殖系统真菌感染：无症状念珠菌尿的治疗与无症状菌尿治疗相同。有症状念珠菌尿治疗可选：氟康唑 400mg 口服，每日1次，连用 2～4 周；两性霉素 B 0.3～

1.0mg/kg，静脉滴注，每日 1 次，连用 1 周。服用免疫抑制药患者需适当延长治疗疗程。伊曲康唑、伏立康唑、米卡芬净、卡泊芬净等尿路浓度低，不用于尿路真菌感染。

2. 用药注意事项与患者教育

（1）尿路感染若抗菌治疗有效，症状会立即改善。门诊治疗的肾盂肾炎患者应接受密切随访，开始抗菌治疗后症状加重、恰当抗菌治疗 48～72 小时后症状持续存在或治疗数周内症状复发的患者均应进一步接受评估，包括腹部/盆腔影像学检查，以查明是否存在可能有损临床反应的因素。应复查尿液培养和药物敏感试验，并根据分离出的其他病原体的药物敏感情况调整治疗。

（2）妊娠期尿路感染及无症状菌尿，治疗完成后 1 周，应随访培养以检查是否治愈。多达 30% 的妇女在短期治疗后仍未消除无症状性菌尿，通常每月重复 1 次尿培养直到妊娠结束，用以评估有无持续性菌尿或复发性菌尿。

（3）如果经常存在膀胱感染，可以采取一些措施来减少感染，多饮水，勤排尿，减少细菌在膀胱内停留时间。女孩应注意外阴部清洁，性交后立即排尿。绝经女性可向医师咨询有关阴道用雌激素的问题。也可口服碳酸氢钠片 1g tid，以碱化尿液、抑制细菌生长。

二、尿失禁

【复习指导】本部分内容较简单，近年未考。

（一）临床基础

尿失禁表现为尿液的不自主漏出，是一种常见但治疗不足的疾病。近 50% 的成年女性会有尿失禁，男性尿失禁发生率低于女性，年龄超过 65 岁的男性中尿失禁的患病率为 11%～34%。男性尿失禁主要由膀胱或尿道的功能障碍引起，特别是在有前列腺疾病的男性中。尿失禁的危险因素包括：年龄增加、肥胖、多次妊娠、家族史、尿路感染史、种族、吸烟、咖啡因摄入、糖尿病、脑卒中、抑郁、睡眠呼吸暂停、大便失禁、绝经/阴道萎缩的泌尿生殖系统综合征、前列腺疾病、激素替代治疗、泌尿生殖系统手术（如子宫切除术、前列腺手术）和放射等。病因：控尿取决于完整的排尿生理（包括下尿路、盆腔和神经系统）和完整的自身如厕排尿功能。尿失禁的主要类型有急迫性、压力性和充盈性尿失禁，许多女性有不止一种类型的尿失禁。

1. 压力性尿失禁　尿失禁患者会在没有膀胱收缩的情况下，随着腹腔内压力的升高（如劳力、打喷嚏、咳嗽和大笑），发生不自主漏尿。发生机制包括尿道活动过度、固有括约肌缺损。

2. 急迫性尿失禁　急迫性尿失禁患者会在不自主漏尿之前或在漏尿同时感到尿急。漏尿量可以少至几滴，也可能多到完全湿透内裤。人们认为急迫性尿失禁的原因是逼尿肌过度活动，导致了膀胱充盈过程中逼尿肌不自主收缩。

3. 混合性尿失禁　若兼有压力性和急迫性尿失禁的症状，则患有混合性尿失禁。

4. 充盈性尿失禁　通常表现为持续漏尿，或在膀胱不完全排空的情况下漏尿。相关症状可能包括：尿流细弱或间断、排尿踌躇、尿频和夜尿。充盈性尿失禁由逼尿肌活动低下或膀胱出口梗阻导致。

5. 功能性尿失禁　是指患者有完整的储尿和尿排空功能，但还来不及如厕便有尿液排出。

尿失禁的初始评估包括采集病史、体格检查及尿液分析，足以指导男性尿失禁的初步评估。初始评估的作用是确定尿失禁特征并对尿失禁分类、识别可能表现为尿失禁的潜在疾病（如神经系统疾病或恶性肿瘤），以及识别尿失禁的潜在可逆转原因。

（二）药物治疗

尿失禁的治疗应先从侵入性最小的治疗措施开始，外科手术治疗仅用于那些内科治疗无效的尿失禁患者。初始治疗原则包括生活方式建议（特别是减轻体重和饮食改变）、行为疗法（膀胱训练、生物反馈及盆底肌锻炼）、药物治疗。治疗药物包括：α 受体阻滞药、抗毒蕈碱药及 5 - 羟色胺去甲肾上腺素再摄取抑制药。

1. 治疗药物的合理使用　当前基于证据的药物治疗主要用于急迫性尿失禁的备用治疗。压力性尿失禁使用药物治疗效果欠佳。确定尿失禁的类型有助于指导治疗。

（1）急迫性尿失禁：**抗毒蕈碱药**是现有的治疗**急迫性尿失禁**的主要药物，**α 受体阻滞药**用于治疗**良性前列腺增生相关的急迫性尿失禁**男性患者。α 受体阻滞药可松弛膀胱颈和前列腺的平滑肌，在有膀胱排空障碍相关的急迫性尿失禁男性患者中，使用 α 受体阻滞药（坦洛新、阿夫唑嗪、赛洛多辛、特拉唑嗪、多沙唑嗪）可能会增强膀胱排空，改善尿失禁。**α 受体阻滞药主要不良反应为直立性低血压及头晕**。抗毒蕈碱药（奥昔布宁、托特罗定、达非那新、索利那新、弗斯特罗定、曲司氯铵）是治疗急迫性尿失禁的主要药物。这些药物能通过影响传入信号及阻断逼尿肌细胞壁的毒蕈碱胆碱受体而减少膀胱不自主收缩。抗毒蕈碱药的不良反应包括：抑制唾液分泌（口干）、抑制肠道动力（便秘）、视物模糊、心动过速、嗜睡及认知功能损害。对于生活方式干预或盆底肌锻炼无效的急迫性尿失禁患者，推荐采用 α 受体阻滞药或抗毒蕈碱药治疗。因为 α 受体阻滞药的不良反应更少，所以建议初始治疗采用 α 受体阻滞药而非抗毒蕈碱药。如果充分调整了 α 受体阻滞药剂量治疗而急迫性尿失禁症状仍然存在，建议加用抗毒蕈碱药。其他药物还包括 β 受体激动药、肉毒杆菌素和雌激素。

（2）压力性尿失禁：度洛西汀是一种 5 - 羟色胺去甲肾上腺素再摄取抑制药，能刺激阴部运动神经元 α 肾上腺素和 5 - 羟色胺 - 2 受体，这可改善泌尿系统症状。对于盆底肌锻炼无效的压力性尿失禁患者，建议加用度洛西汀。

（3）混合性尿失禁：治疗从改变生活方式、膀胱训练开始。如果以上初始治疗无效，则随后应根据患者的主要症状（是压力性尿失禁还是急迫性尿失禁）来选择相应治疗。以急迫性尿失禁症状为主的患者的治疗与单纯急迫性尿失禁相似。以压力性尿失禁症状为主的女性接受初始治疗后会对其进行手术治疗。

（4）充盈性尿失禁：充盈性尿失禁可能与压力性尿失禁、急迫性尿失禁或混合性尿失禁类似，治疗取决于具体病因。

2. 用药注意事项与患者教育

（1）尿失禁患者应被告知需进行饮食管理。夜间或凌晨尿失禁的患者应限制睡前液体摄入。限制过量液体摄入（即每日摄入量不多于 2L）和多排尿也会有帮助。

（2）尿失禁患者减少或控制刺激膀胱型饮料或食物的摄入，如茶、咖啡、可乐汽水、巧克力等。

（3）保持患者会阴部皮肤清洁干燥，如及时温水清洗，选用一次性尿套、垫布、电动储尿器，以及无菌导尿技术并留置尿管等。

三、下尿路症状/良性前列腺增生症

【复习指导】本部分内容属于高频考点，历年常考，应重点复习。需要熟练掌握治疗药物分类、代表品种、主要不良反应。

（一）临床基础

下尿路症状这一术语是非特异性的，它可泛指多种尿路症状，也可特指主要与膀胱过度活动相关的症状（尿频、尿急和夜尿）。引起下尿路症状的原因主要与前列腺疾病相关，膀胱过度活动症、尿路感染、夜尿症等均也可导致下尿路症状。通常认为男性下尿路症状主要归因于良性前列腺增生，以及随之而发生的膀胱出口梗阻。为区别于其他原因导致的下尿路症状，一般将良性前列腺增生症导致的下尿路症状定义为良性前列腺增生症/下尿路症状。良性前列腺增生症组织学改变为前列腺间质和腺体成分增生，解剖学改变为前列腺体积增大。组织学改变常发生于 40 岁后，随年龄增长而增加，60 岁发病率约 50%，80 岁高达 83%。

临床表现按排尿过程可分为储尿期、排尿期、排尿后症状。

1. 储尿期症状　即在膀胱充盈及储尿阶段出现的症状，包括尿急（突然有强烈的尿意，无法推迟）、日间尿频（患者在日间排尿的感觉过于频繁）、夜尿（需在夜间起床排尿）、急迫性尿失禁（伴随或一出现尿意即出现不自主地排尿）。

2. 排尿期症状　发生于尿液排出过程中，包括尿流缓慢，即患者感觉尿流减慢，通常与之前尿流比较或有时通过观察其他男性比较，可能报告尿流分叉或分散；尿流间断或间歇性，即排尿过程中尿流时断时续，1 次或多次；排尿延迟，即开始排尿困难，患者在准备好排尿后出现尿流延迟；排尿费力，即需腹肌用力以开始、维持或增加尿流；末尿滴沥，即排尿末段用时延长，此时尿流缓慢、尿流细或滴沥；排尿困难，即排尿时疼痛、烧灼感或全身不适。

3. 排尿后症状　包括排尿后有尿不尽感；排尿后滴沥，即排尿结束后很快又出现不自主的尿液流出，通常发生在离开厕所后。

无论是初级保健医师还是专科医师，对因下尿路症状就诊的患者都应该进行初始评估，包括病史采集及体格检查。病史应包括症状的发生、持续时间和严重程度。应该回顾患者使用的药物，因为抗抑郁药、利尿药、支气管扩张药及抗组胺药都可与下尿路症状有关系。体格检查应包括腹部、骨盆、会阴的评估及有针对性的神经系统检查。可用问卷来帮助评估，如国际前列腺症状评分。

（二）药物治疗

1. 治疗药物的合理使用　药物治疗的适应证：对于有良性前列腺增生症状但自身症状未造成任何不适、无并发症（如膀胱出口梗阻、肾功能不全或复发性感染）的患者，一般没有必要进行药物治疗，建议进行行为调整治疗。对良性前列腺增生症进行药物治疗的决策需要权衡患者症状严重程度与治疗的潜在副作用。除非患者发生了膀胱出口梗阻，否则只有当症状严重影响患者生存质量时，才需要治疗良性前列腺增生症。

（1）初始单药治疗：常用于治疗良性前列腺增生症相关性下尿路症状的药物包括 α_1 肾上腺素受体阻滞药、$5\alpha-$还原酶抑制剂、抗胆碱药、磷酸二酯酶 -5 抑制药。α_1 肾上腺素受体阻滞药可立即产生治疗益处，而 $5\alpha-$还原酶抑制药需要 $6\sim12$ 个月才能改善症状。对于轻、中度症状患者，建议单用 α_1 肾上腺素受体阻滞药作为初始治疗。如果患者使用 α_1 肾上腺素受体阻滞药后出现副作用（如低血压），可以换用 $5\alpha-$还原酶抑制药。替代方案可用于特定患者群，抗胆碱药可用于以膀胱刺激症状为主的男性患者，而合并阴茎勃起功能障碍的男性患者可选用磷酸二酯酶 -5（PDE -5）抑制药。对于重症男性患者，α_1 肾上腺素受体阻滞药联合 $5\alpha-$还原酶抑制药的初始治疗方案可能是合理的。应根据症状的性质和严重性及药物副作用情况进行个体化前列腺增生症药物治疗。

①α肾上腺素受体阻滞药：是症状性良性前列腺增生症治疗的一线药物。它们的作用是降低膀胱颈及前列腺的平滑肌张力。已获批准的α₁肾上腺素受体阻滞药（**特拉唑嗪、多沙唑嗪、坦洛新、阿夫唑嗪和赛洛多辛**）有效性似乎相似。非选择性α受体阻滞药（**特拉唑嗪和多沙唑嗪**）需要逐步调整剂量，可能引起头晕及低血压，这对于老年群体而言尤其需注意。选择性更高的α受体阻滞药（**坦洛新**及赛洛多辛）特异性地针对膀胱颈及前列腺，心血管副作用更少。

②α还原酶抑制药：包括**非那雄胺和度他雄胺**，竞争性阻断5α–还原酶，抑制睾酮向二氢睾酮的转化，这可导致上皮萎缩，前列腺缩小。只有存在前列腺增大时，这些药物对继发于良性前列腺增生症的下尿路症状才有效。随着用药的时间可使前列腺体积最多可减小25%，前列腺体积减小改善症状通常需要6～12个月，用药1年以上才能预防急性尿潴留并减少手术需求。严重不良反应包括射精障碍、阴茎勃起功能障碍、性欲降低和男子乳房发育。如果患者希望接受药物治疗但不能耐受α₁肾上腺素受体阻滞药，不以膀胱刺激症状为主或不伴阴茎勃起功能障碍，采用5α–还原酶抑制剂治疗是合理的。非那雄胺的起始剂量和维持剂量均为每次5mg，每日1次。度他雄胺的起始剂量和维持剂量均为每次0.5mg，每日1次。与α₁肾上腺素受体阻滞药不同的是，5α–还原酶抑制药不需要调整剂量。

③抗胆碱药：减少逼尿肌不自主收缩。一般用于以膀胱刺激症状（尿频、尿急和尿失禁）为主但无排泄后残余尿量增加的男性患者。**托特罗定、奥昔布宁、达非那新、索利那新、弗斯特罗定和曲司氯铵**可降低尿急的感觉、减少尿频和急迫性尿失禁的发作，并增加排尿量。明显的外周副作用限制了药物的耐受性和药物剂量的增加。这些副作用包括：抑制唾液分泌（口干）、阻断晶状体的睫状肌对胆碱刺激的反应（视近物模糊）、心动过速、嗜睡、认知功能减退、肠道动力抑制和便秘。叔胺类抗胆碱药（包括**达非那新和索利那新**）是选择性M₃受体拮抗药，理论上可以减少外周副作用。抗胆碱药禁忌用于胃潴留患者和闭角型青光眼患者。

④磷酸二酯酶–5抑制药：用于合并阴茎勃起功能障碍的男性患者。

（2）联合治疗：对于有严重良性前列腺增生症状或单用最大剂量α肾上腺素受体阻滞药不能充分缓解症状的患者，建议联合治疗，首选α肾上腺素受体阻滞药联合5α–还原酶抑制药。

①α₁肾上腺素受体阻滞药和5α–还原酶抑制药：对于有严重良性前列腺增生症状的患者、已知前列腺体积较大（＞40ml）的患者和（或）单用最大剂量α肾上腺素受体阻滞药不能获得充分缓解的患者，建议联合使用α肾上腺素受体阻滞药和5α–还原酶抑制药。多项研究评估了α受体阻滞药与α还原酶抑制药的联合治疗，联合治疗（多沙唑嗪联合非那雄胺，度他雄胺联合坦洛新）与单药治疗相比，能更好的改善长期症状。但联合疗法对仅有中度良性前列腺增生的患者并没有优势，且较单药治疗引起的药物相关不良事件更多。长期联合治疗会带来一些额外益处，甚至对中度良性前列腺增生症患者也是这样。度他雄胺单药治疗或联合坦洛新治疗使前列腺活检次数减少40%，并使前列腺癌相对危险度降低40%。与较晚开始联合治疗相比，较早开始联合治疗可以降低临床进展、急性尿潴留和前列腺手术的风险。

②α₁肾上腺素受体阻滞药和抗胆碱药：对于使用α肾上腺素受体阻滞药治疗期间持续存在膀胱刺激症状（如尿频和尿急）、排泄后残余尿量少的男性，建议联合使用抗胆碱药。

对于单用抗胆碱药持续存在症状的男性，建议联合使用 α 肾上腺素受体阻滞药。

外科治疗通常仅用于药物治疗失败、进展性症状或患者个体偏好。

2. 用药注意事项和患者教育

（1）良性前列腺增生症的药物治疗一般为连续性的。如果有药物漏服，通常需要重新调整剂量。如果该治疗有效，则多数良性前列腺增生症患者需无限期维持用药，因停药可能导致症状复发。

（2）特拉唑嗪和多沙唑嗪一般需在睡前开始用药（以减少开始用药后不久出现的体位性眩晕），并应该在数周内逐渐增加剂量。如果患者使用低于最大剂量的 α 肾上腺素受体阻滞药时仍有症状但未出现不良反应，则应该增加剂量。可能需 1～2 周才出现获益，特别是在逐步调整剂量时。

（3）α 受体阻滞药与 PDE–5 抑制药存在相互作用，特拉唑嗪和多沙唑嗪的抗高血压作用可因同时使用 PDE–5 抑制药（西地那非或伐地那非）而加强。建议男性患者分开使用 $α_1$ 肾上腺素受体阻滞药和 PDE–5 抑制药，两者的给药时间至少间隔 4 小时。

（4）行为调整（尤其是作为药物治疗的辅助疗法）可能有所帮助。改变生活方式，包括睡前或外出前避免液体摄入，坐位排尿而非站立排尿，二次排尿可更彻底地排空膀胱。促进骨盆放松的生物反馈训练，可能对有尿急症状的患者特别有帮助。

（5）减少使用具有轻度利尿作用的物质，如咖啡因和酒精；尽量避免使用加重症状的药物（如利尿药）或引起尿潴留的药物。

【同步练习】

一、A 型题（最佳选择题）

1. 患者，女性，27 岁。妊娠 20 周，出现发热，体温最高达 38.5℃；体格检查：肾区叩痛，经相关实验室检查，诊断为急性肾盂肾炎，宜选用的药物是（　　）

A. 甲硝唑　　　　　B. 头孢噻肟钠　　　　　C. 阿米卡星　　　　　D. 阿奇霉素

E. 诺氟沙星

本题考点：肾盂肾炎，首选针对革兰阴性杆菌有效的药物，如喹诺酮类及第二、第三代头孢菌素，以及 β–内酰胺类/β–内酰胺酶抑制药等。孕妇禁用喹诺酮类、氨基糖苷类药物。

2. 细菌性尿路感染最常见的病原体是（　　）

A. 肠球菌　　　　　B. 铜绿假单胞菌　　　　　C. 克雷白杆菌　　　　　D. 大肠埃希菌

E. 葡萄球菌

本题考点：急性单纯性上、下尿路感染病原体 80% 以上为大肠埃希菌；而复杂性尿路感染的病原体仍以大肠埃希菌多见（30%～50%）。

3. 治疗大肠埃希菌所致的尿路感染，不宜选用的抗菌药是（　　）

A. 左氧氟沙星　　　　　　　　　　B. 阿莫西林/克拉维酸钾

C. 头孢他啶　　　　　　　　　　　D. 阿奇霉素

E. 磷霉素氨丁三醇

本题考点：大肠埃希菌的治疗根据药物敏感试验结果选择敏感的喹诺酮类及第二、第三代头孢菌素类，以及 β–内酰胺类/β–内酰胺酶抑制药、呋喃妥因、磷霉素氨丁三醇等。四环素类如米诺环素、大环内酯类如阿奇霉素，对大肠埃希菌耐药率高且在尿路浓度极低，一般不做选择。阿奇霉素属于大环内酯类抗菌药，一般用于非多种耐药淋病奈瑟菌所致的尿道炎和宫颈炎。

4. 抗前列腺增生药特拉唑嗪所致的主要不良反应是（　　）

A. 粒细胞计数减少　　　B. 直立性低血压　　　C. 性功能减退　　　D. 淋巴结肿大

E. 视物模糊

本题考点： 抗前列腺增生药特拉唑嗪属于α受体阻断药，主要不良反应是直立性低血压（即体位性低血压）、头晕、头痛、心悸、晕厥、逆向射精等。

二、C型题（综合分析选择题）

[5～6题共用题干]

患者，男性，78岁。既往有动脉粥样硬化史，因尿频、尿急就诊。体征和实验室检查结果为：血压166/98mmHg，前列腺增生＞60g，前列腺特异性抗原（PAS）正常。

5. 在控制患者血压的同时，应该选用（　　）

A. 非那雄胺　　　　　B. 丙酸睾酮　　　　　C. 泼尼松龙　　　　　D. 吲达帕胺

E. 格列美脲

本题考点： 患者出现前列腺增生的表现，需加用抗前列腺增生症药物，非那雄胺抑制雄激素的作用，缩小前列腺体积。

6. 所选药物的主要不良反应是（　　）

A. 粒细胞计数减少　　　B. 直立性低血压　　　C. 性功能减退　　　D. 淋巴结肿大

E. 视物模糊

本题考点： 抗前列腺增生药物非那雄胺的主要不良反应有性功能减退、射精障碍、瘙痒、皮疹、乳房增大等。

参考答案： 1. B　2. D　3. D　4. B　5. A　6. C

第 15 章　血液系统疾病

一、缺铁性贫血

【复习指导】本部分内容历年偶考，应重点掌握缺铁性贫血的药物治疗、用药注意事项与患者教育，熟悉缺铁性贫血的临床表现及诊断依据。

铁缺乏是各种原因导致体内的铁含量低于正常的一种状态，其严重程度可不相同，各程度间亦可相互转变。铁减少是缺铁的最初阶段，铁缺乏但未达到贫血是稍晚期的阶段，而缺铁性贫血是铁缺乏最晚期的阶段。缺铁性贫血即是指因体内贮存铁减少或缺乏，血清铁浓度、转铁蛋白饱和度降低，导致血液中的血红蛋白浓度下降的小细胞低色素性贫血。

全世界超过 1/4 的人群存在贫血，缺铁性贫血几乎占贫血原因的 50%，在学龄前儿童和女性中患病率最高。有调查研究显示，6 个月至 2 岁婴幼儿缺铁性贫血的患病率为 33.8%～45.7%，育龄妇女为 11.39%，妊娠 3 个月以上的妇女为 19.28%，10～17 岁青少年为 9.84%。

（一）临床基础

1. 临床表现

（1）与原发病相关的表现：由基础医学问题所致的缺铁性贫血，其症状与原发病息息相关。如消化性溃疡、痔所致缺铁性贫血可表现为腹痛、黑粪；恶性肿瘤所致缺铁性贫血可表现为消瘦；肠道寄生虫感染所致缺铁性贫血可表现为腹痛、粪便性状改变等。

（2）贫血的一般表现：部分缺铁性贫血患者可能无症状，部分患者可有苍白、虚弱、乏力、头晕、头痛等一般性贫血症状，严重者可有耳鸣、伴有心悸的心动过速、心绞痛等症状。

（3）与组织缺铁相关的表现：儿童生长发育迟缓、智力低下；精神行为异常，如烦躁、易怒、注意力不集中；运动不耐受，劳动耐力降低；机体免疫力下降，细胞免疫功能减弱，中性粒细胞杀菌能力降低；抗寒能力降低；唾液分泌减少、舌痛、舌乳头萎缩；皮肤干燥、脱发；指甲扁平、脆薄易裂；异食癖和食冰癖。

2. 诊断依据　符合以下第（1）条及第（2）～（9）条中任 2 条或以上，即可诊断缺铁性贫血。

（1）小细胞低色素性贫血：男性血红蛋白＜120g/L，女性血红蛋白＜110g/L，红细胞形态呈低色素性表现。

（2）有明确的缺铁病因和临床表现。

（3）血清铁蛋白＜14μg/L。

（4）血清铁＜8.95μmol/L，总铁结合力＞64.44μmol/L。

（5）运铁蛋白饱和度＜0.15。

（6）骨髓铁染色显示骨髓小粒可染铁消失，铁粒幼细胞＜15%。

（7）红细胞游离原卟啉＞0.9μmol/L（全血），血液锌原卟啉＞0.9μmol/L（全血），或红细胞游离原卟啉/血红蛋白＞4.5μg/g 血红蛋白。

（8）血清可溶性运铁蛋白受体浓度＞26.5nmol/L（2.25mg/L）。

（9）补铁治疗有效。

（二）药物治疗

缺铁性贫血的治疗必须找出并纠正导致缺铁的病因，并且补充足够的铁直到恢复正常铁贮存量。病因的治疗相当重要，因为缺铁性贫血是一种综合征，不能只顾补铁治疗而忽略其基础疾病的治疗。婴幼儿、青少年、妊娠期妇女和哺乳期妇女等因铁摄入不足引起的缺铁性贫血者，应改善饮食，补充瘦肉、动物内脏、绿叶蔬菜等含铁丰富的食物；因月经过多引起者应调理月经；因消化性溃疡引起者应给予抑酸护胃治疗；因寄生虫感染引起者应进行驱虫治疗；因恶性肿瘤引起者应进行手术、放化疗治疗等。

除病因治疗外，红细胞输注适合于急性或贫血症状严重的缺铁性贫血患者，输血的指征为血红蛋白＜60g/L，对于老年和心脏功能差的患者可适当放宽至血红蛋白≤80g/L。

无输血指征的缺铁性贫血患者则应常规行补铁治疗。

1. 治疗药物的合理使用 治疗性的铁剂按给药途径可分为口服铁剂和静脉铁剂。

口服与静脉铁剂之间的选择取决于许多因素，如缺铁性贫血的严重程度、急慢性，以及患者对口服铁剂的耐受能力、不同铁剂的可用性及费用等。因为口服铁剂通常有效、容易获得、价格便宜，而且安全［无须建立静脉通路或监测输注过程，无输注反应和（或）全身性过敏反应的可能性］，多数患者，尤其是婴儿、儿童和青少年患者应优先考虑口服铁剂治疗。然而，若患者口服铁剂无效（铁吸收障碍）和（或）耐受不良（胃肠道疾病、老年人、已有妊娠相关胃肠道症状的妊娠期女性），或患者的铁需求量超过口服铁能满足的最大量（严重/持续失血），或患者对口服铁剂的依从性不好，这些情况下则可选择静脉铁剂。

（1）口服铁剂：口服铁剂通常是缺铁性贫血的首选治疗方法，铁剂以二价铁的形式主要从十二指肠吸收。正常人对铁剂的吸收率为10%～20%，铁缺乏时铁剂的吸收率可达20%～60%。口服铁剂初始治疗应用小剂量，缺铁性贫血者铁剂的吸收率为30%，故每日口服180mg元素铁较好。目前有许多种口服铁剂，现列举部分如下。

①硫酸亚铁：主要用于各种原因（如慢性失血、营养不良、妊娠期、儿童发育期等）引起的缺铁性贫血。片剂饭后服用。成人常用预防剂量为每次0.3g，每日1次；治疗剂量为每次0.3g，每日3次。硫酸亚铁可见恶心、呕吐、上腹疼痛等胃肠道不良反应，其可减少肠蠕动，引起便秘，并排黑粪。

②葡萄糖酸亚铁：主要用于多种原因引起的缺铁性贫血，如营养不良、慢性失血、月经过多、儿童生长期、妊娠期等。成人常用预防剂量为每次0.3g，每日1次；治疗剂量为每次0.3～0.6g，每日3次。葡萄糖酸亚铁常见不良反应同硫酸亚铁。

③富马酸亚铁：主要用于多种原因（慢性失血、营养不良及儿童、妊娠期妇女需铁量增加而食物供给不足等）引起的缺铁性贫血。成人常用预防剂量为每次0.2g，每日1次；治疗剂量为每次0.2～0.4g，每日3次。富马酸亚铁常见不良反应同硫酸亚铁，且多与剂量相关。

④琥珀酸亚铁：主要用于缺铁性贫血及缺铁状态的治疗。成人常用预防剂量为每次0.1～0.2g，每日1次；治疗剂量为每次0.1～0.2g，每日3次。琥珀酸亚铁服药后部分患者可出现食欲缺乏、恶心、呕吐、轻度腹泻或便秘等，可适当减少服用量或停药。

⑤右旋糖酐铁：用于明确原因的慢性失血、营养不良、妊娠期、儿童发育期等引起的缺铁性贫血。成人常用剂量为每次50～100mg（以铁计），每日1～3次。右旋糖酐铁常见不良反应同硫酸亚铁。

⑥多糖铁复合物：用于治疗单纯性缺铁性贫血。成人常用剂量为每次150～300mg，每

日 1 次。多糖铁复合物罕见恶心、呕吐、胃肠刺激或便秘。

（2）静脉铁剂：静脉铁剂应严格掌握用药指征，不能耐受口服铁剂或口服铁剂疗效欠佳的患者可选择静脉铁剂。

①右旋糖酐铁：适用于不能口服铁剂或口服铁剂治疗不满意的缺铁患者。可肌内、静脉注射或静脉滴注。一日 100～200mg 铁，根据补铁总量确定，一周 2～3 次。因右旋糖酐铁的过敏反应可在给药后的几分钟内发生，建议在给予患者初次剂量前先给予试验剂量。右旋糖酐铁的急性过敏反应表现为呼吸困难、潮红、胸痛和低血压，也可有局部疼痛及色素沉着等不良反应。

②蔗糖铁：适用于口服铁剂效果不好（不能耐受或吸收不好）而需要静脉铁剂治疗的患者。给药剂量根据血红蛋白水平而定。成人常用剂量为每次 5～10ml（100～200mg 铁），一周 2～3 次。以静脉滴注或缓慢静脉注射的方式给药，或直接注射到透析器的静脉端。首次用药应进行测试。静脉滴注：静脉滴注是首选给药方式（为了减少低血压发生和静脉外注射的危险）。1ml 蔗糖铁最多只能稀释到 20ml 0.9% 氯化钠注射液中，且稀释后应立即使用。蔗糖铁罕见过敏反应，偶尔出现金属味、头痛、低血压等，极少出现胃肠功能障碍、发热、肌痛等。

2. 用药注意事项与患者教育

（1）口服铁剂：若无明显胃肠道反应，一般不应将铁剂与食物同服。然而口服铁剂均有收敛性，服用后可能有恶心、呕吐、腹痛、腹泻或便秘等不良反应。口服铁剂胃肠道反应多与剂量及品种有关，其中硫酸亚铁反应最明显。可改变硫酸亚铁的剂型（硫酸亚铁控释片）或给药时间（餐后服用，但可能影响铁剂的吸收）以减少胃肠道的刺激。较大剂量的维生素 C（每 30mg 铁剂至少口服 200mg）可增加铁剂的吸收，但也有增加胃肠道不良反应的风险。食物中的磷酸盐、植酸盐和鞣酸盐可能与铁结合而抑制铁剂的吸收，应将铁剂与含钙食品和饮料（牛奶）、钙补充剂、谷物、膳食纤维、茶（鞣酸）、咖啡和蛋类分开食用。部分药物，如四环素类抗菌药、磷酸盐类药物、钙剂及抑酸药（H_2 受体拮抗药、质子泵抑制药）等，与铁剂合用会减少铁剂的吸收。如确需同时服用抑酸药，应至少在服用抑酸药前 2 小时或服用后 4 小时服用铁剂。多糖铁复合物不受胃酸减少、食物成分的影响，有极高的生物利用度。口服铁的溶液剂或糖浆剂后容易使牙齿变黑。

（2）静脉铁剂：静脉铁剂的剂量可根据患者的体重、当前的血红蛋白浓度来计算，同时也取决于治疗的目标（纠正贫血或完全补足铁储备）。可按下列公式计算：铁剂总量（mg）＝体重（kg）×［150 - 患者血红蛋白（g/L）］×0.23 +500mg 或 1000mg（贮存铁）。虽然右旋糖酐铁可供肌内注射，但肌内注射会引起疼痛、在臀部留下印记，且吸收情况不稳定，故不推荐肌内注射给药。静脉铁剂用药期间，不宜同时口服铁剂，以免发生毒性反应。静脉铁剂有可能引起过敏反应，包括可能危及生命的全身性过敏反应，选择恰当的静脉铁剂（低分子的右旋糖酐铁优于右旋糖酐铁）、进行试验给药、合适的滴注速度等有利于减少静脉给药的风险。

（3）疗效监测：若治疗恰当，缺铁性贫血的纠正通常令人满意。虚弱、乏力、头晕、头痛、异食癖等症状可在几日内缓解。恰当补铁 3～4 天后网织红细胞计数即开始增加，7～10 天达到峰值，此后回落，2～3 周降至正常。在最初 2 周内，血红蛋白仅有很少改变，2 周后开始上升，4～5 周后血红蛋白可能恢复了其与正常值差异的 50%。在 2 个月治疗的末期，且往往在更早期，血红蛋白应恢复至正常水平。无论口服或静脉途径给予铁剂，缺铁性贫血患者的反应速度几乎无差异。贫血纠正后至少需要继续治疗 3 个月或使血清铁蛋白恢复到 $50\mu g/L$ 以补足贮存铁，否则易复发。若治疗 3 周无治疗反应，应检查是否诊断有误，患者是否按医嘱服药，是否存在持续出血，是否存在影响铁吸收的因素（如胃十二指肠溃疡、小肠术后、胃肠解剖部位异常等），患者是否同时伴有感染、炎症、恶性肿瘤、肝病等。

（4）饮食注意：除药物补铁外，合理膳食同样重要，保障充足和多样的食物供应，以满足微量营养素需求。宜多食含铁丰富的食物，如瘦肉、动物内脏、绿叶蔬菜、水果（同时含维生素 C，利于铁的吸收）等。动物来源的铁为血红素铁，吸收率可达到 10% 以上，植物性膳食为主的食物铁吸收率通常＜5%。

二、巨幼细胞贫血

【复习指导】本部分内容历年偶考，应重点掌握巨幼细胞贫血的药物治疗、用药注意事项与患者教育，熟悉巨幼细胞贫血的临床表现及诊断依据。

巨幼细胞贫血是由于脱氧核糖核酸（DNA）合成障碍所致的一组贫血，形态学特点是呈大细胞性。其主要病因是体内维生素 B_{12} 或叶酸缺乏，也可因药物或遗传性等获得性 DNA 合成障碍引起。缺乏维生素 B_{12} 或叶酸最终导致巨幼细胞性贫血是一个逐渐发展的过程，最初是体内维生素 B_{12} 或叶酸储备减少，继之引起维生素 B_{12} 或叶酸缺乏症，最后引起形态学呈典型表现的巨幼细胞贫血。巨幼细胞贫血主要的临床类型包括营养性巨幼细胞贫血（以叶酸缺乏为主）、恶性贫血（内因子缺乏，维生素 B_{12} 吸收障碍）及药物性巨幼细胞贫血（药物干扰维生素 B_{12} 或叶酸的吸收和利用、抗代谢药）。

据人群中流行病学调查，维生素 B_{12} 或叶酸缺乏症是全世界最常见的维生素缺乏症。我国维生素 B_{12} 缺乏症患病率南方人为 11%，北方人为 39%，老年人尤高，并随年龄而增加；叶酸缺乏症患病率南方人为 6.2%，北方人为 38%。我国营养性巨幼细胞贫血以叶酸缺乏为主，欧美国家维生素 B_{12} 缺乏或有内因子抗体者多见。

（一）临床基础

1. 临床表现　如前所述，缺乏维生素 B_{12} 或叶酸所致巨幼细胞贫血是一个逐渐发展的过程，因此临床表现有多方面性。

（1）贫血表现：苍白、虚弱、乏力、头晕、心悸、气短等一般性贫血症状。

（2）血液系统表现：巨幼细胞贫血、白细胞减少、血小板减少等。维生素 B_{12} 缺乏尚可影响中性粒细胞的功能。

（3）消化系统表现：口腔黏膜、舌乳头萎缩，舌质红，舌面呈"牛肉舌"，可伴疼痛。胃肠道黏膜萎缩可引起食欲缺乏、恶心、腹胀、腹泻和便秘等症状。

（4）神经系统表现：维生素 B_{12} 缺乏常出现神经系统异常，如脊髓的亚急性联合变性、小脑共济失调、周围神经的轴突变性、记忆丧失、易激惹、痴呆及锥体外系表现。而在叶酸缺乏患者中，仅有极少数报告这些神经系统并发症。

2. 诊断依据

（1）确定巨幼细胞贫血：主要依据血细胞形态学特点结合临床表现进行诊断。外周血常规最突出的表现为大卵圆形红细胞增多，且中央苍白区缩小，中性粒细胞核分叶过多。平均红细胞体积常大于 110fl，平均血红蛋白浓度常大于 32pg。骨髓增生活跃或明显活跃，红系增生显著，巨幼红细胞系列占骨髓细胞总数的 30%～50%。粒系也有巨幼变，成熟粒细胞多分叶，巨核细胞体积增大，分叶过多。骨髓铁染色常增多。

（2）确定维生素 B_{12} 或叶酸缺乏症：主要依据血清维生素 B_{12} 或叶酸，以及其代谢产物测定。

①血清维生素 B_{12} 测定：血清维生素 B_{12} ＜ 74pmol/L （100ng/ml）可诊断维生素 B_{12} 缺乏。

②血清及红细胞叶酸测定：血清叶酸＜ 6.8nmol/L （3ng/ml）或红细胞叶酸＜ 227nmol/L （100ng/ml）可诊断叶酸缺乏。

③血清同型半胱氨酸及甲基丙二酸测定：血清同型半胱氨酸和甲基丙二酸是维生素 B_{12} 和叶酸的代谢产物。不论维生素 B_{12} 或叶酸缺乏，都可使血清同型半胱氨酸水平升高，维生素 B_{12} 缺乏可使甲基丙二酸水平升高。血清同型半胱氨酸的正常参考值为 5 ～ 14μmol/L，血清甲基丙二酸的正常参考值为 70 ～ 270nmol/L。血清代谢产物测定是诊断维生素 B_{12} 缺乏症的金标准，但因价格昂贵难以作为临床筛选诊断。

（3）确定维生素缺乏的原因：需要借助病史、体格检查、胃肠道检查及寄生虫检查分析维生素缺乏的病因。疑有恶性贫血则可能需要测定血清内因子抗体和血清壁细胞抗体。

（二）药物治疗

有原发疾病（如胃肠道疾病、自身免疫病等）的巨幼细胞贫血，应积极去除病因，治疗原发疾病。用药后继发的药物性巨幼细胞贫血，应酌情减量或停药。维生素 B_{12} 或叶酸缺乏所致的营养性巨幼细胞贫血，应补充缺乏的营养物质。

1. 治疗药物的合理使用　根据缺啥补啥的原则，补充足量的维生素 B_{12} 或叶酸。

（1）维生素 B_{12}：用于维生素 B_{12} 的补充，维生素 B_{12} 缺乏所致的巨幼细胞贫血，以及神经炎的辅助治疗。肌内注射：成人每日 0.025 ～ 0.1mg 或隔日 0.05 ～ 0.2mg。无维生素 B_{12} 吸收障碍者，可口服维生素 B_{12} 片剂 500μg，每日 1 次，直至血常规恢复。维生素 B_{12} 可见低血压、高尿酸血症。少见暂时轻度腹泻，罕见过敏性休克。

（2）叶酸：用于各种原因引起的叶酸缺乏及由叶酸缺乏所致的巨幼细胞贫血。成人治疗剂量为每次 5 ～ 10mg，每日 3 次。叶酸偶见过敏反应，长期用药可出现畏食、恶心、腹胀等胃肠道症状，大量服用时，可使尿呈黄色。

2. 用药注意事项及患者教育

（1）维生素 B_{12}：对于恶性贫血者（内因子缺乏）或维生素 B_{12} 吸收障碍所致巨幼细胞性贫血者，需肌内注射给予维生素 B_{12} 而非口服。在治疗巨幼细胞贫血开始的 48 小时应监测血钾水平，以防止低钾血症（在新的造血细胞产生的过程中，钾的利用将明显增加）。吸收膳食中维生素 B_{12} 能力永久性下降的患者（如恶性贫血、全胃切除术、手术切除末端回肠）必须终身治疗。如果维生素 B_{12} 缺乏的病因可以根除（如饮食、药物、可逆性的吸收不良综合征），当完全纠正维生素 B_{12} 缺乏且去除病因后，可以终止治疗。氨基糖苷类抗生素、对氨基水杨酸类、苯巴比妥、苯妥英钠、扑米酮等抗惊厥药及秋水仙碱等可减少维生素 B_{12} 从肠道的吸收；考来烯胺可结合维生素 B_{12}，减少其吸收；应避免维生素 B_{12} 与氯霉素合用，否则可抵消维生素 B_{12} 具有的造血功能。

（2）叶酸：应明确叶酸缺乏后再给予叶酸的补充。维生素 B_{12} 缺乏而单用叶酸是禁忌。因叶酸不能阻止因维生素 B_{12} 缺乏所致的神经系统损害，而大剂量叶酸可致血清维生素 B_{12} 的进一步降低，反而加重神经系统症状。即使不能明确是维生素 B_{12} 缺乏或叶酸缺乏或两者同时缺乏，也应该维生素 B_{12} 或叶酸联合使用。考来替泊可与叶酸结合，会降低叶酸的生物利用度，应避免合用。维生素 B_1、维生素 B_6、维生素 C、胰酶、柳氮磺吡啶等可抑制叶酸的吸收；氨甲蝶呤、乙胺嘧啶等药物对二氢叶酸还原酶有较强的亲和力，可阻止叶酸转化为四氢叶酸，故氨甲蝶呤、乙胺嘧啶等与叶酸合用，疗效均降低。

（3）疗效监测：治疗期间应监测血常规，必要时可查维生素 B_{12} 或叶酸及其代谢产物、血钾等。维生素 B_{12} 和（或）叶酸的补充治疗开始后 1 周，网织红细胞的升高应达到高峰，2 周内白细胞和血小板恢复正常，4～6 周贫血被纠正。如果治疗后贫血改善不满意，需注意是否有合并缺铁的情况，重症病例因大量红细胞新生，也可出现相对性缺铁，要及时补充铁剂。

（4）测定影响：有许多因素可影响血清维生素 B_{12} 的测定，如叶酸缺乏、妊娠期、口服避孕药、多发性骨髓瘤、大剂量维生素 C 及部分抗菌药均可能引起假性维生素 B_{12} 缺乏。血清维生素 B_{12} 升高尚见于骨髓增殖症、肝肿瘤、活动性肝病及小肠细菌过度繁殖等。血清叶酸水平极易受饮食的影响，而不能反映组织内的叶酸水平，因此要以红细胞内叶酸为准。单独血清叶酸水平降低可见于 1/3 的住院患者伴厌食者、急性酒精中毒、正常妊娠及使用抗癫痫药的患者。22%～55% 酗酒者有血清叶酸浓度降低。

（5）饮食注意：加强营养知识教育，纠正偏食习惯及不正确的烹调习惯。酗酒者应戒酒。烹调温度过高或时间过长会导致叶酸破坏。婴儿应提倡母乳喂养，合理喂养，及时添加辅食品。备孕者应在尝试怀孕前至少 1 个月开始服用多种维生素（含有至少 400μg 叶酸的"产前"多种维生素）。孕妇应多食新鲜蔬菜和动物蛋白质，妊娠后期可补充叶酸。可通过增加维生素 B_{12} 和叶酸的摄入，多吃富含维生素 B_{12} 和叶酸的食物来降低巨幼细胞贫血发生的风险。富含维生素 B_{12} 的食物包括各种肉类、鱼类和动物产品，如蛋和奶；许多谷类，如面包和谷物食品，都添加有维生素 B_{12}。富含叶酸的食物包括水果和绿叶蔬菜等。

【同步练习】

一、A 型题（最佳选择题）

1. 患者诊断"缺铁性贫血"，需要口服补铁治疗，下列铁剂不良反应最明显的是（　　）

A. 多糖铁复合物　　　B. 富马酸亚铁　　　C. 葡萄糖酸亚铁　　　D. 硫酸亚铁

E. 右旋糖酐铁

本题考点：口服铁剂胃肠道反应多与剂量及品种有关，其中硫酸亚铁反应最明显。

2. 患者，女性，实验室检查示血红蛋白 95g/L，血清铁蛋白 11μg/L，诊断"缺铁性贫血"，给予硫酸亚铁片口服，下列向患者交代的用药注意事项，错误的是（　　）

A. 宜空腹服用　　　　　　　　　　B. 宜同时补充适量的维生素 C

C. 不宜与钙剂同服　　　　　　　　D. 不宜同时进食牛奶或蛋类

E. 应避免使用抑酸药物

本题考点：硫酸亚铁片剂应饭后服用。

3. 下列药物可与口服铁剂同时服用的是（　　）

A. 多西环素　　　　　B. 碳酸钙 D_3　　　　　C. 雷尼替丁　　　　　D. 泮托拉唑

E. 维生素 C

本题考点：四环素类抗菌药、磷酸盐类药物、钙剂及抑酸药（H_2 受体拮抗药、质子泵抑制药）等，与铁剂合用会减少铁剂的吸收。

4. 伴有神经症状的巨幼细胞贫血的患者，在补充叶酸的基础上，还应补充（　　）

A. 维生素 C　　　　　　B. 维生素 B_1　　　　　C. 维生素 B_6　　　　　D. 维生素 B_{12}

E. 维生素 B_2

本题考点：伴有神经症状的巨幼细胞贫血的患者，在补充叶酸的基础上，还应补充维生素 B_{12}。

5. 下列关于巨幼细胞贫血的说法错误的是（　　）

A. 对于恶性贫血者，需肌内注射给予维生素 B_{12} 而非口服

B. 可逆性的吸收不良综合征患者，纠正维生素 B_{12} 缺乏并去除病因后，可终止治疗

C. 恶性贫血、全胃切除术患者，必须终身治疗

D. 不能明确是维生素 B_{12} 缺乏或叶酸缺乏时，可单独补充叶酸

E. 老年人、酗酒者为巨幼细胞贫血的高危人群

本题考点：若单纯维生素 B_{12} 缺乏，单用叶酸是禁忌。

二、B 型题（配伍选择题）

[6～8 题共用备选答案]

A. 甲磺酸去铁胺　　　　　　　　　　　B. 葡萄糖酸亚铁

C. 叶酸　　　　　　　　　　　　　　　D. 维生素 B_{12} + 叶酸

E. 亚叶酸钙

6. 缺铁性贫血患者应选用（　　）

7. 恶性贫血患者应选用（　　）

8. 氨甲蝶呤所致贫血者可合并应用（　　）

本题考点：缺铁性贫血应给予补铁治疗；恶性贫血应给予叶酸加维生素 B_{12}；氨甲蝶呤所致药物性贫血可合并给予亚叶酸钙。

三、X 型题（多项选择题）

9. 患者，女性，30 岁。因月经量多 6 个月，头晕、乏力就诊，实验室检查结果显示：血红蛋白 85g/L，呈小细胞低色素性贫血。医师处方：富马酸亚铁片 0.4g po tid。该患者的用药指导，下列说法正确的有（　　）

A. 富马酸亚铁片可与适量维生素 C 同服

B. 富马酸亚铁片宜在餐后或餐时服用，以减轻对胃部刺激

C. 富马酸亚铁片可减少肠道蠕动，引起便秘

D. 可多食用瘦肉、动物内脏、绿叶蔬菜等含铁丰富的食物

E. 如发现大便颜色变黑，可能是富马酸亚铁片引起的上消化道出血

本题考点：富马酸亚铁片的用药注意事项。

参考答案：1. D　2. A　3. E　4. D　5. D　6. B　7. D　8. E　9. ABCDE

第 16 章　恶性肿瘤

一、治疗原则与注意事项

【复习指导】本部分内容较简单，历年考题多为单项选择、配伍选择，分数所占不多。其中，抗肿瘤药分类和不良反应及处理相关内容需要熟练掌握。

（一）恶性肿瘤的治疗原则

肿瘤是机体在各种致癌因素作用下，组织细胞在基因水平上失去对生长的正常调控，导致异常过度活跃增殖而形成的新生物。一般将肿瘤分为良性和恶性两大类。恶性肿瘤细胞直接侵犯周围组织或经淋巴、血液循环形成远处转移，累及正常器官，影响其功能，导致器官功能衰竭，导致机体死亡。侵犯和转移是恶性肿瘤的生物学特征之一。两者是相互关联的多阶段多步骤过程，是肿瘤患者死亡的主要原因。

1. **综合治疗**　恶性肿瘤的分类多达 200 种以上，性质类型各异、累及的组织和器官不同，疾病分期不同，肿瘤的病因、发病机制、临床症状及患者的身体状况均十分复杂，单一的治疗方法效果并不理想，需要合理的、有计划的联合应用多种治疗手段，取长补短。根据患者的机体状况、肿瘤的病理类型、侵犯范围（病期）和发展趋势，有计划的、合理的应用现有的治疗手段，以期较大幅度的提高治愈率和延长生存期，提高患者的生活质量。抗肿瘤主要的治疗方法有手术、化疗、放疗、内分泌治疗、免疫治疗等，是一个多学科协同合作的长期治疗过程。肿瘤相关专科医师和药师要熟练掌握各类抗肿瘤治疗手段的适应证、抗肿瘤药物的不良反应、相互作用等基本特性，结合患者自身情况，规范合理地进行抗肿瘤综合治疗。

2. **发展历史**　外科手术曾是治疗恶性肿瘤的唯一方法，近半个世纪以来，肿瘤的发生发展、生物学行为和病理学从分子水平有了更深入的研究，现在治疗策略已有很大变化，但外科手术仍然是最重要的抗肿瘤治疗手段。有一些早期肿瘤，如甲状腺癌、宫颈癌等，单靠手术即有可能治愈。放射治疗也是恶性肿瘤的主要治疗方法之一，放疗设备已经有了长足的进步，从深度 X 线机到医用加速器、高线性能量传递放疗机等，计算机的应用也使得放疗技术更加精确，对特定体积的组织能够给予精确的限定能量。三维适形放疗、立体定向放疗、束流调强放疗等现代放疗设备的应用，可最大限度地将放射剂量集中到病变部位，杀灭肿瘤细胞，而使正常组织和器官少受不必要的照射。化疗与手术和放疗相比，应用历史较短。近代肿瘤内科治疗开始于 20 世纪 40 年代，氮芥作为生化武器研发用于第二次世界大战，主要毒性为致死性骨髓抑制，随后尝试用于白细胞增多为主要表现的白血病和淋巴瘤，逐渐受到肿瘤学界关注；到 50 年代人工合成环磷酰胺、氟尿嘧啶，并在临床治疗中取得成功；到 60 年代研发出了一大批目前主要使用的细胞毒性药物，如长春碱、博来霉素、顺铂、阿糖胞苷、氨甲蝶呤等；到 70 年代，开始出现联合化疗方案，形成手术、放疗、化疗联合治疗模式；到 80 年代，新辅助化疗出现，为原本不可手术的患者赢得手术机会，化疗途径也从静脉全身给药发展到腔内给药、鞘内给药、介入化疗等新方式；90 年代之后，化疗辅助用药改变了化疗的局面，如粒细胞集落刺激因子的使用使得化疗剂量强度提高、镇吐药使得患者生活质量提高等；21 世纪以来，分子水平的靶向治疗、生物治疗和免疫治疗进入临床，更多疗效好、毒性低的药物在肿瘤治疗中发挥作用。

3. 细胞毒性药物作用特点　正常组织或肿瘤细胞处于增殖期的细胞数与同一组织或肿瘤细胞总数之比成为生长比率。生长比率高的肿瘤细胞增大较快，倍增时间也相应较短，此时对于化疗药物的敏感性也较高。静止期（G_0）细胞为有繁殖能力的后备细胞，暂不分裂，当处于增殖周期中的细胞大量杀灭后，G_0 期细胞即可补充进入周期。肿瘤的 G_0 期细胞对于化疗不敏感，常成为复发和转移的根源。生长速度较慢的实体瘤中，处于增殖期的细胞较少，G_0 期细胞较多，在选择抗肿瘤药进行治疗时，先用周期非特异性药物杀灭一部分肿瘤细胞，使剩余肿瘤细胞进入增殖期，再使用周期特异性药物效果更好。如小细胞肺癌，联合使用顺铂和依托泊苷，应先用顺铂，再用依托泊苷。而对于生长速度快的肿瘤，先使用周期特异性药物大量杀灭处于增殖周期的细胞，降低肿瘤细胞负荷，随后再使用周期非特异性药物杀灭残留的肿瘤细胞。

化疗方案中，如果其中一个药物刺激性更强，应先给予，以免在血管状况更差时，增加局部不良反应风险。如阿霉素、丝裂霉素等强刺激类药物，静脉注射时间控制在 10 ～ 15 分钟，给药前后用生理盐水或葡萄糖水冲管。抗代谢药为细胞周期特异性药物，具有时间依赖性，需缓慢静脉点滴提高疗效，特别对半衰期短的药物效果更为明显，如氟尿嘧啶、阿糖胞苷半衰期仅 10 ～ 20 分钟。

（二）常见抗肿瘤药的分类

以往多按照来源和作用机制可以分为烷化药、抗代谢药、抗肿瘤抗生素、植物药、激素和其他。从分子水平来看，根据作用机制和作用特点分类更为完善。

1. 直接与 DNA 结合，阻止 DNA 复制的药物　包括各种烷化药、丝裂霉素、博来霉素、达卡巴嗪、顺铂、卡铂、喜树碱等，基本属于周期非特异性药物。

2. 阻止核酸生物合成的药物　这类药物主要影响肿瘤细胞的酶系，使 DNA 和 RNA 的前体物合成受阻，从而抑制 DNA 或 RNA 形成。主要包括氨甲蝶呤、氟尿嘧啶、巯嘌呤、羟基脲、阿糖胞苷等，这类药物主要作用于 S 期细胞，属于抗代谢药，为周期特异性药物。

3. 影响转录的化疗药物　这类药物的主要药理作用是插入 DNA 双螺旋与其非共价结合，从而干扰 DNA 上的遗传信息转录到依赖 DNA 的 mRNA 上，导致模板功能受损、转录受损。代表药物有放线菌素、蒽环类（柔红霉素、阿霉素、表柔比星、米托蒽醌、伊达比星、吡柔比星等）、博来霉素等，多为周期非特异性药物。

4. 影响微管蛋白和有丝分裂的药物　主要包括有长春碱类、鬼臼毒素类、紫杉类、喜树碱类。长春碱类有长春碱、长春新碱、长春地辛等，主要抑制微管蛋白的聚合而影响纺锤体微管的形成，使有丝分裂停止于中期，还可以抑制 RNA 与核糖体的结合。鬼臼毒素类包括依托泊苷、替尼泊苷，作用于 S 后期和 G_2 前期细胞，使有丝分裂明显受到抑制，还能与拓扑异构酶 II 可逆性结合，干扰 DNA 断裂重新连接反应。紫杉醇类临床应用非常多，包括紫杉醇、多西他赛等，是植物来源的新型抗微管药，能促进微管蛋白形成微管并抑制后者的解聚，从而增进微管的双聚体装配，阻止其多聚化，最终导致纺锤体异常而抑制有丝分裂。喜树碱类，包括拓扑替康、伊立替康等为拓扑异构酶Ⅰ抑制药，与拓扑异构酶Ⅰ形成复合体，阻止 DNA 复制。

5. **影响核糖体功能，阻止蛋白质合成的药物** 代表药物是高三尖杉酯碱，能够抑制真核细胞蛋白质的合成，使多聚核糖体解聚，干扰蛋白核糖体功能，是周期特异性药物。影响细胞膜的药物；香丹注射液诱导细胞凋亡的药物。

6. **激素类** 主要通过调节内分泌来治疗肿瘤，包括雌激素类、抗雌激素类、孕激素类、雄激素类、抗雄激素类、肾上腺皮质激素、抗肾上腺皮质激素等。代表药物有他莫昔芬、依西美坦、来曲唑、戈舍瑞林等。

7. **新型抗肿瘤药** 包括靶向药物和免疫治疗药物。靶向药物有单克隆抗体，如贝伐珠单抗、曲妥珠单抗等；小分子靶向药，如吉非替尼、索拉非尼等。免疫治疗有 PD-1 单抗，如纳武单抗；PD-L1 单抗，如阿特朱单抗；CTLA-4 单抗，如伊匹木单抗。

（三）常见抗肿瘤药不良反应及处理

肿瘤是由机体细胞异常增殖而来，这种增殖既不符合生理要求，也不受正常的调控机制控制。正是由于肿瘤细胞并非外来，传统放、化疗的选择性不高，对于正常细胞，尤其是增殖速度快的组织，如骨髓、头发等，也有杀伤作用，也就是不良反应。不良反应按反应发生的部位可以分为局部反应和全身反应，按照反应发生的时间可以分为近期毒性和远期毒性。

1. **局部反应** 常用化疗刺激药物分为：①强刺激（组织坏死型），可引起皮肤全层损伤，甚至达到皮下结构，也称为发疱药，包括氮芥、阿霉素、丝裂霉素、长春新碱、放线菌素 D 等；②刺激明显（灼伤型），可引起在穿刺部位或沿静脉分布的持续性钝痛、烧灼感、紧绷感和静脉炎，外渗区域有温热感、红斑和压痛，但不伴有组织坏死脱落，且没有长期持续的后遗症，包括顺铂、卡莫司汀、替尼泊苷、依托泊苷等；③相对无明显刺激：环磷酰胺、氨甲蝶呤、博来霉素、氟尿嘧啶、阿糖胞苷、顺铂等；④容易引起栓塞性静脉炎：阿霉素、达卡巴嗪、替尼泊苷、长春碱、长春瑞滨、氟尿嘧啶等。

药物外渗是指药物渗漏入血管外间隙，包括从血管漏出和直接浸润，是发生局部不良反应的主要原因。①化疗所致恶心、呕吐在药物方面，可能与药物的 pH 有关，如长春碱为碱性药物，可能导致血管内二氧化碳蓄积，血管内压升高，继而血管的通透性升高，使药物渗漏皮下，除药物的 pH 之外，也可能跟药物的渗透压、药物浓度、药物对细胞代谢功能的影响均有相关；②在患者因素方面，经常采集血标本或静脉注射的老年人血管脆性增加，血管栓塞、腋窝淋巴结清扫术后、肿瘤压迫、上腔静脉综合征等引起上游血管阻力增加也可能增加渗漏的发生，对于这类情况，可以使用深静脉置管来降低渗漏风险；③在操作方面，各种穿刺术的损伤也可能导致渗漏，如针尖刺破血管或针尖斜面未完全进入血管腔、针尖固定不牢等。

药物渗漏应以预防为主，常采用外周静脉置入中心静脉导管（PICC），为患者提供中长期的静脉输液，既可以避免反复穿刺的痛苦，还可以减轻化疗药物对血管的损伤。若一旦发生药物局部渗漏，应立即停止输液，抬高肢体；保留针头，回抽外渗药物，经原通路静脉滴注解毒药或注入生理盐水稀释渗出药物；局部使用解毒药、局部使用 1%～2% 普鲁卡因封闭、外用硫酸镁或类固醇；冷敷使血管收缩，减少药物吸收，降低痛觉神经敏感性。

2. 全身反应 抗肿瘤药，尤其是细胞毒性药物，除了杀伤肿瘤细胞外，由于缺乏靶向性，带来的不良反应也非常常见，而且严重，如骨髓抑制、恶心、呕吐、腹泻、便秘、神经毒性、心脏毒性、肾毒性、皮肤毒性等。

（1）骨髓抑制：骨髓抑制表现为白细胞、血小板、红细胞和血红蛋白单项或多项下降，发生风险与化疗方案的强度和累积的化疗周期密切相关，是化疗中常见的剂量限制性毒性。几乎所有的细胞毒性药物均有骨髓抑制，通常发生在化疗后的 7～10 天，有一些药物骨髓抑制时间可能出现的更晚，如卡莫司汀、美法仑等。在治疗前后均需要复查血常规，监测骨髓情况。严重的白细胞减少，下降到 1×10^9/L 以下，也称为粒细胞缺乏，这种情况下一旦出现感染，可能危及患者生命。粒细胞减少主要是使用重组粒细胞集落刺激因子、粒细胞巨噬细胞集落刺激因子进行治疗，根据血常规指标调整用药剂量，药物能够迅速刺激骨髓池释放成熟粒细胞，连续使用可以刺激造血细胞增殖、分化，最终达到增加外周血中粒细胞数量。骨髓抑制风险大的化疗方案，集落刺激因子也是方案中的一部分，进行预防性升白细胞。对于粒细胞缺乏伴发热的患者需要更加积极升白细胞治疗，并且推荐预防性使用抗生素，以免出现严重感染危及生命。

血小板下降时间晚于白细胞，通常在化疗后 2～3 周，通常可自行恢复，但恢复速度慢于白细胞。血小板下降明显的患者可以使用药物进行干预，白介素 – 11 可以直接刺激造血干细胞和巨核祖细胞的增殖，诱导巨核细胞成熟分化，增加体内血小板生成。用法用量为 25～50 μg/kg，于化疗结束后 24～48 小时开始或发生血小板减少症后注射于腹部、上臂、大腿及臀部皮下，每日 1 次，连用 14 日，血小板计数恢复后及时停药。

肿瘤相关贫血常见因素很多，非化疗因素有肿瘤相关出血、肿瘤侵犯骨髓、营养不良、铁代谢异常、肾功能损害、放疗等；化疗引起的贫血常与铂类药物的使用相关，该类药物能促进红系细胞凋亡，同时造成肾损害，肾小管细胞受损导致内源性促红细胞生成素（EPO）减少而引起贫血。重组人促红细胞生成素可促进红系细胞的增殖和分化，治疗化疗相关的贫血，降低红细胞成分血的输注。起始剂量为 150U/kg，皮下注射，每周 3 次，超过 8 周治疗，不能有效减少输血需求或增加红细胞比容，可增加剂量至 200U/kg。用药期间为防止缺铁，可同时补充铁剂。

（2）胃肠道反应：发生率高，食欲缺乏是最常见的表现，通常持续到化疗后 1～2 天。虽然手术或放疗可引起恶心和呕吐，但化疗所致恶心、呕吐可能是最严重且最影响患者生活质量的，降低患者依从性，甚至导致脱水、代谢紊乱、营养不良、吸入性肺炎。目前在药物治疗方面，已取得了重大进展，但化疗所致恶心、呕吐仍是治疗过程中一个重要不良反应。化疗所致恶心、呕吐按照发生的时间可以分为 3 种类型，对预防和治疗都有重要意义。急性呕吐，最常在化疗 1～2 小时内开始，通常在 4～6 小时达到高峰；迟发性呕吐，出现在化疗 24 小时后；预期性呕吐，相对少见，发生于治疗前，是既往化疗周期中已出现过显著恶心和呕吐的患者的一种条件反射。

镇吐治疗的目标是预防恶心、呕吐发生，首先需要评估化疗方案的致吐风险，这可以首先根据联用方案中致吐风险级别高的药物，然后结合其他药物的相对致吐作用，推测整个方案的致吐风险，如环磷酰胺和多柔比星是中度致吐风险药物，但联合时为高致吐方案。镇吐方案主要根据药物的致吐风险级别来确定；其次患者的既往化疗史、年龄、性别等也有一定的影响。抗肿瘤药致吐风险分级见表 16 – 1。

表 16 – 1　抗肿瘤药致吐风险分级

致吐风险级别	发生概率	药物
高度	>90%	蒽环类/环磷酰胺联合治疗乳腺癌、卡莫司汀、顺铂、环磷酰胺 ≥ 1500mg/m² 、达卡巴嗪、氮芥
中度	30%～90%	阿仑单抗、卡铂、环磷酰胺 < 1500mg/m² 、异环磷酰胺、阿糖胞苷 > 1000mg/m² 、柔红霉素、多柔比星、表柔比星、伊立替康、脂质体伊立替康、奥沙利铂、替莫唑胺、克唑替尼、伊马替尼
低度	10%～30%	硼替佐米、卡巴他赛、西妥昔单抗、阿糖胞苷 ≤ 1000mg/m² 、多西他赛、依托泊苷、氟尿嘧啶、吉西他滨、丝裂霉素、米托蒽醌、紫杉醇、白蛋白紫杉醇、帕尼单抗、脂质体多柔比星、培美曲塞、帕妥珠单抗、拓扑替康、阿法替尼、卡培他滨、达沙替尼、氟达拉滨、拉帕替尼、帕唑帕尼、舒尼替尼、沙利度胺、凡德他尼
极低度	<10%	博莱霉素、白消安、克拉屈滨、氟达拉滨 贝伐单抗、利妥昔单抗、曲妥珠单抗 长春新碱、长春瑞滨、苯丁酸氮芥、厄洛替尼、吉非替尼、羟基脲、美法仑、氨甲蝶呤、索拉非尼

　　镇吐治疗的常用药物有 5 – 羟色胺 3（5 – HT₃）受体拮抗药昂丹司琼、格雷司琼、托烷司琼、帕诺洛司琼；神经激肽 – 1 受体（NK – 1）拮抗药阿瑞吡坦及糖皮质激素，最常用的是地塞米松，根据致吐风险，可以单独使用也可以联合使用。根据肿瘤治疗相关呕吐防治指南，具体推荐见表 16 – 2。

表 16 – 2　抗肿瘤治疗相关镇吐方案

静脉化疗			
致吐风险	急性	延迟性	证据/推荐级别
高度	5 – HT₃RA + DXM + NK – 1RA ± 劳拉西泮 ± H₂RA 或质子泵抑制药	DXM + NK – 1RA ± 劳拉西泮 ± H₂RA 或质子泵抑制药	1
中度	5 – HT₃RA + DXM + NK – 1RA ± 劳拉西泮 ± H₂RA 或质子泵抑制药	5 – HT₃RA + DXM ± 劳拉西泮 ± H₂RA 或质子泵抑制药	2A
低度	DXM；甲氧氯普胺；丙氯拉嗪 ± 劳拉西泮 ± H₂RA 或质子泵抑制药	无常规预防	2A
极低	无常规预防	无常规预防	2A
口服化疗			
致吐风险	急性	延迟性	证据/推荐级别
高、中度	5 – HT₃RA ± 劳拉西泮 ± H₂RA 或质子泵抑制药	无常规预防	2A
低、极低度	无常规预防	无常规预防	2A

常用镇吐药为上述 3 类，根据患者具体情况，必要时加用抗精神病药奥氮平、劳拉西泮等有助于增加镇吐效果。若患者呕吐情况严重，可增加其他类型镇吐药，还需注意补充水分和电解质，下一周期重新评估镇吐方案。

（3）腹泻和便秘：抗肿瘤药引起的胃肠道毒性是一个常见的不良反应，可表现为腹泻、便秘、结肠炎、肠道穿孔等。最常导致腹泻的药物有氟尿嘧啶类和伊立替康，是氟尿嘧啶类的主要毒性和剂量限制性毒性。

与伊立替康相关的腹泻根据发生时间可分为两种类型。发生在用药 24 小时之内，称为早发型，该类腹泻常伴随其他胆碱能过强的症状，包括腹部绞痛、鼻炎、流泪和流涎。症状平均持续时间为 30 分钟，通常使用阿托品可有效控制。而伊立替康引起的迟发型腹泻不可预测，腹泻发生的中位时间是用药后第 5 日，无累积效应，在各种剂量下均可发生。在临床试验中，迟发型腹泻和中性粒细胞减少是主要的剂量限制性毒性。任何级别腹泻的发生率为 50% ～ 88%，严重腹泻的发生率为 9% ～ 31%。使用伊立替康的患者都应备用洛哌丁胺，在第 1 次腹泻立即开始服药 4mg，此后每次不成形便服用 2mg，成人每日不超过 16mg。积极使用止泻药可以减少严重腹泻的发生，必要时，及时就医。对于使用伊立替康的患者，如条件允许，患者可检测尿苷二磷酸葡萄糖醛酸基转移酶 1A1（UGT1A1）基因，并根据相应结果慎重考虑伊立替康给药剂量，从而在最大程度减轻毒性的同时，使患者获得最佳疗效。

二氢嘧啶脱氢酶是氟嘧啶类药物代谢路径 3 种酶中被首先利用的酶，也是氟尿嘧啶分解代谢的限速酶。该酶的活性在人群中差异较大，存在二氢嘧啶脱氢酶活性的部分或完全缺乏的患者，无法充分分解氟尿嘧啶类药物，导致发生严重甚至致命毒性的风险增加，包括严重腹泻、黏膜炎和全血细胞减少，还可能出现恶心、呕吐、直肠出血、血容量不足、皮肤改变和神经系统异常。亚洲患者对氟尿嘧啶类的耐受性好于其他地区，可能与遗传因素相关，跟饮食习惯也有一定关系。卡培他滨所引起的腹泻，有时较严重。对于出现严重腹泻的患者应给予密切监护，若患者出现脱水，应立即补充液体和电解质。在适当的情况下，应及早开始使用标准止泻药，如洛哌丁胺，必要时调整卡培他滨给药剂量。替吉奥也是一种氟尿嘧啶衍生物的口服复方制剂，由替加氟、吉美嘧啶和奥替拉西组成，其中奥替拉西可以抑制肠道中氟尿嘧啶磷酸化，从而减少腹泻的发生。

便秘在化疗药物的不良反应中较少见，多是由于阿片类镇痛药引起，治疗应该侧重于预防，可在便秘刚出现时，甚至预防性给予轻泻药。肠穿孔是一种不常见的并发症，可能与抗血管生成药物有关，如贝伐珠单抗；也可能与肿瘤本身有关，如胃肠道淋巴瘤。

（4）神经毒性：抗肿瘤治疗的神经系统并发症可能来源于对神经系统的直接毒性作用或来源于药物诱导的代谢紊乱、脑血管疾病等，其中最为常见的是由化疗药物引起的周围神经病。根据其严重程度，通常为剂量限制性，与治疗的持续时间也有关，可能导致患者生活质量下降，在化疗停止之后可能继续存在，甚至加重。

铂类是最常见引起神经毒性的药物，其中顺铂和奥沙利铂神经毒性较大，卡铂神经毒性少见。顺铂的神经毒性常见于总剂量超过 300mg/m^2 的患者，以周围神经损伤常见，表现为运动失调、肌痛、上下肢感觉异常等，少数患者可能出现大脑功能障碍，也可能出现癫痫、球后视神经炎等。耳毒性是顺铂第二常见的神经毒性，卡铂的耳毒性低于顺铂，奥沙利铂耳毒性少见。大多数接受奥沙利铂治疗的患者（＞95%）都会出现急性神经毒性症状。典型的症状包括：吞咽冷食不适、咽部不适、对碰触冷物敏感及手部、足部和口周区域感觉异常和感觉倒错，以及肌痛性痉挛。麻木和麻刺感比电击痛或烧灼痛更明显。症状一般在给药后 24～96 小时内进展，并通常在接下来的 24～96 小时中减轻。

氨甲蝶呤可能引起急性、亚急性或长期的神经毒性，可表现为无菌性脑膜炎、横贯性脊髓病、急性或亚急性脑病及脑白质病。通常发生在氨甲蝶呤大剂量使用或鞘内注射之后。紫杉类药物，如紫杉醇、多西他赛等常引起感觉神经病变为主的外周神经病变，紫杉醇导致的严重感觉神经病变比多西他赛更常见。最重要的诱发因素是累积剂量：紫杉醇的神经毒性阈值是 $1000mg/m^2$，多西他赛为 $400mg/m^2$。主要的临床表现为手足烧灼样异常感觉和反射丧失。紫杉类的神经毒性在与铂类药物同时使用时会更加严重。长春碱类是植物来源的细胞毒性药物，其中长春新碱的神经毒性最大。神经毒性是长春新碱的剂量限制性毒性，主要引起外周神经症状，如手指神经毒性等，与累积剂量有关，表现为足趾麻木、腱反射迟钝或消失，外周神经炎。神经毒性常见于 40 岁以上患者，儿童的耐受性好于成人，淋巴瘤患者发生率高于其他肿瘤。周围神经损伤是硼替佐米最严重的非血液系统毒性之一。若毒性发生，疼痛性感觉性神经病可影响生存质量和日常生活活动能力，并且可能导致需要调整剂量或停止治疗。

（5）心脏毒性：抗肿瘤药中，蒽环类、VEGF 信号通路抑制药、嘧啶类似物、紫杉类、烷化药等是较易出现心脏毒性的药物，可能引起的心脏毒性有心肌功能异常和心衰、高血压、冠状动脉疾病、心律失常、血栓、瓣膜疾病、肺动脉高压等。在应用血管内皮生长因子类单抗药物（VEGF）需注意监测心脏超声，若患者的左心室射血分数降低幅度在 10%～50%，患者进展为心衰的风险较大，在没有禁忌证的前提下，推荐使用血管紧张素转换酶抑制药（ACEI）或血管紧张素受体阻滞药（ARB）联合 β 受体阻滞药预防左心室功能不全或症状性心衰的进一步恶化。这类药物还有 11%～45% 的可能会导致新发高血压或使已经控制稳定的高血压发生波动，因此，需要在抗肿瘤治疗过程中监测血压，若血压控制欠佳，可加强降压治疗或减少 VEGF 剂量。对于接受嘧啶类似物治疗的患者，常规监测心电图，有心脏病基础的患者需积极控制心脏病危险因素，如吸烟、高血压、糖尿病、高血脂等。一旦发生心肌缺血事件，需停用化疗药物。蒽环类药物有心脏毒性的累积剂量限制，柔红霉素＜$800mg/m^2$；阿霉素＜$360mg/m^2$；表柔比星＜$720mg/m^2$；米托蒽醌＜$160mg/m^2$；伊达比星＜$150mg/m^2$，可以使用右丙亚胺作为特异性的心脏保护。

（6）口腔毒性：肿瘤及抗肿瘤放疗、化疗可能引起的口腔并发症有急性发生的黏膜炎、唾液改变、味觉改变、口腔软组织感染、牙龈出血等，迟发性的有黏膜萎缩、口腔干燥等。黏膜炎是最常见的急性口腔毒性，可影响整个消化道的内衬黏膜的功能和完整性，溃疡产生还可能导致继发性细菌定植，甚至发生感染。抗肿瘤药中，最常引起黏膜炎的细胞毒性药物有阿糖胞苷、多柔比星、大剂量依托泊苷、氟尿嘧啶快速给药、氨甲蝶呤；小分子靶向药物中也有一些黏膜炎发病率较高，如舒尼替尼、索拉非尼、乐伐替尼等。患者本身口腔卫生不良、龋齿、牙周病会增加口腔毒性发生风险。

抗肿瘤治疗引起的口腔干燥综合征主要是由放疗引起，但多柔比星、环磷酰胺、氟尿嘧啶、氨甲蝶呤、长春新碱等也会引起唾液腺功能变化，导致黏膜组织干燥，甚至影响说话和吞咽，部分患者可能出现味觉障碍。化疗相关的口腔干燥多数在化疗结束之后可自行缓解，治疗过程中可以使用生理盐水漱口、涂抹润唇膏缓解症状。

化疗引起的血小板减少可能导致牙龈自发性出血，若口腔卫生不良可能加重局部炎症，这类并发症通常并不严重。双磷酸盐类和地诺单抗有导致下颌骨坏死的风险，肿瘤患者应保持良好的口腔卫生，并在用药之前，进行预防性口腔检查或治疗。

（7）肾毒性：化疗药物可影响肾小球、肾小管、肾间质组织或肾微血管系统，临床表现为血清肌酐的无症状性升高，严重者可能进展为需要透析的急性肾衰竭。肾是许多抗肿瘤药及其代谢产物的主要清除途径。肾损害可使化疗药物的排泄和代谢发生延迟，因而增加全身毒性。许多药物在肾功能不全的情况下给予时需要调整剂量。

顺铂是最常用的抗肿瘤药之一，也是肾毒性最大的药物之一，常引起肾小管功能障碍和肾功能累积损害，是顺铂的剂量限制性毒性，肾衰竭的发生率和严重性随治疗进行而加重，最终成为不可逆病变，需要停止顺铂治疗。患者血清肌酐浓度相对于基线水平升高≥50%，或尿量下降至＜0.5ml/（kg·h）且持续6小时以上，及时停用顺铂可能预防进行性肾衰竭。治疗结束是 GFR ＞60ml/min （滤过面积为 1.73m^2 ）的患者的肾功能会保持稳定或随着时间推移而改善。加强补液和利尿有一定证据可以预防顺铂引起的肾毒性。

卡铂的肾毒性明显小于顺铂，引起低镁血症也较少。奥沙利铂偶尔引起急性肾小管坏死。血管内皮生长因子和小分子酪氨酸激酶抑制药可导致无症状性蛋白尿，偶有肾病综合征。环磷酰胺通过肾排泄，其代谢产物可导致出血性膀胱炎。镜下血尿和肉眼血尿是环磷酰胺最常见与剂量相关的不良反应，必要时终止治疗。使用美司钠、强效水化和碱化尿液可以显著减少尿路副作用的发生频率和减轻严重程度。

（8）肝毒性：接受细胞毒性药物治疗的患者在治疗前和治疗过程中均需要对肝功能进行评估，化疗本身可以直接诱导肝功能损害，而对于有肝基础疾病的患者，由于肝功能异常导致药物代谢变化而产生更高或更持久的药物浓度，从而导致全身毒性，如骨髓抑制和进一步的肝功能损害。化疗相关的肝毒性的临床表现可从无症状性生化异常到伴有黄疸的急性肝炎。肝损害的严重程度主要是通过测定血清门冬氨酸氨基转移酶、丙氨酸氨基转移酶、胆红素和碱性磷酸酶，前两项升高提示肝细胞损伤，后两项升高则提示胆汁淤积。

烷化药较少引起肝毒性。抗代谢药阿糖胞苷大剂量使用时，有25%～50%的患者出现肝损害伴肝酶增高，胆汁淤积和血胆红素增加。大剂量氨甲蝶呤治疗会使肝酶短暂升高，长期化疗可能导致肝出现急性营养障碍、门静脉周围纤维化、变形和硬化。培美曲塞是新型抗叶酸制剂，常用于治疗肺癌和恶性胸膜间皮瘤，有超过10%的患者可能出现肝酶升高。蒽环类药物结构类似，代谢途径类似，因此毒性反应也是相似的，引起肝酶和胆红素升高不多见，一旦出现，必要时，根据患者检查指标减少用药剂量。小分子靶向药也可能引起肝功能损害，通常为转氨酶升高，主要是轻度至中度，具体减量方式每个药物不同。

大部分肿瘤的治疗都是联合治疗而非单药治疗，通常，单种药物都有不同的作用机制和毒性反应。越大的肿瘤细胞杀伤潜能有时伴随着越大的毒性，包括肝毒性。

（9）皮肤反应：有些化疗药物可引起皮肤色素沉着和角化增生，如氟尿嘧啶可引起色素沉着，博来霉素可引起手指、足趾、关节处皮肤肥厚和色素沉着，引起趾甲变色脱落、脱发。皮疹是一项常见的化疗药物不良反应，通常程度较轻，局部治疗即可，如吉西他滨、吉非替尼和西妥昔单抗等。抑制表皮生长因子受体的单抗和小分子靶向药都有明显的皮肤毒性，最常见的表现是丘疹脓疱性痤疮样疹，大约2/3患者会出现，5%～10%可能很严重，多发生于面部、躯干和四肢，不累及手掌和足底，还可能出现毛囊间皮肤脱屑。大多在开始治疗1周内发生，一般不影响治疗，对症处理即可，必要时中断治疗后症状可以自行消退，无后遗症。卡培他滨可能引起瘙痒症、局部表皮剥脱、皮肤色素沉着、非真菌性甲病、光敏反应、放射治疗回忆综合征。放射治疗回忆综合征是指既往曾经放疗过的患者，在使用特定药物时，放疗部位出现放射性炎症的表现。

脱发：脱发是抗肿瘤治疗中一个通常可逆的不良反应，对身体健康影响不大，但对于患者的心理可能影响很大。抗肿瘤药引起的脱发大约在 1 周或 2 周后产生，但不影响毛囊，化疗结束后几个月到一年时间可逐渐恢复。细胞毒性药物中，烷化药、抗肿瘤抗生素、抗微管药物、拓扑异构酶抑制药、铂类等众多常用药物均可能导致脱发。对于脱发，迄今尚无药理学上的防治方法，国外曾探索使用冰帽等措施。小分子靶向药物和单克隆抗体可能会导致毛发卷曲和变色。

3. 远期毒性　由于抗肿瘤治疗的总体进展，许多患者能长期无病生存或带瘤生存，肿瘤也变成一种慢性疾病。对于长期生存患者，研究发现一些与治疗相关的远期毒性反应。

（1）肺毒性：氨甲蝶呤引起的肺毒性，最初表现为咳嗽、呼吸急促和呼吸困难，部分患者可能出现氨甲蝶呤特异性肺炎（肉芽肿或浸润）、肺纤维化，多在用药 2 个月到 5 年之间发生，与用药剂量相关。使用博来霉素的患者 10% ～ 23% 可能出现肺毒性，表现为呼吸困难、咳嗽、胸痛、肺部啰音等，也可导致非特异性肺炎和肺纤维化，与用药总剂量有关。用药 400mg 的患者，肺功能失常发生率为 10%，1% ～ 2% 患者死于肺纤维化；用药 500mg 以上患者死亡率可达 3% ～ 5%。故应随时注意肺纤维化情况，关注肺活量、一氧化碳扩散容积、动脉内氧气分压等指标、胸部影像学检查，如有异常，及时停药。老年患者和心肺功能不全的患者应特别注意，减少用药剂量或延长给药间隔时间。吉非替尼可能导致间质性肺炎，多数相关报道来自亚裔人群，机制尚不明确。

（2）生长迟缓、不孕不育、致畸、早衰等，尤其对于儿童和青少年患者要谨慎，并向患者交代可能引起的远期毒性的可能。

（3）口腔及牙齿并发症在头颈部癌症生存者中很常见，这是因为头颈部癌症治疗区域往往包括患者进行呼吸、进食和语言交流所需的器官，这些器官与癌症部位接近。因此，可出现许多并发症，这些并发症可直接影响口腔、口腔周围器官（如甲状腺）及结构，常表现为面容受损、唾液腺功能减退、放射性骨坏死及张口困难。此外，这些患者有复发癌和二次原发癌的危险。儿童期出现头颈部肿瘤的患者，抗肿瘤治疗会对其牙齿及周围结构的正常生长和发育产生不良影响，如小牙症或牙发育不全。

（4）化疗后长期生存患者的第二原发肿瘤比正常人的预期发病率高 20 ～ 30 倍，常发生在治疗后 1 ～ 20 年，发病高峰在 3 ～ 9 年。如霍奇金病常发生急性非淋巴细胞白血病和非霍奇金淋巴瘤，非霍奇金淋巴瘤常发生实体瘤和急性淋巴细胞白血病。

二、和缓医疗

【复习指导】本部分内容较简单，历年考题多为单项选择，分数所占不多。其中，癌痛三阶梯治疗相关内容需要熟练掌握。

和缓医疗也称为姑息治疗，是针对已不能根治的肿瘤患者的一种积极而全面的治疗，侧重于生活质量而不再是生存时间的延长，帮助患者维持躯体、情感、精神、社会行为能力的最佳状态，在抗肿瘤治疗中占有重要的地位，是目前一个发展十分迅速的学科分支。和缓医疗主要包括的内容：癌症患者疼痛的处理、营养支持、疲乏及焦虑、恐惧、抑郁等心理问题，还包括对患者家庭的支持。治疗原则是尽可能给患者带来益处和尽可能减少对患者的伤害，尊重患者的意愿，权衡利弊，选择适合患者当前情况的姑息方案。

姑息治疗是以患者、家庭、照顾者为中心的医疗保健方法，以疼痛管理为主，结合多种全方位照护管理，根据患者、家庭的需要、价值观、信仰和文化纳入心理社会和精神护理。姑息治疗的目标是预测、预防和减少痛苦，并为患者和患者家庭提供最佳生活质量照护，无论疾病的阶段或其他治疗方法的需要。姑息治疗可以从诊断开始，应该同时提供延长寿命的疗法，并应促进患者自主，获取信息和选择。当延长寿命的疗法不再有效，适当时，姑息治疗成为护理的主要关注点。姑息治疗通常由肿瘤学团队发起，然后通过与跨学科团队的合作加强姑息治疗。机构应将姑息治疗纳入癌症治疗的流程，作为常规肿瘤治疗的一部分。

有研究显示，超过 1/3 处于终末期的肿瘤患者会表现出来中到重度的一些症状，如疼痛、恶心、厌食、焦虑、抑郁、失眠、嗜睡、呼吸困难、疲乏、虚弱、恶病质等。姑息治疗就是来帮助患者和家属解决这些问题。人们越来越重视生活质量的问题，因此和缓医疗逐渐成为肿瘤综合照护的重要一环。

和缓医疗适宜患者的筛查。肿瘤学团队在患者每次就诊时，需考虑下列有关因素：未控制的症状、中到重度的肿瘤相关不适、精神和社会心理状况、潜在的致死性疾病、转移性实体瘤、患者和家属所关心的治疗相关问题、患者和家属是否要求进行姑息治疗等，筛查符合标准的患者。通过控制肿瘤，很多肿瘤相关症状也随之缓解，但对于终末患者而言，治疗所产生的不良反应也需要充分考虑。完善的评估应结合患者肿瘤的自然病程、进一步治疗的获益可能性、精神承受力、患者和家属对于治疗的要求、价值观和期望值、患者受教育程度、宗教信仰等综合因素，充分考虑抗肿瘤治疗的利弊。下面对各种症状的干预措施分别进行讨论。

1. *疼痛*　疼痛是人类的第五大生命体征，控制疼痛是患者的基本权益，也是医务人员的职责义务。疼痛是肿瘤患者最常见和难以忍受的症状之一，严重的影响患者的生活质量。初诊肿瘤患者的疼痛发生率为 25%，而晚期肿瘤患者的疼痛发生率可达 60%～80%，其中 1/3 的患者为重度疼痛。癌痛不能及时、有效控制，会导致患者极度不适，可能引起或加重其焦虑、抑郁、乏力、失眠及食欲缺乏等症状，显著影响患者的日常活动、自理能力、社会交往和整体生活质量。因此，在癌症治疗过程中，镇痛具有重要作用。对于癌痛患者应当进行常规筛查、规范评估和有效地控制疼痛，强调全方位和全程管理，还应当做好患者及其家属的宣教。

按病理生理学机制，癌痛可以分为两种类型：伤害感受性疼痛和神经病理性疼痛。伤害感受性疼痛包括躯体痛和内脏痛。躯体痛常表现为钝痛、锐痛或压迫性疼痛，定位准确；而内脏痛常表现为弥漫性疼痛和绞痛，定位不够准确。神经病理性疼痛是由于外周神经或中枢神经受损，痛觉传递神经纤维或疼痛中枢产生异常神经冲动所致。

应该对癌症患者进行疼痛筛查，在此基础上进行详尽的癌痛评估。癌痛评估是合理、有效进行镇痛治疗的前提，应当遵循"常规、量化、全面、动态"的原则。癌痛量化评估是指采用疼痛程度评估量表等量化标准来评估患者疼痛主观感受程度，需要患者的密切配合。量化评估疼痛时，应当重点评估最近 24 小时内患者最严重和最轻的疼痛程度，以及平常情况的疼痛程度。癌痛的量化评估，通常使用数字分级法（NRS）、面部表情评估量表法及主诉疼痛程度分级法（VRS）三种方法。初评之后，应持续性、动态地监测、评估癌痛患者的疼痛症状及变化情况。

早在 1982 年，WHO 就提出"2000 年让癌症患者不痛"的目标和"三阶梯镇痛方案"。"三阶梯镇痛方案"是指采用便于患者长期用药的口服给药方式，按疼痛程度阶梯式给药，该药按时按量以疼痛消失为标准的剂量个体化。终末期患者的镇痛与其他阶段相比，有些许不同，如阿片类药物剂量不因为血压下降、呼吸频率降低等不良反应而减量，疼痛的控制在这时候是更为重要的。必要时，还可以进行姑息镇静来治疗难治性疼痛。与骨转移相关的疼痛可以通过姑息性放疗来解决。

（1）一阶梯用药非甾体抗炎药物和对乙酰氨基酚，是癌痛治疗的常用药物。不同非甾体抗炎药有相似的作用机制，具有镇痛和抗炎作用，常用于缓解轻度疼痛，或与阿片类药物联合用于缓解中、重度疼痛。非甾体抗炎药常见不良反应有消化性溃疡、消化道出血、血小板功能障碍、肾功能损害、肝功能损伤及心脏毒性等。使用非甾体抗炎药，用药剂量达到一定水平以上时，再增加用药剂量并不能增强其镇痛效果，可是药物毒性反应将明显增加。

（2）二阶梯主要用药为弱阿片类药物曲马多。用药剂量根据患者疼痛程度和个体敏感性而定，通常初始剂量为 100mg，早晚各一次，镇痛效果不满意，最大剂量可以增加到 200mg，每日 2 次。曲马多镇痛效果为吗啡的 1/10 ~ 1/6，最大剂量用药效果不好时，升级为三阶梯。

（3）三阶梯常用药物有吗啡、羟考酮、芬太尼等，是重度癌痛治疗的首选药物。长期使用阿片类镇痛药时，首选口服给药途径，有明确指征时可选用透皮吸收途径给药，也可临时皮下注射用药，必要时可以自控镇痛给药。阿片类药物的常见不良反应，包括便秘、恶心、呕吐、嗜睡、瘙痒、头晕、尿潴留、谵妄、认知障碍及呼吸抑制等。除便秘之外，这些不良反应大多是暂时性的或可以耐受的。恶心、呕吐、嗜睡和头晕等不良反应，大多出现在未曾使用过阿片类药物患者用药的最初几日。初用阿片类药物的数天内，可考虑同时给予甲氧氯普胺等止吐药预防，必要时可采用 5 - HT_3 受体拮抗药和抗抑郁药。便秘症状，通常会持续发生于阿片类药物镇痛治疗全过程，多数患者需要使用缓泻剂来防治便秘。

阿片类药物之间的剂量换算，可参见表 16 - 3。

表 16 - 3　阿片类药物之间的剂量换算与镇痛效果

药物	肠外剂量	口服剂量	换算系数（静脉 - 口服）	镇痛持续时间
可待因	130mg	200mg	1.5	3 ~ 4 小时
吗啡	10mg	30mg	3	3 ~ 4 小时
羟考酮	—	15 ~ 20mg		3 ~ 5 小时
芬太尼	25μg/h	—		透皮贴持续 72 小时

辅助镇痛药常用的有抗惊厥药、抗抑郁药、皮质激素和局部麻醉药等。辅助镇痛药常用于辅助治疗神经病理性疼痛、骨痛和内脏痛。辅助用药的种类选择和剂量调整，也需要个体化对待。抗惊厥药可用于神经损伤所致的撕裂痛、放电样疼痛及烧灼痛。三环类抗抑郁药可用于中枢性或外周神经损伤所致的麻木样痛、灼痛，该类药物也可以改善心情、改善睡眠。

2. 呼吸困难　是一种终末期患者常见症状之一，尤其是在晚期肺癌患者中，是由呼吸肌反应不足或无法持续的一种主观感觉，强度不同，受生理、心理、社会和环境因素的交互作用。呼吸困难症状导致的痛苦不仅与症状的强度有关，还与其他因素有关，如症状对患者的功能性影响和意义，呼吸困难急性发作通常伴焦虑感、恐惧感，并可能伴惊恐感，可以通过量表进行评估。

治疗任何症状的最终目的是减少其所导致的痛苦。对于因终末期疾病而接受姑息治疗的患者，呼吸困难的原因通常是无法治疗的。然而，如果发现呼吸困难的可治疗的具体原因（如支气管痉挛、肺栓子、上呼吸道梗阻、胸腔积液），针对该过程进行特定治疗可能是合适的，这取决于治疗的侵袭性及患者的价值观和偏好。非药物治疗有护士教育、物理治疗师进行运动疗法指导，呼吸治疗师、营养师及心理学家或社工均可发挥重要作用。肺康复治疗可以减轻呼吸困难的症状，可指导患者进行腹式呼吸和吹笛样呼吸。对于存在低氧血症的患者，可采用辅助氧疗，必要时也可以采用无创正压通气。并不是所有终末期患者都需要吸氧，非低氧血症的患者，辅助氧疗对于呼吸困难的缓解不明显。

在药物治疗方面，对于晚期疾病患者呼吸困难的症状性治疗，全身使用阿片受体激动药是证据最充分的药物性治疗手段。包括美国胸科医师协会、美国国家综合癌症网络等多个权威专家组制定的呼吸困难治疗指南，均推荐对晚期终末期疾病患者全身性使用阿片类药物来缓解呼吸困难，同时需适当警惕呼吸抑制的风险。有一部分小样本证据支持苯二氮䓬类也可用作一种呼吸困难的治疗选择，尤其是合并焦虑的情况下。实际上，在呼吸困难，尤其是严重呼吸困难时，焦虑是一种常见的特征，在这种情况下使用苯二氮䓬类药物效果甚至优于阿片类。在终末期癌症和呼吸困难的患者中，很大比例的患者存在吸烟史或慢性阻塞性肺疾病史。对于所有存在呼吸困难的癌症患者，对潜在的可逆性呼吸道梗阻进行评估和治疗是可行的。此外，使用利尿药可能减轻肺淤血，使用糖皮质激素可能缓解慢性阻塞性肺疾病等相关基础疾病，也可能对于呼吸困难有一定的疗效。难治性的呼吸困难可引起严重的痛苦，通过上述措施如不能缓解，必要时可使用药物降低患者意识水平而达到姑息镇静，以减少患者痛苦。

3. 恶病质　是一种高分解代谢状态，是存在慢性炎症反应时骨骼肌丢失加速，在癌症、慢性感染、AIDS、心力衰竭、类风湿关节炎和 COPD 中都可能发生。虽然食欲缺乏伴体重减轻是癌症患者的一个常见表现，但恶病质患者显著的体重减轻并不仅仅是因为热量摄入不足。

临终患者的进食特点包括进食次数降低、种类减少和异常高的液体摄入比例。食欲缺乏及饮食模式改变经常会让人感到痛苦，尤其是对患者家属。应让患者及其家属明白，晚期疾病患者摄入额外热量并不会逆转潜在疾病过程，食欲缺乏是疾病进展中一个自然发生的现象。相比于营养获益，应更加强调患者与家人一起在餐桌前进餐和品尝食物的愉悦感所产生的社交获益。

在开始恶病质的对症治疗之前，需要排除一些可逆性的厌食原因，如便秘、恶心、口腔不适、电解质紊乱、抑郁等。药物治疗的主要获益是促进食欲和轻微增加体重，适当地改善生活质量，但并不能改变终末期疾病进程。糖皮质激素可口服和胃肠外给药，可短期改善食欲、减少恶心和增加能量，但研究表明，患者体重增加并不明显。长时间使用糖皮质激素可引起诸多不良反应，因此仅适合短期应用。醋酸甲地孕酮可改善食欲、增加体重，对乏力也有一定作用，但不能改善营养状况或生存质量。治疗效果与用药剂量正相关，常用用法用量为每次 160mg，每日 1～4 次。甲地孕酮一般副作用较轻，但偶有发生静脉血栓，包括血栓性静脉炎及肺动脉栓塞，男性患者可能有发生严重雄激素缺乏的显著风险。

营养支持治疗：当临终患者不能经口摄入液体和营养物质时，家属和照料者常非常焦急不安，担心脱水和营养不良将增加患者的痛苦并加速死亡。虽然营养素补充可能看起来是控制或逆转营养不良的理想措施，但对于绝大多数临终患者，没有证据显示人工营养可延长生命或改善功能状态。然而，对一些不予营养支持数月后可能死亡的患者，经医疗团队、患者及家属的讨论后，可考虑家庭胃肠外营养支持。胃肠外营养支持开始后，需定期对其使用情况进行再评估，若危害大于获益，则应停止。维持或改善患者的生存质量（即使是短期）、减少疼痛和其他痛苦，以及为补液或给药提供通路都是放置鼻胃管、鼻肠管的合理目的。

脱水可能是临终患者痛苦的原因之一并加速其死亡。不同医疗机构中临终患者的补液治疗实践存在很大差异。有研究表明，死于治疗医院的肿瘤患者中绝大多数在死亡前仍在接受补液治疗，而死于临终关怀机构或家中的患者大多未接受补液治疗。目前尚不确定补液治疗能否改善临终时的症状或生存质量，现有相关数据有限。

4. 消化道反应

（1）恶心、呕吐：除了抗肿瘤放疗、化疗引起的恶心、呕吐之外，对于终末期患者而言，胃肠道梗阻、便秘、脑部转移性病灶、应用阿片类药物、三环类抗抑郁药等原因也可能引起恶心、呕吐。对于非特异性的恶心、呕吐，通常可以使用甲氧氯普胺或 5－羟色胺 3 受体抑制药进行治疗；合并有焦虑的恶心，可以加用苯二氮䓬类药物；由眩晕感导致的恶心、呕吐可选用抗胆碱药或抗组胺药进行治疗；若恶心、呕吐持续存在，甲氧氯普胺治疗效果不佳，可以考虑加用糖皮质激素或上述药物联合使用，必要时，可采用姑息镇静。

（2）便秘：大约 50% 的晚期肿瘤患者和大多数使用阿片类药物的患者都会出现便秘。此外，还有抑酸药、抗胆碱药（抗抑郁药、抗痉挛药、吩噻嗪类和氟哌啶醇类），以及镇吐药会引起便秘，但最常见的是阿片类镇痛药引起的便秘。这是阿片类药物终身不耐受的不良反应。除了体力不适，晚期肿瘤患者便秘可导致持续使用阿片类药物的依从性下降。推荐预防性地使用刺激性轻泻药来增加肠蠕动或使用粪便软化剂。

非药物建议包括增加液体和膳食纤维的摄入量，在条件允许的情况下，鼓励适当活动。药物治疗推荐使用番泻叶、乳果糖、聚乙二醇等，根据患者排便情况，调整用药剂量。对于阿片类药物引起的便秘，使用上述药物无效的情况下，还可以使用外周作用的 μ－阿片受体拮抗药，如甲基纳曲酮，该类药物可以在保留阿片类的镇痛效果的同时，缓解便秘的情况。推荐剂量为 0.15mg/kg，每日不超过 1 次。

（3）腹泻：引起肿瘤患者腹泻的原因很多，如抗肿瘤药的不良反应、感染、广谱抗生素的应用、腹部和盆腔放射治疗的肠道毒性等。处理建议包括经口或静脉补充水分和电解质、止泻药、清淡饮食，如与治疗相关，根据腹泻和脱水的情况，减少用药剂量或停药。

5. 疲乏、虚弱　肿瘤相关性疲乏是与肿瘤或抗肿瘤治疗相关的一种令人痛苦的、持续的主观感觉，这种疲劳与近期的活动量不成正比，不能通过休息缓解，严重干扰人体的正常生活。疲乏和虚弱在终末期肿瘤患者中十分常见，也是诊断不足和治疗不足情况最严重的症状之一。疲乏未得到治疗或治疗不充分可严重影响接受和缓治疗患者的生存质量，因而对乏力进行恰当评估和处理至关重要。常见诱发疲乏的原因包括抗肿瘤治疗，如细胞毒性药物、分子靶向药、激素和放疗等；肿瘤进展；疼痛控制不佳；贫血；营养代谢问题；情绪低落；睡眠障碍等。对于不影响日常生活的疲劳，可以建议患者减少能量消耗，如做家务、外出、洗澡、穿衣等；对于中到重度的疲劳，对患者进行详细的评估，寻找引起疲劳的原因，排除可逆的诱发因素。药物不良反应是重点需要排查的方面，回顾患者全部用药，查找有无相关的不良反应和药物相互作用。如 β 受体阻滞药能够导致心动过缓和劳力性疲劳，阿片类药物与抗抑郁药或者抗组胺药联用，或者镇痛药剂量不当可引起过度嗜睡。在某些情况下，改变药物的剂量或者给药间隔可大大改善疲劳。对于有贫血的患者，输注红细胞可以短时间内缓解疲乏症状。但反复输血并不适合，可能会引起血源性感染、急性输血反应、输血相关移植物抗宿主病、铁过载等。慢性贫血选用促红细胞生成素治疗，可以缓解疲劳、改善患者生活质量。对于疲劳本身，目前尚无证据推荐某个特定药物进行治疗，主要是针对相关诱发因素进行治疗。

6. **睡眠障碍**　睡眠障碍是临终患者一个常见的痛苦的症状。失眠是难以入睡或睡眠难以维持，睡眠之后无法恢复精神，这不仅会对生存质量产生不利影响之外，还可能加重其他症状，并强化患者对这些症状的感觉，如疼痛、焦虑或谵妄。另外，很大一部分临终患者长期使用催眠药，但却没有充分的用药指征，这些药物增加了发生跌倒和意识模糊的风险。对许多患者来说，停用该类药物可显著改善认知功能，而不加重失眠症状，因此，需要严格筛选适合用药的患者。处于终末期的患者比其他患者更可能因睡眠辅助药出现不良反应，因此，建议只有在先使用非药物手段进行调整，效果不佳才能开具治疗失眠的药物。睡眠辅助药物的选择应当个体化，推荐使用最低有效剂量。与大多数药物一样，应持续地监测疗效和不良反应，尤其是患者疾病进展时。非处方药可以选用褪黑素，处方药可以选用苯二氮䓬类、镇静型抗抑郁药等。

7. **抑郁**　抑郁症是在和缓医疗中常见的精神健康问题，但人们普遍对该病有误解、诊断不足及治疗不足。绝望感、无助感、无用感、内疚感、自杀观念可能都提示患者有抑郁倾向。在终末期肿瘤患者和疼痛未能控制的患者中，抑郁的患病率最高，同时建议对所有肿瘤患者都使用抑郁量表进行筛查。治疗抑郁时首先要缓解未控制的症状，特别是疼痛。在排除其他疾病的情况之后，对抑郁情况进行分级。终末期疾病患者的重性抑郁是可以治疗的，选择性 5 - 羟色胺再摄取抑制药和 5 - 羟色胺去甲肾上腺素再摄取抑制药等新型抗抑郁药的副作用较小，因此推荐用于老年人和躯体疾病患者。由于这些药物治疗相对温和且耐受良好，且起效快，对于期望寿命少于 2～4 个月的舒缓治疗患者或需要紧急治疗患者，是优选的初始方案。

【同步练习】

一、A 型题（最佳选择题）

1. 患者接受顺铂化疗时，药师应重点监测的不良反应是（　　　）

A. 心脏毒性　　　　　B. 肝毒性　　　　　C. 肾毒性　　　　　D. 肺纤维化

E. 过敏反应

本题考点：顺铂不良反应。

2. 关于癌症疼痛患者镇痛药使用原则的说法，错误的是（　　　）

A. 按阶梯给药　　　　　　　　　　　　　B. 提倡无创给药方式

C. 疼痛时用药，不痛时不需要用药　　　　D. 应个体化用药

E. 注意预防药物的不良反应

本题考点：癌痛的治疗原则。

3. 治疗抗肿瘤药引起的恶心、呕吐等不良反应选用的镇吐药是（　　）

A. 奥美拉唑　　　　B. 托烷司琼　　　　C. 雷尼替丁　　　　D. 维生素 B_6

E. 苯海拉明

本题考点：抗肿瘤药镇吐药物选择。

4. 阿片类药物中毒的解救药物是（　　）

A. 阿托品　　　　B. 氟马西尼　　　　C. 硫代硫酸钠　　　　D. 乙酰半胱氨酸

E. 纳洛酮

本题考点：癌痛治疗中，阿片类药物的不良反应。

5. 下列抗肿瘤药中，需要预防性心脏保护的是（　　）

A. 培美曲塞　　　　B. 氟马西尼　　　　C. 氟尿嘧啶　　　　D. 多柔比星

E. 顺铂

本题考点：蒽环类药物的不良反应。

二、B 型题（配伍选择题）

[6～8 题共用备选答案]

A. 塞来昔布　　　　B. 曲马多　　　　C. 纳洛酮　　　　D. 美沙酮

E. 羟考酮

癌症疼痛的治疗，应按照疼痛的不同程度选用不同阶梯的镇痛药。

6. 属于第三阶梯的是（　　）

7. 属于第二阶梯的是（　　）

8. 属于第一阶梯的是（　　）

本题考点：癌痛三阶梯治疗药物分类。

[9～12 题共用备选答案]

A. 多柔比星　　　　B. 拓扑替康　　　　C. 氨甲蝶呤　　　　D. 西罗莫司

E. 奥沙利铂

9. 属于蒽环类抗生素的抗肿瘤药是（　　）

10. 属于抗代谢药的抗肿瘤药是（　　）

11. 属于植物来源的半合成生物碱的抗肿瘤药是（　　）

12. 属于铂类化合物的抗肿瘤药是（　　）

本题考点：抗肿瘤药分类。

三、X 型题（多项选择题）

13. 癌痛患者出现便秘之后，可以选择（　　）

A. 番泻叶　　　　　　　　　　　　　　B. 聚乙二醇 4000 散

C. 乳果糖　　　　　　　　　　　　　　D. 甲基钠曲酮

E. 麻仁丸

本题考点：抗肿瘤药不良反应便秘的处理。

14. 下列属于抗代谢药的是（　　）

A. 氟尿嘧啶　　　　B. 紫杉醇　　　　C. 伊立替康　　　　D. 氨甲蝶呤

E. 阿糖胞苷

本题考点：抗肿瘤药的分类。

15. 下列抗肿瘤药中，能够影响微管蛋白和有丝分裂的药物有（　　）

A. 多西他赛　　　　B. 顺铂　　　　C. 长春新碱　　　　D. 氟尿嘧啶

E. 依托泊苷

本题考点：抗肿瘤药的分类。

参考答案：1. C　2. C　3. B　4. E　5. D　6. E　7. B　8. A　9. A　10. C　11. B　12. E　13. ABCDE　14. ADE　15. ACE

第 17 章 常见骨关节疾病

一、类风湿关节炎

【复习指导】本部分内容较简单,历年偶考。重点掌握类风湿关节炎的常用药物治疗方案和用药注意事项与患者教育。

(一)概述

类风湿关节炎(rheumatoid arthritis,RA)是一种以炎性滑膜炎为主的慢性系统性疾病。主要特征是手、足多个小关节的侵袭性和对称性的关节炎症,常伴有血清类风湿因子阳性,可能累及关节外器官,严重情况可能导致关节畸形和功能丧失。

RA 的病因尚不明确,目前认为与遗传因素、感染因素和性激素有关,是一种自身免疫病。

(二)临床表现

1. 晨僵。

2. 多关节炎,特别累及手关节,对称性关节肿痛,关节畸形。

3. 皮下结节。

4. 类风湿因子阳性、抗环状瓜氨酸抗体阳性、红细胞沉降率加快。

5. 手和腕关节 X 线拍片显示受累关节骨侵蚀或骨质疏松。

6. RA 还可引起系统损害,如间质性肺炎、血管炎、肾损害等,需要与其他疾病鉴别。

7. 关节畸形影响躯体功能,疼痛可能引起焦虑、抑郁。

(三)常用治疗药物

药物治疗的目标除了控制症状,更关键的是要应用改善病情的药物,延缓病情进展,避免致残。常用药物包括五大类:非甾体抗炎药(NSAIDs)、改善病情的抗风湿药(DMARDs)、生物制剂、糖皮质激素和植物药。

1. NSAIDs 作用机制为通过抑制环氧化酶活性,减少前列腺素合成而产生镇痛、消炎、退热、消肿的作用。环氧化酶包括环氧化酶-1(COX-1)和环氧合酶-2(COX-2)。详见本章第二节。由于 NSAIDs 减少前列腺素的合成,可能引起相应的不良反应,如胃肠道、肾、肝、血液系统不良反应,少数患者还可能发生过敏反应(皮疹、哮喘),耳鸣、听力下降及无菌性脑膜炎等。选择性 COX-2 抑制药(如塞来昔布、美洛昔康等)与非选择性的 NSAIDs 相比,能明显减少严重消化道不良反应。用药时应注意:①用药剂量应个体化;②避免同时服用两种及以上 NSAIDs;③老年患者宜选用半衰期短的 NSAIDs(如尼美舒利);④有溃疡或消化道出血病史的患者,宜选用选择性 COX-2 抑制药。NSAIDs 能够缓解 RA 症状,但却不能改变病程和预防关节破坏,故必须与 DMARDs 联用。

2. DMARDs RA 一经诊断就应开始 DMARDs 治疗。该类药物起效较 NSAIDs 慢,需要1~6 个月才能明显改善症状,故又称慢作用药。虽不能即刻起效,但可改善病情和延缓病情进展。从疗效和费用方面考虑,首选药物为氨甲蝶呤(methotrexate,MTX),并将它作为联合用药的基础药物,当存在氨甲蝶呤禁忌时,考虑单用来氟米特或柳氮磺吡啶或羟氯喹。单一传统合成 DMARDs 治疗未达标时,建议联合另一种或两种传统合成 DMARDs 进行治疗,或一种传统合成 DMARDs 联合一种生物制剂 DMARDs 进行治疗,或一种传统合成

DMARDs 联合一种靶向合成 DMARDs 进行治疗。目前常用的联合方案有：①MTX + 柳氮磺吡啶；②MTX + 硫唑嘌呤；③MTX + 金诺芬；④MTX + 羟氯喹（或氯喹）；⑤MTX + 青霉胺；⑥柳氮磺吡啶 + 羟氯喹。国内还采用 MTX 联合植物药治疗。难治性 RA 可用 MTX + 来氟米特或多种 DMARDs 联合治疗。联合治疗时，可适当减少每种药物剂量。常用 DMARDs 如下。

（1）氨甲蝶呤：口服、肌内注射或静脉注射均可。常用剂量为 7.5 ～ 25mg，每周 1 次。常见不良反应有恶心、呕吐、腹痛、腹泻、脱发、口腔炎、皮疹等，少数可出现骨髓抑制、听力下降和肺纤维化，还可引起流产、畸胎和生育力下降。服药期间应定期监测肝、肾功能和血常规。

（2）柳氮磺吡啶：（Sulfasalazine，SSZ）：从小剂量开始逐渐加量，每日 250 ～ 500mg，之后每周增加 500mg，直至每日 2.0g，如疗效不明显可增至每日 3.0g。一般 4 ～ 8 周后起效，如 4 个月内仍无明显疗效，应换用其他药物。过敏反应较为常见，还可引起恶心、呕吐、腹泻、腹痛及肝、肾功能异常和男性精子减少或不育症，偶可引起血细胞减少，缺乏葡萄糖 - 6 - 磷酸脱氢酶患者使用后可能发生溶血性贫血，与磺胺存在交叉过敏，故磺胺过敏者禁用。服用期间应定期监测血常规和肝、肾功能。

（3）来氟米特（Leflunomide，LEF）：剂量为 10 ～ 20mg/d，主要不良反应为腹泻、瘙痒、可逆性转氨酶升高、皮疹、脱发和一过性白细胞降低等。因有致畸作用，妊娠期妇女禁用。服药初期应定期监测血常规和肝功能。与 MTX 合用有协同作用。

（4）抗疟药（Antimalarials）：有氯喹（250mg/d）和羟氯喹（100mg/d）两种。服药 3 ～ 4 个月疗效才能达到高峰，至少连服 6 个月才能判断疗效，有效后可逐渐减量维持。本药可蓄积，易沉着于视网膜色素上皮细胞，引起视网膜病变而导致失明，服药 6 个月左右应检查眼底。用药前应查心电图，有传导阻滞、窦房结功能不全、心率减慢等患者禁用。其他不良反应有头痛、头晕、瘙痒、皮疹和耳鸣等。

（5）青霉胺（D - penicillamine）：起始剂量为 250 ～ 500mg/d，起效后逐渐减量至 250mg/d。不良反应较多，长期大剂量使用可引起肾损害和骨髓抑制，大多在停药后自行缓解。其他不良反应有恶心、呕吐、厌食、味觉异常、皮疹、口腔炎和溃疡、嗅觉丧失、淋巴结肿大、关节痛，偶可引起自身免疫病，如肾病综合征、重症肌无力、多发性皮肌炎、系统性红斑狼疮和天疱疮等。治疗期间应定期监测血、尿常规和肝肾功能。

（6）金诺芬（Auranofin）：为口服制剂，起始剂量为 3mg/d，2 周后增加至 6mg/d。常见不良反应有腹泻、稀便、恶心、瘙痒、皮炎、舌炎和口炎，通常较轻微，无须停药，其他不良反应有肝、肾功能损伤及白细胞和血小板减少、嗜酸性粒细胞增多、再生障碍性贫血等，还可能出现外周神经炎和脑病。应定期监测血、尿常规和肝肾功能。妊娠期和哺乳期妇女禁用。

（7）硫唑嘌呤（Azathioprine，AZA）：口服生物利用度为 50%。常用剂量 1 ～ 2mg/（kg·d），常用 100mg/d，维持 50mg/d。不良反应有骨髓抑制、肝功能损害、畸胎、皮疹，偶见肌萎缩。服药期间应定期监测血常规和肝功能。

（8）环孢素（Cyclosporin，Cs）：用于重症 RA。常用剂量为 3 ～ 5mg/（kg·d），维持量 2 ～ 3mg/（kg·d），3 个月内疗效不明显者，则应停药。主要不良反应有高血压、头痛、胃肠功能紊乱、肾毒性、继发感染、肿瘤、高脂血症及齿龈增生、多毛等。不良反应的严重程度和持续时间与给药剂量和血药浓度相关。服药期间应监测血常规、生化检查和血压等。

（9）环磷酰胺（Cyclophosphamide，CYC）：在多种药物治疗疗效不佳时，可酌情使用。最常见不良反应为白细胞减少。

3. 生物制剂

（1）肿瘤坏死因子（TNF-α）拮抗药：包括依那西普、英夫利西单抗和阿达木单抗。与 DMARDs 相比，起效更快，耐受性好，抑制骨破坏作用明显。依那西普推荐剂量 25mg，每周 2 次，或 50mg，每周 1 次，皮下注射或静脉滴注。英夫利西单抗 3mg/kg，静脉滴注，首次给药后第 2 周和第 6 周及以后每隔 8 周给予一次相等剂量。阿达木单抗 40mg，每 2 周 1 次，皮下注射。可能的不良反应有注射部位反应、转氨酶升高、感染和肿瘤风险增加，偶可发生狼疮样综合征和脱髓鞘病变。因可增加结核感染风险，用药前应进行结核风险因素评估，活动性结核或其他严重感染患者禁用。

（2）白细胞介素-6（IL-6）拮抗药（Tocilizumab）：对 TNF-α 拮抗药疗效不佳者可能有效，可用于中至重度 RA。常用剂量 4～10mg，静脉滴注，每 4 周给药 1 次。常见不良反应有感染、胃肠道反应、皮疹和头痛等。

（3）IL-1 拮抗药：阿那白滞素（Anakinra）是目前唯一被批准用于 RA 的 IL-1 拮抗药。常用量为 100mg/d，皮下注射。常见不良反应为注射部位反应，可引起严重感染和中性粒细胞减少。

（4）抗 CD20 单抗：利妥昔单抗（Rituximab）主要用于 TNF-α 拮抗药疗效欠佳的活动性 RA。推荐剂量为第 1 疗程静脉滴注 500～1000mg，0 周和 2 周各 1 次，根据病情可在 6～12 个月后给予第 2 个疗程。每次滴注前 30～60min 应预先给予镇痛药（如扑热息痛）和抗组胺药（如苯海拉明），如果所使用的治疗方案不包括糖皮质激素，还应预先使用糖皮质激素。常见不良反应是输液反应，其他不良反应包括白细胞减少、皮疹、瘙痒、发热、恶心、关节痛、低血压或高血压等，可能增加感染风险。

（5）细胞毒性 T 淋巴细胞相关抗体 4 免疫球蛋白（CTLA4-Ig）：阿巴西普（Abatacept）用于治疗重症 RA 或 TNF-α 拮抗药疗程不佳的患者。推荐剂量为 500～1000mg（根据患者体重调整剂量），分别在第 0、2、4 周静脉给药，以后每 4 周 1 次。主要不良反应为头痛、恶心，可能增加感染和肿瘤的发生率。

4. 糖皮质激素 糖皮质激素能迅速缓解 RA 的症状，可用于急性发作，或伴心、肺、眼和神经系统受累的重症患者，优选短效糖皮质激素，其剂量根据病情严重程度而调整。

小剂量糖皮质激素（如泼尼松 10mg qd 或等效的其他激素）可缓解多数患者的症状，并作为 DMARDs 起效前的联合治疗，或 NSAIDs 疗效不满意时的短期治疗，不应单独使用糖皮质激素治疗 RA，用激素时应同时服用 DMARDs。

糖皮质激素治疗 RA 的原则如下：①小剂量、短期使用；②治疗中注意补钙和维生素 D，以防骨质疏松；③监测血压和血糖变化；④关节腔内注射糖皮质激素有利于减轻关节炎症状，改善关节功能，但过多的关节腔穿刺可能引起感染，并且发生类固醇结晶性关节炎，故 1 年不宜超过 3 次。

5. 植物药制剂

（1）雷公藤：雷公藤总甙 10～20mg tid，三餐后服用。主要不良反应是性腺抑制，导致男性不育或女性月经紊乱。雷公藤总甙还可引起食欲缺乏、恶心、呕吐、腹痛、腹泻、骨髓抑制等。

（2）青藤碱：20～80mg，每日 3 次，饭后口服。少数患者可出现皮疹或白细胞减少现象，停药后即可恢复。

（3）白芍总苷：600mg，bid 或 tid。不良反应小，偶有软便，不需处理，可自行消失。

（四）用药注意事项与患者教育

1. 用药注意事项　RA 治疗药物较多，联合用药时应注意每类药物的作用机制和不良反应，尤其注意血常规、肝肾功能、粪便潜血等情况，应在临床医师指导下规律服药，定期随访。

2. 患者教育

（1）RA 是一种慢性、以关节症状为主的全身炎症性疾病，需要早期、长期治疗，避免致残。

（2）需要定期监测血常规、肝肾功能。

（3）定期随访，评估病情，调整治疗方案。

（4）同时预防骨质疏松。

【同步练习】

一、A 型题（最佳选择题）

1. 治疗风湿性关节炎时，必须提醒患者每周用药 1 次，避免用药过量造成再生障碍性贫血等药源性疾病的药物是（　　）

A. 来氟米特　　　　　B. 泼尼松　　　　　C. 雷公藤总苷　　　　D. 白芍总苷

E. 氨甲蝶呤

本题考点：氨甲蝶呤用于风湿性关节炎时应每周 1 次给药，用药过量可能发生骨髓抑制、白细胞减少、血小板减少、贫血（包括再生障碍性贫血）等。

2. 患者，女性，55 岁。关节痛半年，临床诊断为类风湿关节炎，既往有过十二指肠溃疡病史，应首选的 NSAIDs 药物是（　　）

A. 塞来昔布　　　　　B. 吲哚美辛　　　　C. 布洛芬　　　　　D. 双氯芬酸

E. 萘普生

本题考点：有消化性溃疡病史患者使用 NSAIDs 时应首选选择性 COX – 2 抑制药，以减少消化道损伤风险。

3. 患者，女性，55 岁。诊断为类风湿关节炎，既往有十二指肠溃疡病。医师给予氨甲蝶呤 + 柳氮磺吡啶治疗。氨甲蝶呤用法用量正确的是（　　）

A. 7.5mg qd　　　　B. 7.5mg tid　　　　C. 7.5mg qod　　　　D. 7.5mg qw

E. 7.5mg qm

本题考点：氨甲蝶呤用于类风湿关节炎时剂量为 7.5～25mg qw。

二、C 型题（综合分析选择题）

[4～5 题共用题干]

患者，女性，54 岁。诊断为类风湿关节炎 2 年，目前服用氨甲蝶呤（15mg qw）和塞来昔布（200mg qd）。患者因担心药品不良反应，用药规律时断时续，近期腕关节肿胀和疼痛加重，晨僵明显加用泼尼松 10mg qd。

4. 关于该患者用药注意事项的说法错误的是（　　）

A. 应定期监测肝功能　　　　　　　　　B. 泼尼松应于清晨服用

C. 应定期监测血糖、血压　　　　　　　D. 应定期监测骨密度

E. 氨甲蝶呤应隔日用药

5. 关于该患者健康教育的说法，错误的是（　　　）

A. 早期治疗，遵医嘱规律用药

B. 多晒太阳适量补充钙剂、维生素 D 预防骨质疏松

C. 定期复诊评估病情，调整治疗方案

D. 一旦症状改善，应即刻停药

E. 定期监测血常规及肝、肾功能和粪便隐血

本题考点： 本题考查类风湿关节炎患者用药注意事项及用药教育。氨甲蝶呤用于类风湿关节炎应该每周 1 次给药，用药期间应监测肝功能和血常规。服用糖皮质激素应于清晨服用，以减少不良反应，用药期间应监测血糖、血压、骨密度和粪便隐血，可补充维生素 D 和钙剂预防骨质疏松。类风湿关节炎应早期、规律、长期用药，避免致残，定期复诊，调整治疗方案。

参考答案： 1. E　2. A　3. D　4. E　5. D

二、骨性关节炎

【复习指导】 本部分内容较简单，历年偶考。重点掌握骨性关节炎的治疗原则、用药注意事项与患者教育。

（一）概述

骨性关节炎（osteoarthritis，OA）是以关节骨退行性病变及继发性骨质增生为主要改变的慢性关节疾病。好发于髋、膝、手、足、脊柱等负重或活动较多的关节。病理可见滑膜增生、关节积液、软骨破坏、软骨－骨交界面骨质增生。影响日常活动功能，也影响多种慢性疾病的管控。

（二）临床表现

1. 反复发作的关节疼痛、肿大、僵硬和进行性关节活动受限，伴有韧带稳定性下降及肌萎缩。

2. 负重关节的骨性关节炎会引起步态异常，增加跌倒风险，影响外出活动，严重影响生活质量。

3. X 线拍片表现为早期检查正常，逐渐出现非对称性关节间隙狭窄、软骨下骨硬化和囊性变、关节边缘骨质增生和骨赘形成、关节内游离骨片、关节变形和半脱位。这些变化是骨性关节炎诊断的重要依据。

（三）治疗原则

治疗目的在于缓解疼痛，阻止或延缓疾病发展，保护关节功能，改善生活质量。

1. 非药物治疗

（1）避免受累关节过度负荷：膝关节和髋关节受累患者应避免长期站立、蹲位和跪位。超重和肥胖患者应适当减重。

（2）加强肌力训练：肌肉的协调运动和肌力的增强可缓解关节疼痛症状，应注意加强关节周围肌力训练。

（3）物理治疗：包括热疗、水疗、超声治疗、针灸、牵引、按摩和推拿、经皮神经电刺激（TENS）疗法等。有助于减轻疼痛症状和缓解关节僵直。

（4）辅助工具：可利用手杖、拐杖、助行器、矫形支具或矫形鞋等协助活动。

2. 药物治疗

（1）局部治疗：对于手和膝关节 OA，在采用全身性药物治疗前，建议首选局部用药。可使用含有 NSAID 的局部外用制剂和非 NSAID 擦剂（辣椒碱等）。局部用药可缓解关节轻至中度关节疼痛，且不良反应轻微。对于中重度疼痛可联合局部治疗和口服 NSAIDs。

（2）全身用药：包括口服镇痛药、针剂和栓剂。

用药原则：①用药前进行风险评估，关注潜在内科疾病风险（如消化道出血、心血管疾病等）；②根据患者个体情况调整给药剂量；③尽量使用最低有效剂量，避免用药过量和同类药物重复使用；④用药 3 个月左右，应根据患者情况选择检查血常规、粪便常规、粪便隐血和肝肾功能等。

用药方法：①轻至中度疼痛患者首选对乙酰氨基酚，每日最大剂量为 4000mg，有肝、肾疾病及大量饮酒、老年患者剂量应减半；②对乙酰氨基酚治疗效果不佳者，可个体化使用 NSAIDs，OA 常用 NSAIDs 见表 17-1；③如患者发生消化道损害风险较高，可选用非选择性 NSAIDs 加抑酸药（H_2 受体阻滞药、质子泵抑制药）或米索前列醇等药物保护胃黏膜，或使用选择性 COX-2 抑制药；④NSAIDs 无效或不耐受者，可选用曲马多或阿片类药物，或对乙酰氨基酚与阿片类药物的复方制剂。

（3）关节腔注射

①透明质酸钠：可减轻关节疼痛、增加关节活动度、保护软骨，疗效可持续数月，适用于口服药物疗效不佳或不耐受患者，注射前应抽吸关节液。

②糖皮质激素：对 NSAIDs 治疗 4～6 周无效的严重 OA 或不耐受 NSAIDs 药物患者，可关节腔内注射糖皮质激素。但长期使用可能加剧关节软骨损害，不推荐随意使用或多次反复使用，每年最多不超过 3～4 次。

（4）改善病情类药物及软骨保护药：此类药物可以降低基质金属蛋白酶、胶原酶等的活动性作用，既可消炎镇痛，又可保护关节软骨。包括双醋瑞因、氨基葡萄糖等。

（四）用药注意事项与患者教育

1. 用药注意事项

（1）常用 NSAIDs 不良反应见表 17-1。由于 NSAID 减少前列腺素的合成，可出现不良反应如下。

①胃肠道：NSAIDs 最常见不良反应，可出现恶心、呕吐、腹痛、腹泻、腹胀、食欲缺乏，严重者可出现消化性溃疡、出血、穿孔等。

②肾：可使肾灌注减少，出现水钠潴留、高钾血症、血尿、蛋白尿、间质性肾炎，严重者可发生肾功能衰竭。

③血液系统：外周血细胞减少、凝血功能障碍、再生障碍性贫血。

④其他：还可引起皮疹、哮喘等过敏反应，哮喘症状以阿司匹林多见，肝功能损害甚至肝衰竭，以及耳鸣、听力下降、无菌性脑膜炎等。

（2）选择性 COX-2 抑制药相比于非选择性的 NSAIDs，严重消化道不良反应明显减少。无论何种 NSAIDs，给药剂量都应个体化。只有在 1 种 NSAIDs 足量使用 1～2 周无效后，再更换为另一种，应避免同时服用 2 种及 2 种以上 NSAIDs。

（3）老年人应选用半衰期短的 NSAIDs，有溃疡史的老年患者，选择性 COX-2 抑制药更合适，但同时应警惕心血管事件风险。

2. 患者教育

（1）重在预防：注意关节保暖，避免关节过度劳累，避免不良姿势，适量体育锻炼但应减少不合理运动，减少负重，避免长时间跑、跳、蹲，减少或避免爬楼梯。肥胖患者应适当减重。

（2）早期诊断：出现关节弹响、关节酸痛、关节僵硬症状时应重视，早期就诊是治疗的关键。

（3）休息与运动：急性期减少运动，注意休息，适当活动，防止关节挛缩。慢性期制订合适的运动计划，防止或改善关节功能不全和残障。

（4）遵医嘱治疗，注意药物不良反应。

表 17 - 1　常用 NSAIDs 及其不良反应

分类	半衰期（小时）	日总剂量（mg）	单次剂量（mg）	次/日	备注
非选择性 NSAIDs					
布洛芬	2	1200～2400	400～600	3～4	消化道不良反应较少
萘普生	14	500～1000	250～500	2	
双氯芬酸	2	75～150	25－50	2～3	注意消化道损害、肾损害、高血压，缓释片不可嚼服
吲哚美辛	4.5	50～75	25	2～3	注意过敏反应、消化系统、血液系统、肾不良反应
萘丁美酮	24	1000～2000	1000	1～2	消化道不良反应较少
选择性 COX - 2 抑制药					
塞来昔布	11	200	100～200	1～2	增加心肌梗死风险，消化性溃疡风险较低，不抑制血小板，与华法林同时服用会增加 INR 值，中、重度肝损害患者避免使用，可引起肾损害，磺胺过敏者禁用
美洛昔康	20	7.5～15	7.5～15	1	有一定的 COX - 2 选择性，消化道不良反应较少
尼美舒利	2～5	400	100～200	2	
洛索洛芬	1.2	180	60	3	
依托度酸	8.3	400～1000	400～1000	1	

【同步练习】

A 型题（最佳选择题）

1. 以下关于骨性关节炎治疗原则说法错误的是（　　　）

A. 早期就诊是治疗的关键

B. 一种 NSAIDs 治疗无效时可联合使用两种 NSAIDs 治疗

C. 轻、中度可首选局部使用 NSAIDs

D. 有消化性溃疡病史患者可选择塞来昔布

E. 关节腔内注射糖皮质激素每年应不超过 3～4 次

本题考点：本题主要考查骨性关节炎治疗原则，不应联合使用两种 NSAIDs，以免发生不良反应。

2. 患者，女性，63 岁。关节痛半年，临床诊断为骨性关节炎，既往有过十二指肠溃疡病史，应首选的 NSAIDs 药物是（　　）

A. 布洛芬　　　　　B. 美洛昔康　　　　　C. 吲哚美辛　　　　　D. 双氯芬酸

E. 萘普生

本题考点：有消化性溃疡病史患者使用 NSAIDs 时应首选选择性 COX－2 抑制药，以减少消化道损伤风险。

参考答案：1. B　2. B

第18章 病毒性疾病

一、病毒性肝炎

【复习指导】本部分较常考，但通常分值不大，应掌握各型病毒性肝炎发病机制和药物治疗，熟悉各型肝炎传染途径及临床表现。

（一）概述

病毒性肝炎是由各型肝炎病毒引起的以肝病变为主的一种传染病。目前已被公认的有5种病毒性肝炎，分别为甲型病毒性肝炎（简称甲型肝炎，viral hepatitis A）、乙型病毒性肝炎（简称乙型肝炎，viral hepatitis B）、丙型病毒性肝炎（简称丙型肝炎，viral hepatitis C）、丁型病毒性肝炎（简称丁型肝炎，viral hepatitis D）、戊型病毒性肝炎（简称戊型肝炎，viral hepatitis E）。临床表现主要为肝功能受损、乏力、食欲缺乏、恶心、厌油、腹部不适、肝区痛等，部分患者可出现黄疸和发热，部分感染者也可无明显症状。急性患者多在2～4个月后恢复，部分乙、丙、丁型肝炎可转为慢性，少数可进展为肝硬化，甚至肝癌，重型肝炎病死率高。其中甲、乙型肝炎已有有效预防的疫苗。

（二）病原体及发病机制

1. **甲型肝炎病毒（HAV）** 是一种嗜肝小核糖核酸（RNA）病毒，其抵抗力较其他肠道病毒强。主要经粪－口传播。即经口进入体内在肠道中增殖，引起病毒血症，侵犯的主要靶器官是肝，咽部或扁桃体可能是HAV肝外繁殖的部位，随后通过胆汁排入肠道随粪便排出。在潜伏期已有病毒血症出现，临床症状出现时病毒血症期已结束，而粪便排毒仍能持续1～2周。HAV引起肝细胞损害的机制尚不明确，一般认为HAV不直接损害肝细胞，肝损害是机体针对HAV感染肝细胞的免疫病理反应引起的，IgM抗体多于起病12周内存在，而IgG抗体可长期存在。

2. **乙型肝炎病毒（HBV）** 是一种抵抗力较强的嗜肝脱氧核糖核酸（DNA）病毒。完整病毒颗粒外衣壳为乙肝表面抗原（HBsAg），内部核衣壳为核心抗原（HBcAg）和e抗原（HBeAg）。人体感染HBV后可能出现不同结局，其机制尚不明确。由于HBV不会直接损伤肝细胞，故认为乙型肝炎的发病机制与宿主的免疫应答有关。HBV经血液传播，机体感染HBV 3周后血中开始出现HBsAg，在急性患者中可持续5周至5个月，在慢性患者和无症状携带者中可长期存在。HBsAg消失数周后，血中可出现乙肝表面抗体（HBsAb），具有保护作用，可持续数年。核心抗原HBcAg通常被核心抗体结合成抗原抗体复合物而不易被检出。核心抗体HBcAb IgG阳性可持续数年，是既往感染HBV的标志。e抗原（HBeAg）是HBV复制活跃和传染性强的标志，在HBeAg消失后e抗体（HBeAb）的出现则是HBV复制减少和传染性降低的标志。血液中的乙肝病毒脱氧核糖核酸（HBV－DNA）（也称游离型HBV－DNA）是HBV感染最直接、特异和灵敏的指标，在慢性HBV感染时可整合到肝细胞基因组中，称为整合型HBV－DNA。HBV除在肝细胞内复制外，尚可在肝外部分组织内复制。HBV感染通过一系列复杂的免疫反应造成肝细胞损伤。①急性乙型肝炎患者，机体免疫状况多为正常，随着病毒被清除，疾病可痊愈；②慢性乙型肝炎患者，免疫功能调节紊乱，不能产生足够的有保护作用的抗体及特异性的细胞免疫，无法完全清除病毒，从而引起持续的免疫反应，导致慢性肝细胞损害、局部炎症和纤维化等，致疾病迁延不愈；③重型乙型肝炎患者，机体过强的免疫应答反应是肝细胞大面积坏死的重要原因；④无症状 HBV 携带者常认为是机体无法有效识别 HBV 相关的特异性抗原，从而长时间处于免疫耐受状态，无法清除病毒，也极少出现肝细胞损害和肝炎症性疾病。HBV 易变异，是导致肝癌的重要因素。

3. 丙型肝炎病毒（HCV）　属于黄病毒科丙型肝炎病毒属，也是一种 RNA 病毒。多种因素可影响 HCV 与宿主之间的相互作用。病毒因素包括 HCV 的复制能力、基因型、病毒多肽的变应原性、病毒对肝细胞的直接损伤作用等。宿主因素包括先天性免疫反应、细胞免疫和体液免疫反应等。其他因素，如饮酒、免疫抑制药的使用等对 HCV 感染的病程也有影响。HBV 感染的发病机制主要包括免疫介导和 HCV 直接损伤两种。人感染 HCV 后，在肝细胞内用免疫组织化学标记物法可检出抗原 HCvAg，在血液中可检出 HCV－RNA 和抗体 HCV－Ab。

4. 丁型肝炎病毒（HDV）　是需与 HBV 共生才能复制的一种缺陷 RNA 病毒。HDV 和 HBV 重叠感染时，可使病情加重，并向慢性化发展，但发病机制还未完全阐明。HDV 引起肝细胞损伤的机制主要包括 HDV 对肝细胞的直接损伤作用和免疫机制。感染 HDV 后，在肝细胞、血液中可检出抗原 HDvAg、抗体 HDV－Ab 和 HDV－RNA。HDV－Ab 无保护作用。

5. 戊型肝炎病毒（HEV）　是一种经肠道传播的 RNA 病毒，HEV 经口进入肠道，再经门静脉循环进入肝。戊型肝炎的发病机制尚不清楚，可能与甲型肝炎类似。

（三）传染途径

甲、戊型肝炎的传染源是急性期患者和亚临床感染者，HAV、HEV 随粪便排出，主要传播途径是粪－口传播。急性感染患者病毒血症期的血液亦具有传染性。甲型肝炎可发生于任何年龄，主要为儿童和青少年，冬春季高发。成人甲型肝炎的临床症状一般较儿童要重。戊型肝炎以水型流行最为常见，具有明显季节性，多见于雨季或洪水后，发病人群以青壮年为主，孕妇易感性高，病情重且病死率高。

乙、丙、丁型肝炎的传染源为急、慢性患者和病毒携带者。与急性乙型肝炎患者相比，慢性乙型肝炎患者和病毒携带者是更为重要的传染源，其传染性的大小与 HBV 血浆病毒载量有关。丙型肝炎患者的传染性大小也与血浆 HCV－RNA 定量有关，由于部分患者血液中 HCV－RNA 定量水平较低，某些不太敏感的检测试剂检测血 HCV－RNA 阴性而 HCV－Ab 阳性者不能完全排除其传染性。乙、丙、丁型肝炎主要传播途径有：①血液传播，如输血及共用未经消毒或消毒不彻底的针头、注射器、口腔治疗器械等，以及文身、针灸、共用剃须刀等；②性传播；③母婴垂直传播。

（四）临床表现

1. 急性型肝炎

（1）急性黄疸型肝炎：甲、戊型肝炎起病急，以消化道症状为主，可有畏寒、发热等。乙、丙、丁型肝炎起病较缓慢，丙型肝炎起病更为隐匿。主要为胆汁淤积性黄疸表现，常伴有全身乏力、食欲缺乏、厌油、恶心、呕吐、腹部不适等。尿色逐渐加深，最后呈浓茶状，巩膜、皮肤黄染，可出现粪便颜色变浅、皮肤瘙痒等。肝大伴压痛、叩击痛，部分患者轻度脾大。

（2）急性无黄疸型肝炎：占急性肝炎的 90% 以上。症状类似急性黄疸型肝炎的早期表现，但多数无发热，以乏力和消化道症状为主。无黄疸，仅有肝功能异常和肝大，不易诊断。

2. 慢性型肝炎　乙、丙、丁型肝炎可能迁延不愈，最终成为慢性肝炎。甲、戊型肝炎具有自限性，一般不会发展成慢性或病毒携带状态，但部分免疫功能低下患者感染后可能慢性化。

病毒性肝炎病程超过 6 个月，或既往有乙、丙、丁型肝炎或乙型肝炎病毒携带史，再次出现病毒性肝炎症状可诊断为慢性肝炎。根据临床查体和实验室检查（包括转氨酶、胆红素、白蛋白、白蛋白/球蛋白、凝血酶原时间、胆碱酯酶）等，可将病情分为轻、中、重度。

3. 重型肝炎　各型肝炎病毒感染均可导致重型肝炎，乙型肝炎在我国最为常见，各型肝炎病毒同时感染或重叠感染更易诱发重型肝炎。

（1）急性重型肝炎（急性肝衰竭）：暴发性肝炎，起病急、进展快、黄疸深、死亡率高、肝小，可出现凝血功能异常、出血倾向、腹水、肝肾综合征、肝性脑病。患者多因消化道出血、DIC、肝肾衰竭、脑水肿、脑疝死亡。通常存在诱因，如合并感染、过度疲劳、饮酒、妊娠期、药物性肝损害等。

（2）亚急性重型肝炎：又称亚急性肝坏死，临床表现为急性黄疸型肝炎起病，病程 15 日至 24 周，肝炎症状急剧加重后出现腹胀并腹水、出血和肝性脑病，血清 ALT 升高或升高不明显，胆红素明显升高，出现酶胆分离，其中 1/3 的存活者将发展为肝炎后肝硬化。

（3）慢加急性肝衰竭：在慢性肝病的基础上出现急性加重。

（4）慢性重型肝炎：慢性肝衰竭，是在肝硬化基础上发生的亚急性重型肝炎。

4. 淤胆型肝炎　起病类似急性黄疸型肝炎，自觉症状轻，起因为肝内胆管梗阻，表现为肝内胆汁淤积，重度黄疸，持续时间长，而消化道症状较轻，转氨酶轻度升高，凝血功能轻度异常，肝实质轻度损害。

5. 肝炎肝硬化　分为代偿性和失代偿性，依肝炎活动程度亦可将代偿期和失代偿期肝硬化再分为活动期或静止期。是慢性肝炎发展的终末阶段，其病理学定义为弥漫性纤维化伴有假小叶形成。

（1）代偿期肝硬化：Child - Pugh A 级，影像学、生化或其他血液检查显示有肝细胞合成功能障碍或门静脉高压，如脾功能亢进及食管 - 胃底静脉曲张，或组织学符合肝硬化诊断，但无食管 - 胃底静脉曲张破裂出血、腹水或肝性脑病等严重并发症。

（2）失代偿期肝硬化：Child - Pugh B ～ C 级。患者已发生食管 - 胃底静脉曲张破裂出血、腹水、肝性脑病等严重并发症。

（五）并发症及预后

1. 并发症

（1）乏力、消化道症状、黄疸等。

（2）肝性脑病、乙型肝炎病毒相关性肾炎、肝肾综合征、肾小管酸中毒。

（3）血液病，如粒细胞缺乏症、溶血性贫血、再生障碍性贫血等。

（4）自发性腹膜炎。

（5）糖尿病。

（6）少数乙、丙型肝炎可直接转为肝癌。

2. 预后　急性肝炎多在 3 个月内恢复健康。甲型肝炎病程呈自限性，无慢性化，引起急性重型肝炎者少见。青少年和成人感染 HBV 多可清除，只有 5% ～ 10% 发展为慢性。HCV 感染的慢性化比率为 50% ～ 85%。慢性乙型肝炎每 5 年 12% ～ 20% 发展为肝硬化，肝硬化者每 5 年 20% ～ 30% 发展为失代偿肝硬化，6% ～ 15% 发展为肝癌。HCV 感染 30 年后肝癌的发生率为 1%～3%。HBV、HCV 感染及肝硬化是肝癌的重要危险因素。重型肝炎病情危重，预后差。

（六）药物治疗

1. 抗病毒治疗　甲、戊型肝炎　一般不会变为慢性，无特效治疗药物，以对症支持治疗为主。慢性乙、丙型肝炎需要抗病毒治疗。抗病毒药如干扰素等主要影响 HBV – DNA 的合成，对 HDV – RNA 的合成无抑制作用，故丁型肝炎关键在于预防。

（1）慢性乙型肝炎抗病毒治疗的适应证：根据 2015 年版《慢性乙型肝炎防治指南》慢性乙型肝炎抗病毒治疗的适应证为：①HBV – DNA 水平。HBeAg 阳性者，HBV – DNA ≥10^5 拷贝/ml（相当于 20000U/ml）；HBeAg 阴性者，HBV – DNA ≥10^4 拷贝/ml（相当于 2000U/ml）。②ALT 水平。ALT≥2 倍正常值上限；使用干扰素治疗患者，ALT≤10 倍正常值上限，血清总胆红素应＜2 倍正常值上限。

对 HBV – DNA 持续阳性，达不到上述治疗标准，但有以下情形之一者，疾病进展风险大，可考虑抗病毒治疗：①存在明显的肝炎症或纤维化，特别是肝纤维化 2 级以上。②ALT 持续处于 1～2 倍正常值上限之间，特别是年龄＞30 岁者，建议行肝组织活检或无创性监测，明确肝纤维化情况后给予抗病毒治疗。③ALT 持续正常（每 3 个月检查 1 次），年龄＞30 岁，伴有肝硬化或肝细胞癌家族史，建议行肝穿或无创性检查，明确肝纤维化情况后给予抗病毒治疗。④存在肝硬化的客观依据时，无论 ALT 和 HBeAg 情况，均建议积极抗病毒治疗。

需要特别提醒的是，在开始治疗前应排除合并其他病原体感染或药物、酒精和免疫等因素导致的 ALT 升高，尚需注意应用降酶药物后 ALT 暂时性正常。

（2）慢性丙型肝炎抗病毒治疗的适应证：因为大部分丙型肝炎病毒可通过抗病毒治疗完全清除，故只要血 HCV – DNA 阳性者均应进行抗病毒治疗。

（3）抗病毒药：包括 α 干扰素和核苷酸类似物两大类。

①α 干扰素：是广谱的抗病毒药。对病毒没有直接杀灭作用，作用机制是通过产生抗病毒蛋白，抑制病毒复制；还可通过增强和促进巨噬细胞、细胞毒性 T 细胞和自然杀伤（NK）细胞的活性调节免疫。我国已批准普通干扰素（短效）和聚乙二醇化干扰素（长效 PEG – IFN）两种，每种又可分为 α – 2a 和 α – 2b。

剂量和疗程：普通 IFN – α 的剂量为 3～5MU，每周 3 次或隔日 1 次，疗程至少 6 个月，如有应答，可延长疗程至 1 年或更长以提高疗效。可根据患者的应答和耐受情况适当调整给药剂量和疗程，如治疗 6 个月仍无应答，应改用或联合其他抗病毒药。

不良反应：最常见不良反应是流感样症状（发热、头痛、肌痛和乏力等）和胃肠道症状（食欲缺乏、恶心、呕吐、腹痛），其他还有精神症状、甲状腺功能异常、骨髓抑制、自身免疫病和罕见的肾损害（肾病综合征、间质性肾炎和急性肾衰竭）、心血管并发症（心律失常、心肌病或心肌梗死、脑血管缺血等）、视网膜病变、听力下降等。干扰素因可能导致肝功能失代偿，应十分谨慎。宜从小剂量开始，根据患者的耐受情况逐渐增加至预定剂量。失代偿期肝硬化患者禁用。

②核苷酸类似物：已批准用于慢性乙型肝炎治疗的核苷酸类似物有 5 种，包括拉米夫定（Lamivudine，LAM）、阿德福韦（Adefovir，ADV）、恩替卡韦（Entecavir，ETV）、替比夫定（Telbivudine，LdT）和替诺福韦（Tenofovir，TDF）。拉米夫定和替比夫定同属于 L – 核苷酸类；阿德福韦属无环核苷酸磷酸盐类；恩替卡韦属脱氧鸟苷类似物。所有核苷酸类似物

的作用机制均是对病毒聚合酶或反转录酶的抑制，从而抑制病毒 DNA 的合成和增殖的效果。治疗上推荐首选安全性好、耐药屏障高的药物，如替诺福韦和恩替卡韦。拉米夫定、恩替卡韦和替比夫定之间有交叉耐药，而阿德福韦与以上 3 种药物无交叉耐药。故阿德福韦多用于病毒耐药后的二线治疗。

剂量和疗程：拉米夫定，100mg po qd；恩替卡韦，0.5mg po qd；替比夫定，600mg po qd；阿德福韦，10mg po qd；替诺福韦，300mg po qd。对于 HBeAg 阳性的慢性乙型肝炎患者，在达到 HBV – DNA 阴性、ALT 正常、HBeAg 血清转阴后，再巩固治疗至少 1 年，再经过至少 2 次复查，每次间隔 6 个月，结果仍保持不变，且总疗程至少达到 2 年者，可考虑停药，亦可延长疗程减少复发，停止治疗后也应密切监测是否复发。对于 HBeAg 阴性的慢性乙型肝炎患者，在达到 HBV – DNA 阴性、ALT 正常后，至少再巩固治疗 1 年半，经过至少 3 次复查，每次间隔 6 个月，结果仍保持不变，且总疗程已达 2 年半者，可考虑停药。因为停药后复发率较高，可考虑延长疗程。对于代偿性肝硬化患者，需要长期治疗，最好选用耐药率较低的核苷酸类似物治疗，其停药标准尚不明确。失代偿性肝硬化或肝移植术后肝炎复发者，应终身治疗。

（4）抗丙型病毒性肝炎药物

① α 干扰素：α 干扰素联合利巴韦林是目前治疗慢性 HCV 感染的标准治疗方案，疗程视病毒基因型及治疗后 HCV – RNA 的变化幅度而定。

②利巴韦林：治疗丙型肝炎时，常与 α 干扰素联用，剂量为 400 ～ 600mg po bid，治疗 24 ～ 48 周。

③直接作用抗病毒药（direct – acting antiviral agents，DAA）：近年来抗丙型肝炎新型药物的研发取得长足进步，根据作用位点不同，可将 DAA 分为 NS5A 蛋白抑制药、NS3/4A 蛋白酶抑制药、NS5B 聚合酶抑制药等。新型治疗药物的上市显著提高了难治性丙型肝炎的疗效，带来了丙型肝炎治疗方案的更新，国外近期的研究提示，即使在干扰素不耐受的慢性丙型感染患者中，不同类型的 DAA 的联合治疗也可取得很好疗效。但也要注意新型药物的不良反应和耐药性的发生。

临床上，对于慢性丙型肝炎患者，只要 HCV – DNA 阳性，无 α 干扰素、利巴韦林治疗禁忌证，即应开始抗病毒治疗。

2. 抗炎保肝治疗　对于转氨酶等肝功能检查指标升高者，可应用甘草酸制剂、多烯磷脂酰胆碱、谷胱甘肽、水飞蓟宾、B 族维生素、葡醛内酯。

（七）用药注意事项与患者教育

1. 用药注意事项

（1）干扰素治疗的禁忌证：绝对禁忌证：①妊娠；②精神病史（如严重抑郁症）；③未控制的癫痫；④未戒断的酗酒/吸毒者；⑤未控制的自身免疫病；⑥有症状的心脏病；⑦失代偿期肝硬化。

相对禁忌证：①甲状腺疾病；②视网膜病；③银屑病；④既往抑郁症史；⑤高血压；⑥未控制的糖尿病；⑦治疗前中性粒细胞计数＜1.0×10^9/L 和（或）血小板计数＜50×10^9/L，总胆红素＞51μmol/L（特别是以非结合胆红素为主者）。

（2）乙型肝炎治疗期间应定期监测乙肝五项、肝功能和 HBV – DNA 水平。

（3）丙型肝炎治疗期间应定期监测 HCV – DNA 水平、血常规、肝功能、TSH、血脂水平。

（4）干扰素和利巴韦林可引起畸胎和死胎现象，故治疗期间和治疗后 6 个月内，育龄期妇女和男性应避孕。

2. 患者教育

（1）控制传染源，隔离患者和病毒携带者，切断传播途径，预防肝炎的传播，加强卫生管理，普及健康教育。

（2）接种甲肝疫苗，提高群体免疫力，养成良好的卫生习惯，食品要经高温消毒后再食用，一般情况下，100℃加热 1 分钟即可使 HAV 失活。

（3）接种乙肝疫苗，保护易感人群。易感人群主要是新生儿，其次是婴幼儿，15 岁以下未免疫人群和高危人群（如 HBsAg 阳性者的家庭成员、医务人员、免疫功能低下者、经常接触血液人员、经常输血或输注血制品者、易发生外伤者、男同性恋者、有多个性伴侣者和静脉注射毒品者等）。乙肝病毒较难灭活，但在 65℃，10 小时；100℃，10 分钟或高压蒸汽下均被灭活。含氯、过氧化氢、环氧乙烷、碘附、戊二醛等也可较好灭活。

（4）戒烟戒酒，避免过度疲劳和使用有肝损害的药物。疾病早期强调卧床休息，症状明显缓解后，可逐步增加运动量。

（5）提高患者依从性，避免漏服药物和自行停药。

【同步练习】

一、A 型题（最佳选择题）

1. 以下关于乙型病毒性肝炎说法正确的是（　　）

A. HBV 是一种抵抗力较强的 RNA 病毒

B. HBcAg IgG 是 HBV 活动性复制和传染性强的标志

C. HBeAg 是 HBV 既往感染的标志

D. HBV 经粪 – 口传播

E. HBV – DNA 是 HBV 感染最直接、特异和灵敏的指标

本题考点： 本题主要考查乙型肝炎发病机制特点，HBV 主要经血液传播，是一种抵抗力较强的 DNA 病毒，HBcAg IgG 是既往感染的标志，HBeAg 是 HBV 活动性复制和传染性强的标志，HBV – DNA 是 HBV 感染最直接、特异和灵敏的指标。

2. 接种乙肝疫苗后，血清学检查可呈阳性反应的指标是（　　）

A. 乙型肝炎病毒表面抗原　　　　　　　　B. 乙型肝炎病毒表面抗体

C. 乙型肝炎病毒 e 抗原　　　　　　　　　D. 乙型肝炎病毒 e 抗体

E. 乙型肝炎病毒核心抗体

本题考点： 接种乙肝疫苗后，血中将出现具有保护作用的乙肝表面抗体（HBsAb）。

3. 干扰素治疗乙型病毒肝炎的禁忌证不包括（　　）

A. 妊娠　　　　　　　　　　　　　　　　B. 自身免疫病

C. 失代偿期肝硬化　　　　　　　　　　　D. 癫痫

E. 消化性溃疡

本题考点： 本题主要考查干扰素治疗的禁忌证，包括妊娠、精神病史、未能控制的癫痫、未戒断的酗酒/吸毒者、未经控制的自身免疫病、失代偿期肝硬化等。

二、X 型题（多项选择题）

4. 以下属于乙型病毒性肝炎传播途径的是（　　）

A. 血液传播　　　　B. 血制品传播　　　　C. 粪-口传播　　　　D. 性传播

E. 母婴传播

本题考点：乙型病毒性肝炎的传播途径包括血液传播和血制品传播、性传播、母婴传播。

5. 传播途径为粪-口传播的肝炎病毒是（　　）

A. HAV　　　　B. HBV　　　　C. HCV　　　　D. HDV

E. HEV

本题考点：经粪-口传播的是甲型肝炎病毒和戊型肝炎病毒。

参考答案：1. E　2. B　3. E　4. ABDE　5. AE

二、艾滋病

【复习指导】本部分历年偶考，掌握艾滋病传染途径、临床表现和药物治疗。

（一）概述

艾滋病，又称获得性免疫缺陷综合征（acquired immuno deficiency syndrome，AIDS），是一种危害性极大的传染病，其病原体为人类免疫缺陷病毒（human immunodeficiency virus，HIV），亦称艾滋病病毒，是一种能攻击人体免疫系统的病毒。在我国被列为乙类传染病，属于性传播疾病。因免疫系统遭到 HIV 毁灭性打击，免疫功能被破坏，如不经有效控制，最终将导致各种机会性感染和恶性肿瘤。目前，艾滋病不仅严重威胁我国人民健康，且已影响到经济发展和社会稳定。

（二）发病机制与传染途径

HIV 属于反转录病毒科慢病毒属，为正链单股 RNA 病毒。根据基因的差异将其分为 HIV-1 和 HIV-2 两型，两型均可引起艾滋病，HIV-1 型在世界范围内传播，而 HIV-2 型主要局限于西非地区。HIV 侵入人体后，与 CD_4^+T 辅助淋巴细胞表面的受体结合，得以进入淋巴细胞胞质内，在反转录酶的作用下，先以两条单链 RNA 作为模板反转录为 DNA，之后不断复制出 DNA，并与宿主细胞基因整合后在感染者体内"休眠"，这是 HIV 不能被机体彻底清除的原因之一。休眠的病毒基因一旦被激活，就会组装并释放单链 RNA 和多种病毒蛋白，继续感染新的 T 淋巴细胞，被感染的淋巴细胞寿命缩短，最终使细胞免疫功能缺陷，免疫系统对感染和肿瘤的抵抗能力下降。

HIV 感染者、无症状病毒携带者和艾滋病患者均是传染源。经性途径、经血或血制品、母婴垂直传播是艾滋病的主要传播途径。尤其是男同性恋者经肛门性交传播是近年来我国新增艾滋病感染者的主要感染途径。同性恋、双性恋、多性伴侣及乱交者；静脉注射毒品者；多次接受输血及血制品者；HIV/AIDS 母亲所生的婴儿；处置 HIV 感染者并发生针刺伤等意外暴露的医务人员是 HIV 感染的高危人群。

（三）临床表现与诊断

从初始感染 HIV 到终末期是一个较为漫长的过程，在这一过程不同阶段的临床表现是不同的。根据感染后临床表现及症状严重程度，将 HIV 感染分为急性期、无症状期和艾滋病期。

1. 临床分期与表现

（1）急性期：初次感染 HIV 后的 2～4 周。部分感染者可出现 HIV 病毒血症和免疫系统急性损伤相关的临床表现。大多数患者症状较轻微，持续 1～3 周后缓解。临床表现以发热最常见，可伴有咽痛、盗汗、皮疹、恶心、呕吐、腹泻、关节痛、淋巴结肿大及神经系统症状。

此期在血液中可检出 HIV - RNA 和 P24 抗原，而 HIV 抗体则在感染后数周才出现。CD_4^+ T 淋巴细胞一过性减少，CD_4^+/CD_8^+ T 淋巴细胞比值亦可倒置。部分患者可有轻度白细胞和血小板减少或肝功能异常。

（2）无症状期：可从急性期进入此期，或无明显的急性期症状而直接进入无症状期。此期持续时间一般为 6～8 年或更长。其时间长短与感染病毒的数量、型别、途径、机体免疫状况的个体差异、营养条件和生活习惯等有关。在此期，由于 HIV 在感染者体内不断复制，免疫系统受损，CD_4^+ T 淋巴细胞计数逐渐下降，同时也具有传染性。

（3）艾滋病期：为 HIV 感染后的最终阶段。CD_4^+ T 淋巴细胞计数＜200/μl，HIV 血浆病毒载量明显升高。此期主要临床表现为 HIV 相关症状、各种机会性感染及肿瘤。

①HIV 相关症状：主要表现为持续 1 个月以上的发热、盗汗、腹泻；体重减轻 10% 以上。部分患者表现为神经精神症状，如记忆力减退、精神淡漠、性格改变、头痛、癫痫及痴呆等。另外可出现持续性全身性淋巴结肿大，其特点为：除腹股沟以外有两个或两个以上部位的淋巴结肿大；淋巴结直径≥1cm，无压痛，无粘连；持续时间 3 个月以上。

②机会性感染：如耶氏肺孢子菌肺炎（PCP）、真菌感染、结核病、非结核分枝杆菌感染、巨细胞病毒感染、EB 病毒感染、单纯疱疹病毒感染等。常累及呼吸系统、胃肠系统、皮肤黏膜、神经系统等多个系统。

③机会肿瘤：艾滋病相关性淋巴瘤和卡波西肉瘤是最常见的肿瘤。前者以非霍奇金淋巴瘤为主。各种淋巴瘤在艾滋病中的发生率是正常人群的数十倍乃至数百倍。

卡波西肉瘤在我国汉族人群中发生率较低，多见于男同性恋艾滋病患者，但在新疆少数民族地区较为多见。主要表现在皮肤，早期表现为单个或多个红色或紫色斑块，不痛，其后结节颜色渐加深，变暗，增大，呈紫棕色斑块。该病进展迅速，可累及淋巴结、口腔、眼部、胃肠道、肺部等，诊断有赖于病理检查，2 年生存率低于 20%。

2. 诊断标准　HIV/AIDS 的诊断需结合流行病学史（包括不安全性生活史、静脉注射毒品史、输入未经抗 HIV 抗体检测的血液或血液制品、HIV 抗体阳性者所生子女或职业暴露史等），根据临床表现和实验室检查等进行综合分析，慎重作出诊断。

根据我国《艾滋病诊疗指南（第三版）》成人及 18 个月以上儿童，符合以下一项者即可诊断：①HIV 抗体筛查试验阳性和 HIV 补充试验阳性（抗体补充试验阳性或核酸定性检测阳性或核酸定量大于 5000 拷贝/ml）；②分离出 HIV。18 个月及以下儿童，符合以下一项者即可诊断：①HIV 感染母亲所生和 HIV 分离试验阳性；②HIV 感染母亲所生和两次 HIV 核酸检测阳性（第 2 次检测需在出生 4 周后进行）。

（四）药物治疗

抗病毒治疗的目标是抑制病毒复制，重建患者免疫系统，预防和减少机会性感染及肿瘤的发生，有效的缓解病情，延长生存期。艾滋病抗病毒治疗强调多药联合，俗称"鸡尾酒疗法"，但并不能彻底清除病毒，患者需终身服药。什么时候开始抗病毒治疗主要取决于患者的临床症状、外周血 CD_4^+ T 淋巴细胞计数及患者意愿。目前我国 HIV 治疗规范建议：CD_4^+ T

淋巴细胞计数＜350/μl 或进入艾滋病期的患者均应该接受抗病毒治疗；$CD_4^+ T$ 淋巴细胞计数 350～500/μl 可采取抗病毒治疗。目前国内免费治疗的一线方案为拉米夫定＋司坦夫定＋奈韦拉平。

目前国际上共有六大类 30 多种药物（包括复合制剂），分述如下。

1. 核苷酸类反转录酶抑制药（nucleoside reverse transcriptase inhibitor，NRTI） 拉米夫定、齐多夫定、替诺福韦、阿巴卡韦等。司坦夫定、去羟肌苷、双脱氧胞苷等由于不良反应较大，目前已不作为一线治疗方案的选择。

2. 非核苷类反转录酶抑制药（non-nucleoside reverse transcript-tase inhibitor，NNRTI） 奈韦拉平、依非韦伦、依曲韦林、利匹韦林等。

3. 蛋白酶抑制药（protease inhibitor，PI） 洛匹那韦/利托那韦等。

4. 融合抑制药（fusion inhibitor，FI）。

5. 整合酶抑制药（integrase inhibitor） 雷特格韦、拉替拉韦等。

6. CCR5 抑制药。

具体治疗方案的选择需在专科医师的指导下进行。

（五）用药注意事项与患者教育

1. 在 1996 年以前，本病为致命性疾病，一旦发展到艾滋病期，死亡率100%，平均存活期仅 12～18 个月。在有了有效的抗病毒治疗后，患者可以长期生存，恢复自身的正常社会功能。

2. 目前尚无有效的疫苗。应根据 HIV 的传播方式采取多种措施，减少传播风险。规范化严格筛选和控制献血、输血等血制品生产、使用的各个环节；严禁注射毒品，提倡安全性行为。

3. 治疗艾滋病的一线药物我国目前是免费提供给患者。

4. 治疗有效性应从临床症状、病毒学指标、免疫学指标 3 个方面进行评估，注意提高患者依从性，用药期间应观察药物不良反应。

【同步练习】

A 型题（最佳选择题）

1. 以下对艾滋病病毒无效的药物是（   ）

A. 拉米夫定　　　　　B. 奈韦拉平　　　　　C. 雷特格韦　　　　　D. 阿昔洛韦

E. 洛匹那韦/利托那韦

本题考点： 本题考查艾滋病抗病毒药，阿昔洛韦对艾滋病病毒无效。

2. 艾滋病传播途径不包括（   ）

A. 性传播　　　　　B. 母婴传播　　　　　C. 输血　　　　　D. 唾液传播

E. 血液传播

本题考点： 本题考查艾滋病传播途径，主要为血液和血制品传播、性传播、母婴传播。

3. 下列关于艾滋病治疗说法错误的是（   ）

A. 目前国内免费治疗的一线方案为拉米夫定＋司坦夫定＋奈韦拉平

B. 强调多药联合

C. 抗病毒治疗可以彻底清除艾滋病病毒

D. 患者应终身服药

E. 抗病毒治疗的目的是抑制病毒复制，延长生存期

本题考点： 本题考查艾滋病抗病毒治疗的相关内容，抗病毒治疗并不能彻底清除艾滋病病毒。

参考答案： 1. D　2. D　3. C

三、带状疱疹

【复习指导】本部分较简单，历年偶考，应掌握带状疱疹发病机制、临床表现和治疗。

（一）概述

带状疱疹（herpes zoster）是潜伏在人体脊髓神经后根神经节的神经元内的水痘 – 带状疱疹病毒所引起的皮肤病。多发于中老年人，病变特征主要为沿周围神经分布的群集疱疹和神经痛，俗称"缠腰火丹"，严重影响患者生活质量。

（二）发病机制

本病多发于婴幼儿或免疫功能低下者，病毒经呼吸道黏膜入侵，引起水痘或呈隐性感染。由于病毒具有嗜神经性，感染后长期潜伏在脊髓神经后根神经节的神经元内，当机体免疫功能低下时（高龄、糖尿病、感染、肿瘤、激素治疗、免疫抑制药治疗或化疗等），潜伏病毒被激活而开始复制，沿感觉神经传播到该神经支配的皮肤细胞内增殖，引起局部皮肤节段性疱疹和神经炎。水痘和带状疱疹是由同一种病毒引起的两种不同表现疾病。原发感染为水痘，多发生于儿童，带状疱疹多发于成人，90% 病例在 50 岁以上。

（三）临床表现和诊断

1. 症状体征　发疹前局部皮肤烧灼、感觉过敏或疼痛，同时可伴有全身不适或发热。几天后局部皮肤出现不规则红斑，在此基础上出现簇集性粟粒样丘疹，继而变成水疱。皮疹沿神经走向呈带状分布，通常不超过躯干中线。多侵犯肋间神经或三叉神经第一支，亦可见于腰部、四肢及耳部等。神经痛是其显著特征，在皮疹消退后可长期遗留神经痛，重者可遗留神经麻痹。

2. 诊断要点　单侧沿外周神经分布的成簇性水疱损伤伴神经痛。应与单纯性疱疹相鉴别。应注意带状疱疹前期及无疹性带状疱疹的疼痛易与肋间神经痛、胸膜炎或急腹症等相混淆。

（四）治疗

1. 抗病毒治疗　阿昔洛韦口服 0.2～0.4g，每日 4～5 次，连服 7 天或静脉滴注，静脉滴注时按 10mg/kg 计算，每 8 小时 1 次，共 7～10 天，肾功能减退者酌情减量。或伐（泛）昔洛韦口服 0.3g，每日 2～3 次，连服 7 天，其口服生物利用度大于阿昔洛韦。或溴夫定口服 125mg，每日 1 次，连用 7 天，在疱疹产生的 48～72 小时内可迅速抑制病毒复制，有利于阻止皮损扩散，缩短病程，有助于免除或减少糖皮质激素和镇痛药的使用。

2. 对症治疗神经痛　可给予对乙酰氨基酚、布洛芬等；对严重后遗神经痛患者可给予卡马西平 50～100mg，每日 2 次，逐渐增加剂量，最大剂量不超过 1200mg/d；加巴喷丁 300mg，每晚 1 次服用，根据病情可每日逐渐加量至 300mg，每日 3 次、600mg，每日 3 次；普瑞巴林 75～150mg，每日 2 次，或 50～100mg，每日 2 次；阿米替林睡前顿服 12.5mg，每 2～5 日递增 12.5mg；严重者可作神经阻滞或椎旁神经封闭。

3. 糖皮质激素　对老年和眼受累患者，早期给予中等剂量泼尼松（20～40mg/d）10～

14 天，有缓解神经痛和预防后遗神经痛的效果。

4. 局部治疗 以干燥、消炎为主，如疱未破时可外用 0.25% 炉甘石洗剂，每日多次，也可使用阿（喷）昔洛韦乳膏。若疱已破溃，酌情以 3% 硼酸液湿敷，每日 3～5 次。

5. 物理疗法 氦氖激光、紫外线照射及频谱电疗等均有一定的消炎、镇痛效果。

（五）用药注意事项与患者教育

1. 阿昔洛韦主要经肾排泄，可导致急性肾小管坏死，肾功能不全患者需减量使用。

2. 卡马西平与多种药物存在药物相互作用，与对乙酰氨基酚合用，尤其是单次超量或长期大量使用时，肝损害的风险增加，有可能使后者疗效降低。与香豆素类抗凝药合用时，可使抗凝药的血药浓度降低，半衰期缩短，抗凝效应减弱，应监测凝血酶原时间并及时调整用量。与雌激素、含雌激素的避孕药、环孢素、左甲状腺素或奎尼丁合用时，会降低这些药物的效应，用量应适当调整。卡马西平应避免与单胺氧化酶抑制药合用。

3. 抵抗力低下是带状疱疹发病的重要原因之一，对于高危人群出现的不明原因的疼痛需考虑此病。

【同步练习】

A 型题（最佳选择题）

1. 患者，男性，67 岁。因带状疱疹前来就诊，实验室检查肌酐清除率 100ml/min，医师处方阿昔洛韦治疗，对于该患者，适宜的用法用量是（　　　）

A. 0.4g，每日 5 次 　　　　　　　　B. 0.4g，每周 1 次

C. 0.4g，每日 3 次 　　　　　　　　D. 0.4g，每日 2 次

E. 0.4g，每日 1 次

本题考点： 本题主要考查带状疱疹阿昔洛韦治疗，治疗带状疱疹时阿昔洛韦常用剂量为 0.2～0.4g，每日 4～5 次，该患者肾功能正常，应使用常规剂量。

2. 下列关于服用阿昔洛韦治疗带状疱疹的说法，错误的是（　　　）

A. 应尽早使用阿昔洛韦

B. 除口服外，可局部使用阿昔洛韦软膏

C. 口服给药，每日给药 5 次

D. 治疗疗程一般为 7～10 天

E. 阿昔洛韦主要经肝代谢，肾功能不全患者不需减量使用

本题考点： 主题主要考查带状疱疹阿昔洛韦的使用，阿昔洛韦主要经肾排泄，肾功能不全患者需要调整剂量。

参考答案： 1. A 2. E

四、单纯疱疹

【复习指导】 本部分较简单，历年偶考，应掌握单纯疱疹发病机制、临床表现和治疗。

（一）概述

单纯疱疹（herpes simplex）是由单纯疱疹病毒（herpes simplex virus，HSV）引起的以皮肤改变为主的常见传染病，俗称"热疮"。其临床特征为皮肤、黏膜成簇出现单房性水疱，主要发生于面部或生殖器。全身症状一般较轻，易于复发。若发生单纯疱疹脑炎或全身播散

性疱疹时病情重且预后差。

（二）发病机制及感染途径

HSV 是双链 DNA 病毒，分为 HSV－Ⅰ型和 HSV－Ⅱ型两个血清型。Ⅰ型主要侵犯面部皮肤黏膜、脑，Ⅱ型主要侵犯生殖器、肛门等及新生儿的感染，两者间存在交叉免疫。

人是 HSV 唯一自然宿主，HSV 可存在于感染者的疱疹液、唾液及粪便中。急性期 HSV 感染者及带病毒的"正常人"均是传染源。70%～90% 的成人曾感染过 HSV－Ⅰ。病毒经口腔、呼吸道、生殖器黏膜及破损皮肤进入体内，潜伏于人体多个器官内，当机体免疫功能低下时（疲劳、发热、月经、妊娠、情绪变化等），HSV 被激活复制。HSV－Ⅰ主要在幼年感染。HSV－Ⅱ主要在成年后感染，通过性传播，或新生儿围生期在宫内或产道感染。

（三）临床表现与分型

1. HSV－Ⅰ 感染

（1）皮肤口腔疱疹：多发于口唇、鼻周、口腔黏膜，出现群集性米粒大小水疱，同时可出现 2～3 簇。1～2 周后干燥结痂，痊愈后不留瘢痕。反复发作。

（2）眼疱疹：角膜炎、结膜炎伴耳区淋巴结肿痛，严重者可引起角膜穿孔、前房积脓和虹膜睫状体炎等。

（3）单纯疱疹脑炎：病毒经鼻咽部沿嗅神经入脑，常无病毒血症，脑脊液亦无病毒，较难诊断。起病急，有发热、头痛、呕吐、谵妄、昏迷、惊厥等症状。预后差，约 2/3 的患者在 2 周内死亡，存活者常留有不同程度后遗症。

2. HSV－Ⅱ 感染

（1）生殖器疱疹：属于性传播疾病。女性多发生于子宫颈、阴唇、阴道、臀部及大腿皮肤；男性多发于龟头、包皮、阴茎和阴囊。可伴发热、尿痛、腹股沟淋巴结肿大等，重者可合并神经痛、脑膜炎、脊髓炎和淋巴结炎等。

（2）新生儿疱疹：HSV－Ⅱ母婴垂直传播所致。轻者为皮肤疱疹，重者可有中枢神经系统感染及全身各脏器血行播散性感染，死亡率极高。

3. HSV 感染和艾滋病　生殖器单纯疱疹感染患者更易感染 HIV，艾滋病患者中 HSV 感染率明显高于非艾滋病患者，这与两病存在相同的感染途径有关。艾滋病患者生殖器疱疹复发率高且病情严重。

（四）诊断

根据体表部的典型疱疹损害，结合流行病学资料可作诊断。对于非典型病例和单纯疱疹病毒性脑炎、血行播散感染者，采用 PCR 技术检查血液或脑脊液中的 HSV 基因；取材行病毒接种，并坚定病毒种类。

需要鉴别的疾病：带状疱疹、水痘、脓疱疹，脑炎需要与其他病因引起的脑炎鉴别。

（五）治疗

一般症状轻，有自限性，不需要特殊治疗。

1. 局部治疗　0.25% 炉甘石洗剂、1% 喷昔洛韦软膏外用，1% 碘苷液滴眼等。

2. 抗病毒治疗　对于原发病例，可用阿昔洛韦，0.2g，每日 5 次口服，疗程 7～10 天，也可选择伐昔洛韦。重症患者、HSV 脑炎、新生儿疱疹感染者，应使用阿昔洛韦静脉滴注，每次按体重 10mg/kg 计算，每日 3 次，疗程 10 天。

（六）患者教育

1. 新生儿及免疫功能低下者应尽可能避免接触 HSV 感染者。

2. 对患有生殖器疱疹的产妇，应行剖宫产术，以避免胎儿在分娩时感染。

3. 可选用 HSV 疫苗接种预防。

【同步练习】

A 型题（最佳选择题）

1. 以下关于阿昔洛韦说法错误的是（　　　）

A. 可用于带状疱疹治疗

B. 应根据肾功能调整剂量

C. 口服生物利用度不及伐昔洛韦

D. 重症疱疹患者可使用静脉滴注给药，每次按体重 10mg/kg 计算，每日 3 次

E. 对单纯疱疹病毒无效

本题考点： 阿昔洛韦既可用于带状疱疹治疗，也可用于单纯疱疹治疗。

2. 以下主要用于疱疹病毒治疗的药物是（　　　）

A. 拉米法定　　　　　B. 阿莫西林　　　　　C. 奥司他韦　　　　　D. 阿昔洛韦

D. 扎那米韦

本题考点： 疱疹病毒的治疗首选药物为阿昔洛韦。

参考答案： 1. E　2. D

第 19 章　妇科疾病与计划生育

一、围绝经期综合征

【复习指导】本部分内容较简单，历年考题多为单项选择，分数所占不多。其中，绝经期激素替代治疗相关内容需要熟练掌握。

（一）临床基础

自然绝经的定义是月经期的永久停止，当一名女性没有任何其他明显病理或生理原因而闭经 12 个月后可回顾性确定为自然绝经。对于正常女性，自然绝经发生的中位年龄是 51.4 岁，反映了卵巢卵泡完全或接近完全耗竭。围绝经期也称为绝经过渡期，开始于最后一次月经期前平均 4 年，包括了许多可能会影响女性生活质量的生理改变，主要特征为月经周期不规律和激素波动显著，常伴潮热、睡眠障碍、情绪症状和阴道干燥。此外，开始出现脂质改变和骨丢失，影响女性的长期健康。

绝经分为自然绝经和人工绝经。自然绝经是指卵巢内卵泡生理性耗竭所致的绝经；人工绝经是指两侧卵巢经手术切除或放射线照射等所致的绝经。人工绝经者更易发生绝经期综合征。几乎所有女性在临床绝经前都会经历月经周期不规律和激素波动，高达 80% 会发生潮热，但是仅有 20% ～ 30% 会就医治疗。

1. 内分泌变化　卵巢功能衰退带来的不规律月经周期伴有血清尿促卵泡素（follicle stimulating hormone，FSH）和雌二醇浓度的更显著波动。卵巢对 FSH 的敏感度下降，随机血清样本可能显示与绝经相一致的 FSH 高浓度和雌二醇低浓度，但之后不久 FSH 和雌二醇可能恢复到正常绝经前范围。绝经后妇女有由肾上腺皮质和卵巢雄烯二酮转化而来的雌酮，循环中雌酮高于雌二醇，无孕酮分泌。围绝经期的其他内分泌改变包括血清抑制素 B 进行性下降和抗苗勒氏管激素（anti-müllerian hormone，AMH）下降，AMH 是颗粒细胞的另一种产物。另外，卵巢的窦卵泡计数从生育期到绝经后期平稳地下降。

2. 绝经的症状　在围绝经期和绝经期最常见的症状是潮热，也称为血管舒缩症状或热潮红。一些女性最初发生潮热会集中发生于生育期晚期的月经期前后，但症状通常较轻且无须治疗。潮热通常以集中于上胸部和面部的突发热感开始，并迅速变为全身热感。热感持续 2 ～ 4 分钟，常伴有大量出汗，偶伴有心悸，有时随后会发生寒战和颤抖及焦虑感。潮热通常每日发生数次，但次数范围可能少则每日仅 1 ～ 2 次，多则不分昼夜每小时 1 次，尤其常见于夜间，通常将其描述为"盗汗"。80% 以上有潮热的女性将持续存在潮热 1 年以上，若不治疗，大部分女性的潮热会在 4 ～ 5 年内自发性停止。

夜间发生的潮热可能使得患者从睡眠中醒来。造成睡眠障碍的原因很多，即使没有潮热，焦虑和抑郁症状也可能会导致睡眠障碍。另外，伴有潮热的围绝经期女性更有可能出现抑郁，抑郁也常见于原发性睡眠障碍。因此，有睡眠障碍的围绝经期或绝经后女性，血管舒缩症状的治疗可能会减轻，但是由于存在许多其他扰乱睡眠的因素，血管舒缩症状的治疗可能无法解决所有的睡眠问题。

在向绝经期过渡期间，许多女性会开始出现抑郁或焦虑的症状，尤其是曾发生过抑郁的女性。可表现为悲伤、对做事情失去兴趣、睡眠过多或过少、难以集中注意力或记忆力下降。这可能是由绝经时常出现的睡眠缺乏导致，或者由雌激素缺乏导致。雌激素对保持良好脑功能很重要。

阴道和尿道的上皮层是依赖雌激素的组织，雌激素缺乏会导致阴道上皮变薄，导致阴道萎缩，从而引起阴道干燥、瘙痒、性交疼痛等症状。阴道萎缩的症状通常呈进行性，并且随着时间及雌激素缺乏的持续存在而加重。

关节持续性钝痛和疼痛是中年女性的一个常见主诉症状。虽然肥胖或抑郁的女性更可能发生关节疼痛，但关节疼痛还与绝经状态有关，围绝经期和绝经后女性比绝经前女性关节疼痛更为常见。基线时有关节疼痛或关节僵硬的女性经过雌激素－孕激素联合治疗或单独雌激素治疗更有可能得到缓解。

雌激素的长期缺乏可能导致骨质疏松、心血管疾病和痴呆。骨量减少开始于围绝经期，绝经后可能发生骨质疏松。绝经后心血管疾病风险增加，可能与绝经后血脂情况、雌激素缺乏均有关系。在围绝经期和绝经后，女性常出现记忆丧失和注意力难以集中，甚至增加阿尔茨海默病的风险。有证据表明，雌激素能够保护认知功能。

3. 绝经的评估与诊断　对所有年龄的女性进行评估时应首先评估其月经周期史，并详细了解绝经症状的病史，如潮热、睡眠障碍、抑郁、阴道干燥等。有阴道干燥、性交疼痛或性功能障碍症状的所有女性都应该进行盆腔检查以评估阴道萎缩情况。

主要根据病史和临床表现，需要注意排除相关症状的器质性病变及精神疾病，卵巢功能评价等实验室检查有助于诊断。血清 FSH 值及 E_2 值测定能够反映卵巢功能。绝经过渡期血清 FSH ＞10U/L，提示卵巢储备功能下降。闭经、FSH ＞40U/L 且 E_2 ＜10～20pg/ml，提示卵巢功能衰竭。需注意的是，不能单纯依靠实验室检查指标，血清 FSH 浓度在过渡期变化很大，即使在正常绝经前范围内也不能排除围绝经期是引起其症状的原因。

（二）围绝经期的治疗和药物的合理使用

绝经是生理状态而非疾病，治疗目标是缓解近期症状，预防骨质疏松、动脉硬化等老年性疾病。围绝经期妇女最好每 0.5～1 年定期进行一次体格检查，妇科检查包括防癌检查，有选择地进行内分泌检查，包括阴道涂片及有关实验室检查。

1. 一般治疗　可以通过与医师沟通，使绝经过渡期妇女了解绝经过渡期的生理过程和常见症状的处理，以乐观心态适应。有睡眠障碍者可选用镇静催眠药帮助睡眠。谷维素具有调节自主神经功能失调和内分泌平衡障碍的作用，可用于更年期综合征镇静助眠，口服 10～30mg，每日 3 次。鼓励保持健康生活方式，包括坚持身体锻炼，健康饮食，增加日晒时间，摄入足量蛋白质及含钙丰富的食物等。

2. 激素补充治疗　年轻妇女产生雌激素的来源有两处，即卵巢和肾上腺，其中主要的成分 17β－雌二醇来自卵巢。它在早期增生期为 40pg/ml，晚期增生期可上升至 250pg/ml，分泌期为 100pg/ml，只在排卵前骤然上升高达 600～100pg/ml。绝经提示卵巢分泌雌激素下降至 40pg/ml 或更低。还有少许雌激素来自肾上腺或腺外分泌的雄烯二酮，经芳香化酶的作用，转化成雌酮。绝经后体内的雌激素主要为雌酮，其中 5% 来自卵巢的间质细胞分泌，而 95% 来自肾上腺分泌的雄烯二酮转化而成。此时血中 17β－雌二醇仅 20～40pg/ml，因此不能再对下丘脑－垂体－卵巢轴起负反馈作用，故出现垂体促性腺激素持续性升高，FSH 可上升几十倍，LH 也可上升十几倍，绝经后卵巢分泌的睾酮下降不明显。

（1）激素补充治疗的药理学基础：甾体激素制剂要起作用首先需要被吸收，经过转运到靶组织、细胞，与其受体结合才能发挥生物作用。雌激素与孕激素类药物治疗最常选择的给药方法是口服，各种雌激素硫酸盐经过水解去除硫酸结构后才能被吸收。口服后药物到达肝即产生首过效应干扰肝的蛋白质合成，如血管紧张素原、甾体激素结合球蛋白、高密度脂蛋白、甘油三酯、凝血因子的产生过多，而低密度脂蛋白、总胆固醇减少，还对抑制纤维蛋白起重要作用。绝经后妇女使用孕激素药物的药动学的单独研究很少，大多是在生育期服用雌、孕激素联合应用的研究。雌激素具有抑制低密度脂蛋白氧化的作用，具体机制尚不明确，且可以增加脑血流，防止神经血管的氧化应激损伤，避免转运到脑组织的低密度脂蛋白氧化，同时还能抑制淀粉样 β 蛋白的细胞毒性作用，从而发挥其对神经细胞的保护作用。

（2）激素补充治疗的历史：激素补充治疗的历史中，早期治疗过分推崇优异效果，违背医疗常规。雌激素能够有效缓解围绝经期症状，但无孕激素拮抗的雌激素长期作用下，子宫内膜可增生，甚至增加子宫内膜癌发生的风险。1971 年国际健康基金会雌激素补充治疗大会，正式强调了对于有子宫的妇女补充雌激素的同时也应周期性增加孕激素。

（3）激素补充治疗的适应证和时机：在 20 世纪 80 年代，大量的观察性和流行病学调查研究提示激素补充治疗具有心脏保护作用。但随后进行了三项大型多中心随机对照临床试验，以疾病作为研究终点，结果却与前述研究矛盾，雌、孕激素治疗使得心血管疾病的风险增加。接下来的深入研究显示，这个矛盾的结论是纳入试验的人群不同。在绝经早期，当心血管病变还处于初始阶段的时候，应用雌激素可以有效地延缓甚至逆转心血管病变的进展；而在绝经晚期，血管的病变已经进入到较为严重的程度，补充雌激素不能逆转已经发生的动脉粥样硬化斑块，还可能导致动脉粥样硬化斑块的脱落，引发栓塞。根据这一理论，重新分析上述随机对照试验发现，绝经 10 年之内开始接受激素疗法的妇女，其冠心病发生率低于安慰剂组，而绝经 20 年以上再开始治疗的患者，则高于安慰剂组。

激素补充疗法是一项医疗措施，而非保健措施，需要在专科医师的指导下严格把握适应证和治疗时间窗。美国内分泌学会发布的临床实践指南建议激素补充可以用于治疗绝经期症状，但不宜用于预防心血管疾病、骨质疏松或痴呆，且需针对有症状且年龄在 60 岁以下或绝经不到 10 年的女性用药。

（4）制剂和剂量选择：传统口服的激素补充已应用超过 70 年，口服给药简单方便，价格较低。依从性好，是主要的给药方式。但口服雌激素经过肝首过效应进入循环的过程中有高达 90% 的药物被转化为无活性的代谢产物，因此口服雌激素给药剂量较大。非口服给药途径主要是经皮给药。由于避免了肝代谢，经皮给药更适合有慢性肝病、胃肠道疾病、凝血功能障碍不能耐受口服药物的绝经妇女。

常用药物有适用于已切除子宫女性的单纯雌激素，也称为无拮抗雌激素治疗，以及适用于有完整子宫女性的雌激素 – 孕激素联合治疗，单用孕激素适用于绝经过渡期功能失调性子宫出血。剂量和用药方案应个体化，以最小剂量且有效为佳。

①雌激素制剂：常用雌激素有：戊酸雌二醇，每日口服 0.5～2mg；结合雌激素，每日口服 0.3～0.625mg；17β 雌二醇经皮贴剂，有每周更换一次或两次剂型；尼尔雌醇为合成长效雌三醇衍生物，每 2 周服 1～2mg。经阴道给药是一种女性独特的给药方式，属于局部用药，能够避免肝首过效应。常用药物有雌三醇乳膏，每日使用，1～2 周症状好转后，每周 2 次维持治疗。普罗雌酮具有特殊的分子结构使其不能被皮肤及阴道上皮细胞吸收，可用于外阴、前庭部及阴道环部的萎缩性病变的治疗。普罗雌酮与全身吸收的雌激素相比，不影响血浆雌二醇水平，无子宫内膜增生作用，无须配合孕激素应用。

②组织选择性雌激素活性调节剂：替勃龙，根据靶组织不同，其在体内的 3 种代谢产物

分别表现为雌激素、孕激素及弱雄激素活性，对情绪异常、睡眠障碍和性欲低下有较好的效果。用法用量为每日口服 2.5mg，不需要额外补充孕激素。

③孕激素制剂：天然孕激素黄体酮在与雌激素联用时，100mg/d；序贯应用时，200～300mg/d，每月 10～14 天。口服给药对情绪和睡眠调节有利，阴道给药不会对中枢神经系统有明显的影响。合成孕激素常用的有近天然孕酮的地屈孕酮和醋酸甲羟孕酮。近年来倾向于选用天然孕激素制剂，如微粒化孕酮，每日口服 100～300mg。推荐使用天然或接近天然的孕激素，乳腺癌风险最低。

④复方制剂：多为日历盘包装，一部分雌激素片，另一部分雌激素加孕激素片，每日 1片口服。联合方案中孕激素选用屈螺酮的复方药物，是每片都含有雌激素加屈螺酮，每日 1片口服。屈螺酮具有一定的抗盐皮质激素和抗雄激素作用，对乳腺刺激小，因此对代谢和心血管系统有潜在的益处，对乳腺也相对更安全。

（5）用药途径及方案目前的给药方式：雌激素有多种剂型，包括口服、经皮、局部凝胶或乳剂、阴道内乳膏或片剂及阴道环。在部分国家，还可通过皮下植入给予雌激素。雌激素的所有给药途径似乎均能等效地缓解症状、改善骨密度，但其代谢影响不同。口服雌激素对血脂的影响更为有利，但往往会增高血清甘油三酯，静脉血栓和脑卒中风险更高。

对于大多数女性，每日给予标准剂量的雌激素足以缓解症状，故通常为从较低剂量开始，如经皮雌二醇（0.025mg/d）或口服雌二醇（0.5mg/d），再逐步增加剂量至症状缓解。低剂量雌激素治疗时，阴道出血和乳房触痛的发生率较低。但双侧卵巢切除术后的较年轻女性在术后最初 2～3 年内通常需要较高剂量，随后可逐渐减量。

（6）不良反应：①子宫出血。性激素补充治疗时的子宫异常出血偶有阴道出血、点滴出血，主要出现在服药的第 1 个月。②性激素副作用。雌激素剂量过大可引起乳房胀痛、白带多、头痛、水肿、色素沉着等；孕激素副作用有抑郁、易怒、乳房痛和水肿。③子宫内膜癌。长期单用雌激素可使子宫内膜异常增殖和子宫内膜癌危险性增加。联合应用雌孕激素，则可避免这种风险。④卵巢癌。长期应用激素补充治疗，卵巢癌的发病风险可能增加。⑤乳腺癌。虽不增加乳腺癌的发病风险，但乳腺癌患者不能进行激素替代治疗。

3. 钙和维生素 D 绝经期妇女骨吸收增加，骨量快速丢失，椎体骨量每年丢失达 3%，绝经后 5 年骨量丢失达 10%～15%，是绝经后妇女发生骨质疏松的主要原因。绝经后妇女单纯补充钙剂，每年骨量丢失仅 0.014%。在钙摄入低的妇女中，足够剂量的钙剂对骨密度的作用与绝经年限有关，对绝经 6 年以上妇女较绝经小于 5 年的妇女的骨密度产生更佳的效果。钙剂在提高骨密度的作用较其他类型的抗骨质疏松药更弱，但联合应用时，可以增强其他药物对骨密度的作用。我国营养学会对不同年龄段每日摄入钙的剂量推荐为：成年人800mg/d，绝经后 1000mg/d，最大允许量为 2000mg/d。调查显示我国各年龄段膳食钙摄入均未达标，应调整膳食结构，提倡多摄入奶制品和富含钙的食物，仍然摄入不足者，加用钙剂补充。

维生素 D 是唯一能在人体内合成的维生素，其 80%～90% 是皮肤在阳光紫外线 B 的照射下，由皮下的 7-脱氢胆固醇合成维生素 D_3，其次为食物来源的维生素 D_2。维生素 D 主要是通过骨骼、肠道、肾和甲状旁腺内的维生素 D 受体调节钙平衡和骨代谢，能够减少骨量丢失、预防骨质疏松、降低骨折风险。血清 25-（OH）-D_3 水平是反映体内维生素 D 营养状况的有效指标，为了骨骼健康和慢性疾病预防，血清 25-（OH）-D_3 应达到 75～100mmol/L（30～40ng/ml）。一般认为血清 25-（OH）-D_3 每增加 1ng/ml，大约需要补充

100U 维生素 D。

维生素 D 和钙剂是骨健康的基本营养补充药，是骨质疏松预防和治疗的基础措施，围绝经期是骨质疏松的高危因素，需要注意补充，防止或延缓骨质疏松症的发生。

4. 植物雌激素　富含于食物中，如蔬菜、谷类及豆类，以豆类及亚麻籽中含量较高，其结构与雌激素类似，最常见的是大豆异黄酮类。多数流行病学资料提示，亚洲人以富含植物雌激素的植物性食物为主，乳腺癌发病率明显低于西方国家人群。但由于植物雌激素成分复杂，吸收和代谢又受多种因素影响，不同人种差异较大，广泛推荐应用植物雌激素作为人类绝经期激素补充疗法和抗癌手段仍需大量的临床研究。

（三）用药注意事项与患者教育

1. 严格把握激素替代治疗的指征，雌激素应用是有时间窗的，应在绝经早期进行，才能对心血管系统有保护作用，并且这是一项医疗措施，而非保健措施，需要在专科医师的指导下严格把握适应证。

2. 对于有子宫肌瘤、子宫内膜异位症、子宫内膜增生史、尚未控制的糖尿病及严重高血压、有血栓形成倾向、胆囊疾病、癫痫、偏头痛、哮喘、高催乳素血症、系统性红斑狼疮、乳腺良性疾病史、乳腺癌家族史、已完全缓解的部分妇科恶性肿瘤等的患者需要在专科医师的指导下慎重选择用药的时机和方式。已知或怀疑妊娠、原因不明的阴道出血、已知或怀疑乳腺癌或其他性激素相关恶性肿瘤、6 个月内血栓、严重肝肾功能不全等情况不能进行激素替代治疗。

3. 过度补钙有增加肾结石和心血管疾病的风险。有高钙血症、高尿酸血症、肾结石病史患者禁用钙剂。维生素 D 的吸收有个体差异，肥胖、骨质疏松患者、阳光接触少者、维生素 D 吸收不良者需要更大剂量。在应用过程中，需注意个体差异，监测血钙和尿钙，酌情调整剂量。

二、计划生育与避孕

【复习指导】本部分内容较简单，历年考题多为单项选择，分数所占不多。其中，避孕药相关内容需要熟练掌握。

计划生育是妇女生殖健康的重要内容，做好计划生育，做好避孕工作，对妇女的生殖健康有重要意义。我国人口众多，人口问题始终是制约我国全面协调可持续发展的重大问题，也是影响社会经济发展的关键因素。科学控制人口数量、提高人口素质，是我国的基本国策。避孕是选择合适的药具，用科学的方法，阻断受孕条件，达到不受孕的目的。常见的避孕方法包括：工具避孕、药物避孕、绝育术、安全期避孕法等。因为避孕方式相关原因停止避孕的情况很常见，也是导致意外妊娠的主要原因。目前常用的女性避孕方法有宫内节育器、药物避孕及外用避孕等。避孕方法知情选择，根据女性意愿选择适合自身的避孕方式，能够提高依从性，达到切实有效的避孕。

（一）宫内节育器

宫内避孕的有效性和安全性高，易于使用，费用便宜，是最常见的长效可逆避孕措施。宫内节育器作用机制复杂，至今尚未完全明了，主要是当子宫暴露于异物时会发生无菌性炎症反应，这对精子和卵细胞有毒性并会阻碍受精卵着床，含药的节育器作用机制与所含活性物质有关。

1. 含铜宫内节育器是我国应用最广泛的宫内节育器，在宫内持续释放具有生物活性，有较强抗生育能力的铜离子，与含铜表面积呈正比。铜可增强子宫内膜内细胞毒性炎症反应，损害精子的迁移、活性和顶体反应，还会影响着床。含铜节育器不影响排卵，所以不是靠阻碍排卵达到避孕目的。主要副作用为经期出血增多、经期延长或经期不适加重，特别是在放置后的最初几个月经周期。非甾体抗炎药可减少月经失血，缩短出血时间，特别是对于出血量大或出血时间长的女性。含铜节育器在避孕以外的好处包括不使用激素、维持月经周期、降低宫颈癌风险，还可能减少子宫内膜癌。

2. 含药节育器是将药物储存在节育器中，通过每日微量释放提高避孕效果，降低副作用，目前我国临床主要应用含孕激素和含吲哚美辛的宫内节育器。孕激素会使宫颈黏液增厚从而形成阻止精子进入上生殖道的屏障，还可引起子宫内膜蜕膜化和腺体萎缩从而影响着床。有效率99%以上。主要副作用为出血模式改变，表现为点滴出血，经量减少，甚至闭经，取出后可恢复正常。放置时间为5年，有尾丝。含吲哚美辛的宫内节育器可以抑制吲哚美辛抑制前列腺素合成，减少前列腺素对子宫的收缩作用而减少放置宫内节育器后出现的出血反应。

凡育龄妇女无禁忌证，要求放置宫内节育器的都可以进行。禁忌证包括妊娠、生殖道急性炎症、生殖器官肿瘤、严重的全身性疾病等。宫内节育器最常见的不良反应是不规则阴道出血，表现为月经量增多、经期延长或少量点滴出血，一般不需处理，3～6个月逐渐恢复。当不再需要避孕、节育器放置期限已到、绝经过渡期停经1年内、改用其他避孕措施或绝育者可以手术取出。

（二）激素避孕

激素避孕是女性使用甾体激素达到避孕，是一种高效避孕方法。自20世纪60年代，第一个复方口服避孕药在美国问世以来，全世界广泛使用，主要成分是雌激素和孕激素。口服避孕药具有多种作用机制，包括抑制下丘脑促性腺激素释放激素和垂体促性腺激素分泌。最重要的避孕机制是抑制月经中期促黄体生成素分泌高峰，使机体不会发生排卵。避孕作用的另一个机制是通过抑制垂体尿促卵泡素分泌，从而抑制卵巢卵泡形成。

我国1960年开始研制避孕药，1963年成功研制出第一批甾体激素复方口服避孕药，以后不断研制出长效口服避孕药及避孕针，由于长效避孕制剂中激素含量高，现已渐趋淘汰。随着激素避孕的应用日益增多，第三代复方口服避孕药、阴道药环、皮下埋植剂等激素避孕法应运而生。

1. 口服避孕药　目前口服避孕药有两大类型：同时含有雌激素和孕激素的复方避孕药和纯孕激素避孕药。复方避孕药以21日或28日为一个周期进行包装。28日1盒的最后7片是安慰剂，连续服药可能改善患者的依从性，减少漏服药物的情况。纯孕激素口服避孕药通常用于哺乳期女性避孕使用。

（1）炔雌醇：是目前几乎所有口服避孕药（OC）中都含的雌激素。早期OC制剂含有多达80～100μg的炔雌醇，而目前的片剂所含炔雌醇平均为20～30μg。炔雌醇含量少于50μg的片剂被称为"低剂量"片剂。这些较低剂量的避孕药常用于不吸烟且想避孕，但也有月经不规则或经量多和（或）影响生存质量的激素相关症状的围绝经期女性。肥胖的围绝经期女性静脉血栓栓塞症的风险为非肥胖女性的2倍，故应避免使用口服避孕药。

（2）孕激素：第一代复方口服避孕药主要为炔诺酮、醋炔诺酮；第二代为左炔诺孕酮，活性比第一代强，具有较强的抑制排卵作用；第三代孕激素结构更接近天然黄体酮，有更强的孕激素受体亲和力，活性增强，避孕效果提高，同时几乎无雄激素作用，副作用下降。目前常用的第三代孕激素复方口服避孕药有复方去氧孕烯片、复方孕二烯酮片等。孕激素制剂禁忌证少，但应注意不能用于乳腺癌患者。

若正确用药，口服避孕药是一种非常有效的避孕方式。临床研究中避孕失败率仅为0.1%，但实际应用的失败率达到 2%～8%，常见原因是漏服或 7 日不用药间期后未重新用药。如果发现药盒中有 1 片被漏服，需要在发现时就立刻补服，并且在下次应该用药时仍正常继续用药，因此在同一日服用 2 片药，无须采取另外的避孕措施。如果连续漏服 2 片或以上的激素避孕药，则通常需要采取备用避孕措施。如果患者在同一日内误服了 2 片，应在第 2 日重新恢复每日 1 片的正常方案，而不应跳过 1 日。因此，患者会提前 1 日服完。

妊娠和生育力：停用避孕措施后恢复生育力是可逆避孕法的一个重要优势。为怀孕而停止避孕的女性在停用口服避孕药后 12 个月的妊娠率与停用其他避孕法后的妊娠率相似。妊娠早期使用了口服避孕药不会导致先天性畸形的风险升高，但有导致先天性尿道畸形的报道。口服避孕药停药之后要过数月才会恢复排卵性月经周期，但不影响生育力，并且原发性不孕风险反而降低。

2. 长效避孕针　目前的长效避孕针，有单孕激素制剂和雌孕激素复合制剂两种。复合制剂激素剂量较大，现已少用；单孕激素制剂，尤其适用于对口服避孕药有明显胃肠道反应者和哺乳期避孕。雌孕激素复合制剂首次应用于月经周期第 5 日和第 12 日各肌内注射 1 支，以后在每次月经周期第 10～12 日肌内注射 1 支。单孕激素制剂，如醋酸甲羟孕酮避孕针，每3 个月注射 1 针，避孕效果好；庚炔诺酮避孕针，每 2 个月肌内注射一次。长效避孕针有月经紊乱、阴道点滴出血或闭经等副作用。

3. 探亲避孕药　探亲避孕药除双炔失炭酯外，均为孕激素类制剂或雌孕激素复合剂。适用于短期探亲夫妇。有抑制排卵、改变子宫内膜形态与功能、宫颈黏液变稠等作用。探亲避孕药的避孕效果可靠。但由于目前激素避孕药物种类不断增加，探亲避孕药剂量大，现已很少使用。

4. 缓释避孕药　又称缓释避孕系统，是以具备缓慢释放性能的高分子化合物为载体，一次给药在体内通过持续、恒定、微量释放甾体激素，主要是孕激素，达到长效避孕效果。目前常用的有皮下埋植剂、阴道药环、避孕贴片和含药宫内节育器。

（1）皮下埋植剂：是一种缓释系统的避孕药，有效率 99% 以上。皮下埋植剂 1987 年引入我国，左炔诺孕酮硅胶棒 Ⅱ 型，含 2 根硅胶棒，每根含药 75mg，总量 150mg，使用年限3～5 年。近年来随着皮下埋植剂的发展，单根埋植剂依托孕烯植入剂已经在国内上市，内含依托孕烯 68mg，埋植一次放置 3 年。放置简单，副作用更小，有效率达 99% 以上。

皮下埋植剂的用法：首先排除妊娠。在月经周期开始的 7 天内均可放置，用专用的针将硅胶棒埋入臂内侧皮下。放置后 24 小时发挥避孕作用，释放率在置入后 5～6 周内为 60～70μg/d，第 1 年末下降到 35～45μg/d，第 2 年末下降到 30～40μg/d，第 3 年末下降到25～30μg/d。对体重较重的妇女，临床医师可考虑提前更换植入剂。在使用过程中，月经出血情况可能会有所改变，可能为无月经、月经稀发、更频发或持续，出血量增多或减少、出血时间延长等，偶有严重出血报告。植入部位最常见不良反应是红斑。

（2）缓释阴道避孕环：以硅胶为载体含孕激素的阴道环，国产阴道环内含甲地孕酮，管断面直径 4mm，含甲地孕酮 200mg 或 250mg，每日释放 100μg，一次放置，避孕 1 年，经期不需取出。避孕效果好，副作用与其他单孕激素制剂基本相同。

（3）避孕贴片：避孕药放在特殊贴片内，粘贴在皮肤上，每日释放一定剂量的避孕药，通过透皮吸收达到避孕目的。每周1片，连用3周，停用1周，每月共用3片。

（三）甾体激素避孕之外的益处

除高效避孕外，雌－孕激素避孕药还可用于治疗痤疮、多毛症、月经过多、痛经、盆腔痛、月经前期综合征，还能降低卵巢癌和子宫内膜癌的风险。

采用连续用药方案的女性可比周期性用药的女性更多获益于月经症状的减轻，如减轻头痛、生殖器刺激、疲劳、腹胀感和疼痛等。对于需要避孕的痛经女性，推荐使用雌－孕激素避孕药作为一线治疗。合成孕激素，能够抑制排卵，并使子宫内膜随时间变薄。变薄的子宫内膜含有相对少量的花生四烯酸，这是合成大多数前列腺素的底物。由于子宫内膜的这些改变，雌－孕激素避孕药能够减少月经期的月经量和子宫收缩，从而减少痛经。雄激素在寻常痤疮的发病机制中发挥着重要作用，因此使用内分泌治疗降低雄激素活性可能是有效的治疗措施。内分泌治疗的主要适用人群为月经初潮后的中重度痤疮女性患者。口服避孕药中的雌激素成分被认为可抑制卵巢分泌雄激素，能增加性激素结合球蛋白产生，该成分在皮脂腺内对雄激素作用有额外的抑制效果。含雌激素和孕激素的口服避孕药可通过多种机制减轻雄激素的作用，因此治疗痤疮效果良好。

（四）不良反应及处理

早期副作用包括腹胀感、恶心和乳房压痛。虽然这些问题可能令患者感到烦恼而导致自行停药，但这些副作用通常会在数月后消退。

1. 阴道异常出血　是口服避孕药最常见的副作用。出现突破性出血并不代表避孕效力下降，而是反映了子宫内膜调整至新的较薄状态时发生了组织破坏，此时子宫内膜呈脆弱、萎缩状态。漏服药物是最常见的导致突破性出血的原因，应加强患者教育，告知漏服药物会降低避孕效果。雌激素可稳定子宫内膜，因此突破性出血在使用较低剂量雌激素时更明显。

2. 心血管疾病　雌激素含量降低已使药物的安全性大大增加，而在较年长的吸烟女性中，心血管疾病的风险超过了意外妊娠的风险，因此建议每日吸烟超过15支的女性和35岁以上吸烟女性选用其他避孕方式。在使用含$20 \sim 40 \mu g$炔雌醇口服避孕药的非吸烟者中，心肌梗死的绝对风险非常低。新型"第三代"口服避孕药（如含去氧孕烯、诺孕酯或孕二烯酮的口服避孕药）在血脂方面的影响比第二代制剂好，但这一优势并不减低心肌梗死的发生风险。使用避孕贴剂和阴道避孕环的女性中，心肌梗死病例非常少。

口服避孕药可引起血压在正常范围内轻度升高，但也可发生显著高血压。与使用口服避孕药但未出现高血压者相比，出现高血压的患者发生心肌梗死和脑卒中的风险升高。停用口服避孕药后这一风险迅速降低。

3. 静脉血栓栓塞性疾病　使用复方雌－孕激口服避孕药的女性发生静脉血栓栓塞症的风险为非使用者的$2 \sim 4$倍。虽然减少口服避孕药中的类固醇含量已经改善了安全性和副作用，但仍未消除静脉血栓形成的风险升高。总体而言，含左炔诺孕酮（第二代孕激素）的雌－孕激素避孕药的静脉血栓风险最低。即使是风险较高的孕激素，静脉血栓的绝对风险仍然很低，使用含屈螺酮的口服避孕药会导致每年约1000女性有$0.6 \sim 1$例额外的静脉血栓相关事件。

肥胖会使风险进一步升高，肥胖女性发生静脉血栓的风险为非肥胖女性的2倍。年龄增长也会使风险升高。使用仅含孕激素的口服和注射用避孕药似乎不会增加血栓栓塞风险。

4. 癌症的风险　在口服避孕药当前使用者和近期使用者中观察到乳腺癌和宫颈癌风险增加，但该风险在 5 年内消退。同时，服用口服避孕药降低结直肠癌、子宫内膜癌和卵巢癌风险。

是否增加乳腺癌的风险研究结论尚不一致，且在乳腺癌风险增加的女性中，发生乳腺癌的绝对风险依然非常低，应与卵巢癌和子宫内膜癌风险获得有意义的降低相权衡。

5. 碳水化合物和脂质代谢　在使用大剂量口服避孕药的女性中，糖耐量试验结果异常非常普遍，在使用低剂量的女性中，糖耐量正常而可能导致轻度的胰岛素抵抗。对血脂的影响取决于雌激素的剂量和孕激素的雄激素活性。一般而言，血清甘油三酯浓度略微升高，但血清高密度脂蛋白或低密度脂蛋白浓度的变化并不一致。

（五）其他避孕方法

1. 手术　输卵管阻断和阻塞是可选的避孕手术方法，手术可能可逆，但操作较为复杂，故应被视为永久性避孕的方法。输精管结扎在局部麻醉下即可实施，是安全、高效的绝育术，手术可能可逆，但操作较为复杂，故应被视为永久性避孕的方法。

2. 屏障避孕法　避孕套（男用和女用）、阴道隔膜和宫颈帽是最常见的屏障避孕方式。避孕套是男性可采用的唯一可逆避孕方法。

3. 紧急避孕　是指使用药物或器具作为紧急措施以避免妊娠，可在性交后避孕及次日早晨口服避孕药。近期发生无保护性交，包括采用其他避孕方法失败的女性可能适合采取这种干预方法。紧急避孕是为了偶尔的使用或作为备用方法，不作为常规使用的主要避孕方法。

子宫内避孕是最有效的紧急避孕方法，且其具有可提供持续高效避孕的优点，但进行子宫内避孕需要在发生无保护性行为几日内就诊以放置宫内节育器。含铜宫内节育器是紧急避孕最有效的方法，它能在初次事件后提供持续的避孕，并且比口服方案更有效，特别是对于超重/肥胖女性。

乌利司他是最有效的口服紧急避孕方法，尤其是在无保护性交后 72～120 小时，但是获得该药需要处方。左炔诺孕酮单用不如乌利司他有效，但其无须处方即可获得。单用左炔诺孕酮比雌二醇加左炔诺孕酮的组合更有效，并且副作用发生率更低。

乌利司他与米非司酮起抗孕激素的作用，两者具有相似的化学结构，用于紧急避孕均非常有效。它们的主要作用机制是推迟排卵，但是其对子宫内膜的作用会影响着床也有助于避孕。抗孕激素的缺点是延迟排卵会导致随后的月经延迟，这可能会引发患者担心可能妊娠的焦虑。

左炔诺孕酮 1.5mg 一次服用，或 0.75mg 间隔 12～24 小时服用，推荐单次用药，给药方案更简便。选用雌二醇加左炔诺孕酮方案的患者应服用相当于 100μg 的炔雌醇加 0.50mg 左炔诺孕酮，并于 12 小时后重复一次。

恶心和呕吐是口服激素类药物最常见的副作用。左炔诺孕酮单剂量和分剂量给药方案的恶心、呕吐发生率相近，通常不需镇吐药。如果女性将口服避孕药片呕出，则可考虑放置宫内节育器以代替口服紧急避孕药。如果左炔诺孕酮在服用后 3 小时内被呕出且未给予镇吐药，建议给予镇吐药后再次给予左炔诺孕酮。

（六）避孕失败的补救措施

人工流产是避孕失败的补救措施，避免或减少意外妊娠是计划生育工作的真正目的。

人工流产是指意外妊娠、疾病等原因而采用人工方法终止妊娠。人工流产对女性的生殖健康有一定的影响，因此做好避孕工作减少意外妊娠十分重要。终止早期妊娠的人工流产方式有手术流产和药物流产。

1. **手术流产** 是采用手术方法终止妊娠，包括负压吸引术和钳刮术。采取吸宫术进行清宫一般可用于不超过 14 孕周的妊娠。孕龄更大的妊娠通常需要先进行吸宫术，再使用清宫钳。禁忌证包括生殖道炎症、各种疾病的急性期、全身情况不佳而不能耐受手术、术前两次体温在 37.5℃ 以上。当孕周大于 10 周的早期妊娠应采用钳刮术。

患者术后至少需观察 30 分钟，以监测有无阴道出血情况或生命征的变化（可提示腹腔内出血）。大多数女性术后有持续 2～4 天的轻度下腹绞痛，可用非甾体抗炎药治疗。术后预计会有少量组织和血液经阴道排出，会出现一定的下腹绞痛和阴道流血，流血量与月经量相当。如果这些体征和症状表现较严重或出现发热，则可能提示严重并发症，需要医师立即进行评估。

人工流产术的并发症常见的有：①出血。流产后出血可能是由于子宫颈或阴道撕裂、子宫穿孔、组织残留或子宫收缩无力。其他出血原因包括感染、子宫动静脉畸形、粘连性胎盘及凝血病。②子宫穿孔。对于早期和中期的流产，所报道的子宫穿孔发生率低于 0.6%。子宫穿孔的具体位置决定了出血的严重程度与临床表现。两个因素可降低终止妊娠时子宫穿孔的风险，由经验丰富的外科医师实施流产术和术前使用渗透性扩宫棒扩张子宫颈。③子宫积血。术后早期疼痛而阴道无明显流血可能提示子宫积血的发生，患者通常诉有下腹持续的钝痛，有时伴心动过速、出汗或恶心。在手术结束后 1 小时内发生。盆腔检查可发现较大且位于中线的球形子宫，张力大且有压痛。治疗需要立即进行清宫，以便子宫能收缩到术后正常大小。然后肌内注射马来酸甲麦角新碱（0.2mg）以确保子宫持续收缩。④感染或妊娠物残留。在没有使用预防性抗生素的女性中，流产后子宫内膜炎的发生率为 5%～20%；如果使用预防性抗生素，该发生率可能会被降低约 50%。单纯子宫内膜炎和子宫内膜炎伴妊娠物残留的体征和症状是相似的，包括发热、子宫增大且有触痛、下腹疼痛，以及子宫出血程度超出流产后预计水平。如果体格检查或超声检查发现妊娠物残留的证据，应考虑使用吸宫术来彻底清宫。没有发现残留物时，可推定诊断为子宫内膜炎，并尝试广谱抗生素治疗，抗菌谱需覆盖厌氧菌。⑤羊水栓塞。少见，往往由于子宫颈损伤、胎盘剥离使血窦开放，为羊水进入创造条件。⑥远期并发症。有宫颈粘连、宫腔粘连、慢性盆腔炎、月经失调、继发性不孕等。

2. **药物流产** 是用药物而非手术终止早孕的一种避孕失败的补救措施。目前临床应用的药物为米非司酮和米索前列醇。米非司酮是一种类固醇类的抗孕激素制剂，具有抗孕激素及抗糖皮质激素作用。米索前列醇是前列腺素类似物，具有子宫兴奋和子宫颈软化作用。两者配伍应用终止早孕完全流产率达 90% 以上。

（1）药物流产的适应证：对于孕龄不超 49 天的女性，在某些特定情况下，米非司酮/米索前列醇流产可用于最长达 63 天孕龄的妊娠。

（2）药物流产的禁忌证：有使用米非司酮禁忌证，如肾上腺及其他内分泌疾病、血液病、血管栓塞等疾病；米索前列醇禁忌，如心血管疾病、青光眼、哮喘、癫痫、结肠炎等；带宫内节育器妊娠、怀疑宫外孕；过敏体质，妊娠剧吐，长期服用抗结核、抗癫痫、抗抑郁、抗前列腺素药物等。

（3）用药方法：口服米非司酮的剂量是 200mg，采用小于 200mg 的剂量没有益处且效果可能更差。单独使用米非司酮能够使 64%～85% 的该孕龄妇女完全实现妊娠终止。由于有效率还不足以实现常规临床应用，所以在使用米非司酮后需给予前列腺素。米索前列醇与米非司酮序贯使用，可用于妊娠早期药物流产。其他的前列腺素也已与米非司酮联合用于终止妊娠，但是其效果都次于米索前列醇。

（七）患者教育

避孕方法知情选择是计划生育优质服务的重要内容，育龄妇女根据自身情况选择适合的安全有效的避孕方法。

①对于尚未生育的妇女，可选用复方短效口服避孕药，使用方便，避孕效果好，不影响性生活，停药即可计划怀孕。②哺乳期选药原则是不影响乳汁质量及婴儿健康。阴茎套是哺乳期最佳避孕方式选择。可选用单孕激素制剂、长效避孕针或皮下埋植剂，也可放置宫内节育器。但需注意，哺乳期不适宜选择雌孕激素复合避孕药。③对于生育后期的女性，各种长效、安全、可靠的避孕方法都适用，根据个人身体状况进行选择即可。④绝经过渡期仍有排卵可能，应坚持避孕，选择外用避孕药为主的避孕方法，不宜选用复方避孕药及安全期避孕。

【同步练习】

一、A 型题（最佳选择题）

1. 围绝经期激素替代治疗应禁用的人群是（　　　）

A. 合并轻度高血压的患者　　　　　　　　B. 合并高胆固醇血症的患者

C. 6 个月内有静脉血栓栓塞史的患者　　　　D. 甲状腺切除术后的患者

E. 合并骨质疏松症的患者

本题考点：绝经期激素替代治疗的适宜人群。

2. 目前推荐的绝经期激素补充治疗的窗口期是（　　　）

A. 绝经后 10 年之内　　　　　　　　　　　B. 大于 60 岁

C. 绝经后 1 年之内　　　　　　　　　　　D. 绝经后 5 年之内

E. 绝经后 20 年之内

本题考点：绝经期激素补充治疗的窗口期。

3. 目前推荐用于紧急避孕的药物有（　　　）

A. 甲地孕酮　　　　B. 左炔诺孕酮　　　　C. 屈螺酮炔雌醇　　　　D. 依托孕烯

E. 庚炔诺酮

本题考点：紧急避孕时的选药。

4. 我国营养学会对绝经期每日摄入钙的推荐剂量为（　　　）

A. 200mg　　　　　B. 500mg　　　　　C. 600mg　　　　　D. 1000mg

E. 1500mg

本题考点：不同人群推荐每日摄入钙的剂量。

5. 有长期痤疮困扰的育龄期女性，推荐选择避孕方式是（　　　）

A. 长效避孕针　　　B. 复方短效避孕药　　C. 含药宫内节育器　　D. 安全期避孕

E. 紧急避孕

本题考点：避孕方式选择。

二、X 型题（多项选择题）

6. 关于避孕措施和患者教育的说法，正确的有（　　）

A. 新婚期可选择复方短效口服避孕药

B. 复方短效口服避孕药一般停药后即可妊娠

C. 长效避孕药一般停药 6 个月后妊娠较安全

D. 哺乳期选用雌 - 孕激素复合避孕针比单孕激素长效避孕针安全

E. 绝经后过渡期原来使用宫内节育器无不良反应可继续使用至绝经后半年再取出

本题考点： 避孕药的分类及选药。

7. 围绝经期激素补充治疗可以选用的给药方式有（　　）

A. 口服给药　　　　B. 阴道给药　　　　C. 肌内注射　　　　D. 静脉注射

E. 皮肤给药

本题考点： 围绝经期激素替代治疗。

参考答案： 1. C　2. A　3. B　4. D　5. B　6. ABCE　7. ABE

第 20 章　中毒解救

一、一般救治措施

【复习指导】本部分内容较简单，历年偶考。其中，一般救治措施及特效解毒药名称及特点需要熟练掌握。

（一）基本概念

一定条件下（如通过接触方式或途径、进入体内数量等）可以影响机体代谢过程，导致机体暂时或永久的功能性或器质性异常状态的外来物质，称作**毒物**。毒物包括简单或复杂的化学物、有毒动物或植物的毒素、用于疾病治疗的药物、微生物的毒素及日常用品（多种化学物的混合物）等。因毒物导致的疾病称作**中毒**。

随着国民经济的发展和社会结构的变化，新的化学物质品种也日益增多，人们接触化学物质的机会也随之增加，近年来急性中毒已成为内科急症中较为常见的一种疾病。急性中毒是指机体短时间内接触毒物或使用超过中毒量的药物后，导致机体产生的病理生理变化和临床表现的症状。急性中毒往往病情表现复杂、变化发生急速，严重的患者可以出现多器官功能障碍、衰竭，甚至出现生命危险。关于中毒的严重程度一般呈现剂量—效应关系，可以与作用的时间、毒（药）物的剂量或浓度有关。对于急性中毒，要求医师应早做出正确的诊断及治疗。关于诊断中毒，主要依据毒物接触史及临床表现。中毒在初步诊断后，毒物在体液中的存在及其对机体的影响还可以通过辅助检查结果及实验室分析加以明确。临床目前尚不能利用实验室毒物分析来快速将所有毒物明确诊断出来，有的药物也尚无特效解毒药，但救治原则基本一致。

（二）一般救治措施

参照《急性中毒诊断与治疗中国专家共识》，急性中毒救治原则包括：①迅速从中毒环境脱离并将未被吸收的毒物清除；②迅速判断中毒者生命体征，对威胁生命的情况及时处理；③加强对入血毒物的清除；④使用解毒药；⑤对症治疗和处理并发症；⑥支持器官功能和管理重症。

1. 减少毒物吸收，加速排泄　将中毒患者脱离染毒环境后迅速判断其生命体征，若出现心搏停止需立即进行现场的心肺复苏术；若出现呼吸道梗阻需立即清理呼吸道，行开放气道，甚至建立人工气道通气。不同的中毒途径，需采取不同的排毒方式。

（1）吸入性中毒：给予呼吸新鲜空气，必要时进行吸氧处理、人工呼吸，甚至高压氧治疗。

（2）经皮肤和黏膜吸收中毒：有衣物被污染者首先脱去被污染衣服，使用清水清洗干净皮肤，针对可引起化学性烧伤或经皮肤吸收中毒的药物更需要反复冲洗，并可根据毒物情况选择特定的中和剂处理。

但如果毒物会与清水发生反应，则应先擦去患者沾染的毒物后再用清水冲洗。如果毒物进入眼部，则需要彻底冲洗，首次使用温水冲洗**至少 10 ～ 15 分钟**，必要时给予反复的冲洗，为有助于充分去除有毒物质，可在冲洗过程中让患者做眨眼动作。

（3）清除经口消化道未被吸收的毒物

①催吐：一般在清醒、口服毒物的患者中，可考虑催吐清除毒物，尤其是小儿中毒患

者，但对大多数患者，目前不建议使用。一般催吐前需注意严格把控禁忌证，包括：惊厥（可能加重病情）、昏迷（可能吸入气管）、毒物具有腐蚀性（可导致消化道穿孔、出血）、严重心脏病、肺水肿、主动脉瘤、休克、近期出现上消化道出血或食管－胃底静脉曲张病史患者、孕妇。具体催吐方式可让患者先饮用适量温清水或盐水，再促使其呕吐。或者采用药物催吐，可给予阿扑吗啡皮下注射，成人剂量为 0.1mg/kg，3～5 分钟后出现呕吐。

②洗胃：洗胃途径在我国广泛使用，是清除经消化道摄入毒物中毒的方法之一。但应注意，其可导致较多并发症（如吸入性肺炎、胃肠道穿孔、心律失常等）。近年有国外循证医学显示，对于口服急性中毒患者多数并未从洗胃中获益，特别是毒性弱、中毒程度轻的急性患者，相反其发生并发症风险可能增加，因此如果是这类患者，不推荐洗胃处理。洗胃原则为愈早愈好，一般建议在服用中毒药物的 1 小时内洗胃，但对存在胃排空障碍的中毒患者或一些特殊毒物也可延长至 4～6 小时；对无特效解毒治疗的急性重度中毒，如患者就诊时即已超过 6 小时，酌情仍可考虑洗胃；一般农药中毒，如有机磷、百草枯等则需要积极处理。如果是药物过量，洗胃则要趋向于保守。具体洗胃方法为患者服用 200～400ml，温度 35℃左右洗胃液（洗胃液温度不宜过高，否则会使血管扩张、血液循环加速，反而促使毒物吸收），然而用压舌板刺激咽部促使呕吐，反复操作，直至呕吐物为清水或无特殊气味。也可插入胃管进行洗胃，每次使用 300ml 洗胃液，反复操作，直至洗出液与注入的洗胃液颜色一致。**常用洗胃液有温水、1∶5000 高锰酸钾溶液、1% 碳酸氢钠、茶叶水、牛奶、植物油**等。

③吸附剂：活性炭（药用炭）是一种有效安全、减少中毒物质从胃肠道吸收入血的清除剂，其使用禁忌证为肠梗阻。患者在短时间吞服了过量的或存在有潜在毒性的药物或毒物后，立即给予**活性炭口服**（儿童剂量为 1g/kg，成人剂量为 50g）。国外文献报道在服毒小于 1 小时给予活性炭有治疗意义。如果是腐蚀性毒物及部分重金属中毒，为减少或延缓毒物吸收，可口服鸡蛋清保护胃黏膜。

④导泻：常用清除毒物的有效方法之一。但不推荐对急性中毒患者单独使用导泻药清除。常用导泻药有**硫酸镁、甘露醇、复方聚乙二醇电解质散、山梨醇**等。应注意，对于有低血容量性低血压、近期肠道手术、小肠梗阻或穿孔、腐蚀性物质中毒的患者，存在导泻禁忌证。导泻方法为将 15～30mg 硫酸钠或硫酸镁溶解于 200ml 水溶液中口服。

⑤全肠灌洗：全肠灌洗是一种相对较新的胃肠道毒物清除方法，通过促使粪便快速排出而减少毒物在体内的吸收。适用于口服缓释药物或肠溶药物中毒、重金属中毒及消化道藏毒品者。应用大量聚乙二醇溶液通过口或胃管快速注入，产生液性粪便。因为聚乙二醇不被吸收也不会造成患者水和电解质的紊乱，可多次使用直至粪便流出物变清为止。

⑥灌肠：一般在接受导泻或全肠灌洗仍无排便的患者使用。评估患者病情及是否排便，可给予多次灌肠。可使用 1% 温盐水、1% 肥皂水或清水，或洗肠液中加入活性炭实施灌肠治疗。

（4）毒物吸收进入血液后的促进排泄方法

①强化利尿：通过扩充血容量、增加尿量方式，促进毒物排泄。主要针对**以原形在肾排泄**的毒物中毒治疗。应注意心、肺、肾功能不全者慎用。药物治疗方案为：大量快速补液，补液同时给予呋塞米 20～80mg 静脉注射。需要根据渗透压情况和血浆电解质选用不同液体。

②血液净化：是指通过特定装置将患者血液引出体外，清除某些致病物或毒物，达到治

疗目的的一种医疗技术。包括血液透析、血液滤过、血液灌流、血浆置换等方式。对于中毒患者有血液净化的适应证和有条件时建议尽早采用。国际中毒血液净化（EXTRIP）工作小组对于不同的药物推荐与建议了不同的治疗方式，具体内容如下：水杨酸、丙戊酸、锂、铊、茶碱、巴比妥类（长效）、二甲双胍、甲醇等中毒推荐使用血液净化；对乙酰氨基酚、卡马西平、苯妥英中毒推荐使用血液净化；三环类抗抑郁药、地高辛中毒不推荐血液净化。EXTRIP 目前尚未公布急性百草枯中毒推荐意见。有国内专家经验建议急性百草枯中毒应尽快行血液灌流（2～4 小时内开展者效果较好）。

2. 药物拮抗解毒　某些毒物有特效的拮抗解毒药，所以在进行促进毒物排出的同时，应积极使用对应的特效拮抗解毒药，目前拮抗药可分为四类。

（1）物理性拮抗药：利用物理性质吸附或沉淀有毒物质，如活性炭、蛋白、牛奶等。

（2）化学性拮抗药：利用酸碱反应用弱酸中和强碱、弱碱中和强酸，如稀释的食醋、柠檬汁用于中和强碱中毒，氧化镁混悬液、镁乳、氢氧化铝凝胶用于中和强酸中毒。利用与金属离子亲和性络合金属中毒，如二巯基丁二酸钠、二巯基丙醇、二巯基丙磺酸钠用于砷、汞中毒拮抗。

（3）生理性拮抗药：利用生理性拮抗中毒物质对机体的生理功能作用，如阿托品用于拮抗有机磷中毒、毛果芸香碱用于颠茄碱类中毒拮抗。

（4）特殊解毒药：常用的特殊解毒药包括如下几种。

①**阿托品**：属于抗胆碱药，通过阻断节后胆碱能神经支配的乙酰胆碱受体，对抗各种拟胆碱药所致的毒蕈碱样作用。临床用于拟胆碱药中毒，如毒扁豆碱、毛果芸香碱、新斯的明等药物中毒；神经性毒气中毒；有机磷农药中毒；含毒蕈碱的毒蕈中毒等。

②**盐酸戊乙奎醚（长托宁）**：通过高度选择胆碱能受体亚型，发挥强而全面的抗胆碱作用，可发挥较长持续作用时间，故近年国内广泛用于有机磷农药中毒。

③**纳洛酮**：通过竞争性结合阿片受体，临床用于拮抗阿片类药物中毒。

④**硫代硫酸钠（次亚硫酸钠）**：主要用于氰化物中毒拮抗。亚硝酸异戊酯和亚硝酸钠（亚硝酸盐－硫代硫酸钠法）为氧化剂，可将血红蛋白中的二价铁氧化成三价铁，形成高铁血红蛋白而解救氰化物中毒。氰化物中毒可使用羟钴胺素（维生素 B_{12}）给予解救。

⑤**亚甲蓝（美兰）**：作为一种氧化还原剂，可用于解救苯胺、硝基苯、亚硝酸盐等中毒导致的高铁血红蛋白血症。

⑥**乙酰胺（解氟灵）**：是氟乙酰胺（有机氟农药）及氟乙酸钠中毒的对应解毒药。

⑦**氟马西尼属于苯二氮䓬类药物中毒解救药。**

⑧**二巯基丙醇巯基可以与重金属结合形成复合物**，该复合物经尿液排出。临床用于砷、汞、金、铬、铋、镍、镉等金属中毒救治，应注意慎用于严重肝病、中枢神经系统疾病患者；砷、汞、铅、铜、锑等中毒也可使用二巯基丁二酸钠，其作用机制与二巯基丙醇相似；砷、汞、铅、铜、锑等中毒还可以使用二巯基丙磺酸钠，较二巯基丙醇吸收快，疗效好，毒性较小，不良反应少。铅中毒患者可给予依地酸钙钠（乙二胺四乙酸二钠钙），其分子中的钙离子可被铅和其他二价、三价金属离子结合成为稳定且可溶的络合物，并逐渐随尿排出而呈解毒作用。

⑨**青霉胺（二甲基半胱氨酸）**：可以促进铅、汞、铜的排泄，虽然不是首选药物，但优势在于可口服，不良反应轻，一般在其他药物有禁忌时选用。

⑩**乙醇**：用于甲醇或乙二醇中毒救治，其通过在毒物代谢过程中，对甲醇进行抑制，防

治其分解生成毒性更强的甲醛、甲酸。**甲吡唑是甲醇中毒的首选解毒药**。

⑪乙酰半胱氨酸：用于对乙酰氨基酚中毒的救治。

⑫奥曲肽：用于磺脲类药物过量或中毒的救治。

⑬**抗蛇毒血清**及抗眼镜蛇毒血清、精制抗银环蛇毒血清、精制抗五步蛇毒血清、精制抗蝮蛇毒血清及各种蛇药等，用于毒蛇咬伤，具有解毒、镇痛、消肿等功效。

⑭胰高血糖素：可用于 β 受体阻滞药、钙通道阻滞药中毒的救治。葡萄糖酸钙、氯化钙可用于钙通道阻滞药中毒的救治。碳酸氢钠可用于钠通道阻滞药中毒。

3. 支持与对症治疗　很多毒物尚无特殊的解毒疗法，抢救措施主要依靠及早排毒和积极对症支持治疗，以保护重要器官，恢复脏器功能，维护内环境稳定状态。

（1）中毒应激期：主要针对昏迷、抽搐、脑水肿、肺水肿、呼吸衰竭、休克等做紧急处理。恢复期注意迟发毒作用，如心律失常、肺水肿、脑水肿等。

（2）保护脏器：有中枢神经系统、心、肝、肾、造血器官损害，用大量的维生素 C、维生素 B 族、葡萄糖、能量合剂等治疗。

（3）防止感染：若伴有感染，应针对病原体选择有效抗菌药进行抗感染治疗。

（4）高压氧治疗：对于缺氧性疾病有改善循环作用。

（5）肾上腺皮质激素：中毒性脑病、肺水肿、呼吸窘迫综合征等可使用肾上腺皮质激素，治疗原则需要遵循早期、足量、短疗程（2～3 天），常用药物有地塞米松 20～60mg/d，甲泼尼龙 0.5～1g，氢化可的松 200～600mg/d。

（6）加强护理：①清除毒物应彻底；②注意观察生命体征和神志、瞳孔变化，准确记录病情变化；③准确记录出入量，防治水、电解质紊乱；④观察用药反应；⑤保持呼吸道通畅；⑥卧床休息，保暖，专人看护，防外伤、坠床、自杀；⑦定期翻身，防治压疮；⑧输液或鼻饲以维持营养；⑨加强生活护理和宣教、心理治疗。

二、催眠药、镇静药、阿片类及其他常用药物中毒

【复习指导】本部分内容较简单，历年偶考。其中中毒的救治措施、常用解毒药和拮抗药的作用原理、选择和临床应用需熟练掌握，中毒临床表现需熟悉了解。

（一）苯二氮䓬类镇静催眠药急性中毒

苯二氮䓬类药物是目前临床较常用的一类镇静催眠药，相对于巴比妥类或其他镇静催眠药，具有选择性较高、对呼吸抑制作用小、安全范围大、不影响肝酶活性等优势。它包括：超短作用时的三唑仑，短作用时的阿普唑仑、劳拉西泮、替马西泮，中作用时的地西泮、氯氮䓬，长作用时的氟西泮、普拉西泮。

1. 中毒药物确认的方法

（1）病史：曾经服用大剂量苯二氮䓬类药物。

（2）临床表现特点：有眩晕、乏力、嗜睡、运动失调，偶尔表现为中枢兴奋、锥体外系障碍及一时性精神错乱。可伴血压下降、呼吸抑制。

（3）实验室检查：①毒物检测包括呕吐物、胃内容物及血、尿定性试验，以及血药浓度测定；②其他检查有肝肾功能、电解质、动脉血气等。

2. 急性中毒表现　本类药物较为安全，但一次性给药剂量过大（治疗量10倍）或反复给药导致蓄积，可能发生中毒。一般情况下中枢系统抑制较轻，表现为头晕、言语含糊不清、嗜睡、意识模糊。较少表现为严重症状，如深度昏迷较长时间、血压降低。严重中毒者

可出现昏睡、无尿、腱反射消失，可发生休克。存活者后期可引起粒细胞减少症。

3. 救治措施

（1）立即维持通气功能、洗胃及导泻：一般首选 **1：5000 高锰酸钾溶液**，或使用生理盐水或温开水灌洗，每次 300～500ml，反复冲洗，待吸清胃内容物后用 **50% 硫酸钠溶液 40～60ml** 导泻。

（2）补液：维持体液及电解质平衡，可根据具体情况选用 5% 葡萄糖液、复方氯化钠溶液、低分子右旋糖酐、20% 甘露醇等进行治疗，也可使用 5% 碳酸氢钠碱化尿液促进毒物排出。根据肾功能情况选择利尿药。

（3）升压：若血压下降，可使用去甲肾上腺素、间羟胺等升压治疗。

（4）对深度昏迷或有呼吸抑制者，可适量给予中枢兴奋药或苏醒药，如**尼可刹米**。

（5）对重症患者上述治疗措施无效时，可考虑血液灌流治疗，部分病例可取得较好效果。

4. 常用解毒药和拮抗药的作用原理、选择和临床应用　**氟马西尼**可特异性拮抗苯二氮䓬类受体，其能够对苯二氮䓬类药物竞争受体结合，减轻或逆转该药物的中枢抑制作用。一般昏迷患者在静脉注射后 1 分钟清醒，故临床可将氟马西尼用于怀疑苯二氮䓬类药物中毒的诊断，以及急救重症的苯二氮䓬类药物中毒。具体给药方法为：首先给予氟马西尼静脉注射 0.2～0.3mg，再以 0.2mg/min 静脉滴注，用至患者有反应或累积剂量达 2mg。应注意因氟马西尼半衰期较短，需要每小时重复给药 0.1～0.4mg，防止症状复发。该药物不良反应包括面色潮红、恶心和（或）呕吐。当快速注射氟马西尼时，可能会偶发焦虑、心悸、恐惧等不适感。一般这些不良反应无须特殊处理。氟马西尼禁用于对本药过敏患者、用药后会对生命构成威胁的患者、严重抗抑郁药中毒患者。

（二）巴比妥类镇静催眠药急性中毒

巴比妥类药物曾经是常用的镇静和催眠药物，是巴比妥酸的衍生物，随着苯二氮䓬类的广泛应用，巴比妥类药物中毒已逐渐减少。临床常用巴比妥类包括：超短效类的硫喷妥钠、短效类的司可巴比妥及中效类的戊巴比妥、异戊巴比妥，以及长效类的巴比妥、苯巴比妥。

1. 中毒药物确认的方法

（1）病史：曾经误用或自服大剂量巴比妥类药物。

（2）临床表现特点：主要表现为中枢神经系统及血管运动中枢系统的抑制作用，表现为意识障碍和呼吸抑制，症状与剂量相关，随着剂量增大而产生镇静、催眠、嗜睡、抗惊厥和麻醉作用，中毒量可致呼吸麻痹而死亡。

（3）实验室检查：①毒物检测包括呕吐物、胃内容物及血、尿巴比妥类药物测定；②其他检查包括肝、肾功能及血气分析等。

2. 急性中毒表现　当摄入剂量超过用药剂量 5 倍即可致急性中毒，**超过 15 倍**则可危及生命，同时饮酒或合用其他镇静药、麻醉药可加重中毒。临床表现特点为中毒症状的轻重，取决于进入人体内药物的种类、途径、剂量、作用长短，以及抢救时间的早晚和患者肝、肾功能及全身状态等。依病情轻重分为不同程度的中毒，表现可存在差异。

（1）轻度中毒：催眠剂量的 2～5 倍时。患者入睡后推动可以叫醒，但表现出反应迟钝及言语不清，伴判断和定向力障碍。

（2）中度中毒：催眠剂量的 5～10 倍时。患者表现为沉睡状态，当给予强刺激时虽然可唤醒，但不能言语，又恢复沉睡。同时伴呼吸略慢、眼球震颤。

（3）重度中毒：催眠剂量的 10～20 倍时。患者表现为深度昏迷，呼吸出现浅而慢，有时呈陈－施呼吸。短效类药物中毒偶伴有肺水肿，常见出现吸入性肺炎、血压下降，严重者出现休克。患者有少尿。早期昏迷伴四肢强直、腱反射亢进、锥体束征阳性；后期出现全身弛缓、各种反射消失、瞳孔缩小、对光反应消失。常伴有肝、肾功能损害的表现。

3. 救治措施

（1）立即维持通气功能、洗胃和导泻：一般首选 **1：5000 高锰酸钾溶液**反复冲洗，待吸清胃内容物后用 50% 硫酸钠溶液 40～60ml 导泻。

（2）补液维持体液及电解质平衡；可根据具体情况选用 5% 葡萄糖液、0.9% 氯化钠溶液每日 3000～4000ml。也可使用 5% 碳酸氢钠碱化尿液促进毒物排出，但由于异戊巴比妥主要经过肝代谢，故碱化尿液进行抢救的临床转归不如苯巴比妥。

（3）利尿：根据肾功能情况选择利尿药，可选择呋塞米每次 40～80mg，要求每小时尿量达 250ml 以上。但应注意维持水与电解质平衡，且针对短效类药物利尿用于解毒效果不佳。

（4）血液净化治疗：对严重中效药物中毒或肾功能不全患者，可以考虑透析治疗，以排除体内过多毒物。但应注意对于短效药物中毒，透析效果并不理想。关于苯巴比妥的治疗可首选血液灌流。

4. 常用解毒药和拮抗药的作用原理、选择和临床应用　根据具体表现酌情给予中枢兴奋药治疗，如贝美格、尼可刹米、多沙普仑。其实这类药物并不属于其解毒药，因为它们对巴比妥类药物的代谢或排泄并没有发挥作用，仅用于深昏迷或有呼吸抑制现象的对症治疗，使患者恢复和保持反射，保障机体消除过量的巴比妥类药物后可以逐渐苏醒。应注意的是：这类药物容易致惊厥并增加机体耗氧量，所以可能反而加重中枢抑制和衰竭，故不可企图用其可以使患者完全清醒。一般当患者存在深昏迷、明显呼吸衰竭、积极抢救 48 小时仍昏迷不醒等其中一项情况时，才可以考虑酌情选用中枢兴奋药。

（三）阿片类药物中毒

阿片类药物主要包括阿片、可待因、吗啡、二醋吗啡等，这类药物药理作用为抑制中枢神经系统和兴奋胃肠道等平滑肌器官，镇痛同时还产生欣快感，诱使患者重复用药导致成瘾。

1. 中毒药物确认的方法

（1）病史：有误用或自服大剂量阿片类药物病史。但如果患者非法滥用药物，较难询问出病史，可结合查体发现毒品使用痕迹，如经口鼻吸者表现出鼻黏膜充血，甚至鼻溃疡或穿孔症状；经皮肤静脉者表现出注射痕迹。

（2）临床表现特点：吗啡中毒典型表现为**昏迷、瞳孔缩小或针尖样瞳孔变化**和**呼吸抑制**（每分钟仅有 2～4 次呼吸，潮气量无明显变化）的"三联症"。临床症状还可以伴有血压下降、发绀等。

（3）实验室检查：①毒物检测。尿或胃内容物、血液检测到毒物，有利于确立诊断。②其他检查。血糖、电解质、肝肾功能、动脉血气分析等。

2. 急性中毒表现　轻度中毒时中毒症状表现为头痛、头晕、恶心、呕吐、兴奋或抑郁、呼气伴有阿片味、肌张力先增强后弛缓、出汗、幻想、失去空间感和时间感，或表现为便秘、尿潴留、血糖增高等症状。重度中毒时出现特有"三联症"，即昏迷、针尖样瞳孔和呼吸的极度抑制。但缺氧时，瞳孔可显著散大。重度急性中毒者若呼吸麻痹致死多出现在 6～

12 小时内；呼吸道感染引起肺炎致死一般出现在 12 小时后；若超过 48 小时者则预后较好，故应争取时间迅速给予救治措施。

3. 救治措施

（1）确定药物进入途径，以便尽快排出毒物。

（2）保持呼吸道通畅，有呼吸抑制情况时可积极给予吸氧，并可使用阿托品刺激呼吸中枢。

（3）口服药物中毒者应洗胃和导泻，一般首选 1∶2000 ～ 1∶5000 高锰酸钾溶液反复洗胃，洗胃后由胃管灌入 50 ～ 100g 活性炭悬浮液，并灌服 50% 硫酸钠 50ml 导泻。

（4）皮下注射药物中毒者应迅速用止血带扎紧注射部位上方，局部给予冷敷。

（5）**禁用中枢兴奋药**（如士的宁），因为二者合用可叠加刺激中枢兴奋神经，诱发癫痫。也不能使用阿扑吗啡进行催吐，以免加重中毒。

（6）重度中毒患者可同时给予血液净化治疗，一般将血液灌流与血液透析联用进行治疗。

4. 常用解毒药和拮抗药的作用原理、选择和临床应用　　**纳洛酮和烯丙吗啡**为阿片类药物中毒的首选拮抗药，应及早在此类药物中毒时应用。主要原理为：因为具有与吗啡相似的化学结构，而与阿片受体亲和力较阿片类药物大，故能阻止吗啡样物质与受体结合，从而消除中毒药物导致的呼吸和循环抑制等中毒症状。其中纳洛酮可肌内、皮下、静脉或管内给药。阿片类中毒伴呼吸衰竭者立即静脉注射 2mg；阿片成瘾中毒者 3 ～ 10 分钟重复，非成瘾中毒者 2 ～ 3 分钟重复应用。若纳洛酮累计剂量已达 20mg 仍无效时，需考虑是否合并非阿片类毒品中毒、头部外伤或其他中枢神经系统疾病。纳洛酮对吗啡的拮抗作用是烯丙吗啡的 30 倍。纳洛酮对芬太尼中毒所致的肌强直有效，但**不能拮抗哌替啶**中毒引起的癫痫发作和惊厥，对海洛因、美沙酮中毒引起的非心源性肺水肿无效。使用纳洛酮时可能出现肺水肿、心室颤动等不良反应。阿片成瘾者可能会出现急性戒断综合征。烯丙吗啡（纳洛芬）一般每次 5 ～ 10mg，静脉注射或肌内注射，必要时 10 ～ 15 分钟后可重复给予，总量不超过 40mg。用药中可能立即会出现戒断症状，所以高血压及心功能不全患者慎用。

（四）三环类抗抑郁药药物中毒

三环类抗抑郁药包括丙米嗪、氯米帕明、阿米替林、多塞平等。其急性中毒病死率由高到低依次为阿米替林、度硫平、地昔帕明、多塞平和曲米帕明。这类药物中毒反应与血药浓度相关，因为其具有中枢和周围抗胆碱作用，可抑制心肌收缩，导致心排血量降低，并影响化学和压力感受器，从而引起低血压，进一步出现周围循环衰竭。严重者会出现心脏传导阻滞和心律失常导致死亡。

1. 中毒药物确认的方法

（1）病史：曾经误用或自服大剂量三环类抗抑郁药。

（2）临床表现特点：出现中枢神经系统和心血管系统症状为主，兼有抗胆碱症状。典型表现为超量中毒特征性的**昏迷、惊厥发作和心律失常**三联症。

（3）实验室检查：尿或胃内容物、血液检测到毒物。

2. 急性中毒表现　　一般症状出现在用药后 4 小时内，高峰表现在 24 小时，能够持续 1 周左右。早期死因包括呼吸抑制、心律失常和反复癫痫发作；晚期死因为循环衰竭等。

（1）中枢神经系统症状：中毒者出现躁狂、锥体外系反应及自主神经失调症状。应为药物的抗胆碱作用，患者在进入昏迷前可有兴奋激动、体温升高、谵妄、肌阵挛或癫痫样发作。进入昏迷后可持续 **24～48 小时**至数日。

（2）心血管系统症状：表现为血压的先升后降、心肌损害、心律失常，突然虚脱，甚至猝死。心电图检查可见 P-R 间期及 Q-T 间期延长，QRS 波增宽（中毒的特征性表现）。若出现缓慢的心律失常则提示可能发生严重心脏毒性。心肌抑制导致严重低血压，甚至心源性休克致死。

（3）抗胆碱药症状：表现为口干、瞳孔散大、视物模糊、体温升高、心动过速、肠鸣音减少或消失、尿潴留等。

3. 救治措施

（1）保持呼吸道通畅，持续心电监护。

（2）催吐、洗胃和导泻：若患者处于清醒状态，可给予**吐根糖浆 15ml** 口服，饮水 500ml 催吐。若大量服药者应反复洗胃，给予 **1:2000～1:5000 高锰酸钾**溶液，洗胃后由胃管灌入 **50～100g 活性炭**悬浮液，并灌服 **50% 硫酸钠 50ml** 导泻。

（3）纠正心律失常：当患者出现缓慢性心律失常或严重心动过缓伴血压下降者，应立即给予临时心脏起搏，并加用异丙肾上腺素 1mg 加入 5% 葡萄糖液 500ml 中静脉滴注；室上性心动过速，可选用**胺碘酮或普罗帕酮**等药物静脉注射使用；若患者出现室性心律失常，不宜用普鲁卡因胺，可选用利多卡因、胺碘酮等。

（4）纠正低血压及休克：首先应积极纠正缺氧、补充血容量，改善酸中毒及纠正心律失常，若患者血压偏低可使用 α 受体激动药，如间羟胺、去甲肾上腺素等。

（5）控制癫痫发作：苯妥英钠用于治疗癫痫发作，由于考虑药物的中枢神经和呼吸抑制作用，故避免应用地西泮和巴比妥类药物。

（6）血液净化疗法：因为这类药物的蛋白结合率较高，且水溶性差，故强力利尿和血液透析的排毒效果均不理想，但可行血液灌流治疗。

4. 常用解毒药和拮抗药的作用原理、选择和临床应用　抗胆碱症状经过上述治疗后，抗胆碱症状能自行减轻或消失。对于三环类抗抑郁药的中枢及周围抗胆碱能效应，由于毒扁豆碱能加重传导阻滞，引发心肌收缩不全，进一步损伤心肌收缩力，加剧低血压、心动过缓，甚至心搏骤停和促使癫痫发作，故不宜使用。

（五）吩噻嗪类抗精神病药药物中毒

这类药物为吩噻嗪的衍生物，依据不同侧链结构，共计分为 3 类，即哌嗪类（奋乃静、氟奋乃静等）；二甲胺类（氯丙嗪、三氟丙嗪等）；哌啶类类（硫利达嗪、美索达嗪等）。这类药物主要用于治疗各类精神病及各种精神症状，虽然自杀过量较常见，但由于本类药物有较高的治疗指数，因此急性过量引起死亡的病例不常见。

1. 中毒药物确认的方法

（1）病史：有误用或自服大剂量吩噻嗪类抗精神病药病史。尤其注意精神病有自杀妄想者，并注意同时吞服多种药物。

（2）临床表现特点：大量服用药物后的急性中毒可能出现低温或高温，合并血压下降甚至休克、昏迷、呼吸骤停、心律不齐、诱发癫痫。心电图可呈现 Q-T 间期延长，ST-T 段抬高。

（3）实验室检查：尿或胃内容物、血液检测到毒物。

2. 急性中毒表现　一般在药物误服 0.5～2 小时后出现症状。轻度表现仅有轻度头晕、困倦、注意力不集中、共济失调；重度患者表现出神经、心脏及抗胆碱毒性症状。

（1）中枢神经系统症状：①**锥体外系反应**。一般在急性过量中毒 24 ～ 72 小时时发生，表现出 3 种症状，即震颤麻痹综合征、静坐不能和急性张力障碍反应。②**意识障碍**。患者出现嗜睡、深或浅的昏迷、大小便失禁，重者伴瞳孔缩小、呼吸抑制等。③**体温调节紊乱**。主要出现过低温，偶见高热。

（2）心血管系统症状：低血压和心律失常是本品中毒的主要心血管系统表现。轻者心悸，严重者可发生持续性低血压和休克。心电图可表现为 P－R 及 Q－T 间期延长，ST－T 段改变。

3. 救治措施

（1）保持呼吸道通畅，出现呼吸抑制时，给予气管插管，必要时使用呼吸机治疗。

（2）保暖：避免发生低温。

（3）洗胃和导泻：口服中毒者立即洗胃，洗胃液选择清水或生理盐水，之后在 48 小时内，每 6 小时给予 1 次活性炭 25g，加入 100ml 液体中，同时给予 50% 硫酸钠 50ml 导泻。

（4）纠正低血压：若患者出现低血压或休克，需积极纠正缺氧、补充血容量，改善酸中毒和心律失常。若血压仍低则应加用升压药，可使用 α 受体激动药如去甲肾上腺素、去氧肾上腺素、间羟胺等。应避免使用具有 β 受体激动作用的药物，如肾上腺素、多巴胺、异丙肾上腺素等，避免加重低血压。

（5）防治心律失常：针对奎尼丁样心脏毒性作用，给予静脉滴注 5% 碳酸氢钠 250ml；当出现室性心律失常，可给予利多卡因治疗。

（6）控制癫痫发作：首选药物为**地西泮（安定）**，也可选用苯妥英钠、异戊巴比妥等治疗。

（7）震颤麻痹综合征：使用**苯海索、东莨菪碱**等治疗。

（8）促醒治疗：昏迷或呼吸抑制患者可给予纳洛酮治疗。

4. **常用解毒药和拮抗药的作用原理、选择和临床应用**　吩噻嗪类抗精神病药物中毒尚无特效解毒药物。

（六）苯丙胺类药物中毒

苯丙胺类中枢兴奋药包括苯丙胺（安非他明）、甲基苯丙胺（冰毒）、3，4－亚甲二氧基甲基苯丙胺（摇头丸）等。此类药物急性中毒的个体差异很大，单药治疗剂量与中毒剂量相近，故易发生中毒。

1. **中毒药物确认的方法**

（1）病史：有明确吸食此类毒品的病史。

（2）临床表现特点：以中枢神经和交感神经过度兴奋为主。

（3）实验室检查：尿或胃内容物、血液检测到毒物。

2. **急性中毒表现**　常为吸食过量或企图自杀所致。轻度中毒时，表现出兴奋躁动、血压升高、脉搏加快、口渴、出汗、呼吸困难、反射亢进、头痛等症状；中度中毒时，表现出错乱、谵妄、幻听、幻视、被害妄想等精神症状；重度中毒时，表现出胸痛、心律失常、循环衰竭、代谢性酸中毒、DIC、高热、昏迷甚至死亡。

3. **救治措施**

（1）保持呼吸道通畅，出现呼吸抑制时，给予气管插管，必要时使用呼吸机治疗。

（2）催吐和洗胃：口服中毒未发生惊厥者给予催吐，活性炭洗胃。若出现惊厥者，应先控制惊厥再洗胃处理。

（3）对症处理：出现高热、代谢性酸中毒者，应足量补液，维持水、电解质平衡；极度兴奋或烦躁者，可给予**氟哌啶醇**；高血压和中枢神经兴奋者可给予**氯丙嗪**；显著高血压者可给予**酚妥拉明或硝普钠**；快速心律失常者可给予**普萘洛尔**。

4. **常用解毒药和拮抗药的作用原理、选择和临床应用**　苯丙胺类中枢兴奋药中毒尚无特效解毒药物。

（七）克仑特罗（瘦肉精）中毒

"瘦肉精"即盐酸克仑特罗，又称盐酸双氯醇胺，临床上主要用于治疗哮喘病。由于药物的化学性质稳定，分解其需要加热到172℃，故一般的加热方法不能将其破坏。由于其添加于饲料中，猪食用后会在代谢中促进蛋白质合成，加速脂肪代谢，促进瘦肉合成，故又称为"瘦肉精"。患者若食用含有"瘦肉精"残留的动物内脏（肝、肺、眼球）或肉类而致中毒。

1. **中毒药物确认的方法**

（1）病史：有明确食用含有"瘦肉精"的动物内脏或肉类的病史。

（2）临床表现特点：以心血管与神经系统表现为主，包括心悸、心动过速、多汗、肌肉震颤、头痛等。

（3）实验室检查：尿或胃内容物、血液检测到毒物。

2. **急性中毒表现**　中毒潜伏期较短，一般服用后15～20分钟即起作用，临床症状持续时间长，为90分钟至6天。在心血管方面，轻者表现为面色潮红、头痛、心悸、心率加速；重者可发生心律失常、窦性心动过速。肌肉震颤方面出现四肢震颤，甚至不能站立等。

3. **救治措施**　进食后症状轻微者，只要停止进食，平卧，多饮水，静卧30分钟后会好转。中毒治疗以对症治疗为主。

（1）催吐和洗胃：口服中毒者给予催吐，活性炭洗胃，输液促进毒物排出。

（2）监测血钾水平和即时补钾，惊厥者可用地西泮静脉注射，血压过高者适当降压，快速心律失常时给予β受体阻滞药。

4. **常用解毒药和拮抗药的作用原理、选择和临床应用**　克仑特罗（瘦肉精）中毒尚无特效解毒药物。

（八）急性酒精中毒

乙醇又名酒精，为无色、透明、易挥发液体，可作为某些工业原料、医用灭菌消毒剂，在各类酒类饮料中也含有不同浓度的乙醇成分。成年患者乙醇的中毒剂量存在个体差异，一般为**70～80g**，而致死剂量为**250～500g**。婴幼儿的耐受性相对较低，致死量为婴儿**6～10g**，儿童约**25g**。

1. **中毒药物确认的方法**

（1）病史：有过量饮酒史，应询问饮酒的种类和饮用量、平素酒量、饮酒的具体时间，有无服用其他药物。

（2）临床表现特点：中毒的主要表现为中枢神经系统、循环系统和呼吸系统的功能紊乱，首先兴奋，随之运动共济失调，继而抑制、昏迷，常因呼吸中枢麻痹或心搏骤停而死亡。

（3）实验室检查：血液、尿液、呕吐物、呼出气体中可测得乙醇，依据病情查血电解质、血糖、淀粉酶、肌酸磷酸激酶、血气分析等。

2. **急性中毒表现**　大剂量饮用后出现中枢神经系统抑制，服用量、血中乙醇浓度、个体的耐受性是症状轻重的相关因素。一般症状临床表现为 3 期，但各期界限不明显。

（1）兴奋期：饮用乙醇后，患者首先出现头痛、兴奋，此时乙醇浓度可达到 11mmol/L（50mg/dl）。若血中乙醇浓度超过 16mmol/L（75mg/dl）时，患者表现出健谈、饶舌、情绪不稳定、自负、易激怒，可有粗鲁行为或攻击行动，也可能沉默、孤僻。血中乙醇浓度达到 22mmol/L（100mg/dl）时，驾车易发生车祸。

（2）共济失调期：血中乙醇浓度达到 33mmol/L（150mg/dl）时，即可出现共济失调，表现为动作笨拙、步态蹒跚、语无伦次，且言语含糊不清。血乙醇浓度达到 43mmol/L（200mg/dl）时，出现恶心、呕吐、困倦。

（3）意识障碍/昏睡期：血中乙醇浓度达到 54mmol/L（250mg/dl）时，患者进入昏睡，出现面色苍白或潮红、皮肤湿冷、口唇轻度发绀、心跳加快，早休克状态。瞳孔散大、呼吸缓慢带鼾声，严重者大小便失禁、抽搐、昏迷，甚至导致死亡。

通常患者呼气及呕吐物均有酒味。但小儿酒精中毒会很快沉睡，一般无兴奋期的症状。老年人的肝代谢作用减弱，当服用与成人剂量相当的乙醇时，血药浓度明显高于青壮年，故症状和死亡率亦高。

3. 救治措施　急性酒精中毒的中、轻型患者，一般无须特殊治疗。通过卧床休息、保暖、饮浓茶或咖啡，可逐渐恢复。当患者昏睡时应注意保暖、侧卧位，保持呼吸道通畅，及时清理呕吐物，以防误吸及窒息。若重症患者应迅速采取下述救治措施。

（1）清除毒物：因乙醇吸收快，一般洗胃意义不大。2 小时内的重度中毒患者，给予 **1% 碳酸氢钠或生理盐水**洗胃。若患者昏迷较长时间出现呼吸抑制伴休克，或血中乙醇浓度超过 108mmol/L（500mg/dl），需要尽早行血液透析治疗，可成功挽救患者生命。

（2）促进乙醇氧化代谢：静脉注射 50% 葡萄糖液 100ml，同时肌内注射**维生素 B₁、维生素 B₆ 和烟酸**各 100mg，机制在于这些药物可以促进乙醇代谢。

（3）对症支持疗法：①维持呼吸。给予吸氧，保障呼吸道畅通。②防治酸中毒。补充血容量，早期纠正乳酸性酸中毒，静脉滴注 5% 碳酸氢钠液 150ml，后期参照血气分析结果补碱。必要时给予多巴胺等血管活性药物。③防治脑水肿。静脉滴注降颅内压药物，如 20% 甘露醇 125～250ml、50% 葡萄糖液 60ml、地塞米松 5～10mg。根据病情需要在 4～6 小时后重复应用。④迅速纠治低血糖。当出现低血糖时给予对症治疗。⑤镇静药的应用。对表现出躁动不安和过度兴奋的患者，给予肌内注射地西泮或异丙嗪。

4. 常用解毒药和拮抗药的作用原理、选择和临床应用　**纳洛酮**对酒精中毒所致的意识障碍、呼吸抑制、休克有较好的疗效。其可以解除酒精中毒的中枢抑制，并能促进乙醇在体内转化，缩短昏迷时间，有促醒作用。可给予 0.4～0.8mg 加入 25% 葡萄糖液 20ml 中静脉注射，必要时 15～30 分钟重复 1 次。纳洛酮的不良反应包括：低/高血压、室性心动过速和心室颤动、呼吸困难、肺水肿和心搏骤停等。

三、有机磷、香豆素类杀鼠药、氟乙酰胺、氰化物、磷化锌及各种重金属中毒

【复习指导】本部分内容较简单，历年偶考。其中中毒的救治措施、常用解毒药和拮抗药的作用原理、选择和临床应用需熟练掌握，中毒临床表现需熟悉了解。

（一）有机磷中毒

有机磷化合物是农药中的一个常见种类。目前常用的有数 10 种，其杀虫力虽高，但对人畜均有毒性。所以在生产、使用过程中，生活中误服、故意吞服、滥用或饮用被污染的水

源或事物都可出现中毒。

1. 中毒表现　有机磷农药中毒后可根据有机磷农药接触史，结合患者呼吸多有**大蒜臭味、瞳孔缩小**、大汗淋漓、腺体分泌增多、肺水肿等表现。经皮肤吸收中毒在接触2～6小时后发病，口服中毒症状一般于10分钟至2小时内出现。

（1）急性中毒的中毒发作期表现为急性胆碱能危险，表现为三大综合征：**毒蕈碱样症状、烟碱样症状、中枢神经系统症状**。

①毒蕈碱样症状：又称M样症状，由于副交感神经末梢过度兴奋，产生类似毒蕈碱样作用，表现为平滑肌痉挛和腺体分泌增加。患者出现恶心、呕吐、腹痛、流泪、流涕、腹泻、大小便失禁、心跳减慢和瞳孔缩小；支气管痉挛和分泌物增加，严重者出现肺水肿。

②烟碱样症状：又称N样症状，ACh在横纹肌神经肌肉接头处过多蓄积和刺激，使面部器官、四肢和全身横纹肌发生肌纤维颤动，甚至全身肌强直性痉挛，而后发生肌力减退和瘫痪。当呼吸肌麻痹会导致呼吸衰竭。交感神经节受ACh刺激后出现血压升高和心律失常。

③中枢神经系统症状：过多ACh刺激所致。表现为头晕、头痛、共济失调、烦躁不安、谵妄、抽搐和昏迷，甚至呼吸、循环衰竭死亡。

（2）急性中毒程度按照病情可分为三级

①轻度中毒：以非特异性症状（一般神经中毒症状）和轻度毒蕈碱样症状为主。表现为头痛、头晕、恶心、呕吐、乏力、疲倦、食欲缺乏等，瞳孔可缩小或不缩小。血胆碱酯酶活力下降50%～70%。

②中度中毒：出现典型毒蕈碱样症状和烟碱样症状，除上述症状加重外，并出现肌束震颤、瞳孔缩小、胸闷、轻度呼吸困难、大汗、腹痛、精神恍惚、言语不利等，血压和体温可能上升。血胆碱酯酶活力下降至30%～50%。

③重度中毒：在以上临床表现之外，还可伴有中枢神经系统症状及呼吸衰竭的表现。患者心率加快，血压上升，瞳孔高度缩小，对光反射迟钝。明显肌束震颤、呼吸道大量分泌物导致呼吸困难、发绀、肺水肿、大小便失禁，最后惊厥、昏迷、呼吸麻痹、血压下降。少数患者伴有脑水肿。血胆碱酯酶活力下降至30%以下。

2. 治疗原则及治疗药物选择　有机磷农药中毒治疗原则大致可总结为：切断毒源，治本为主，标本兼治，以标保本。

（1）将患者迅速脱离中毒环境，彻底清洗除去还未被机体吸收的毒物，如将污染衣物除去，用清水或肥皂水彻底清洗被污染的皮肤部分等。

（2）经口中毒者需要尽早洗胃，反复操作，可间隔3～4小时重复洗胃，直至洗胃液清澈、无味为止。洗胃液可采用**清水、2%碳酸氢钠溶液、1∶5000高锰酸钾溶液，最后给予硫酸镁**导泻。

（3）给予特效解毒药，用药原则应为：根据病情早期、足量、联合和重复应用解毒药，并选择合理用药途径及择期停药，常用的解毒药包括以下几类。

①抗胆碱药：常用有M胆碱受体阻滞药**阿托品**、中枢性抗胆碱药**东莨菪碱**等。其中阿托品可以与乙酰胆碱竞争毒蕈碱受体，阻止胆碱受体被激活。对于中至重度胆碱能中毒的患者，应以成人2～5mg、儿童0.05mg/kg的起始剂量静脉给予阿托品。如果无效，则应每3～5min重复给药1次，每次剂量加倍，直至肺部的毒蕈碱样症状和体征缓解。应逐渐调整阿托品剂量至治疗终点，即呼吸道分泌物消失、支气管收缩解除。心动过速和瞳孔散大不宜作为治疗改善的标志，因为它们可能提示持续缺氧、血容量不足或交感神经刺激。对于重度

中毒的患者，可能需要在几日里通过静脉注射和连续静脉滴注给予几百毫克的阿托品。

②胆碱酯酶重活化药：目前常用肟类化合物作为胆碱酯酶重活化药，包括碘解磷定、氯解磷定、双复磷和双解磷等，又称肟类重活化药。我国目前主要应用**氯解磷定（首选）和碘解磷定**，美国常用氯解磷定，欧洲一些国家喜欢用双复磷和双解磷。一般可首选氯解磷定或双复磷。碘解磷定由于含肟类低（重活化作用较弱）、使用不便（只能静脉注射，且容积较大）和用量较大时副作用较大，因此，目前大多数国家早已不使用碘解磷定。氯解磷定的首次用量为轻度中毒 0.5～1g，中度中毒 1～2g，重度中毒 2～3g，肌内注射或静脉注射。碘解磷定的剂量按氯解磷定定量折算，1g 氯解磷定相当于 1.5g 碘解磷定。不建议将两种以上胆碱酯酶重活化药联用，以免增加毒性，该类药物对治疗烟碱样作用和促使昏迷患者苏醒有较好作用，但对毒蕈碱样症状作用和防治呼吸中枢抑制作用较差，所以经常与阿托品联用产生协同效应。

③复方制剂：如解磷注射液（含阿托品、苯那辛、氯解磷定）和苯克磷注射液（含苯扎托品、丙环定、双复磷）。

（4）对症支持治疗，包括保持呼吸道通畅、维持循环功能、镇静抗惊厥（可给予地西泮）、防治脑水肿、抗感染及维持水、电解质稳定等措施。

（5）血液净化疗法对于重度中毒，尤其对于就医不及时、洗胃不彻底、吸收毒物较多的患者，可采用血液灌流或血浆置换治疗。

（二）香豆素类杀鼠药中毒

香豆素类杀鼠药属于抗凝血类杀鼠药，通过干扰肝对维生素 K 的作用，使凝血酶原和凝血因子合成受阻等导致出血。人类可能因误服或故意服用导致中毒。

1. 中毒表现　由于药物作用缓慢，误服后潜伏期长，大多数 2～3 天后才出现中毒症状，表现为恶心、呕吐、食欲缺乏、精神不振、低热等。中毒量小者无出血现象，无须特殊治疗。达到一定剂量时，表现为严重的长时间抗凝作用伴严重或危及生命的出血，包括胃肠道、泌尿生殖道和颅内出血。对于所有摄入 1 包以上灭鼠药的患者及意图自杀意图的患者，都应检测 PT、INR 和 PTT 的基线值。PT 和 INR 应于 48 小时复查。摄入量可能导致抗凝和（或）出血时，PT 和 INR 通常在摄入后 12～24 小时出现异常，并在 36～72 小时达到峰值。

2. 治疗原则及治疗药物选择

（1）清除毒物：催吐、洗胃、导泻方式适用于口服中毒患者，清水冲洗用于皮肤污染中毒者。

（2）特效解毒药：**维生素 K_1** 为该类药物中毒的特效解毒药，有凝血但无出血的患者应口服维生素 K_1，但目前尚无统一的剂量和治疗时机。合理的方法是以 10mg/d 的口服剂量开始治疗，同时持续监测凝血状态。在病例报告中，维生素 K_1 的剂量范围是 15～600mg/d，持续 30～200 天，终点差异较大。摄入华法林灭鼠药后，没有长期服用华法林且 INR 大于 9 的患者应口服 2.5～5mg 维生素 K_1，同时在摄入后 24 小时重新评估 INR，以确定是否需要增加额外剂量。

（3）其他措施：对出血严重者，可输新鲜血液、新鲜冷冻血浆或凝血酶原复合物。给予大剂量维生素 C 可降低血管的通透性从而达到止血目的。

（三）氟乙酰胺中毒

氟乙酰胺为有机氟类杀鼠药，已经是禁止使用的急性杀鼠药。氟乙酰胺长期保存或煮沸、高温、高压处理，毒性均不变，有较稳定的化学性质。人类可能因误服或使用本品毒死的禽、畜导致中毒，也可因皮肤接触吸收而中毒。

1. 中毒表现　急性中毒的潜伏期长短与吸收途径及摄入量有关，一般为 1～2 小时，严重者短于 1 小时。急性中毒时可出现以**中枢神经系统障碍和心血管系统障碍**为主的两大综合征。表现为呼吸窘迫、恶心和呕吐、腹泻、腹痛、激越状态、癫痫发作、昏迷、低血压、乳酸酸中毒、低钾血症、低钙血症等。迟发性后遗症可包括急性肾损伤、肝功能不全、小脑变性、脑萎缩和神经病变。当达到致死剂量时，患者通常于 72 小时内死亡，死因是持续性休克或心律失常。

2. 治疗原则及治疗药物选择

(1) 清除毒物：皮肤途径中毒者，立即脱去被污染的衣物，并彻底清洗污染的皮肤；口服途径中毒者，立刻催吐、洗胃、导泻，可给予消化道黏膜保护药，如氢氧化铝凝胶。

(2) 特效解毒药：**乙酰胺（解氟灵）是有机氟类杀鼠药的特效解毒药**，应及早、足量应用。常规用法为成人每次 2.5～5g 肌内注射，每 6～8 小时 1 次。危重患者每次可给予 5～10g，一般连用 7 天。在没有乙酰胺的情况下，可用无水乙醇抢救，即 5ml 无水乙醇加入 100ml 10% 葡萄糖溶液，静脉滴注，每日 2～4 次。

(3) 控制抽搐：因乙酰胺不能立即控制抽搐，抽搐者仍要用**地西泮**和（或）**苯巴比妥**治疗。

(4) 对症支持治疗：包括心电监护、保护心肌、纠正心律失常、防止脑水肿及维持水、电解质、酸碱平衡，以及高压氧治疗等。

(四) 氰化物中毒

氰化物是一种线粒体毒素，也是**致命速度最快**的毒素之一。火灾、工业、医疗、饮食等的暴露均可导致氰化物中毒。故患者可能通过吸入含有氰化物的粉尘，接触氰化物的破溃皮肤或消化道摄入氰化物出现中毒症状。

1. 中毒表现　虽然工业生产中较少见，但若在较短时间口服大量氰化物或短期内吸入高浓度氰化氢气体，数秒内可发生突然昏迷，严重者可在 2～3 分钟导致死亡，被称作"闪电样"中毒，一般中等浓度的氰化物中毒表现可分为四期。

(1) 前驱期：吸入后感上呼吸道不适，呼出气体有苦杏仁味，头晕、恶心，并有流泪、乏力、耳鸣等症状。

(2) 呼吸困难期：出现胸部紧迫感、呼吸困难、心悸、血压升高、瞳孔先缩小后散大，以及视力、听力下降，甚至昏迷、肢体痉挛。

(3) 惊厥期：表现为强直性、阵发性痉挛，甚至出现大小便失禁、血压骤降、呼吸暂停。

(4) 麻痹期：全身肌肉出现松弛，身体感觉、反射均消失，呼吸浅慢甚至停止。

2. 治疗原则及治疗药物选择

(1) 现场急救：将患者迅速转移脱离中毒环境，如果中毒物质为液体，应将患者受污染衣物褪去并反复冲洗污染皮肤。

(2) 应用解毒药：高铁血红蛋白血症的诱导方式是使用**亚硝酸异戊酯**、亚硝酸钠或二甲氨基苯酚。压碎亚硝酸异戊酯安瓿后让患者吸入（将其置于患者鼻下或通过气管导管使用），每分钟吸入药物 **30 分钟**。30 分钟的暂停有利于患者在治疗中充分氧合。亚硝酸异戊酯仅诱导水平为 5% 的高铁血红蛋白血症，因此仅为暂时性措施，可以在没有静脉通路时使用该药，如到达医院之前。在吸入亚硝酸异戊酯的同时，尽快准备好 3% 亚硝酸钠注射液，静脉给予

300mg（或 10mg/kg）**亚硝酸钠**诱导水平为 15%～20% 的高铁血红蛋白血症，大多数患者都可轻松耐受这种水平的高铁血红蛋白血症。但高铁血红蛋白使得氧解离曲线左移而进一步阻碍氧气向组织的运送。体重小于 25kg 的儿童及贫血患者需要降低剂量。普通成年患者的氰化物治疗目标是诱导水平为 20%～30% 的高铁血红蛋白血症，但该水平可能会导致几乎无生理储备的儿童或贫血患者死亡。亚硝酸盐不能用于妊娠期妇女。成年患者不能耐受严重的高铁血红蛋白血症时，应根据血红蛋白适当调整亚硝酸钠的剂量，确定合适的剂量时应咨询医学毒理学家或区域性毒物中心。在注射完亚硝酸钠后，随即用同一针头再注入 **50% 硫代硫酸钠 20～40ml**，必要时可在 1 小时后重复注射半量或全量，轻度中毒者单用此药即可。

（3）其他治疗：口服中毒患者给予洗胃、高度给氧，皮肤灼伤者可用 1∶5000 高锰酸钾溶液擦洗和冲洗。

（五）磷化锌中毒

磷化锌为无机磷类杀鼠药的典型代表，有**腐鱼样恶臭或可形容为蒜臭味**。最常见的暴露形式是吸入磷化氢气体，其由磷化铝或磷化锌接触储存粮食中的水分而产生。直接摄入 ≥500mg 的磷化物通常可导致死亡。从初始包装中摄入新鲜磷化物灭鼠药时的毒性最强。打开包装后，金属磷化物的毒性就会逐渐变小，因为空气中的水分会使磷化物转化为磷化氢气体而消散。磷化物摄入后由胃酸转化成主要毒性物质：磷化氢气体。随后磷化氢气体通过胃肠道黏膜吸收进入血液。目前已提出了几种毒理机制，包括抑制氧化磷酸化、产生自由基并促进脂质过氧化反应，以及胆碱酯酶抑制，但它们都不能完全解释中毒的临床特点。无论治疗与否，严重金属磷化物中毒的患者都常在第 1 日里迅速死亡。死因通常是心律失常、难治性休克和心力衰竭。

1. 中毒表现　磷化物中毒发生迅速，通常在暴露后 30 分钟内出现。摄入磷化锌的临床表现包括：胃肠道刺激，表现为恶心、呕吐、呕血、胸骨后疼痛及腹痛；直接心脏毒性引起的休克伴顽固性低血压；心律失常，包括心动过缓、室上性心动过速、心房颤动、心房扑动及室性心律失常；出血性肺水肿伴呼吸过速、咳嗽、急性呼吸窘迫综合征及呼吸衰竭；不太常见的特征包括肝毒性、血管内溶血伴高铁血红蛋白血症和（或）肾衰竭。磷化锌中毒的呼气及呕吐物有特殊的蒜臭味（磷化氢的气味），多个脏器损害特别是肝、肾损害的表现，可作为诊断中毒的重要依据。

2. 治疗原则及治疗药物选择

（1）催吐、洗胃、导泻：口服中毒者，立即给予 **1% 硫酸铜溶液** 10ml 口服，可在服用后每 5 分钟催吐 1 次（硫酸铜既为催吐药，又可将毒物变为无毒的磷化铜而沉淀，但不可多服以防铜中毒），或立即给予 **1∶2000 高锰酸钾**溶液洗胃，直到洗出液无蒜臭味为止。最后使用 **30g 硫酸钠**进行导泻，由于**硫酸镁**与氧化锌作用会加速中毒、**蓖麻油类**可溶解磷而加速中毒导泻，因此禁止使用这两种药物导泻处理。同时**禁止使用脂类食物**，如牛奶、蛋清、脂肪等，原因在于防止其会促进磷的溶解与吸收。

（2）对症治疗：由于磷化锌类中毒无特效解毒药，主要采用综合对症治疗。维持呼吸道通畅，水肿时给予利尿脱水，维持水电解质平衡，对症保护相应脏器功能。因磷化锌为无机磷，使用**氯解磷定等药物不仅无效，还可增加锌的毒性**，故禁用。

（六）重金属中毒

重金属中毒包含铅、汞、铊、砷、锰、铜、铁、钡中毒等。本小节就铅中毒和汞中毒为例，阐述重金属中毒的表现和救治措施。

1. **铅中毒** 铅是一种柔软成灰蓝色的金属，铅及其化合物在生产和生活中广泛应用。其中毒机制在于铅能够干扰卟啉代谢，导致患者出现溶血及血管痉挛症状，临床可表现出腹绞痛及神经系统、肝、肾和血液系统的异常。

（1）中毒表现

①急性中毒：多因误服经消化道吸收引起。表现为恶心、呕吐白色奶块状（含氯化铅）物、**口内有金属味**、腹绞痛、腹泻、**黑粪**（含硫化铅）、血压升高，少数患者发生消化道出血和麻痹性肠梗阻。严重中毒者数日后可出现贫血、肾损害、肝损害和多发性周围神经病变和铅毒性脑病。其中，腹绞痛是急性中毒的早期突出症状，也可能是慢性铅中毒急性发作的症状。

②慢性中毒：职业性铅中毒一般表现为慢性中毒，主要由于长期用含铅锡壶饮酒或服用含铅中成药及环境污染所致。典型表现有腹绞痛、周围神经炎（出现运动和感觉障碍），**重症患者可发生铅中毒麻痹，临床表现出垂腕、垂足症状。**

（2）治疗原则及治疗药物选择

①一般处理：立即将患者转移出中毒环境，若存在皮肤污染，应彻底清洗皮肤；若患者为口服中毒，患者需立即给予1%硫酸钠或硫酸镁洗胃，也可用活性炭吸附胃内容物，并给予导泻处理。

②驱铅治疗：是治疗铅中毒的重要环节，首选**依地酸钙钠，也可使用二乙烯三胺五乙酸三钠钙、二巯丁二钠**等。具体用法为：每日1.0g依地酸钙钠加入5%葡萄糖溶液250ml中静脉滴注，或每日2次肌内注射0.25～0.5g，连续3天为1疗程。停药4天后再重复上述操作1个疗程，一般用药2～4个疗程；二乙烯三胺五乙酸三钠钙，其驱铅作用比依地酸钙钠强，将其0.5～1.0g/d加入生理盐水250ml静脉滴注或配成10%～25%溶液肌内注射，疗程与依地酸钙钠相同；另外，也可使用巯基络合剂如每次1g二巯丁二钠缓慢静脉注射，每日3次二巯丁二酸0.5g口服，两药疗程与二乙烯三胺五乙酸三钠钙相同。

③对症治疗：若患者表现为腹绞痛，可肌内注射**阿托品0.5mg**、静脉注射10%葡萄糖酸钙10ml对症治疗。钙剂可将血中铅迅速转移至骨内，解除急性中毒症状。可每日2～3次静脉注射10%葡萄糖酸钙10ml，或每日3次口服乳酸钙2g，待急性期过后，再给予驱铅治疗。若中毒症状不严重，驱铅则应是首要任务，则宜单独驱铅治疗。原因是不用钙剂，可避免第2次驱铅治疗时，使沉积于骨骼中的铅再次进入血液，导致高铅血症的发生。

2. **汞中毒** 元素汞为银白色液体（水银），室温下即可挥发，导致肺和神经系统中毒，严重或长时间暴露也可导致肾毒性。元素汞在室温下为蒸气，主要通过肺部吸收，胃肠道或皮肤吸收甚微。虽然吸入肺内的汞蒸气有一小部分会通过呼气排出，但大部分吸收的汞都是通过粪便排泄。无机汞以各种氧化状态存在于汞盐中，摄入汞盐会造成严重的胃肠炎、休克和肾衰竭。无机汞（即汞盐）暴露途径包括摄食或皮肤、黏膜吸收。胃肠道对+1价和+2价汞离子的吸收率为10%～15%。肾是无机汞化合物中汞的主要沉积部位。

（1）中毒表现

①急性中毒：吸入浓度超过$1000\mu g/m^3$的汞蒸气时，可能会出现严重且有致命潜力的**间质性肺炎**。严重急性中毒的症状和体征可能包括：咳嗽、呼吸困难和胸痛；口腔炎、牙龈炎和唾液分泌过多；严重恶心、呕吐和腹泻，可导致休克；结膜炎和皮炎。急性摄入汞盐可在数小时内**导致严重腹痛**，伴随出血性胃肠炎和严重血容量不足，患者最后可能会因心血管衰竭和休克而死亡。急性损伤幸存者可能因会急性肾小管坏死相关性急性肾损伤。

②慢性中毒：长期暴露于较低浓度的元素汞蒸气主要导致神经系统损害。长期暴露于浓度低至 $25\mu g/m^3$ 的汞蒸气可能会导致轻微的神经精神症状，如震颤和失眠。虽然 $100\mu g/m^3$ 以下的汞暴露通常只引起轻微症状，但空气汞浓度高于 $100\mu g/m^3$ 时，慢性汞中毒患者可能会发生更严重的症状，如手和手指的严重意向性震颤，导致书写困难。汞中毒的一个特征表现是汞毒性易兴奋症，其特点包括人格改变、焦虑、易激惹、易兴奋、恐惧、病理性羞怯、失眠、记忆力减退、抑郁、乏力、无力和嗜睡。其他症状可能包括发汗、脱屑性皮疹和脱发。长期暴露于低浓度无机汞盐会导致易激惹性、结肠炎、牙龈炎、口腔炎、唾液分泌过多和病理表现不一的肾病综合征。

（2）治疗原则及治疗药物选择

①清除毒物：将患者迅速转移出中毒环境，将患者被污染衣物褪去，吸氧治疗。对于口服导致中毒的患者，给予活性炭、碳酸氢钠溶液洗胃治疗，并应用 50% 硫酸镁溶液导泻。

②驱汞治疗：尽早使用解毒药，最好在出现肾损害前进行干预，常用药物包括**二巯丙磺钠、二巯丙醇、二巯丁二钠、乙酰消旋青霉胺**等。二巯丙磺钠的首选用药方法为：第 1 日 250mg 肌内或静脉给药，每 4 小时 1 次；第 2 日 250mg 肌内或静脉给药，每 6 小时 1 次；第 3～5 日 250mg 肌内或静脉给药，每 6～8 小时 1 次。使用二巯丁二酸时的首选用药方法为：10mg/kg 口服，每日 3 次，使用 5 天；然后每日 2 次，使用 14 天。如果患者不能耐受口服，则可使用二巯丙醇。二巯丙醇的使用方法为：深部肌内注射，第 1 个 48 小时每 4 小时 1 次，每剂 5mg/kg；第 2 个 48 小时每 6 小时 1 次，每剂 2.5mg/kg；而后 7 日每 12 小时 1 次，每剂 2.5mg/kg。起初接受二巯丙醇治疗的患者若随后可耐受口服治疗，则可根据其耐受情况过渡为二巯丁二酸治疗。青霉胺因为其显著的胃肠道副作用和导致血小板减少和白细胞减少的风险而很少使用。但是，青霉胺可口服使用，每剂 500mg，每 6 小时 1 次，共用 5 天，通常与维生素 B_6 联合使用，后者剂量为 10～25mg/d。乙酰消旋青霉胺用于以上药物无效时。青霉胺有右旋、消旋、乙酰消旋 3 种化合物，解毒效果以乙酰消旋青霉胺为最好，每日 1g，分 4 次口服，同时加服维生素 B_6 100mg/d。不良反应主要为乏力、头晕、恶心、腹泻、排尿时尿道灼痛，少数出现过敏反应如发热、皮疹、淋巴结肿大等及粒细胞减少。青霉素过敏者不能使用该药。

③细胞活性药物：如复方丹参注射液、大剂量维生素 C、ATP、辅酶 A 等，分别每日 1～2 次加入葡萄糖溶液中静脉滴注；维生素 B_1、维生素 B_6 等，每日 1 次，肌内注射。有利于保护神经、心、肾、肝等功能。

④对症处理：包括维持水、电解质及酸碱的平衡、纠正休克症状。当患者出现肾功能损害和急性肾功能衰竭时，应避免应用驱汞药物，并应及早进行血液透析或血液灌洗，在开始实施透析治疗后可同时应用驱汞药物，以减少汞对人体的毒性。当患者表现为口腔炎，患者可用 **3% 过氧化氢**溶液漱口，并涂以 **4% 鞣酸**甘油。皮肤发疹渗出糜烂者可用 **3%～5% 硫代硫酸钠**溶液湿敷或涂抹 2%～3% 二巯丙醇软膏。

四、蛇咬伤中毒

【复习指导】本部分内容较简单，历年偶考。其中，中毒表现与内容需要熟悉了解。

全世界的蛇类有 2000 余种，我国已知蛇种有 200 余种，其中毒蛇 60 余种。关于毒蛇咬伤常见于我国南方广大农村和山区，同时因为华南地区有食蛇习惯，使整个蛇产业链出现蛇咬伤现象。蛇咬伤中毒机制为因为毒蛇具有毒牙和毒腺，可以分泌出各自不同毒素性质的毒液，当毒蛇咬伤人体时，其毒液由沟牙或管牙注入人体，并经淋巴、血液循环扩散，引起患者的局部和一系列的中毒症状。

（一）中毒表现

不同蛇类可产生不同类型的毒液，但总的说来，蛇毒可分为神经毒素、血液循环毒素和混合毒素 3 类。相应也出现不同的中毒表现，具体表现为以下几方面。

1. 神经毒素表现　局部症状较轻，可出现麻痹感。全身症状主要表现为横纹肌弛缓瘫痪，首先出现视力模糊、声嘶、吞咽困难、共济失调，继而向肢体发展，出现呼吸困难、呼吸衰竭，甚至昏迷。

2. 血液循环毒素表现　局部症状表现为肿胀、疼痛，伴有出血或局部组织坏死。全身症状表现为发热、心悸、烦躁不安、谵妄、心律失常，伴有鼻出血、呕血、血尿、便血及皮肤黏膜瘀斑、瘀点，甚至颅内出血、溶血性贫血，严重者发生循环衰竭、急性肾损伤、弥散性血管内凝血。

3. 混合毒素表现　患者同时出现上述两种中毒症状。

（二）治疗原则及治疗药物选择

主要原则为尽量减少蛇毒的继续吸收，增加蛇毒的排泄，尽早、足量使用相应的抗蛇毒血清，对症处理，保护脏器功能。

1. 伤口局部处理　在患处的近心端扎紧，松紧程度以能阻断静脉及淋巴回流，但不妨碍动脉血流为宜，每 20 分钟放松 1～2 分钟，防止机体缺血坏死。伤口周围给予冰袋冷敷。

2. 排出毒液　按毒蛇牙痕方向纵向切开或"十"字形切开伤口进行排毒。用水或 1：5000 高锰酸钾溶液反复冲洗伤口及周围皮肤。用注射器或具有负压的装置进行引流，待彻底排毒后敷盖消毒敷料，持续湿敷促进毒素排泄。

3. 应用解毒药　应用同种或相应的抗蛇毒血清局部中和蛇毒从而阻断蛇毒的继续吸收。具体用法为 5ml 2% 利多卡因、甲泼尼龙 40mg、同种抗蛇毒血清半支一起加入 10ml 生理盐水中，局部封闭于伤口近心端上关节处。抗蛇毒血清是国际公认的治疗蛇咬伤的特效药物，主要成分为经胃酶消化后的蛇毒免疫球蛋白，通过抗原与抗体中和反应迅速出现疗效。其主要不良反应为：过敏性皮疹、发热、瘙痒及水肿，严重者可出现过敏性休克。

4. 对症支持治疗　心肺复苏、维持呼吸道通畅、循环支持、防治急性肾功能损伤、防止感染、治疗慢性溃疡。

【同步练习】

一、A 型题（最佳选择题）

1. 常用洗胃液不包括（　　）

A. 1：1000 高锰酸钾溶液　　　　　　　　　B. 温水

C. 1% 碳酸氢钠　　　　　　　　　　　　　D. 牛奶

E. 植物油

本题考点：常用洗胃液有温水、1：5000 高锰酸钾溶液、1% 碳酸氢钠、茶叶水、牛奶、植物油等。

2. 苯二氮䓬类药物中毒的特效解毒药为（　　）

A. 硫代硫酸钠　　　　B. 纳洛酮　　　　C. 阿托品　　　　D. 氟马西尼

E. 二巯基丙醇

本题考点：氟马西尼属于苯二氮䓬类药物中毒的特效解毒药。

3. 属于有机磷中毒特效解救毒蕈碱样症状的药物是（　　）

A. 碘解磷定　　　　　B. 阿托品　　　　　C. 地西泮　　　　　D. 甘露醇

E. 氟马西尼

本题考点：碘解磷定用于有机磷中毒的烟碱样症状，阿托品用于有机磷中毒的毒蕈碱样症状，地西泮用于有机磷中毒的镇静治疗，甘露醇用于脑水肿治疗，氟马西尼属于苯二氮䓬类药物中毒的特效解毒药。

4. 下列关于磷化锌中毒描述救治方法正确的是（　　）

A. 使用 1% 硫酸铜溶液进行催吐　　　　B. 使用硫酸镁进行导泻

C. 使用牛奶吸附磷化锌　　　　　　　　D. 使用氯解磷定作为拮抗药

E. 使用 1∶1000 高锰酸钾溶液洗胃

本题考点：关于磷化锌的救治方法包括口服 1% 硫酸铜溶液进行催吐，用 1∶2000 高锰酸钾溶液洗胃，禁止使用硫酸镁导泻，因为其与氧化锌作用会加速中毒，同时禁止使用脂类食物（牛奶、蛋清、脂肪等）以免促进磷的溶解与吸收。另外因磷化锌为无机磷，使用氯解磷定等药物不仅无效，还可增加锌的毒性，故禁用。

二、B 型题（配伍选择题）

[5～6 题共用备选答案]

A. 二巯丙磺钠　　　B. 戊乙奎醚　　　　C. 依地酸钙钠　　　　D. 亚硝酸异戊酯

E. 尼可刹米

5. 驱铅治疗的药物为（　　）

6. 氰化物中毒的治疗药物为（　　）

本题考点：二巯丙磺钠为驱汞治疗药物，戊乙奎醚为有机磷中毒解毒药，依地酸钙钠为驱铅治疗药物，亚硝酸异戊酯为氰化物中毒治疗药物，尼可刹米为中枢兴奋药。

三、X 型题（多项选择题）

7. 急性铅中毒的临床表现包括（　　）

A. 呕吐物为奶块状　　　　　　　　　　B. 体温调节紊乱，出现低温症状

C. 口中有蒜臭味　　　　　　　　　　　D. 黑粪

E. 腹绞痛

本题考点：急性铅中毒的临床表现有呕吐物为白色奶块状（含氯化铅），口内有金属味，腹绞痛，腹泻，黑粪（含硫化铅），血压升高，早期可有腹绞痛症状。体温调节紊乱为吩噻嗪类抗精神病药中毒表现，口中有蒜臭味为有机磷中毒表现。

参考答案：1. A　2. D　3. B　4. A　5. C　6. D　7. ABD